JN115884

日本食品標準成分表
2020年版（八訂）
脂肪酸成分表編

STANDARD TABLES
OF
FOOD COMPOSITION IN JAPAN
- 2020 -
(Eighth Revised Edition)

- Fatty Acids -

令和2年12月

文部科学省 科学技術・学術審議会
資源調査分科会 報告

Report of the Subdivision on Resources
The Council for Science and Technology
Ministry of Education, Culture, Sports, Science and Technology, Japan

目　次

第1章　説　明

1　脂肪酸成分表の目的及び性格

1)　目的

脂肪酸は、脂質の主要な構成成分であり、食品のエネルギーとなるほか、その種類により様々な生理作用を有する重要な栄養成分である。

食品中の各脂肪酸の含量及びエネルギー計算の基礎となる脂肪酸のトリアシルグリセロール当量を示す成分表は、成分表本表におけるエネルギー計算の基礎となるとともに、これらの供給と摂取に関する現状と今後のあり方を検討するための基礎資料を提供するものである。さらに、栄養学、食品学、家政学、生活科学、医学、農学等の調査研究や様々な疾患に関する臨床分野においても活用が期待される。

このように脂肪酸成分表は、国民が日常摂取する食品の脂肪酸組成に関する基礎データとして、関係方面での幅広い利用に供することを目的としている。

2)　性格

食品の脂質含量及び脂肪酸組成は、原材料の動植物の種類、品種、生育環境、加工方法等の各種の条件により変動することが知られている。

脂肪酸成分表の作成に当たっては、数値の変動要因を十分考慮しながら、日本食品標準成分表（以下「食品成分表」という）の幅広い利用目的に即して、日常、市場で入手し得る来歴の明確な試料についての分析値を基に、文献値等を勘案しつつ、1 食品 1 標準成分値を原則として収載している。

3)　経緯

文部科学省科学技術・学術審議会資源調査分科会の前身である科学技術庁資源調査会は、1982（昭和 57）年の「四訂日本食品標準成分表」の公表後、四訂成分表に未収載の成分についてのフォローアップ調査の一環として、1989（平成元）年に「日本食品脂溶性成分表－脂肪酸、コレステロール、ビタミンE－」を取りまとめて公表した。

2005（平成 17）年に、文部科学省科学技術・学術審議会資源調査分科会は、五訂増補日本食品標準成分表の公表に合わせて、五訂増補日本食品標準成分表脂肪酸成分表編（以下「五訂増補脂肪酸成分表」という）を取りまとめた。

その後、同資源調査分科会は、食品成分委員会を設置し、近年の食生活の変化等を考慮しつつ食品の脂肪酸組成に関する情報の充実に努めてきた。その成果として、2015（平成 27）年 12 月の日本食品標準成分表 2015 年版（七訂）（以下「食品成分表 2015 年版」という）の改訂に合わせて、日本食品標準成分表 2015 年版（七訂）脂肪酸成分表編（以下「脂肪酸成分表 2015 年版」という）を取りまとめた。

食品成分表2015年版の公表以降は、利用者の便宜を考え、食品の成分に関する情報を速やかに公開する観点から、次期改訂版公表までの各年に、その時点で食品成分表への収載を決定した食品について、食品成分表2015年版を追補する食品成分表として公表することとし、2016（平成28）

年から2019（令和元）年の各年に、日本食品標準成分表2015年版（七訂）追補2016年、同追補2017年及び同追補2018年、並びに、2019年における日本食品標準成分表2015年版（七訂）のデータ更新を策定した。脂肪酸の組成についても、日本食品標準成分表2015年版（七訂）追補2016年脂肪酸成分表編、同追補2017年脂肪酸成分表編及び同追補2018年脂肪酸成分表編、並びに、2019年における日本食品標準成分表2015年版（七訂）のデータ更新脂肪酸成分表編（以下「脂肪酸成分表2015年版追補等」という）を公表した。

今回公表することとした、日本食品標準成分表2020年版（八訂）（以下「食品成文表2020版」という）とともに日本食品標準成分表2020年版（八訂）脂肪酸成分表編（以下「本成分表」という）は、「脂肪酸成分表2015年版」以来の脂肪酸組成に係る成分表の全面改訂であり、2016（平成28）年以降の脂肪酸成分表追補等による、新規分析値の利用を中心とした改訂、及び、最近の文献等からの推計の結果を網羅するものである。

この沿革については、表1に示すとおりである。

表 1　脂肪酸成分表の沿革

名称	公表年	食品数（累計）
日本食品脂溶性成分表 －脂肪酸・コレステロール・ビタミンE－※	1988（昭和 63）年	518
五訂増補脂肪酸成分表	2005（平成 17）年	1,263
日本食品標準成分表 2015 年版（七訂）脂肪酸成分表編	2015（平成 27）年	1,782
日本食品標準成分表 2015 年版（七訂）追補 2016 年脂肪酸成分表編	2016（平成 28）年	1,801
日本食品標準成分表 2015 年版（七訂）追補 2017 年脂肪酸成分表編	2017（平成 29）年	1,817
日本食品標準成分表 2015 年版（七訂）追補 2018 年脂肪酸成分表編	2018（平成 30）年	1,858
2019 年における日本食品標準成分表（七訂）のデータ更新脂肪酸成分表編	2019（令和元）年	1,885
日本食品標準成分表 2020 年版（八訂）脂肪酸成分表編	2020（令和 2）年	1,921

※当時の分類は現在の分類と異なるものもある。

4)　脂肪酸成分表 2015 年版（前回）見直しの概要

2005（平成 17）年公表の五訂増補脂肪酸成分表から脂肪酸成分表 2015 年版への変更点は、収載食品が 520 食品増加したこと、収載した食品の食品番号、配列、食品名等について成分表 2015 年版（七訂）と整合するよう見直しを行ったこと、新たに各食品に索引番号を加えたことである。

また、収載食品数を増加させ利用者の便宜を図る観点から、一部の食品は原材料の配合割合からの計算及び海外の成分表における類似食品の成分値を借用することにより決定した成分値を新たに収載した。なお、成分項目は、18:1 を細分化し、その他は五訂増補脂肪酸成分表と同様である。

五訂増補脂肪酸成分表は「第 1 表　脂肪酸組成表」、「第 2 表　脂肪酸成分表」であったが、脂肪酸成分表 2015 年版は、利用者の便宜を図る観点から「第 1 表　可食部 100 g 当たりの脂肪酸成分表」、「第 2 表　脂肪酸総量 100 g 当たりの脂肪酸成分表（脂肪酸組成表）」とした。さらに、「第 3 表　脂質 1 g 当たりの脂肪酸成分表」も新たに作成し、ウェブサイトで公開することとした。

2016（平成 28）年以降の脂肪酸成分表追補等においては、脂肪酸成分表 2015 年版と同様の成分項目について、各年毎、新たに得られた情報に基づき、食品の追加又は成分値の変更を行っている。

2　本成分表の概要

本成分表では、脂肪酸の成分値は、食品成分表 2020 年版に対応した可食部 100 g 当たりの成分値（第 1 表）及び脂肪酸総量 100 g 当たりの成分値（第 2 表）を収載した。

この他、第 3 表として脂質 1 g 当たりの成分値を算出し、第 1 表、第 2 表と併せて文部科学省のウェブサイトに公表している。

作表手順は、まず各脂肪酸の分析値を基に脂質 1 g 当たりの各脂肪酸の成分値（第 3 表）を決定し、それに脂肪酸成分表 2020 年版に収載の脂質量を乗じて第 1 表とした。さらに、測定した脂肪酸総量 100 g 当たりの各脂肪酸量を計算して第 2 表とした。各表の名称は下記のとおりである。

第 1 表　可食部 100 g 当たりの脂肪酸成分表
第 2 表　脂肪酸総量 100 g 当たりの脂肪酸成分表（脂肪酸組成表）
第 3 表　脂質 1 g 当たりの脂肪酸成分表（ウェブサイトで公開）

1)　収載食品

(1) 食品群の分類及び配列

食品群の分類及び配列は、成分表 2015 年版（七訂）に準じ、次のとおりである。

1 穀類、2 いも及びでん粉類、3 砂糖及び甘味類[注1]、4 豆類、5 種実類、6 野菜類、7 果実類、8 きのこ類、9 藻類、10 魚介類、11 肉類、12 卵類、13 乳類、14 油脂類、15 菓子類、16 し好飲料類、17 調味料及び香辛料類、18 調理済み流通食品類

(2) 収載食品の概要

収載食品は、脂肪酸成分表 2015 年版の収載食品と同様に選定しつつ、食品成分表 2020 年版との整合性を確保した。選定基準としては、原則として脂質含量の多い食品、日常的に摂取量の多い食品、原材料的食品及び代表的加工食品とし、原材料的食品は消費形態に近いものを対象とした。

この結果、本成分表の収載食品数は 1,921 食品（第 1 表）となった。食品群別の収載食品数は表 2 に示すとおりである。

表2　食品群別収載食品数

食品群	食品数（第1表）	増加数
1　穀類	180	29
2　いも及びでん粉類	40	7
3　砂糖及び甘味類	0	0
4　豆類	96	7
5　種実類	45	3
6　野菜類	255	11
7　果実類	111	4
8　きのこ類	49	7
9　藻類	42	6
10　魚介類	453	35
11　肉類	307	17
12　卵類	23	3
13　乳類	56	0
14　油脂類	32	1
15　菓子類	126	0
16　し好飲料類	18	0
17　調味料及び香辛料類	83	8
18　調理済み流通食品類	5	1
合計	1,921	139

(3) 食品の名称、分類、配列、食品番号及び索引番号

食品の名称、分類、配列、食品番号及び索引番号については、食品成分表2020年版に準じた。この食品番号及び索引番号は食品成分表2020年版等と共通のものであり、各成分表の収載食品数が異なることから、本成分表には収載されていない食品番号及び索引番号がある。

(4) 収載食品の留意点

各食品群及び各食品の詳細な説明については、食品成分表2020年版第3章の食品群別留意点を参照されたい。

2)　収載成分項目等

(1) 項目及びその配列

①　項目の配列は、以下のとおりとした。

第1表：可食部100 g当たりの脂肪酸成分表
水分、脂肪酸のトリアシルグリセロール当量で表した脂質、脂質脂肪酸総量、飽和脂肪酸、一価不飽和脂肪酸、多価不飽和脂肪酸、*n*-3系多価不飽和脂肪酸、*n*-6系多価不飽和脂肪酸及び各脂肪酸

第2表：脂肪酸総量100 g当たりの脂肪酸成分表（脂肪酸組成表）
（脂肪酸総量100 g当たり）
脂肪酸総量、飽和脂肪酸、一価不飽和脂肪酸及び多価不飽和脂肪酸及び各脂肪酸

第3表：脂質1 g当たりの脂肪酸成分表

（脂質1 g当たり）
脂肪酸総量、飽和脂肪酸、一価不飽和脂肪酸及び多価不飽和脂肪酸、*n*-3系多価不飽和脂肪酸、*n*-6系多価不飽和脂肪酸及び各脂肪酸

② 各脂肪酸の配列は、飽和脂肪酸、一価不飽和脂肪酸及び多価不飽和脂肪酸ごとに炭素数の少ない順とした。

(2) 脂肪酸

① 脂肪酸名は、炭素数と二重結合数による記号と脂肪酸の名称で示した。脂肪酸の記号は、「炭素数：二重結合数」で表したが、第 2 章の第 1 表及び第 2 表の備考欄では成分値の数値との混同を避けるため、記号の前に C を付けて示した。

脂肪酸の名称には、IUPAC（International Union of Pure and Applied Chemistry）命名法による系統的名称と慣用名がある[1)]。炭素数と二重結合数に基づいた命名方法である系統名の方が炭素数等の判断がつきやすいが、一方で慣用名が広く使われているものも多い。このため、第2章の各表で用いる脂肪酸の名称は、脂肪酸成分表2015年版及び五訂増補脂肪酸成分表と同様、両者を混用した形とした。脂肪酸の記号、系統名、主な慣用名及びそれぞれの英名を表3に示した[2)3)]

表 3 脂肪酸成分表の脂肪酸名、記号及び分子量

注：＊は第 2 章の各表で用いている名称

記号 炭素数: 二重結合数	脂肪酸 系統名(注1) 和名	 英名	 慣用名 和名	 英名	分子量
4:0 (注3)	ブタン酸	butanoic acid	酪酸*	butyric acid	88.11
6:0	ヘキサン酸*	hexanoic acid	カプロン酸(注2)	caproic acid	116.16
7:0	ヘプタン酸*	heptanoic acid	エナント酸	enanthic acid	130.18
8:0	オクタン酸*	octanoic acid	カプリル酸(注2)	caprylic acid	144.21
10:0	デカン酸*	decanoic acid	カプリン酸(注2)	capric acid	172.26
12:0	ドデカン酸	dodecanoic acid	ラウリン酸*	lauric acid	200.32
13:0	トリデカン酸*	tridecanoic acid			214.34
14:0	テトラデカン酸	tetradecanoic acid	ミリスチン酸*	myristic acid	228.37
15:0 (注3)	ペンタデカン酸*	pentadecanoic acid			242.40
16:0 (注3)	ヘキサデカン酸	hexadecanoic acid	パルミチン酸*	palmitic acid	256.42
17:0 (注3)	ヘプタデカン酸*	heptadecanoic acid	マルガリン酸	margaric acid	270.45
18:0	オクタデカン酸	octadecanoic acid	ステアリン酸*	stearic acid	284.48
20:0	イコサン酸	icosanoic acid	アラキジン酸*	arachidic acid	312.53
22:0	ドコサン酸	docosanoic acid	ベヘン酸*	behenic acid	340.58
24:0	テトライコサン酸	tetraicosanoic acid	リグノセリン酸*	lignoceric acid	368.64

表3 つづき

記号	脂肪酸				分子量
炭素数:二重結合数	系統名[注1]		慣用名		
	和名	英名	和名	英名	
10:1	デセン酸*	decenoic acid			170.25
14:1	テトラデセン酸	tetradecenoic acid	ミリストレイン酸*	myristoleic acid	226.36
15:1	ペンタデセン酸*	pentadecenoic acid			240.38
16:1	ヘキサデセン酸	hexadecenoic acid	パルミトレイン酸*	palmitoleic acid	254.41
17:1	ヘプタデセン酸*	heptadecenoic acid			268.43
18:1	オクタデセン酸(*n*-9)[注5]	octadecenoic acid (*n*-9)	オレイン酸*[注4]	oleic acid	282.46
18:1	オクタデセン酸(*n*-7)[注5]	octadecenoic acid (*n*-7)	シス−バクセン酸*	*cis* –vaccenic acid	282.46
20:1	イコセン酸*	icosenoic acid	エイコセン酸[注6][注7]	eicosenoic acid	310.51
22:1	ドコセン酸*	docosenoic acid	[注7]		338.57
24:1	テトラコセン酸*	tetracosenoic acid	[注7]		366.62
16:2	ヘキサデカジエン酸*	hexadecadienoic acid			252.39
16:3	ヘキサデカトリエン酸*	hexadecatrienoic acid			250.38
16:4	ヘキサデカテトラエン酸*	hexadecatetraenoic acid			248.36
18:2[注8]	オクタデカジエン酸	octadecadienoic acid			280.45
18:2 *n*-6[注5]	オクタデカジエン酸(*n*-6)	octadecadienoic acid (*n*-6)	リノール酸*	linoleic acid	280.45
18:3[注8]	オクタデカトリエン酸	octadecatrienoic acid			278.43
18:3 *n*-3[注5]	オクタデカトリエン酸(*n*-3)	octadecatrienoic acid (*n*-3)	α-リノレン酸*	α-linolenic acid	278.43
18:3 *n*-6	オクタデカトリエン酸(*n*-6)	octadecatrienoic acid (*n*-6)	γ-リノレン酸*	γ-linolenic acid	278.43
18:4 *n*-3	オクタデカテトラエン酸*	octadecatetraenoic acid	パリナリン酸	parinaric acid	276.41
20:2 *n*-6	イコサジエン酸*	icosadienoic acid	エイコサジエン酸[注6]	eicosadienoic acid	308.50
20:3 *n*-3	イコサトリエン酸* (n-3)	icosatrienoic acid (n-3)			306.48
20:3 *n*-6	イコサトリエン酸* (n-6)	icosatrienoic acid(n-6)	エイコサトリエン酸[注6]	eicosatrienoic acid	306.48
20:4 *n*-3	イコサテトラエン酸(*n*-3) *	icosatetraenoic acid (*n*-3)	エイコサテトラエン酸[注6]	eicosatetraenoic acid	304.47
20:4 *n*-6	イコサテトラエン酸(*n*-6)	icosatetraenoic acid (*n*-6)	アラキドン酸*	arachidonic acid	304.47
20:5 *n*-3	イコサペンタエン酸*	icosapentaenoic acid	エイコサペンタエン酸[注6]	eicosapentaenoic acid	302.45
21:5 *n*-3	ヘンイコサペンタエン酸*	henicosapentaenoic acid			316.48
22:2	ドコサジエン酸*	docosadienoic acid			336.55
22:4 *n*-6	ドコサテトラエン酸*	docosatetraenoic acid			332.52
22:5 *n*-3	ドコサペンタエン酸(*n*-3) *	docosapentaenoic acid (*n*-3)			330.50
22:5 *n*-6	ドコサペンタエン酸(*n*-6) *	docosapentaenoic acid (*n*-6)			330.50
22:6 *n*-3	ドコサヘキサエン酸*	docosahexaenoic acid			328.49

表3 つづき（脚注）

（注）1 IUPAC命名法の系統名では上記の表中で記載した系統名の前にカルボキシル基側から数えた二重結合の位置を数字で付しているが、ここでは省略した。

2 IUPAC、日本化学会及び日本油化学会では、カプロン酸、カプリル酸、カプリン酸という従来使用されてきた呼び方を廃止した。

3 乳類等の脂肪酸には分枝脂肪酸であるイソ酸とアンテイソ酸が認められている（脂肪酸成分表追補2017年ではそれぞれ「iso」、「ant」と表示した）。

4 五訂増補脂肪酸成分表では、オレイン酸以外の位置及び幾何異性体も含めて「オレイン酸」として収載していた。脂肪酸成分表2015年版からはこれらを「18:1 計」として収載したのに合わせ、脂肪酸成分表追補2017年もこれを踏襲した。「18:1(*n*-9) オレイン酸」と「18:1(*n*-7)シス-バクセン酸」を新たに分析した食品については、各々の成分値と合計値を収載した。

5 末端のメチル基の炭素原子の位置を基準として、他の炭素原子の位置を示す方法として従来ω3、ω6、ω9等の記号が用いられてきた。しかし、現在はω（オメガ）に代わり、*n*-3、*n*-6、*n*-9のように*n*-（エヌマイナス）の使用が正式である。

6 かつては「エイコサ・・(eicosa-)」と呼ばれていたが、IUPAC、学術用語集（化学編）、日本化学会、日本油化学会では「イコサ・・(icosa-)」という呼び方を採用している。

7 20:1(*n*-11）をガドレイン酸、20:1(*n*-9）をゴンドイン酸、22:1(*n*-11）をセトレイン酸、22:1(*n*-9）をエルカ酸（エルシン酸）、24:1(*n*-9）をセラコレイン酸という。

8 該当食品の備考欄に収載した。

② 脂肪酸は一般にカルボキシル基1個をもつカルボン酸のうち直鎖状構造をもつものの総称であり、脂質の主要な構成成分としてグリセロールとエステル結合した形で存在するものが多い。二重結合をもたないものを飽和脂肪酸、一つもつものを一価不飽和脂肪酸、二つ以上もつものを多価不飽和脂肪酸という[4)]。一価不飽和脂肪酸は、モノエン酸又はモノ不飽和脂肪酸とも呼ばれる。多価不飽和脂肪酸は、ポリエン酸又は多不飽和脂肪酸とも呼ばれる[5)6)]。特に二重結合を四つ以上もつものを高度不飽和脂肪酸と呼んで区別する場合もある。脂質摂取に際しては、飽和脂肪酸、一価不飽和脂肪酸及び多価不飽和脂肪酸のバランスが重要であるとされている。

なお、乳類等の脂肪酸には分枝脂肪酸として、末端のメチル基の炭素原子から数えて2番目の炭素原子にメチル基をもつイソ酸と、3番目の炭素原子にメチル基をもつアンテイソ酸が認められる。このほか、食品によっては、二重結合を有する炭素原子につく水素原子の配置が異なるトランス酸が認められる。

多価不飽和脂肪酸のうち、末端のメチル基の炭素原子から数えて3番目及び6番目の炭素原子に二重結合がはじめて出現するものをそれぞれ*n*-3系多価不飽和脂肪酸及び*n*-6系多価不飽和脂肪酸という。最近の研究では摂取する*n*-3系多価不飽和脂肪酸と*n*-6系多価不飽和脂肪酸の比率が重要と考えられている。

これらの多価不飽和脂肪酸のうち、動物体内では合成されず食物から摂取しなければならない脂肪酸としてリノール酸及びα-リノレン酸等がある。これらを必須脂肪酸と呼び、多くの生理活性物質の原料となり、必須脂肪酸が不足すると発育不全、皮膚の角質化等が起こる。α-リノレン酸は脳や神経系の働きに深く関与しており、生体内で鎖長延長や不飽和化の作用を受け、イコサペンタエン酸（IPA）やドコサヘキサエン酸（DHA）に変換される（(注) IPAはエイコサペンタエン酸とも呼ばれ、EPAの略称が用いられることがある）。IPAやDHAは、天然には水産物の脂質に含まれ、これらを多く含む魚介類を食べている地域では、脳梗塞や心筋梗塞等の血栓症の少ないことが知られている。また、リノール酸は血清コレステロールの低下作用等が知られているが、過剰摂取による健康障害も指摘されている。

いずれの脂肪酸も、主な供給源は脂質含量の高い食品であり、これらの食品の過剰摂取がエネルギーの過剰摂取につながるため、注意が必要である。

③ 脂肪酸は、原則として炭素数 4 から 24 の脂肪酸を測定の対象とし、脂質 1 g 当たりの各脂肪酸を定量した。脂肪酸の測定法の概要を表 4 に示した。

表 4　脂肪酸の測定法

成分	試料調製法	測定法
脂肪酸	クロロホルム-メタノール混液抽出法又は魚介類はヘキサン-イソプロパノール抽出法（ただし、甲殻類、軟体動物は、フォルチ法）で脂質抽出後、エステル化	水素炎イオン化検出-ガスクロマトグラフ法

(3) 水分及び脂質

利用者の便宜を図る観点から、第 2 章の第 1 表に、追補 2018 年の水分と脂質の成分値を収載した。水分及び脂質の分析法の概要を表 5 に示した。

表 5　水分及び脂質の測定法

成分	測定法
水分	直接法若しくは乾燥助剤添加法の常圧又は乾燥助剤添加法の減圧加熱乾燥法による減量法。 ただし、酢酸を含む食品は乾燥減量から酢酸の重量を差し引いた。
脂質	次の溶媒抽出−重量法。 ジエチルエーテルによるソックスレー抽出法、レーゼゴットリーブ法、酸分解法、液−液抽出法、ヘキサン-イソプロパノール法又はフォルチ法

(4) 脂肪酸のトリアシルグリセロール当量で表した脂質

脂肪酸のトリアシルグリセロール当量は、各脂肪酸総量をトリアシルグリセロールに換算した量の総和である。

脂肪酸のトリアシルグリセロール当量 (g)

$$= \Sigma\{\text{可食部 100 g 当たりの各脂肪酸の量} \times (\text{その脂肪酸の分子量} + 12.6826) / (\text{その脂肪酸の分子量})\}$$

（第 1 部第 4 表、この章の表 6 参照）

(5) 備考欄

食品の内容と各成分値等に関連の深い重要な事項について、次の内容をこの欄に記載した。

(6) 成分識別子（Component identifier）

各成分項目には成分識別子を付けた。成分識別子には、原則として、FAO/INFOODS の Tagname を用いた。Tagname にはない成分識別子は次のとおりである。

第 2 表

FAUNF：脂肪酸総量 100 g 当たりの未同定脂肪酸。

第 3 表

-L：脂質 1 g 当たりの各脂肪酸は、各脂肪酸の Tagname の語尾に「L」を付けた。

3) 数値の表示方法

数値の表示方法は、以下による（表 6 参照）。

水分、脂質及びトリアシルグリセロール当量については、小数第 1 位までの g 数で表示した。

可食部 100 g 当たりの脂肪酸総量、飽和脂肪酸、一価不飽和脂肪酸、多価不飽和脂肪酸、*n*-3 系多価不飽和脂肪酸及び *n*-6 系多価不飽和脂肪酸については、小数第 2 位までの g 数で表示した。

また、可食部 100 g 当たりの各脂肪酸については、1 の位までの mg 数で表示し、数値の丸め方は大きい位から 3 桁目を四捨五入して有効数字 2 桁としたが、100 未満の場合は小数第 1 位を四捨五入した。

脂質 1 g 当たりの脂肪酸総量、飽和脂肪酸、一価不飽和脂肪酸及び多価不飽和脂肪酸については、1 の位までの mg 数で表示した。

脂肪酸総量 100 g 当たりの各脂肪酸については、小数第 1 位までの g 数で表示した。

各成分において、「0」は食品成分表の最小記載量の 1/10 未満、又は検出されなかったことを、「Tr（微量、トレース）」は最小記載量の 1/10 以上含まれているが 5/10 未満であることをそれぞれ示す。

脂肪酸のうち、五訂増補脂肪酸成分表の数値を用いたものについては、当時、分析の対象としなかった脂肪酸があることから、それらについては「－」で示した。

推計値は（ ）を付けて収載した（推計値については、「2 1) (2)収載食品の概要」を参照。

表6 脂肪酸成分表の数値の表示方法

成分項目	成分項目の内訳	単位	最小表示の位	数値の丸め方
水分 脂肪酸のトリアシルグリセロール当量 脂質		g	小数第1位	小数第2位を四捨五入。
脂肪酸	可食部100 g当たり 脂肪酸総量 飽和脂肪酸 一価不飽和脂肪酸 多価不飽和脂肪酸 *n*-3系多価不飽和脂肪酸 *n*-6系多価不飽和脂肪酸	g	小数第2位	小数第3位を四捨五入。

表6 つづき

成分項目	成分項目の内訳	単位	最小表示の位	数値の丸め方
脂肪酸	各脂肪酸、未同定物質	mg	1の位	大きい位から3桁目を四捨五入して有効数字2桁。 ただし、100未満は小数第1位を四捨五入。
	脂肪酸総量100 g当たり 脂肪酸総量 飽和脂肪酸 一価不飽和脂肪酸 多価不飽和脂肪酸 *n*-3系多価不飽和脂肪酸 *n*-6系多価不飽和脂 各脂肪酸、未同定物質	g	小数第1位	小数第2位を四捨五入
	脂質1 g当たり 脂肪酸総量　飽和脂肪酸 一価不飽和脂肪酸 多価不飽和脂肪酸 各脂肪酸、未同定物質	mg	1の位	小数第1位を四捨五入。

(注) 計算で求める成分値（合計等）については、算出結果の数値を丸めていることから、成分表に収載した成分値から算出した値とは一致しない場合がある。なお，未同定物質は，クロマトグラム上の同定できないピークの合計量をヘプタデカン酸相当量として示したものである。このため、脂肪酸以外の化合物を含む可能性がある。未同定脂肪酸量は、脂肪酸総量に含めないこととした。また、食品成分表2020年版に示した脂肪酸のトリアシルグリセロール当量の計算には未同定物質を含めていない。

4) 食品の調理条件

食品の調理条件は、食品成分表2020年版と同様、一般調理（小規模調理）を想定し基本的な調理条件を定めた。

調理過程の詳細は、食品成分表2020年版の第1部第1章表12を参照されたい。

なお、調理過程においては、材料食品及び調理油の間で油分の放出と吸着が生じるが、食品成分表2020年版第1章表13及び14において、新たに揚げ物等の調理過程における脂質の増減率等を示した。

参考文献

1) 社団法人日本油化学会編：第四版油化学便覧－脂質・界面活性剤－（2001）
2) 日本化学会、化合物命名法－IUPAC勧告に準拠－第2版、日本化学会命名法専門委員会編、東京化学同人（2016）

---

3) 日本化学会、文部科学省学術用語集　化学編（増訂 2 版)、文部科学省・日本化学会、南江堂（2004）
4) 日本医学会医学用語管理委員会：日本医学会医学用語辞典　英和．第 3 版，P. 692，P. 847（2007）
5) 野口忠編著：栄養・生化学辞典（普及版）．p. 564，P. 596-597（2011）
6) 今堀和友・山川民夫監修：生化学辞典（第 4 版）．p. 812（2007）

第 2 章　脂肪酸成分表

第 1 表　可食部 100 g 当たりの脂肪酸成分表

食品番号	索引番号	食品名	水分	脂肪酸のトリアシルグリセロール当量	脂質	脂肪酸 総量	飽和	一価不飽和	多価不飽和	n-3系 多価不飽和	n-6系 多価不飽和	4:0 酪酸	6:0 ヘキサン酸	7:0 ヘプタン酸	8:0 オクタン酸	10:0 デカン酸	12:0 ラウリン酸	13:0 トリデカン酸	14:0 ミリスチン酸	15:0 ペンタデカン酸	15:0 ant ペンタデカン酸	16:0 パルミチン酸	16:0 iso パルミチン酸	17:0 ヘプタデカン酸	17:0 ant ヘプタデカン酸	18:0 ステアリン酸	20:0 アラキジン酸	22:0 ベヘン酸	24:0 リグノセリン酸	10:1 デセン酸
		成分識別子	WATER	FATNLEA	FAT-	FACID	FASAT	FAMS	FAPU	FAPUN3	FAPUN6	F4D0	F6D0	F7D0	F8D0	F10D0	F12D0	F13D0	F14D0	F15D0	F15D0AI	F16D0	F16D0I	F17D0	F17D0AI	F18D0	F20D0	F22D0	F24D0	F10D1
		単位	(g								)	(mg																		)
		可食部100g当たり																												
01001	1	アマランサス 玄穀	13.5	5.0	6.0	4.75	1.18	1.48	2.10	0.04	2.06	-	-	-	-	0	0	-	9	3	-	940	-	5	-	150	36	16	15	0
01002	2	あわ 精白粒	13.3	4.1	4.4	3.94	0.67	0.52	2.75	0.12	2.63	-	-	-	-	0	0	-	2	4	-	410	-	5	-	160	51	25	10	0
01003	3	あわ あわもち	48.0	(1.2)	1.3	(1.14)	(0.22)	(0.19)	(0.73)	(0.03)	(0.70)	-	-	-	-	(0)	(0)	-	(3)	(1)	-	(150)	-	(1)	-	(42)	(13)	(6)	(4)	(0)
01004	4	えんばく オートミール	10.0	(5.1)	5.7	(4.90)	(1.01)	(1.80)	(2.09)	(0.09)	(2.00)	-	-	-	-	-	(20)	-	(12)	-	-	(850)	-	-	-	(54)	-	-	-	-
01005	5	おおむぎ 七分つき押麦	14.0	1.8	2.1	1.69	0.58	0.20	0.91	0.05	0.86	-	-	-	-	0	1	-	8	1	-	530	-	2	-	25	2	7	1	-
01006	6	おおむぎ 押麦 乾	12.7	1.2	1.5	1.18	0.43	0.13	0.62	0.03	0.59	-	-	-	-	0	Tr	-	6	1	-	390	-	1	-	22	2	2	3	0
01170	7	おおむぎ 押麦 めし	68.6	0.4	0.5	0.38	0.14	0.04	0.20	0.01	0.19	-	-	-	-	0	0	-	2	Tr	-	130	-	Tr	-	8	1	1	1	0
01007	8	おおむぎ 米粒麦	14.0	(1.8)	2.1	(1.69)	(0.58)	(0.20)	(0.91)	(0.05)	(0.86)	-	-	-	-	(0)	(1)	-	(8)	(1)	-	(530)	-	(2)	-	(25)	(2)	(7)	(1)	-
01008	9	おおむぎ 大麦めん 乾	14.0	(1.4)	1.7	(1.35)	(0.43)	(0.15)	(0.78)	(0.04)	(0.74)	(0)	(0)	(0)	(0)	(0)	(Tr)	(0)	(4)	(1)	(0)	(400)	(0)	(2)	(0)	(20)	(2)	(1)	(1)	(0)
01009	10	おおむぎ 大麦めん ゆで	70.0	(0.5)	0.6	(0.48)	(0.15)	(0.05)	(0.27)	(0.01)	(0.26)	(0)	(0)	(0)	(0)	(0)	(0)	(0)	(2)	(1)	(0)	(140)	(0)	(1)	(0)	(7)	(1)	(Tr)	(1)	(0)
01010	11	おおむぎ 麦こがし	3.5	(4.2)	5.0	(4.03)	(1.39)	(0.47)	(2.17)	(0.13)	(2.04)	-	-	-	-	(0)	(1)	-	(18)	(3)	-	(1300)	-	(5)	-	(59)	(6)	(18)	(4)	-
01167	12	キヌア 玄穀	12.2	2.7	3.2	2.63	0.33	0.77	1.52	0.19	1.34	-	-	-	-	0	0	-	4	2	-	270	-	2	-	17	12	19	8	0
01011	13	きび 精白粒	13.8	2.9	3.3	2.77	0.44	0.56	1.78	0.04	1.74	-	-	-	-	0	0	-	1	1	-	350	-	2	-	48	16	12	9	0
01012	14	こむぎ ［玄穀］ 国産 普通	12.5	2.5	3.1	2.42	0.55	0.35	1.52	0.10	1.42	-	-	-	-	Tr	Tr	-	5	3	-	510	-	4	-	27	3	0	0	0
01013	15	こむぎ ［玄穀］ 輸入 軟質	10.0	2.7	3.3	2.61	0.60	0.38	1.63	0.11	1.53	-	-	-	-	Tr	Tr	-	6	3	-	550	-	5	-	29	3	0	0	0
01014	16	こむぎ ［玄穀］ 輸入 硬質	13.0	2.5	3.0	2.37	0.54	0.34	1.49	0.10	1.39	-	-	-	-	Tr	Tr	-	5	3	-	500	-	4	-	26	3	0	0	0
01015	17	こむぎ ［小麦粉］ 薄力粉 1等	14.0	1.3	1.5	1.23	0.34	0.13	0.75	0.04	0.72	-	-	-	-	0	Tr	-	2	1	-	320	-	2	-	15	1	0	0	0
01016	18	こむぎ ［小麦粉］ 薄力粉 2等	14.0	(1.6)	1.9	(1.56)	(0.43)	(0.17)	(0.96)	(0.05)	(0.91)	-	-	-	-	(0)	(Tr)	-	(3)	(2)	-	(410)	-	(2)	-	(19)	(1)	(0)	(0)	(0)
01018	19	こむぎ ［小麦粉］ 中力粉 1等	14.0	1.4	1.6	1.29	0.36	0.14	0.80	0.04	0.75	-	-	-	-	0	Tr	-	2	1	-	340	-	2	-	16	1	0	0	0
01019	20	こむぎ ［小麦粉］ 中力粉 2等	14.0	(1.6)	1.8	(1.48)	(0.41)	(0.16)	(0.91)	(0.05)	(0.86)	-	-	-	-	(0)	(Tr)	-	(2)	(2)	-	(390)	-	(2)	-	(18)	(1)	(0)	(0)	(0)
01020	21	こむぎ ［小麦粉］ 強力粉 1等	14.5	1.3	1.5	1.26	0.35	0.14	0.77	0.04	0.73	-	-	-	-	0	Tr	-	2	1	-	330	-	2	-	15	1	0	0	0
01021	22	こむぎ ［小麦粉］ 強力粉 2等	14.5	(1.5)	1.7	(1.42)	(0.39)	(0.15)	(0.87)	(0.04)	(0.83)	-	-	-	-	(0)	(Tr)	-	(2)	(2)	-	(370)	-	(2)	-	(17)	(1)	(0)	(0)	(0)
01023	23	こむぎ ［小麦粉］ 強力粉 全粒粉	14.5	(2.4)	2.9	(2.29)	(0.53)	(0.33)	(1.44)	(0.09)	(1.34)	-	-	-	-	(Tr)	(Tr)	-	(5)	(3)	-	(480)	-	(4)	-	(25)	(3)	(0)	(0)	(0)
01146	24	こむぎ ［小麦粉］ プレミックス粉 お好み焼き用	9.8	1.8	1.9	1.68	0.42	0.32	0.93	0.07	0.86	-	-	-	-	1	0	-	4	3	-	360	-	3	-	46	4	5	4	0
01024	25	こむぎ ［小麦粉］ プレミックス粉 ホットケーキ用	11.1	(3.6)	4.0	(3.47)	(1.54)	(1.07)	(0.86)	(0.04)	(0.82)	(Tr)	(1)	(0)	(14)	(12)	(130)	(0)	(67)	(3)	(0)	(1100)	(0)	(4)	(0)	(200)	(8)	(3)	(1)	(0)
01147	26	こむぎ ［小麦粉］ プレミックス粉 から揚げ用	8.3	1.0	1.2	0.96	0.33	0.16	0.47	0.03	0.44	-	-	-	-	1	1	-	3	1	-	240	-	2	-	75	3	3	3	0
01025	27	こむぎ ［小麦粉］ プレミックス粉 天ぷら用	12.4	1.1	1.3	1.04	0.32	0.14	0.58	0.03	0.55	-	-	-	-	0	0	-	2	2	-	280	-	2	-	33	1	2	2	0
01171	28	こむぎ ［小麦粉］ プレミックス粉 天ぷら用 バッター	65.5	(0.4)	0.5	(0.42)	(0.13)	(0.06)	(0.24)	(0.01)	(0.22)	-	-	-	-	(0)	(0)	-	(1)	(1)	-	(110)	-	(1)	-	(13)	(1)	(1)	(1)	(0)
01026	30	こむぎ ［パン類］ 角形食パン 食パン	39.2	3.7	4.1	3.57	1.50	1.24	0.82	0.05	0.77	-	-	-	-	20	57	-	92	9	-	1100	-	8	-	210	14	5	4	1
01174	31	こむぎ ［パン類］ 角形食パン 焼き	33.6	4.0	4.5	3.85	1.63	1.33	0.90	0.06	0.84	-	-	-	-	22	63	-	98	9	-	1200	-	8	-	230	14	5	5	2
01175	32	こむぎ ［パン類］ 角形食パン 耳を除いたもの	44.2	3.4	3.7	3.23	1.37	1.12	0.74	0.05	0.69	-	-	-	-	18	53	-	84	8	-	990	-	7	-	190	13	4	4	1
01028	37	こむぎ ［パン類］ コッペパン	37.0	(3.6)	3.8	(3.39)	(1.64)	(1.00)	(0.75)	(0.04)	(0.71)	(Tr)	(1)	(0)	(19)	(16)	(180)	(0)	(87)	(3)	(0)	(1100)	(0)	(4)	(0)	(180)	(10)	(4)	(2)	(0)
01030	38	こむぎ ［パン類］ 乾パン	5.5	(4.0)	4.4	(3.86)	(1.70)	(1.01)	(1.15)	(0.06)	(1.09)	(Tr)	(1)	(0)	(17)	(15)	(160)	(0)	(80)	(3)	(0)	(1200)	(0)	(5)	(0)	(170)	(10)	(4)	(2)	(0)
01031	39	こむぎ ［パン類］ フランスパン	30.0	(1.1)	1.3	(1.07)	(0.29)	(0.14)	(0.63)	(0.03)	(0.60)	-	-	-	-	(0)	(0)	-	(2)	(1)	-	(270)	-	(2)	-	(15)	(1)	(0)	(0)	(0)
01032	40	こむぎ ［パン類］ ライ麦パン	35.0	(2.0)	2.2	(1.91)	(0.90)	(0.57)	(0.44)	(0.03)	(0.41)	(0)	(Tr)	(0)	(10)	(9)	(100)	(0)	(48)	(2)	(0)	(620)	(0)	(2)	(0)	(99)	(6)	(3)	(2)	(0)
01033	42	こむぎ ［パン類］ ぶどうパン	35.7	(3.3)	3.5	(3.12)	(1.57)	(0.97)	(0.58)	(0.03)	(0.56)	(Tr)	(1)	(0)	(19)	(16)	(180)	(Tr)	(86)	(6)	(0)	(1100)	(Tr)	(3)	(0)	(180)	(10)	(4)	(2)	(0)
01034	43	こむぎ ［パン類］ ロールパン	30.7	8.5	9.0	8.15	4.02	2.86	1.26	0.12	1.14	75	48	0	55	70	220	0	320	28	10	2500	5	21	10	550	28	28	9	5
01035	45	こむぎ ［パン類］ クロワッサン リッチタイプ	20.0	(25.4)	26.8	(24.26)	(12.16)	(8.94)	(3.15)	(0.22)	(2.93)	(1)	(19)	(0)	(130)	(120)	(1100)	(0)	(640)	(29)	(Tr)	(8400)	(0)	(30)	(Tr)	(1400)	(120)	(91)	(21)	(0)
01036	47	こむぎ ［パン類］ イングリッシュマフィン	46.0	(3.2)	3.6	(3.09)	(1.21)	(0.70)	(1.19)	(0.06)	(1.13)	(0)	(Tr)	(0)	(9)	(8)	(92)	(0)	(46)	(3)	(0)	(920)	(0)	(4)	(0)	(110)	(6)	(2)	(1)	(0)
01037	48	こむぎ ［パン類］ ナン	37.2	3.1	3.4	2.98	0.53	1.45	1.00	0.19	0.81	-	-	-	-	0	3	-	7	2	-	390	-	3	-	92	13	9	5	0
01148	49	こむぎ ［パン類］ ベーグル	32.3	1.9	2.0	1.82	0.71	0.48	0.63	0.04	0.59	-	-	-	-	18	18	-	57	7	-	490	-	0	-	100	4	3	3	1
01038	50	こむぎ ［うどん・そうめん類］ うどん 生	33.5	(0.5)	0.6	(0.50)	(0.14)	(0.05)	(0.31)	(0.02)	(0.29)	-	-	-	-	(0)	(0)	-	(1)	(1)	-	(130)	-	(1)	-	(6)	(Tr)	(0)	(0)	(0)

可食部 100 g 当たり

脂肪酸

一価不飽和 15:1 ペンタデセン酸	16:1 パルミトレイン酸	17:1 ヘプタデセン酸	18:1 計	18:1 n-9 オレイン酸	18:1 n-7 シス-バクセン酸	20:1 イコセン酸	22:1 ドコセン酸	24:1 テトラコセン酸	多価不飽和 16:2 ヘキサデカジエン酸	16:3 ヘキサデカトリエン酸	16:4 ヘキサデカテトラエン酸	18:2 n-6 リノール酸	18:3 n-3 α-リノレン酸	18:3 n-6 γ-リノレン酸	18:4 n-3 オクタデカテトラエン酸	20:2 n-6 イコサジエン酸	20:3 n-3 イコサトリエン酸	20:3 n-6 イコサトリエン酸	20:4 n-3 イコサテトラエン酸	20:4 n-6 アラキドン酸	20:5 n-3 イコサペンタエン酸	21:5 n-3 ヘンイコサペンタエン酸	22:2 ドコサジエン酸	22:4 n-6 ドコサテトラエン酸	22:5 n-3 ドコサペンタエン酸	22:5 n-6 ドコサペンタエン酸	22:6 n-3 ドコサヘキサエン酸	未同定物質	備考
F15D1	F16D1	F17D1	F18D1	F18D1CN9	F18D1CN7	F20D1	F22D1	F24D1	F16D2	F16D3	F16D4	F18D2N6	F18D3N3	F18D3N6	F18D4N3	F20D2N6	F20D3N3	F20D3N6	F20D4N3	F20D4N6	F20D5N3	F21D5N3	F22D2	F22D4N6	F22D5N3	F22D5N6	F22D6N3	FAUN	
(														mg													)		
0	7	3	1500	-	-	12	2	0	0	0	0	2000	36	14	0	0	-	0	0	0	0	0	0	0	0	0	0	-	
0	3	0	500	480	18	19	0	0	0	0	0	2600	120	0	0	3	-	4	0	0	0	0	0	0	0	0	0	-	うるち、もちを含む 歩留り：70～80％
(0)	(1)	(0)	(180)	-	-	(5)	(Tr)	(0)	(0)	(0)	(0)	(700)	(31)	(0)	(0)	(1)	(0)	(1)	(0)	(0)	(0)	(0)	(0)	(0)	(0)	(0)	(0)	-	原材料配合割合：もちあわ50、もち米50 原材料配合割合から推計
-	(11)	-	(1800)	-	-	-	-	-	-	-	-	(2000)	(92)	-	-	-	-	-	-	-	-	-	-	-	-	-	-	-	別名：オート、オーツ 米国成分表から推計
-	1	0	170	-	-	10	17	0	-	-	-	860	54	-	-	Tr	-	-	-	-	-	-	-	-	-	-	-	4	歩留り：玄皮麦60～65％、玄裸麦65～70％
0	1	0	110	99	7	6	11	2	0	0	0	590	33	0	0	1	-	0	0	0	0	0	0	0	0	0	0	54	歩留り：玄皮麦45～55％、玄裸麦55～65％
0	Tr	0	33	31	2	2	4	Tr	0	0	0	190	10	0	0	Tr	-	0	0	0	0	0	0	0	0	0	0	18	乾35 g相当量を含む
-	(1)	(0)	(170)	-	-	(10)	(17)	(0)	-	-	-	(860)	(54)	-	-	(Tr)	(0)	-	-	-	-	-	-	-	-	-	-	(4)	別名：切断麦 白麦を含む 歩留り：玄皮麦40～50％、玄裸麦50～60％ 01005七分つき押麦から推計
(0)	(1)	(Tr)	(130)	(51)	(4)	(6)	(6)	(1)	(0)	(0)	(0)	(740)	(41)	(0)	(0)	(1)	(0)	(0)	(0)	(0)	(0)	(0)	(0)	(0)	(0)	(0)	(0)	(28)	原材料配合割合：大麦粉 50、小麦粉 50 01006押麦及び01019中力粉2等から推計
(0)	(Tr)	(0)	(47)	(18)	(1)	(2)	(2)	(Tr)	(0)	(0)	(0)	(260)	(14)	(0)	(0)	(Tr)	(0)	(0)	(0)	(0)	(0)	(0)	(0)	(0)	(0)	(0)	(0)	(10)	原材料配合割合：大麦粉 50、小麦粉 50 01006押麦及び01019中力粉2等から推計
-	(1)	(Tr)	(410)	-	-	(24)	(41)	(0)	-	-	-	(2000)	(130)	-	-	(1)	(0)	-	-	-	-	-	-	-	-	-	-	(10)	別名：こうせん、はったい粉 01005七分つき押麦から推計
0	2	1	690	670	23	39	39	4	0	0	0	1300	190	0	0	3	-	1	0	0	0	0	0	0	0	0	0	47	
0	4	0	540	510	25	17	1	0	0	0	0	1700	39	0	0	2	-	1	0	0	0	0	0	0	0	0	0	-	うるち、もちを含む 歩留り：70～80％
0	1	0	330	-	-	15	0	0	0	0	0	1400	100	0	0	0	-	0	0	0	0	0	0	0	0	0	0	1	
0	1	0	360	-	-	16	0	0	0	0	0	1500	110	0	0	0	-	0	0	0	0	0	0	0	0	0	0	1	
0	1	0	330	-	-	14	0	0	0	0	0	1400	98	0	0	0	-	0	0	0	0	0	0	0	0	0	0	1	
0	0	Tr	130	-	-	5	0	0	0	0	0	720	38	0	0	0	-	0	0	0	0	0	0	0	0	0	0	Tr	
(0)	(0)	(Tr)	(160)	-	-	(6)	(0)	(0)	(0)	(0)	(0)	(910)	(49)	(0)	(0)	(0)	(0)	(0)	(0)	(0)	(0)	(0)	(0)	(0)	(0)	(0)	(0)	(Tr)	01015薄力粉1等から推計
0	0	Tr	130	-	-	5	0	0	0	0	0	750	41	0	0	0	-	0	0	0	0	0	0	0	0	0	0	Tr	
(0)	(0)	(Tr)	(150)	-	-	(6)	(0)	(0)	(0)	(0)	(0)	(860)	(46)	(0)	(0)	(0)	(0)	(0)	(0)	(0)	(0)	(0)	(0)	(0)	(0)	(0)	(0)	(Tr)	01018中力粉1等から推計
0	0	Tr	130	-	-	5	0	0	0	0	0	730	39	0	0	0	-	0	0	0	0	0	0	0	0	0	0	Tr	
(0)	(0)	(Tr)	(150)	-	-	(5)	(0)	(0)	(0)	(0)	(0)	(830)	(44)	(0)	(0)	(0)	(0)	(0)	(0)	(0)	(0)	(0)	(0)	(0)	(0)	(0)	(0)	(Tr)	01020強力粉1等から推計
(0)	(1)	(0)	(320)	-	-	(14)	(0)	(0)	(0)	(0)	(0)	(1300)	(94)	(0)	(0)	(0)	(0)	(0)	(0)	(0)	(0)	(0)	(0)	(0)	(0)	(0)	(0)	(1)	01012玄穀国産普通から推計
0	4	1	300	280	19	10	3	2	0	0	0	860	66	0	0	1	-	0	0	1	2	0	0	0	0	0	7	-	
(0)	(25)	(2)	(1000)	(620)	(11)	(10)	(12)	(0)	(0)	(0)	(0)	(800)	(39)	(1)	(Tr)	(1)	(0)	(2)	(0)	(14)	(0)	(0)	(0)	(0)	(1)	(4)	(3)	(1)	原材料配合割合から推計
0	2	Tr	150	140	10	4	2	1	0	0	0	440	26	0	0	1	-	0	0	0	0	0	0	0	0	0	0	-	
0	3	1	130	120	9	5	0	1	0	0	0	550	29	0	0	1	-	0	0	1	0	0	0	0	0	0	0	-	
(0)	(1)	(Tr)	(52)	-	-	(2)	(0)	(Tr)	(0)	(0)	(0)	(220)	(12)	(0)	(0)	(Tr)	(0)	(0)	(0)	(1)	(0)	(0)	(0)	(0)	(0)	(0)	(0)	-	天ぷら粉39、水61 01025プレミックス粉天ぷら用から推計
Tr	22	0	1200	1200	37	10	5	1	0	1	0	770	51	0	0	1	-	Tr	Tr	Tr	0	0	0	0	1	0	0	120	原材料配合割合から推計
Tr	23	0	1300	1200	39	10	6	1	0	1	0	840	54	0	0	1	-	Tr	Tr	Tr	0	0	0	0	1	0	0	120	
Tr	20	0	1100	1000	33	9	6	1	0	1	0	690	44	0	0	1	-	Tr	Tr	Tr	0	0	0	0	1	0	0	110	※ 耳の割合：45％、耳以外の割合：55％
(0)	(10)	(1)	(960)	-	-	(9)	(16)	(0)	(0)	(0)	(0)	(710)	(35)	(0)	(0)	(0)	(0)	(0)	(0)	(0)	(0)	(0)	(0)	(0)	(0)	(0)	(0)	-	原材料配合割合から推計
(0)	(19)	(2)	(960)	-	-	(11)	(15)	(0)	(0)	(0)	(0)	(1100)	(56)	(0)	(0)	(0)	(0)	(0)	(0)	(0)	(0)	(0)	(0)	(0)	(0)	(0)	(0)	-	原材料配合割合から推計
(0)	(14)	(Tr)	(120)	-	-	(4)	(0)	(0)	(0)	(0)	(0)	(600)	(32)	(0)	(0)	(0)	(0)	(0)	(0)	(0)	(0)	(0)	(0)	(0)	(0)	(0)	(0)	-	原材料配合割合から推計
(0)	(6)	(1)	(550)	-	-	(7)	(10)	(Tr)	(0)	(0)	(0)	(410)	(30)	(0)	(0)	(1)	(0)	(0)	(0)	(0)	(0)	(0)	(0)	(0)	(0)	(0)	(0)	-	主原料配合：ライ麦粉 50％ 原材料配合割合から推計
(0)	(10)	(1)	(930)	-	-	(8)	(16)	(0)	(Tr)	(0)	(0)	(550)	(26)	(0)	(0)	(4)	(0)	(1)	(0)	(0)	(0)	(0)	(0)	(0)	(0)	(0)	(0)	-	原材料配合割合から推計
0	55	7	2700	2700	83	26	2	0	0	0	0	1100	120	0	0	3	-	3	0	7	0	0	0	0	0	0	0	-	
(0)	(65)	(10)	(8800)	-	-	(52)	(0)	(0)	(0)	(0)	(0)	(2900)	(220)	(0)	(0)	(0)	(0)	(0)	(0)	(0)	(0)	(0)	(0)	(0)	(0)	(0)	(0)	-	原材料配合割合から推計
(0)	(30)	(2)	(650)	-	-	(10)	(8)	(0)	(0)	(0)	(0)	(1100)	(59)	(0)	(0)	(0)	(0)	(0)	(0)	(0)	(0)	(0)	(0)	(0)	(0)	(0)	(0)	-	原材料配合割合から推計
0	13	2	1400	-	-	34	17	5	0	0	0	810	190	0	0	2	-	0	0	0	0	0	0	0	0	0	0	-	
0	17	0	450	430	21	8	1	0	0	0	0	590	40	0	0	0	-	0	0	0	0	0	0	0	0	0	0	-	
(0)	(0)	(0)	(52)	-	-	(2)	(0)	(0)	(0)	(0)	(0)	(290)	(16)	(0)	(0)	(0)	(0)	(0)	(0)	(0)	(0)	(0)	(0)	(0)	(0)	(0)	(0)	(Tr)	きしめん、ひもかわを含む 01018中力粉1等から推計

1 穀類

可食部 100 g 当たり

食品番号	索引番号	食品名	水分	脂肪酸のトリアシルグリセロール当量	脂質	脂肪酸 総量	脂肪酸 飽和	脂肪酸 一価不飽和	脂肪酸 多価不飽和	脂肪酸 n-3系 多価不飽和	脂肪酸 n-6系 多価不飽和	飽和 4:0 酪酸	6:0 ヘキサン酸	7:0 ヘプタン酸	8:0 オクタン酸	10:0 デカン酸	12:0 ラウリン酸	13:0 トリデカン酸	14:0 ミリスチン酸	15:0 ペンタデカン酸	15:0 ant ペンタデカン酸	16:0 パルミチン酸	16:0 iso パルミチン酸	17:0 ヘプタデカン酸	17:0 ant ヘプタデカン酸	18:0 ステアリン酸	20:0 アラキジン酸	22:0 ベヘン酸	24:0 リグノセリン酸	10:1 デセン酸
		成分識別子	WATER	FATNLEA	FAT-	FACID	FASAT	FAMS	FAPU	FAPUN3	FAPUN6	F4D0	F6D0	F7D0	F8D0	F10D0	F12D0	F13D0	F14D0	F15D0	F15D0AI	F16D0	F16D0I	F17D0	F17D0AI	F18D0	F20D0	F22D0	F24D0	F10D1
		単位	g	g	g	g	g	g	g	g	g	mg	mg	mg	mg	mg	mg	mg	mg	mg	mg	mg	mg	mg	mg	mg	mg	mg	mg	mg
01039	51	こむぎ ［うどん・そうめん類］ うどん ゆで	75.0	(0.3)	0.4	(0.33)	(0.09)	(0.04)	(0.20)	(0.01)	(0.19)	-	-	-	-	(0)	(0)	-	(1)	(Tr)	-	(86)	-	(Tr)	-	(4)	(Tr)	(0)	(0)	(0)
01186	52	こむぎ ［うどん・そうめん類］ うどん 半生うどん	23.8	(2.9)	3.4	(2.80)	(0.78)	(0.30)	(1.71)	(0.09)	(1.63)	-	-	-	-	(0)	(Tr)	-	(5)	(3)	-	(730)	-	(4)	-	(35)	(3)	(0)	(0)	(0)
01041	53	こむぎ ［うどん・そうめん類］ 干しうどん 乾	13.5	(1.0)	1.1	(0.91)	(0.25)	(0.10)	(0.56)	(0.03)	(0.53)	-	-	-	-	(0)	(0)	-	(1)	(1)	-	(240)	-	(1)	-	(11)	(1)	(0)	(0)	(0)
01042	54	こむぎ ［うどん・そうめん類］ 干しうどん ゆで	70.0	(0.4)	0.5	(0.41)	(0.11)	(0.04)	(0.25)	(0.01)	(0.24)	-	-	-	-	(0)	(0)	-	(1)	(Tr)	-	(110)	-	(1)	-	(5)	(Tr)	(0)	(0)	(0)
01043	55	こむぎ ［うどん・そうめん類］ そうめん・ひやむぎ 乾	12.5	(1.0)	1.1	(0.91)	(0.25)	(0.10)	(0.56)	(0.03)	(0.53)	-	-	-	-	(0)	(0)	-	(1)	(1)	-	(240)	-	(1)	-	(11)	(1)	(0)	(0)	(0)
01044	56	こむぎ ［うどん・そうめん類］ そうめん・ひやむぎ ゆで	70.0	(0.3)	0.4	(0.33)	(0.09)	(0.04)	(0.20)	(0.01)	(0.19)	-	-	-	-	(0)	(0)	-	(1)	(Tr)	-	(86)	-	(Tr)	-	(4)	(Tr)	(0)	(0)	(0)
01045	57	こむぎ ［うどん・そうめん類］ 手延そうめん・手延ひやむぎ 乾	14.0	1.4	1.5	1.36	0.38	0.23	0.75	0.03	0.73	-	-	-	-	0	Tr	-	4	2	-	330	-	2	-	29	3	3	3	0
01046	58	こむぎ ［うどん・そうめん類］ 手延そうめん・手延ひやむぎ ゆで	70.0	(0.6)	0.6	(0.54)	(0.15)	(0.09)	(0.30)	(0.01)	(0.29)	-	-	-	-	(0)	(Tr)	-	(2)	(1)	-	(130)	-	(1)	-	(12)	(1)	(1)	(1)	(0)
01047	59	こむぎ ［中華めん類］ 中華めん 生	33.0	(1.0)	1.2	(0.99)	(0.28)	(0.11)	(0.61)	(0.03)	(0.58)	-	-	-	-	(0)	(0)	-	(2)	(1)	-	(260)	-	(1)	-	(12)	(1)	(0)	(0)	(0)
01048	60	こむぎ ［中華めん類］ 中華めん ゆで	65.0	(0.5)	0.6	(0.50)	(0.14)	(0.05)	(0.31)	(0.02)	(0.29)	-	-	-	-	(0)	(0)	-	(1)	(1)	-	(130)	-	(1)	-	(6)	(Tr)	(0)	(0)	(0)
01187	61	こむぎ ［中華めん類］ 半生中華めん	23.7	(3.5)	4.0	(3.36)	(0.91)	(0.38)	(2.07)	(0.10)	(1.97)	-	-	-	-	(0)	(0)	-	(5)	(2)	-	(860)	-	(4)	-	(38)	(3)	(0)	(0)	(0)
01049	62	こむぎ ［中華めん類］ 蒸し中華めん 蒸し中華めん	57.4	(1.5)	1.7	(1.39)	(0.38)	(0.16)	(0.85)	(0.04)	(0.81)	-	-	-	-	(0)	(0)	-	(2)	(1)	-	(360)	-	(2)	(0)	(16)	(1)	(0)	(0)	(0)
01188	63	こむぎ ［中華めん類］ 蒸し中華めん ソテー	50.4	(4.3)	4.9	(4.07)	(0.53)	(2.02)	(1.52)	(0.27)	(1.25)	-	-	-	-	(0)	(2)	-	(4)	(1)	-	(420)	-	(1)	-	(72)	(19)	(9)	(5)	(0)
01050	64	こむぎ ［中華めん類］ 干し中華めん 乾	14.7	(1.4)	1.6	(1.33)	(0.36)	(0.15)	(0.82)	(0.04)	(0.78)	-	-	-	-	(0)	(0)	-	(2)	(1)	-	(340)	-	(2)	-	(15)	(1)	(0)	(0)	(0)
01051	65	こむぎ ［中華めん類］ 干し中華めん ゆで	66.8	(0.4)	0.5	(0.43)	(0.12)	(0.05)	(0.26)	(0.01)	(0.25)	-	-	-	-	(0)	(0)	-	(1)	(Tr)	-	(110)	-	(1)	-	(5)	(Tr)	(0)	(0)	(0)
01052	66	こむぎ ［中華めん類］ 沖縄そば 生	32.3	(1.7)	2.0	(1.66)	(0.46)	(0.18)	(1.02)	(0.05)	(0.97)	-	-	-	-	(0)	(Tr)	-	(3)	(2)	-	(430)	-	(2)	-	(20)	(1)	(0)	(0)	(0)
01053	67	こむぎ ［中華めん類］ 沖縄そば ゆで	65.5	(0.7)	0.8	(0.66)	(0.18)	(0.07)	(0.41)	(0.02)	(0.39)	-	-	-	-	(0)	(0)	-	(1)	(1)	-	(170)	-	(1)	-	(8)	(1)	(0)	(0)	(0)
01054	68	こむぎ ［中華めん類］ 干し沖縄そば 乾	13.7	(1.5)	1.7	(1.41)	(0.39)	(0.15)	(0.86)	(0.04)	(0.82)	-	-	-	-	(0)	(Tr)	-	(2)	(2)	-	(370)	-	(2)	-	(17)	(1)	(0)	(0)	(0)
01055	69	こむぎ ［中華めん類］ 干し沖縄そば ゆで	65.0	(0.5)	0.6	(0.50)	(0.14)	(0.05)	(0.31)	(0.02)	(0.29)	-	-	-	-	(0)	(0)	-	(1)	(1)	-	(130)	-	(1)	-	(6)	(Tr)	(0)	(0)	(0)
01056	70	こむぎ ［即席めん類］ 即席中華めん 油揚げ味付け	2.0	16.3	16.7	15.58	7.31	6.02	2.25	0.06	2.19	-	-	-	-	0	37	-	150	11	-	6300	-	24	-	700	59	14	13	0
01057	71	こむぎ ［即席めん類］ 即席中華めん 油揚げ 乾 （添付調味料等を含むもの）	3.0	18.6	19.1	17.81	8.46	7.15	2.20	0.09	2.11	-	-	-	-	3	33	-	200	10	-	7000	-	25	-	1100	61	5	4	0
01198	72	こむぎ ［即席めん類］ 即席中華めん 油揚げ 調理後全体 （添付調味料等を含むもの）	78.5	(4.4)	4.4	(4.17)	(2.03)	(1.64)	(0.51)	(0.01)	(0.49)	-	-	-	-	(0)	(8)	-	(43)	(3)	-	(1800)	-	(5)	-	(190)	(15)	(1)	(0)	(0)
01189	73	こむぎ ［即席めん類］ 即席中華めん 油揚げ ゆで （添付調味料等を含まないもの）	59.8	7.1	7.7	6.77	3.19	2.75	0.82	0.03	0.80	-	-	-	-	2	13	-	80	6	-	2600	-	14	-	480	26	5	0	0
01144	74	こむぎ ［即席めん類］ 即席中華めん 油揚げ 乾 （添付調味料等を含まないもの）	3.7	18.6	19.6	17.81	8.43	7.21	2.16	0.07	2.09	-	-	-	-	6	34	-	210	17	-	6800	-	35	-	1200	66	12	13	0
01058	75	こむぎ ［即席めん類］ 即席中華めん 非油揚げ 乾 （添付調味料等を含むもの）	10.0	4.9	5.2	4.67	1.26	1.86	1.55	0.10	1.45	-	-	-	-	0	0	-	33	2	-	890	-	9	-	300	17	5	4	0
01199	76	こむぎ ［即席めん類］ 即席中華めん 非油揚げ 調理後全体 （添付調味料等を含むもの）	76.2	(0.8)	0.8	(0.72)	(0.20)	(0.28)	(0.25)	(0.01)	(0.23)	-	-	-	-	(0)	-	-	(6)	(0)	-	(130)	-	(1)	-	(56)	(3)	(0)	(0)	(0)
01190	77	こむぎ ［即席めん類］ 即席中華めん 非油揚げ ゆで （添付調味料等を含まないもの）	63.9	0.6	0.8	0.61	0.31	0.06	0.24	0.01	0.23	-	-	-	-	0	1	-	3	1	-	190	-	1	-	110	3	1	1	-
01145	78	こむぎ ［即席めん類］ 即席中華めん 非油揚げ 乾 （添付調味料等を含まないもの）	10.7	1.5	1.9	1.47	0.71	0.15	0.60	0.03	0.57	-	-	-	-	Tr	1	-	6	2	-	450	-	2	-	240	5	3	3	0
01193	79	こむぎ ［即席めん類］ 中華スタイル即席カップめん 油揚げ 塩味 乾 （添付調味料等を含むもの）	5.3	17.7	18.5	16.95	8.21	6.62	2.12	0.07	2.05	-	-	-	-	7	57	-	180	13	-	7000	-	22	-	860	69	16	16	0
01201	80	こむぎ ［即席めん類］ 中華スタイル即席カップめん 油揚げ 塩味 調理後全体 （添付調味料等を含むもの）	79.8	(4.0)	4.2	(3.82)	(1.85)	(1.49)	(0.48)	(0.02)	(0.46)	-	-	-	-	(2)	(13)	-	(41)	(3)	-	(1600)	-	(5)	-	(190)	(15)	(4)	(4)	(0)
01194	81	こむぎ ［即席めん類］ 中華スタイル即席カップめん 油揚げ 塩味 調理後のめん （スープを残したもの）	62.0	7.2	7.7	6.92	3.38	2.71	0.83	0.02	0.81	-	-	-	-	2	18	-	74	6	-	2900	-	9	-	340	29	6	6	0
01191	82	こむぎ ［即席めん類］ 中華スタイル即席カップめん 油揚げ しょうゆ味 乾 （添付調味料等を含むもの）	9.7	18.6	19.1	17.78	8.27	7.21	2.30	0.08	2.21	-	-	-	-	6	43	-	190	14	-	6900	-	27	-	1000	72	15	15	0

可食部 100 g 当たり

脂肪酸

一価不飽和 15:1 ペンタデセン酸 F15D1	16:1 パルミトレイン酸 F16D1	17:1 ヘプタデセン酸 F17D1	18:1 計 F18D1	18:1 n-9 オレイン酸 F18D1CN9	18:1 n-7 シス-バクセン酸 F18D1CN7	20:1 イコセン酸 F20D1	22:1 ドコセン酸 F22D1	24:1 テトラコセン酸 F24D1	多価不飽和 16:2 ヘキサデカジエン酸 F16D2	16:3 ヘキサデカトリエン酸 F16D3	16:4 ヘキサデカテトラエン酸 F16D4	18:2 n-6 リノール酸 F18D2N6	18:3 n-3 α-リノレン酸 F18D3N3	18:3 n-6 γ-リノレン酸 F18D3N6	18:4 n-3 オクタデカテトラエン酸 F18D4N3	20:2 n-6 イコサジエン酸 F20D2N6	20:3 n-3 イコサトリエン酸 F20D3N3	20:3 n-6 イコサトリエン酸 F20D3N6	20:4 n-3 イコサテトラエン酸 F20D4N3	20:4 n-6 アラキドン酸 F20D4N6	20:5 n-3 イコサペンタエン酸 F20D5N3	21:5 n-3 ヘンイコサペンタエン酸 F21D5N3	22:2 ドコサジエン酸 F22D2	22:4 n-6 ドコサテトラエン酸 F22D4N6	22:5 n-3 ドコサペンタエン酸 F22D5N3	22:5 n-6 ドコサペンタエン酸 F22D5N6	22:6 n-3 ドコサヘキサエン酸 F22D6N3	未同定物質 FAUN	備考
(.....													mg														.....)		
(0)	(0)	(0)	(34)	-	-	(1)	(0)	(0)	(0)	(0)	(0)	(190)	(10)	(0)	(0)	(0)	(0)	(0)	(0)	(0)	(0)	(0)	(0)	(0)	(0)	(0)	(0)	(0)	きしめん、ひもかわを含む 01018中力粉1等から推計
(0)	(0)	(1)	(290)	(290)	-	(12)	(0)	(0)	(0)	(0)	(0)	(1600)	(85)	(0)	(0)	(0)	(0)	(0)	(0)	(0)	(0)	(0)	(0)	(0)	(0)	(0)	(0)	(1)	01018 中力粉1等から推計
(0)	(0)	(Tr)	(95)	-	-	(4)	(0)	(0)	(0)	(0)	(0)	(530)	(29)	(0)	(0)	(0)	(0)	(0)	(0)	(0)	(0)	(0)	(0)	(0)	(0)	(0)	(0)	(Tr)	01018中力粉1等から推計
(0)	(0)	(0)	(43)	-	-	(2)	(0)	(0)	(0)	(0)	(0)	(240)	(13)	(0)	(0)	(0)	(0)	(0)	(0)	(0)	(0)	(0)	(0)	(0)	(0)	(0)	(0)	(Tr)	01018中力粉1等から推計
(0)	(0)	(Tr)	(95)	-	-	(4)	(0)	(0)	(0)	(0)	(0)	(530)	(29)	(0)	(0)	(0)	(0)	(0)	(0)	(0)	(0)	(0)	(0)	(0)	(0)	(0)	(0)	(Tr)	01018中力粉1等から推計
(0)	(0)	(0)	(34)	-	-	(1)	(0)	(0)	(0)	(0)	(0)	(190)	(10)	(0)	(0)	(0)	(0)	(0)	(0)	(0)	(0)	(0)	(0)	(0)	(0)	(0)	(0)	(0)	01018中力粉1等から推計
0	3	1	220	210	11	4	4	1	0	0	0	730	26	0	0	0	-	0	0	0	0	0	0	0	0	0	0	-	
(0)	(1)	(Tr)	(87)	-	-	(2)	(1)	(Tr)	(0)	(0)	(0)	(290)	(10)	(0)	(0)	(0)	(0)	(0)	(0)	(0)	(0)	(0)	(0)	(0)	(0)	(0)	(0)	-	01045手延そうめん・手延ひやむぎ乾から推計
(0)	(0)	(Tr)	(100)	-	-	(4)	(0)	(0)	(0)	(0)	(0)	(580)	(31)	(0)	(0)	(0)	(0)	(0)	(0)	(0)	(0)	(0)	(0)	(0)	(0)	(0)	(0)	(Tr)	01020強力粉1等から推計
(0)	(0)	(0)	(52)	-	-	(2)	(0)	(0)	(0)	(0)	(0)	(290)	(16)	(0)	(0)	(0)	(0)	(0)	(0)	(0)	(0)	(0)	(0)	(0)	(0)	(0)	(0)	(Tr)	01020強力粉1等から推計
(0)	(0)	(Tr)	(370)	(370)	-	(12)	(0)	(0)	(0)	(0)	(0)	(2000)	(97)	(0)	(0)	(0)	(0)	(0)	(0)	(0)	(0)	(0)	(0)	(0)	(0)	(0)	(0)	(Tr)	01020強力粉1等から推計
(0)	(0)	(Tr)	(150)	(150)	-	(5)	(0)	(0)	(0)	(0)	(0)	(810)	(40)	(0)	(0)	(0)	-	(0)	(0)	(0)	(0)	(0)	(0)	(0)	(0)	(0)	(0)	(Tr)	01020強力粉1等から推計
(0)	(6)	(Tr)	(2000)	(120)	-	(40)	(4)	(5)	(0)	(0)	(0)	(1300)	(270)	(0)	(0)	(0)	-	(0)	(0)	(0)	(0)	(0)	(0)	(0)	(0)	(0)	(0)	(Tr)	01020 強力粉1等と14008なたね油から推計
(0)	(0)	(Tr)	(140)	(140)	-	(5)	(0)	(0)	(0)	(0)	(0)	(780)	(38)	(0)	(0)	(0)	-	(0)	(0)	(0)	(0)	(0)	(0)	(0)	(0)	(0)	(0)	(Tr)	01020強力粉1等から推計
(0)	(0)	(0)	(46)	(46)	-	(2)	(0)	(0)	(0)	(0)	(0)	(250)	(12)	(0)	(0)	(0)	-	(0)	(0)	(0)	(0)	(0)	(0)	(0)	(0)	(0)	(0)	(0)	01020強力粉1等から推計
(0)	(0)	(Tr)	(170)	-	-	(6)	(0)	(0)	(0)	(0)	(0)	(970)	(52)	(0)	(0)	(0)	(0)	(0)	(0)	(0)	(0)	(0)	(0)	(0)	(0)	(0)	(0)	(Tr)	01020強力粉1等から推計
(0)	(0)	(Tr)	(69)	-	-	(3)	(0)	(0)	(0)	(0)	(0)	(390)	(21)	(0)	(0)	(0)	(0)	(0)	(0)	(0)	(0)	(0)	(0)	(0)	(0)	(0)	(0)	(Tr)	01020強力粉1等から推計
(0)	(0)	(Tr)	(150)	-	-	(5)	(0)	(0)	(0)	(0)	(0)	(820)	(44)	(0)	(0)	(0)	(0)	(0)	(0)	(0)	(0)	(0)	(0)	(0)	(0)	(0)	(0)	(Tr)	01020強力粉1等から推計
(0)	(0)	(0)	(52)	-	-	(2)	(0)	(0)	(0)	(0)	(0)	(290)	(16)	(0)	(0)	(0)	(0)	(0)	(0)	(0)	(0)	(0)	(0)	(0)	(0)	(0)	(0)	(Tr)	01020強力粉1等から推計
0	34	0	6000	-	-	26	0	0	0	0	0	2200	58	0	0	0	-	0	0	0	0	0	0	0	0	0	0	-	別名：インスタントラーメン 添付調味料等を含む
0	120	12	7000	-	-	48	0	0	0	0	0	2100	78	0	0	23	-	0	0	Tr	0	0	0	0	5	0	6	-	別名：インスタントラーメン 調理前のもの、添付調味料等を含む
(Tr)	(12)	(Tr)	(1600)	(1600)	-	(7)	(0)	(0)	(0)	(0)	(0)	(490)	(14)	(0)	(0)	(0)	-	(0)	(0)	(0)	(0)	(0)	(0)	(0)	(0)	(0)	(0)	-	添付調味料等を含む 01057即席中華めん油揚げ乾から推計
1	55	9	2700	2600	80	23	0	0	0	0	0	790	28	0	0	7	-	1	0	2	0	0	0	0	0	0	0	110	添付調味料等を含まない
2	140	23	7000	6800	200	59	0	0	0	0	0	2100	73	0	0	16	-	3	0	5	0	0	0	0	0	0	0	200	調理前のもの、添付調味料等を除く
1	63	6	1800	-	-	25	0	0	0	0	0	1400	98	0	0	3	-	0	0	2	0	0	0	0	0	0	0	-	別名：インスタントラーメン 調理前のもの、添付調味料等を含む
(0)	(12)	(1)	(260)	(260)	-	(4)	(0)	(0)	(0)	(0)	(0)	(230)	(13)	(0)	(0)	(0)	-	(0)	(0)	(0)	(0)	(0)	(0)	(0)	(0)	(0)	(0)	-	添付調味料等を含む 01058即席中華めん非油揚げ乾から推計
Tr	1	0	59	55	4	2	0	Tr	0	0	0	230	12	0	0	Tr	-	0	0	0	0	0	0	0	0	0	0	48	添付調味料等を含まない
Tr	1	1	140	130	10	5	0	1	0	0	0	570	33	0	0	1	-	0	0	0	0	0	0	0	0	0	0	83	調理前のもの、添付調味料等を除く
1	66	10	6500	6400	140	39	0	0	0	0	0	2000	71	0	0	5	-	2	0	7	0	0	0	0	0	0	0	190	調理前のもの、添付調味料等を含む
(Tr)	(15)	(2)	(1500)	(1400)	(31)	(9)	(0)	(0)	(0)	(0)	(0)	(460)	(16)	(0)	(0)	(1)	-	(Tr)	(0)	(1)	(0)	(0)	(0)	(0)	(0)	(0)	(0)	(43)	添付調味料等を含む 01193中華スタイル即席カップめん、油揚げ、塩味、乾より推計
1	20	3	2700	2600	53	14	0	0	0	0	0	800	24	0	0	2	-	Tr	0	1	0	0	0	0	0	0	0	75	添付調味料等を含む
2	100	15	7000	6900	180	49	0	0	0	0	0	2200	83	0	0	12	-	3	0	11	0	0	0	0	0	0	0	410	調理前のもの、添付調味料等を含む

1 穀類

可食部 100 g 当たり

食品番号	索引番号	食品名	水分	脂肪酸のトリアシルグリセロール当量	脂質	脂肪酸 総量	飽和	一価不飽和	多価不飽和	n-3系 多価不飽和	n-6系 多価不飽和	飽和 4:0 酪酸	6:0 ヘキサン酸	7:0 ヘプタン酸	8:0 オクタン酸	10:0 デカン酸	12:0 ラウリン酸	13:0 トリデカン酸	14:0 ミリスチン酸	15:0 ペンタデカン酸	15:0 ant ペンタデカン酸	16:0 パルミチン酸	16:0 iso パルミチン酸	17:0 ヘプタデカン酸	17:0 ant ヘプタデカン酸	18:0 ステアリン酸	20:0 アラキジン酸	22:0 ベヘン酸	24:0 リグノセリン酸	10:1 デセン酸
		成分識別子	WATER	FATNLEA	FAT-	FACID	FASAT	FAMS	FAPU	FAPUN3	FAPUN6	F4D0	F6D0	F7D0	F8D0	F10D0	F12D0	F13D0	F14D0	F15D0	F15D0AI	F16D0	F16D0I	F17D0	F17D0AI	F18D0	F20D0	F22D0	F24D0	F10D1
		単位	(…	…	…	…	g	…	…	…	…)	(…	…	…	…	…	…	…	…	…	…	mg	…	…	…	…	…	…	…	…)
01200	83	こむぎ ［即席めん類］ 中華スタイル即席カップめん 油揚げ しょうゆ味 調理後全体 （添付調味料等を含むもの）	80.8	(4.4)	4.5	(4.18)	(1.95)	(1.70)	(0.54)	(0.02)	(0.52)	-	-	-	-	(1)	(10)	-	(45)	(3)	-	(1600)	-	(6)	-	(240)	(17)	(3)	(4)	(0)
01192	84	こむぎ ［即席めん類］ 中華スタイル即席カップめん 油揚げ しょうゆ味 調理後のめん （スープを残したもの）	69.1	5.6	5.8	5.35	2.58	2.12	0.66	0.02	0.64	-	-	-	-	1	14	-	56	4	-	2200	-	7	-	270	22	5	5	0
01060	85	こむぎ ［即席めん類］ 中華スタイル即席カップめん 油揚げ 焼きそば 乾 （添付調味料等を含むもの）	11.1	17.5	18.6	16.76	7.15	7.02	2.58	0.12	2.47	-	-	-	0	6	36	-	160	6	-	6100	-	9	-	710	68	16	8	0
01202	86	こむぎ ［即席めん類］ 中華スタイル即席カップめん 油揚げ 焼きそば 調理後全体 （添付調味料等を含むもの）	53.6	(10.6)	11.3	(10.11)	(4.31)	(4.24)	(1.56)	(0.07)	(1.49)	-	-	-	(0)	(4)	(21)	-	(97)	(4)	-	(3700)	-	(6)	-	(430)	(41)	(10)	(5)	(0)
01061	87	こむぎ ［即席めん類］ 中華スタイル即席カップめん 非油揚げ 乾 （添付調味料等を含むもの）	15.2	5.4	5.8	5.21	1.55	2.35	1.31	0.10	1.21	-	-	-	-	1	6	-	45	4	-	1000	-	13	-	440	19	6	6	0
01203	88	こむぎ ［即席めん類］ 中華スタイル即席カップめん 非油揚げ 調理後全体 （添付調味料等を含むもの）	83.5	(2.0)	2.1	(1.88)	(0.56)	(0.85)	(0.47)	(0.04)	(0.44)	-	-	-	-	(1)	(2)	-	(16)	(1)	-	(360)	-	(5)	-	(160)	(7)	(2)	(2)	(0)
01195	89	こむぎ ［即席めん類］ 中華スタイル即席カップめん 非油揚げ 調理後のめん （スープを残したもの）	68.8	1.1	1.3	1.04	0.36	0.37	0.32	0.02	0.30	-	-	-	-	1	1	-	1	1	-	280	-	2	-	71	4	1	2	0
01062	90	こむぎ ［即席めん類］ 和風スタイル即席カップめん 油揚げ 乾 （添付調味料等を含むもの）	6.2	18.9	19.8	18.01	8.66	6.99	2.36	0.10	2.25	-	-	-	-	4	39	-	180	13	-	7400	-	21	-	920	68	16	16	0
01204	91	こむぎ ［即席めん類］ 和風スタイル即席カップめん 油揚げ 調理後全体 （添付調味料等を含むもの）	80.5	(4.4)	4.7	(4.24)	(2.04)	(1.64)	(0.55)	(0.02)	(0.53)	-	-	-	-	(1)	(9)	-	(43)	(3)	-	(1700)	-	(5)	-	(220)	(16)	(4)	(4)	(0)
01196	92	こむぎ ［即席めん類］ 和風スタイル即席カップめん 油揚げ 調理後のめん （スープを残したもの）	64.4	7.0	7.2	6.65	3.29	2.60	0.76	0.02	0.74	-	-	-	-	1	15	-	68	5	-	2800	-	7	-	320	28	6	6	0
01063	93	こむぎ ［マカロニ・スパゲッティ類］ マカロニ・スパゲッティ 乾	11.3	1.5	1.8	1.46	0.39	0.20	0.87	0.05	0.82	-	-	-	-	0	Tr	-	2	2	-	350	-	2	-	27	2	4	3	0
01064	94	こむぎ ［マカロニ・スパゲッティ類］ マカロニ・スパゲッティ ゆで	60.0	0.7	0.9	0.69	0.19	0.10	0.41	0.02	0.38	-	-	-	-	0	0	-	1	1	-	170	-	1	-	13	1	2	2	0
01149	96	こむぎ ［マカロニ・スパゲッティ類］ 生パスタ 生	42.0	1.7	1.9	1.61	0.40	0.44	0.76	0.04	0.72	-	-	-	-	0	0	-	3	2	-	330	-	2	-	57	4	3	3	0
01065	97	こむぎ ［ふ類］ 生ふ	60.0	(0.7)	0.8	(0.66)	(0.18)	(0.07)	(0.41)	(0.02)	(0.39)	-	-	-	-	(0)	(0)	-	(1)	(1)	-	(170)	-	(1)	-	(8)	(1)	(0)	(0)	(0)
01066	98	こむぎ ［ふ類］ 焼きふ 釜焼きふ	11.3	(2.3)	2.7	(2.23)	(0.62)	(0.24)	(1.37)	(0.07)	(1.30)	-	-	-	-	(0)	(Tr)	-	(4)	(2)	-	(580)	-	(3)	-	(27)	(2)	(0)	(0)	(0)
01067	99	こむぎ ［ふ類］ 焼きふ 板ふ	12.5	(2.9)	3.3	(2.73)	(0.76)	(0.29)	(1.68)	(0.09)	(1.59)	-	-	-	-	(0)	(Tr)	-	(4)	(3)	-	(710)	-	(4)	-	(33)	(2)	(0)	(0)	(0)
01068	100	こむぎ ［ふ類］ 焼きふ 車ふ	11.4	(2.9)	3.4	(2.81)	(0.78)	(0.30)	(1.73)	(0.09)	(1.64)	-	-	-	-	(0)	(Tr)	-	(5)	(3)	-	(730)	-	(4)	-	(34)	(2)	(0)	(0)	(0)
01070	102	こむぎ ［その他］ 小麦はいが	3.6	10.4	11.6	9.98	1.84	1.65	6.50	0.75	5.75	-	-	-	-	0	0	-	24	5	-	1700	-	10	-	62	11	0	0	-
01071	103	こむぎ ［その他］ 小麦たんぱく 粉末状	6.5	(11.1)	9.7	(6.49)	(1.43)	(0.82)	(4.25)	(0.25)	(4.00)	(0)	(0)	-	(0)	(0)	(0)	-	(5)	-	-	(1300)	-	-	-	(58)	-	-	-	-
01072	104	こむぎ ［その他］ 小麦たんぱく 粒状	76.0	(2.3)	2.0	(1.34)	(0.29)	(0.17)	(0.88)	(0.05)	(0.82)	(0)	(0)	-	(0)	(0)	(0)	-	(1)	-	-	(260)	-	-	-	(12)	-	-	-	-
01073	105	こむぎ ［その他］ 小麦たんぱく ペースト状	66.0	(6.7)	4.1	(2.74)	(0.60)	(0.35)	(1.80)	(0.11)	(1.69)	(0)	(0)	-	(0)	(0)	(0)	-	(2)	-	-	(540)	-	-	-	(24)	-	-	-	-
01074	107	こむぎ ［その他］ ぎょうざの皮 生	32.0	(1.4)	1.4	(1.16)	(0.32)	(0.13)	(0.71)	(0.04)	(0.68)	-	-	-	-	(0)	(Tr)	-	(2)	(1)	-	(300)	-	(2)	-	(14)	(1)	(0)	(0)	(0)
01075	108	こむぎ ［その他］ しゅうまいの皮 生	31.1	(2.8)	1.4	(1.16)	(0.32)	(0.13)	(0.71)	(0.04)	(0.68)	-	-	-	-	(0)	(Tr)	-	(2)	(1)	-	(300)	-	(2)	-	(14)	(1)	(0)	(0)	(0)
01076	111	こむぎ ［その他］ ピザ生地	35.3	2.7	3.0	2.57	0.49	0.70	1.37	0.13	1.24	-	-	-	-	0	0	-	4	0	-	380	-	4	-	78	7	10	4	0
01069	112	こむぎ ［その他］ ちくわぶ	60.4	(1.0)	1.2	(0.99)	(0.28)	(0.11)	(0.61)	(0.03)	(0.58)	-	-	-	-	(0)	(0)	-	(2)	(1)	-	(260)	-	(1)	-	(12)	(1)	(0)	(0)	(0)
01077	113	こむぎ ［その他］ パン粉 生	35.0	(4.6)	5.1	(4.39)	(1.85)	(1.53)	(1.01)	(0.06)	(0.95)	-	-	-	-	(25)	(70)	-	(110)	(11)	-	(1300)	-	(10)	-	(260)	(17)	(6)	(5)	(2)
01078	114	こむぎ ［その他］ パン粉 半生	26.0	(5.2)	5.8	(5.00)	(2.11)	(1.74)	(1.15)	(0.07)	(1.07)	-	-	-	-	(29)	(79)	-	(130)	(13)	-	(1500)	-	(11)	-	(290)	(19)	(7)	(6)	(2)
01079	115	こむぎ ［その他］ パン粉 乾燥	13.5	(6.1)	6.8	(5.86)	(2.47)	(2.04)	(1.35)	(0.09)	(1.26)	-	-	-	-	(34)	(93)	-	(150)	(15)	-	(1800)	-	(13)	-	(350)	(22)	(9)	(7)	(2)
01150	116	こむぎ ［その他］ 冷めん 生	36.4	0.6	0.7	0.53	0.18	0.09	0.25	0.01	0.24	-	-	-	-	0	Tr	-	1	1	-	140	-	1	-	35	2	2	2	1
01080	117	こめ ［水稲穀粒］ 玄米	14.9	2.5	2.7	2.35	0.62	0.83	0.90	0.03	0.87	-	-	-	-	0	1	-	18	1	-	520	-	2	-	48	13	6	12	-
01081	118	こめ ［水稲穀粒］ 半つき米	14.9	(1.7)	1.8	(1.58)	(0.45)	(0.52)	(0.61)	(0.02)	(0.59)	-	-	-	-	(0)	(Tr)	-	(15)	(1)	-	(380)	-	(1)	-	(34)	(8)	(3)	(8)	(0)
01082	119	こめ ［水稲穀粒］ 七分つき米	14.9	(1.4)	1.5	(1.33)	(0.40)	(0.41)	(0.51)	(0.02)	(0.49)	-	-	-	-	(0)	(Tr)	-	(14)	(1)	-	(340)	-	(1)	-	(30)	(7)	(2)	(6)	(0)
01083	120	こめ ［水稲穀粒］ 精白米 うるち米	14.9	0.8	0.9	0.81	0.29	0.21	0.31	0.01	0.30	-	-	-	-	0	Tr	-	12	Tr	-	250	-	1	-	20	4	1	3	0

可食部100 g当たり																													備考
脂肪酸																												未同定物質	
一価不飽和									多価不飽和																				
15:1	16:1	17:1	18:1	18:1 n-9	18:1 n-7	20:1	22:1	24:1	16:2	16:3	16:4	18:2 n-6	18:3 n-3	18:3 n-6	18:4 n-3	20:2 n-6	20:3 n-3	20:3 n-6	20:4 n-3	20:4 n-6	20:5 n-3	21:5 n-3	22:2	22:4 n-6	22:5 n-3	22:5 n-6	22:6 n-3		
ペンタデセン酸	パルミトレイン酸	ヘプタデセン酸	計	オレイン酸	シス-バクセン酸	イコセン酸	ドコセン酸	テトラコセン酸	ヘキサデカジエン酸	ヘキサデカトリエン酸	ヘキサデカテトラエン酸	リノール酸	α-リノレン酸	γ-リノレン酸	オクタデカテトラエン酸	イコサジエン酸	イコサトリエン酸	イコサトリエン酸	イコサテトラエン酸	アラキドン酸	イコサペンタエン酸	ヘンイコサペンタエン酸	ドコサジエン酸	ドコサテトラエン酸	ドコサペンタエン酸	ドコサペンタエン酸	ドコサヘキサエン酸		
F15D1	F16D1	F17D1	F18D1	F18D1CN9	F18D1CN7	F20D1	F22D1	F24D1	F16D2	F16D3	F16D4	F18D2N6	F18D3N3	F18D3N6	F18D4N3	F20D2N6	F20D3N3	F20D3N6	F20D4N3	F20D4N6	F20D5N3	F21D5N3	F22D2	F22D4N6	F22D5N3	F22D5N6	F22D6N3	FAUN	
mg																													
(Tr)	(24)	(4)	(1700)	(1600)	(42)	(12)	(0)	(0)	(0)	(0)	(0)	(520)	(20)	(0)	(0)	(3)	-	(1)	(0)	(3)	(0)	(0)	(0)	(0)	(0)	(0)	(0)	(97)	添付調味料等を含む 01191中華スタイル即席カップめん、油揚げ、しょうゆ味、乾より推計
Tr	18	3	2100	2000	43	11	0	0	0	0	0	630	20	0	0	2	-	Tr	0	1	0	0	0	0	0	0	0	61	添付調味料等を含む
1	41	19	6900	6700	210	40	0	0	0	0	0	2400	120	0	0	14	-	2	0	5	0	0	0	0	0	0	0	210	別名：カップ焼きそば 調理前のもの、添付調味料等を含む
(1)	(25)	(11)	(4200)	(4000)	(120)	(24)	(0)	(0)	(0)	(0)	(0)	(1500)	(71)	(0)	(0)	(8)	-	(1)	(0)	(3)	(0)	(0)	(0)	(0)	(0)	(0)	(0)	(120)	添付調味料等を含む 01060中華スタイル即席カップめん、油揚げ、焼きそば、乾より推計
Tr	70	9	2200	2100	80	35	6	0	0	0	0	1200	100	0	0	9	-	2	0	7	0	0	0	0	0	0	0	100	別名：カップラーメン 調理前のもの、添付調味料等を含む
(0)	(25)	(3)	(800)	(770)	(29)	(13)	(2)	(0)	(0)	(0)	(0)	(430)	(37)	(0)	(0)	(3)	-	(1)	(0)	(2)	(0)	(0)	(0)	(0)	(0)	(0)	(0)	(37)	添付調味料等を含む 01061中華スタイル即席カップめん、非油揚げ、乾より推計
Tr	10	1	350	330	15	5	0	0	0	0	0	300	16	0	0	2	-	Tr	0	1	0	0	0	0	0	0	0	43	添付調味料等を含む
2	42	7	6900	6800	140	33	0	0	0	0	0	2200	100	0	0	3	-	0	0	3	0	0	0	0	0	0	0	170	別名：カップうどん 調理前のもの、添付調味料等を含む
(Tr)	(10)	(2)	(1600)	(1600)	(32)	(8)	(0)	(0)	(0)	(0)	(0)	(530)	(24)	(0)	(0)	(1)	-	(0)	(0)	(1)	(0)	(0)	(0)	(0)	(0)	(0)	(0)	(40)	添付調味料等を含む 01062和風スタイル即席カップめん、油揚げ、乾より推計
Tr	12	2	2600	2500	46	11	-	0	0	0	0	740	21	0	0	1	-	0	0	0	0	0	0	0	0	0	0	73	添付調味料等を含む
0	2	0	190	180	12	7	2	1	0	0	0	820	49	0	0	1	-	0	0	0	0	0	0	0	0	0	0	37	
0	1	0	92	86	6	3	1	Tr	0	0	0	380	22	0	0	1	-	0	0	0	0	0	0	0	0	0	0	21	1.5 %食塩水でゆでた場合
0	11	1	420	400	20	6	1	0	0	0	0	720	40	0	0	1	-	1	0	6	0	0	0	0	0	0	0	-	デュラム小麦100 %以外のものも含む
(0)	(0)	(Tr)	(69)	-	-	(3)	(0)	(0)	(0)	(0)	(0)	(390)	(21)	(0)	(0)	(0)	(0)	(0)	(0)	(0)	(0)	(0)	(0)	(0)	(0)	(0)	(0)	(Tr)	01020強力粉1等から推計
(0)	(0)	(Tr)	(230)	-	-	(9)	(0)	(0)	(0)	(0)	(0)	(1300)	(70)	(0)	(0)	(0)	(0)	(0)	(0)	(0)	(0)	(0)	(0)	(0)	(0)	(0)	(0)	(1)	平釜焼きふ（小町ふ、切りふ、おつゆふ等）及び型釜焼きふ（花ふ等） 01020強力粉1等から推計
(0)	(0)	(Tr)	(280)	-	-	(11)	(0)	(0)	(0)	(0)	(0)	(1600)	(86)	(0)	(0)	(0)	(0)	(0)	(0)	(0)	(0)	(0)	(0)	(0)	(0)	(0)	(0)	(1)	01020強力粉1等から推計
(0)	(0)	(Tr)	(290)	-	-	(11)	(0)	(0)	(0)	(0)	(0)	(1600)	(88)	(0)	(0)	(0)	(0)	(0)	(0)	(0)	(0)	(0)	(0)	(0)	(0)	(0)	(0)	(1)	01020強力粉1等から推計
-	3	0	1500	-	-	130	0	0	-	-	-	5700	750	-	-	0	-	-	-	-	-	-	-	-	-	-	-	11	試料：焙焼品
-	(31)	-	(790)	-	-	(0)	(0)	-	-	-	-	(4000)	(250)	-	(0)	-	-	-	-	(0)	(0)	-	-	-	(0)	-	(0)	-	米国成分表から推計
-	(6)	-	(160)	-	-	(0)	(0)	-	-	-	-	(820)	(52)	-	(0)	-	-	-	-	(0)	(0)	-	-	-	(0)	-	(0)	-	試料：冷凍品 米国成分表から推計
-	(13)	-	(330)	-	-	(0)	(0)	-	-	-	-	(1700)	(110)	-	(0)	-	-	-	-	(0)	(0)	-	-	-	(0)	-	(0)	-	試料：冷凍品 米国成分表から推計
(0)	(0)	(Tr)	(120)	-	-	(4)	(0)	(0)	(0)	(0)	(0)	(680)	(36)	(0)	(0)	(0)	(0)	(0)	(0)	(0)	(0)	(0)	(0)	(0)	(0)	(0)	(0)	(Tr)	01020強力粉1等から推計
(0)	(0)	(Tr)	(120)	-	-	(4)	(0)	(0)	(0)	(0)	(0)	(680)	(36)	(0)	(0)	(0)	(0)	(0)	(0)	(0)	(0)	(0)	(0)	(0)	(0)	(0)	(0)	(Tr)	01020強力粉1等から推計
0	13	3	670	-	-	11	5	0	0	0	0	1200	130	0	0	0	-	0	0	0	0	0	0	0	0	0	0	-	別名：ピザクラスト
(0)	(0)	(Tr)	(100)	-	-	(4)	(0)	(0)	(0)	(0)	(0)	(580)	(31)	(0)	(0)	(0)	(0)	(0)	(0)	(0)	(0)	(0)	(0)	(0)	(0)	(0)	(0)	(Tr)	01020強力粉1等から推計
(Tr)	(27)	(0)	(1500)	(1400)	(45)	(12)	(6)	(1)	(0)	(1)	(0)	(940)	(63)	(0)	(0)	(1)	-	(1)	(Tr)	(1)	(0)	(0)	(0)	(0)	(1)	(0)	(0)	(140)	01026角形食パンから推計
(Tr)	(31)	(0)	(1700)	(1600)	(51)	(14)	(7)	(1)	(0)	(1)	(0)	(1100)	(71)	(0)	(0)	(1)	-	(1)	(Tr)	(1)	(0)	(0)	(0)	(0)	(1)	(0)	(0)	(160)	01026角形食パンから推計
(Tr)	(36)	(0)	(2000)	(1900)	(60)	(16)	(8)	(1)	(0)	(1)	(0)	(1300)	(84)	(0)	(0)	(1)	-	(1)	(1)	(1)	(0)	(0)	(0)	(0)	(1)	(0)	(0)	(190)	01026角形食パンから推計
0	1	Tr	85	81	5	4	1	Tr	0	0	0	240	14	0	0	Tr	-	0	0	0	0	0	0	0	0	0	0	-	
-	6	Tr	810	-	-	12	1	3	-	-	-	870	34	-	-	0	-	-	-	-	-	-	-	-	-	-	-	1	うるち米
(0)	(4)	(Tr)	(510)	-	-	(7)	(Tr)	(1)	(0)	(0)	(0)	(590)	(22)	(0)	(0)	(0)	(0)	(0)	(0)	(0)	(0)	(0)	(0)	(0)	(0)	(0)	(0)	(1)	うるち米 歩留り：95～96 % 01080水稲穀粒玄米及び01083水稲穀粒精白米うるち米から推計
(0)	(3)	(Tr)	(400)	-	-	(6)	(Tr)	(1)	(0)	(0)	(0)	(490)	(19)	(0)	(0)	(0)	(0)	(0)	(0)	(0)	(0)	(0)	(0)	(0)	(0)	(0)	(0)	(1)	うるち米 歩留り：92～94 % 01080水稲穀粒玄米及び01083水稲穀粒精白米うるち米から推計
0	2	Tr	200	-	-	3	0	Tr	0	0	0	300	11	0	0	0	-	0	0	0	0	0	0	0	0	0	0	1	うるち米 歩留り：90～91 %

1 穀類

食品番号	索引番号	食品名	水分	脂肪酸のトリアシルグリセロール当量	脂質	脂肪酸 総量	飽和	一価不飽和	多価不飽和	n-3系 多価不飽和	n-6系 多価不飽和	飽和 4:0 酪酸	6:0 ヘキサン酸	7:0 ヘプタン酸	8:0 オクタン酸	10:0 デカン酸	12:0 ラウリン酸	13:0 トリデカン酸	14:0 ミリスチン酸	15:0 ペンタデカン酸	15:0 ant ペンタデカン酸	16:0 パルミチン酸	16:0 iso パルミチン酸	17:0 ヘプタデカン酸	17:0 ant ヘプタデカン酸	18:0 ステアリン酸	20:0 アラキジン酸	22:0 ベヘン酸	24:0 リグノセリン酸	10:1 デセン酸
		成分識別子	WATER	FATNLEA	FAT-	FACID	FASAT	FAMS	FAPU	FAPUN3	FAPUN6	F4D0	F6D0	F7D0	F8D0	F10D0	F12D0	F13D0	F14D0	F15D0	F15D0AI	F16D0	F16D0I	F17D0	F17D0AI	F18D0	F20D0	F22D0	F24D0	F10D1
		単位	(				g				)	(										mg								)
			可食部100 g当たり																											
01151	121	こめ ［水稲穀粒］ 精白米 もち米	14.9	1.0	1.2	0.94	0.29	0.28	0.37	0.01	0.36	-	-	-	-	0	0	-	10	1	-	250	-	1	-	22	5	2	6	0
01152	122	こめ ［水稲穀粒］ 精白米 インディカ米	13.7	0.7	0.9	0.71	0.30	0.15	0.26	0.01	0.25	-	-	-	-	0	Tr	-	15	Tr	-	260	-	1	-	21	2	1	4	0
01084	123	こめ ［水稲穀粒］ はいが精米	14.9	1.9	2.0	1.77	0.55	0.52	0.70	0.02	0.67	-	-	-	-	0	Tr	-	19	1	-	480	-	1	-	41	7	0	0	-
01153	124	こめ ［水稲穀粒］ 発芽玄米	14.9	2.8	3.3	2.66	0.70	1.01	0.95	0.03	0.92	-	-	-	-	0	0	-	20	1	-	580	-	2	-	54	16	8	18	0
01085	127	こめ ［水稲めし］ 玄米	60.0	(0.9)	1.0	(0.86)	(0.23)	(0.30)	(0.33)	(0.01)	(0.32)	-	-	-	-	(0)	(Tr)	-	(7)	(Tr)	-	(190)	-	(1)	-	(18)	(5)	(2)	(5)	-
01086	128	こめ ［水稲めし］ 半つき米	60.0	(0.5)	0.6	(0.52)	(0.15)	(0.17)	(0.20)	(0.01)	(0.19)	-	-	-	-	(0)	(Tr)	-	(5)	(Tr)	-	(130)	-	(Tr)	-	(11)	(3)	(1)	(3)	(0)
01087	129	こめ ［水稲めし］ 七分つき米	60.0	(0.5)	0.5	(0.44)	(0.13)	(0.14)	(0.17)	(0.01)	(0.16)	-	-	-	-	(0)	(Tr)	-	(5)	(Tr)	-	(110)	-	(Tr)	-	(10)	(2)	(1)	(2)	(0)
01168	130	こめ ［水稲めし］ 精白米 インディカ米	54.0	0.3	0.4	0.30	0.14	0.03	0.12	Tr	0.12	-	-	-	-	0	0	-	6	Tr	-	120	-	0	-	10	1	1	2	0
01088	131	こめ ［水稲めし］ 精白米 うるち米	60.0	0.2	0.3	0.23	0.10	0.05	0.08	Tr	0.08	-	-	-	-	0	0	-	4	Tr	-	85	-	Tr	-	6	1	Tr	1	0
01154	132	こめ ［水稲めし］ 精白米 もち米	52.1	0.4	0.5	0.39	0.15	0.09	0.15	Tr	0.15	-	-	-	-	0	0	-	6	Tr	-	120	-	Tr	-	11	2	1	4	0
01089	133	こめ ［水稲めし］ はいが精米	60.0	(0.6)	0.6	(0.53)	(0.16)	(0.15)	(0.21)	(0.01)	(0.20)	-	-	-	-	(0)	(0)	-	(6)	(Tr)	-	(140)	-	(Tr)	-	(12)	(2)	(0)	(0)	-
01155	134	こめ ［水稲めし］ 発芽玄米	60.0	1.3	1.4	1.20	0.26	0.51	0.43	0.01	0.41	-	-	-	-	0	0	-	5	1	-	210	-	0	-	23	8	3	7	0
01090	138	こめ ［水稲全かゆ］ 玄米	83.0	(0.4)	0.4	(0.35)	(0.09)	(0.12)	(0.13)	(Tr)	(0.13)	-	-	-	-	(0)	(0)	-	(3)	(Tr)	-	(77)	-	(Tr)	-	(7)	(2)	(1)	(2)	-
01091	139	こめ ［水稲全かゆ］ 半つき米	83.0	(0.3)	0.3	(0.26)	(0.08)	(0.09)	(0.10)	(Tr)	(0.10)	-	-	-	-	(0)	(0)	-	(3)	(Tr)	-	(64)	-	(Tr)	-	(6)	(1)	(1)	(1)	(0)
01092	140	こめ ［水稲全かゆ］ 七分つき米	83.0	(0.2)	0.2	(0.18)	(0.05)	(0.05)	(0.07)	(Tr)	(0.07)	-	-	-	-	(0)	(0)	-	(2)	(0)	-	(45)	-	(Tr)	-	(4)	(1)	(Tr)	(1)	(0)
01093	141	こめ ［水稲全かゆ］ 精白米	83.0	(0.1)	0.1	(0.09)	(0.03)	(0.02)	(0.03)	(Tr)	(0.03)	-	-	-	-	(0)	(0)	-	(1)	(0)	-	(27)	-	(0)	-	(2)	(Tr)	(Tr)	(Tr)	(0)
01094	142	こめ ［水稲五分かゆ］ 玄米	91.5	(0.2)	0.2	(0.17)	(0.05)	(0.06)	(0.07)	(Tr)	(0.06)	-	-	-	-	(0)	(0)	-	(1)	(0)	-	(38)	-	(Tr)	-	(4)	(1)	(Tr)	(1)	-
01095	143	こめ ［水稲五分かゆ］ 半つき米	91.5	(0.1)	0.1	(0.09)	(0.03)	(0.03)	(0.03)	(Tr)	(0.03)	-	-	-	-	(0)	(0)	-	(1)	(0)	-	(21)	-	(0)	-	(2)	(Tr)	(Tr)	(Tr)	(0)
01096	144	こめ ［水稲五分かゆ］ 七分つき米	91.5	(0.1)	0.1	(0.09)	(0.03)	(0.03)	(0.03)	(Tr)	(0.03)	-	-	-	-	(0)	(0)	-	(1)	(0)	-	(23)	-	(0)	-	(2)	(Tr)	(Tr)	(Tr)	(0)
01097	145	こめ ［水稲五分かゆ］ 精白米	91.5	(0.1)	0.1	(0.09)	(0.03)	(0.02)	(0.03)	(Tr)	(0.03)	-	-	-	-	(0)	(0)	-	(1)	(0)	-	(27)	-	(0)	-	(2)	(Tr)	(Tr)	(Tr)	(0)
01098	146	こめ ［水稲おもゆ］ 玄米	95.0	(0.1)	0.1	(0.09)	(0.02)	(0.03)	(0.03)	(Tr)	(0.03)	-	-	-	-	(0)	(0)	-	(1)	(0)	-	(19)	-	(0)	-	(2)	(Tr)	(Tr)	(Tr)	-
01099	147	こめ ［水稲おもゆ］ 半つき米	95.0	(0.1)	0.1	(0.09)	(0.03)	(0.03)	(0.03)	(Tr)	(0.03)	-	-	-	-	(0)	(0)	-	(1)	(0)	-	(21)	-	(0)	-	(2)	(Tr)	(Tr)	(Tr)	(0)
01100	148	こめ ［水稲おもゆ］ 七分つき米	95.0	(0.1)	0.1	(0.09)	(0.03)	(0.03)	(0.03)	(Tr)	(0.03)	-	-	-	-	(0)	(0)	-	(1)	(0)	-	(23)	-	(0)	-	(2)	(Tr)	(Tr)	(Tr)	(0)
01101	149	こめ ［水稲おもゆ］ 精白米	95.0	(0)	0	(0)	(0)	(0)	(0)	(0)	(0)	-	-	-	-	(0)	(0)	-	(0)	(0)	-	(0)	-	(0)	-	(0)	(0)	(0)	(0)	(0)
01102	150	こめ ［陸稲穀粒］ 玄米	14.9	(2.5)	2.7	(2.35)	(0.62)	(0.83)	(0.90)	(0.03)	(0.87)	-	-	-	-	(0)	(1)	-	(18)	(1)	-	(520)	-	(2)	-	(48)	(13)	(6)	(12)	-

可食部100 g当たり																													
脂肪酸																													備考
一価不飽和									多価不飽和																			未同定物質	
15:1 ペンタデセン酸	16:1 パルミトレイン酸	17:1 ヘプタデセン酸	18:1 計	18:1 n-9 オレイン酸	18:1 n-7 シス-バクセン酸	20:1 イコセン酸	22:1 ドコセン酸	24:1 テトラコセン酸	16:2 ヘキサデカジエン酸	16:3 ヘキサデカトリエン酸	16:4 ヘキサデカテトラエン酸	18:2 n-6 リノール酸	18:3 n-3 α-リノレン酸	18:3 n-6 γ-リノレン酸	18:4 n-3 オクタデカテトラエン酸	20:2 n-6 イコサジエン酸	20:3 n-3 イコサトリエン酸	20:3 n-6 イコサトリエン酸	20:4 n-3 イコサテトラエン酸	20:4 n-6 アラキドン酸	20:5 n-3 イコサペンタエン酸	21:5 n-3 ヘンイコサペンタエン酸	22:2 ドコサジエン酸	22:4 n-6 ドコサテトラエン酸	22:5 n-3 ドコサペンタエン酸	22:5 n-6 ドコサペンタエン酸	22:6 n-3 ドコサヘキサエン酸		
F15D1	F16D1	F17D1	F18D1	F18D1CN9	F18D1CN7	F20D1	F22D1	F24D1	F16D2	F16D3	F16D4	F18D2N6	F18D3N3	F18D3N6	F18D4N3	F20D2N6	F20D3N3	F20D3N6	F20D4N3	F20D4N6	F20D5N3	F21D5N3	F22D2	F22D4N6	F22D5N3	F22D5N6	F22D6N3	FAUN	
(mg)																													
0	1	Tr	270	260	7	3	1	0	0	0	0	360	10	0	0	0	-	0	0	0	0	0	0	0	0	0	0	-	歩留り：90〜91 %
0	1	0	150	140	4	2	0	0	0	0	0	250	10	0	0	0	-	0	0	0	0	0	0	0	0	0	0	18	うるち米。歩留り：90〜91 %
-	Tr	0	510	-	-	6	0	0	-	-	-	670	24	-	-	0	-	-	-	-	-	-	-	-	-	-	-	Tr	うるち米 歩留り：91〜93 %
0	5	0	990	970	24	15	1	0	0	0	0	920	32	0	0	0	-	0	0	0	0	0	0	0	0	0	0	-	うるち米
-	(2)	(0)	(300)	-	-	(4)	(Tr)	(1)	-	-	-	(320)	(12)	-	-	(0)	(0)	-	-	-	-	-	-	-	-	-	-	(Tr)	うるち米 玄米47 g相当量を含む 01080水稲穀粒玄米から推計
(0)	(1)	(0)	(170)	-	-	(2)	(Tr)	(Tr)	(0)	(0)	(0)	(190)	(7)	(0)	(0)	(0)	(0)	(0)	(0)	(0)	(0)	(0)	(0)	(0)	(0)	(0)	(0)	(Tr)	うるち米 半つき米47 g相当量を含む 01080水稲穀粒玄米及び01083水稲穀粒精白米うるち米から推計
(0)	(1)	(0)	(130)	-	-	(2)	(0)	(Tr)	(0)	(0)	(0)	(160)	(6)	(0)	(0)	(0)	(0)	(0)	(0)	(0)	(0)	(0)	(0)	(0)	(0)	(0)	(0)	(Tr)	うるち米 七分つき米47 g相当量を含む 01080水稲穀粒玄米及び01083水稲穀粒精白米うるち米から推計
0	Tr	0	31	30	1	1	0	0	0	0	0	120	5	0	0	0	-	0	0	0	0	0	0	0	0	0	0	6	精白米51 g相当量を含む
0	Tr	0	46	45	2	1	Tr	0	0	0	0	80	3	0	0	0	-	0	0	0	0	0	0	0	0	0	0	8	精白米47 g相当量を含む
0	Tr	0	90	87	3	1	0	0	0	0	0	150	4	0	0	0	-	0	0	0	0	0	0	0	0	0	0	-	精白米55 g相当量を含む
-	(0)	(0)	(150)	-	-	(2)	(0)	(0)	-	-	-	(200)	(7)	-	-	(0)	(0)	-	-	-	-	-	-	-	-	-	-	(Tr)	うるち米 はいが精白米47 g相当量を含む 01084水稲穀粒はいが精米から推計
0	2	0	500	490	11	7	1	0	0	0	0	410	14	0	0	0	-	0	0	0	0	0	0	0	0	0	0	-	うるち米 発芽玄米47 g相当量を含む
-	(1)	(0)	(120)	-	-	(2)	(Tr)	(Tr)	-	-	-	(130)	(5)	-	-	(0)	(0)	-	-	-	-	-	-	-	-	-	-	(Tr)	うるち米 5倍かゆ 玄米20 g相当量を含む 01080水稲穀粒玄米から推計
(0)	(1)	(0)	(84)	-	-	(1)	(0)	(Tr)	(0)	(0)	(0)	(97)	(4)	(0)	(0)	(0)	(0)	(0)	(0)	(0)	(0)	(0)	(0)	(0)	(0)	(0)	(0)	(Tr)	うるち米 5倍かゆ 半つき米20 g相当量を含む 01080水稲穀粒玄米及び01083水稲穀粒精白米うるち米から推計
(0)	(Tr)	(0)	(53)	-	-	(1)	(0)	(Tr)	(0)	(0)	(0)	(65)	(2)	(0)	(0)	(0)	(0)	(0)	(0)	(0)	(0)	(0)	(0)	(0)	(0)	(0)	(0)	(Tr)	うるち米 5倍かゆ 七分つき米20 g相当量を含む 01080水稲穀粒玄米及び01083水稲穀粒精白米うるち米から推計
(0)	(Tr)	(0)	(23)	-	-	(Tr)	(0)	(0)	(0)	(0)	(0)	(33)	(1)	(0)	(0)	(0)	(0)	(0)	(0)	(0)	(0)	(0)	(0)	(0)	(0)	(0)	(0)	(Tr)	うるち米 5倍かゆ 精白米20 g相当量を含む 01083水稲穀粒精白米うるち米から推計
-	(Tr)	(0)	(59)	-	-	(1)	(0)	(Tr)	-	-	-	(64)	(2)	-	-	(0)	(0)	-	-	-	-	-	-	-	-	-	-	(0)	うるち米 10倍かゆ 玄米10 g相当量を含む 01080水稲穀粒玄米から推計
(0)	(Tr)	(0)	(28)	-	-	(Tr)	(0)	(0)	(0)	(0)	(0)	(32)	(1)	(0)	(0)	(0)	(0)	(0)	(0)	(0)	(0)	(0)	(0)	(0)	(0)	(0)	(0)	(0)	うるち米 10倍かゆ 半つき米10 g相当量を含む 01080水稲穀粒玄米及び01083水稲穀粒精白米うるち米から推計
(0)	(Tr)	(0)	(27)	-	-	(Tr)	(0)	(0)	(0)	(0)	(0)	(33)	(1)	(0)	(0)	(0)	(0)	(0)	(0)	(0)	(0)	(0)	(0)	(0)	(0)	(0)	(0)	(0)	うるち米 10倍かゆ 七分つき米10 g相当量を含む 01080水稲穀粒玄米及び01083水稲穀粒精白米うるち米から推計
(0)	(Tr)	(0)	(23)	-	-	(Tr)	(0)	(0)	(0)	(0)	(0)	(33)	(1)	(0)	(0)	(0)	(0)	(0)	(0)	(0)	(0)	(0)	(0)	(0)	(0)	(0)	(0)	(Tr)	うるち米 10倍かゆ 精白米10 g相当量を含む 01083水稲穀粒精白米うるち米から推計
-	(Tr)	(0)	(30)	-	-	(Tr)	(0)	(Tr)	-	-	-	(32)	(1)	-	-	(0)	(0)	-	-	-	-	-	-	-	-	-	-	(0)	うるち米 弱火で加熱、ガーゼでこしたもの 玄米6 g相当量を含む 01080水稲穀粒玄米から推計
(0)	(Tr)	(0)	(28)	-	-	(Tr)	(0)	(0)	(0)	(0)	(0)	(32)	(1)	(0)	(0)	(0)	(0)	(0)	(0)	(0)	(0)	(0)	(0)	(0)	(0)	(0)	(0)	(0)	うるち米 弱火で加熱、ガーゼでこしたもの 半つき米6 g相当量を含む 01080水稲穀粒玄米及び01083水稲穀粒精白米うるち米から推計
(0)	(Tr)	(0)	(27)	-	-	(Tr)	(0)	(0)	(0)	(0)	(0)	(33)	(1)	(0)	(0)	(0)	(0)	(0)	(0)	(0)	(0)	(0)	(0)	(0)	(0)	(0)	(0)	(0)	うるち米 弱火で加熱、ガーゼでこしたもの 七分つき米6 g相当量を含む 01080水稲穀粒玄米及び01083水稲穀粒精白米うるち米から推計
(0)	(0)	(0)	(0)	-	-	(0)	(0)	(0)	(0)	(0)	(0)	(0)	(0)	(0)	(0)	(0)	(0)	(0)	(0)	(0)	(0)	(0)	(0)	(0)	(0)	(0)	(0)	(0)	うるち米 弱火で加熱、ガーゼでこしたもの 精白米6 g相当量を含む 01083水稲穀粒精白米うるち米から推計
-	(6)	(Tr)	(810)	-	-	(12)	(1)	(3)	-	-	-	(870)	(34)	-	-	(0)	(0)	-	-	-	-	-	-	-	-	-	-	(1)	うるち、もちを含む 01080水稲穀粒玄米から推計

1 穀類

食品番号	索引番号	食品名	水分	脂肪酸のトリアシルグリセロール当量	脂質	脂肪酸 総量	飽和	一価不飽和	多価不飽和	n-3系 多価不飽和	n-6系 多価不飽和	飽和 4:0 酪酸	6:0 ヘキサン酸	7:0 ヘプタン酸	8:0 オクタン酸	10:0 デカン酸	12:0 ラウリン酸	13:0 トリデカン酸	14:0 ミリスチン酸	15:0 ペンタデカン酸	15:0 ant ペンタデカン酸	16:0 パルミチン酸	16:0 iso パルミチン酸	17:0 ヘプタデカン酸	17:0 ant ヘプタデカン酸	18:0 ステアリン酸	20:0 アラキジン酸	22:0 ベヘン酸	24:0 リグノセリン酸	10:1 デセン酸
		可食部100g当たり																												
		成分識別子	WATER	FATNLEA	FAT-	FACID	FASAT	FAMS	FAPU	FAPUN3	FAPUN6	F4D0	F6D0	F7D0	F8D0	F10D0	F12D0	F13D0	F14D0	F15D0	F15D0AI	F16D0	F16D0I	F17D0	F17D0AI	F18D0	F20D0	F22D0	F24D0	F10D1
		単位	(..........				g				..........)	(..........										mg								..........)
01103	151	こめ ［陸稲穀粒］ 半つき米	14.9	(1.7)	1.8	(1.58)	(0.45)	(0.52)	(0.61)	(0.02)	(0.59)	-	-	-	-	(0)	(Tr)	-	(15)	(1)	-	(380)	-	(1)	-	(34)	(8)	(3)	(8)	(0)
01104	152	こめ ［陸稲穀粒］ 七分つき米	14.9	(1.4)	1.5	(1.33)	(0.40)	(0.41)	(0.51)	(0.02)	(0.49)	-	-	-	-	(0)	(Tr)	-	(14)	(1)	-	(340)	-	(1)	-	(30)	(7)	(2)	(6)	(0)
01105	153	こめ ［陸稲穀粒］ 精白米	14.9	(0.8)	0.9	(0.81)	(0.29)	(0.21)	(0.31)	(0.01)	(0.30)	-	-	-	-	(0)	(Tr)	-	(12)	(Tr)	-	(250)	-	(1)	-	(20)	(4)	(1)	(3)	(0)
01106	154	こめ ［陸稲めし］ 玄米	60.0	(0.9)	1.0	(0.86)	(0.23)	(0.30)	(0.33)	(0.01)	(0.32)	-	-	-	-	(0)	(Tr)	-	(7)	(Tr)	-	(190)	-	(1)	-	(18)	(5)	(2)	(5)	-
01107	155	こめ ［陸稲めし］ 半つき米	60.0	(0.5)	0.6	(0.52)	(0.15)	(0.17)	(0.20)	(0.01)	(0.19)	-	-	-	-	(0)	(Tr)	-	(5)	(Tr)	-	(130)	-	(Tr)	-	(11)	(3)	(1)	(3)	(0)
01108	156	こめ ［陸稲めし］ 七分つき米	60.0	(0.5)	0.5	(0.44)	(0.13)	(0.14)	(0.17)	(0.01)	(0.16)	-	-	-	-	(0)	(Tr)	-	(5)	(Tr)	-	(110)	-	(Tr)	-	(10)	(2)	(1)	(2)	(0)
01109	157	こめ ［陸稲めし］ 精白米	60.0	(0.3)	0.3	(0.27)	(0.10)	(0.07)	(0.10)	(Tr)	(0.10)	-	-	-	-	(0)	(0)	-	(4)	(Tr)	-	(82)	-	(Tr)	-	(7)	(1)	(Tr)	(1)	(0)
01110	158	こめ ［うるち米製品］ アルファ化米 一般用	7.9	0.8	1.0	0.78	0.31	0.19	0.28	0.01	0.27	-	-	-	-	0	0	-	11	1	-	270	-	1	-	22	2	2	5	0
01111	160	こめ ［うるち米製品］ おにぎり	57.0	(0.3)	0.3	(0.27)	(0.10)	(0.07)	(0.10)	(Tr)	(0.10)	-	-	-	-	(0)	(0)	-	(4)	(Tr)	-	(82)	-	(Tr)	-	(7)	(1)	(Tr)	(1)	(0)
01112	161	こめ ［うるち米製品］ 焼きおにぎり	56.0	(0.3)	0.3	(0.27)	(0.10)	(0.07)	(0.10)	(Tr)	(0.10)	-	-	-	-	(0)	(0)	-	(4)	(Tr)	-	(82)	-	(Tr)	-	(7)	(1)	(Tr)	(1)	(0)
01113	162	こめ ［うるち米製品］ きりたんぽ	50.0	(0.4)	0.4	(0.36)	(0.13)	(0.09)	(0.14)	(Tr)	(0.13)	-	-	-	-	(0)	(Tr)	-	(5)	(Tr)	-	(110)	-	(Tr)	-	(9)	(2)	(Tr)	(1)	(0)
01114	163	こめ ［うるち米製品］ 上新粉	14.0	(0.8)	0.9	(0.80)	(0.29)	(0.21)	(0.31)	(0.01)	(0.30)	-	-	-	-	(0)	(Tr)	-	(12)	(Tr)	-	(250)	-	(1)	-	(20)	(4)	(1)	(3)	(0)
01157	164	こめ ［うるち米製品］ 玄米粉	4.6	2.5	2.9	2.43	0.67	0.91	0.85	0.03	0.82	-	-	-	-	0	0	-	20	1	-	550	-	2	-	62	14	6	14	0
01158	165	こめ ［うるち米製品］ 米粉	11.1	0.6	0.7	0.57	0.25	0.12	0.20	0.01	0.20	-	-	-	-	0	0	-	12	1	-	220	-	1	-	14	1	1	4	0
01159	168	こめ ［うるち米製品］ 米粉パン 小麦グルテン不使用のもの	41.2	2.8	3.1	2.70	0.43	1.71	0.57	0.13	0.44	-	-	-	-	0	0	-	8	1	-	320	-	3	-	67	13	6	5	0
01160	169	こめ ［うるち米製品］ 米粉めん	37.0	0.6	0.7	0.60	0.24	0.16	0.20	0.01	0.20	-	-	-	-	0	Tr	-	10	Tr	-	200	-	Tr	-	17	2	1	4	0
01115	170	こめ ［うるち米製品］ ビーフン	11.1	(1.5)	1.6	(1.43)	(0.51)	(0.37)	(0.55)	(0.02)	(0.53)	-	-	-	-	(0)	(Tr)	-	(21)	(1)	-	(440)	-	(1)	-	(36)	(6)	(2)	(5)	(0)
01169	171	こめ ［うるち米製品］ ライスペーパー	13.2	0.2	0.3	0.17	0.09	0.05	0.03	Tr	0.03	-	-	-	-	0	Tr	-	2	Tr	-	74	-	1	-	7	1	0	0	0
01116	172	こめ ［うるち米製品］ 米こうじ	33.0	1.4	1.7	1.32	0.49	0.33	0.50	0.01	0.49	-	-	-	-	0	0	-	14	6	-	400	-	4	-	51	4	0	11	0
01117	173	こめ ［もち米製品］ もち	44.5	(0.5)	0.6	(0.45)	(0.17)	(0.11)	(0.18)	(Tr)	(0.17)	-	-	-	-	(0)	(0)	-	(7)	(Tr)	-	(140)	-	(Tr)	-	(12)	(2)	(1)	(4)	(0)
01118	174	こめ ［もち米製品］ 赤飯	53.0	(0.5)	0.6	(0.43)	(0.14)	(0.12)	(0.18)	(0.02)	(0.16)	-	-	-	-	(0)	(0)	-	(4)	(Tr)	-	(110)	-	(Tr)	-	(11)	(2)	(3)	(4)	(0)
01119	175	こめ ［もち米製品］ あくまき	69.5	(1.5)	1.8	(1.41)	(0.53)	(0.33)	(0.55)	(0.01)	(0.54)	-	-	-	-	(0)	(Tr)	-	(21)	(1)	-	(450)	-	(1)	-	(38)	(6)	(3)	(13)	(0)
01120	176	こめ ［もち米製品］ 白玉粉	12.5	(0.8)	1.0	(0.81)	(0.25)	(0.24)	(0.32)	(0.01)	(0.31)	-	-	-	-	(0)	(0)	-	(8)	(Tr)	-	(210)	-	(1)	-	(19)	(4)	(2)	(5)	(0)
01121	177	こめ ［もち米製品］ 道明寺粉	11.6	0.5	0.7	0.49	0.22	0.12	0.15	Tr	0.15	-	-	-	-	0	0	-	9	0	-	190	-	0	-	17	2	1	5	0
01161	178	こめ ［その他］ 米ぬか	10.3	17.5	19.6	16.72	3.45	7.37	5.90	0.22	5.68	-	-	-	-	0	0	-	52	9	-	2800	-	9	-	310	120	61	120	0
01122	179	そば そば粉 全層粉	13.5	2.9	3.1	2.73	0.60	1.11	1.02	0.06	0.96	-	-	-	-	0	Tr	-	4	3	-	440	-	2	-	51	37	42	27	-
01123	180	そば そば粉 内層粉	14.0	(1.5)	1.6	(1.41)	(0.31)	(0.57)	(0.53)	(0.03)	(0.50)	-	-	-	-	(0)	(0)	-	(2)	(2)	-	(230)	-	(1)	-	(26)	(19)	(22)	(14)	-
01124	181	そば そば粉 中層粉	13.5	(2.5)	2.7	(2.38)	(0.53)	(0.97)	(0.89)	(0.05)	(0.84)	-	-	-	-	(0)	(Tr)	-	(3)	(3)	-	(380)	-	(2)	-	(44)	(33)	(36)	(23)	-
01125	182	そば そば粉 表層粉	13.0	(3.3)	3.6	(3.18)	(0.70)	(1.29)	(1.19)	(0.07)	(1.12)	-	-	-	-	(0)	(Tr)	-	(4)	(4)	-	(510)	-	(3)	-	(59)	(43)	(48)	(31)	-
01126	183	そば そば米	12.8	(2.3)	2.5	(2.21)	(0.49)	(0.89)	(0.82)	(0.05)	(0.77)	-	-	-	-	(0)	(Tr)	-	(3)	(3)	-	(350)	-	(2)	-	(41)	(30)	(34)	(22)	-
01127	184	そば そば 生	33.0	(1.7)	1.9	(1.62)	(0.40)	(0.42)	(0.80)	(0.04)	(0.76)	-	-	-	-	(0)	(Tr)	-	(2)	(2)	-	(340)	-	(2)	-	(25)	(12)	(12)	(8)	-
01128	185	そば そば ゆで	68.0	(0.9)	1.0	(0.85)	(0.21)	(0.22)	(0.42)	(0.02)	(0.40)	-	-	-	-	(0)	(0)	-	(1)	(1)	-	(180)	-	(1)	-	(13)	(6)	(6)	(4)	-
01129	187	そば 干しそば 乾	14.0	(2.1)	2.3	(1.96)	(0.49)	(0.50)	(0.97)	(0.05)	(0.92)	-	-	-	-	(0)	(Tr)	-	(3)	(2)	-	(410)	-	(2)	-	(30)	(14)	(15)	(10)	-
01130	188	そば 干しそば ゆで	72.0	(0.6)	0.7	(0.60)	(0.15)	(0.15)	(0.30)	(0.02)	(0.28)	-	-	-	-	(0)	(0)	-	(1)	(1)	-	(130)	-	(1)	-	(9)	(4)	(5)	(3)	-

可食部100 g当たり																													
脂肪酸																													備考
一価不飽和									多価不飽和																			未同定物質	
15:1	16:1	17:1	18:1	18:1 n-9	18:1 n-7	20:1	22:1	24:1	16:2	16:3	16:4	18:2 n-6	18:3 n-3	18:3 n-6	18:4 n-3	20:2 n-6	20:3 n-3	20:3 n-6	20:4 n-3	20:4 n-6	20:5 n-3	21:5 n-3	22:2	22:4 n-6	22:5 n-3	22:5 n-6	22:6 n-3		
ペンタデセン酸	パルミトレイン酸	ヘプタデセン酸	計	オレイン酸	シス-バクセン酸	イコセン酸	ドコセン酸	テトラコセン酸	ヘキサデカジエン酸	ヘキサデカトリエン酸	ヘキサデカテトラエン酸	リノール酸	α-リノレン酸	γ-リノレン酸	オクタデカテトラエン酸	イコサジエン酸	イコサトリエン酸	イコサトリエン酸	イコサテトラエン酸	アラキドン酸	イコサペンタエン酸	ヘンイコサペンタエン酸	ドコサジエン酸	ドコサテトラエン酸	ドコサペンタエン酸	ドコサペンタエン酸	ドコサヘキサエン酸		
F15D1	F16D1	F17D1	F18D1	F18D1CN9	F18D1CN7	F20D1	F22D1	F24D1	F16D2	F16D3	F16D4	F18D2N6	F18D3N3	F18D3N6	F18D4N3	F20D2N6	F20D3N3	F20D3N6	F20D4N3	F20D4N6	F20D5N3	F21D5N3	F22D2	F22D4N6	F22D5N3	F22D5N6	F22D6N3	FAUN	
(														mg													)		
(0)	(4)	(Tr)	(510)	-	-	(7)	(Tr)	(1)	(0)	(0)	(0)	(590)	(22)	(0)	(0)	(0)	(0)	(0)	(0)	(0)	(0)	(0)	(0)	(0)	(0)	(0)	(0)	(1)	うるち、もちを含む 歩留り：95～96 % 01080水稲穀粒玄米及び01083水稲穀粒精白米うるち米から推計
(0)	(3)	(Tr)	(400)	-	-	(6)	(Tr)	(1)	(0)	(0)	(0)	(490)	(19)	(0)	(0)	(0)	(0)	(0)	(0)	(0)	(0)	(0)	(0)	(0)	(0)	(0)	(0)	(1)	うるち、もちを含む 歩留り：93～94 % 01080水稲穀粒玄米及び01083水稲穀粒精白米うるち米から推計
(0)	(2)	(Tr)	(200)	-	-	(3)	(0)	(Tr)	(0)	(0)	(0)	(300)	(11)	(0)	(0)	(0)	(0)	(0)	(0)	(0)	(0)	(0)	(0)	(0)	(0)	(0)	(0)	(1)	うるち、もちを含む 歩留り：90～92 % 01083水稲穀粒精白米うるち米から推計
-	(2)	(0)	(300)	-	-	(4)	(Tr)	(1)	-	-	-	(320)	(12)	-	-	(0)	(0)	-	-	-	-	-	-	-	-	-	-	(Tr)	うるち、もちを含む 玄米47 g相当量を含む 01080水稲穀粒玄米から推計
(0)	(1)	(0)	(170)	-	-	(2)	(Tr)	(Tr)	(0)	(0)	(0)	(190)	(7)	(0)	(0)	(0)	(0)	(0)	(0)	(0)	(0)	(0)	(0)	(0)	(0)	(0)	(0)	(Tr)	うるち、もちを含む 半つき米47 g相当量を含む 01080水稲穀粒玄米及び01083水稲穀粒精白米うるち米から推計
(0)	(1)	(0)	(130)	-	-	(2)	(0)	(Tr)	(0)	(0)	(0)	(160)	(6)	(0)	(0)	(0)	(0)	(0)	(0)	(0)	(0)	(0)	(0)	(0)	(0)	(0)	(0)	(Tr)	うるち、もちを含む 七分つき米47 g相当量を含む 01080水稲穀粒玄米及び01083水稲穀粒精白米うるち米から推計
(0)	(1)	(0)	(68)	-	-	(1)	(0)	(0)	(0)	(0)	(0)	(100)	(4)	(0)	(0)	(0)	(0)	(0)	(0)	(0)	(0)	(0)	(0)	(0)	(0)	(0)	(0)	(Tr)	うるち、もちを含む 精白米47 g相当量を含む 01083水稲穀粒精白米うるち米から推計
0	1	0	190	180	6	2	0	0	0	0	0	270	8	0	0	0	-	0	0	0	0	0	0	0	0	0	0	-	
(0)	(1)	(0)	(68)	-	-	(1)	(0)	(0)	(0)	(0)	(0)	(100)	(4)	(0)	(0)	(0)	(0)	(0)	(0)	(0)	(0)	(0)	(0)	(0)	(0)	(0)	(0)	(Tr)	塩むすび（のり、具材なし） 食塩0.5 gを含む 01083水稲穀粒精白米うるち米から推計
(0)	(1)	(0)	(68)	-	-	(1)	(0)	(0)	(0)	(0)	(0)	(100)	(4)	(0)	(0)	(0)	(0)	(0)	(0)	(0)	(0)	(0)	(0)	(0)	(0)	(0)	(0)	(Tr)	こいくちしょうゆ6.5 gを含む 01083水稲穀粒精白米うるち米から推計
(0)	(1)	(Tr)	(90)	-	-	(1)	(0)	(0)	(0)	(0)	(0)	(130)	(5)	(0)	(0)	(0)	(0)	(0)	(0)	(0)	(0)	(0)	(0)	(0)	(0)	(0)	(0)	(Tr)	01083水稲穀粒精白米うるち米から推計
(0)	(2)	(Tr)	(200)	-	-	(3)	(0)	(Tr)	(0)	(0)	(0)	(300)	(11)	(0)	(0)	(0)	(0)	(0)	(0)	(0)	(0)	(0)	(0)	(0)	(0)	(0)	(0)	(1)	01083水稲穀粒精白米うるち米から推計
0	4	0	890	870	23	11	2	0	0	0	0	820	29	0	0	0	-	0	0	0	0	0	0	0	0	0	0	-	焙煎あり
0	1	0	120	110	4	1	Tr	0	0	0	0	200	5	0	0	0	-	0	0	0	0	0	0	0	0	0	0	-	
0	22	5	1700	-	-	18	0	2	0	0	0	440	130	0	0	1	-	0	0	0	0	0	0	0	0	0	0	-	試料：小麦アレルギー対応食品（米粉100 %）
0	1	0	150	150	5	2	Tr	0	0	0	0	200	6	0	0	0	-	0	0	0	0	0	0	0	0	0	0	-	試料：小麦アレルギー対応食品（米粉100 %）
(0)	(4)	(Tr)	(360)	-	-	(5)	(0)	(Tr)	(0)	(0)	(0)	(530)	(20)	(0)	(0)	(0)	(0)	(0)	(0)	(0)	(0)	(0)	(0)	(0)	(0)	(0)	(0)	(2)	01083水稲穀粒精白米うるち米から推計
0	Tr	Tr	47	46	1	1	0	0	0	0	0	28	4	0	0	0	-	Tr	0	0	0	0	0	0	0	0	0	21	別名：生春巻きの皮
0	5	2	320	310	8	3	1	0	0	0	0	490	11	0	0	1	-	0	0	0	0	0	0	0	0	0	0	22	
(0)	(Tr)	(0)	(100)	-	-	(1)	(0)	(0)	(0)	(0)	(0)	(170)	(5)	(0)	(0)	(0)	(0)	(0)	(0)	(0)	(0)	(0)	(0)	(0)	(0)	(0)	(0)	-	01154水稲めし精白米もち米から推計
(0)	(1)	(Tr)	(110)	-	-	(1)	(Tr)	(0)	(0)	(0)	(0)	(160)	(15)	(0)	(0)	(0)	(0)	(0)	(0)	(0)	(0)	(0)	(0)	(0)	(0)	(0)	(0)	-	別名：おこわ、こわめし 原材料配合割合：もち米100、ささげ10 01151水稲穀粒精白米もち米及び04017ささげ乾から推計
(0)	(1)	(0)	(320)	-	-	(4)	(0)	(0)	(0)	(0)	(0)	(540)	(14)	(0)	(0)	(0)	(0)	(0)	(0)	(0)	(0)	(0)	(0)	(0)	(0)	(0)	(0)	-	01154水稲めし精白米もち米から推計
(0)	(1)	(Tr)	(230)	-	-	(3)	(Tr)	(0)	(0)	(0)	(0)	(310)	(9)	(0)	(0)	(0)	(0)	(0)	(0)	(0)	(0)	(0)	(0)	(0)	(0)	(0)	(0)	-	別名：寒晒し粉（かんざらし） 01151水稲穀粒精白米もち米から推計
0	0	0	120	-	-	1	0	0	0	0	0	150	4	0	0	0	-	0	0	0	0	0	0	0	0	0	0	-	
0	30	5	7200	7100	160	100	9	0	0	0	0	5700	220	0	0	0	-	0	0	0	0	0	0	0	0	0	0	-	
-	8	2	1000	-	-	78	7	2	-	-	-	950	61	-	-	5	-	-	-	-	-	-	-	-	-	-	-	5	表層粉の一部を除いたもの 別名：挽きぐるみ
-	(4)	(1)	(520)	-	-	(40)	(4)	(1)	-	-	-	(490)	(32)	-	-	(3)	(0)	-	-	-	-	-	-	-	-	-	-	(2)	別名：さらしな粉、ごぜん粉 01122そば粉全層粉から推計
-	(7)	(2)	(880)	-	-	(68)	(6)	(1)	-	-	-	(830)	(54)	-	-	(5)	(0)	-	-	-	-	-	-	-	-	-	-	(4)	01122そば粉全層粉から推計
-	(10)	(2)	(1200)	-	-	(90)	(8)	(2)	-	-	-	(1100)	(71)	-	-	(6)	(0)	-	-	-	-	-	-	-	-	-	-	(5)	01122そば粉全層粉から推計
-	(7)	(2)	(820)	-	-	(63)	(6)	(1)	-	-	-	(770)	(50)	-	-	(4)	(0)	-	-	-	-	-	-	-	-	-	-	(4)	別名：そばごめ、むきそば 01122そば粉全層粉から推計
-	(2)	(1)	(380)	-	-	(26)	(2)	(1)	-	-	-	(760)	(44)	-	-	(2)	(0)	-	-	-	-	-	-	-	-	-	-	(2)	別名：そば切り 小麦製品を原材料に含む 01122そば粉全層粉及び01020強力粉1等から推計
-	(1)	(Tr)	(200)	-	-	(14)	(1)	(Tr)	-	-	-	(400)	(23)	-	-	(1)	(0)	-	-	-	-	-	-	-	-	-	-	(1)	別名：そば切り 01122そば粉全層粉及び01020強力粉1等から推計
-	(3)	(1)	(460)	-	-	(32)	(2)	(1)	-	-	-	(920)	(53)	-	-	(2)	(0)	-	-	-	-	-	-	-	-	-	-	(2)	原材料配合割合：小麦粉65、そば粉35 01122そば粉全層粉及び01020強力粉1等から推計
-	(1)	(Tr)	(140)	-	-	(10)	(1)	(Tr)	-	-	-	(280)	(16)	-	-	(1)	(0)	-	-	-	-	-	-	-	-	-	-	(1)	01122そば粉全層粉及び01020強力粉1等から推計

1 穀類

食品番号	索引番号	食品名	水分	脂肪酸のトリアシルグリセロール当量	脂質	脂肪酸 総量	飽和	一価不飽和	多価不飽和	n-3系 多価不飽和	n-6系 多価不飽和	4:0 酪酸	6:0 ヘキサン酸	7:0 ヘプタン酸	8:0 オクタン酸	10:0 デカン酸	12:0 ラウリン酸	13:0 トリデカン酸	14:0 ミリスチン酸	15:0 ペンタデカン酸	15:0 ant ペンタデカン酸	16:0 パルミチン酸	16:0 iso パルミチン酸	17:0 ヘプタデカン酸	17:0 ant ヘプタデカン酸	18:0 ステアリン酸	20:0 アラキジン酸	22:0 ベヘン酸	24:0 リグノセリン酸	10:1 デセン酸
						可食部 100 g 当たり						脂肪酸 飽和																		
		成分識別子	WATER	FATNLEA	FAT-	FACID	FASAT	FAMS	FAPU	FAPUN3	FAPUN6	F4D0	F6D0	F7D0	F8D0	F10D0	F12D0	F13D0	F14D0	F15D0	F15D0AI	F16D0	F16D0I	F17D0	F17D0AI	F18D0	F20D0	F22D0	F24D0	F10D1
		単　位	(g								)	(mg																		)
01131	189	とうもろこし　玄穀　黄色種	14.5	(4.5)	5.0	(4.31)	(1.01)	(1.07)	(2.24)	(0.09)	(2.15)	-	-	-	-	(0)	(Tr)	-	(3)	(1)	-	(870)	-	(5)	-	(110)	(18)	(3)	(0)	-
01132	191	とうもろこし　コーンミール　黄色種	14.0	(3.6)	4.0	(3.45)	(0.80)	(0.85)	(1.79)	(0.07)	(1.72)	-	-	-	-	(0)	(Tr)	-	(2)	(1)	-	(700)	-	(4)	-	(85)	(14)	(3)	(0)	-
01133	193	とうもろこし　コーングリッツ　黄色種	14.0	0.9	1.0	0.86	0.20	0.21	0.45	0.02	0.43	-	-	-	-	0	0	-	1	Tr	-	170	-	1	-	21	4	1	0	-
01134	195	とうもろこし　コーンフラワー　黄色種	14.0	(2.5)	2.8	(2.42)	(0.56)	(0.60)	(1.26)	(0.05)	(1.20)	-	-	-	-	(0)	(Tr)	-	(2)	(Tr)	-	(490)	-	(3)	-	(59)	(10)	(2)	(0)	-
01135	197	とうもろこし　ジャイアントコーン　フライ　味付け	4.3	10.6	11.8	10.16	3.37	3.74	3.05	0.06	2.99	-	-	-	-	0	19	-	65	3	-	2900	-	10	-	330	36	8	9	0
01136	198	とうもろこし　ポップコーン	4.0	(21.7)	22.8	(20.79)	(6.30)	(6.76)	(7.73)	(0.18)	(7.55)	-	-	-	-	(0)	(36)	-	(94)	(8)	-	(5400)	-	(5)	-	(630)	(85)	(20)	(21)	(0)
01137	199	とうもろこし　コーンフレーク	4.5	(1.2)	1.7	(1.17)	(0.42)	(0.20)	(0.55)	(0.03)	(0.52)	-	-	-	(0)	(0)	(0)	-	(0)	(0)	-	(330)	-	(0)	-	(93)	(0)	(0)	(0)	-
01139	201	ひえ　精白粒	12.9	3.0	3.3	2.87	0.56	0.66	1.65	0.04	1.61	-	-	-	-	0	0	-	2	2	-	500	-	1	-	39	10	6	7	0
01140	202	もろこし　玄穀	12.0	(4.1)	4.7	(4.48)	(0.83)	(1.54)	(2.12)	(0.09)	(2.03)	-	-	-	-	-	(1)	-	(3)	(1)	-	(740)	-	(3)	-	(71)	-	(5)	(11)	-
01141	203	もろこし　精白粒	12.5	(2.3)	2.6	(2.24)	(0.41)	(0.73)	(1.09)	(0.05)	(1.04)	(5)	(0)	-	(0)	(5)	(1)	-	(2)	(2)	-	(350)	-	(2)	-	(33)	(5)	(3)	(5)	-
01142	204	ライむぎ　全粒粉	12.5	(2.0)	2.7	(1.90)	(0.40)	(0.31)	(1.19)	(0.15)	(1.04)	-	-	-	-	(Tr)	(Tr)	-	(6)	(3)	-	(360)	-	(2)	-	(18)	(6)	(6)	(4)	-
01143	205	ライむぎ　ライ麦粉	13.5	1.2	1.6	1.13	0.24	0.19	0.70	0.09	0.62	-	-	-	-	Tr	Tr	-	4	2	-	210	-	1	-	11	4	4	2	-

可食部 100 g 当たり																													
脂肪酸																													備考
一価不飽和									多価不飽和																				
15:1 ペンタデセン酸	16:1 パルミトレイン酸	17:1 ヘプタデセン酸	18:1 計	18:1 n-9 オレイン酸	18:1 n-7 シス-バクセン酸	20:1 イコセン酸	22:1 ドコセン酸	24:1 テトラコセン酸	16:2 ヘキサデカジエン酸	16:3 ヘキサデカトリエン酸	16:4 ヘキサデカテトラエン酸	18:2 n-6 リノール酸	18:3 n-3 α-リノレン酸	18:3 n-6 γ-リノレン酸	18:4 n-3 オクタデカテトラエン酸	20:2 n-6 イコサジエン酸	20:3 n-3 イコサトリエン酸	20:3 n-6 イコサトリエン酸	20:4 n-3 イコサテトラエン酸	20:4 n-6 アラキドン酸	20:5 n-3 イコサペンタエン酸	21:5 n-3 ヘンイコサペンタエン酸	22:2 ドコサジエン酸	22:4 n-6 ドコサテトラエン酸	22:5 n-3 ドコサペンタエン酸	22:5 n-6 ドコサペンタエン酸	22:6 n-3 ドコサヘキサエン酸	未同定物質	
F15D1	F16D1	F17D1	F18D1	F18D1CN9	F18D1CN7	F20D1	F22D1	F24D1	F16D2	F16D3	F16D4	F18D2N6	F18D3N3	F18D3N6	F18D4N3	F20D2N6	F20D3N3	F20D3N6	F20D4N3	F20D4N6	F20D5N3	F21D5N3	F22D2	F22D4N6	F22D5N3	F22D5N6	F22D6N3	FAUN	
(mg)																													
-	(7)	(0)	(1000)	-	-	(11)	(0)	(0)	-	-	-	(2200)	(91)	-	-	(0)	(0)	-	-	-	-	-	-	-	-	-	-	(2)	別名：とうきび 01133とうもろこしコーングリッツから推計
-	(6)	(0)	(840)	-	-	(9)	(0)	(0)	-	-	-	(1700)	(73)	-	-	(0)	(0)	-	-	-	-	-	-	-	-	-	-	(1)	別名：とうきび 歩留り：75～80 % 01133とうもろこしコーングリッツから推計
-	1	0	210	-	-	2	0	0	-	-	-	430	18	-	-	0	-	-	-	-	-	-	-	-	-	-	-	Tr	別名：とうきび 歩留り：44～55 %
-	(4)	(0)	(590)	-	-	(6)	(0)	(0)	-	-	-	(1200)	(51)	-	-	(0)	(0)	-	-	-	-	-	-	-	-	-	-	(1)	別名：とうきび 歩留り：4～12 % 01133とうもろこしコーングリッツから推計
0	15	4	3700	-	-	24	1	0	0	0	0	3000	61	0	0	1	-	0	0	0	0	0	0	0	0	0	0	-	別名：とうきび
(0)	(31)	(0)	(6700)	-	-	(45)	(0)	(0)	(0)	(0)	(0)	(7600)	(180)	(0)	(0)	(0)	(0)	(0)	(0)	(0)	(0)	(0)	(0)	(0)	(0)	(0)	(0)	(2)	別名：とうきび 01131とうもろこし玄穀、14007とうもろこし油及び14009パーム油から推計
(0)	(0)	(0)	(200)	-	-	(0)	(0)	(0)	-	-	-	(520)	(32)	-	(0)	(0)	-	-	-	(0)	(0)	(0)	-	(0)	(0)	-	(0)	-	別名：とうきび 米国成分表から推計
0	5	0	640	610	29	10	1	0	0	0	0	1600	36	0	0	0	-	0	0	0	0	0	0	0	0	0	0	-	歩留り：55～60 %
-	(22)	-	(1500)	-	-	(15)	-	(4)	-	-	-	(2000)	(88)	-	-	-	-	-	-	-	-	-	-	-	-	-	-	-	別名：こうりゃん、ソルガム、たかきび、マイロ 米国成分表から推計
(0)	(9)	(1)	(720)	-	-	(7)	(0)	(0)	-	-	-	(1000)	(47)	(0)	(0)	(0)	(0)	(0)	-	(2)	(1)	-	-	(2)	(0)	-	(0)	-	別名：こうりゃん、ソルガム、たかきび、マイロ 歩留り：70～80 % 米国成分表から推計
-	(8)	(3)	(270)	-	-	(22)	(9)	(4)	-	-	-	(1000)	(150)	-	-	(5)	(0)	-	-	-	-	-	-	-	-	-	-	(4)	01143ライ麦粉から推計
-	5	2	160	-	-	13	5	2	-	-	-	620	87	-	-	3	-	-	-	-	-	-	-	-	-	-	-	3	歩留り：65～75 %

2 いも及びでん粉類

食品番号	索引番号	食品名	可食部 100 g 当たり																											
						脂肪酸																								
												飽和																		
			水分	脂肪酸のトリアシルグリセロール当量	脂質	総量	飽和	一価不飽和	多価不飽和	n-3系 多価不飽和	n-6系 多価不飽和	4:0 酪酸	6:0 ヘキサン酸	7:0 ヘプタン酸	8:0 オクタン酸	10:0 デカン酸	12:0 ラウリン酸	13:0 トリデカン酸	14:0 ミリスチン酸	15:0 ペンタデカン酸	15:0 ant ペンタデカン酸	16:0 パルミチン酸	16:0 iso パルミチン酸	17:0 ヘプタデカン酸	17:0 ant ヘプタデカン酸	18:0 ステアリン酸	20:0 アラキジン酸	22:0 ベヘン酸	24:0 リグノセリン酸	10:1 デセン酸
		成分識別子	WATER	FATNLEA	FAT-	FACID	FASAT	FAMS	FAPU	FAPUN3	FAPUN6	F4D0	F6D0	F7D0	F8D0	F10D0	F12D0	F13D0	F14D0	F15D0	F15D0AI	F16D0	F16D0I	F17D0	F17D0AI	F18D0	F20D0	F22D0	F24D0	F10D1
		単位	(g)									(mg)																		
02068	206	<いも類> アメリカほどいも 塊根 生	56.5	0.2	0.6	0.21	0.08	0.02	0.12	0.01	0.11	-	-	-	-	0	0	-	Tr	Tr	-	63	-	1	-	9	1	1	1	0
02069	207	<いも類> アメリカほどいも 塊根 ゆで	57.1	0.3	0.8	0.31	0.10	0.02	0.19	0.02	0.17	-	-	-	-	-	0	-	Tr	Tr	-	82	-	1	-	12	1	1	1	0
02045	217	<いも類> (さつまいも類) さつまいも 塊根 皮つき 生	64.6	0.1	0.5	0.11	0.06	Tr	0.05	0.01	0.04	-	-	-	-	Tr	4	-	Tr	Tr	-	46	-	1	-	8	2	1	1	0
02046	218	<いも類> (さつまいも類) さつまいも 塊根 皮つき 蒸し	64.2	0.1	0.2	0.08	0.03	Tr	0.05	0.01	0.04	-	-	-	-	Tr	2	-	Tr	Tr	-	23	-	Tr	-	4	1	Tr	Tr	0
02047	219	<いも類> (さつまいも類) さつまいも 塊根 皮つき 天ぷら	52.4	6.3	6.8	6.07	0.48	3.92	1.68	0.49	1.18	-	-	-	-	0	3	-	3	2	-	280	-	3	-	110	37	19	10	0
02006	220	<いも類> (さつまいも類) さつまいも 塊根 皮なし 生	65.6	0.1	0.2	0.05	0.03	Tr	0.02	Tr	0.02	-	-	-	-	Tr	1	-	Tr	Tr	-	20	-	Tr	-	3	1	Tr	Tr	0
02007	221	<いも類> (さつまいも類) さつまいも 塊根 皮なし 蒸し	65.6	(0.1)	0.2	(0.05)	(0.03)	(Tr)	(0.02)	(Tr)	(0.02)	-	-	-	-	(Tr)	(1)	-	(Tr)	(Tr)	-	(20)	-	(Tr)	-	(3)	(1)	(Tr)	(Tr)	(0)
02008	222	<いも類> (さつまいも類) さつまいも 塊根 皮なし 焼き	58.1	(0.1)	0.2	(0.05)	(0.03)	(Tr)	(0.03)	(Tr)	(0.02)	-	-	-	-	(Tr)	(1)	-	(Tr)	(Tr)	-	(21)	-	(Tr)	-	(3)	(1)	(Tr)	(Tr)	(0)
02009	223	<いも類> (さつまいも類) さつまいも 蒸し切干	22.2	0.2	0.6	0.19	0.06	0.01	0.12	0.01	0.10	-	-	-	-	1	2	-	Tr	Tr	-	50	-	1	-	7	2	1	1	0
02048	224	<いも類> (さつまいも類) むらさきいも 塊根 皮なし 生	66.0	0.1	0.3	0.10	0.05	Tr	0.04	Tr	0.04	-	-	-	-	1	5	-	Tr	Tr	-	41	-	Tr	-	5	1	Tr	Tr	0
02049	225	<いも類> (さつまいも類) むらさきいも 塊根 皮なし 蒸し	66.2	0.1	0.3	0.14	0.06	Tr	0.08	0.01	0.07	-	-	-	-	1	5	-	Tr	Tr	-	44	-	1	-	5	1	Tr	1	0
02010	226	<いも類> (さといも類) さといも 球茎 生	84.1	0.1	0.1	0.05	0.01	Tr	0.03	Tr	0.03	-	-	-	-	0	0	-	0	0	-	13	-	Tr	-	1	Tr	Tr	0	-
02011	227	<いも類> (さといも類) さといも 球茎 水煮	84.0	(0.1)	0.1	(0.05)	(0.01)	(Tr)	(0.03)	(Tr)	(0.03)	-	-	-	-	(0)	(0)	-	(0)	(0)	-	(13)	-	(Tr)	-	(1)	(Tr)	(Tr)	(0)	-
02012	228	<いも類> (さといも類) さといも 球茎 冷凍	80.9	0.1	0.1	0.07	0.02	0.01	0.03	Tr	0.03	-	-	-	-	0	0	-	Tr	Tr	-	20	-	Tr	-	2	Tr	Tr	Tr	0
02050	229	<いも類> (さといも類) セレベス 球茎 生	76.4	0.2	0.3	0.20	0.07	0.02	0.11	0.01	0.09	-	-	-	-	0	Tr	-	Tr	1	-	61	-	1	-	5	1	1	0	0
02051	230	<いも類> (さといも類) セレベス 球茎 水煮	77.5	0.2	0.3	0.16	0.06	0.02	0.08	0.01	0.08	-	-	-	-	0	Tr	-	Tr	1	-	50	-	1	-	4	1	1	1	0
02052	231	<いも類> (さといも類) たけのこいも 球茎 生	73.4	0.2	0.4	0.21	0.08	0.03	0.10	0.01	0.09	-	-	-	-	0	Tr	-	Tr	1	-	72	-	1	-	5	1	1	1	0
02053	232	<いも類> (さといも類) たけのこいも 球茎 水煮	75.4	0.2	0.4	0.24	0.08	0.03	0.12	0.02	0.10	-	-	-	-	0	Tr	-	Tr	1	-	73	-	1	-	4	1	1	1	0
02013	233	<いも類> (さといも類) みずいも 球茎 生	70.5	0.2	0.4	0.22	0.08	0.05	0.10	0.01	0.09	-	-	-	-	Tr	Tr	-	1	1	-	64	-	1	-	7	1	1	1	0
02014	234	<いも類> (さといも類) みずいも 球茎 水煮	72.0	0.2	0.4	0.22	0.07	0.05	0.10	0.01	0.09	-	-	-	-	Tr	0	-	Tr	Tr	-	61	-	1	-	7	1	1	1	0
02015	235	<いも類> (さといも類) やつがしら 球茎 生	74.5	0.3	0.7	0.29	0.11	0.03	0.15	0.02	0.13	-	-	-	-	1	Tr	-	1	2	-	94	-	1	-	4	1	3	2	0
02016	236	<いも類> (さといも類) やつがしら 球茎 水煮	75.6	0.3	0.6	0.31	0.10	0.02	0.19	0.03	0.16	-	-	-	-	1	Tr	-	Tr	1	-	86	-	1	-	4	1	3	1	0
02063	237	<いも類> じゃがいも 塊茎 皮つき 生	81.1	Tr	0.1	0.03	0.02	0	0.01	Tr	0.01	-	-	-	-	0	0	-	Tr	Tr	-	11	-	Tr	-	3	1	Tr	1	0
02064	238	<いも類> じゃがいも 塊茎 皮つき 電子レンジ調理	77.6	Tr	0.2	0.02	0.01	0	0.01	Tr	0.01	-	-	-	-	0	0	-	0	0	-	4	-	0	-	1	Tr	Tr	Tr	0
02065	239	<いも類> じゃがいも 塊茎 皮つき フライドポテト (生を揚げたもの)	65.2	5.3	5.6	5.11	0.40	3.21	1.50	0.48	1.03	-	-	-	-	1	1	-	3	2	-	230	-	3	-	99	34	17	8	0
02017	240	<いも類> じゃがいも 塊茎 皮なし 生	79.8	Tr	0.1	0.04	0.02	0	0.02	0.01	0.02	-	-	-	-	0	0	-	Tr	Tr	-	14	-	Tr	-	3	1	Tr	1	0
02019	241	<いも類> じゃがいも 塊茎 皮なし 水煮	80.6	(Tr)	0.1	(0.04)	(0.01)	(0)	(0.03)	(0.01)	(0.02)	-	-	-	-	(0)	(0)	-	(Tr)	(Tr)	-	(10)	-	(Tr)	-	(2)	(1)	(Tr)	(0)	-
02018	242	<いも類> じゃがいも 塊茎 皮なし 蒸し	78.8	(0.1)	0.3	(0.10)	(0.04)	(Tr)	(0.06)	(0.02)	(0.04)	-	-	-	-	(0)	(0)	-	(Tr)	(Tr)	-	(26)	-	(Tr)	-	(6)	(1)	(1)	(0)	-
02066	243	<いも類> じゃがいも 塊茎 皮なし 電子レンジ調理	78.0	Tr	0.1	0.01	Tr	0	0.01	Tr	0.01	-	-	-	-	0	0	-	0	0	-	3	-	0	-	1	Tr	0	Tr	0
02067	244	<いも類> じゃがいも 塊茎 皮なし フライドポテト (生を揚げたもの)	64.2	5.5	5.9	5.28	0.41	3.33	1.55	0.49	1.06	-	-	-	-	Tr	1	-	3	2	-	240	-	4	-	100	35	17	8	0
02020	245	<いも類> じゃがいも 塊茎 皮なし フライドポテト (市販冷凍食品を揚げたもの)	52.9	(10.3)	10.6	(9.85)	(0.83)	(6.28)	(2.74)	(0.79)	(1.95)	-	-	-	-	(1)	(8)	(0)	(14)	(1)	(0)	(480)	(0)	(1)	(0)	(220)	(62)	(30)	(16)	(Tr)
02021	246	<いも類> じゃがいも 乾燥マッシュポテト	7.5	0.5	0.6	0.46	0.30	0.10	0.07	0.01	0.05	-	-	-	-	4	5	-	17	2	-	180	-	2	-	82	3	1	1	Tr
02022	249	<いも類> (やまのいも類) ながいも いちょういも 塊根 生	71.1	0.3	0.5	0.27	0.11	0.03	0.13	0.01	0.12	-	-	-	-	0	Tr	-	Tr	5	-	92	-	1	-	3	Tr	1	3	0
02023	250	<いも類> (やまのいも類) ながいも ながいも 塊根 生	82.6	0.1	0.3	0.14	0.04	0.02	0.08	0.01	0.07	-	-	-	-	0	0	-	Tr	2	-	34	-	Tr	-	1	Tr	Tr	0	-

可食部100 g当たり

脂肪酸

一価不飽和									多価不飽和																			未同定物質	備考
15:1	16:1	17:1	18:1	18:1	18:1	20:1	22:1	24:1	16:2	16:3	16:4	18:2	18:3	18:3	18:4	20:2	20:3	20:3	20:4	20:4	20:5	21:5	22:2	22:4	22:5	22:5	22:6		
				n-9	n-7							n-6	n-3	n-6	n-3	n-6	n-3	n-6	n-3	n-6	n-3	n-3		n-6	n-3	n-6	n-3		
ペンタデセン酸	パルミトレイン酸	ヘプタデセン酸	計	オレイン酸	シス-バクセン酸	イコセン酸	ドコセン酸	テトラコセン酸	ヘキサデカジエン酸	ヘキサデカトリエン酸	ヘキサデカテトラエン酸	リノール酸	α-リノレン酸	γ-リノレン酸	オクタデカテトラエン酸	イコサジエン酸	イコサトリエン酸	イコサトリエン酸	イコサテトラエン酸	アラキドン酸	イコサペンタエン酸	ヘンイコサペンタエン酸	ドコサジエン酸	ドコサテトラエン酸	ドコサペンタエン酸	ドコサペンタエン酸	ドコサヘキサエン酸		
F15D1	F16D1	F17D1	F18D1	F18D1CN9	F18D1CN7	F20D1	F22D1	F24D1	F16D2	F16D3	F16D4	F18D2N6	F18D3N3	F18D3N6	F18D4N3	F20D2N6	F20D3N3	F20D3N6	F20D4N3	F20D4N6	F20D5N3	F21D5N3	F22D2	F22D4N6	F22D5N3	F22D5N6	F22D6N3	FAUN	
(mg)																													
0	1	0	15	13	1	Tr	0	0	0	0	0	110	12	0	0	Tr	-	0	0	0	0	0	0	0	0	0	0	16	別名：アピオス 廃棄部位：表層及び両端
0	Tr	0	20	18	1	Tr	0	0	0	0	0	170	24	0	0	Tr	-	0	0	0	0	0	0	0	0	0	0	22	別名：アピオス 廃棄部位：表皮、剥皮の際に表皮に付着する表層及び両端
0	Tr	0	3	2	1	0	0	0	0	0	0	41	7	0	0	0	-	0	0	0	0	0	0	0	0	0	0	-	別名：かんしょ（甘藷） 廃棄部位：両端
0	0	0	1	1	Tr	0	0	0	0	0	0	39	6	0	0	0	-	0	0	0	0	0	0	0	0	0	0	-	別名：かんしょ（甘藷） 廃棄部位：両端
0	12	3	3800	-	-	70	0	9	0	0	0	1200	490	0	0	4	-	0	0	0	0	0	0	0	0	0	0	-	別名：かんしょ（甘藷） 揚げ油：なたね油
0	0	0	1	1	Tr	0	0	0	0	0	0	21	3	0	0	0	-	0	0	0	0	0	0	0	0	0	0	-	別名：かんしょ（甘藷） 廃棄部位：表層及び両端（表皮の割合：2%）
(0)	(0)	(0)	(1)	-	-	(0)	(0)	(0)	(0)	(0)	(0)	(21)	(3)	(0)	(0)	(0)	(0)	(0)	(0)	(0)	(0)	(0)	(0)	(0)	(0)	(0)	(0)	-	別名：かんしょ（甘藷） 廃棄部位：表皮及び両端 02006さつまいも皮むき生から推計
(0)	(0)	(0)	(1)	-	-	(0)	(0)	(0)	(0)	(0)	(0)	(22)	(3)	(0)	(0)	(0)	(0)	(0)	(0)	(0)	(0)	(0)	(0)	(0)	(0)	(0)	(0)	-	別名：かんしょ（甘藷）、石焼き芋 廃棄部位：表層 02006さつまいも皮むき生から推計
0	Tr	0	6	5	1	0	0	0	0	0	0	100	11	0	0	0	-	0	0	0	0	0	0	0	0	0	0	-	別名：かんしょ（甘藷）、乾燥いも、干しいも
0	Tr	0	2	1	1	0	0	0	0	0	0	39	5	0	0	0	-	Tr	0	0	0	0	0	0	0	0	0	-	別名：かんしょ（甘藷） 廃棄部位：表層及び両端
0	Tr	0	2	1	1	0	0	0	0	0	0	70	9	0	0	0	-	Tr	0	0	0	0	0	0	0	0	0	-	別名：かんしょ（甘藷） 廃棄部位：表皮及び両端
-	0	0	4	-	-	Tr	-	-	-	-	-	26	5	-	-	0	-	-	-	-	-	-	-	-	-	-	-	Tr	廃棄部位：表層
-	(0)	(0)	(4)	-	-	(Tr)	-	-	-	-	-	(26)	(5)	-	-	(0)	(0)	-	-	-	-	-	-	-	-	-	-	(Tr)	02010さといも生から推計
0	Tr	0	9	9	Tr	0	0	0	0	0	0	30	3	0	0	0	-	0	0	0	0	0	0	0	0	0	0	-	
0	Tr	0	23	22	1	0	0	0	0	0	0	94	10	0	0	0	-	0	0	0	0	0	0	0	1	0	0	-	別名：あかめいも 廃棄部位：表層
0	Tr	0	19	18	1	0	0	0	0	0	0	76	9	0	0	0	-	0	0	0	0	0	0	0	0	0	0	-	別名：あかめいも
0	Tr	Tr	29	28	1	0	0	0	0	0	0	86	14	0	0	0	-	0	0	0	0	0	0	0	0	0	0	-	別名：京いも 廃棄部位：表層
0	Tr	0	31	30	1	0	0	0	0	0	0	100	17	0	0	0	-	0	0	0	0	1	0	0	0	0	0	-	別名：京いも
0	Tr	Tr	47	47	Tr	Tr	0	0	0	0	0	87	11	0	0	Tr	-	Tr	0	0	0	0	0	0	0	0	0	-	別名：田芋 廃棄部位：表層及び両端
0	Tr	Tr	47	47	Tr	Tr	0	0	0	0	0	89	12	0	0	Tr	-	Tr	0	0	0	0	0	0	0	0	0	-	別名：田芋
0	Tr	0	25	23	2	1	0	0	0	0	0	130	21	0	0	Tr	-	0	0	0	0	0	0	0	0	0	0	-	廃棄部位：表層
0	1	0	23	21	2	1	0	0	0	0	0	160	28	0	0	Tr	-	0	0	0	0	0	0	0	0	0	0	-	
0	Tr	0	1	Tr	Tr	Tr	0	0	0	0	0	9	4	0	0	0	-	0	0	0	0	0	0	0	0	0	0	10	別名：ばれいしょ（馬鈴薯） 廃棄部位：損傷部及び芽
0	0	0	Tr	Tr	Tr	0	0	0	0	0	0	11	4	0	0	0	-	0	0	0	0	0	0	0	0	0	0	8	別名：ばれいしょ（馬鈴薯） 損傷部及び芽を除いたもの
0	11	0	3100	3000	150	61	0	9	Tr	0	0	1000	480	0	0	4	-	0	0	0	0	0	0	0	0	0	0	120	別名：ばれいしょ（馬鈴薯） 損傷部及び芽を除いたもの 植物油（なたね油）
0	Tr	0	1	Tr	Tr	Tr	0	0	0	0	0	16	6	0	0	0	-	0	0	0	0	0	0	0	0	0	0	13	別名：ばれいしょ（馬鈴薯） 廃棄部位：表層
-	(Tr)	(0)	(1)	-	-	(0)	-	-	-	-	-	(18)	(7)	-	-	(0)	(0)	-	-	-	-	-	-	-	-	-	-	-	別名：ばれいしょ（馬鈴薯） 表層を除いたもの 02017じゃがいも生から推計
-	(Tr)	(0)	(1)	-	-	(0)	-	-	-	-	-	(45)	(18)	-	-	(0)	(0)	-	-	-	-	-	-	-	-	-	-	-	別名：ばれいしょ（馬鈴薯） 廃棄部位：表皮 02017じゃがいも生から推計
0	0	0	Tr	0	Tr	0	0	0	0	0	0	7	2	0	0	0	-	0	0	0	0	0	0	0	0	0	0	7	別名：ばれいしょ（馬鈴薯） 廃棄部位：表皮
0	11	0	3200	3100	160	63	0	9	Tr	0	0	1100	490	0	0	4	-	0	0	0	0	0	0	0	0	0	0	120	別名：ばれいしょ（馬鈴薯） 表層を除いたもの 植物油（なたね油）
(0)	(22)	(Tr)	(6100)	-	-	(120)	(14)	(15)	(0)	(0)	(0)	(2000)	(790)	(0)	(0)	(0)	(0)	(0)	(0)	(0)	(0)	(0)	(0)	(0)	(0)	(0)	(0)	-	別名：ばれいしょ（馬鈴薯） 02021じゃがいも乾燥マッシュポテトと14008なたね油から推計
0	2	Tr	96	94	3	Tr	0	0	0	0	0	55	14	0	0	0	-	0	0	0	0	0	0	0	0	0	0	-	別名：ばれいしょ（馬鈴薯）
0	1	Tr	28	20	8	0	0	0	0	0	0	120	9	0	0	0	-	0	0	0	0	0	0	0	0	0	0	-	別名：やまいも、手いも 廃棄部位：表層
-	2	0	15	-	-	0	-	-	-	-	-	75	9	-	-	0	-	-	-	-	-	-	-	-	-	-	-	1	別名：やまいも 廃棄部位：表層、ひげ根及び切り口

2 いも及びでん粉類

食品番号	索引番号	食品名	水分	脂肪酸のトリアシルグリセロール当量	脂質	脂肪酸 総量	飽和	一価不飽和	多価不飽和	n-3系 多価不飽和	n-6系 多価不飽和	4:0 酪酸	6:0 ヘキサン酸	7:0 ヘプタン酸	8:0 オクタン酸	10:0 デカン酸	12:0 ラウリン酸	13:0 トリデカン酸	14:0 ミリスチン酸	15:0 ペンタデカン酸	15:0 ant ペンタデカン酸	16:0 パルミチン酸	16:0 iso パルミチン酸	17:0 ヘプタデカン酸	17:0 ant ヘプタデカン酸	18:0 ステアリン酸	20:0 アラキジン酸	22:0 ベヘン酸	24:0 リグノセリン酸	10:1 デセン酸
		成分識別子	WATER	FATNLEA	FAT-	FACID	FASAT	FAMS	FAPU	FAPUN3	FAPUN6	F4D0	F6D0	F7D0	F8D0	F10D0	F12D0	F13D0	F14D0	F15D0	F15D0AI	F16D0	F16D0I	F17D0	F17D0AI	F18D0	F20D0	F22D0	F24D0	F10D1
		単位	(g)									(mg)																		
02024	251	<いも類> (やまのいも類) ながいも ながいも 塊根 水煮	84.2	(0.1)	0.3	(0.14)	(0.04)	(0.02)	(0.08)	(0.01)	(0.07)	-	-	-	-	(0)	(0)	-	(Tr)	(2)	-	(34)	-	(Tr)	-	(1)	(Tr)	(Tr)	(0)	-
02025	252	<いも類> (やまのいも類) ながいも やまといも 塊根 生	66.7	0.1	0.2	0.12	0.03	0.02	0.07	0.01	0.06	-	-	-	-	0	Tr	-	Tr	1	-	29	-	Tr	-	2	Tr	Tr	1	0
02026	253	<いも類> (やまのいも類) じねんじょ 塊根 生	68.8	0.3	0.7	0.27	0.11	0.04	0.11	0.02	0.10	-	-	-	-	0	Tr	-	1	6	-	97	-	2	-	3	Tr	1	4	0
02027	254	<いも類> (やまのいも類) だいじょ 塊根 生	71.2	Tr	0.1	0.04	0.02	Tr	0.02	Tr	0.02	-	-	-	-	0	0	-	Tr	1	-	15	-	Tr	-	1	0	Tr	1	0
02035	263	<でん粉・でん粉製品> (でん粉類) とうもろこしでん粉	12.8	(0.7)	0.7	(0.70)	(0.13)	(0.22)	(0.35)	(0)	(0.35)	(0)	(0)	-	(0)	(0)	(0)	-	(0)	-	-	(130)	-	-	-	(14)	-	-	-	-
02056	266	<でん粉・でん粉製品> (でん粉製品) ごま豆腐	84.8	(3.5)	4.3	(3.36)	(0.50)	(1.28)	(1.58)	(0.01)	(1.56)	-	-	-	-	(0)	(0)	-	(1)	(0)	-	(300)	-	(2)	-	(180)	(20)	(4)	(2)	(0)

可食部100g当たり

可食部 100 g 当たり																													
脂肪酸																													備考
	一価不飽和								多価不飽和																			未同定物質	
	16:1 パルミトレイン酸	17:1 ヘプタデセン酸	18:1 計	18:1 n-9 オレイン酸	18:1 n-7 シス-バクセン酸	20:1 イコセン酸	22:1 ドコセン酸	24:1 テトラコセン酸	16:2 ヘキサデカジエン酸	16:3 ヘキサデカトリエン酸	16:4 ヘキサデカテトラエン酸	18:2 n-6 リノール酸	18:3 n-3 α-リノレン酸	18:3 n-6 γ-リノレン酸	18:4 n-3 オクタデカテトラエン酸	20:2 n-6 イコサジエン酸	20:3 n-3 イコサトリエン酸	20:3 n-6 イコサトリエン酸	20:4 n-3 イコサテトラエン酸	20:4 n-6 アラキドン酸	20:5 n-3 イコサペンタエン酸	21:5 n-3 ヘンイコサペンタエン酸	22:2 ドコサジエン酸	22:4 n-6 ドコサテトラエン酸	22:5 n-3 ドコサペンタエン酸	22:5 n-6 ドコサペンタエン酸	22:6 n-3 ドコサヘキサエン酸		
	F16D1	F17D1	F18D1	F18D1CN9	F18D1CN7	F20D1	F22D1	F24D1	F16D2	F16D3	F16D4	F18D2N6	F18D3N3	F18D3N6	F18D4N3	F20D2N6	F20D3N3	F20D3N6	F20D4N3	F20D4N6	F20D5N3	F21D5N3	F22D2	F22D4N6	F22D5N3	F22D5N6	F22D6N3	FAUN	
	(………mg………)																												
-	(2)	(0)	(15)	-	-	(0)	-	-	-	-	-	(75)	(9)	-	-	(0)	(0)	-	-	-	-	-	-	-	-	-	-	(1)	別名：やまいも 02023ながいも生から推計
0	2	Tr	15	-	-	Tr	0	0	0	0	0	58	9	0	0	Tr	-	0	0	0	0	0	0	0	0	0	0	-	別名：やまいも 伊勢いも、丹波いもを含む 廃棄部位：表層及びひげ根
0	3	0	40	20	19	Tr	0	0	0	0	0	98	16	0	0	Tr	-	Tr	0	0	0	0	0	0	0	0	0	-	別名：やまいも 廃棄部位：表層及びひげ根
0	0	0	4	4	Tr	0	0	0	0	0	0	16	2	0	0	0	-	0	0	0	0	0	0	0	0	0	0	-	別名：やまいも、だいしょ 廃棄部位：表層
-	(0)	-	(220)	-	-	(0)	(0)	-	-	-	-	(350)	(0)	-	(0)	-	-	-	-	(0)	(0)	-	-	-	(0)	-	(0)	-	別名：コーンスターチ 米国成分表から推計
0)	(4)	(1)	(1300)	-	-	(7)	(0)	(0)	(0)	(0)	(0)	(1600)	(12)	(0)	(0)	(1)	(0)	(0)	(0)	(0)	(0)	(0)	(0)	(0)	(0)	(0)	(0)	-	05019ごま（むき）から推計

4 豆類

食品番号	索引番号	食品名	水分	脂肪酸のトリアシルグリセロール当量	脂質	総量	飽和	一価不飽和	多価不飽和	n-3系 多価不飽和	n-6系 多価不飽和	4:0 酪酸	6:0 ヘキサン酸	7:0 ヘプタン酸	8:0 オクタン酸	10:0 デカン酸	12:0 ラウリン酸	13:0 トリデカン酸	14:0 ミリスチン酸	15:0 ペンタデカン酸	15:0 ant ペンタデカン酸	16:0 パルミチン酸	16:0 iso パルミチン酸	17:0 ヘプタデカン酸	17:0 ant ヘプタデカン酸	18:0 ステアリン酸	20:0 アラキジン酸	22:0 ベヘン酸	24:0 リグノセリン酸	10:1 デセン酸
			可食部 100 g 当たり																											
						脂肪酸																								
												飽和																		
		成分識別子	WATER	FATNLEA	FAT-	FACID	FASAT	FAMS	FAPU	FAPUN3	FAPUN6	F4D0	F6D0	F7D0	F8D0	F10D0	F12D0	F13D0	F14D0	F15D0	F15D0AI	F16D0	F16D0I	F17D0	F17D0AI	F18D0	F20D0	F22D0	F24D0	F10D1
		単位	(g								)	(mg																		)
04001	306	あずき　全粒　乾	14.2	0.8	2.0	0.80	0.24	0.06	0.50	0.15	0.35	-	-	-	-	-	0	-	1	0	-	200	-	3	-	22	3	13	-	
04002	307	あずき　全粒　ゆで	63.9	(0.3)	0.8	(0.33)	(0.10)	(0.02)	(0.21)	(0.06)	(0.14)	-	-	-	-	-	(0)	-	(1)	(0)	-	(83)	-	(1)	-	(9)	(1)	(5)	-	
04003	308	あずき　ゆで小豆缶詰	45.3	0.2	0.4	0.22	0.07	0.01	0.14	0.04	0.09	-	-	-	-	Tr	Tr	-	Tr	Tr	-	53	-	1	-	6	1	3	1	
04004	309	あずき　あん　こし生あん	62.0	(0.3)	0.6	(0.24)	(0.07)	(0.02)	(0.15)	(0.05)	(0.10)	-	-	-	-	-	(0)	-	(Tr)	(0)	-	(61)	-	(1)	-	(7)	(1)	(4)	-	
04005	310	あずき　あん　さらしあん　（乾燥あん）	7.8	(0.4)	1.0	(0.39)	(0.12)	(0.03)	(0.24)	(0.07)	(0.17)	-	-	-	-	-	(0)	-	(1)	(0)	-	(98)	-	(1)	-	(11)	(2)	(6)	-	
04006	314	あずき　あん　つぶし練りあん	39.3	0.3	0.6	0.26	0.09	0.02	0.16	0.05	0.11	-	-	-	-	0	0	-	1	0	-	69	-	0	-	10	1	4	2	
04007	315	いんげんまめ　全粒　乾	15.3	1.5	2.5	1.41	0.28	0.21	0.91	0.59	0.32	-	-	-	-	-	0	-	2	2	-	230	-	3	-	25	6	15	-	
04008	316	いんげんまめ　全粒　ゆで	63.6	(0.7)	1.2	(0.65)	(0.13)	(0.10)	(0.42)	(0.27)	(0.15)	-	-	-	-	-	(0)	-	(1)	(1)	-	(110)	-	(2)	-	(11)	(3)	(7)	-	
04009	317	いんげんまめ　うずら豆	41.4	0.6	1.3	0.57	0.11	0.06	0.40	0.25	0.15	-	-	-	-	0	0	-	1	Tr	-	86	-	1	-	8	1	4	5	
04010	318	いんげんまめ　こし生あん	62.3	(0.5)	0.9	(0.50)	(0.10)	(0.08)	(0.32)	(0.21)	(0.11)	-	-	-	-	-	(0)	-	(1)	(1)	-	(82)	-	(1)	-	(9)	(2)	(5)	-	
04011	319	いんげんまめ　豆きんとん	37.8	(0.3)	0.5	(0.28)	(0.06)	(0.04)	(0.18)	(0.12)	(0.06)	-	-	-	-	-	(0)	-	(Tr)	(Tr)	-	(46)	-	(1)	-	(5)	(1)	(3)	-	
04012	320	えんどう　全粒　青えんどう　乾	13.4	1.5	2.3	1.39	0.27	0.44	0.68	0.09	0.60	-	-	-	-	-	0	-	4	2	-	190	-	3	-	65	7	0	-	
04013	321	えんどう　全粒　青えんどう　ゆで	63.8	(0.6)	1.0	(0.60)	(0.12)	(0.19)	(0.30)	(0.04)	(0.26)	-	-	-	-	-	(0)	-	(2)	(1)	-	(83)	-	(1)	-	(28)	(3)	(0)	-	
04014	324	えんどう　グリンピース（揚げ豆）	5.6	9.8	11.6	9.37	0.86	5.28	3.23	0.76	2.47	-	-	-	-	0	0	-	8	4	-	550	-	7	-	210	55	29	0	
04015	325	えんどう　塩豆	6.3	1.7	2.4	1.63	0.30	0.55	0.78	0.10	0.68	-	-	-	-	0	0	-	4	3	-	200	-	4	-	74	9	3	6	
04016	326	えんどう　うぐいす豆	39.7	0.3	0.7	0.32	0.06	0.11	0.15	0.02	0.13	-	-	-	-	0	Tr	-	1	1	-	41	-	1	-	15	2	1	1	
04017	327	ささげ　全粒　乾	15.5	1.3	2.0	1.29	0.43	0.12	0.73	0.27	0.46	-	-	-	-	-	0	-	1	1	-	330	-	5	-	45	13	44	-	
04018	328	ささげ　全粒　ゆで	63.9	(0.6)	0.9	(0.58)	(0.19)	(0.05)	(0.33)	(0.12)	(0.21)	-	-	-	-	-	(0)	-	(1)	(Tr)	-	(150)	-	(2)	-	(20)	(6)	(20)	-	
04019	329	そらまめ　全粒　乾	13.3	1.3	2.0	1.22	0.24	0.33	0.65	0.04	0.61	-	-	-	-	-	0	-	3	2	-	190	-	2	-	24	12	5	-	
04020	330	そらまめ　フライビーンズ	4.0	(19.6)	20.8	(18.73)	(1.53)	(11.64)	(5.55)	(1.46)	(4.10)	-	-	-	-	-	(12)	-	(18)	(2)	-	(940)	-	(2)	-	(380)	(120)	(59)	-	
04021	331	そらまめ　おたふく豆	37.2	0.6	1.2	0.62	0.11	0.18	0.33	0.02	0.31	-	-	-	-	0	1	-	1	1	-	84	-	1	-	12	6	3	2	
04022	332	そらまめ　ふき豆	34.5	1.1	1.6	1.07	0.18	0.33	0.56	0.03	0.53	-	-	-	-	0	Tr	-	2	2	-	140	-	2	-	19	10	5	3	
04076	333	そらまめ　しょうゆ豆	50.2	(0.5)	0.9	(0.48)	(0.09)	(0.14)	(0.26)	(0.02)	(0.24)	-	-	-	-	(0)	(1)	-	(1)	(1)	-	(65)	-	(1)	-	(9)	(5)	(2)	(1)	(0
04104	334	だいず　［全粒・全粒製品］　全粒　青大豆　国産　乾	12.5	16.9	19.3	16.19	2.49	3.59	10.11	1.51	8.60	-	-	-	-	0	1	-	13	6	-	1800	-	16	-	530	54	68	25	(
04105	335	だいず　［全粒・全粒製品］　全粒　青大豆　国産　ゆで	65.5	7.5	8.2	7.17	1.13	1.61	4.42	0.66	3.76	-	-	-	-	-	Tr	-	6	3	-	810	-	7	-	240	28	31	12	(
04023	336	だいず　［全粒・全粒製品］　全粒　黄大豆　国産　乾	12.4	18.6	19.7	17.78	2.59	4.80	10.39	1.54	8.84	-	-	-	-	0	0	-	12	0	-	1900	-	16	-	510	49	74	24	(
04024	337	だいず　［全粒・全粒製品］　全粒　黄大豆　国産　ゆで	65.4	(9.2)	9.8	(8.82)	(1.28)	(2.38)	(5.15)	(0.77)	(4.39)	-	-	-	-	(0)	(0)	-	(6)	(0)	-	(940)	-	(8)	-	(260)	(25)	(37)	(12)	(0
04025	338	だいず　［全粒・全粒製品］　全粒　黄大豆　米国産　乾	11.7	(19.9)	21.7	(19.03)	(3.13)	(4.19)	(11.71)	(1.66)	(10.05)	-	-	-	-	-	(0)	-	(12)	(0)	-	(2200)	-	(20)	-	(790)	(50)	(50)	-	
04026	339	だいず　［全粒・全粒製品］　全粒　黄大豆　中国産　乾	12.5	(17.9)	19.5	(17.10)	(2.63)	(3.38)	(11.09)	(1.96)	(9.12)	-	-	-	-	-	(0)	-	(0)	(0)	-	(1900)	-	(0)	-	(690)	(0)	(0)	-	
04027	340	だいず　［全粒・全粒製品］　全粒　黄大豆　ブラジル産　乾	8.3	20.2	22.6	19.29	3.14	5.02	11.13	1.20	9.93	-	-	-	-	0	0	-	18	4	-	2200	-	19	-	670	78	100	43	(
04077	341	だいず　［全粒・全粒製品］　全粒　黒大豆　国産　乾	12.7	16.5	18.8	15.81	2.42	3.77	9.62	1.59	8.03	-	-	-	-	0	0	-	12	8	-	1700	-	18	-	510	51	59	22	(
04106	342	だいず　［全粒・全粒製品］　全粒　黒大豆　国産　ゆで	65.1	8.5	8.6	8.14	1.24	1.97	4.93	0.83	4.11	-	-	-	-	-	1	-	6	3	-	890	-	9	-	260	25	32	11	(
04080	343	だいず　［全粒・全粒製品］　いり大豆　青大豆	2.7	19.1	20.7	18.25	2.84	4.02	11.39	1.81	9.58	-	-	-	-	0	0	-	15	6	-	2100	-	21	-	560	55	80	27	(
04078	344	だいず　［全粒・全粒製品］　いり大豆　黄大豆	2.5	20.2	21.6	19.33	2.81	5.16	11.37	1.65	9.72	-	-	-	-	0	0	-	13	5	-	2000	-	17	-	570	54	79	29	(
04079	345	だいず　［全粒・全粒製品］　いり大豆　黒大豆	2.4	20.3	22.0	19.38	2.83	5.87	10.67	1.70	8.97	-	-	-	-	0	0	-	14	8	-	2000	-	15	-	640	57	77	27	(
04028	346	だいず　［全粒・全粒製品］　水煮缶詰　黄大豆	71.7	(6.3)	6.7	(6.04)	(0.88)	(1.63)	(3.53)	(0.52)	(3.00)	-	-	-	-	(0)	(0)	-	(4)	(0)	-	(650)	-	(6)	-	(170)	(17)	(25)	(8)	(0
04081	347	だいず　［全粒・全粒製品］　蒸し大豆　黄大豆	57.4	(9.2)	9.8	(8.82)	(1.28)	(2.38)	(5.15)	(0.77)	(4.38)	-	-	-	-	(0)	(0)	-	(6)	(0)	-	(940)	-	(8)	-	(260)	(25)	(37)	(12)	(0
04082	348	だいず　［全粒・全粒製品］　きな粉　青大豆　全粒大豆	5.9	20.9	22.8	19.97	3.21	4.17	12.59	2.00	10.59	-	-	-	-	0	0	-	17	8	-	2200	-	24	-	730	64	100	28	(
04096	349	だいず　［全粒・全粒製品］　きな粉　青大豆　脱皮大豆	5.2	23.0	24.6	22.03	3.29	5.43	13.32	1.88	11.44	-	-	-	-	0	0	-	17	7	-	2300	-	21	-	720	76	88	33	(
04029	350	だいず　［全粒・全粒製品］　きな粉　黄大豆　全粒大豆	4.0	24.7	25.7	23.59	3.59	5.92	14.08	2.02	12.05	-	-	-	-	0	0	-	18	8	-	2600	-	25	-	690	68	110	38	(
04030	351	だいず　［全粒・全粒製品］　きな粉　黄大豆　脱皮大豆	2.6	23.7	25.1	22.65	3.43	5.61	13.61	1.96	11.65	-	-	-	-	0	0	-	16	7	-	2500	-	23	-	700	65	93	35	(

可食部100g当たり																													
脂肪酸																													備考
一価不飽和									多価不飽和																				
15:1	16:1	17:1	18:1	18:1 n-9	18:1 n-7	20:1	22:1	24:1	16:2	16:3	16:4	18:2 n-6	18:3 n-3	18:3 n-6	18:4 n-3	20:2 n-6	20:3 n-3	20:3 n-6	20:4 n-3	20:4 n-6	20:5 n-3	21:5 n-3	22:2	22:4 n-6	22:5 n-3	22:5 n-6	22:6 n-3	未同定物質	
ペンタデセン酸	パルミトレイン酸	ヘプタデセン酸	計	オレイン酸	シス-バクセン酸	イコセン酸	ドコセン酸	テトラコセン酸	ヘキサデカジエン酸	ヘキサデカトリエン酸	ヘキサデカテトラエン酸	リノール酸	α-リノレン酸	γ-リノレン酸	オクタデカテトラエン酸	イコサジエン酸	イコサトリエン酸	イコサトリエン酸	イコサテトラエン酸	アラキドン酸	イコサペンタエン酸	ヘンイコサペンタエン酸	ドコサジエン酸	ドコサテトラエン酸	ドコサペンタエン酸	ドコサペンタエン酸	ドコサヘキサエン酸		
F15D1	F16D1	F17D1	F18D1	F18D1CN9	F18D1CN7	F20D1	F22D1	F24D1	F16D2	F16D3	F16D4	F18D2N6	F18D3N3	F18D3N6	F18D4N3	F20D2N6	F20D3N3	F20D3N6	F20D4N3	F20D4N6	F20D5N3	F21D5N3	F22D2	F22D4N6	F22D5N3	F22D5N6	F22D6N3	FAUN	
(mg)																													
-	10	0	49	-	-	1	0	-	-	-	-	350	150	-	-	0	-	-	-	-	-	-	-	-	-	-	-	9	
-	(4)	(0)	(20)	-	-	(1)	(0)	-	-	-	-	(140)	(63)	-	-	(0)	(0)	-	-	-	-	-	-	-	-	-	-	(3)	04001あずき乾から推計
0	Tr	0	12	-	-	Tr	0	0	0	0	0	95	42	0	0	Tr	-	0	0	0	0	0	0	0	0	0	0	-	液汁を含む
-	(3)	(0)	(15)	-	-	(Tr)	(0)	-	-	-	-	(100)	(46)	-	-	(0)	(0)	-	-	-	-	-	-	-	-	-	-	(3)	04001あずき乾から推計
-	(5)	(0)	(24)	-	-	(1)	(0)	-	-	-	-	(170)	(75)	-	-	(0)	(0)	-	-	-	-	-	-	-	-	-	-	(4)	04001あずき乾から推計
0	1	0	15	-	-	0	0	0	0	0	0	110	49	0	0	0	-	0	0	0	0	0	0	0	0	0	0	-	別名：小倉あん 加糖あん
-	9	3	200	-	-	3	0	-	-	-	-	320	590	-	-	0	-	-	-	-	-	-	-	-	-	-	-	22	金時類、白金時類、手亡類、鶉類、大福、虎豆を含む
-	(4)	(1)	(92)	-	-	(1)	(0)	-	-	-	-	(150)	(270)	-	-	(0)	(0)	-	-	-	-	-	-	-	-	-	-	(10)	金時類、白金時類、手亡類、鶉類、大福、虎豆を含む 04007いんげんまめ乾から推計
0	1	1	60	-	-	1	0	0	0	0	0	150	250	0	0	0	-	0	0	0	0	0	0	0	0	0	0	-	試料（原材料）：金時類 煮豆
-	(3)	(1)	(71)	-	-	(1)	(0)	-	-	-	-	(110)	(210)	-	-	(0)	(0)	-	-	-	-	-	-	-	-	-	-	(8)	04007いんげんまめ乾から推計
-	(2)	(1)	(39)	-	-	(1)	(0)	-	-	-	-	(64)	(120)	-	-	(0)	(0)	-	-	-	-	-	-	-	-	-	-	(4)	04007いんげんまめ乾から推計
-	2	0	430	-	-	6	0	-	-	-	-	600	86	-	-	0	-	-	-	-	-	-	-	-	-	-	-	-	
-	(1)	(0)	(190)	-	-	(3)	(0)	-	-	-	-	(260)	(37)	-	-	(0)	(0)	-	-	-	-	-	-	-	-	-	-	-	04012えんどう乾から推計
0	19	6	5100	-	-	130	47	0	0	0	0	2500	760	0	0	12	-	0	0	0	0	0	0	0	0	0	0	-	
0	1	1	530	-	-	11	0	1	0	0	0	680	100	0	0	0	-	0	0	0	0	0	0	0	0	0	1	-	
0	Tr	Tr	100	-	-	3	0	Tr	0	0	0	130	23	0	0	0	-	0	0	0	0	0	0	0	0	0	0	-	煮豆
-	3	0	110	-	-	5	0	-	-	-	-	460	270	-	-	0	-	-	-	-	-	-	-	-	-	-	-	-	
-	(1)	(0)	(50)	-	-	(2)	(0)	-	-	-	-	(210)	(120)	-	-	(0)	(0)	-	-	-	-	-	-	-	-	-	-	-	04017ささげ乾から推計
-	0	0	320	-	-	6	0	-	-	-	-	610	39	-	-	0	-	-	-	-	-	-	-	-	-	-	-	-	
-	(38)	(0)	(11000)	-	-	(220)	(26)	-	-	-	-	(4100)	(1500)	-	-	(0)	(0)	-	-	-	-	-	-	-	-	-	-	-	別名：いかり豆 種皮付き 04019そらまめ乾と14008なたね油から推計
0	Tr	Tr	170	-	-	4	0	0	0	0	0	310	20	0	0	0	-	0	0	0	0	0	0	0	0	0	0	-	煮豆
0	Tr	Tr	320	-	-	6	0	0	0	0	0	530	34	0	0	0	-	0	0	0	0	0	0	0	0	0	0	-	煮豆
(0)	(Tr)	(Tr)	(130)	-	-	(3)	(0)	(0)	(0)	(0)	(0)	(240)	(16)	(0)	(0)	(0)	-	(0)	(0)	(0)	(0)	(0)	(0)	(0)	(0)	(0)	(0)	-	煮豆 調味液を除いたもの 04021おたふく豆から推計
1	16	0	3500	3300	240	31	0	0	2	0	0	8600	1500	0	0	0	-	0	0	0	0	0	0	0	0	0	0	240	
1	18	0	1600	1500	120	15	0	0	1	0	0	3800	660	0	0	0	-	0	0	0	0	0	0	0	0	0	0	170	
0	17	10	4700	4500	270	33	0	0	0	0	0	8800	1500	0	0	0	-	0	0	0	0	0	0	0	0	0	0	-	
(0)	(8)	(5)	(2400)	-	-	(16)	(0)	(0)	(0)	(0)	(0)	(4400)	(770)	(0)	(0)	(0)	(0)	(0)	(0)	(0)	(0)	(0)	(0)	(0)	(0)	(0)	(0)	-	04023国産黄大豆乾から推計
-	(19)	(12)	(4100)	-	-	(35)	(0)	-	-	-	-	(10000)	(1700)	-	-	(0)	(0)	-	-	-	-	-	-	-	-	-	-	-	四訂フォローアップ及び文献値を基に推計
-	(0)	(0)	(3400)	-	-	(0)	(0)	-	-	-	-	(9100)	(2000)	-	-	(0)	(0)	-	-	-	-	-	-	-	-	-	-	-	四訂フォローアップ及び文献値を基に推計
0	22	14	4900	-	-	57	13	0	0	0	0	9900	1200	0	4	12	-	0	0	0	0	0	0	0	0	0	0	-	
0	13	5	3700	3500	220	29	0	0	0	0	0	8000	1600	0	0	3	-	0	0	2	0	0	0	0	0	0	0	140	
1	10	0	1900	1800	110	15	0	0	1	0	0	4100	830	0	0	0	-	0	0	0	0	0	0	0	0	0	0	74	
0	13	9	3900	3700	250	36	18	0	0	0	0	9600	1800	0	0	8	-	0	0	0	0	0	0	0	0	0	0	-	
0	19	11	5100	4800	310	38	0	0	0	0	0	9700	1600	0	0	0	-	0	0	0	0	0	0	0	0	0	0	-	
0	17	12	5800	5500	290	43	9	0	0	0	0	9000	1700	0	0	0	-	0	0	0	0	0	0	0	0	0	0	-	
(0)	(6)	(3)	(1600)	-	-	(11)	(0)	(0)	(0)	(0)	(0)	(3000)	(520)	(0)	(0)	(0)	(0)	(0)	(0)	(0)	(0)	(0)	(0)	(0)	(0)	(0)	(0)	-	液汁を除いたもの 04023国産黄大豆乾から推計
(0)	(8)	(5)	(2400)	-	-	(16)	(0)	(0)	(0)	(0)	(0)	(4400)	(770)	(0)	(0)	(0)	(0)	(0)	(0)	(0)	(0)	(0)	(0)	(0)	(0)	(0)	(0)	-	試料：レトルト製品 04023国産黄大豆乾から推計
0	15	11	4100	3800	260	38	53	0	0	0	0	11000	2000	0	0	0	-	0	0	0	0	0	0	0	0	0	0	-	
0	18	0	5400	5000	320	50	1	0	2	0	0	11000	1900	2	0	8	-	0	0	0	0	0	0	0	0	0	0	210	
0	22	14	5800	5500	360	49	24	0	0	0	0	12000	2000	0	0	0	-	0	0	0	0	0	0	0	0	0	0	-	
0	20	12	5500	5200	340	45	18	0	0	0	0	12000	2000	0	0	9	-	6	0	0	0	0	0	0	0	0	0	-	

4 豆類

可食部 100 g 当たり

食品番号	索引番号	食品名	水分	脂肪酸のトリアシルグリセロール当量	脂質	脂肪酸 総量	飽和	一価不飽和	多価不飽和	n-3系 多価不飽和	n-6系 多価不飽和	飽和 4:0 酪酸	6:0 ヘキサン酸	7:0 ヘプタン酸	8:0 オクタン酸	10:0 デカン酸	12:0 ラウリン酸	13:0 トリデカン酸	14:0 ミリスチン酸	15:0 ペンタデカン酸	15:0 ant ペンタデカン酸	16:0 パルミチン酸	16:0 iso パルミチン酸	17:0 ヘプタデカン酸	17:0 ant ヘプタデカン酸	18:0 ステアリン酸	20:0 アラキジン酸	22:0 ベヘン酸	24:0 リグノセリン酸	10:1 デセン酸
		成分識別子	WATER	FATNLEA	FAT-	FACID	FASAT	FAMS	FAPU	FAPUN3	FAPUN6	F4D0	F6D0	F7D0	F8D0	F10D0	F12D0	F13D0	F14D0	F15D0	F15D0AI	F16D0	F16D0I	F17D0	F17D0AI	F18D0	F20D0	F22D0	F24D0	F10D1
		単位	(g)									(mg)																		
04031	355	だいず ［全粒・全粒製品］ ぶどう豆	36.0	(8.9)	9.4	(8.47)	(1.23)	(2.29)	(4.95)	(0.74)	(4.21)	-	-	-	-	(0)	(0)	-	(6)	(0)	-	(910)	-	(8)	-	(250)	(24)	(35)	(11)	(0)
04032	356	だいず ［豆腐・油揚げ類］ 木綿豆腐	85.9	4.5	4.9	4.32	0.79	0.92	2.60	0.31	2.29	-	-	-	-	-	0	-	7	Tr	-	500	-	5	-	240	22	19	-	-
04097	357	だいず ［豆腐・油揚げ類］ 木綿豆腐 （凝固剤：塩化マグネシウム）	85.9	4.5	4.9	4.32	0.79	0.92	2.60	0.31	2.29	-	-	-	-	-	0	-	7	Tr	-	500	-	5	-	240	22	19	-	-
04098	358	だいず ［豆腐・油揚げ類］ 木綿豆腐 （凝固剤：硫酸カルシウム）	85.9	4.5	4.9	4.32	0.79	0.92	2.60	0.31	2.29	-	-	-	-	-	0	-	7	Tr	-	500	-	5	-	240	22	19	-	-
04033	359	だいず ［豆腐・油揚げ類］ 絹ごし豆腐	88.5	(3.2)	3.5	(3.08)	(0.57)	(0.66)	(1.86)	(0.22)	(1.63)	-	-	-	-	-	-	-	(5)	(Tr)	-	(350)	-	(4)	-	(170)	(16)	(14)	-	-
04034	362	だいず ［豆腐・油揚げ類］ ソフト豆腐	88.9	(3.0)	3.3	(2.89)	(0.53)	(0.61)	(1.74)	(0.21)	(1.53)	-	-	-	-	-	-	-	(5)	(Tr)	-	(330)	-	(4)	-	(160)	(15)	(13)	-	-
04035	363	だいず ［豆腐・油揚げ類］ 充てん豆腐	88.6	(2.8)	3.1	(2.71)	(0.50)	(0.58)	(1.63)	(0.20)	(1.44)	-	-	-	-	-	-	-	(4)	(Tr)	-	(310)	-	(3)	-	(150)	(14)	(12)	-	-
04036	364	だいず ［豆腐・油揚げ類］ 沖縄豆腐	81.8	(6.6)	7.2	(6.30)	(1.16)	(1.34)	(3.80)	(0.45)	(3.34)	-	-	-	-	-	-	-	(10)	(Tr)	-	(720)	-	(8)	-	(360)	(32)	(28)	-	-
04037	365	だいず ［豆腐・油揚げ類］ ゆし豆腐	90.0	(2.6)	2.8	(2.45)	(0.45)	(0.52)	(1.48)	(0.18)	(1.30)	-	-	-	-	-	-	-	(4)	(Tr)	-	(280)	-	(3)	-	(140)	(13)	(11)	-	-
04038	366	だいず ［豆腐・油揚げ類］ 焼き豆腐	84.8	(5.2)	5.7	(4.98)	(0.92)	(1.06)	(3.00)	(0.36)	(2.64)	-	-	-	-	-	-	-	(8)	(Tr)	-	(570)	-	(6)	-	(280)	(26)	(22)	-	-
04039	367	だいず ［豆腐・油揚げ類］ 生揚げ	75.9	(10.7)	11.3	(10.19)	(1.61)	(3.07)	(5.51)	(0.79)	(4.72)	-	-	-	-	(0)	(0)	-	(10)	(4)	-	(1100)	-	(10)	-	(420)	(40)	(39)	(14)	(0)
04040	368	だいず ［豆腐・油揚げ類］ 油揚げ 油揚げ	39.9	31.2	34.4	29.88	3.89	12.44	13.56	2.26	11.30	-	-	-	-	0	0	-	22	13	-	2500	-	25	-	1000	140	120	43	0
04084	369	だいず ［豆腐・油揚げ類］ 油揚げ 油抜き 油揚げ	56.9	21.3	23.4	20.41	2.74	8.07	9.60	1.56	8.04	-	-	-	-	0	0	-	15	9	-	1800	-	17	-	730	90	79	30	0
04086	370	だいず ［豆腐・油揚げ類］ 油揚げ 油抜き ゆで	72.6	12.5	13.8	12.00	1.68	4.34	5.98	0.94	5.05	-	-	-	-	0	0	-	9	6	-	1100	-	11	-	450	51	46	17	0
04085	371	だいず ［豆腐・油揚げ類］ 油揚げ 油抜き 焼き	40.2	28.8	32.2	27.52	3.73	10.77	13.01	2.08	10.93	-	-	-	-	0	0	-	20	12	-	2400	-	23	-	990	120	110	40	0
04095	372	だいず ［豆腐・油揚げ類］ 油揚げ 甘煮	54.9	11.8	13.0	11.27	1.60	4.11	5.56	0.75	4.82	-	-	-	-	0	0	-	9	4	-	1100	-	10	-	390	47	41	16	0
04041	373	だいず ［豆腐・油揚げ類］ がんもどき	63.5	(16.8)	17.8	(16.03)	(2.49)	(5.02)	(8.52)	(1.24)	(7.28)	-	-	-	-	(0)	(0)	-	(16)	(7)	-	(1600)	-	(16)	-	(660)	(64)	(60)	(23)	(0)
04042	374	だいず ［豆腐・油揚げ類］ 凍り豆腐 乾	7.2	32.3	34.1	30.92	5.22	7.38	18.32	2.49	15.83	-	-	-	-	0	0	-	27	12	-	3500	-	33	-	1400	110	120	43	0
04087	375	だいず ［豆腐・油揚げ類］ 凍り豆腐 水煮	79.6	6.7	7.3	6.36	1.07	1.53	3.76	0.51	3.25	-	-	-	-	0	0	-	5	3	-	730	-	7	-	280	23	27	9	0
04043	376	だいず ［豆腐・油揚げ類］ 豆腐よう	60.6	7.5	8.3	7.15	1.17	1.59	4.39	0.55	3.84	-	-	-	-	0	0	-	6	0	-	820	-	9	-	290	24	30	0	0
04044	377	だいず ［豆腐・油揚げ類］ 豆腐竹輪 蒸し	71.6	3.7	4.4	3.52	0.62	0.73	2.17	0.35	1.83	-	-	-	-	0	0	-	7	2	-	390	-	0	-	200	12	15	0	0
04045	378	だいず ［豆腐・油揚げ類］ 豆腐竹輪 焼き	68.8	4.1	4.9	3.91	0.69	0.82	2.39	0.38	2.01	-	-	-	-	0	0	-	8	2	-	440	-	0	-	220	14	16	0	0
04088	379	だいず ［豆腐・油揚げ類］ ろくじょう豆腐	26.5	(19.6)	21.5	(18.79)	(3.46)	(4.00)	(11.33)	(1.36)	(9.97)	-	-	-	-	-	-	-	(31)	(1)	-	(2200)	-	(23)	-	(1100)	(97)	(84)	-	-
04046	380	だいず ［納豆類］ 糸引き納豆	59.5	(9.7)	10.0	(9.30)	(1.45)	(2.21)	(5.65)	(0.67)	(4.98)	(0)	(0)	-	(0)	(0)	(0)	-	(28)	-	-	(1100)	-	-	-	(360)	-	-	-	-
04047	381	だいず ［納豆類］ 挽きわり納豆	60.9	(9.7)	10.0	(9.30)	(1.45)	(2.21)	(5.65)	(0.67)	(4.98)	(0)	(0)	-	(0)	(0)	(0)	-	(28)	-	-	(1100)	-	-	-	(360)	-	-	-	-
04048	382	だいず ［納豆類］ 五斗納豆	45.8	6.9	8.1	6.62	1.13	1.22	4.26	0.70	3.55	-	-	-	-	0	0	-	7	2	-	790	-	8	-	270	22	24	10	0
04049	383	だいず ［納豆類］ 寺納豆	24.4	6.1	8.1	5.81	1.01	1.10	3.70	0.60	3.10	-	-	-	-	0	0	-	6	2	-	750	-	7	-	200	17	21	9	0
04051	384	だいず ［その他］ おから 生	75.5	(3.4)	3.6	(3.21)	(0.51)	(0.67)	(2.03)	(0.28)	(1.75)	-	-	-	-	-	-	-	(3)	-	-	(360)	-	(4)	-	(140)	(10)	-	-	-
04089	385	だいず ［その他］ おから 乾燥	7.1	(12.7)	13.6	(12.18)	(1.94)	(2.55)	(7.68)	(1.07)	(6.62)	-	-	-	-	-	-	-	(11)	-	-	(1400)	-	(14)	-	(510)	(37)	-	-	-
04052	386	だいず ［その他］ 豆乳 豆乳	90.8	(1.8)	2.0	(1.75)	(0.32)	(0.37)	(1.05)	(0.13)	(0.93)	-	-	-	-	-	-	-	(3)	(Tr)	-	(200)	-	(2)	-	(99)	(9)	(8)	-	-
04053	387	だいず ［その他］ 豆乳 調製豆乳	87.9	3.4	3.6	3.24	0.50	0.75	1.99	0.20	1.79	-	-	-	-	0	5	-	5	0	-	340	-	3	-	130	11	10	4	0
04054	388	だいず ［その他］ 豆乳 豆乳飲料・麦芽コーヒー	87.4	2.1	2.2	1.96	0.33	0.44	1.20	0.11	1.08	-	-	-	-	0	0	-	2	0	-	230	-	2	-	82	7	5	3	0
04055	389	だいず ［その他］ 大豆たんぱく 粒状大豆たんぱく	7.8	1.9	3.0	1.83	0.38	0.29	1.16	0.14	1.01	-	-	-	-	0	0	-	2	1	-	280	-	3	-	79	4	7	4	0
04056	390	だいず ［その他］ 大豆たんぱく 濃縮大豆たんぱく	6.8	0.7	1.7	0.68	0.21	0.09	0.39	0.04	0.35	-	-	-	-	0	0	-	1	0	-	150	-	2	-	41	2	4	2	0
04057	391	だいず ［その他］ 大豆たんぱく 分離大豆たんぱく 塩分無調整タイプ	5.9	1.6	3.0	1.56	0.41	0.19	0.96	0.09	0.87	-	-	-	-	0	0	-	2	0	-	310	-	3	-	80	3	7	4	0
04058	393	だいず ［その他］ 大豆たんぱく 繊維状大豆たんぱく	5.8	3.6	5.0	3.48	0.72	0.69	2.07	0.21	1.86	-	-	-	-	0	2	-	5	0	-	530	-	5	-	150	10	15	7	0
04059	394	だいず ［その他］ 湯葉 生	59.1	12.3	13.7	11.76	1.90	2.80	7.06	0.91	6.15	-	-	-	-	0	0	-	10	2	-	1300	-	13	-	520	36	44	15	0
04060	395	だいず ［その他］ 湯葉 干し 乾	6.9	30.0	32.1	28.74	4.98	7.50	16.26	2.18	14.08	-	-	-	-	0	0	-	27	11	-	3300	-	28	-	1300	94	140	58	0

可食部 100 g 当たり

脂肪酸																														
	一価不飽和								多価不飽和																					
1	16:1	17:1	18:1	18:1 n-9	18:1 n-7	20:1	22:1	24:1	16:2	16:3	16:4	18:2 n-6	18:3 n-3	18:3 n-6	18:4 n-3	20:2 n-6	20:3 n-3	20:3 n-6	20:4 n-3	20:4 n-6	20:5 n-3	21:5 n-3	22:2	22:4 n-6	22:5 n-3	22:5 n-6	22:6 n-3		
	パルミトレイン酸	ヘプタデセン酸	計	オレイン酸	シス-バクセン酸	イコセン酸	ドコセン酸	テトラコセン酸	ヘキサデカジエン酸	ヘキサデカトリエン酸	ヘキサデカテトラエン酸	リノール酸	α-リノレン酸	γ-リノレン酸	オクタデカテトラエン酸	イコサジエン酸	イコサトリエン酸	イコサトリエン酸	イコサテトラエン酸	アラキドン酸	イコサペンタエン酸	ヘンイコサペンタエン酸	ドコサジエン酸	ドコサテトラエン酸	ドコサペンタエン酸	ドコサペンタエン酸	ドコサヘキサエン酸	未同定物質	備考
	F16D1	F17D1	F18D1	F18D1CN9	F18D1CN7	F20D1	F22D1	F24D1	F16D2	F16D3	F16D4	F18D2N6	F18D3N3	F18D3N6	F18D4N3	F20D2N6	F20D3N3	F20D3N6	F20D4N3	F20D4N6	F20D5N3	F21D5N3	F22D2	F22D4N6	F22D5N3	F22D5N6	F22D6N3	FAUN	
(													mg														)		
(0)	(8)	(5)	(2300)	-	-	(16)	(0)	(0)	(0)	(0)	(0)	(4200)	(740)	(0)	(0)	(0)	(0)	(0)	(0)	(0)	(0)	(0)	(0)	(0)	(0)	(0)	(0)	-	煮豆 04023国産黄大豆乾から推計
-	4	2	900	-	-	8	0	-	-	-	-	2300	310	-	-	0	-	-	-	-	-	-	-	-	-	-	-	-	凝固剤の種類は問わないもの
-	4	2	900	-	-	8	0	-	-	-	-	2300	310	-	-	0	-	-	-	-	-	-	-	-	-	-	-	-	
-	4	2	900	-	-	8	0	-	-	-	-	2300	310	-	-	0	-	-	-	-	-	-	-	-	-	-	-	-	
-	(3)	(1)	(650)	-	-	(6)	-	-	-	-	-	(1600)	(220)	-	-	-	(0)	-	-	-	-	-	-	-	-	-	-	-	凝固剤の種類は問わないもの 04032木綿豆腐から推計
-	(3)	(1)	(600)	-	-	(5)	-	-	-	-	-	(1500)	(210)	-	-	-	(0)	-	-	-	-	-	-	-	-	-	-	-	04032木綿豆腐から推計
-	(3)	(1)	(570)	-	-	(5)	-	-	-	-	-	(1400)	(200)	-	-	-	(0)	-	-	-	-	-	-	-	-	-	-	-	04032木綿豆腐から推計
-	(7)	(2)	(1300)	-	-	(12)	-	-	-	-	-	(3300)	(450)	-	-	-	(0)	-	-	-	-	-	-	-	-	-	-	-	別名：島豆腐 04032木綿豆腐から推計
-	(3)	(1)	(510)	-	-	(5)	-	-	-	-	-	(1300)	(180)	-	-	-	(0)	-	-	-	-	-	-	-	-	-	-	-	04032木綿豆腐から推計
-	(5)	(2)	(1000)	-	-	(9)	-	-	-	-	-	(2600)	(360)	-	-	-	(0)	-	-	-	-	-	-	-	-	-	-	-	04032木綿豆腐から推計
(0)	(13)	(7)	(3000)	-	-	(34)	(3)	(3)	(0)	(0)	(0)	(4700)	(790)	(0)	(0)	(4)	(0)	(2)	(0)	(0)	(0)	(0)	(0)	(0)	(0)	(0)	(0)	-	別名：厚揚げ 04042凍り豆腐乾及び04040油揚げ生から推計
0	43	26	12000	11000	660	200	0	21	0	0	0	11000	2300	0	0	14	-	0	0	0	0	0	0	0	0	0	0	-	
0	28	17	7900	7500	430	120	0	13	0	0	0	8000	1600	0	0	9	-	0	0	0	0	0	0	0	0	0	0	-	
0	15	10	4200	4000	240	60	0	7	0	0	0	5000	940	0	0	5	-	0	0	0	0	0	0	0	0	0	0	-	
0	38	22	11000	10000	580	160	0	16	0	0	0	11000	2100	0	0	14	-	0	0	0	0	0	0	0	0	0	0	-	
0	15	7	4000	3800	210	60	0	0	0	0	0	4800	750	0	0	5	-	0	0	0	0	0	0	0	0	0	0	140	
(0)	(21)	(11)	(4900)	-	-	(58)	(4)	(5)	(0)	(0)	(0)	(7300)	(1200)	(0)	(0)	(7)	(0)	(3)	(0)	(0)	(0)	(0)	(0)	(0)	(0)	(0)	(0)	-	04042凍り豆腐乾及び04040油揚げ生から推計
0	28	15	7300	6900	410	57	13	0	0	0	0	16000	2500	0	0	12	-	10	0	0	0	0	0	0	0	0	0	-	別名：高野豆腐 試料：炭酸水素ナトリウム処理製品
0	6	3	1500	1400	86	13	3	0	0	0	0	3200	510	0	0	2	-	2	0	0	0	0	0	0	0	0	0	-	別名：高野豆腐 湯戻し後、煮たもの
0	7	6	1600	-	-	18	0	0	0	0	0	3800	550	0	0	0	-	0	0	0	0	0	0	0	0	0	0	-	
0	0	0	710	-	-	6	5	1	0	0	0	1800	290	0	0	2	-	0	1	3	17	0	0	0	3	1	39	-	原材料配合割合：豆腐2、すり身1
0	0	0	800	-	-	13	5	1	0	0	0	2000	320	0	0	3	-	0	1	4	19	0	0	0	3	2	46	-	原材料配合割合：豆腐2、すり身1
-	(19)	(7)	(3900)	-	-	(35)	-	-	-	-	-	(10000)	(1400)	-	-	-	(0)	-	-	-	-	-	-	-	-	-	-	-	04032木綿豆腐から推計
-	(28)	-	(2200)	-	-	(0)	(0)	-	-	-	-	(5000)	(670)	-	(0)	-	-	-	-	(0)	(0)	-	-	-	(0)	-	(0)	-	米国成分表から推計
-	(28)	-	(2200)	-	-	(0)	(0)	-	-	-	-	(5000)	(670)	-	(0)	-	-	-	-	(0)	(0)	-	-	-	(0)	-	(0)	-	米国成分表から推計
0	6	4	1200	-	-	12	3	0	0	0	0	3600	700	0	1	3	-	0	0	0	0	0	0	0	0	0	0	-	別名：こうじ納豆
0	7	4	1100	-	-	14	12	0	0	0	0	3100	600	0	2	4	-	0	0	0	0	0	0	0	0	0	0	-	別名：塩辛納豆、浜納豆
-	(4)	(1)	(660)	-	-	(6)	-	-	-	-	-	(1700)	(280)	-	-	(10)	(0)	-	-	-	-	-	-	-	-	-	-	-	四訂フォローアップ・おから（旧製法）の分析値から推計
-	(14)	(5)	(2500)	-	-	(22)	-	-	-	-	-	(6600)	(1100)	-	-	(36)	(0)	-	-	-	-	-	-	-	-	-	-	-	四訂フォローアップ・おから（旧製法）の分析値から推計
-	(2)	(1)	(370)	-	-	(3)	-	-	-	-	-	(930)	(130)	-	-	-	(0)	-	-	-	-	-	-	-	-	-	-	-	04032木綿豆腐から推計
0	3	2	730	-	-	9	0	0	0	0	0	1800	200	0	0	2	-	0	0	0	0	0	0	0	0	0	0	-	
0	2	1	430	-	-	4	0	0	0	0	0	1100	110	0	0	0	-	0	0	0	0	0	0	0	0	0	0	-	
0	2	1	290	-	-	2	0	0	0	0	0	1000	140	0	0	0	-	0	0	0	0	0	0	0	0	0	0	-	
0	1	0	88	-	-	0	0	0	0	0	0	350	37	0	0	0	-	0	0	0	0	0	0	0	0	0	0	-	
0	2	0	180	-	-	2	0	0	0	0	0	870	93	0	0	0	-	0	0	0	0	0	0	0	0	0	0	-	
0	5	2	680	-	-	7	0	0	0	0	0	1900	210	0	0	0	-	0	0	0	0	0	0	0	0	0	0	-	
0	11	7	2700	-	-	28	8	0	0	0	0	6100	910	0	2	5	-	0	0	0	0	0	0	0	0	0	0	-	
0	26	16	7400	6900	440	67	0	0	0	0	0	14000	2200	0	0	11	-	9	0	0	0	0	0	0	0	0	0	-	

4 豆類

食品番号	索引番号	食品名	水分	脂肪酸のトリアシルグリセロール当量	脂質	脂肪酸 総量	飽和	一価不飽和	多価不飽和	n-3系 多価不飽和	n-6系 多価不飽和	4:0 酪酸	6:0 ヘキサン酸	7:0 ヘプタン酸	8:0 オクタン酸	10:0 デカン酸	12:0 ラウリン酸	13:0 トリデカン酸	14:0 ミリスチン酸	15:0 ペンタデカン酸	15:0 ant ペンタデカン酸	16:0 パルミチン酸	16:0 iso パルミチン酸	17:0 ヘプタデカン酸	17:0 ant ヘプタデカン酸	18:0 ステアリン酸	20:0 アラキジン酸	22:0 ベヘン酸	24:0 リグノセリン酸	10:1 デセン酸
												飽和																		
		成分識別子	WATER	FATNLEA	FAT-	FACID	FASAT	FAMS	FAPU	FAPUN3	FAPUN6	F4D0	F6D0	F7D0	F8D0	F10D0	F12D0	F13D0	F14D0	F15D0	F15D0AI	F16D0	F16D0I	F17D0	F17D0AI	F18D0	F20D0	F22D0	F24D0	F10D1
		単位	(g)									(mg)																		
04091	396	だいず ［その他］ 湯葉 干し 湯戻し	72.8	9.6	10.6	9.19	1.60	2.37	5.22	0.70	4.52	-	-	-	-	0	0	-	9	3	-	1100	-	9	-	410	30	44	19	0
04061	397	だいず ［その他］ 金山寺みそ	34.3	2.6	3.2	2.52	0.54	0.47	1.51	0.17	1.35	-	-	-	-	0	0	-	4	4	-	420	-	5	-	82	8	8	9	0
04062	398	だいず ［その他］ ひしおみそ	46.3	2.2	2.7	2.14	0.36	0.51	1.27	0.16	1.12	-	-	-	-	0	0	-	2	1	-	250	-	3	-	89	7	8	4	0
04063	399	だいず ［その他］ テンペ	57.8	7.8	9.0	7.50	1.20	1.61	4.69	0.72	3.97	-	-	-	-	0	0	-	6	0	-	820	-	9	-	310	25	29	0	0
04064	400	つるあずき 全粒 乾	12.0	1.0	1.6	0.96	0.32	0.10	0.55	0.18	0.37	-	-	-	-	0	Tr	-	2	2	-	230	-	3	-	50	10	13	6	0
04092	401	つるあずき 全粒 ゆで	60.5	(0.6)	1.0	(0.58)	(0.19)	(0.06)	(0.33)	(0.11)	(0.22)	-	-	-	-	(0)	(Tr)	-	(1)	(1)	-	(140)	-	(2)	-	(30)	(6)	(8)	(4)	(0)
04065	402	ひよこまめ 全粒 乾	10.4	4.3	5.2	4.09	0.56	1.48	2.04	0.08	1.96	-	-	-	-	0	1	-	6	3	-	400	-	3	-	90	31	17	9	0
04066	403	ひよこまめ 全粒 ゆで	59.6	2.1	2.5	2.00	0.28	0.72	1.00	0.04	0.96	-	-	-	-	0	Tr	-	3	1	-	200	-	2	-	44	15	8	4	0
04067	404	ひよこまめ 全粒 フライ 味付け	4.6	8.1	10.4	7.71	1.24	3.19	3.28	0.25	3.03	-	-	-	-	0	3	-	19	5	-	930	-	6	-	200	48	27	12	0
04068	405	べにばないんげん 全粒 乾	15.4	1.2	1.7	1.16	0.21	0.11	0.85	0.35	0.50	-	-	-	-	0	0	-	2	1	-	170	-	3	-	25	5	5	0	0
04069	406	べにばないんげん 全粒 ゆで	69.7	0.4	0.6	0.40	0.08	0.04	0.29	0.12	0.17	-	-	-	-	0	0	-	1	Tr	-	62	-	1	-	9	2	2	0	0
04070	408	らいまめ 全粒 乾	11.7	1.3	1.8	1.27	0.42	0.10	0.75	0.20	0.55	-	-	-	-	0	Tr	-	4	6	-	320	-	4	-	62	7	6	12	0
04093	409	らいまめ 全粒 ゆで	62.3	(0.7)	0.9	(0.64)	(0.21)	(0.05)	(0.38)	(0.10)	(0.28)	-	-	-	-	(0)	(0)	-	(2)	(3)	-	(160)	-	(2)	-	(32)	(4)	(3)	(6)	(0)
04071	410	りょくとう 全粒 乾	10.8	1.0	1.5	0.98	0.34	0.04	0.61	0.17	0.44	-	-	-	-	0	0	-	2	1	-	250	-	2	-	44	10	13	10	0
04072	411	りょくとう 全粒 ゆで	66.0	(0.4)	0.6	(0.39)	(0.13)	(0.01)	(0.24)	(0.07)	(0.18)	-	-	-	-	(0)	(0)	-	(1)	(Tr)	-	(100)	-	(1)	-	(18)	(4)	(5)	(4)	(0)
04073	412	レンズまめ 全粒 乾	12.0	1.0	1.5	0.96	0.17	0.30	0.48	0.09	0.39	-	-	-	-	0	0	-	4	2	-	140	-	2	-	18	4	4	4	0
04094	413	レンズまめ 全粒 ゆで	57.9	(0.5)	0.8	(0.50)	(0.09)	(0.16)	(0.25)	(0.05)	(0.20)	-	-	-	-	(0)	(0)	-	(2)	(1)	-	(72)	-	(1)	-	(10)	(2)	(2)	(2)	(0)

可食部 100 g 当たり

可食部 100 g 当たり																													
脂肪酸																													備考
一価不飽和									多価不飽和																				
15:1	16:1	17:1	18:1	18:1 n-9	18:1 n-7	20:1	22:1	24:1	16:2	16:3	16:4	18:2 n-6	18:3 n-3	18:3 n-6	18:4 n-3	20:2 n-6	20:3 n-3	20:3 n-6	20:4 n-3	20:4 n-6	20:5 n-3	21:5 n-3	22:2	22:4 n-6	22:5 n-3	22:5 n-6	22:6 n-3		
ペンタデセン酸	パルミトレイン酸	ヘプタデセン酸	計	オレイン酸	シス-バクセン酸	イコセン酸	ドコセン酸	テトラコセン酸	ヘキサデカジエン酸	ヘキサデカトリエン酸	ヘキサデカテトラエン酸	リノール酸	α-リノレン酸	γ-リノレン酸	オクタデカテトラエン酸	イコサジエン酸	イコサトリエン酸	イコサトリエン酸	イコサテトラエン酸	アラキドン酸	イコサペンタエン酸	ヘンイコサペンタエン酸	ドコサジエン酸	ドコサテトラエン酸	ドコサペンタエン酸	ドコサペンタエン酸	ドコサヘキサエン酸	未同定物質	
F15D1	F16D1	F17D1	F18D1	F18D1CN9	F18D1CN7	F20D1	F22D1	F24D1	F16D2	F16D3	F16D4	F18D2N6	F18D3N3	F18D3N6	F18D4N3	F20D2N6	F20D3N3	F20D3N6	F20D4N3	F20D4N6	F20D5N3	F21D5N3	F22D2	F22D4N6	F22D5N3	F22D5N6	F22D6N3	FAUN	
(mg)																													
0	8	5	2300	2200	140	20	0	0	0	0	0	4500	700	0	0	3	-	3	0	0	0	0	0	0	0	0	0	-	
0	5	3	450	-	-	9	4	0	0	0	0	1300	170	0	1	4	-	0	0	0	1	0	0	0	0	0	0	-	
0	2	1	500	-	-	6	2	0	0	0	0	1100	160	0	Tr	1	-	0	0	0	0	0	0	0	0	0	0	-	
0	10	6	1600	-	-	16	0	0	0	0	0	4000	720	0	0	0	-	0	0	0	0	0	0	0	0	0	0	-	丸大豆製品
0	3	0	92	-	-	1	Tr	0	0	0	0	370	180	0	0	0	-	0	0	0	0	0	0	0	0	0	0	-	別名：たけあずき
(0)	(2)	(0)	(56)	-	-	(1)	(Tr)	(0)	(0)	(0)	(0)	(220)	(110)	(0)	(0)	(0)	(0)	(0)	(0)	(0)	(0)	(0)	(0)	(0)	(0)	(0)	(0)	-	04064つるあずき乾から推計
0	7	5	1400	-	-	20	3	0	0	0	0	2000	84	0	0	2	-	0	0	0	0	0	0	0	0	0	0	-	別名：チックピー、ガルバンゾー
0	4	2	710	-	-	10	0	0	0	0	0	960	41	0	0	0	-	0	0	0	0	0	0	0	0	0	0	-	別名：チックピー、ガルバンゾー
0	16	7	3100	-	-	57	13	0	0	0	0	3000	250	0	0	5	-	0	0	0	0	0	0	0	0	0	0	-	別名：チックピー、ガルバンゾー
0	2	2	100	-	-	2	0	0	0	0	0	500	350	0	0	0	-	0	0	0	0	0	0	0	0	0	0	-	別名：はなまめ
0	1	1	35	-	-	1	0	0	0	0	0	170	120	0	0	0	-	0	0	0	0	0	0	0	0	0	0	-	別名：はなまめ
0	1	1	95	-	-	2	1	0	0	0	0	550	200	0	0	1	-	0	0	0	0	0	0	0	0	0	0	-	別名：ライマビーン、バタービーン
(0)	(1)	(Tr)	(48)	-	-	(1)	(Tr)	(0)	(0)	(0)	(0)	(280)	(100)	(0)	(0)	(Tr)	(0)	(0)	(0)	(0)	(0)	(0)	(0)	(0)	(0)	(0)	(0)	-	別名：ライマビーン、バタービーン 04070らいまめ乾から推計
0	Tr	Tr	33	-	-	3	1	0	0	0	0	440	170	0	0	1	-	0	0	0	0	0	0	0	0	0	0	-	別名：やえなり
(0)	(Tr)	(0)	(13)	-	-	(1)	(Tr)	(0)	(0)	(0)	(0)	(180)	(67)	(0)	(0)	(Tr)	(0)	(0)	(0)	(0)	(0)	(0)	(0)	(0)	(0)	(0)	(0)	-	別名：やえなり 04071りょくとう乾から推計
0	1	1	290	-	-	8	2	0	0	0	0	390	93	0	0	0	-	0	0	0	0	0	0	0	0	0	0	-	別名：ひらまめ
(0)	(Tr)	(1)	(150)	-	-	(4)	(1)	(0)	(0)	(0)	(0)	(200)	(49)	(0)	(0)	(0)	(0)	(0)	(0)	(0)	(0)	(0)	(0)	(0)	(0)	(0)	(0)	-	別名：ひらまめ 04073レンズまめ乾から推計

5 種実類

可食部 100 g 当たり

食品番号	索引番号	食品名	水分	脂肪酸のトリアシルグリセロール当量	脂質	脂肪酸 総量	飽和	一価不飽和	多価不飽和	n-3系 多価不飽和	n-6系 多価不飽和	飽和 4:0 酪酸	6:0 ヘキサン酸	7:0 ヘプタン酸	8:0 オクタン酸	10:0 デカン酸	12:0 ラウリン酸	13:0 トリデカン酸	14:0 ミリスチン酸	15:0 ペンタデカン酸	15:0 ant ペンタデカン酸	16:0 パルミチン酸	16:0 iso パルミチン酸	17:0 ヘプタデカン酸	17:0 ant ヘプタデカン酸	18:0 ステアリン酸	20:0 アラキジン酸	22:0 ベヘン酸	24:0 リグノセリン酸	10:1 デセン酸
		成分識別子	WATER	FATNLEA	FAT-	FACID	FASAT	FAMS	FAPU	FAPUN3	FAPUN6	F4D0	F6D0	F7D0	F8D0	F10D0	F12D0	F13D0	F14D0	F15D0	F15D0AI	F16D0	F16D0I	F17D0	F17D0AI	F18D0	F20D0	F22D0	F24D0	F10D1
		単位	(………				g				………)	(………										mg								………)
05001	414	アーモンド　乾	4.7	51.9	51.8	49.68	3.95	33.61	12.12	0.01	12.11	-	-	-	-	0	0	-	22	8	-	3200	-	28	-	670	33	0	0	-
05002	415	アーモンド　フライ　味付け	1.8	53.2	55.7	50.86	4.34	34.80	11.72	0.03	11.69	-	-	-	-	0	13	0	32	19	0	3500	0	26	0	710	39	0	7	0
05040	416	アーモンド　いり　無塩	1.8	(54.2)	54.1	(51.86)	(4.13)	(35.09)	(12.65)	(0.01)	(12.64)	-	-	-	-	(0)	(0)	-	(23)	(8)	-	(3300)	-	(30)	-	(700)	(34)	(0)	(0)	-
05003	417	あさ　乾	4.6	27.3	28.3	26.07	2.95	3.50	19.62	4.74	14.89	-	-	-	-	0	0	-	11	5	-	1900	-	17	-	740	190	76	36	0
05041	418	あまに　いり	0.8	41.1	43.3	39.30	3.62	6.55	29.13	23.50	5.63	-	-	-	-	0	0	-	18	16	-	2000	-	25	-	1400	56	47	44	0
05004	419	えごま　乾	5.6	40.6	43.4	38.79	3.34	6.61	28.83	23.70	5.12	-	-	-	-	0	4	-	7	3	-	2300	-	15	-	940	56	10	7	0
05005	420	カシューナッツ　フライ　味付け	3.2	47.9	47.6	45.78	9.97	27.74	8.08	0.08	8.00	-	-	-	-	15	250	-	110	0	-	4800	-	60	-	4400	290	0	0	-
05006	421	かぼちゃ　いり　味付け	4.5	(48.7)	51.8	(46.63)	(9.03)	(16.62)	(20.98)	(0.12)	(20.81)	(0)	(7)	-	(2)	(2)	(6)	-	(61)	(8)	-	(5500)	-	(40)	-	(3100)	(230)	(63)	(45)	-
05007	422	かや　いり	1.2	56.2	64.9	53.76	6.06	19.44	28.25	0.26	27.99	-	-	-	-	0	0	-	12	3	-	4200	-	67	-	1700	71	18	32	0
05008	423	ぎんなん　生	57.4	1.3	1.6	1.24	0.16	0.48	0.60	0.04	0.57	-	-	-	-	0	0	-	1	1	-	120	-	2	-	12	5	11	5	0
05009	424	ぎんなん　ゆで	56.9	(1.2)	1.5	(1.17)	(0.15)	(0.45)	(0.56)	(0.03)	(0.53)	-	-	-	-	(0)	(0)	-	(1)	(1)	-	(110)	-	(2)	-	(11)	(5)	(10)	(5)	(0)
05010	425	（くり類）　日本ぐり　生	58.8	(0.4)	0.5	(0.39)	(0.09)	(0.05)	(0.25)	(0.05)	(0.20)	-	-	-	-	(0)	(0)	-	(1)	(1)	-	(82)	-	(1)	-	(4)	(1)	(0)	(0)	(0)
05011	426	（くり類）　日本ぐり　ゆで	58.4	0.5	0.6	0.47	0.11	0.06	0.30	0.06	0.25	-	-	-	-	0	0	-	1	2	-	99	-	1	-	4	1	0	0	0
05012	427	（くり類）　日本ぐり　甘露煮	40.8	(0.3)	0.4	(0.31)	(0.07)	(0.04)	(0.20)	(0.04)	(0.16)	-	-	-	-	(0)	(0)	-	(1)	(1)	-	(66)	-	(1)	-	(3)	(1)	(0)	(0)	(0)
05013	428	（くり類）　中国ぐり　甘ぐり	44.4	(0.9)	0.9	(0.83)	(0.13)	(0.47)	(0.23)	(0.02)	(0.21)	-	-	-	-	-	-	-	-	-	-	(120)	-	-	-	(9)	-	-	-	-
05014	429	くるみ　いり	3.1	70.5	68.8	67.41	6.87	10.26	50.28	8.96	41.32	-	-	-	-	0	0	-	15	2	-	4700	-	170	-	1900	49	0	0	-
05015	430	けし　乾	3.0	47.6	49.1	45.54	5.44	7.32	32.78	0.28	32.50	-	-	-	-	0	0	-	25	0	-	4300	-	0	-	1100	62	0	0	0
05016	431	ココナッツ　ココナッツパウダー	2.5	(64.3)	65.8	(60.59)	(55.25)	(4.34)	(1.01)	(0)	(1.01)	-	(340)	-	(5000)	(3700)	(28000)	-	(10000)	(23)	-	(5600)	-	(0)	-	(1700)	(52)	(0)	(0)	(0)
05017	432	ごま　乾	4.7	53.0	53.8	50.69	7.80	19.63	23.26	0.15	23.11	-	-	-	-	0	0	-	4	0	-	4500	-	20	-	3000	310	0	0	-
05018	433	ごま　いり	1.6	51.6	54.2	49.33	7.58	19.12	22.64	0.19	22.44	-	-	-	-	0	0	0	8	11	0	4500	0	23	0	2600	300	71	42	0
05019	434	ごま　むき	4.1	44.8	54.9	42.86	6.42	16.33	20.11	0.15	19.96	-	-	-	-	0	0	-	8	0	-	3800	-	23	-	2200	250	54	21	0
05042	435	ごま　ねり	0.5	57.1	61.0	54.62	8.49	21.36	24.77	0.21	24.56	-	-	-	-	0	0	0	10	15	0	4900	0	26	0	3000	340	110	43	0
05020	436	しい　生	37.3	(0.8)	0.8	(0.76)	(0.10)	(0.51)	(0.15)	(0)	(0.15)	-	-	-	-	-	-	-	-	-	-	(96)	-	-	-	(8)	-	-	-	-
05021	437	すいか　いり　味付け	5.9	36.9	46.4	35.26	6.24	4.01	25.01	0.08	24.91	-	-	-	-	0	5	-	23	9	-	3600	-	28	-	2500	93	23	32	0
05046	438	チアシード　乾	6.5	32.7	33.9	31.29	3.51	2.26	25.52	19.43	6.08	-	-	-	-	1	2	-	18	13	-	2300	-	17	-	1000	89	26	36	0
05023	440	はす　未熟　生	77.5	0.4	0.5	0.34	0.10	0.03	0.21	0.02	0.18	-	-	-	-	0	Tr	-	1	Tr	-	78	-	Tr	-	3	3	11	4	0
05024	441	はす　成熟　乾	11.2	1.6	2.3	1.57	0.46	0.20	0.91	0.07	0.83	-	-	-	-	0	0	-	4	1	-	310	-	2	-	17	24	74	25	0
05043	442	はす　成熟　ゆで	66.1	(0.5)	0.8	(0.52)	(0.15)	(0.07)	(0.30)	(0.02)	(0.28)	-	-	-	-	(0)	(0)	-	(1)	(Tr)	-	(100)	-	(1)	-	(6)	(8)	(25)	(8)	(0)
05025	443	（ひし類）　ひし　生	51.8	0.3	0.5	0.25	0.06	0.03	0.16	0.02	0.14	-	-	-	-	0	0	-	Tr	Tr	-	51	-	Tr	-	3	2	2	1	0
05047	444	（ひし類）　とうびし　生	64.3	0.2	0.4	0.15	0.06	0.03	0.05	0.01	0.05	-	-	-	-	0	Tr	-	Tr	Tr	-	53	-	1	-	3	2	2	1	0
05048	445	（ひし類）　とうびし　ゆで	65.5	0.1	0.3	0.11	0.05	0.02	0.04	0.01	0.04	-	-	-	-	-	Tr	-	Tr	Tr	-	42	-	Tr	-	2	2	1	1	0
05026	446	ピスタチオ　いり　味付け	2.2	55.9	56.1	53.49	6.15	30.92	16.42	0.20	16.22	-	-	-	-	0	0	-	47	0	-	5400	-	25	-	630	58	0	0	-
05027	447	ひまわり　フライ　味付け	2.6	49.0	56.3	46.86	5.68	12.87	28.31	0.09	28.22	-	-	-	-	0	0	-	36	11	-	3000	-	32	-	1800	130	400	200	0
05028	449	ブラジルナッツ　フライ　味付け	2.8	68.9	69.1	65.87	15.81	21.04	29.02	0.06	28.96	-	-	-	-	0	0	-	40	0	-	9500	-	48	-	6000	170	34	0	0
05029	450	ヘーゼルナッツ　フライ　味付け	1.0	69.3	69.3	66.26	6.21	54.74	5.31	0.07	5.24	-	-	-	-	0	0	-	40	0	-	4300	-	32	-	1800	89	0	0	0
05030	452	ペカン　フライ　味付け	1.9	71.9	73.4	68.79	7.40	37.33	24.06	0.99	23.07	-	-	-	-	0	0	-	72	0	-	5400	-	49	-	1700	99	31	0	0
05031	453	マカダミアナッツ　いり　味付け	1.3	76.6	76.7	73.25	12.46	59.23	1.56	0.09	1.47	-	-	-	-	9	160	-	660	0	-	6600	-	33	-	2500	1900	550	0	-
05032	454	まつ　生	2.5	66.7	68.2	63.80	5.09	17.70	41.01	0.13	29.72	-	-	-	-	0	0	-	14	8	-	3300	-	31	-	1500	120	76	26	0
05033	455	まつ　いり	1.9	70.6	72.5	67.53	5.80	20.26	41.48	0.18	31.36	-	-	-	-	0	0	-	29	0	-	3900	-	35	-	1600	210	0	0	-
05034	456	らっかせい　大粒種　乾	6.0	46.4	47.0	44.41	8.25	22.57	13.59	0.09	13.50	-	-	-	-	0	0	-	17	5	-	4000	-	47	-	1300	660	1400	750	0
05035	457	らっかせい　大粒種　いり	1.7	50.5	49.6	48.36	9.00	24.54	14.83	0.10	14.73	-	-	-	-	0	0	-	20	2	-	4400	-	50	-	1400	740	1500	790	0
05044	458	らっかせい　小粒種　乾	6.0	46.9	47.5	44.83	10.02	19.15	15.66	0.09	15.57	-	-	-	-	0	0	-	17	5	-	5100	-	51	-	1800	760	1600	680	0
05045	459	らっかせい　小粒種　いり	2.1	(50.3)	49.4	(48.15)	(10.76)	(20.57)	(16.82)	(0.10)	(16.72)	-	-	-	-	(0)	(0)	-	(18)	(5)	-	(5500)	-	(54)	-	(1900)	(820)	(1800)	(730)	(0)
05036	460	らっかせい　バターピーナッツ	2.4	51.8	53.2	49.54	10.27	23.55	15.72	0.05	15.67	-	-	-	-	0	120	-	96	0	-	5600	-	47	-	1800	700	1200	690	0
05037	461	らっかせい　ピーナッツバター	1.2	47.8	50.4	45.78	11.28	19.88	14.62	0.05	14.56	-	-	-	17	0	100	-	100	0	-	5800	-	53	-	2500	710	1500	610	0

可食部 100 g 当たり

脂肪酸

15:1 ペンタデセン酸 F15D1	16:1 パルミトレイン酸 F16D1	17:1 ヘプタデセン酸 F17D1	18:1 計 F18D1	18:1 n-9 オレイン酸 F18D1CN9	18:1 n-7 シス-バクセン酸 F18D1CN7	20:1 イコセン酸 F20D1	22:1 ドコセン酸 F22D1	24:1 テトラコセン酸 F24D1	16:2 ヘキサデカジエン酸 F16D2	16:3 ヘキサデカトリエン酸 F16D3	16:4 ヘキサデカテトラエン酸 F16D4	18:2 n-6 リノール酸 F18D2N6	18:3 n-3 α-リノレン酸 F18D3N3	18:3 n-6 γ-リノレン酸 F18D3N6	18:4 n-3 オクタデカテトラエン酸 F18D4N3	20:2 n-6 イコサジエン酸 F20D2N6	20:3 n-3 イコサトリエン酸 F20D3N3	20:3 n-6 イコサトリエン酸 F20D3N6	20:4 n-3 イコサテトラエン酸 F20D4N3	20:4 n-6 アラキドン酸 F20D4N6	20:5 n-3 イコサペンタエン酸 F20D5N3	21:5 n-3 ヘンイコサペンタエン酸 F21D5N3	22:2 ドコサジエン酸 F22D2	22:4 n-6 ドコサテトラエン酸 F22D4N6	22:5 n-3 ドコサペンタエン酸 F22D5N3	22:5 n-6 ドコサペンタエン酸 F22D5N6	22:6 n-3 ドコサヘキサエン酸 F22D6N3	未同定物質 FAUN	備考
一価不飽和									多価不飽和																				
mg																													
-	260	67	33000	-	-	45	0	-	-	-	-	12000	9	-	-	0	-	-	-	-	-	-	-	-	-	-	-	-	
0	260	58	34000	34000	690	37	47	0	0	0	0	12000	26	0	0	0	0	0	0	0	0	0	0	0	0	0	0	75	05001アーモンド乾から推計
-	(280)	(70)	(35000)	-	-	(47)	(0)	-	-	-	-	(13000)	(10)	-	-	(0)	(0)	-	-	-	-	-	-	-	-	-	-	-	05001アーモンド乾から推計
0	33	10	3300	-	-	110	22	0	0	0	0	15000	4700	140	76	29	-	0	0	0	0	0	0	0	0	0	0	-	
0	25	0	6500	-	-	70	0	0	0	0	0	5600	24000	0	0	0	-	0	0	0	0	0	0	0	0	0	0	-	
0	31	10	6500	-	-	58	0	0	0	0	0	5100	24000	0	0	12	-	0	0	0	0	0	0	0	0	0	0	-	別名：あぶらえ
-	200	24	27000	-	-	120	0	-	-	-	-	8000	76	-	-	0	-	-	-	-	-	-	-	-	-	-	-	10	
(0)	(46)	(0)	(17000)	-	-	(56)	(1)	(11)	-	-	-	(21000)	(120)	(0)	(0)	(13)	(0)	(0)	-	(130)	(0)	-	-	(5)	(0)	-	(0)	-	廃棄部位：種皮 米国成分表から推計 C18:2CLAs (5) mg
0	31	45	19000	-	-	440	0	0	0	0	0	27000	260	0	0	1200	-	0	0	0	0	0	0	0	0	0	0	-	
0	54	0	420	160	270	4	1	0	0	0	0	560	36	0	0	5	-	0	0	0	0	0	0	0	0	0	0	-	廃棄部位：殻及び薄皮
(0)	(50)	(0)	(400)	-	-	(4)	(1)	(0)	(0)	(0)	(0)	(530)	(34)	(0)	(0)	(4)	(0)	(0)	(0)	(0)	(0)	(0)	(0)	(0)	(0)	(0)	(0)	-	薄皮を除いたもの 05008ぎんなん生から推計
(0)	(3)	(1)	(41)	-	-	(1)	(0)	(0)	(Tr)	(0)	(0)	(200)	(48)	(0)	(0)	(Tr)	(0)	(0)	(0)	(0)	(0)	(0)	(0)	(0)	(0)	(0)	(0)	-	廃棄部位：殻（鬼皮）及び渋皮（包丁むき） 05011日本ぐりゆでから推計
0	4	1	49	-	-	1	0	0	Tr	0	0	250	58	0	0	Tr	-	0	0	0	0	0	0	0	0	0	0	-	廃棄部位：殻（鬼皮）及び渋皮
(0)	(3)	(1)	(33)	-	-	(1)	(0)	(0)	(Tr)	(0)	(0)	(160)	(39)	(0)	(0)	(Tr)	(0)	(0)	(0)	(0)	(0)	(0)	(0)	(0)	(0)	(0)	(0)	-	液汁を除いたもの 05011日本ぐりゆでから推計
-	(6)	-	(450)	-	-	(8)	-	-	-	-	-	(210)	(23)	-	-	-	-	-	-	-	-	-	-	-	-	-	-	-	別名：あまぐり 廃棄部位：殻（鬼皮）及び渋皮 米国成分表から推計
-	69	0	10000	-	-	150	0	-	-	-	-	41000	9000	-	-	0	-	-	-	-	-	-	-	-	-	-	-	-	
0	63	0	7200	-	-	34	0	0	0	0	0	32000	280	0	0	0	-	0	0	0	0	0	0	0	0	0	0	-	別名：ポピーシード
(0)	(0)	(0)	(4300)	-	-	(28)	(0)	(0)	(0)	(0)	(0)	(1000)	(0)	(0)	(0)	(0)	(0)	(0)	(0)	(0)	(0)	(0)	(0)	(0)	(0)	(0)	(0)	(87)	14013やし油から推計
-	73	6	19000	-	-	96	0	-	-	-	-	23000	150	-	-	0	-	-	-	-	-	-	-	-	-	-	-	3	試料：洗いごま
0	60	12	19000	19000	410	84	0	0	5	0	0	22000	160	0	0	0	0	0	0	0	0	23	0	0	0	0	0	80	05017ごま乾から推計
0	52	13	16000	-	-	87	0	0	0	0	0	20000	150	0	0	12	-	0	0	0	0	0	0	0	0	0	0	-	
0	66	0	21000	21000	440	94	0	0	0	0	0	25000	170	0	0	0	0	0	0	0	0	35	0	0	0	0	0	120	05019ごま（むき）から推計
-	-	-	(510)	-	-	-	-	-	-	-	-	(150)	-	-	-	-	-	-	-	-	-	-	-	-	-	-	-	-	別名：こじい 廃棄部位：殻及び渋皮 米国成分表から推計
0	28	0	3900	-	-	28	32	0	0	0	0	25000	60	0	0	9	-	0	0	0	23	0	19	0	0	0	0	-	廃棄部位：種皮
0	22	0	2200	1900	250	45	1	0	3	0	0	6100	19000	0	0	13	-	0	0	0	0	0	0	0	0	0	0	440	
0	Tr	0	32	-	-	2	1	0	0	0	0	180	21	0	0	Tr	-	0	0	0	Tr	0	0	0	0	0	0	-	廃棄部位：殻及び薄皮
0	3	1	190	-	-	8	3	1	Tr	0	Tr	830	71	Tr	0	2	-	0	0	0	0	0	0	0	0	0	0	-	殻、薄皮及び幼芽を除いたもの
(0)	(1)	(Tr)	(62)	-	-	(3)	(1)	(Tr)	(0)	(0)	(0)	(280)	(24)	(0)	(0)	(1)	(0)	(0)	(0)	(0)	(0)	(0)	(0)	(0)	(0)	(0)	(0)	-	幼芽を除いたもの 05024はす成熟乾から推計
0	1	0	33	-	-	1	0	0	0	0	0	140	18	0	0	Tr	-	0	0	0	0	0	0	0	0	0	0	-	廃棄部位：果皮
0	Tr	0	32	30	2	1	0	0	0	0	0	46	8	0	0	Tr	-	0	0	0	0	0	0	0	0	0	0	54	廃棄部位：皮
0	Tr	0	22	21	2	1	0	0	0	0	0	35	6	0	0	Tr	-	0	0	0	0	0	0	0	0	0	0	53	廃棄部位：皮
-	540	42	30000	-	-	220	0	-	-	-	-	16000	200	-	-	0	-	-	-	-	-	-	-	-	-	-	-	-	廃棄部位：殻
0	64	0	13000	-	-	78	0	0	0	0	0	28000	90	0	0	0	-	0	0	0	0	0	0	0	0	0	0	-	
0	180	0	21000	-	-	46	0	0	0	0	0	29000	61	0	0	0	-	0	0	0	0	0	0	0	0	0	0	-	
0	110	48	54000	-	-	98	0	0	0	0	0	5200	68	0	0	0	-	0	0	0	0	0	0	0	0	0	0	-	別名：ヘイゼルナッツ、西洋はしばみ、フィルバート 薄皮を除いたもの
0	52	33	37000	-	-	180	0	0	0	0	0	23000	990	0	0	0	-	0	0	0	0	0	0	0	0	0	0	-	
-	15000	52	42000	-	-	1800	180	-	-	-	-	1500	85	-	-	0	-	-	-	-	-	-	-	-	-	-	-	-	
0	45	18	17000	-	-	840	0	0	0	0	0	29000	120	0	5	440	-	70	0	0	0	0	0	0	0	0	0	-	C18:2 1500 mg、C18:3 9600 mg
-	59	9	19000	-	-	790	0	-	-	-	-	31000	180	-	-	350	-	-	-	-	-	-	-	-	-	-	-	2000	C18:3 9900 mg
0	47	47	22000	-	-	610	47	0	0	0	0	13000	94	0	0	0	-	0	0	0	0	0	0	0	0	0	0	-	別名：なんきんまめ、ピーナッツ
0	50	50	24000	-	-	640	50	0	0	0	0	15000	99	0	0	0	-	0	0	0	0	0	0	0	0	0	0	17	別名：なんきんまめ、ピーナッツ
0	50	38	19000	-	-	480	57	0	0	0	0	16000	91	0	0	14	-	0	0	0	0	0	0	0	0	0	0	-	別名：なんきんまめ、ピーナッツ
(0)	(54)	(41)	(20000)	-	-	(520)	(61)	(0)	(0)	(0)	(0)	(17000)	(97)	(0)	(0)	(15)	(0)	(0)	(0)	(0)	(0)	(0)	(0)	(0)	(0)	(0)	(0)	-	別名：なんきんまめ、ピーナッツ 05044らっかせい小粒種乾から推計
0	36	0	23000	-	-	480	0	0	0	0	0	16000	47	0	0	0	-	0	0	0	0	0	0	0	0	0	0	-	
0	34	25	19000	-	-	440	29	0	0	0	0	15000	52	0	0	0	-	0	0	0	0	0	0	0	0	0	0	-	

6 野菜類

可食部 100 g 当たり

食品番号	索引番号	食品名	水分	脂肪酸のトリアシルグリセロール当量	脂質	脂肪酸 総量	飽和	一価不飽和	多価不飽和	n-3系 多価不飽和	n-6系 多価不飽和	飽和 4:0 酪酸	6:0 ヘキサン酸	7:0 ヘプタン酸	8:0 オクタン酸	10:0 デカン酸	12:0 ラウリン酸	13:0 トリデカン酸	14:0 ミリスチン酸	15:0 ペンタデカン酸	15:0 ant ペンタデカン酸	16:0 パルミチン酸	16:0 iso パルミチン酸	17:0 ヘプタデカン酸	17:0 ant ヘプタデカン酸	18:0 ステアリン酸	20:0 アラキジン酸	22:0 ベヘン酸	24:0 リグノセリン酸	10:1 デセン酸
		成分識別子	WATER	FATNLEA	FAT-	FACID	FASAT	FAMS	FAPU	FAPUN3	FAPUN6	F4D0	F6D0	F7D0	F8D0	F10D0	F12D0	F13D0	F14D0	F15D0	F15D0AI	F16D0	F16D0I	F17D0	F17D0AI	F18D0	F20D0	F22D0	F24D0	F10D1
		単位	(…………					g			…………)	(…………										mg								…………)
06001	462	アーティチョーク　花らい　生	85.1	(0.1)	0.2	(0.14)	(0.05)	(0.01)	(0.09)	(0.02)	(0.06)	(0)	(0)	-	(0)	(0)	(3)	-	(3)	-	-	(39)	-	-	-	(4)	-	-	-	-
06002	463	アーティチョーク　花らい　ゆで	85.9	(0.1)	0.1	(0.07)	(0.02)	(Tr)	(0.04)	(0.01)	(0.03)	(0)	(0)	-	(0)	(0)	(1)	-	(1)	-	-	(19)	-	-	-	(2)	-	-	-	-
06003	464	あさつき　葉　生	89.0	(0.1)	0.3	(0.13)	(0.04)	(0.01)	(0.08)	(0.04)	(0.04)	-	-	-	-	(0)	(Tr)	-	(1)	(1)	-	(29)	-	(Tr)	-	(2)	(1)	(2)	-	-
06004	465	あさつき　葉　ゆで	87.3	(0.1)	0.3	(0.13)	(0.04)	(0.01)	(0.08)	(0.04)	(0.04)	-	-	-	-	(0)	(Tr)	-	(1)	(1)	-	(29)	-	(Tr)	-	(2)	(1)	(2)	-	-
06007	468	アスパラガス　若茎　生	92.6	(0.2)	0.2	(0.15)	(0.07)	(0)	(0.08)	(0.02)	(0.07)	(0)	(0)	-	(0)	(0)	(0)	-	(0)	(0)	-	(67)	-	(0)	-	(0)	(0)	(0)	(0)	-
06008	469	アスパラガス　若茎　ゆで	92.0	(0.1)	0.1	(0.07)	(0.02)	(0)	(0.05)	(0.01)	(0.03)	(0)	(0)	-	(0)	(0)	(0)	-	(0)	(0)	-	(22)	-	(0)	-	(0)	(0)	(0)	(0)	-
06327	470	アスパラガス　若茎　油いため	88.3	(3.7)	3.9	(3.55)	(0.31)	(2.19)	(1.06)	(0.30)	(0.75)	-	-	-	-	(0)	(2)	-	(3)	(0)	(0)	(200)	-	(0)	-	(68)	(21)	(10)	(5)	(0)
06009	471	アスパラガス　水煮缶詰	91.9	(0.1)	0.1	(0.07)	(0.02)	(Tr)	(0.04)	(Tr)	(0.04)	(0)	(0)	-	(0)	(0)	(Tr)	-	(1)	-	-	(20)	-	-	-	(1)	-	-	-	-
06010	473	いんげんまめ　さやいんげん　若ざや　生	92.2	(0.1)	0.1	(0.08)	(0.02)	(Tr)	(0.05)	(0.03)	(0.02)	(0)	(0)	-	(0)	(0)	(0)	-	(0)	-	-	(19)	-	-	-	(4)	-	-	-	-
06011	474	いんげんまめ　さやいんげん　若ざや　ゆで	91.7	(0.2)	0.2	(0.16)	(0.05)	(0.01)	(0.10)	(0.06)	(0.04)	(0)	(0)	-	(0)	(0)	(0)	-	(0)	-	-	(38)	-	-	-	(6)	-	-	-	-
06363	478	うるい　葉　生	92.8	0.2	0.4	0.21	0.06	0.01	0.14	0.07	0.08	-	-	-	-	Tr	1	-	1	Tr	-	49	-	Tr	-	4	1	2	4	0
06015	479	えだまめ　生	71.7	5.7	6.2	5.49	0.84	1.88	2.77	0.52	2.25	-	-	-	-	0	0	-	5	0	-	600	-	6	-	180	18	25	0	0
06016	480	えだまめ　ゆで	72.1	5.8	6.1	5.58	0.86	1.91	2.82	0.54	2.28	-	-	-	-	0	0	-	5	0	-	610	-	6	-	190	19	24	0	0
06017	481	えだまめ　冷凍	67.1	7.2	7.6	6.87	0.95	2.58	3.34	0.50	2.85	-	-	-	-	0	0	-	6	0	-	710	-	10	-	180	18	25	0	0
06018	482	エンダイブ　葉　生	94.6	(0.1)	0.2	(0.14)	(0.05)	(Tr)	(0.09)	(0.01)	(0.08)	(0)	(0)	-	(0)	(0)	(0)	-	(3)	-	-	(41)	-	-	-	(2)	-	-	-	-
06020	487	（えんどう類）　さやえんどう　若ざや　生	88.6	(0.2)	0.2	(0.15)	(0.04)	(0.02)	(0.09)	(0.01)	(0.08)	(0)	(0)	-	(0)	(0)	(0)	-	(2)	-	-	(33)	-	-	-	(3)	-	-	-	-
06021	488	（えんどう類）　さやえんどう　若ざや　ゆで	89.1	(0.2)	0.2	(0.15)	(0.04)	(0.02)	(0.09)	(0.01)	(0.08)	(0)	(0)	-	(0)	(0)	(0)	-	(2)	-	-	(33)	-	-	-	(3)	-	-	-	-
06022	489	（えんどう類）　スナップえんどう　若ざや　生	86.6	(0.1)	0.1	(0.07)	(0.02)	(0.01)	(0.04)	(0.01)	(0.04)	(0)	(0)	-	(0)	(0)	(0)	-	(1)	-	-	(17)	-	-	-	(2)	-	-	-	-
06023	490	（えんどう類）　グリンピース　生	76.5	0.2	0.4	0.16	0.05	0.03	0.08	0.01	0.07	-	-	-	-	0	0	-	1	Tr	-	37	-	Tr	-	7	1	1	-	-
06024	491	（えんどう類）　グリンピース　ゆで	72.2	(0.1)	0.2	(0.08)	(0.02)	(0.02)	(0.04)	(0.01)	(0.03)	-	-	-	-	(0)	(0)	-	(Tr)	(Tr)	-	(18)	-	(Tr)	-	(4)	(1)	(1)	-	-
06025	492	（えんどう類）　グリンピース　冷凍	75.7	0.5	0.7	0.45	0.11	0.09	0.25	0.04	0.21	-	-	-	-	Tr	0	-	3	1	-	91	-	1	-	12	2	1	2	0
06374	493	（えんどう類）　グリンピース　冷凍　ゆで	74.6	0.5	0.7	0.47	0.12	0.09	0.26	0.04	0.22	-	-	-	-	0	0	-	3	1	-	93	-	1	-	12	2	1	2	0
06375	494	（えんどう類）　グリンピース　冷凍　油いため	70.1	4.0	4.6	3.85	0.37	2.29	1.19	0.33	0.87	-	-	-	-	Tr	Tr	-	6	2	-	240	-	3	-	71	26	14	7	0
06026	495	（えんどう類）　グリンピース　水煮缶詰	74.9	(0.2)	0.4	(0.22)	(0.06)	(0.04)	(0.13)	(0.02)	(0.11)	-	-	-	-	(Tr)	(0)	-	(2)	(Tr)	-	(45)	-	(Tr)	-	(6)	(1)	(1)	(1)	(0)
06027	496	おおさかしろな　葉　生	94.9	(0.1)	0.2	(0.08)	(0.02)	(0.01)	(0.05)	(0.05)	(0.01)	-	-	-	-	(0)	(0)	-	(Tr)	(Tr)	-	(16)	-	(Tr)	-	(2)	(Tr)	(Tr)	-	-
06028	497	おおさかしろな　葉　ゆで	94.0	(0.1)	0.3	(0.12)	(0.03)	(0.01)	(0.08)	(0.07)	(0.01)	-	-	-	-	(0)	(Tr)	-	(Tr)	(Tr)	-	(24)	-	(Tr)	-	(2)	(1)	(1)	-	-
06029	498	おおさかしろな　塩漬	91.0	(0.1)	0.3	(0.12)	(0.03)	(0.01)	(0.08)	(0.07)	(0.01)	-	-	-	-	(0)	(Tr)	-	(Tr)	(Tr)	-	(24)	-	(Tr)	-	(2)	(1)	(1)	-	-
06032	501	オクラ　果実　生	90.2	(0.1)	0.2	(0.07)	(0.03)	(0.02)	(0.03)	(Tr)	(0.03)	(0)	(0)	-	(0)	(0)	(0)	-	(0)	-	-	(23)	-	-	-	(3)	-	-	-	-
06033	502	オクラ　果実　ゆで	89.4	(0.1)	0.1	(0.06)	(0.02)	(0.01)	(0.02)	(0)	(0.02)	(0)	(0)	-	(0)	(0)	(0)	-	(0)	-	-	(18)	-	-	-	(2)	-	-	-	-
06034	503	かぶ　葉　生	92.3	(0.1)	0.1	(0.05)	(0.01)	(Tr)	(0.04)	(0.03)	(Tr)	-	-	-	-	(0)	(0)	-	(Tr)	(0)	-	(7)	-	(0)	-	(1)	(Tr)	(Tr)	-	-
06035	504	かぶ　葉　ゆで	92.2	(0.1)	0.1	(0.05)	(0.01)	(Tr)	(0.04)	(0.03)	(Tr)	-	-	-	-	(0)	(0)	-	(Tr)	(0)	-	(7)	-	(0)	-	(1)	(Tr)	(Tr)	-	-

可食部 100 g 当たり																													
脂肪酸																													
一価不飽和									多価不飽和																				
15:1 ペンタデセン酸	16:1 パルミトレイン酸	17:1 ヘプタデセン酸	18:1 計	18:1 n-9 オレイン酸	18:1 n-7 シス-バクセン酸	20:1 イコセン酸	22:1 ドコセン酸	24:1 テトラコセン酸	16:2 ヘキサデカジエン酸	16:3 ヘキサデカトリエン酸	16:4 ヘキサデカテトラエン酸	18:2 n-6 リノール酸	18:3 n-3 α-リノレン酸	18:3 n-6 γ-リノレン酸	18:4 n-3 オクタデカテトラエン酸	20:2 n-6 イコサジエン酸	20:3 n-3 イコサトリエン酸	20:3 n-6 イコサトリエン酸	20:4 n-3 イコサテトラエン酸	20:4 n-6 アラキドン酸	20:5 n-3 イコサペンタエン酸	21:5 n-3 ヘンイコサペンタエン酸	22:2 ドコサジエン酸	22:4 n-6 ドコサテトラエン酸	22:5 n-3 ドコサペンタエン酸	22:5 n-6 ドコサペンタエン酸	22:6 n-3 ドコサヘキサエン酸	未同定物質	備考
F15D1	F16D1	F17D1	F18D1	F18D1CN9	F18D1CN7	F20D1	F22D1	F24D1	F16D2	F16D3	F16D4	F18D2N6	F18D3N3	F18D3N6	F18D4N3	F20D2N6	F20D3N3	F20D3N6	F20D4N3	F20D4N6	F20D5N3	F21D5N3	F22D2	F22D4N6	F22D5N3	F22D5N6	F22D6N3	FAUN	
(………mg………)																													
-	(0)	-	(7)	-	-	(0)	(0)	-	-	-	-	(61)	(23)	-	(0)	-	-	-	-	(0)	(0)	-	-	-	(0)	-	(0)	-	別名： ちょうせんあざみ 廃棄部位： 花床の基部及び総包の一部 米国成分表から推計
-	(0)	-	(3)	-	-	(0)	(0)	-	-	-	-	(31)	(11)	-	(0)	-	-	-	-	(0)	(0)	-	-	-	(0)	-	(0)	-	別名： ちょうせんあざみ 廃棄部位： 花床の基部及び総包の一部 米国成分表から推計
-	(2)	(0)	(5)	-	-	(1)	(0)	-	-	(0)	-	(39)	(42)	-	-	(Tr)	(0)	(0)	-	(0)	(0)	-	-	-	-	-	-	-	06227葉ねぎ生から推計
-	(2)	(0)	(5)	-	-	(1)	(0)	-	-	(0)	-	(39)	(42)	-	-	(Tr)	(0)	(0)	-	(0)	(0)	-	-	-	-	-	-	-	06227葉ねぎ生から推計
(0)	(0)	(0)	(0)	-	-	(0)	(0)	-	-	-	-	(67)	(17)	-	(0)	(0)	-	-	-	(0)	(0)	-	-	-	(0)	-	(0)	-	試料： グリーンアスパラガス 廃棄部位： 株元 米国成分表から推計
(0)	(0)	(0)	(0)	-	-	(0)	(0)	-	-	-	-	(35)	(13)	-	(0)	(0)	-	-	-	(0)	(0)	-	-	-	(0)	-	(0)	-	試料： グリーンアスパラガス 株元を除いたもの 米国成分表から推計
(0)	(7)	(0)	(2100)	-	-	(41)	(5)	(5)	(0)	(0)	(0)	(750)	(300)	(0)	(0)	(0)	(0)	(0)	(0)	(0)	(0)	(0)	(0)	(0)	(0)	(0)	(0)	-	試料： グリーンアスパラガス 株元を除いたもの 植物油（なたね油）： 3.6 g 06008アスパラガスゆでの推計値と油（なたね油）の付着量から推計
-	(1)	-	(3)	-	-	(0)	(0)	-	-	-	-	(41)	(2)	-	(0)	-	-	-	-	(0)	(0)	-	-	-	(0)	-	(0)	-	試料： ホワイトアスパラガス 液汁を除いたもの 米国成分表から推計
-	(0)	-	(4)	-	-	(0)	(0)	-	-	-	-	(20)	(31)	-	(0)	-	-	-	-	(0)	(0)	-	-	-	(0)	-	(0)	-	別名： さいとう（菜豆）、さんどまめ 廃棄部位： すじ及び両端 米国成分表から推計
-	(1)	-	(8)	-	-	(0)	(0)	-	-	-	-	(40)	(64)	-	(0)	-	-	-	-	(0)	(0)	-	-	-	(0)	-	(0)	-	別名： さいとう（菜豆）、さんどまめ すじ及び両端を除いたもの 米国成分表から推計
0	2	Tr	5	3	1	Tr	0	0	0	0	0	75	65	0	0	0	-	0	0	0	0	0	0	0	0	0	0	22	別名： ウリッパ、アマナ、ギンボ等 廃棄部位： 株元
0	6	4	1900	-	-	14	0	0	0	0	0	2200	520	0	0	0	-	0	0	0	0	0	0	0	0	0	0	-	廃棄部位： さや
0	6	4	1900	-	-	14	0	0	0	0	0	2300	540	0	0	0	-	0	0	0	0	0	0	0	0	0	0	-	廃棄部位： さや
0	6	4	2500	-	-	20	0	0	0	0	0	2800	500	0	0	0	-	0	0	0	0	0	0	0	0	0	0	-	廃棄部位： さや
-	(0)	-	(4)	-	-	(0)	(0)	-	-	-	-	(75)	(13)	-	(0)	-	-	-	-	(0)	(0)	-	-	-	(0)	-	(0)	-	別名： きくちしゃ、にがちしゃ、シコレ 廃棄部位： 株元 米国成分表から推計
-	(0)	-	(21)	-	-	(0)	(0)	-	-	-	-	(75)	(13)	-	(0)	-	-	-	-	(0)	(0)	-	-	-	(0)	-	(0)	-	別名： きぬさやえんどう 廃棄部位： すじ及び両端 米国成分表から推計
-	(0)	-	(21)	-	-	(0)	(0)	-	-	-	-	(75)	(13)	-	(0)	-	-	-	-	(0)	(0)	-	-	-	(0)	-	(0)	-	別名： きぬさやえんどう すじ及び両端を除いたもの 米国成分表から推計
-	(0)	-	(11)	-	-	(0)	(0)	-	-	-	-	(38)	(7)	-	(0)	-	-	-	-	(0)	(0)	-	-	-	(0)	-	(0)	-	別名： スナックえんどう 廃棄部位： すじ及び両端 米国成分表から推計
-	Tr	Tr	29	-	-	1	2	-	-	0	-	69	12	-	-	0	-	0	-	0	0	-	-	-	-	-	-		別名： みえんどう さやを除いたもの
-	(Tr)	(0)	(15)	-	-	(1)	(1)	-	-	(0)	-	(35)	(6)	-	-	(0)	(0)	(0)	-	(0)	(0)	-	-	-	-	-	-	-	別名： みえんどう さやを除いたもの 06023グリンピース生から推計
0	Tr	0	89	87	2	2	Tr	Tr	0	0	0	210	37	0	0	Tr	-	0	0	0	0	0	Tr	0	0	0	0	42	別名： みえんどう
0	Tr	0	88	86	2	2	Tr	Tr	0	0	0	220	41	0	0	Tr	-	0	0	0	0	0	Tr	0	0	0	0	39	別名： みえんどう
0	8	0	2200	2100	110	40	2	7	0	0	0	860	330	0	0	2	-	0	0	0	0	0	2	0	0	0	0	130	別名： みえんどう 植物油（なたね油）
(0)	(Tr)	(0)	(39)	-	-	(1)	(Tr)	(0)	(0)	(0)	(0)	(110)	(20)	(0)	(0)	(Tr)	(0)	(0)	(0)	(0)	(0)	(0)	(0)	(0)	(0)	(0)	(0)	-	別名： みえんどう 液汁を除いたもの 06025グリンピース冷凍から推計
-	(1)	(0)	(8)	-	-	(Tr)	(Tr)	-	-	(1)	-	(5)	(48)	-	-	(0)	(0)	(0)	-	(0)	(0)	-	-	-	-	-	-	(3)	廃棄部位： 株元 06233はくさい生から推計
-	(1)	(0)	(12)	-	-	(Tr)	(Tr)	-	-	(2)	-	(8)	(72)	-	-	(0)	(0)	(0)	-	(0)	(0)	-	-	-	-	-	-	(4)	廃棄部位： 株元 ゆでた後水冷し、手搾りしたもの 06233はくさい生から推計
-	(1)	(0)	(12)	-	-	(Tr)	(Tr)	-	-	(2)	-	(8)	(72)	-	-	(0)	(0)	(0)	-	(0)	(0)	-	-	-	-	-	-	(4)	廃棄部位： 株元 水洗いし、手搾りしたもの 06233はくさい生から推計
-	(0)	-	(17)	-	-	(0)	(0)	-	-	-	-	(27)	(1)	-	(0)	-	-	-	-	(0)	(0)	-	-	-	(0)	-	(0)	-	廃棄部位： へた 米国成分表から推計
-	(0)	-	(13)	-	-	(0)	(0)	-	-	-	-	(21)	(Tr)	-	(0)	-	-	-	-	(0)	(0)	-	-	-	(0)	-	(0)	-	廃棄部位： へた 米国成分表から推計
-	(1)	(0)	(1)	-	-	(0)	(Tr)	-	-	(6)	-	(4)	(28)	-	-	(Tr)	(0)	(0)	-	(0)	(0)	-	-	-	-	-	-	-	別名： かぶら、すずな 廃棄部位： 葉柄基部 06086こまつな生から推計
-	(1)	(0)	(1)	-	-	(0)	(Tr)	-	-	(6)	-	(4)	(28)	-	-	(Tr)	(0)	(0)	-	(0)	(0)	-	-	-	-	-	-	-	別名： かぶら、すずな 廃棄部位： 葉柄基部 ゆでた後水冷し、手搾りしたもの 06086こまつな生から推計

6 野菜類

食品番号	索引番号	食品名	水分	脂肪酸のトリアシルグリセロール当量	脂質	脂肪酸 総量	飽和	一価不飽和	多価不飽和	n-3系 多価不飽和	n-6系 多価不飽和	4:0 酪酸	6:0 ヘキサン酸	7:0 ヘプタン酸	8:0 オクタン酸	10:0 デカン酸	12:0 ラウリン酸	13:0 トリデカン酸	14:0 ミリスチン酸	15:0 ペンタデカン酸	15:0 ant ペンタデカン酸	16:0 パルミチン酸	16:0 iso パルミチン酸	17:0 ヘプタデカン酸	17:0 ant ヘプタデカン酸	18:0 ステアリン酸	20:0 アラキジン酸	22:0 ベヘン酸	24:0 リグノセリン酸	10:1 デセン酸
		成分識別子	WATER	FATNLEA	FAT-	FACID	FASAT	FAMS	FAPU	FAPUN3	FAPUN6	F4D0	F6D0	F7D0	F8D0	F10D0	F12D0	F13D0	F14D0	F15D0	F15D0AI	F16D0	F16D0I	F17D0	F17D0AI	F18D0	F20D0	F22D0	F24D0	F10D1
		単位	(g)									(mg)																		
06036	505	かぶ 根 皮つき 生	93.9	(0.1)	0.1	(0.07)	(0.01)	(0.01)	(0.05)	(0.04)	(0.01)	(0)	(0)	-	(0)	(0)	(0)	-	(0)	-	-	(10)	-	-	-	(1)	-	-	-	-
06037	506	かぶ 根 皮つき ゆで	93.8	(0.1)	0.1	(0.07)	(0.01)	(0.01)	(0.05)	(0.04)	(0.01)	(0)	(0)	-	(0)	(0)	(0)	-	(0)	-	-	(10)	-	-	-	(1)	-	-	-	-
06038	507	かぶ 根 皮なし 生	93.9	(0.1)	0.1	(0.07)	(0.01)	(0.01)	(0.05)	(0.04)	(0.01)	(0)	(0)	-	(0)	(0)	(0)	-	(0)	-	-	(10)	-	-	-	(1)	-	-	-	-
06039	508	かぶ 根 皮なし ゆで	93.7	(0.1)	0.1	(0.07)	(0.01)	(0.01)	(0.05)	(0.04)	(0.01)	(0)	(0)	-	(0)	(0)	(0)	-	(0)	-	-	(10)	-	-	-	(1)	-	-	-	-
06040	509	かぶ 漬物 塩漬 葉	87.9	(0.1)	0.2	(0.10)	(0.02)	(Tr)	(0.08)	(0.06)	(0.01)	-	-	-	-	(0)	(0)	-	(Tr)	(Tr)	-	(15)	-	(0)	-	(2)	(Tr)	(Tr)	-	-
06041	510	かぶ 漬物 塩漬 根 皮つき	90.5	(0.1)	0.2	(0.14)	(0.02)	(0.01)	(0.11)	(0.08)	(0.02)	(0)	(0)	-	(0)	(0)	(0)	-	(0)	-	-	(20)	-	-	-	(2)	-	-	-	-
06042	511	かぶ 漬物 塩漬 根 皮なし	89.4	(0.1)	0.1	(0.07)	(0.01)	(0.01)	(0.05)	(0.04)	(0.01)	(0)	(0)	-	(0)	(0)	(0)	-	(0)	-	-	(10)	-	-	-	(1)	-	-	-	-
06046	515	（かぼちゃ類） 日本かぼちゃ 果実 生	86.7	Tr	0.1	0.04	0.01	Tr	0.03	0.02	0.01	-	-	-	-	0	0	-	Tr	0	-	12	-	Tr	-	2	Tr	Tr	-	-
06047	516	（かぼちゃ類） 日本かぼちゃ 果実 ゆで	84.0	(Tr)	0.1	(0.04)	(0.01)	(Tr)	(0.03)	(0.02)	(0.01)	-	-	-	-	(0)	(0)	-	(Tr)	(0)	-	(12)	-	(Tr)	-	(2)	(Tr)	(Tr)	-	-
06048	517	（かぼちゃ類） 西洋かぼちゃ 果実 生	76.2	0.2	0.3	0.16	0.04	0.06	0.06	0.02	0.04	-	-	-	-	0	0	-	1	0	-	30	-	Tr	-	6	1	Tr	-	-
06049	518	（かぼちゃ類） 西洋かぼちゃ 果実 ゆで	75.7	(0.2)	0.3	(0.16)	(0.04)	(0.06)	(0.06)	(0.02)	(0.04)	-	-	-	-	(0)	(0)	-	(1)	(0)	-	(30)	-	(Tr)	-	(6)	(1)	(Tr)	-	-
06332	519	（かぼちゃ類） 西洋かぼちゃ 果実 焼き	68.2	(0.2)	0.4	(0.19)	(0.05)	(0.07)	(0.07)	(0.03)	(0.05)	-	-	-	-	(0)	(0)	-	(1)	(0)	-	(37)	-	(Tr)	-	(7)	(1)	(Tr)	-	-
06050	520	（かぼちゃ類） 西洋かぼちゃ 果実 冷凍	78.1	(0.2)	0.3	(0.16)	(0.04)	(0.06)	(0.06)	(0.02)	(0.04)	-	-	-	-	(0)	(0)	-	(1)	(0)	-	(30)	-	(Tr)	-	(6)	(1)	(Tr)	-	-
06051	521	（かぼちゃ類） そうめんかぼちゃ 果実 生	92.4	(0.1)	0.1	(0.07)	(0.02)	(0.01)	(0.04)	(0.03)	(0.02)	-	-	-	-	-	(Tr)	-	(Tr)	-	-	(18)	-	-	-	(2)	-	-	-	-
06054	524	カリフラワー 花序 生	90.8	(0.1)	0.1	(0.07)	(0.05)	(0.01)	(0.01)	(0.01)	(Tr)	(0)	(0)	-	(0)	(6)	(0)	-	(0)	(1)	-	(33)	-	(Tr)	-	(3)	(1)	(1)	(1)	-
06055	525	カリフラワー 花序 ゆで	91.5	(0.1)	0.1	(0.07)	(0.05)	(0.01)	(0.01)	(0.01)	(Tr)	(0)	(0)	-	(0)	(6)	(0)	-	(0)	(1)	-	(33)	-	(Tr)	-	(3)	(1)	(1)	(1)	-
06061	532	（キャベツ類） キャベツ 結球葉 生	92.7	0.1	0.2	0.05	0.02	0.01	0.02	0.01	0.01	-	-	-	-	0	Tr	-	Tr	Tr	-	15	-	Tr	-	3	1	1	-	-
06062	533	（キャベツ類） キャベツ 結球葉 ゆで	93.9	(0.1)	0.2	(0.05)	(0.02)	(0.01)	(0.02)	(0.01)	(0.01)	-	-	-	-	(0)	(Tr)	-	(Tr)	(Tr)	-	(15)	-	(Tr)	-	(3)	(1)	(1)	-	-
06333	534	（キャベツ類） キャベツ 結球葉 油いため	85.7	(5.7)	6.0	(5.47)	(0.44)	(3.49)	(1.54)	(0.45)	(1.09)	(0)	(0)	(0)	(0)	(0)	(4)	-	(5)	(1)	(0)	(250)	-	(Tr)	-	(110)	(35)	(17)	(9)	(0)
06063	535	（キャベツ類） グリーンボール 結球葉 生	93.4	(Tr)	0.1	(0.03)	(0.01)	(Tr)	(0.01)	(Tr)	(0.01)	-	-	-	-	(0)	(0)	-	(Tr)	(Tr)	-	(8)	-	(Tr)	-	(1)	(Tr)	(Tr)	-	-
06064	536	（キャベツ類） レッドキャベツ 結球葉 生	90.4	Tr	0.1	0.02	0.01	Tr	0.01	0.01	0.01	-	-	-	-	0	0	-	Tr	Tr	-	5	-	Tr	-	1	Tr	0	-	-
06065	537	きゅうり 果実 生	95.4	Tr	0.1	0.02	0.01	Tr	0.01	0.01	Tr	-	-	-	-	0	0	-	Tr	Tr	-	10	-	0	-	1	0	Tr	-	-
06066	538	きゅうり 漬物 塩漬	92.1	(Tr)	0.1	(0.02)	(0.01)	(Tr)	(0.01)	(0.01)	(Tr)	-	-	-	-	(0)	(0)	-	(Tr)	(Tr)	-	(10)	-	(0)	-	(1)	(0)	(Tr)	-	-
06067	539	きゅうり 漬物 しょうゆ漬	81.0	(0.1)	0.4	(0.10)	(0.05)	(Tr)	(0.05)	(0.03)	(0.02)	-	-	-	-	(0)	(Tr)	-	(1)	(1)	-	(39)	-	(Tr)	-	(4)	(Tr)	(1)	-	-
06068	540	きゅうり 漬物 ぬかみそ漬	85.6	(Tr)	0.1	(0.02)	(0.01)	(Tr)	(0.01)	(0.01)	(Tr)	-	-	-	-	(0)	(0)	-	(Tr)	(Tr)	-	(10)	-	(0)	-	(1)	(0)	(Tr)	-	-
06069	541	きゅうり 漬物 ピクルス スイート型	80.0	(Tr)	0.1	(0.04)	(0.02)	(0)	(0.03)	(0.01)	(0.01)	(0)	(0)	-	(0)	(0)	(Tr)	-	(Tr)	-	-	(14)	-	-	-	(1)	-	-	-	-
06071	543	ぎょうじゃにんにく 葉 生	88.8	(0.1)	0.2	(0.08)	(0.02)	(0.01)	(0.05)	(0.03)	(0.03)	-	-	-	-	(0)	(Tr)	-	(1)	(Tr)	-	(19)	-	(Tr)	-	(1)	(1)	(1)	-	-
06075	544	キンサイ 茎葉 生	93.5	(0.2)	0.4	(0.20)	(0.06)	(0.01)	(0.13)	(0.02)	(0.11)	-	-	-	-	(0)	(0)	-	(1)	(2)	-	(54)	-	(2)	-	(3)	(Tr)	(3)	-	-

	可食部 100 g 当たり																												備　考
	脂肪酸																												
	一価不飽和								多価不飽和																			未同定物質	
1	16:1 パルミトレイン酸	17:1 ヘプタデセン酸	18:1 計	18:1 n-9 オレイン酸	18:1 n-7 シス-バクセン酸	20:1 イコセン酸	22:1 ドコセン酸	24:1 テトラコセン酸	16:2 ヘキサデカジエン酸	16:3 ヘキサデカトリエン酸	16:4 ヘキサデカテトラエン酸	18:2 n-6 リノール酸	18:3 n-3 α-リノレン酸	18:3 n-6 γ-リノレン酸	18:4 n-3 オクタデカテトラエン酸	20:2 n-6 イコサジエン酸	20:3 n-3 イコサトリエン酸	20:3 n-6 イコサトリエン酸	20:4 n-3 イコサテトラエン酸	20:4 n-6 アラキドン酸	20:5 n-3 イコサペンタエン酸	21:5 n-3 ヘンイコサペンタエン酸	22:2 ドコサジエン酸	22:4 n-6 ドコサテトラエン酸	22:5 n-3 ドコサペンタエン酸	22:5 n-6 ドコサペンタエン酸	22:6 n-3 ドコサヘキサエン酸		
	F16D1	F17D1	F18D1	F18D1CN9	F18D1CN7	F20D1	F22D1	F24D1	F16D2	F16D3	F16D4	F18D2N6	F18D3N3	F18D3N6	F18D4N3	F20D2N6	F20D3N3	F20D3N6	F20D4N3	F20D4N6	F20D5N3	F21D5N3	F22D2	F22D4N6	F22D5N3	F22D5N6	F22D6N3	FAUN	
	(……… mg ………)																												
-	(1)	-	(6)	-	-	(0)	(0)	-	-	-	-	(12)	(40)	-	(0)	-	-	-	-	(0)	(0)	-	-	-	(0)	-	(0)	-	別名：かぶら、すずな 廃棄部位：根端及び葉柄基部 米国成分表から推計
-	(0)	-	(5)	-	-	(0)	(0)	-	-	-	-	(11)	(40)	-	(0)	-	-	-	-	(0)	(0)	-	-	-	(0)	-	(0)	-	別名：かぶら、すずな 根端及び葉柄基部を除いたもの 米国成分表から推計
-	(1)	-	(6)	-	-	(0)	(0)	-	-	-	-	(12)	(40)	-	(0)	-	-	-	-	(0)	(0)	-	-	-	(0)	-	(0)	-	別名：かぶら、すずな 廃棄部位：根端、葉柄基部及び皮 米国成分表から推計
-	(0)	-	(5)	-	-	(0)	(0)	-	-	-	-	(11)	(40)	-	(0)	-	-	-	-	(0)	(0)	-	-	-	(0)	-	(0)	-	別名：かぶら、すずな 根端、葉柄基部及び皮を除いたもの 米国成分表から推計
-	(1)	(0)	(3)	-	-	(Tr)	(Tr)	-	-	(12)	-	(8)	(56)	-	-	(Tr)	(0)	(0)	-	(0)	(0)	-	-	-	-	-	-	-	別名：かぶら、すずな 廃棄部位：葉柄基部 水洗いし、手搾りしたもの 06086こまつな生から推計
-	(2)	-	(12)	-	-	(0)	(0)	-	-	-	-	(24)	(80)	-	(0)	-	-	-	-	(0)	(0)	-	-	-	(0)	-	(0)	-	別名：かぶら、すずな 水洗いし、手搾りしたもの 米国成分表から推計
-	(1)	-	(6)	-	-	(0)	(0)	-	-	-	-	(12)	(40)	-	(0)	-	-	-	-	(0)	(0)	-	-	-	(0)	-	(0)	-	別名：かぶら、すずな 水洗いし、手搾りしたもの 米国成分表から推計
-	Tr	0	1	-	-	1	0	-	-	0	-	7	19	-	-	0	-	0	-	0	0	-	-	-	-	-	-	Tr	別名：とうなす、ぼうぶら、なんきん 廃棄部位：わた、種子及び両端
-	(Tr)	(0)	(1)	-	-	(1)	(0)	-	-	(0)	-	(7)	(19)	-	-	(0)	(0)	(0)	-	(0)	(0)	-	-	-	-	-	-	(Tr)	別名：とうなす、ぼうぶら、なんきん わた、種子及び両端を除いたもの 06046日本かぼちゃ生から推計
-	1	Tr	59	-	-	1	0	-	-	0	-	37	23	-	-	0	-	0	-	0	0	-	-	-	-	-	-	1	別名：くりかぼちゃ 廃棄部位：わた、種子及び両端
-	(1)	(Tr)	(59)	-	-	(1)	(0)	-	-	(0)	-	(37)	(23)	-	-	(0)	(0)	(0)	-	(0)	(0)	-	-	-	-	-	-	(1)	別名：くりかぼちゃ わた、種子及び両端を除いたもの 06048西洋かぼちゃ生から推計
-	(1)	(Tr)	(72)	-	-	(1)	(0)	-	-	(0)	-	(45)	(28)	-	-	(0)	(0)	(0)	-	(0)	(0)	-	-	-	-	-	-	(1)	別名：くりかぼちゃ わた、種子及び両端を除いたもの 06048西洋かぼちゃ生から推計
-	(1)	(Tr)	(59)	-	-	(1)	(0)	-	-	(0)	-	(37)	(23)	-	-	(0)	(0)	(0)	-	(0)	(0)	-	-	-	-	-	-	(1)	別名：くりかぼちゃ 06048西洋かぼちゃ生から推計
-	(Tr)	-	(7)	-	-	-	-	-	-	-	-	(16)	(26)	-	-	-	-	-	-	-	-	-	-	-	-	-	-	-	別名：ぺぽかぼちゃ、きんしうり、そうめんうり、いとかぼちゃ 廃棄部位：わた、種子、皮及び両端 米国成分表から推計
(0)	(1)	(0)	(10)	-	-	(0)	(0)	(1)	-	-	-	(5)	(5)	(0)	(0)	(0)	(0)	(0)	-	(0)	(0)	-	-	(0)	(0)	-	(0)	-	別名：はなやさい 廃棄部位：茎葉 米国成分表から推計 C18:2CLAs (1) mg
(0)	(1)	(0)	(10)	-	-	(0)	(0)	(1)	-	-	-	(5)	(5)	(0)	(0)	(0)	(0)	(0)	-	(0)	(0)	-	-	(0)	(0)	-	(0)	-	別名：はなやさい 茎葉を除いたもの 米国成分表から推計 C18:2CLAs (1) mg
-	1	0	7	-	-	Tr	1	-	-	0	-	13	9	-	-	0	-	0	-	0	0	-	-	-	-	-	-	2	別名：かんらん、たまな 廃棄部位：しん
-	(1)	(0)	(7)	-	-	(Tr)	(1)	-	-	(0)	-	(13)	(9)	-	-	(0)	(0)	(0)	-	(0)	(0)	-	-	-	-	-	-	(2)	別名：かんらん、たまな しんを除いたもの 06061キャベツ生から推計
(0)	(13)	(0)	(3400)	-	-	(66)	(9)	(9)	(0)	(0)	(0)	(1100)	(450)	(0)	(0)	(0)	(0)	(0)	(0)	(0)	(0)	(0)	(0)	(0)	(0)	(0)	(0)	-	別名：かんらん、たまな しんを除いたもの 植物油（なたね油） 06061キャベツ生と油（なたね油）の付着量から推計
-	(Tr)	(0)	(4)	-	-	(Tr)	(Tr)	-	-	(0)	-	(7)	(4)	-	-	(0)	(0)	(0)	-	(0)	(0)	-	-	-	-	-	-	(1)	廃棄部位：しん 06061キャベツ生から推計
-	Tr	0	4	-	-	Tr	0	-	-	0	-	6	7	-	-	0	-	0	-	0	0	-	-	-	-	-	-	Tr	別名：赤キャベツ、紫キャベツ 廃棄部位：しん
-	Tr	0	1	-	-	Tr	0	-	-	0	-	4	8	-	-	0	-	0	-	0	0	-	-	-	-	-	-	Tr	廃棄部位：両端
-	(Tr)	(0)	(1)	-	-	(Tr)	(0)	-	-	(0)	-	(4)	(8)	-	-	(0)	(0)	(0)	-	(0)	(0)	-	-	-	-	-	-	(Tr)	廃棄部位：両端 水洗いし、水切りしたもの 06065きゅうり生から推計
-	(Tr)	(Tr)	(2)	-	-	(1)	(Tr)	-	-	(0)	-	(16)	(33)	-	-	(0)	(0)	(0)	-	(0)	(0)	-	-	-	-	-	-	(1)	06065きゅうり生から推計
-	(Tr)	(0)	(1)	-	-	(Tr)	(0)	-	-	(0)	-	(4)	(8)	-	-	(0)	(0)	(0)	-	(0)	(0)	-	-	-	-	-	-	(Tr)	廃棄部位：両端 水洗いし、水切りしたもの 06065きゅうり生から推計
-	(0)	-	(1)	-	-	(0)	(0)	-	-	-	-	(11)	(15)	-	(0)	-	-	-	-	(0)	(0)	-	-	-	(0)	-	(0)	-	酢漬けしたもの 米国成分表から推計
-	(1)	(0)	(3)	-	-	(1)	(0)	-	-	(0)	-	(26)	(28)	-	-	(Tr)	(0)	(0)	-	(0)	(0)	-	-	-	-	-	-	(1)	別名：アイヌねぎ、ヒトビロ、やまびる 廃棄部位：底盤部及び萌芽葉 06227葉ねぎ生から推計
-	(1)	(0)	(2)	-	-	(1)	(1)	-	-	(2)	-	(110)	(19)	-	-	(Tr)	(0)	(0)	-	(0)	(0)	-	-	-	-	-	-	(2)	別名：中国セロリ、スープセロリ、リーフセロリ 廃棄部位：株元 06119セロリ生から推計

6 野菜類

食品番号	索引番号	食品名	水分	脂肪酸のトリアシルグリセロール当量	脂質	脂肪酸 総量	飽和	一価不飽和	多価不飽和	n-3系 多価不飽和	n-6系 多価不飽和	4:0 酪酸	6:0 ヘキサン酸	7:0 ヘプタン酸	8:0 オクタン酸	10:0 デカン酸	12:0 ラウリン酸	13:0 トリデカン酸	14:0 ミリスチン酸	15:0 ペンタデカン酸	15:0 ant ペンタデカン酸	16:0 パルミチン酸	16:0 iso パルミチン酸	17:0 ヘプタデカン酸	17:0 ant ヘプタデカン酸	18:0 ステアリン酸	20:0 アラキジン酸	22:0 ベヘン酸	24:0 リグノセリン酸	10:1 デセン酸
		成分識別子	WATER	FATNLEA	FAT-	FACID	FASAT	FAMS	FAPU	FAPUN3	FAPUN6	F4D0	F6D0	F7D0	F8D0	F10D0	F12D0	F13D0	F14D0	F15D0	F15D0AI	F16D0	F16D0I	F17D0	F17D0AI	F18D0	F20D0	F22D0	F24D0	F10D1
		単位	(g								)	(mg																		)
06076	545	キンサイ 茎葉 ゆで	93.6	(0.2)	0.4	(0.20)	(0.06)	(0.01)	(0.13)	(0.02)	(0.11)	-	-	-	-	(0)	(0)	-	(1)	(2)	-	(54)	-	(2)	-	(3)	(Tr)	(3)	-	-
06077	546	クレソン 茎葉 生	94.1	(0.1)	0.1	(0.07)	(0.03)	(0.01)	(0.04)	(0.02)	(0.01)	(0)	(0)	-	(0)	(0)	(0)	-	(0)	-	-	(24)	-	-	-	(3)	-	-	-	-
06080	549	ケール 葉 生	90.2	0.1	0.4	0.10	0.03	0.01	0.07	0.04	0.02	-	-	-	-	0	0	-	Tr	Tr	-	23	-	Tr	-	3	1	Tr	2	0
06084	553	ごぼう 根 生	81.7	(0.1)	0.1	(0.08)	(0.02)	(0.02)	(0.04)	(Tr)	(0.04)	(0)	(0)	-	(0)	(0)	(0)	-	(0)	-	-	(17)	-	-	-	(0)	-	-	-	-
06085	554	ごぼう 根 ゆで	83.9	(0.2)	0.2	(0.16)	(0.03)	(0.05)	(0.08)	(Tr)	(0.07)	(0)	(0)	-	(0)	(0)	(0)	-	(0)	-	-	(33)	-	-	-	(0)	-	-	-	-
06086	555	こまつな 葉 生	94.1	0.1	0.2	0.10	0.02	Tr	0.08	0.06	0.01	-	-	-	-	0	0	-	Tr	Tr	-	15	-	0	-	2	Tr	Tr	-	-
06087	556	こまつな 葉 ゆで	94.0	(0.1)	0.1	(0.05)	(0.01)	(Tr)	(0.04)	(0.03)	(Tr)	-	-	-	-	(0)	(0)	-	(Tr)	(0)	-	(7)	-	(0)	-	(1)	(Tr)	(Tr)	-	-
06089	559	さんとうさい 葉 生	94.7	(0.1)	0.2	(0.08)	(0.02)	(0.01)	(0.05)	(0.05)	(0.01)	-	-	-	-	(0)	(0)	-	(Tr)	(Tr)	-	(16)	-	(Tr)	-	(2)	(Tr)	(Tr)	-	-
06090	560	さんとうさい 葉 ゆで	94.3	(0.1)	0.3	(0.12)	(0.03)	(0.01)	(0.08)	(0.07)	(0.01)	-	-	-	-	(0)	(Tr)	-	(Tr)	(Tr)	-	(24)	-	(Tr)	-	(2)	(1)	(1)	-	-
06091	561	さんとうさい 塩漬	90.3	(0.1)	0.3	(0.12)	(0.03)	(0.01)	(0.08)	(0.07)	(0.01)	-	-	-	-	(0)	(Tr)	-	(Tr)	(Tr)	-	(24)	-	(Tr)	-	(2)	(1)	(1)	-	-
06093	563	ししとう 果実 生	91.4	(0.1)	0.3	(0.11)	(0.03)	(Tr)	(0.07)	(0.02)	(0.05)	-	-	-	-	(0)	(0)	-	(Tr)	(Tr)	-	(25)	-	(Tr)	-	(6)	(2)	(0)	-	-
06094	564	ししとう 果実 油いため	88.3	(2.9)	3.2	(2.81)	(0.24)	(1.75)	(0.82)	(0.23)	(0.59)	(0)	(0)	(0)	(0)	(0)	(2)	-	(3)	(Tr)	(0)	(140)	-	(Tr)	-	(61)	(19)	(8)	(4)	(0)
06095	565	しそ 葉 生	86.7	Tr	0.1	0.03	0.01	Tr	0.01	0.01	0.01	-	-	-	-	0	Tr	-	Tr	0	-	9	-	0	-	1	Tr	0	0	0
06096	566	しそ 実 生	85.7	0.1	0.1	0.07	0.01	0.01	0.05	0.03	0.01	-	-	-	-	0	Tr	-	0	0	-	8	-	Tr	-	2	1	Tr	Tr	0
06099	569	しゅんぎく 葉 生	91.8	0.1	0.3	0.13	0.02	0.01	0.10	0.07	0.03	-	-	-	-	0	0	-	Tr	Tr	-	19	-	Tr	-	1	1	1	-	-
06100	570	しゅんぎく 葉 ゆで	91.1	(0.2)	0.5	(0.22)	(0.04)	(0.01)	(0.17)	(0.12)	(0.05)	-	-	-	-	(0)	(0)	-	(1)	(Tr)	-	(32)	-	(Tr)	-	(2)	(1)	(1)	-	-
06102	572	（しょうが類） 葉しょうが 根茎 生	96.3	(0.1)	0.2	(0.14)	(0.05)	(0.04)	(0.04)	(0.01)	(0.03)	(0)	(0)	-	(2)	(0)	(10)	-	(5)	-	-	(32)	-	-	-	(5)	-	-	-	-
06103	573	（しょうが類） しょうが 根茎 皮なし 生	91.4	(0.2)	0.3	(0.20)	(0.08)	(0.06)	(0.06)	(0.01)	(0.05)	(0)	(0)	-	(3)	(0)	(16)	-	(7)	-	-	(48)	-	-	-	(7)	-	-	-	-
06104	576	（しょうが類） しょうが 漬物 酢漬	89.2	(0.1)	0.2	(0.14)	(0.06)	(0.04)	(0.04)	(0.01)	(0.03)	(0)	(0)	-	(2)	(0)	(11)	-	(5)	-	-	(33)	-	-	-	(5)	-	-	-	-
06105	577	（しょうが類） しょうが 漬物 甘酢漬	86.0	(0.3)	0.4	(0.26)	(0.10)	(0.08)	(0.08)	(0.02)	(0.06)	(0)	(0)	-	(3)	(0)	(19)	-	(9)	-	-	(60)	-	-	-	(8)	-	-	-	-
06106	579	しろうり 果実 生	95.3	(Tr)	0.1	(0.02)	(0.01)	(Tr)	(0.01)	(0.01)	(Tr)	-	-	-	-	(0)	(0)	-	(Tr)	(Tr)	-	(10)	-	(0)	-	(1)	(0)	(Tr)	-	-
06107	580	しろうり 漬物 塩漬	92.8	(Tr)	0.1	(0.02)	(0.01)	(Tr)	(0.01)	(0.01)	(Tr)	-	-	-	-	(0)	(0)	-	(Tr)	(Tr)	-	(10)	-	(0)	-	(1)	(0)	(Tr)	-	-
06111	584	ずいき 干しずいき 乾	9.9	(0.3)	0.4	(0.28)	(0.08)	(0.03)	(0.17)	(0.05)	(0.12)	(0)	(0)	-	(0)	(0)	(0)	-	(0)	-	-	(71)	-	-	-	(11)	-	-	-	-
06113	587	すぐきな 葉 生	90.5	(0.1)	0.2	(0.14)	(0.05)	(0.01)	(0.08)	(0.06)	(0.02)	(0)	(0)	-	(1)	(1)	(1)	-	(2)	-	-	(36)	-	-	-	(7)	-	-	-	-
06114	588	すぐきな 根 生	93.7	(0.1)	0.1	(0.07)	(0.01)	(0.01)	(0.05)	(0.04)	(0.01)	(0)	(0)	-	(0)	(0)	(0)	-	(0)	-	-	(10)	-	-	-	(1)	-	-	-	-
06115	589	すぐきな すぐき漬	87.4	(0.5)	0.7	(0.49)	(0.08)	(0.04)	(0.37)	(0.28)	(0.08)	(0)	(0)	-	(0)	(0)	(0)	-	(0)	-	-	(70)	-	-	-	(7)	-	-	-	-
06116	590	ズッキーニ 果実 生	94.9	(0.1)	0.1	(0.06)	(0.03)	(Tr)	(0.03)	(0.02)	(0.01)	(0)	(0)	-	(0)	(5)	(1)	-	(Tr)	(Tr)	-	(15)	-	(1)	-	(2)	(Tr)	(1)	(1)	-
06117	591	せり 茎葉 生	93.4	(0.1)	0.1	(0.05)	(0.02)	(Tr)	(0.03)	(Tr)	(0.03)	-	-	-	-	(0)	(0)	-	(Tr)	(1)	-	(13)	-	(Tr)	-	(1)	(0)	(1)	-	-

可食部 100 g 当たり

可食部 100 g 当たり

脂肪酸 一価不飽和 15:1 ペンタデセン酸 F15D1	16:1 パルミトレイン酸 F16D1	17:1 ヘプタデセン酸 F17D1	18:1 計 F18D1	18:1 n-9 オレイン酸 F18D1CN9	18:1 n-7 シス-バクセン酸 F18D1CN7	20:1 イコセン酸 F20D1	22:1 ドコセン酸 F22D1	24:1 テトラコセン酸 F24D1	多価不飽和 16:2 ヘキサデカジエン酸 F16D2	16:3 ヘキサデカトリエン酸 F16D3	16:4 ヘキサデカテトラエン酸 F16D4	18:2 n-6 リノール酸 F18D2N6	18:3 n-3 α-リノレン酸 F18D3N3	18:3 n-6 γ-リノレン酸 F18D3N6	18:4 n-3 オクタデカテトラエン酸 F18D4N3	20:2 n-6 イコサジエン酸 F20D2N6	20:3 n-3 イコサトリエン酸 F20D3N3	20:3 n-6 イコサトリエン酸 F20D3N6	20:4 n-3 イコサテトラエン酸 F20D4N3	20:4 n-6 アラキドン酸 F20D4N6	20:5 n-3 イコサペンタエン酸 F20D5N3	21:5 n-3 ヘンイコサペンタエン酸 F21D5N3	22:2 ドコサジエン酸 F22D2	22:4 n-6 ドコサテトラエン酸 F22D4N6	22:5 n-3 ドコサペンタエン酸 F22D5N3	22:5 n-6 ドコサペンタエン酸 F22D5N6	22:6 n-3 ドコサヘキサエン酸 F22D6N3	未同定物質 FAUN	備考
(mg																												mg)	
-	(1)	(0)	(2)	-	-	(1)	(1)	-	-	(2)	-	(110)	(19)	-	-	(Tr)	(0)	(0)	-	(0)	(0)	-	-	-	-	-	-	(2)	別名： 中国セロリ、スープセロリ、リーフセロリ 株元を除いたもの 06119セロリ生から推計
-	(2)	-	(6)	-	-	(0)	(0)	-	-	-	-	(12)	(23)	-	(0)	-	-	-	-	(0)	(0)	-	-	-	(0)	-	(0)	-	別名： オランダがらし、オランダみずがらし 廃棄部位： 株元 米国成分表から推計
0	2	0	3	-	-	1	1	Tr	0	0	0	20	45	0	0	0	-	0	0	0	0	0	0	0	0	0	0	-	別名： 葉キャベツ、はごろもかんらん 廃棄部位： 葉柄基部
-	(0)	-	(25)	-	-	(0)	(0)	-	-	-	-	(37)	(1)	-	(0)	-	-	-	-	(0)	(0)	-	-	-	(0)	-	(0)	-	廃棄部位： 皮、葉柄基部及び先端 米国成分表から推計
-	(0)	-	(50)	-	-	(0)	(0)	-	-	-	-	(74)	(3)	-	(0)	-	-	-	-	(0)	(0)	-	-	-	(0)	-	(0)	-	皮、葉柄基部及び先端を除いたもの 米国成分表から推計
-	1	0	3	-	-	Tr	Tr	-	-	12	-	8	56	-	-	Tr	-	0	-	0	0	-	-	-	-	-	-	2	廃棄部位： 株元
-	(1)	(0)	(1)	-	-	(0)	(Tr)	-	-	(6)	-	(4)	(28)	-	-	(Tr)	(0)	(0)	-	(0)	(0)	-	-	-	-	-	-	(1)	廃棄部位： 株元 ゆでた後水冷し、手搾りしたもの 06086こまつな生から推計
-	(1)	(0)	(8)	-	-	(Tr)	(Tr)	-	-	(1)	-	(5)	(48)	-	-	(0)	(0)	(0)	-	(0)	(0)	-	-	-	-	-	-	(3)	別名： さんとうな、べが菜 廃棄部位： 根及び株元 06233はくさい生から推計
-	(1)	(0)	(12)	-	-	(Tr)	(Tr)	-	-	(2)	-	(8)	(72)	-	-	(0)	(0)	(0)	-	(0)	(0)	-	-	-	-	-	-	(4)	別名： さんとうな、べが菜 根を除いたもの ゆでた後水冷し、手搾りしたもの 廃棄部位： 株元 06233はくさい生から推計
-	(1)	(0)	(12)	-	-	(Tr)	(Tr)	-	-	(2)	-	(8)	(72)	-	-	(0)	(0)	(0)	-	(0)	(0)	-	-	-	-	-	-	(4)	別名： さんとうな 廃棄部位： 株元 水洗いし、手搾りしたもの 06233はくさい生から推計
-	(1)	(0)	(3)	-	-	(0)	(0)	-	-	(0)	-	(51)	(16)	-	-	(0)	(0)	(Tr)	-	(0)	(1)	-	-	-	-	-	-	(3)	別名： ししとうがらし 廃棄部位： へた 06245青ピーマン生から推計
(0)	(6)	(0)	(1700)	-	-	(33)	(4)	(4)	(0)	(0)	(0)	(590)	(230)	(0)	(0)	(0)	(0)	(Tr)	(0)	(0)	(1)	(0)	(0)	(0)	(0)	(0)	(0)	(3)	別名： ししとうがらし へたを除いたもの 植物油（なたね油） 06093ししとう生の推計値と油（なたね油）の付着量から推計
0	2	1	1	1	Tr	0	Tr	0	0	0	0	5	10	0	0	0	-	0	0	0	0	0	0	0	0	0	0	-	試料： 青じそ（別名 ： 大葉）
0	Tr	Tr	8	7	1	Tr	0	0	0	0	0	11	34	0	0	Tr	-	0	0	0	0	0	0	0	0	0	0	-	試料： 青じそ
-	2	Tr	1	-	-	2	0	-	-	0	-	27	75	-	-	0	-	0	-	0	0	-	-	-	-	-	-	Tr	別名： きくな 廃棄部位： 基部
-	(4)	(1)	(2)	-	-	(4)	(0)	-	-	(0)	-	(46)	(120)	-	-	(0)	(0)	(0)	-	(0)	(0)	-	-	-	-	-	-	(1)	別名： きくな ゆでた後水冷し、手搾りしたもの 06099しゅんぎく生から推計
-	(6)	-	(32)	-	-	(2)	(0)	-	-	-	-	(32)	(9)	-	(0)	-	-	-	-	(0)	(0)	-	-	-	(0)	-	(0)	-	別名： 盆しょうが、はじかみ 廃棄部位： 葉及び茎 米国成分表から推計
-	(8)	-	(48)	-	-	(3)	(0)	-	-	-	-	(48)	(14)	-	(0)	-	-	-	-	(0)	(0)	-	-	-	(0)	-	(0)	-	ひねしょうが 廃棄部位： 皮 米国成分表から推計
-	(6)	-	(33)	-	-	(2)	(0)	-	-	-	-	(33)	(9)	-	(0)	-	-	-	-	(0)	(0)	-	-	-	(0)	-	(0)	-	ひねしょうが 別名： 紅しょうが 液汁を除いたもの 米国成分表から推計
-	(10)	-	(59)	-	-	(3)	(0)	-	-	-	-	(60)	(17)	-	(0)	-	-	-	-	(0)	(0)	-	-	-	(0)	-	(0)	-	ひねしょうが 別名： ガリ 液汁を除いたもの 米国成分表から推計
-	(Tr)	(0)	(1)	-	-	(Tr)	(0)	-	-	(0)	-	(4)	(8)	-	-	(0)	(0)	(0)	-	(0)	(0)	-	-	-	-	-	-	(Tr)	別名： あさうり、つけうり 廃棄部位： わた及び両端 06065きゅうり生から推計
-	(Tr)	(0)	(1)	-	-	(Tr)	(0)	-	-	(0)	-	(4)	(8)	-	-	(0)	(0)	(0)	-	(0)	(0)	-	-	-	-	-	-	(Tr)	別名： あさうり、つけうり 廃棄部位： 両端 水洗いし、手搾りしたもの 06065きゅうり生から推計
-	(0)	-	(32)	-	-	(0)	(0)	-	-	-	-	(120)	(50)	-	(0)	-	-	-	-	(0)	(0)	-	-	-	(0)	-	(0)	-	別名： いもがら 米国成分表から推計
-	(9)	-	(3)	-	-	(0)	(0)	-	-	-	-	(24)	(56)	-	(0)	-	-	-	-	(0)	(0)	-	-	-	(0)	-	(0)	-	別名： かもな 廃棄部位： 葉柄基部 米国成分表から推計
-	(1)	-	(6)	-	-	(0)	(0)	-	-	-	-	(12)	(40)	-	(0)	-	-	-	-	(0)	(0)	-	-	-	(0)	-	(0)	-	別名： かもな 廃棄部位： 根端及び葉柄基部 米国成分表から推計
-	(7)	-	(42)	-	-	(0)	(0)	-	-	-	-	(84)	(280)	-	(0)	-	-	-	-	(0)	(0)	-	-	-	(0)	-	(0)	-	水洗いし、手搾りしたもの 米国成分表から推計
(0)	(1)	(0)	(2)	-	-	(0)	(0)	(0)	-	-	-	(9)	(19)	(0)	(0)	(0)	(0)	(0)	-	(0)	(0)	-	-	(0)	(0)	-	(0)	-	別名： つるなしかぼちゃ 廃棄部位： 両端 米国成分表から推計
-	(Tr)	(0)	(1)	-	-	(Tr)	(Tr)	-	-	(1)	-	(28)	(5)	-	-	(0)	(0)	(0)	-	(0)	(0)	-	-	-	-	-	-	(1)	別名： かわな 廃棄部位： 根及び株元 06119セロリ生から推計

6 野菜類

食品番号	索引番号	食品名	水分	脂肪酸のトリアシルグリセロール当量	脂質	総量	飽和	一価不飽和	多価不飽和	n-3系 多価不飽和	n-6系 多価不飽和	4:0 酪酸	6:0 ヘキサン酸	7:0 ヘプタン酸	8:0 オクタン酸	10:0 デカン酸	12:0 ラウリン酸	13:0 トリデカン酸	14:0 ミリスチン酸	15:0 ペンタデカン酸	15:0 ant ペンタデカン酸	16:0 パルミチン酸	16:0 iso パルミチン酸	17:0 ヘプタデカン酸	17:0 ant ヘプタデカン酸	18:0 ステアリン酸	20:0 アラキジン酸	22:0 ベヘン酸	24:0 リグノセリン酸	10:1 デセン酸
		成分識別子	WATER	FATNLEA	FAT-	FACID	FASAT	FAMS	FAPU	FAPUN3	FAPUN6	F4D0	F6D0	F7D0	F8D0	F10D0	F12D0	F13D0	F14D0	F15D0	F15D0AI	F16D0	F16D0I	F17D0	F17D0AI	F18D0	F20D0	F22D0	F24D0	F10D1
		単位	(…g…)									(…mg…)																		
			可食部100g当たり			脂肪酸						飽和																		
06118	592	せり 茎葉 ゆで	93.6	(0.1)	0.1	(0.05)	(0.02)	(Tr)	(0.03)	(Tr)	(0.03)	-	-	-	-	(0)	(0)	-	(Tr)	(1)	-	(13)	-	(Tr)	-	(1)	(0)	(1)	-	-
06119	593	セロリ 葉柄 生	94.7	0.1	0.1	0.05	0.02	Tr	0.03	Tr	0.03	-	-	-	-	0	0	-	Tr	1	-	13	-	Tr	-	1	0	1	-	-
06124	598	そらまめ 未熟豆 生	72.3	0.1	0.2	0.09	0.03	0.01	0.05	Tr	0.05	-	-	-	-	0	0	-	Tr	Tr	-	21	-	Tr	-	2	1	2	-	-
06125	599	そらまめ 未熟豆 ゆで	71.3	(0.1)	0.2	(0.09)	(0.03)	(0.01)	(0.05)	(Tr)	(0.05)	-	-	-	-	(0)	(0)	-	(Tr)	(Tr)	-	(21)	-	(Tr)	-	(2)	(1)	(2)	-	-
06126	600	タアサイ 葉 生	94.3	(0.1)	0.2	(0.10)	(0.02)	(Tr)	(0.08)	(0.06)	(0.01)	-	-	-	-	(0)	(0)	-	(Tr)	(Tr)	-	(15)	-	(0)	-	(2)	(Tr)	(Tr)	-	-
06127	601	タアサイ 葉 ゆで	95.0	(0.1)	0.2	(0.10)	(0.02)	(Tr)	(0.08)	(0.06)	(0.01)	-	-	-	-	(0)	(0)	-	(Tr)	(Tr)	-	(15)	-	(0)	-	(2)	(Tr)	(Tr)	-	-
06128	602	（だいこん類） かいわれだいこん 芽ばえ 生	93.4	(0.2)	0.5	(0.21)	(0.05)	(0.02)	(0.15)	(0.11)	(0.02)	-	-	-	-	(0)	(0)	-	(1)	(Tr)	-	(38)	-	(Tr)	-	(5)	(2)	(Tr)	-	-
06129	603	（だいこん類） 葉だいこん 葉 生	92.6	(0.1)	0.2	(0.09)	(0.02)	(0.01)	(0.06)	(0.04)	(0.01)	-	-	-	-	(0)	(0)	-	(Tr)	(0)	-	(15)	-	(Tr)	-	(2)	(1)	(Tr)	-	-
06130	604	（だいこん類） だいこん 葉 生	90.6	Tr	0.1	0.04	0.01	Tr	0.03	0.02	Tr	-	-	-	-	0	0	-	Tr	0	-	8	-	0	-	1	Tr	0	-	-
06131	605	（だいこん類） だいこん 葉 ゆで	91.3	(Tr)	0.1	(0.04)	(0.01)	(Tr)	(0.03)	(0.02)	(Tr)	-	-	-	-	(0)	(0)	-	(Tr)	(0)	-	(8)	-	(0)	-	(1)	(Tr)	(0)	-	-
06132	606	（だいこん類） だいこん 根 皮つき 生	94.6	Tr	0.1	0.04	0.01	Tr	0.02	0.02	0.01	-	-	-	-	0	0	-	0	0	-	11	-	Tr	-	1	Tr	Tr	-	-
06134	608	（だいこん類） だいこん 根 皮なし 生	94.6	(Tr)	0.1	(0.04)	(0.01)	(Tr)	(0.02)	(0.02)	(0.01)	-	-	-	-	(0)	(0)	-	(0)	(0)	-	(11)	-	(Tr)	-	(1)	(Tr)	(Tr)	-	-
06135	612	（だいこん類） だいこん 根 皮なし ゆで	94.8	(Tr)	0.1	(0.04)	(0.01)	(Tr)	(0.02)	(0.02)	(0.01)	-	-	-	-	(0)	(0)	-	(0)	(0)	-	(11)	-	(Tr)	-	(1)	(Tr)	(Tr)	-	-
06136	613	（だいこん類） 切干しだいこん 乾	8.4	(0.3)	0.8	(0.32)	(0.10)	(0.03)	(0.19)	(0.14)	(0.04)	-	-	-	-	(0)	(0)	-	(1)	(1)	-	(86)	-	(1)	-	(6)	(2)	(4)	-	-
06334	614	（だいこん類） 切干しだいこん ゆで	94.6	(Tr)	0.1	(0.05)	(0.01)	(Tr)	(0.03)	(0.02)	(0.01)	-	-	-	-	(0)	(0)	-	(0)	(0)	-	(12)	-	(Tr)	-	(1)	(Tr)	(1)	-	-
06335	615	（だいこん類） 切干しだいこん 油いため	84.5	(5.7)	6.0	(5.48)	(0.44)	(3.48)	(1.56)	(0.48)	(1.09)	(0)	(0)	(0)	(0)	(0)	(4)	-	(5)	(Tr)	(0)	(260)	-	(Tr)	-	(110)	(34)	(18)	(9)	(0)
06144	624	（たいさい類） つまみな 葉 生	92.3	0.1	0.3	0.12	0.03	0.01	0.08	0.06	0.01	-	-	-	-	0	Tr	-	1	Tr	-	20	-	Tr	-	3	1	1	2	0
06145	625	（たいさい類） たいさい 葉 生	93.7	(Tr)	0.1	(0.04)	(0.01)	(Tr)	(0.03)	(0.02)	(Tr)	-	-	-	-	(0)	(0)	-	(Tr)	(0)	-	(7)	-	(0)	-	(1)	(Tr)	(Tr)	(1)	(0)
06146	626	（たいさい類） たいさい 塩漬	90.9	(Tr)	0.1	(0.04)	(0.01)	(Tr)	(0.03)	(0.02)	(Tr)	-	-	-	-	(0)	(0)	-	(Tr)	(0)	-	(7)	-	(0)	-	(1)	(Tr)	(Tr)	(1)	(0)
06149	629	たけのこ 若茎 生	90.8	(0.1)	0.2	(0.14)	(0.05)	(Tr)	(0.09)	(0.01)	(0.08)	(0)	(0)	-	(0)	(0)	(1)	-	(1)	-	-	(34)	-	-	-	(4)	-	-	-	-
06150	630	たけのこ 若茎 ゆで	89.9	(0.1)	0.2	(0.14)	(0.05)	(Tr)	(0.09)	(0.01)	(0.08)	-	-	-	-	-	(1)	-	(2)	-	-	(35)	-	-	-	(4)	-	-	-	-
06151	631	たけのこ 水煮缶詰	92.8	(0.1)	0.2	(0.14)	(0.05)	(Tr)	(0.09)	(0.01)	(0.08)	(0)	(0)	-	(0)	(0)	(2)	-	(2)	-	-	(35)	-	-	-	(4)	-	-	-	-
06152	632	たけのこ めんま 塩蔵 塩抜き	93.9	(0.4)	0.5	(0.35)	(0.12)	(0.01)	(0.22)	(0.03)	(0.19)	(0)	(0)	-	(0)	(0)	(3)	-	(3)	-	-	(85)	-	-	-	(10)	-	-	-	-
06153	633	（たまねぎ類） たまねぎ りん茎 生	90.1	Tr	0.1	0.04	0.01	Tr	0.02	Tr	0.02	-	-	-	-	0	0	-	0	0	-	8	-	0	-	Tr	Tr	1	-	-
06154	634	（たまねぎ類） たまねぎ りん茎 水さらし	93.0	(Tr)	0.1	(0.04)	(0.01)	(Tr)	(0.03)	(Tr)	(0.02)	-	-	-	-	(0)	(0)	-	(0)	(0)	-	(8)	-	(0)	-	(Tr)	(Tr)	(1)	-	-
06155	635	（たまねぎ類） たまねぎ りん茎 ゆで	91.5	(Tr)	0.1	(0.04)	(0.01)	(Tr)	(0.03)	(Tr)	(0.02)	-	-	-	-	(0)	(0)	-	(0)	(0)	-	(8)	-	(0)	-	(Tr)	(Tr)	(1)	-	-
06336	636	（たまねぎ類） たまねぎ りん茎 油いため	80.1	(5.7)	5.9	(5.46)	(0.42)	(3.48)	(1.55)	(0.44)	(1.11)	(0)	(0)	(0)	(0)	(0)	(4)	-	(5)	(0)	(0)	(240)	-	(Tr)	-	(110)	(34)	(18)	(9)	(0)
06156	638	（たまねぎ類） 赤たまねぎ りん茎 生	89.6	(Tr)	0.1	(0.04)	(0.01)	(Tr)	(0.03)	(Tr)	(0.02)	-	-	-	-	(0)	(0)	-	(0)	(0)	-	(8)	-	(0)	-	(Tr)	(Tr)	(1)	-	-
06160	645	チンゲンサイ 葉 生	96.0	(0.1)	0.1	(0.07)	(0.01)	(0.01)	(0.05)	(0.03)	(0.02)	(0)	(0)	-	(0)	(0)	(1)	-	(1)	-	-	(12)	-	-	-	(1)	-	-	-	-
06161	646	チンゲンサイ 葉 ゆで	95.3	(0.1)	0.1	(0.07)	(0.01)	(0.01)	(0.05)	(0.03)	(0.02)	(0)	(0)	-	(0)	(0)	(1)	-	(1)	-	-	(12)	-	-	-	(1)	-	-	-	-

可食部100 g当たり																													
脂肪酸																												未同定物質	備考
一価不飽和									多価不飽和																				
15:1	16:1	17:1	18:1	18:1 n-9	18:1 n-7	20:1	22:1	24:1	16:2	16:3	16:4	18:2 n-6	18:3 n-3	18:3 n-6	18:4 n-3	20:2 n-6	20:3 n-3	20:3 n-6	20:4 n-3	20:4 n-6	20:5 n-3	21:5 n-3	22:2	22:4 n-6	22:5 n-3	22:5 n-6	22:6 n-3		
ペンタデセン酸	パルミトレイン酸	ヘプタデセン酸	計	オレイン酸	シス-バクセン酸	イコセン酸	ドコセン酸	テトラコセン酸	ヘキサデカジエン酸	ヘキサデカトリエン酸	ヘキサデカテトラエン酸	リノール酸	α-リノレン酸	γ-リノレン酸	オクタデカテトラエン酸	イコサジエン酸	イコサトリエン酸	イコサトリエン酸	イコサテトラエン酸	アラキドン酸	イコサペンタエン酸	ヘンイコサペンタエン酸	ドコサジエン酸	ドコサテトラエン酸	ドコサペンタエン酸	ドコサペンタエン酸	ドコサヘキサエン酸		
F15D1	F16D1	F17D1	F18D1	F18D1CN9	F18D1CN7	F20D1	F22D1	F24D1	F16D2	F16D3	F16D4	F18D2N6	F18D3N3	F18D3N6	F18D4N3	F20D2N6	F20D3N3	F20D3N6	F20D4N3	F20D4N6	F20D5N3	F21D5N3	F22D2	F22D4N6	F22D5N3	F22D5N6	F22D6N3	FAUN	
(mg)																													
-	(Tr)	(0)	(1)	-	-	(Tr)	(Tr)	-	-	(1)	-	(28)	(5)	-	-	(0)	(0)	(0)	-	(0)	(0)	-	-	-	-	-	-	(1)	別名：かわな 根を除いたもの 廃棄部位：株元 ゆでた後水冷し、手搾りしたもの 06119セロリ生から推計
-	Tr	0	1	-	-	Tr	Tr	-	-	1	-	28	5	-	-	0	-	0	-	0	0	-	-	-	-	-	-	1	別名：セロリー、セルリー、オランダみつば 廃棄部位：株元、葉身及び表皮
-	0	0	11	-	-	1	1	-	-	0	-	48	4	-	-	Tr	-	0	-	0	0	-	-	-	-	-	-	Tr	廃棄部位：種皮
-	(0)	(0)	(11)	-	-	(1)	(1)	-	-	(0)	-	(48)	(4)	-	-	(Tr)	(0)	(0)	-	(0)	(0)	-	-	-	-	-	-	(Tr)	廃棄部位：種皮 06124そらまめ生から推計
-	(1)	(0)	(3)	-	-	(Tr)	(Tr)	-	-	(12)	-	(8)	(56)	-	-	(Tr)	(0)	(0)	-	(0)	(0)	-	-	-	-	-	-	-	別名：ひさごな、ゆきな、タァサイ、ターサイ、ターツァイ、きさらぎな 廃棄部位：株元 06086こまつな葉生から推計
-	(1)	(0)	(3)	-	-	(Tr)	(Tr)	-	-	(12)	-	(8)	(56)	-	-	(Tr)	(0)	(0)	-	(0)	(0)	-	-	-	-	-	-	-	別名：ひさごな、ゆきな、タァサイ、ターサイ、ターツァイ、きさらぎな 廃棄部位：株元 ゆでた後水冷し、手搾りしたもの 06086こまつな葉生から推計
-	(4)	(0)	(8)	-	-	(3)	(0)	-	-	(25)	-	(16)	(110)	-	-	(1)	(0)	(0)	-	(1)	(0)	-	-	-	-	-	-	-	別名：かいわれ 茎基部約1 cmを除去したもの 06130だいこん葉生から推計
-	(2)	(0)	(3)	-	-	(1)	(0)	-	-	(10)	-	(6)	(44)	-	-	(Tr)	(0)	(0)	-	(Tr)	(0)	-	-	-	-	-	-	-	試料：水耕栽培品 廃棄部位：株元及び根 06130だいこん葉生から推計
-	1	0	2	-	-	1	0	-	-	5	-	3	22	-	-	Tr	-	0	-	Tr	0	-	-	-	-	-	-	0	廃棄部位：葉柄基部
-	(1)	(0)	(2)	-	-	(1)	(0)	-	-	(5)	-	(3)	(22)	-	-	(Tr)	(0)	(0)	-	(Tr)	(0)	-	-	-	-	-	-	(0)	葉柄基部を除いたもの ゆでた後水冷し、手搾りしたもの 06130だいこん葉生から推計
-	Tr	0	3	-	-	Tr	0	-	-	0	0	6	18	-	-	0	-	0	-	0	0	-	-	-	-	-	-	0	廃棄部位：根端及び葉柄基部
-	(Tr)	(0)	(3)	-	-	(Tr)	(0)	-	-	(0)	-	(6)	(18)	-	-	(0)	(0)	(0)	-	(0)	(0)	-	-	-	-	-	-	(0)	廃棄部位：根端、葉柄基部及び皮 06132だいこん根皮つき生から推計
-	(Tr)	(0)	(3)	-	-	(Tr)	(0)	-	-	(0)	-	(6)	(18)	-	-	(0)	(0)	(0)	-	(0)	(0)	-	-	-	-	-	-	(0)	根端、葉柄基部及び皮を除いたもの 06132だいこん根皮つき生から推計
-	(3)	(0)	(26)	-	-	(2)	(0)	-	-	(0)	-	(44)	(140)	-	-	(0)	(0)	(0)	-	(0)	(0)	-	-	-	-	-	-	(1)	06132だいこん根皮つき生から推計
-	(Tr)	(0)	(4)	-	-	(Tr)	(0)	-	-	(0)	-	(6)	(21)	-	-	(0)	(0)	(0)	-	(0)	(0)	-	-	-	-	-	-	(Tr)	水もどし後、ゆでた後湯切りしたもの 06132だいこん根皮つき生から推計
(0)	(12)	(0)	(3400)	-	-	(66)	(8)	(9)	(0)	(0)	(0)	(1100)	(480)	(0)	(0)	(0)	(0)	(0)	(0)	(0)	(0)	(0)	(0)	(0)	(0)	(0)	(0)	-	水もどし後、油いため 植物油（なたね油） 01036切干しだいこん乾の推計値と油（なたね油）の付着量から推計
0	1	0	6	-	-	Tr	1	1	0	16	0	12	56	0	0	Tr	-	0	0	0	0	0	0	0	0	0	0	-	試料：若採りせっぱくたいさい（雪白体菜）
(0)	(Tr)	(0)	(2)	-	-	(0)	(Tr)	(Tr)	(0)	(5)	(0)	(4)	(19)	(0)	(0)	(0)	(0)	(0)	(0)	(0)	(0)	(0)	(0)	(0)	(0)	(0)	(0)	-	別名：しゃくしな 06144つまみな生から推計
(0)	(Tr)	(0)	(2)	-	-	(0)	(Tr)	(Tr)	(0)	(5)	(0)	(4)	(19)	(0)	(0)	(0)	(0)	(0)	(0)	(0)	(0)	(0)	(0)	(0)	(0)	(0)	(0)	-	別名：しゃくしな 水洗いし、手搾りしたもの 06144つまみな生から推計
-	(0)	-	(5)	-	-	(0)	(0)	-	-	-	-	(76)	(13)	-	(0)	-	-	-	-	(0)	(0)	-	-	-	(0)	-	(0)	-	廃棄部位：竹皮及び基部 米国成分表から推計
-	-	-	(5)	-	-	-	-	-	-	-	-	(75)	(14)	-	-	-	-	-	-	-	-	-	-	-	-	-	-	-	竹皮及び基部を除いたもの 米国成分表から推計
-	(0)	-	(5)	-	-	(0)	(0)	-	-	-	-	(76)	(14)	-	(0)	-	-	-	-	(0)	(0)	-	-	-	(0)	-	(0)	-	液汁を除いたもの 米国成分表から推計
-	(0)	-	(12)	-	-	(0)	(0)	-	-	-	-	(190)	(33)	-	(0)	-	-	-	-	(0)	(0)	-	-	-	(0)	-	(0)	-	別名：しなちく 米国成分表から推計
-	Tr	Tr	3	-	-	Tr	0	-	-	0	-	23	1	-	-	0	-	0	-	0	0	-	-	-	-	-	-	1	廃棄部位：皮（保護葉）、底盤部及び頭部
-	(Tr)	(Tr)	(3)	-	-	(Tr)	(0)	-	-	(0)	-	(24)	(1)	-	-	(0)	(0)	(0)	-	(0)	(0)	-	-	-	-	-	-	(1)	皮（保護葉）、底盤部及び頭部を除いたもの 06153たまねぎりん茎生から推計
-	(Tr)	(Tr)	(3)	-	-	(Tr)	(0)	-	-	(0)	-	(24)	(1)	-	-	(0)	(0)	(0)	-	(0)	(0)	-	-	-	-	-	-	(1)	皮（保護葉）、底盤部及び頭部を除いたもの 06153たまねぎりん茎生から推計
(0)	(12)	(Tr)	(3400)	-	-	(66)	(8)	(9)	(0)	(0)	(0)	(1100)	(440)	(0)	(0)	(0)	(0)	(0)	(0)	(0)	(0)	(0)	(0)	(0)	(0)	(0)	(0)	-	皮（保護葉）、底盤部及び頭部を除いたもの 植物油（なたね油）：5.8 g 06153たまねぎりん茎生と油（なたね油）の付着量から推計
-	(Tr)	(Tr)	(3)	-	-	(Tr)	(0)	-	-	(0)	-	(24)	(1)	-	-	(0)	(0)	(0)	-	(0)	(0)	-	-	-	-	-	-	(1)	別名：レッドオニオン、紫たまねぎ 廃棄部位：皮（保護葉）、底盤部及び頭部 06153たまねぎりん茎生から推計
-	(0)	-	(8)	-	-	(0)	(0)	-	-	-	-	(21)	(28)	-	(0)	-	-	-	-	(0)	(0)	-	-	-	(0)	-	(0)	-	廃棄部位：しん 米国成分表から推計
-	(0)	-	(8)	-	-	(0)	(0)	-	-	-	-	(21)	(28)	-	(0)	-	-	-	-	(0)	(0)	-	-	-	(0)	-	(0)	-	廃棄部位：しん ゆでた後水冷し、手搾りしたもの 米国成分表から推計

6 野菜類

可食部 100 g 当たり

食品番号	索引番号	食品名	水分	脂肪酸のトリアシルグリセロール当量	脂質	脂肪酸 総量	脂肪酸 飽和	脂肪酸 一価不飽和	脂肪酸 多価不飽和	n-3系 多価不飽和	n-6系 多価不飽和	飽和 4:0 酪酸	6:0 ヘキサン酸	7:0 ヘプタン酸	8:0 オクタン酸	10:0 デカン酸	12:0 ラウリン酸	13:0 トリデカン酸	14:0 ミリスチン酸	15:0 ペンタデカン酸	15:0 ant ペンタデカン酸	16:0 パルミチン酸	16:0 iso パルミチン酸	17:0 ヘプタデカン酸	17:0 ant ヘプタデカン酸	18:0 ステアリン酸	20:0 アラキジン酸	22:0 ベヘン酸	24:0 リグノセリン酸	10:1 デセン酸
		成分識別子	WATER	FATNLEA	FAT-	FACID	FASAT	FAMS	FAPU	FAPUN3	FAPUN6	F4D0	F6D0	F7D0	F8D0	F10D0	F12D0	F13D0	F14D0	F15D0	F15D0AI	F16D0	F16D0I	F17D0	F17D0AI	F18D0	F20D0	F22D0	F24D0	F10D1
		単位	(g								)	(mg																		)
06338	647	チンゲンサイ 葉 油いため	92.6	(3.1)	3.2	(2.98)	(0.24)	(1.88)	(0.87)	(0.27)	(0.60)	(0)	(0)	(0)	(0)	(0)	(3)	-	(3)	(0)	(0)	(140)	-	(0)	-	(59)	(18)	(9)	(5)	(0)
06169	656	とうがらし 葉･果実 生	86.7	(Tr)	0.1	(0.04)	(0.01)	(Tr)	(0.02)	(0.01)	(0.02)	-	-	-	-	(0)	(0)	-	(Tr)	(0)	-	(8)	-	(Tr)	-	(2)	(1)	(0)	-	-
06170	657	とうがらし 葉･果実 油いため	79.5	(4.7)	4.9	(4.51)	(0.35)	(2.89)	(1.28)	(0.37)	(0.91)	(0)	(0)	(0)	(0)	(0)	(3)	-	(4)	(0)	(0)	(200)	-	(Tr)	-	(92)	(29)	(14)	(7)	(0)
06171	658	とうがらし 果実 生	75.0	(1.3)	3.4	(1.20)	(0.39)	(0.04)	(0.77)	(0.19)	(0.58)	-	-	-	-	(0)	(1)	-	(5)	(2)	-	(280)	-	(4)	-	(71)	(21)	(0)	-	-
06172	659	とうがらし 果実 乾	8.8	(4.4)	12.0	(4.22)	(1.37)	(0.14)	(2.72)	(0.68)	(2.04)	-	-	-	-	(0)	(4)	-	(17)	(6)	-	(1000)	-	(15)	-	(250)	(73)	(0)	-	-
06173	660	とうがん 果実 生	95.2	(0.1)	0.1	(0.07)	(0.01)	(0.02)	(0.04)	(0)	(0.04)	-	-	-	-	-	-	-	-	-	-	(6)	-	-	-	(3)	-	-	-	-
06174	661	とうがん 果実 ゆで	95.3	(0.1)	0.1	(0.07)	(0.01)	(0.02)	(0.04)	(0)	(0.04)	(0)	(0)	-	(0)	(0)	(0)	-	(0)	-	-	(6)	-	-	-	(3)	-	-	-	-
06175	662	（とうもろこし類） スイートコーン 未熟種子 生	77.1	1.3	1.7	1.29	0.26	0.49	0.54	0.02	0.53	-	-	-	-	0	0	-	1	0	-	210	-	1	-	36	7	1	-	-
06176	663	（とうもろこし類） スイートコーン 未熟種子 ゆで	75.4	(1.3)	1.7	(1.29)	(0.26)	(0.49)	(0.54)	(0.02)	(0.53)	-	-	-	-	(0)	(0)	-	(1)	(0)	-	(210)	-	(1)	-	(36)	(7)	(1)	-	-
06339	664	（とうもろこし類） スイートコーン 未熟種子 電子レンジ調理	73.5	(1.7)	2.2	(1.65)	(0.33)	(0.63)	(0.69)	(0.02)	(0.67)	-	-	-	-	(0)	(0)	-	(1)	(0)	-	(270)	-	(1)	-	(46)	(9)	(2)	-	-
06177	665	（とうもろこし類） スイートコーン 未熟種子 穂軸つき 冷凍	75.6	1.4	1.5	1.30	0.29	0.44	0.57	0.02	0.55	-	-	-	-	0	0	-	0	0	-	230	-	1	-	44	8	3	3	0
06178	666	（とうもろこし類） スイートコーン 未熟種子 カーネル 冷凍	75.5	1.1	1.3	1.03	0.23	0.32	0.48	0.02	0.46	-	-	-	-	0	0	-	Tr	Tr	-	190	-	1	-	27	5	2	3	0
06378	667	（とうもろこし類） スイートコーン 未熟種子 カーネル 冷凍 ゆで	76.5	1.2	1.5	1.16	0.25	0.37	0.54	0.02	0.52	-	-	-	-	0	0	-	Tr	Tr	-	200	-	1	-	29	6	2	3	0
06379	668	（とうもろこし類） スイートコーン 未熟種子 カーネル 冷凍 油いため	71.8	5.0	5.8	4.80	0.52	2.66	1.62	0.33	1.29	-	-	-	-	Tr	Tr	-	2	2	-	370	-	3	-	93	30	14	7	0
06179	669	（とうもろこし類） スイートコーン 缶詰 クリームスタイル	78.2	(0.5)	0.5	(0.46)	(0.08)	(0.15)	(0.24)	(0.01)	(0.23)	(0)	(0)	-	(0)	(0)	(0)	-	(0)	-	-	(73)	-	-	-	(5)	-	-	-	-
06180	670	（とうもろこし類） スイートコーン 缶詰 ホールカーネルスタイル	78.4	(0.5)	0.5	(0.47)	(0.10)	(0.15)	(0.21)	(0.01)	(0.20)	(0)	(0)	-	(0)	(1)	(0)	-	(1)	(1)	-	(78)	-	(Tr)	-	(16)	(3)	(1)	-	-
06181	671	（とうもろこし類） ヤングコーン 幼雌穂 生	90.9	(0.2)	0.2	(0.15)	(0.03)	(0.06)	(0.06)	(Tr)	(0.06)	-	-	-	-	(0)	(0)	-	(0)	(0)	-	(25)	-	(Tr)	-	(4)	(1)	(Tr)	-	-
06182	672	（トマト類） 赤色トマト 果実 生	94.0	0.1	0.1	0.05	0.02	0.01	0.03	Tr	0.02	-	-	-	-	0	0	-	Tr	0	-	12	-	Tr	-	3	Tr	Tr	-	-
06183	673	（トマト類） 赤色ミニトマト 果実 生	91.0	(0.1)	0.1	(0.05)	(0.02)	(0.01)	(0.03)	(Tr)	(0.02)	-	-	-	-	(0)	(0)	-	(Tr)	(0)	-	(12)	-	(Tr)	-	(3)	(Tr)	(Tr)	-	-
06370	675	（トマト類） ドライトマト	9.5	1.1	2.1	1.04	0.30	0.15	0.60	0.06	0.53	-	-	-	-	0	Tr	-	3	1	-	220	-	3	-	54	8	5	5	0
06184	676	（トマト類） 加工品 ホール 食塩無添加	93.3	(0.1)	0.2	(0.11)	(0.03)	(0.02)	(0.06)	(0.01)	(0.05)	-	-	-	-	(0)	(0)	-	(Tr)	(Tr)	-	(24)	-	(Tr)	-	(6)	(1)	(1)	-	-
06185	677	（トマト類） 加工品 トマトジュース 食塩添加	94.1	(0.1)	0.1	(0.05)	(0.02)	(0.01)	(0.03)	(Tr)	(0.02)	-	-	-	-	(0)	(0)	-	(Tr)	(0)	-	(12)	-	(Tr)	-	(3)	(Tr)	(Tr)	-	-
06187	681	トレビス 葉 生	94.1	0.1	0.2	0.07	0.02	Tr	0.05	0.02	0.03	-	-	-	-	0	0	-	Tr	Tr	-	14	-	Tr	-	1	1	1	1	0
06188	682	とんぶり ゆで	76.7	2.6	3.5	2.51	0.36	0.50	1.65	0.15	1.50	-	-	-	-	0	0	-	8	2	-	260	-	3	-	53	21	8	3	0
06189	683	ながさきはくさい 葉 生	93.9	(Tr)	0.1	(0.04)	(0.01)	(Tr)	(0.03)	(0.02)	(Tr)	-	-	-	-	(0)	(0)	-	(Tr)	(0)	-	(8)	-	(Tr)	-	(1)	(Tr)	(Tr)	-	-
06190	684	ながさきはくさい 葉 ゆで	93.2	(Tr)	0.1	(0.04)	(0.01)	(Tr)	(0.03)	(0.02)	(Tr)	-	-	-	-	(0)	(0)	-	(Tr)	(0)	-	(8)	-	(Tr)	-	(1)	(Tr)	(Tr)	-	-
06191	685	（なす類） なす 果実 生	93.2	Tr	0.1	0.03	0.03	Tr	Tr	0	Tr	-	-	-	-	0	0	-	Tr	Tr	-	17	-	Tr	-	8	1	Tr	-	-
06192	686	（なす類） なす 果実 ゆで	94.0	(Tr)	0.1	(0.03)	(0.03)	(Tr)	(Tr)	(0)	(Tr)	-	-	-	-	(0)	(0)	-	(Tr)	(Tr)	-	(17)	-	(Tr)	-	(8)	(1)	(Tr)	-	-

可食部 100 g 当たり																													
脂肪酸																													備考
一価不飽和									多価不飽和																				
15:1 ペンタデセン酸	16:1 パルミトレイン酸	17:1 ヘプタデセン酸	18:1 計	18:1 n-9 オレイン酸	18:1 n-7 シス-バクセン酸	20:1 イコセン酸	22:1 ドコセン酸	24:1 テトラコセン酸	16:2 ヘキサデカジエン酸	16:3 ヘキサデカトリエン酸	16:4 ヘキサデカテトラエン酸	18:2 n-6 リノール酸	18:3 n-3 α-リノレン酸	18:3 n-6 γ-リノレン酸	18:4 n-3 オクタデカテトラエン酸	20:2 n-6 イコサジエン酸	20:3 n-3 イコサトリエン酸	20:3 n-6 イコサトリエン酸	20:4 n-3 イコサテトラエン酸	20:4 n-6 アラキドン酸	20:5 n-3 イコサペンタエン酸	21:5 n-3 ヘンイコサペンタエン酸	22:2 ドコサジエン酸	22:4 n-6 ドコサテトラエン酸	22:5 n-3 ドコサペンタエン酸	22:5 n-6 ドコサペンタエン酸	22:6 n-3 ドコサヘキサエン酸	未同定物質	
F15D1	F16D1	F17D1	F18D1	F18D1CN9	F18D1CN7	F20D1	F22D1	F24D1	F16D2	F16D3	F16D4	F18D2N6	F18D3N3	F18D3N6	F18D4N3	F20D2N6	F20D3N3	F20D3N6	F20D4N3	F20D4N6	F20D5N3	F21D5N3	F22D2	F22D4N6	F22D5N3	F22D5N6	F22D6N3	FAUN	
(………… mg …………)																													
(0)	(6)	(0)	(1800)	-	-	(35)	(4)	(5)	(0)	(0)	(0)	(600)	(270)	(0)	(0)	(0)	(0)	(0)	(0)	(0)	(0)	(0)	(0)	(0)	(0)	(0)	(0)	-	しんを除いたもの 植物油（なたね油） 06160チンゲンサイ生の推計値と油（なたね油）の付着量から推計
-	(Tr)	(0)	(1)	-	-	(0)	(0)	-	-	(0)	-	(17)	(5)	-	-	(0)	(0)	(0)	-	(0)	(Tr)	-	-	-	-	-	-	(1)	別名： なんばん、葉とうがらし 試料： 辛味種 廃棄部位： 硬い茎及びへた 重量比： 葉6、実4 06245青ピーマン生から推計
(0)	(10)	(0)	(2800)	-	-	(54)	(7)	(7)	(0)	(0)	(0)	(910)	(370)	(0)	(0)	(0)	(0)	(0)	(0)	(0)	(Tr)	(0)	(0)	(0)	(0)	(0)	(0)	-	別名： なんばん、葉とうがらし 試料： 辛味種 硬い茎及びへたを除いたもの 植物油（調合油） 06169とうがらし葉・果実生の推計値と油（なたね油）の付着量から推計
-	(7)	(0)	(31)	-	-	(0)	(0)	-	-	(0)	-	(580)	(180)	-	-	(1)	(0)	(1)	-	(0)	(14)	-	-	-	-	-	-	(33)	別名： なんばん 試料： 辛味種 廃棄部位： へた 06245青ピーマン生から推計
-	(24)	(0)	(110)	-	-	(0)	(0)	-	-	(0)	-	(2000)	(630)	-	-	(3)	(0)	(5)	-	(0)	(50)	-	-	-	-	-	-	(120)	別名： なんばん、赤とうがらし、たかのつめ 試料： 辛味種 へたを除いたもの 06245青ピーマン生から推計
-	-	-	(19)	-	-	-	-	-	-	-	-	(44)	-	-	-	-	-	-	-	-	-	-	-	-	-	-	-	-	別名： かもうり 廃棄部位： 果皮、わた及びへた 米国成分表から推計
-	(0)	-	(19)	-	-	(0)	(0)	-	-	-	-	(44)	(0)	-	(0)	-	-	-	-	(0)	(0)	-	-	-	(0)	-	(0)	-	別名： かもうり 果皮、わた及びへたを除いたもの 米国成分表から推計
-	3	1	480	-	-	5	0	-	-	0	-	530	16	-	-	0	-	0	-	0	0	-	-	-	-	-	-	2	廃棄部位： 包葉、めしべ及び穂軸
-	(3)	(1)	(480)	-	-	(5)	(0)	-	-	(0)	-	(530)	(16)	-	-	(0)	(0)	(0)	-	(0)	(0)	-	-	-	-	-	-	(2)	包葉及びめしべを除いたもの 廃棄部位： 穂軸 06175スイートコーン生から推計
-	(4)	(1)	(620)	-	-	(6)	(0)	-	-	(0)	-	(670)	(20)	-	-	(0)	(0)	(0)	-	(0)	(0)	-	-	-	-	-	-	(2)	廃棄部位： 穂軸 06175スイートコーン生から推計
0	2	0	440	-	-	3	0	0	0	0	0	550	21	0	0	0	-	0	0	0	0	0	0	0	0	0	0	-	廃棄部位： 穂軸
0	2	Tr	310	300	9	3	Tr	0	0	0	0	460	20	0	0	Tr	-	0	0	0	0	0	0	0	0	0	0	35	穂軸を除いた実（尖帽を除いた種子）のみ
0	2	1	370	350	10	3	Tr	0	0	0	0	520	21	0	0	Tr	-	0	0	0	0	0	0	0	0	0	0	32	穂軸を除いた実（尖帽を除いた種子）のみ
0	9	3	2600	2500	120	44	1	7	Tr	4	0	1300	330	0	0	3	-	0	0	0	0	0	2	0	0	0	0	94	穂軸を除いた実（尖帽を除いた種子）のみ 植物油（なたね油）
-	(0)	-	(150)	-	-	(0)	(0)	-	-	-	-	(230)	(7)	-	(0)	-	-	-	-	(0)	(0)	-	-	-	(0)	-	(0)	-	米国成分表から推計
(0)	(1)	(Tr)	(150)	-	-	(2)	(0)	-	-	-	-	(200)	(7)	(0)	(0)	(0)	-	-	-	(0)	(0)	-	-	-	(0)	-	(0)	-	液汁を除いたもの 米国成分表から推計
-	(Tr)	(Tr)	(57)	-	-	(1)	(0)	-	-	(0)	-	(62)	(2)	-	-	(0)	(0)	(0)	-	(0)	(0)	-	-	-	-	-	-	(Tr)	別名： ベビーコーン、ミニコーン 穂軸基部を除いたもの 06175スイートコーン生から推計
-	Tr	0	8	-	-	0	Tr	-	-	0	-	24	3	-	-	0	-	0	-	0	0	-	-	-	-	-	-	1	廃棄部位： へた
-	(Tr)	(0)	(8)	-	-	(0)	(Tr)	-	-	(0)	-	(24)	(3)	-	-	(0)	(0)	(0)	-	(0)	(0)	-	-	-	-	-	-	(1)	別名： プチトマト、チェリートマト 廃棄部位： へた 06182トマト生から推計
0	6	Tr	140	130	11	1	2	0	Tr	0	0	530	59	0	0	1	-	1	0	0	0	1	0	0	0	0	0	34	
-	(1)	(0)	(17)	-	-	(Tr)	(1)	-	-	(0)	-	(48)	(7)	-	-	(0)	(0)	(0)	-	(0)	(0)	-	-	-	-	-	-	(1)	別名： トマト水煮缶詰 液汁を除いたもの 06182トマト生から推計
-	(Tr)	(0)	(8)	-	-	(0)	(Tr)	-	-	(0)	-	(24)	(3)	-	-	(0)	(0)	(0)	-	(0)	(0)	-	-	-	-	-	-	(1)	果汁100 % 06182トマト生から推計
0	Tr	0	3	-	-	Tr	Tr	0	0	0	0	32	18	0	0	Tr	-	0	0	0	0	0	0	0	0	0	0	-	別名： トレビッツ、あかめチコリ、レッドチコリ 廃棄部位： しん
0	5	2	470	-	-	19	4	3	0	0	0	1500	150	0	0	9	-	0	0	0	0	0	0	0	0	0	0	-	ほうきぎ（ほうきぐさ）の種子 別名： ずぶし、ねんどう
-	(Tr)	(0)	(4)	-	-	(Tr)	(Tr)	-	-	(1)	-	(3)	(24)	-	-	(0)	(0)	(0)	-	(0)	(0)	-	-	-	-	-	-	(1)	別名： とうな、とうじんな、ちりめんはくさい 廃棄部位： 株元 06233はくさい生から推計
-	(Tr)	(0)	(4)	-	-	(Tr)	(Tr)	-	-	(1)	-	(3)	(24)	-	-	(0)	(0)	(0)	-	(0)	(0)	-	-	-	-	-	-	(1)	別名： とうな、とうじんな、ちりめんはくさい 廃棄部位： 株元 ゆでた後水冷し、手搾りしたもの 06233はくさい生から推計
-	0	0	2	-	-	Tr	0	-	-	0	-	4	1	-	-	0	-	0	-	0	0	-	-	-	-	-	-	Tr	廃棄部位： へた
-	(0)	(0)	(2)	-	-	(Tr)	(0)	-	-	(0)	-	(4)	(1)	-	-	(0)	(0)	(0)	-	(0)	(0)	-	-	-	-	-	-	(Tr)	へたを除いたもの 06191なす生から推計

6 野菜類

可食部 100 g 当たり

食品番号	索引番号	食品名	水分	脂肪酸のトリアシルグリセロール当量	脂質	脂肪酸 総量	飽和	一価不飽和	多価不飽和	n-3系 多価不飽和	n-6系 多価不飽和	4:0 酪酸	6:0 ヘキサン酸	7:0 ヘプタン酸	8:0 オクタン酸	10:0 デカン酸	12:0 ラウリン酸	13:0 トリデカン酸	14:0 ミリスチン酸	15:0 ペンタデカン酸	15:0 ant ペンタデカン酸	16:0 パルミチン酸	16:0 iso パルミチン酸	17:0 ヘプタデカン酸	17:0 ant ヘプタデカン酸	18:0 ステアリン酸	20:0 アラキジン酸	22:0 ベヘン酸	24:0 リグノセリン酸	10:1 デセン酸
		成分識別子	WATER	FATNLEA	FAT-	FACID	FASAT	FAMS	FAPU	FAPUN3	FAPUN6	F4D0	F6D0	F7D0	F8D0	F10D0	F12D0	F13D0	F14D0	F15D0	F15D0AI	F16D0	F16D0I	F17D0	F17D0AI	F18D0	F20D0	F22D0	F24D0	F10D1
		単位	(……	……	……	……g	……	……	……	……	……)	(……	……	……	……	……	……	……	……	……	……	mg……	……	……	……	……	……	……	……	……)
06342	687	(なす類) なす 果実 油いため	85.8	(5.5)	5.8	(5.30)	(0.43)	(3.39)	(1.48)	(0.42)	(1.05)	(0)	(0)	(0)	(0)	(0)	(4)	-	(5)	(Tr)	(0)	(250)	-	(1)	-	(120)	(35)	(17)	(8)	(0)
06343	688	(なす類) なす 果実 天ぷら	71.9	13.1	14.0	12.49	0.97	8.13	3.39	1.03	2.36	-	-	-	-	0	0	-	8	5	-	550	-	7	-	260	81	44	22	0
06193	689	(なす類) べいなす 果実 生	93.0	(Tr)	0.1	(0.03)	(0.03)	(Tr)	(Tr)	(0)	(Tr)	-	-	-	-	(0)	(0)	-	(Tr)	(Tr)	-	(17)	-	(Tr)	-	(8)	(1)	(Tr)	-	-
06194	690	(なす類) べいなす 果実 素揚げ	74.8	(16.5)	17.0	(15.79)	(1.22)	(10.16)	(4.42)	(1.27)	(3.14)	(0)	(0)	(0)	(0)	(0)	(11)	-	(13)	(Tr)	(0)	(700)	-	(Tr)	-	(330)	(100)	(49)	(25)	(0)
06195	691	(なす類) 漬物 塩漬	90.4	(Tr)	0.1	(0.03)	(0.03)	(Tr)	(Tr)	(0)	(Tr)	-	-	-	-	(0)	(0)	-	(Tr)	(Tr)	-	(17)	-	(Tr)	-	(8)	(1)	(Tr)	-	-
06201	697	(なばな類) 和種なばな 花らい・茎 生	88.4	(0.1)	0.2	(0.10)	(0.02)	(Tr)	(0.08)	(0.06)	(0.01)	-	-	-	-	(0)	(0)	-	(Tr)	(Tr)	-	(15)	-	(0)	-	(2)	(Tr)	(Tr)	-	-
06202	698	(なばな類) 和種なばな 花らい・茎 ゆで	90.2	(0.1)	0.1	(0.05)	(0.01)	(Tr)	(0.04)	(0.03)	(Tr)	-	-	-	-	(0)	(0)	-	(Tr)	(0)	-	(7)	-	(0)	-	(1)	(Tr)	(Tr)	-	-
06203	699	(なばな類) 洋種なばな 茎葉 生	88.3	(0.2)	0.4	(0.20)	(0.04)	(0.01)	(0.15)	(0.11)	(0.02)	-	-	-	-	(0)	(0)	-	(1)	(Tr)	-	(30)	-	(0)	-	(4)	(1)	(Tr)	-	-
06204	700	(なばな類) 洋種なばな 茎葉 ゆで	90.0	(0.2)	0.4	(0.20)	(0.04)	(0.01)	(0.15)	(0.11)	(0.02)	-	-	-	-	(0)	(0)	-	(1)	(Tr)	-	(30)	-	(0)	-	(4)	(1)	(Tr)	-	-
06205	701	にがうり 果実 生	94.4	(0.1)	0.1	(0.07)	(0.01)	(0.02)	(0.04)	(0)	(0.04)	(0)	(0)	-	(0)	(0)	(0)	-	(0)	-	-	(6)	-	-	-	(2)	-	-	-	-
06206	702	にがうり 果実 油いため	90.3	(3.2)	3.3	(3.05)	(0.23)	(1.94)	(0.88)	(0.24)	(0.64)	(0)	(0)	(0)	(0)	(0)	(2)	-	(2)	(0)	(0)	(130)	-	(0)	-	(62)	(19)	(9)	(5)	(0)
06207	703	(にら類) にら 葉 生	92.6	(0.1)	0.3	(0.13)	(0.04)	(0.01)	(0.08)	(0.04)	(0.04)	-	-	-	-	(0)	(Tr)	-	(1)	(1)	-	(29)	-	(Tr)	-	(2)	(1)	(2)	-	-
06208	704	(にら類) にら 葉 ゆで	89.8	(0.2)	0.5	(0.21)	(0.06)	(0.01)	(0.14)	(0.07)	(0.07)	-	-	-	-	(0)	(Tr)	-	(2)	(1)	-	(48)	-	(Tr)	-	(3)	(2)	(4)	-	-
06344	705	(にら類) にら 葉 油いため	85.8	(5.4)	5.7	(5.17)	(0.42)	(3.24)	(1.50)	(0.46)	(1.05)	(0)	(0)	(0)	(0)	(0)	(4)	-	(5)	(1)	(0)	(250)	-	(Tr)	-	(100)	(33)	(18)	(8)	(0)
06209	706	(にら類) 花にら 花茎・花らい 生	91.4	(0.1)	0.2	(0.08)	(0.02)	(0.01)	(0.05)	(0.03)	(0.03)	-	-	-	-	(0)	(Tr)	-	(1)	(Tr)	-	(19)	-	(Tr)	-	(1)	(1)	(1)	-	-
06210	707	(にら類) 黄にら 葉 生	94.0	(Tr)	0.1	(0.04)	(0.01)	(Tr)	(0.03)	(0.01)	(0.01)	-	-	-	-	(0)	(0)	-	(Tr)	(Tr)	-	(10)	-	(0)	-	(1)	(Tr)	(1)	-	-
06212	709	(にんじん類) にんじん 根 皮つき 生	89.1	0.1	0.2	0.08	0.02	Tr	0.06	0.01	0.05	-	-	-	-	0	0	-	Tr	Tr	-	14	-	1	-	1	1	1	-	-
06213	710	(にんじん類) にんじん 根 皮つき ゆで	90.2	(0.1)	0.2	(0.11)	(0.03)	(Tr)	(0.08)	(0.01)	(0.07)	-	-	-	-	(0)	(0)	-	(Tr)	(1)	-	(20)	-	(1)	-	(1)	(1)	(1)	-	-
06214	711	(にんじん類) にんじん 根 皮なし 生	89.7	(0.1)	0.1	(0.05)	(0.01)	(Tr)	(0.04)	(Tr)	(0.03)	-	-	-	-	(0)	(0)	-	(Tr)	(Tr)	-	(9)	-	(Tr)	-	(1)	(Tr)	(Tr)	-	-
06215	712	(にんじん類) にんじん 根 皮なし ゆで	90.0	(0.1)	0.1	(0.05)	(0.01)	(Tr)	(0.04)	(Tr)	(0.04)	-	-	-	-	(0)	(0)	-	(Tr)	(Tr)	-	(10)	-	(Tr)	-	(1)	(Tr)	(Tr)	-	-
06345	713	(にんじん類) にんじん 根 皮なし 油いため	79.1	(6.1)	6.4	(5.88)	(0.46)	(3.75)	(1.68)	(0.47)	(1.21)	(0)	(0)	(0)	(0)	(0)	(4)	-	(5)	(Tr)	(0)	(260)	(0)	(Tr)	-	(120)	(37)	(18)	(9)	(0)
06346	714	(にんじん類) にんじん 根 皮なし 素揚げ	80.6	3.3	3.5	3.12	0.26	1.97	0.89	0.26	0.63	-	-	-	-	0	0	-	2	2	-	160	-	2	-	61	18	10	4	0
06216	716	(にんじん類) にんじん 根 冷凍	90.2	0.1	0.2	0.11	0.03	Tr	0.08	0.01	0.08	-	-	-	-	0	0	-	Tr	1	-	24	-	Tr	-	1	1	1	1	0
06380	717	(にんじん類) にんじん 根 冷凍 ゆで	91.7	0.1	0.2	0.13	0.03	0.01	0.09	0.01	0.09	-	-	-	-	0	0	-	Tr	1	-	28	-	1	-	2	1	1	1	0
06381	718	(にんじん類) にんじん 根 冷凍 油いため	85.2	3.8	4.0	3.61	0.29	2.19	1.12	0.32	0.81	-	-	-	-	Tr	Tr	-	2	2	-	180	-	3	-	64	24	13	6	0
06348	719	(にんじん類) にんじん グラッセ	83.8	1.1	1.4	1.08	0.71	0.27	0.10	0.01	0.09	-	18	-	12	30	37	0	120	12	5	350	3	7	5	110	2	2	1	0
06217	720	(にんじん類) にんじん ジュース 缶詰	92.0	(Tr)	0.1	(0.04)	(0.01)	(Tr)	(0.03)	(Tr)	(0.03)	-	-	-	-	(0)	(0)	-	(Tr)	(Tr)	-	(8)	-	(Tr)	-	(1)	(Tr)	(Tr)	-	-
06218	721	(にんじん類) きんとき 根 皮つき 生	87.3	0.1	0.2	0.05	0.01	Tr	0.04	Tr	0.03	-	-	-	-	Tr	0	-	0	Tr	-	11	-	Tr	-	1	Tr	Tr	0	0
06219	722	(にんじん類) きんとき 根 皮つき ゆで	87.7	0.1	0.2	0.07	0.02	Tr	0.05	0.01	0.05	-	-	-	-	Tr	0	-	Tr	Tr	-	15	-	Tr	-	1	Tr	Tr	0	0
06220	723	(にんじん類) きんとき 根 皮なし 生	87.1	0.1	0.3	0.08	0.02	Tr	0.06	0.01	0.05	-	-	-	-	1	0	-	Tr	Tr	-	16	-	Tr	-	1	Tr	Tr	0	0
06221	724	(にんじん類) きんとき 根 皮なし ゆで	87.1	0.1	0.4	0.11	0.02	Tr	0.08	0.01	0.07	-	-	-	-	Tr	0	-	Tr	1	-	21	-	Tr	-	1	Tr	Tr	0	0
06222	725	(にんじん類) ミニキャロット 根 生	90.9	(0.1)	0.2	(0.09)	(0.02)	(Tr)	(0.07)	(0.01)	(0.06)	-	-	-	-	(0)	(0)	-	(Tr)	(1)	-	(16)	-	(1)	-	(1)	(1)	(1)	-	-

15:1 ペンタデセン酸	16:1 パルミトレイン酸	17:1 ヘプタデセン酸	18:1 計	18:1 n-9 オレイン酸	18:1 n-7 シス-バクセン酸	20:1 イコセン酸	22:1 ドコセン酸	24:1 テトラコセン酸	16:2 ヘキサデカジエン酸	16:3 ヘキサデカトリエン酸	16:4 ヘキサデカテトラエン酸	18:2 n-6 リノール酸	18:3 n-3 α-リノレン酸	18:3 n-6 γ-リノレン酸	18:4 n-3 オクタデカテトラエン酸	20:2 n-6 イコサジエン酸	20:3 n-3 イコサトリエン酸	20:3 n-6 イコサトリエン酸	20:4 n-3 イコサテトラエン酸	20:4 n-6 アラキドン酸	20:5 n-3 イコサペンタエン酸	21:5 n-3 ヘンイコサペンタエン酸	22:2 ドコサジエン酸	22:4 n-6 ドコサテトラエン酸	22:5 n-3 ドコサペンタエン酸	22:5 n-6 ドコサペンタエン酸	22:6 n-3 ドコサヘキサエン酸	未同定物質	備考
可食部100 g当たり 脂肪酸 一価不飽和									多価不飽和																				
F15D1	F16D1	F17D1	F18D1	F18D1CN9	F18D1CN7	F20D1	F22D1	F24D1	F16D2	F16D3	F16D4	F18D2N6	F18D3N3	F18D3N6	F18D4N3	F20D2N6	F20D3N3	F20D3N6	F20D4N3	F20D4N6	F20D5N3	F21D5N3	F22D2	F22D4N6	F22D5N3	F22D5N6	F22D6N3	FAUN	
(mg																											mg)		
(0)	(11)	(0)	(3300)	-	-	(64)	(8)	(8)	(0)	(0)	(0)	(1100)	(420)	(0)	(0)	(0)	(0)	(0)	(0)	(0)	(0)	(0)	(0)	(0)	(0)	(0)	(0)	-	へたを除いたもの 植物油（なたね油）06191なす生と油（なたね油）の付着量から推計
0	26	19	7900	7500	390	150	0	21	0	0	0	2400	1000	0	0	8	-	0	0	0	0	0	0	0	0	0	0	-	へたを除いたもの 揚げ油：なたね油
-	(0)	(0)	(2)	-	-	(Tr)	(0)	-	-	(0)	-	(4)	(1)	-	-	(0)	(0)	(0)	-	(0)	(0)	-	-	-	-	-	-	(Tr)	別名：洋なす 廃棄部位：へた及び果皮 06191なす生から推計
(0)	(34)	(0)	(9900)	-	-	(190)	(23)	(25)	(0)	(0)	(0)	(3100)	(1300)	(0)	(0)	(0)	(0)	(0)	(0)	(0)	(0)	(0)	(0)	(0)	(0)	(0)	(0)	-	別名：洋なす 廃棄部位：へた及び果皮 植物油（調合油） 06191なす生と油の付着量から推計
-	(0)	(0)	(2)	-	-	(Tr)	(0)	-	-	(0)	-	(4)	(1)	-	-	(0)	(0)	(0)	-	(0)	(0)	-	-	-	-	-	-	(Tr)	水洗いし、水切りしたもの 06191なす生から推計
-	(1)	(0)	(3)	-	-	(Tr)	(Tr)	-	-	(12)	-	(8)	(56)	-	-	(Tr)	(0)	(0)	-	(0)	(0)	-	-	-	-	-	-	-	別名：なのはな、しんつみな、かぶれな 06086こまつな葉生から推計
-	(1)	(0)	(1)	-	-	(0)	(Tr)	-	-	(6)	-	(4)	(28)	-	-	(Tr)	(0)	(0)	-	(0)	(0)	-	-	-	-	-	-	-	別名：なのはな、しんつみな、かぶれな ゆでた後水冷し、手搾りしたもの 06086こまつな葉生から推計
-	(2)	(0)	(5)	-	-	(Tr)	(1)	-	-	(24)	-	(16)	(110)	-	-	(1)	(0)	(0)	-	(0)	(0)	-	-	-	-	-	-	-	別名：なのはな、しんつみな、かぶれな 06086こまつな葉生から推計
-	(2)	(0)	(5)	-	-	(Tr)	(1)	-	-	(24)	-	(16)	(110)	-	-	(1)	(0)	(0)	-	(0)	(0)	-	-	-	-	-	-	-	別名：なのはな、しんつみな、かぶれな ゆでた後水冷し、手搾りしたもの 06086こまつな葉生から推計
-	(0)	-	(18)	-	-	(0)	(0)	-	-	-	-	(43)	(0)	-	(0)	-	-	-	-	(0)	(0)	-	-	-	(0)	-	(0)	-	別名：つるれいし、ゴーヤ 廃棄部位：両端、わた及び種子 米国成分表から推計
(0)	(6)	(0)	(1900)	-	-	(36)	(4)	(5)	(0)	(0)	(0)	(640)	(240)	(0)	(0)	(0)	(0)	(0)	(0)	(0)	(0)	(0)	(0)	(0)	(0)	(0)	(0)	-	別名：つるれいし、ゴーヤ 両端、わた及び種子を除いたもの 植物油：3.2 g 06205にがうり生の推計値と油（なたね油）の付着量から推計
-	(2)	(0)	(5)	-	-	(1)	(0)	-	-	(0)	-	(39)	(42)	-	-	(Tr)	(0)	(0)	-	(0)	(0)	-	-	-	-	-	-	(1)	廃棄部位：株元 06227葉ねぎ生から推計
-	(3)	(0)	(9)	-	-	(2)	(0)	-	-	(0)	-	(65)	(71)	-	-	(1)	(0)	(0)	-	(0)	(0)	-	-	-	-	-	-	(1)	株元を除いたもの ゆでた後水冷し、手搾りしたもの 06227葉ねぎ生から推計
(0)	(13)	(0)	(3100)	-	-	(62)	(7)	(8)	(0)	(0)	(0)	(1000)	(460)	(0)	(0)	(Tr)	(0)	(0)	(0)	(0)	(0)	(0)	(0)	(0)	(0)	(0)	(0)	-	株元を除いたもの 植物油（なたね油） 06207にら生の推計値と油（なたね油）の付着量から推計
-	(1)	(0)	(3)	-	-	(1)	(0)	-	-	(0)	-	(26)	(28)	-	-	(Tr)	(0)	(0)	-	(0)	(0)	-	-	-	-	-	-	(1)	廃棄部位：花茎基部 06227葉ねぎ生から推計
-	(1)	(0)	(2)	-	-	(Tr)	(0)	-	-	(0)	-	(13)	(14)	-	-	(Tr)	(0)	(0)	-	(0)	(0)	-	-	-	-	-	-	(Tr)	06227葉ねぎ生から推計
-	Tr	0	2	-	-	Tr	0	-	-	0	-	51	6	-	-	0	-	0	-	0	0	-	-	-	-	-	-	Tr	廃棄部位：根端及び葉柄基部
-	(Tr)	(0)	(3)	-	-	(1)	(0)	-	-	(0)	-	(73)	(9)	-	-	(0)	(0)	(0)	-	(0)	(0)	-	-	-	-	-	-	(Tr)	根端及び葉柄基部を除いたもの 06212にんじん根皮つき生から推計
-	(Tr)	(0)	(1)	-	-	(Tr)	(0)	-	-	(0)	-	(33)	(4)	-	-	(0)	(0)	(0)	-	(0)	(0)	-	-	-	-	-	-	(Tr)	廃棄部位：根端、葉柄基部及び皮 06212にんじん根皮つき生から推計
-	(Tr)	(0)	(2)	-	-	(Tr)	(0)	-	-	(0)	-	(35)	(4)	-	-	(0)	(0)	(0)	-	(0)	(0)	-	-	-	-	-	-	(Tr)	根端、葉柄基部及び皮を除いたもの 06212にんじん根皮つき生から推計
(0)	(13)	(0)	(3600)	-	-	(71)	(9)	(9)	(0)	(0)	(0)	(1200)	(470)	(0)	(0)	(0)	(0)	(0)	(0)	(0)	(0)	(0)	(0)	(0)	(0)	(0)	(0)	-	根端、葉柄基部及び皮を除いたもの 植物油（なたね油） 06214にんじん根皮むき生の推計値と油（なたね油）の付着量から推計
0	6	5	1900	1800	95	33	0	4	0	0	0	620	260	0	0	2	-	0	0	0	0	0	0	0	0	0	0	-	別名：フライドキャロット 根端、葉柄基部及び皮を除いたもの 植物油（なたね油）
0	Tr	0	4	3	1	Tr	0	0	0	0	0	75	5	0	0	Tr	-	0	0	0	0	0	0	0	0	0	0	9	06212にんじん根皮つき生から推計
0	Tr	0	5	4	1	Tr	0	0	0	0	0	88	6	0	0	Tr	-	0	0	0	0	0	0	0	0	0	0	12	
0	8	2	2100	2000	110	42	1	6	Tr	0	0	800	320	Tr	0	3	-	0	0	0	0	0	0	0	0	0	0	72	植物油（なたね油）
0	15	3	240	230	9	2	0	0	0	0	0	90	9	0	0	0	-	2	0	2	0	0	0	0	0	0	0	-	
-	(Tr)	(0)	(1)	-	-	(Tr)	(0)	-	-	(0)	-	(29)	(4)	-	-	(0)	(0)	(0)	-	(0)	(0)	-	-	-	-	-	-	(Tr)	06212にんじん根皮つき生から推計
0	0	0	2	-	-	0	0	0	0	0	0	34	5	0	0	0	-	0	0	0	0	0	0	0	0	0	0	-	別名：きょうにんじん 廃棄部位：根端及び葉柄基部
0	Tr	0	2	-	-	0	0	0	0	0	0	45	6	0	0	0	-	0	0	0	0	0	0	0	0	0	0	-	別名：きょうにんじん 根端及び葉柄基部を除いたもの
0	Tr	0	3	-	-	0	0	0	0	0	0	53	7	0	0	0	-	0	0	0	0	0	0	0	0	0	0	-	別名：きょうにんじん 廃棄部位：根端、葉柄基部及び皮
0	Tr	Tr	3	-	-	0	0	0	0	0	0	69	9	0	0	0	-	0	0	0	0	0	0	0	0	0	0	-	別名：きょうにんじん 根端、葉柄基部及び皮を除いたもの
-	(Tr)	(0)	(3)	-	-	(Tr)	(0)	-	-	(0)	-	(58)	(7)	-	-	(0)	(0)	(0)	-	(0)	(0)	-	-	-	-	-	-	(Tr)	廃棄部位：根端及び葉柄基部 06212にんじん根皮つき生から推計

6 野菜類

可食部 100 g 当たり

食品番号	索引番号	食品名	水分	脂肪酸のトリアシルグリセロール当量	脂質	脂肪酸 総量	飽和	一価不飽和	多価不飽和	n-3系 多価不飽和	n-6系 多価不飽和	飽和 4:0 酪酸	6:0 ヘキサン酸	7:0 ヘプタン酸	8:0 オクタン酸	10:0 デカン酸	12:0 ラウリン酸	13:0 トリデカン酸	14:0 ミリスチン酸	15:0 ペンタデカン酸	15:0 ant ペンタデカン酸	16:0 パルミチン酸	16:0 iso パルミチン酸	17:0 ヘプタデカン酸	17:0 ant ヘプタデカン酸	18:0 ステアリン酸	20:0 アラキジン酸	22:0 ベヘン酸	24:0 リグノセリン酸	10:1 デセン酸
		成分識別子	WATER	FATNLEA	FAT-	FACID	FASAT	FAMS	FAPU	FAPUN3	FAPUN6	F4D0	F6D0	F7D0	F8D0	F10D0	F12D0	F13D0	F14D0	F15D0	F15D0AI	F16D0	F16D0I	F17D0	F17D0AI	F18D0	F20D0	F22D0	F24D0	F10D1
		単位	(....	....	....	....	g	....	....	....	....)	(....	....	....	....	....	....	....	....	....	....	mg	....	....	....	....	....	....	....	....)
06223	726	（にんにく類） にんにく りん茎 生	63.9	0.5	0.9	0.44	0.13	0.03	0.29	0.03	0.26	-	-	-	-	0	1	-	1	2	-	110	-	3	-	3	3	6	-	-
06349	727	（にんにく類） にんにく りん茎 油いため	53.7	(5.2)	5.9	(5.01)	(0.49)	(2.92)	(1.60)	(0.40)	(1.20)	(0)	(0)	(0)	(0)	(0)	(4)	-	(4)	(2)	(0)	(320)	-	(3)	-	(94)	(31)	(21)	(7)	(0)
06224	728	（にんにく類） 茎にんにく 花茎 生	86.7	(0.1)	0.3	(0.13)	(0.04)	(0.01)	(0.08)	(0.04)	(0.04)	-	-	-	-	(0)	(Tr)	-	(1)	(1)	-	(29)	-	(Tr)	-	(2)	(1)	(2)	-	-
06225	729	（にんにく類） 茎にんにく 花茎 ゆで	86.9	(0.1)	0.2	(0.08)	(0.02)	(0.01)	(0.05)	(0.03)	(0.03)	-	-	-	-	(0)	(Tr)	-	(1)	(Tr)	-	(19)	-	(Tr)	-	(1)	(1)	(1)	-	-
06226	730	（ねぎ類） 根深ねぎ 葉 軟白 生	89.6	Tr	0.1	0.03	0.02	Tr	0.02	Tr	0.01	-	-	-	-	0	0	-	Tr	Tr	-	12	-	Tr	-	Tr	0	1	1	0
06350	731	（ねぎ類） 根深ねぎ 葉 軟白 ゆで	91.4	(Tr)	0.1	(0.02)	(0.01)	(Tr)	(0.01)	(0)	(0.01)	-	-	-	-	(0)	(0)	-	(0)	(Tr)	-	(8)	-	(Tr)	-	(Tr)	(0)	(1)	(1)	(0)
06351	732	（ねぎ類） 根深ねぎ 葉 軟白 油いため	83.9	(4.1)	4.4	(3.91)	(0.32)	(2.48)	(1.10)	(0.31)	(0.79)	(0)	(0)	(0)	(0)	(0)	(3)	-	(3)	(Tr)	(0)	(190)	-	(Tr)	-	(78)	(24)	(14)	(9)	(0)
06227	733	（ねぎ類） 葉ねぎ 葉 生	90.5	0.1	0.3	0.11	0.03	0.01	0.07	0.04	0.04	-	-	-	-	0	Tr	-	1	1	-	26	-	Tr	-	2	1	2	-	-
06352	734	（ねぎ類） 葉ねぎ 葉 油いため	83.9	(4.9)	5.2	(4.70)	(0.38)	(2.95)	(1.37)	(0.41)	(0.95)	(0)	(0)	(0)	(0)	(0)	(3)	-	(5)	(1)	(0)	(230)	-	(Tr)	-	(94)	(30)	(16)	(7)	(0)
06228	735	（ねぎ類） こねぎ 葉 生	91.3	(0.1)	0.3	(0.13)	(0.04)	(0.01)	(0.08)	(0.04)	(0.04)	-	-	-	-	(0)	(Tr)	-	(1)	(1)	-	(29)	-	(Tr)	-	(2)	(1)	(2)	-	-
06229	736	のざわな 葉 生	94.0	(0.1)	0.1	(0.05)	(0.01)	(Tr)	(0.04)	(0.03)	(Tr)	-	-	-	-	(0)	(0)	-	(Tr)	(0)	-	(7)	-	(0)	-	(1)	(Tr)	(Tr)	-	-
06230	737	のざわな 漬物 塩漬	91.8	(0.1)	0.1	(0.05)	(0.01)	(Tr)	(0.04)	(0.03)	(Tr)	-	-	-	-	(0)	(0)	-	(Tr)	(0)	-	(7)	-	(0)	-	(1)	(Tr)	(Tr)	-	-
06232	739	のびる りん茎葉 生	80.2	(0.1)	0.2	(0.14)	(0.03)	(0.03)	(0.08)	(Tr)	(0.07)	(0)	(0)	-	(0)	(0)	(0)	-	(1)	-	-	(29)	-	-	-	(3)	-	-	-	-
06233	740	はくさい 結球葉 生	95.2	Tr	0.1	0.04	0.01	Tr	0.03	0.02	Tr	-	-	-	-	0	0	-	Tr	0	-	8	-	Tr	-	1	Tr	Tr	-	-
06234	741	はくさい 結球葉 ゆで	95.4	(Tr)	0.1	(0.04)	(0.01)	(Tr)	(0.03)	(0.02)	(Tr)	-	-	-	-	(0)	(0)	-	(Tr)	(0)	-	(8)	-	(Tr)	-	(1)	(Tr)	(Tr)	-	-
06235	742	はくさい 漬物 塩漬	92.1	(Tr)	0.1	(0.04)	(0.01)	(Tr)	(0.03)	(0.02)	(Tr)	-	-	-	-	(0)	(0)	-	(Tr)	(0)	-	(8)	-	(Tr)	-	(1)	(Tr)	(Tr)	-	-
06237	744	パクチョイ 葉 生	94.0	(0.1)	0.2	(0.14)	(0.03)	(0.02)	(0.10)	(0.06)	(0.04)	(0)	(0)	-	(0)	(0)	(1)	-	(1)	-	-	(24)	-	-	-	(1)	-	-	-	-
06238	745	バジル 葉 生	91.5	(0.5)	0.6	(0.49)	(0.04)	(0.08)	(0.36)	(0.30)	(0.07)	(0)	(0)	-	(0)	(0)	(0)	-	(0)	-	-	(34)	-	-	-	(5)	-	-	-	-
06239	746	パセリ 葉 生	84.7	(0.5)	0.7	(0.49)	(0.12)	(0.26)	(0.11)	(0.01)	(0.10)	(0)	(0)	-	(0)	(0)	(0)	-	(7)	-	-	(74)	-	-	-	(35)	-	-	-	-
06240	747	はつかだいこん 根 生	95.3	(0.1)	0.1	(0.10)	(0.03)	(0.02)	(0.05)	(0.03)	(0.02)	(0)	(0)	-	(0)	(0)	(0)	-	(0)	-	-	(27)	-	-	-	(4)	-	-	-	-
06241	749	はやとうり 果実 白色種 生	94.0	(0.1)	0.1	(0.07)	(0.02)	(0.01)	(0.04)	(0.03)	(0.02)	(0)	(0)	-	(0)	(0)	(0)	-	(0)	-	-	(18)	-	-	-	(2)	-	-	-	-
06243	752	ビーツ 根 生	87.6	(0.1)	0.1	(0.07)	(0.02)	(0.02)	(0.04)	(Tr)	(0.03)	(0)	(0)	-	(0)	(0)	(0)	-	(0)	-	-	(15)	-	-	-	(1)	-	-	-	-
06244	753	ビーツ 根 ゆで	86.9	(0.1)	0.1	(0.07)	(0.02)	(0.02)	(0.04)	(Tr)	(0.03)	(0)	(0)	-	(0)	(0)	(0)	-	(0)	-	-	(15)	-	-	-	(1)	-	-	-	-
06245	754	（ピーマン類） 青ピーマン 果実 生	93.4	0.1	0.2	0.07	0.02	Tr	0.05	0.01	0.03	-	-	-	-	0	0	-	Tr	0	-	17	-	Tr	-	4	1	0	-	-
06246	755	（ピーマン類） 青ピーマン 果実 油いため	89.0	(4.1)	4.3	(3.89)	(0.31)	(2.47)	(1.12)	(0.32)	(0.80)	(0)	(0)	(0)	(0)	(0)	(3)	-	(3)	(0)	(0)	(180)	-	(Tr)	-	(81)	(25)	(12)	(6)	(0)
06247	756	（ピーマン類） 赤ピーマン 果実 生	91.1	(0.2)	0.2	(0.15)	(0.04)	(Tr)	(0.10)	(0.04)	(0.07)	(0)	(0)	-	(0)	(0)	(0)	-	(0)	(0)	-	(37)	-	(0)	-	(3)	(0)	(0)	(0)	-
06248	757	（ピーマン類） 赤ピーマン 果実 油いため	86.6	(4.1)	4.3	(3.89)	(0.31)	(2.47)	(1.12)	(0.32)	(0.79)	(0)	(0)	(0)	(0)	(0)	(3)	-	(3)	(0)	(0)	(180)	-	(0)	-	(78)	(24)	(12)	(6)	(0)

可食部 100 g 当たり

15:1 ペンタデセン酸	16:1 パルミトレイン酸	17:1 ヘプタデセン酸	18:1 計	18:1 n-9 オレイン酸	18:1 n-7 シス-バクセン酸	20:1 イコセン酸	22:1 ドコセン酸	24:1 テトラコセン酸	16:2 ヘキサデカジエン酸	16:3 ヘキサデカトリエン酸	16:4 ヘキサデカテトラエン酸	18:2 n-6 リノール酸	18:3 n-3 α-リノレン酸	18:3 n-6 γ-リノレン酸	18:4 n-3 オクタデカテトラエン酸	20:2 n-6 イコサジエン酸	20:3 n-3 イコサトリエン酸	20:3 n-6 イコサトリエン酸	20:4 n-3 イコサテトラエン酸	20:4 n-6 アラキドン酸	20:5 n-3 イコサペンタエン酸	21:5 n-3 ヘンイコサペンタエン酸	22:2 ドコサジエン酸	22:4 n-6 ドコサテトラエン酸	22:5 n-3 ドコサペンタエン酸	22:5 n-6 ドコサペンタエン酸	22:6 n-3 ドコサヘキサエン酸	未同定物質	備考
F15D1	F16D1	F17D1	F18D1	F18D1CN9	F18D1CN7	F20D1	F22D1	F24D1	F16D2	F16D3	F16D4	F18D2N6	F18D3N3	F18D3N6	F18D4N3	F20D2N6	F20D3N3	F20D3N6	F20D4N3	F20D4N6	F20D5N3	F21D5N3	F22D2	F22D4N6	F22D5N3	F22D5N6	F22D6N3	FAUN	
(..........													mg														..........)		
-	3	1	23	-	-	2	Tr	-	-	0	-	260	30	-	-	0	-	0	-	0	0	-	-	-	-	-	-	4	廃棄部位：茎、りん皮及び根盤部
(0)	(13)	(2)	(2800)	-	-	(57)	(7)	(7)	(0)	(0)	(0)	(1200)	(400)	(0)	(0)	(0)	(0)	(0)	(0)	(0)	(0)	(0)	(0)	(0)	(0)	(0)	(0)	(5)	茎、りん皮及び根盤部を除いたもの 植物油（なたね油） 06223にんにく生と油（なたね油）の付着量から推計
-	(2)	(0)	(5)	-	-	(1)	(0)	-	-	(0)	-	(39)	(42)	-	-	(Tr)	(0)	(0)	-	(0)	(0)	-	-	-	-	-	-	(1)	別名：にんにくの芽 06227葉ねぎ生から推計
-	(1)	(0)	(3)	-	-	(1)	(0)	-	-	(0)	-	(26)	(28)	-	-	(Tr)	(0)	(0)	-	(0)	(0)	-	-	-	-	-	-	(1)	別名：にんにくの芽 ゆでた後水冷し、水切りしたもの 06227葉ねぎ生から推計
0	0	0	2	2	Tr	Tr	Tr	0	0	0	0	14	1	0	0	0	-	0	0	0	0	0	0	0	0	0	0	-	別名：長ねぎ 廃棄部位：株元及び緑葉部
(0)	(0)	(0)	(2)	-	-	(0)	(0)	(0)	(0)	(0)	(0)	(9)	(1)	(0)	(0)	(0)	(0)	(0)	(0)	(0)	(0)	(0)	(0)	(0)	(0)	(0)	(0)	-	別名：長ねぎ 株元及び緑葉部を除いたもの 06226根深ねぎ生から推計
(0)	(9)	(0)	(2400)	-	-	(47)	(6)	(6)	(0)	(0)	(0)	(790)	(310)	(0)	(0)	(Tr)	(0)	(0)	(0)	(0)	(0)	(0)	(0)	(0)	(0)	(0)	(0)	-	別名：長ねぎ 株元及び緑葉部を除いたもの 植物油（なたね油） 06226根深ねぎ生と油（なたね油）の付着量から推計
-	2	0	5	-	-	1	0	-	-	0	-	35	38	-	-	Tr	-	0	-	0	0	-	-	-	-	-	-	1	別名：青ねぎ 廃棄部位：株元
(0)	(12)	(0)	(2900)	-	-	(57)	(7)	(7)	(0)	(0)	(0)	(950)	(410)	(0)	(0)	(Tr)	(0)	(0)	(0)	(0)	(0)	(0)	(0)	(0)	(0)	(0)	(0)	-	別名：青ねぎ 株元を除いたもの 植物油（なたね油） 06227葉ねぎ生と油（なたね油）の付着量から推計
-	(2)	(0)	(5)	-	-	(1)	(0)	-	-	(0)	-	(39)	(42)	-	-	(Tr)	(0)	(0)	-	(0)	(0)	-	-	-	-	-	-	(1)	万能ねぎ等を含む 廃棄部位：株元 06227葉ねぎ生から推計
-	(1)	(0)	(1)	-	-	(0)	(Tr)	-	-	(6)	-	(4)	(28)	-	-	(Tr)	(0)	(0)	-	(0)	(0)	-	-	-	-	-	-	-	廃棄部位：株元 06086こまつな生から推計
-	(1)	(0)	(1)	-	-	(0)	(Tr)	-	-	(6)	-	(4)	(28)	-	-	(Tr)	(0)	(0)	-	(0)	(0)	-	-	-	-	-	-	-	廃棄部位：株元 水洗いし、手搾りしたもの 06086こまつな生から推計
-	(0)	-	(28)	-	-	(0)	(0)	-	-	-	-	(74)	(4)	-	(0)	-	-	-	-	(0)	(0)	-	-	-	(0)	-	(0)	-	廃棄部位：根 米国成分表から推計
-	Tr	0	4	-	-	Tr	Tr	-	-	1	-	3	24	-	-	0	-	0	-	0	0	-	-	-	-	-	-	1	廃棄部位：株元
-	(Tr)	(0)	(4)	-	-	(Tr)	(Tr)	-	-	(1)	-	(3)	(24)	-	-	(0)	(0)	(0)	-	(0)	(0)	-	-	-	-	-	-	(1)	廃棄部位：株元 ゆでた後水冷し、手搾りしたもの 06233はくさい生から推計
-	(Tr)	(0)	(4)	-	-	(Tr)	(Tr)	-	-	(1)	-	(2)	(23)	-	-	(0)	(0)	(0)	-	(0)	(0)	-	-	-	-	-	-	(1)	廃棄部位：株元 液汁を除いたもの 06233はくさい生から推計
-	(0)	-	(15)	-	-	(0)	(0)	-	-	-	-	(42)	(55)	-	(0)	-	-	-	-	(0)	(0)	-	-	-	(0)	-	(0)	-	別名：パイゲンサイ 廃棄部位：株元 米国成分表から推計
-	(0)	-	(83)	-	-	(0)	(0)	-	-	-	-	(68)	(300)	-	(0)	-	-	-	-	(0)	(0)	-	-	-	(0)	-	(0)	-	別名：バジリコ、スイートバジル 廃棄部位：茎及び穂 米国成分表から推計
-	(7)	-	(250)	-	-	(0)	(0)	-	-	-	-	(100)	(7)	-	(0)	-	-	-	-	(0)	(0)	-	-	-	(0)	-	(0)	-	別名：オランダぜり 廃棄部位：茎 米国成分表から推計
-	(0)	-	(17)	-	-	(0)	(0)	-	-	-	-	(17)	(31)	-	(0)	-	-	-	-	(0)	(0)	-	-	-	(0)	-	(0)	-	別名：ラディッシュ 試料：赤色球形種 廃棄部位：根端、葉及び葉柄基部 米国成分表から推計
-	(0)	-	(7)	-	-	(0)	(0)	-	-	-	-	(16)	(28)	-	(0)	-	-	-	-	(0)	(0)	-	-	-	(0)	-	(0)	-	別名：せんなりうり 廃棄部位：種子 米国成分表から推計
-	(0)	-	(19)	-	-	(0)	(0)	-	-	-	-	(32)	(3)	-	(0)	-	-	-	-	(0)	(0)	-	-	-	(0)	-	(0)	-	別名：ビート、ビートルート、レッドビート、テーブルビート、かえんさい 廃棄部位：根端、皮及び葉柄基部 米国成分表から推計
-	(0)	-	(19)	-	-	(0)	(0)	-	-	-	-	(32)	(3)	-	(0)	-	-	-	-	(0)	(0)	-	-	-	(0)	-	(0)	-	別名：ビート、ビートルート、レッドビート、テーブルビート、かえんさい 根端及び葉柄基部を除いたもの 廃棄部位：皮 米国成分表から推計
-	Tr	0	2	-	-	0	0	-	-	0	-	34	10	-	-	0	-	0	-	0	1	-	-	-	-	-	-	2	廃棄部位：へた、しん及び種子
(0)	(9)	(0)	(2400)	-	-	(46)	(6)	(6)	(0)	(0)	(0)	(800)	(320)	(0)	(0)	(0)	(0)	(0)	(0)	(0)	(1)	(0)	(0)	(0)	(0)	(0)	(0)	-	へた、しん及び種子を除いたもの 植物油 06245青ピーマン生と油（なたね油）の付着量から推計
(0)	(3)	(0)	(3)	-	-	(0)	(0)	-	-	-	-	(67)	(37)	-	(0)	(0)	-	-	-	(0)	(0)	-	-	-	(0)	-	(0)	-	別名：パプリカ 廃棄部位：へた、しん及び種子 米国成分表から推計
(0)	(10)	(0)	(2400)	-	-	(46)	(6)	(6)	(0)	(0)	(0)	(790)	(320)	(0)	(0)	(0)	(0)	(0)	(0)	(0)	(0)	(0)	(0)	(0)	(0)	(0)	(0)	-	別名：パプリカ へた、しん及び種子を除いたもの 植物油：4.1 g 06247赤ピーマン生の推計値と油（なたね油）の付着量から推計

Header groups: 脂肪酸 — 一価不飽和 (15:1 – 24:1); 多価不飽和 (16:2 – 22:6 n-3)

6 野菜類

食品番号	索引番号	食品名	水分	脂肪酸のトリアシルグリセロール当量	脂質	脂肪酸 総量	飽和	一価不飽和	多価不飽和	n-3系 多価不飽和	n-6系 多価不飽和	飽和 4:0 酪酸	6:0 ヘキサン酸	7:0 ヘプタン酸	8:0 オクタン酸	10:0 デカン酸	12:0 ラウリン酸	13:0 トリデカン酸	14:0 ミリスチン酸	15:0 ペンタデカン酸	15:0 ant ペンタデカン酸	16:0 パルミチン酸	16:0 iso パルミチン酸	17:0 ヘプタデカン酸	17:0 ant ヘプタデカン酸	18:0 ステアリン酸	20:0 アラキジン酸	22:0 ベヘン酸	24:0 リグノセリン酸	10:1 デセン酸
		成分識別子	WATER	FATNLEA	FAT-	FACID	FASAT	FAMS	FAPU	FAPUN3	FAPUN6	F4D0	F6D0	F7D0	F8D0	F10D0	F12D0	F13D0	F14D0	F15D0	F15D0AI	F16D0	F16D0I	F17D0	F17D0AI	F18D0	F20D0	F22D0	F24D0	F10D1
		単位	(g)									(mg)																		
06393	758	（ピーマン類） オレンジピーマン 果実 生	94.2	0.1	0.3	0.13	0.04	0.01	0.08	0.03	0.05	-	-	-	-	0	1	-	4	Tr	-	25	-	1	-	9	2	1	1	0
06249	760	（ピーマン類） 黄ピーマン 果実 生	92.0	(0.1)	0.2	(0.07)	(0.02)	(Tr)	(0.05)	(0.01)	(0.03)	-	-	-	-	(0)	(0)	-	(Tr)	(0)	-	(17)	-	(Tr)	-	(4)	(1)	(0)	-	-
06250	761	（ピーマン類） 黄ピーマン 果実 油いため	87.6	(4.1)	4.3	(3.89)	(0.31)	(2.47)	(1.12)	(0.32)	(0.80)	(0)	(0)	(0)	(0)	(0)	(3)	-	(3)	(0)	(0)	(180)	-	(Tr)	-	(81)	(25)	(12)	(6)	(0)
06254	765	ひろしまな 葉 生	92.7	(0.1)	0.2	(0.08)	(0.02)	(0.01)	(0.05)	(0.05)	(0.01)	-	-	-	-	(0)	(0)	-	(Tr)	(Tr)	-	(16)	-	(Tr)	-	(2)	(Tr)	(Tr)	-	-
06255	766	ひろしまな 塩漬	92.7	(0.2)	0.2	(0.18)	(0.02)	(0.08)	(0.08)	(0.01)	(0.07)	-	-	-	-	(0)	(0)	-	(Tr)	(0)	-	(13)	-	(0)	-	(6)	(1)	(1)	(Tr)	(0)
06260	771	ふじまめ 若ざや 生	89.2	(0.1)	0.1	(0.10)	(0.04)	(0.05)	(Tr)	(Tr)	(0)	(0)	(0)	-	(0)	(0)	(1)	-	(2)	-	-	(28)	-	-	-	(5)	-	-	-	-
06261	772	ふだんそう 葉 生	92.2	(0.1)	0.1	(0.07)	(0.02)	(0.02)	(0.04)	(Tr)	(0.03)	(0)	(0)	-	(0)	(0)	(0)	-	(0)	-	-	(15)	-	-	-	(0)	-	-	-	-
06262	773	ふだんそう 葉 ゆで	90.4	(0.1)	0.1	(0.07)	(0.02)	(0.02)	(0.04)	(Tr)	(0.03)	(0)	(0)	-	(0)	(0)	(0)	-	(0)	-	-	(15)	-	-	-	(0)	-	-	-	-
06263	774	ブロッコリー 花序 生	86.2	0.3	0.6	0.24	0.07	0.06	0.11	0.08	0.03	-	-	-	-	0	Tr	-	1	1	-	63	-	1	-	Tr	1	1	2	0
06264	775	ブロッコリー 花序 ゆで	89.9	(0.2)	0.4	(0.19)	(0.05)	(0.05)	(0.08)	(0.06)	(0.03)	-	-	-	-	(0)	(Tr)	-	(1)	(1)	-	(48)	-	(1)	-	(Tr)	(1)	(1)	(1)	(0)
06354	779	ブロッコリー 芽ばえ 生	94.3	(0.3)	0.6	(0.26)	(0.08)	(0.07)	(0.12)	(0.08)	(0.04)	-	-	-	-	(0)	(Tr)	-	(1)	(1)	-	(68)	-	(1)	-	(Tr)	(2)	(1)	(2)	(0)
06265	780	へちま 果実 生	94.9	(0.1)	0.1	(0.07)	(0.01)	(0.02)	(0.04)	(0)	(0.04)	-	-	-	-	-	-	-	-	-	-	(6)	-	-	-	(3)	-	-	-	-
06266	781	へちま 果実 ゆで	94.2	(0.1)	0.1	(0.07)	(0.01)	(0.02)	(0.04)	(0)	(0.04)	-	-	-	-	-	-	-	-	-	-	(6)	-	-	-	(3)	-	-	-	-
06267	782	ほうれんそう 葉 通年平均 生	92.4	0.2	0.4	0.22	0.04	0.02	0.17	0.12	0.04	-	-	-	-	0	0	-	1	Tr	-	31	-	0	-	2	1	1	-	-
06268	783	ほうれんそう 葉 通年平均 ゆで	91.5	(0.3)	0.5	(0.28)	(0.05)	(0.02)	(0.21)	(0.15)	(0.04)	-	-	-	-	(0)	(0)	-	(1)	(1)	-	(39)	-	(0)	-	(2)	(1)	(2)	-	-
06359	784	ほうれんそう 葉 通年平均 油いため	82.0	(7.6)	8.1	(7.25)	(0.58)	(4.46)	(2.21)	(0.75)	(1.43)	(0)	(0)	(0)	(0)	(0)	(5)	-	(7)	(1)	(0)	(350)	-	(0)	-	(140)	(45)	(23)	(11)	(0)
06269	789	ほうれんそう 葉 冷凍	92.2	0.2	0.3	0.17	0.03	0.01	0.12	0.09	0.02	-	-	-	-	0	0	0	1	Tr	0	26	0	Tr	0	2	Tr	1	2	0
06372	790	ほうれんそう 葉 冷凍 ゆで	90.6	0.4	0.5	0.34	0.06	0.02	0.25	0.18	0.05	-	-	-	-	0	Tr	0	3	1	0	50	0	Tr	0	3	1	1	3	0
06373	791	ほうれんそう 葉 冷凍 油いため	84.6	4.1	4.5	3.90	0.31	2.35	1.23	0.48	0.73	-	-	-	-	Tr	1	0	3	2	0	190	0	2	0	68	23	14	9	0
06270	792	ホースラディシュ 根茎 生	77.3	(0.3)	0.3	(0.24)	(0.04)	(0.06)	(0.15)	(0.02)	(0.12)	(0)	(0)	-	(0)	(0)	(1)	-	(Tr)	-	-	(27)	-	-	-	(9)	-	-	-	-
06271	793	まこも 茎 生	93.5	0.1	0.2	0.10	0.05	0.01	0.04	Tr	0.03	-	-	-	-	0	0	-	1	Tr	-	40	-	Tr	-	2	1	2	3	0
06272	794	みずかけな 葉 生	91.1	(0.1)	0.1	(0.05)	(0.01)	(Tr)	(0.04)	(0.03)	(Tr)	-	-	-	-	(0)	(0)	-	(Tr)	(0)	-	(7)	-	(0)	-	(1)	(Tr)	(Tr)	-	-
06360	805	みぶな 葉 生	93.9	(0.1)	0.3	(0.13)	(0.02)	(0.01)	(0.10)	(0.08)	(0.01)	-	-	-	-	(0)	(0)	-	(Tr)	(Tr)	-	(20)	-	(0)	-	(2)	(1)	(Tr)	-	-
06282	808	むかご 肉芽 生	75.1	0.1	0.2	0.11	0.03	0.01	0.06	0.01	0.05	-	-	-	-	0	Tr	-	Tr	1	-	27	-	Tr	-	1	1	1	1	0
06283	809	めキャベツ 結球葉 生	83.2	(0.1)	0.1	(0.08)	(0.02)	(0.01)	(0.05)	(0.03)	(0.02)	(0)	(0)	-	(1)	(0)	(0)	-	(0)	-	-	(18)	-	-	-	(1)	-	-	-	-
06284	810	めキャベツ 結球葉 ゆで	83.8	(0.1)	0.1	(0.08)	(0.02)	(0.01)	(0.05)	(0.03)	(0.02)	(0)	(0)	-	(1)	(0)	(0)	-	(0)	-	-	(18)	-	-	-	(1)	-	-	-	-
06286	812	（もやし類） アルファルファもやし 生	96.0	(0.1)	0.1	(0.08)	(0.01)	(0.01)	(0.06)	(0.03)	(0.03)	(0)	(0)	-	(0)	(0)	(0)	-	(Tr)	-	-	(9)	-	-	-	(1)	-	-	-	-
06287	813	（もやし類） だいずもやし 生	92.0	1.2	1.5	1.17	0.20	0.20	0.78	0.13	0.64	-	-	-	-	0	Tr	-	1	Tr	-	140	-	1	-	45	4	7	-	-
06288	814	（もやし類） だいずもやし ゆで	93.0	(1.3)	1.6	(1.25)	(0.21)	(0.21)	(0.83)	(0.14)	(0.68)	-	-	-	-	(0)	(Tr)	-	(1)	(Tr)	-	(150)	-	(1)	-	(48)	(5)	(7)	-	-
06291	818	（もやし類） りょくとうもやし 生	95.4	(0.1)	0.1	(0.08)	(0.03)	(0.01)	(0.04)	(0.01)	(0.03)	(0)	(0)	-	(0)	(0)	(0)	-	(0)	-	-	(20)	-	-	-	(6)	-	-	-	-
06293	820	モロヘイヤ 茎葉 生	86.1	(0.4)	0.5	(0.35)	(0.08)	(0.03)	(0.24)	(Tr)	(0.23)	-	-	-	-	-	-	-	-	-	-	(60)	-	-	-	(12)	-	-	-	-
06294	821	モロヘイヤ 茎葉 ゆで	91.3	(0.3)	0.4	(0.28)	(0.06)	(0.03)	(0.19)	(Tr)	(0.19)	(0)	(0)	-	(0)	(0)	(0)	-	(0)	-	-	(48)	-	-	-	(10)	-	-	-	-

Header note: 可食部 100 g 当たり; 脂肪酸; 飽和

可食部100g当たり 脂肪酸 一価不飽和 15:1 ペンタデセン酸 F15D1	16:1 パルミトレイン酸 F16D1	17:1 ヘプタデセン酸 F17D1	18:1 計 F18D1	18:1 n-9 オレイン酸 F18D1CN9	18:1 n-7 シス-バクセン酸 F18D1CN7	20:1 イコセン酸 F20D1	22:1 ドコセン酸 F22D1	24:1 テトラコセン酸 F24D1	多価不飽和 16:2 ヘキサデカジエン酸 F16D2	16:3 ヘキサデカトリエン酸 F16D3	16:4 ヘキサデカテトラエン酸 F16D4	18:2 n-6 リノール酸 F18D2N6	18:3 n-3 α-リノレン酸 F18D3N3	18:3 n-6 γ-リノレン酸 F18D3N6	18:4 n-3 オクタデカテトラエン酸 F18D4N3	20:2 n-6 イコサジエン酸 F20D2N6	20:3 n-3 イコサトリエン酸 F20D3N3	20:3 n-6 イコサトリエン酸 F20D3N6	20:4 n-3 イコサテトラエン酸 F20D4N3	20:4 n-6 アラキドン酸 F20D4N6	20:5 n-3 イコサペンタエン酸 F20D5N3	21:5 n-3 ヘンイコサペンタエン酸 F21D5N3	22:2 ドコサジエン酸 F22D2	22:4 n-6 ドコサテトラエン酸 F22D4N6	22:5 n-3 ドコサペンタエン酸 F22D5N3	22:5 n-6 ドコサペンタエン酸 F22D5N6	22:6 n-3 ドコサヘキサエン酸 F22D6N3	未同定物質 FAUN	備考
(mg)																													
0	1	0	5	3	2	Tr	0	0	Tr	0	0	48	33	0	0	0	-	0	0	0	0	0	0	0	0	0	0	13	別名：パプリカ 廃棄部位：へた、しん及び種子
-	(Tr)	(0)	(2)	-	-	(0)	(0)	-	-	(0)	-	(34)	(10)	-	-	(0)	(0)	(0)	-	(0)	(1)	-	-	-	-	-	-	(2)	別名：パプリカ、キングベル 廃棄部位：へた、しん及び種子 06245青ピーマン生から推計
(0)	(9)	(0)	(2400)	-	-	(46)	(6)	(6)	(0)	(0)	(0)	(800)	(320)	(0)	(0)	(0)	(0)	(0)	(0)	(0)	(1)	(0)	(0)	(0)	(0)	(0)	(0)	-	別名：パプリカ、キングベル へた、しん及び種子を除いたもの 植物油 06249黄ピーマン生の推計値と油（なたね油）の付着量から推計
-	(1)	(0)	(8)	-	-	(Tr)	(Tr)	-	-	(1)	-	(5)	(48)	-	-	(0)	(0)	(0)	-	(0)	(0)	-	-	-	-	-	-	(3)	別名：ひらぐきな、ひらぐき 廃棄部位：株元 06233はくさい生から推計
(0)	(Tr)	(0)	(77)	-	-	(1)	(Tr)	(Tr)	(0)	(0)	(0)	(65)	(13)	(0)	(0)	(0)	(0)	(0)	(0)	(0)	(0)	(0)	(0)	(0)	(0)	(0)	(0)	-	別名：ひらぐきな、ひらぐき 廃棄部位：株元 06233はくさい生から推計
-	(1)	-	(48)	-	-	(0)	(0)	-	-	-	-	(1)	(4)	-	(0)	-	-	-	-	(0)	(0)	-	-	-	(0)	-	(0)	-	別名：いんげんまめ（関西）、せんごくまめ、あじまめ 廃棄部位：すじ及び両端 米国成分表から推計
-	(0)	-	(20)	-	-	(0)	(0)	-	-	-	-	(32)	(4)	-	(0)	-	-	-	-	(0)	(0)	-	-	-	(0)	-	(0)	-	別名：唐ぢしゃ 米国成分表から推計
-	(0)	-	(20)	-	-	(0)	(0)	-	-	-	-	(31)	(4)	-	(0)	-	-	-	-	(0)	(0)	-	-	-	(0)	-	(0)	-	別名：唐ぢしゃ ゆでた後水冷し、手搾りしたもの 米国成分表から推計
0	1	2	15	3	13	Tr	44	1	0	0	0	34	76	0	0	0	-	0	0	0	0	0	0	0	0	0	0	-	廃棄部位：茎葉
(0)	(1)	(2)	(12)	-	-	(Tr)	(34)	(1)	(0)	(0)	(0)	(26)	(59)	(0)	(0)	(0)	(0)	(0)	(0)	(0)	(0)	(0)	(0)	(0)	(0)	(0)	(0)	-	茎葉を除いたもの 06263ブロッコリー花序生から推計
(0)	(1)	(2)	(17)	-	-	(Tr)	(47)	(1)	(0)	(0)	(0)	(36)	(82)	(0)	(0)	(0)	(0)	(0)	(0)	(0)	(0)	(0)	(0)	(0)	(0)	(0)	(0)	-	別名：ブロッコリースプラウト 06263ブロッコリー花序生から推計
-	-	-	(19)	-	-	-	-	-	-	-	-	(44)	-	-	-	-	-	-	-	-	-	-	-	-	-	-	-	-	別名：いとうり、ナーベーラー、ナビャーラ、ナベーラ、ナーベナ 廃棄部位：両端及び皮 米国成分表から推計
-	-	-	(19)	-	-	-	-	-	-	-	-	(44)	-	-	-	-	-	-	-	-	-	-	-	-	-	-	-	-	別名：いとうり、ナーベーラー、ナビャーラ、ナベーラ、ナーベナ 両端及び皮を除いたもの 米国成分表から推計
-	4	0	12	-	-	2	2	-	-	13	-	34	120	-	-	1	-	0	-	0	0	-	-	-	-	-	-	6	廃棄部位：株元
-	(5)	(0)	(15)	-	-	(2)	(2)	-	-	(16)	-	(43)	(150)	-	-	(2)	(0)	(0)	-	(0)	(0)	-	-	-	-	-	-	(7)	廃棄部位：株元 ゆでた後水冷し、手搾りしたもの 06267ほうれんそう通年平均生から推計
(0)	(22)	(0)	(4300)	-	-	(86)	(14)	(11)	(0)	(22)	(0)	(1400)	(750)	(0)	(0)	(3)	(0)	(0)	(0)	(0)	(0)	(0)	(0)	(0)	(0)	(0)	(0)	(10)	株元を除いたもの 植物油（なたね油）：7.4 g 06267ほうれんそう通年平均生と油（なたね油）の付着量から推計
0	4	0	6	4	2	Tr	0	0	0	10	0	22	90	0	0	Tr	0	0	0	0	0	0	0	0	0	0	0	28	
0	7	0	13	8	4	1	0	0	0	20	0	46	180	0	0	Tr	0	Tr	0	2	0	0	0	0	0	0	0	44	ゆでた後水冷し、手搾りしたもの
0	15	0	2300	2200	110	46	3	6	Tr	23	0	730	480	0	Tr	3	0	1	0	0	0	0	0	0	0	0	0	160	植物油（なたね油）：4.9 g
-	(Tr)	-	(55)	-	-	(Tr)	(Tr)	-	-	-	-	(120)	(23)	-	(0)	-	-	-	-	(0)	(0)	-	-	-	(0)	-	(0)	-	別名：わさびだいこん、せいようわさび 廃棄部位：皮 米国成分表から推計
0	1	Tr	7	-	-	1	2	Tr	0	0	0	31	5	0	0	Tr	-	0	0	0	0	0	0	0	0	0	0	-	別名：まこもたけ 廃棄部位：葉鞘及び基部
-	(1)	(0)	(1)	-	-	(0)	(Tr)	-	-	(6)	-	(4)	(28)	-	-	(Tr)	(0)	(0)	-	(0)	(0)	-	-	-	-	-	-	-	別名：とうな（薹菜） 06086こまつな生から推計
-	(2)	(0)	(3)	-	-	(Tr)	(1)	-	-	(17)	-	(11)	(77)	-	-	(1)	(0)	(0)	-	(0)	(0)	-	-	-	-	-	-	-	別名：きょうな 廃棄部位：根 06086こまつな生から推計
0	1	Tr	12	-	-	0	0	0	0	0	0	50	13	0	0	0	-	0	0	0	0	0	0	0	0	0	0	-	廃棄部位：皮
-	(1)	-	(6)	-	-	(0)	(0)	-	-	-	-	(15)	(33)	-	(0)	-	-	-	-	(Tr)	(0)	-	-	-	(0)	-	(0)	-	別名：こもちかんらん、姫かんらん、姫キャベツ 米国成分表から推計
-	(1)	-	(6)	-	-	(0)	(0)	-	-	-	-	(15)	(33)	-	(0)	-	-	-	-	(Tr)	(0)	-	-	-	(0)	-	(0)	-	別名：こもちかんらん、姫かんらん、姫キャベツ 米国成分表から推計
-	(0)	-	(8)	-	-	(0)	(0)	-	-	-	-	(34)	(25)	-	(0)	-	-	-	-	(0)	(0)	-	-	-	(0)	-	(0)	-	別名：糸もやし 米国成分表から推計
-	2	0	190	-	-	2	0	-	-	0	-	640	130	-	-	0	-	0	-	0	0	-	-	-	-	-	-	-	廃棄部位：種皮及び損傷部
-	(2)	(0)	(210)	-	-	(2)	(0)	-	-	(0)	-	(680)	(140)	-	-	(0)	(0)	(0)	-	(0)	(0)	-	-	-	-	-	-	-	種皮及び損傷部を除いたもの ゆでた後水冷し、水切りしたもの 06287だいずもやし生から推計
-	(0)	-	(13)	-	-	(0)	(0)	-	-	-	-	(26)	(10)	-	(0)	-	-	-	-	(0)	(0)	-	-	-	(0)	-	(0)	-	廃棄部位：種皮及び損傷部 米国成分表から推計
-	(6)	-	(28)	-	-	-	-	-	-	-	-	(230)	(4)	-	-	-	-	-	-	-	-	-	-	-	-	-	-	-	米国成分表から推計
-	(6)	-	(22)	-	-	(0)	(0)	-	-	-	-	(190)	(4)	-	(0)	-	-	-	-	(0)	(0)	-	-	-	(0)	-	(0)	-	ゆでた後水冷し、手搾りしたもの 米国成分表から推計

6 野菜類

食品番号	索引番号	食品名	水分	脂肪酸のトリアシルグリセロール当量	脂質	脂肪酸 総量	飽和	一価不飽和	多価不飽和	n-3系 多価不飽和	n-6系 多価不飽和	4:0 酪酸	6:0 ヘキサン酸	7:0 ヘプタン酸	8:0 オクタン酸	10:0 デカン酸	12:0 ラウリン酸	13:0 トリデカン酸	14:0 ミリスチン酸	15:0 ペンタデカン酸	15:0 ant ペンタデカン酸	16:0 パルミチン酸	16:0 iso パルミチン酸	17:0 ヘプタデカン酸	17:0 ant ヘプタデカン酸	18:0 ステアリン酸	20:0 アラキジン酸	22:0 ベヘン酸	24:0 リグノセリン酸	10:1 デセン酸	14…
		成分識別子	WATER	FATNLEA	FAT-	FACID	FASAT	FAMS	FAPU	FAPUN3	FAPUN6	F4D0	F6D0	F7D0	F8D0	F10D0	F12D0	F13D0	F14D0	F15D0	F15D0AI	F16D0	F16D0I	F17D0	F17D0AI	F18D0	F20D0	F22D0	F24D0	F10D1	
		単位	(g								)	(mg																		)	
06303	831	らっかせい　未熟豆　生	50.1	(23.9)	24.2	(22.84)	(4.24)	(11.60)	(7.00)	(0.04)	(6.96)	(0)	(0)	-	(0)	(0)	(0)	-	(7)	(3)	-	(2100)	-	(20)	(0)	(680)	(340)	(730)	(380)	(0)	
06304	832	らっかせい　未熟豆　ゆで	51.3	(23.2)	23.5	(22.18)	(4.12)	(11.26)	(6.80)	(0.04)	(6.76)	(0)	(0)	-	(0)	(0)	(0)	-	(7)	(3)	-	(2000)	-	(19)	(0)	(660)	(330)	(710)	(370)	(0)	
06305	833	（らっきょう類）　らっきょう　りん茎　生	68.3	(0.1)	0.2	(0.14)	(0.03)	(0.03)	(0.08)	(Tr)	(0.07)	(0)	(0)	-	(0)	(0)	(0)	-	(1)	-	-	(29)	-	-	-	(3)	-	-	-	-	
06306	834	（らっきょう類）　らっきょう　甘酢漬	67.5	(0.2)	0.3	(0.21)	(0.05)	(0.04)	(0.12)	(0.01)	(0.11)	(0)	(0)	-	(0)	(0)	(0)	-	(2)	-	-	(45)	-	-	-	(5)	-	-	-	-	
06307	835	（らっきょう類）　エシャレット　りん茎　生	79.1	(0.1)	0.2	(0.14)	(0.03)	(0.03)	(0.08)	(Tr)	(0.07)	(0)	(0)	-	(0)	(0)	(0)	-	(1)	-	-	(29)	-	-	-	(3)	-	-	-	-	
06308	836	リーキ　りん茎葉　生	90.8	(0.1)	0.1	(0.07)	(0.01)	(Tr)	(0.06)	(0.03)	(0.02)	(0)	(0)	-	(0)	(0)	(0)	-	(0)	-	-	(13)	-	-	-	(1)	-	-	-	-	
06309	837	リーキ　りん茎葉　ゆで	91.3	(0.1)	0.1	(0.07)	(0.01)	(Tr)	(0.06)	(0.03)	(0.02)	-	-	-	-	-	-	-	-	-	-	(13)	-	-	-	(1)	-	-	-	-	
06319	838	ルッコラ　葉　生	92.7	0.1	0.4	0.13	0.05	0.01	0.07	0.05	0.01	-	-	-	-	0	0	-	1	Tr	-	33	-	Tr	-	4	1	2	8	0	
06310	839	ルバーブ　葉柄　生	92.1	(0.1)	0.1	(0.10)	(0.03)	(0.02)	(0.05)	(0)	(0.05)	(0)	(0)	-	(0)	(0)	(0)	-	(1)	-	-	(23)	-	-	-	(2)	-	-	-	-	
06311	840	ルバーブ　葉柄　ゆで	94.1	(0.1)	0.1	(0.10)	(0.03)	(0.02)	(0.05)	(0)	(0.05)	(0)	(0)	-	(0)	(0)	(0)	-	(1)	-	-	(23)	-	-	-	(2)	-	-	-	-	
06312	841	（レタス類）　レタス　土耕栽培　結球葉　生	95.9	Tr	0.1	0.04	0.01	Tr	0.03	0.01	0.01	-	-	-	-	0	0	-	Tr	Tr	-	9	-	0	-	1	Tr	1	-	-	
06361	842	（レタス類）　レタス　水耕栽培　結球葉　生	95.3	(0.1)	0.2	(0.07)	(0.02)	(Tr)	(0.05)	(0.03)	(0.02)	-	-	-	-	(0)	(0)	-	(1)	(Tr)	-	(16)	-	(Tr)	-	(2)	(1)	(1)	-	-	
06313	843	（レタス類）　サラダな　葉　生	94.9	0.1	0.2	0.08	0.01	Tr	0.06	0.05	0.02	-	-	-	-	0	0	-	1	Tr	-	10	-	Tr	-	1	Tr	1	-	-	
06314	844	（レタス類）　リーフレタス　葉　生	94.0	(0.1)	0.1	(0.07)	(0.01)	(Tr)	(0.05)	(0.04)	(0.02)	(0)	(0)	-	(0)	(0)	(0)	-	(0)	-	-	(12)	-	-	-	(1)	-	-	-	-	
06315	845	（レタス類）　サニーレタス　葉　生	94.1	(0.1)	0.2	(0.14)	(0.03)	(0.01)	(0.10)	(0.07)	(0.03)	(0)	(0)	-	(0)	(0)	(0)	-	(0)	-	-	(23)	-	-	-	(3)	-	-	-	-	
06362	846	（レタス類）　サンチュ　葉　生	94.5	(0.2)	0.4	(0.17)	(0.03)	(0.01)	(0.13)	(0.10)	(0.03)	-	-	-	-	(0)	(Tr)	-	(2)	(1)	-	(22)	-	(Tr)	-	(2)	(1)	(2)	-	-	
06316	847	（レタス類）　コスレタス　葉　生	94.5	0.1	0.2	0.05	0.02	Tr	0.03	0.02	0.01	-	-	-	-	0	0	-	Tr	Tr	-	13	-	Tr	-	1	1	1	1	0	
06317	848	れんこん　根茎　生	81.5	Tr	0.1	0.04	0.01	0.01	0.02	Tr	0.02	-	-	-	-	0	0	-	Tr	Tr	-	10	-	Tr	-	1	0	Tr	-	-	
06318	849	れんこん　根茎　ゆで	81.9	(Tr)	0.1	(0.04)	(0.01)	(0.01)	(0.02)	(Tr)	(0.02)	-	-	-	-	(0)	(0)	-	(Tr)	(Tr)	-	(10)	-	(Tr)	-	(1)	(0)	(Tr)	-	-	

可食部 100 g 当たり

可食部 100 g 当たり																													備考
脂肪酸																												未同定物質	
一価不飽和									多価不飽和																				
15:1 ペンタデセン酸	16:1 パルミトレイン酸	17:1 ヘプタデセン酸	18:1 計	18:1 n-9 オレイン酸	18:1 n-7 シス-バクセン酸	20:1 イコセン酸	22:1 ドコセン酸	24:1 テトラコセン酸	16:2 ヘキサデカジエン酸	16:3 ヘキサデカトリエン酸	16:4 ヘキサデカテトラエン酸	18:2 n-6 リノール酸	18:3 n-3 α-リノレン酸	18:3 n-6 γ-リノレン酸	18:4 n-3 オクタデカテトラエン酸	20:2 n-6 イコサジエン酸	20:3 n-3 イコサトリエン酸	20:3 n-6 イコサトリエン酸	20:4 n-3 イコサテトラエン酸	20:4 n-6 アラキドン酸	20:5 n-3 イコサペンタエン酸	21:5 n-3 ヘンイコサペンタエン酸	22:2 ドコサジエン酸	22:4 n-6 ドコサテトラエン酸	22:5 n-3 ドコサペンタエン酸	22:5 n-6 ドコサペンタエン酸	22:6 n-3 ドコサヘキサエン酸		
F15D1	F16D1	F17D1	F18D1	F18D1CN9	F18D1CN7	F20D1	F22D1	F24D1	F16D2	F16D3	F16D4	F18D2N6	F18D3N3	F18D3N6	F18D4N3	F20D2N6	F20D3N3	F20D3N6	F20D4N3	F20D4N6	F20D5N3	F21D5N3	F22D2	F22D4N6	F22D5N3	F22D5N6	F22D6N3	FAUN	
(…mg…)																													
(0)	(23)	(18)	(11000)	-	-	(310)	(24)	(0)	(0)	(0)	(0)	(7000)	(43)	(0)	(0)	(0)	(0)	(0)	(0)	(0)	(0)	(0)	(0)	(0)	(0)	(0)	(0)	-	別名： なんきんまめ、ピーナッツ 廃棄部位： さや 05034らっかせい乾から推計
(0)	(22)	(17)	(11000)	-	-	(300)	(23)	(0)	(0)	(0)	(0)	(6800)	(42)	(0)	(0)	(0)	(0)	(0)	(0)	(0)	(0)	(0)	(0)	(0)	(0)	(0)	(0)	-	別名： なんきんまめ、ピーナッツ 廃棄部位： さや 05034らっかせい乾から推計
-	(0)	-	(28)	-	-	(0)	(0)	-	-	-	-	(74)	(4)	-	(0)	-	-	-	-	(0)	(0)	-	-	-	(0)	-	(0)	-	別名： おおにら、さとにら 廃棄部位： 根、膜状りん片及び両端 米国成分表から推計
-	(0)	-	(43)	-	-	(0)	(0)	-	-	-	-	(110)	(6)	-	(0)	-	-	-	-	(0)	(0)	-	-	-	(0)	-	(0)	-	別名： おおにら、さとにら 液汁を除いたもの 米国成分表から推計
-	(0)	-	(28)	-	-	(0)	(0)	-	-	-	-	(74)	(4)	-	(0)	-	-	-	-	(0)	(0)	-	-	-	(0)	-	(0)	-	土寄せ軟白若採りのらっきょう 別名： エシャ、エシャらっきょう 廃棄部位： 株元及び緑葉部 米国成分表から推計
-	(0)	-	(1)	-	-	(0)	(0)	-	-	-	-	(22)	(33)	-	(0)	-	-	-	-	(0)	(0)	-	-	-	(0)	-	(0)	-	別名： 西洋ねぎ、ポロねぎ 廃棄部位： 株元及び緑葉部 米国成分表から推計
-	-	-	(2)	-	-	-	-	-	-	-	-	(23)	(33)	-	-	-	-	-	-	-	-	-	-	-	-	-	-	-	別名： 西洋ねぎ、ポロねぎ 株元及び緑葉部を除いたもの 米国成分表から推計
0	3	0	4	-	-	1	1	1	0	0	0	15	54	0	0	0	-	0	0	0	0	0	0	0	0	0	0	-	別名： ロケットサラダ、エルカ、ルコラ 廃棄部位： 株元
-	(1)	-	(19)	-	-	(0)	(0)	-	-	-	-	(50)	(0)	-	(0)	-	-	-	-	(0)	(0)	-	-	-	(0)	-	(0)	-	別名： しょくようだいおう 廃棄部位： 表皮及び両端 米国成分表から推計
-	(1)	-	(19)	-	-	(0)	(0)	-	-	-	-	(50)	(0)	-	(0)	-	-	-	-	(0)	(0)	-	-	-	(0)	-	(0)	-	別名： しょくようだいおう 表皮及び両端を除いたもの 米国成分表から推計
-	1	0	1	-	-	Tr	0	-	-	0	-	12	14	-	-	0	-	0	-	0	0	-	-	-	-	-	-	Tr	別名： たまちしゃ 廃棄部位： 株元
-	(1)	(0)	(2)	-	-	(1)	(0)	-	-	(0)	-	(23)	(26)	-	-	(0)	(0)	(0)	-	(0)	(0)	-	-	-	-	-	-	(Tr)	別名： たまちしゃ 廃棄部位： 株元 06312レタス土耕栽培生から推計
-	2	0	1	-	-	1	0	-	-	0	-	16	48	-	-	Tr	-	0	-	Tr	0	-	-	-	-	-	-	Tr	廃棄部位： 株元
-	(1)	-	(3)	-	-	(0)	(0)	-	-	-	-	(16)	(39)	-	(0)	-	-	-	-	(0)	(0)	-	-	-	(0)	-	(0)	-	別名： ちりめんちしゃ、あおちりめんちしゃ 廃棄部位： 株元 米国成分表から推計
-	(2)	-	(5)	-	-	(0)	(0)	-	-	-	-	(31)	(74)	-	(0)	-	-	-	-	(0)	(0)	-	-	-	(0)	-	(0)	-	別名： あかちりめんちしゃ 廃棄部位： 株元 米国成分表から推計
-	(4)	(0)	(2)	-	-	(2)	(Tr)	-	-	(0)	-	(33)	(100)	-	-	(Tr)	(0)	(0)	-	(Tr)	(0)	-	-	-	-	-	-	(1)	別名： かきちしゃ 株元を除いたもの 06313サラダなから推計
0	1	0	1	-	-	0	1	Tr	0	0	0	14	21	0	0	0	-	0	0	0	0	0	0	0	0	0	0	-	別名： ロメインレタス、たちちしゃ、たちレタス 廃棄部位： 株元
-	Tr	0	6	-	-	Tr	0	-	-	0	-	18	3	-	-	Tr	-	0	-	0	0	-	-	-	-	-	-	Tr	廃棄部位： 節部及び皮
-	(Tr)	(0)	(6)	-	-	(Tr)	(0)	-	-	(0)	-	(18)	(3)	-	-	(Tr)	(0)	(0)	-	(0)	(0)	-	-	-	-	-	-	(Tr)	節部及び皮を除いたもの 06317れんこん生から推計

7 果実類

可食部 100 g 当たり

食品番号	索引番号	食品名	水分	脂肪酸のトリアシルグリセロール当量	脂質	脂肪酸 総量	飽和	一価不飽和	多価不飽和	n-3系 多価不飽和	n-6系 多価不飽和	4:0 酪酸	6:0 ヘキサン酸	7:0 ヘプタン酸	8:0 オクタン酸	10:0 デカン酸	12:0 ラウリン酸	13:0 トリデカン酸	14:0 ミリスチン酸	15:0 ペンタデカン酸	15:0 ant ペンタデカン酸	16:0 パルミチン酸	16:0 iso パルミチン酸	17:0 ヘプタデカン酸	17:0 ant ヘプタデカン酸	18:0 ステアリン酸	20:0 アラキジン酸	22:0 ベヘン酸	24:0 リグノセリン酸	10:1 デセン酸
		成分識別子	WATER	FATNLEA	FAT-	FACID	FASAT	FAMS	FAPU	FAPUN3	FAPUN6	F4D0	F6D0	F7D0	F8D0	F10D0	F12D0	F13D0	F14D0	F15D0	F15D0AI	F16D0	F16D0I	F17D0	F17D0AI	F18D0	F20D0	F22D0	F24D0	F10D1
		単位	g									mg																		
07003	866	アセロラ 酸味種 生	89.9	Tr	0.1	0.02	0.01	Tr	0.01	Tr	0.01	-	-	-	-	0	0	-	1	0	-	5	-	0	-	3	Tr	Tr	0	0
07005	869	アテモヤ 生	77.7	(0.3)	0.4	(0.28)	(0.14)	(0.03)	(0.11)	(0.09)	(0.02)	-	-	-	(0)	(26)	(3)	-	(7)	(0)	-	(61)	-	(3)	-	(29)	(3)	(1)	(3)	-
07006	870	アボカド 生	71.3	15.5	17.5	14.84	3.03	9.96	1.85	0.12	1.72	-	-	-	-	0	0	-	6	0	-	2900	-	5	-	84	10	0	-	-
07007	871	あんず 生	89.8	(0.2)	0.3	(0.21)	(0.02)	(0.13)	(0.06)	(0)	(0.06)	(0)	(0)	-	(0)	(0)	(0)	-	(0)	-	-	(18)	-	-	-	(2)	-	-	-	-
07008	872	あんず 乾	16.8	(0.1)	0.4	(0.13)	(0.01)	(0.06)	(0.06)	(0)	(0.06)	(0)	(0)	-	(0)	(0)	(0)	-	(0)	(0)	-	(13)	-	(0)	-	(0)	(0)	(0)	(0)	-
07009	873	あんず 缶詰	79.8	(0.3)	0.4	(0.27)	(0.03)	(0.16)	(0.08)	(0)	(0.08)	(0)	(0)	-	(0)	(0)	(0)	-	(0)	-	-	(25)	-	-	-	(4)	-	-	-	-
07010	874	あんず ジャム 高糖度	34.5	(0.1)	0.1	(0.07)	(0.01)	(0.04)	(0.02)	(0)	(0.02)	(0)	(0)	-	(0)	(0)	(0)	-	(0)	-	-	(6)	-	-	-	(1)	-	-	-	-
07011	875	あんず ジャム 低糖度	48.8	(0.1)	0.1	(0.07)	(0.01)	(0.04)	(0.02)	(0)	(0.02)	(0)	(0)	-	(0)	(0)	(0)	-	(0)	-	-	(6)	-	-	-	(1)	-	-	-	-
07012	876	いちご 生	90.0	0.1	0.1	0.07	0.01	0.01	0.05	0.02	0.03	-	-	-	-	0	0	-	Tr	0	-	5	-	0	-	1	2	Tr	-	-
07013	877	いちご ジャム 高糖度	36.0	(0.1)	0.1	(0.07)	(0.01)	(0.01)	(0.05)	(0.02)	(0.03)	-	-	-	-	(0)	(0)	-	(Tr)	(0)	-	(5)	-	(0)	-	(1)	(2)	(Tr)	-	-
07014	878	いちご ジャム 低糖度	50.7	(0.1)	0.1	(0.07)	(0.01)	(0.01)	(0.05)	(0.02)	(0.03)	-	-	-	-	(0)	(0)	-	(Tr)	(0)	-	(5)	-	(0)	-	(1)	(2)	(Tr)	-	-
07160	879	いちご 乾	15.4	(0.2)	0.2	(0.17)	(0.02)	(0.02)	(0.12)	(0.05)	(0.07)	-	-	-	-	(0)	(Tr)	-	(1)	(Tr)	-	(13)	-	(Tr)	-	(3)	(4)	(Tr)	-	-
07015	880	いちじく 生	84.6	(0.1)	0.1	(0.09)	(0.02)	(0.02)	(0.05)	(0)	(0.05)	(0)	(0)	-	(0)	(0)	(0)	-	(1)	-	-	(15)	-	-	-	(4)	-	-	-	-
07016	881	いちじく 乾	18.0	(0.8)	1.1	(0.76)	(0.17)	(0.19)	(0.41)	(0)	(0.41)	(0)	(0)	-	(0)	(0)	(0)	-	(7)	-	-	(130)	-	-	-	(34)	-	-	-	-
07017	882	いちじく 缶詰	79.7	(0.1)	0.1	(0.09)	(0.02)	(0.02)	(0.05)	(0)	(0.05)	(0)	(0)	-	(0)	(0)	(0)	-	(1)	-	-	(15)	-	-	-	(4)	-	-	-	-
07019	883	うめ 生	90.4	(0.4)	0.5	(0.35)	(0.03)	(0.24)	(0.08)	(0)	(0.08)	(0)	(0)	-	(0)	(0)	(0)	-	(0)	-	-	(25)	-	-	-	(5)	-	-	-	-
07020	884	うめ 梅漬 塩漬	72.3	(0.3)	0.4	(0.28)	(0.02)	(0.19)	(0.06)	(0)	(0.06)	(0)	(0)	-	(0)	(0)	(0)	-	(0)	-	-	(20)	-	-	-	(4)	-	-	-	-
07021	885	うめ 梅漬 調味漬	80.2	(0.5)	0.5	(0.35)	(0.03)	(0.24)	(0.08)	(0)	(0.08)	(0)	(0)	-	(0)	(0)	(0)	-	(0)	-	-	(25)	-	-	-	(5)	-	-	-	-
07022	886	うめ 梅干し 塩漬	72.2	(0.4)	0.7	(0.49)	(0.04)	(0.34)	(0.11)	(0)	(0.11)	(0)	(0)	-	(0)	(0)	(0)	-	(0)	-	-	(36)	-	-	-	(8)	-	-	-	-
07023	887	うめ 梅干し 調味漬	68.7	(0.5)	0.6	(0.42)	(0.04)	(0.29)	(0.09)	(0)	(0.09)	(0)	(0)	-	(0)	(0)	(0)	-	(0)	-	-	(30)	-	-	-	(6)	-	-	-	-
07024	888	うめ 梅びしお	42.4	(0.4)	0.5	(0.35)	(0.03)	(0.24)	(0.08)	(0)	(0.08)	(0)	(0)	-	(0)	(0)	(0)	-	(0)	-	-	(25)	-	-	-	(5)	-	-	-	-
07037	890	オリーブ 塩漬 グリーンオリーブ	75.6	(14.6)	15.0	(13.97)	(2.53)	(10.63)	(0.82)	(0.12)	(0.69)	-	-	-	-	(0)	(0)	-	(0)	(0)	-	(2100)	-	(22)	-	(390)	(67)	(0)	-	-
07038	891	オリーブ 塩漬 ブラックオリーブ	81.6	12.0	12.3	11.46	2.07	8.72	0.67	0.10	0.57	-	-	-	-	0	0	-	0	0	-	1700	-	18	-	320	55	0	-	-
07049	893	かき 甘がき 生	83.1	0.1	0.2	0.09	0.02	0.04	0.03	0.02	Tr	-	-	-	-	0	0	-	1	Tr	-	15	-	1	-	1	Tr	1	-	-
07050	894	かき 渋抜きがき 生	82.2	(Tr)	0.1	(0.04)	(0.01)	(0.02)	(0.01)	(0.01)	(Tr)	-	-	-	-	(0)	(0)	-	(Tr)	(0)	-	(8)	-	(Tr)	-	(Tr)	(0)	(Tr)	-	-
07051	895	かき 干しがき	24.0	(0.8)	1.7	(0.74)	(0.15)	(0.36)	(0.22)	(0.19)	(0.04)	-	-	-	-	(0)	(Tr)	-	(4)	(1)	-	(130)	-	(6)	-	(5)	(1)	(5)	-	-
07026	898	（かんきつ類） うんしゅうみかん じょうのう 早生 生	87.2	(Tr)	0.1	(0.04)	(0.01)	(0.02)	(0.01)	(Tr)	(0.01)	-	-	-	-	(0)	(Tr)	-	(Tr)	(0)	-	(5)	-	(Tr)	-	(1)	(Tr)	(0)	-	-
07027	899	（かんきつ類） うんしゅうみかん じょうのう 普通 生	86.9	Tr	0.1	0.04	0.01	0.02	0.01	Tr	0.01	-	-	-	-	0	Tr	-	Tr	0	-	5	-	Tr	-	1	Tr	0	-	-
07028	900	（かんきつ類） うんしゅうみかん 砂じょう 早生 生	87.8	(Tr)	0.1	(0.04)	(0.01)	(0.02)	(0.01)	(Tr)	(0.01)	-	-	-	-	(0)	(Tr)	-	(Tr)	(0)	-	(5)	-	(Tr)	-	(1)	(Tr)	(0)	-	-
07029	901	（かんきつ類） うんしゅうみかん 砂じょう 普通 生	87.4	(Tr)	0.1	(0.04)	(0.01)	(0.02)	(0.01)	(Tr)	(0.01)	-	-	-	-	(0)	(Tr)	-	(Tr)	(0)	-	(5)	-	(Tr)	-	(1)	(Tr)	(0)	-	-
07030	902	（かんきつ類） うんしゅうみかん 果実飲料 ストレートジュース	88.5	(Tr)	0.1	(0.04)	(0.01)	(0.02)	(0.01)	(Tr)	(0.01)	-	-	-	-	(0)	(Tr)	-	(Tr)	(0)	-	(5)	-	(Tr)	-	(1)	(Tr)	(0)	-	-

可食部100g当たり																													備考
脂肪酸																												未同定物質	
一価不飽和									多価不飽和																				
15:1	16:1	17:1	18:1	18:1 n-9	18:1 n-7	20:1	22:1	24:1	16:2	16:3	16:4	18:2 n-6	18:3 n-3	18:3 n-6	18:4 n-3	20:2 n-6	20:3 n-3	20:3 n-6	20:4 n-3	20:4 n-6	20:5 n-3	21:5 n-3	22:2	22:4 n-6	22:5 n-3	22:5 n-6	22:6 n-3		
ペンタデセン酸	パルミトレイン酸	ヘプタデセン酸	計	オレイン酸	シス-バクセン酸	イコセン酸	ドコセン酸	テトラコセン酸	ヘキサデカジエン酸	ヘキサデカトリエン酸	ヘキサデカテトラエン酸	リノール酸	α-リノレン酸	γ-リノレン酸	オクタデカテトラエン酸	イコサジエン酸	イコサトリエン酸	イコサトリエン酸	イコサテトラエン酸	アラキドン酸	イコサペンタエン酸	ヘンイコサペンタエン酸	ドコサジエン酸	ドコサテトラエン酸	ドコサペンタエン酸	ドコサペンタエン酸	ドコサヘキサエン酸		
F15D1	F16D1	F17D1	F18D1	F18D1CN9	F18D1CN7	F20D1	F22D1	F24D1	F16D2	F16D3	F16D4	F18D2N6	F18D3N3	F18D3N6	F18D4N3	F20D2N6	F20D3N3	F20D3N6	F20D4N3	F20D4N6	F20D5N3	F21D5N3	F22D2	F22D4N6	F22D5N3	F22D5N6	F22D6N3	FAUN	
(mg)																													
0	0	0	2	-	-	0	0	0	0	0	0	12	2	0	0	0	-	0	0	0	0	0	0	0	0	0	0	-	試料：冷凍品 廃棄部位：果柄及び種子
(0)	(16)	(0)	(12)	-	-	(0)	(0)	(0)	-	-	-	(16)	(94)	(0)	(0)	(0)	(0)	(0)	-	(0)	(0)	-	-	(0)	(0)	-	(0)	-	廃棄部位：果皮及び種子 米国成分表から推計
-	1200	13	8800	8800	-	31	0	-	-	-	-	1700	120	-	-	0	-	-	-	0	-	-	-	-	-	-	-	15	別名：アボガド 廃棄部位：果皮及び種子
-	(0)	-	(130)	-	-	(0)	(0)	-	-	-	-	(59)	(0)	-	(0)	-	-	-	-	(0)	(0)	-	-	-	(0)	-	(0)	-	別名：アプリコット 廃棄部位：核及び果柄 米国成分表から推計
-	(0)	-	(58)	-	-	(0)	(0)	-	-	-	-	(58)	(0)	-	(0)	-	-	-	-	(0)	(0)	-	-	-	(0)	-	(0)	-	別名：アプリコット 果皮及び核を除いたもの 米国成分表から推計
-	(0)	-	(160)	-	-	(0)	(0)	-	-	-	-	(76)	(0)	-	(0)	-	-	-	-	(0)	(0)	-	-	-	(0)	-	(0)	-	別名：アプリコット 試料：ヘビーシラップ漬 液汁を含んだもの（液汁 40％） 米国成分表から推計
-	(0)	-	(41)	-	-	(0)	(0)	-	-	-	-	(19)	(0)	-	(0)	-	-	-	-	(0)	(0)	-	-	-	(0)	-	(0)	-	別名：アプリコット 米国成分表から推計
-	(0)	-	(41)	-	-	(0)	(0)	-	-	-	-	(19)	(0)	-	(0)	-	-	-	-	(0)	(0)	-	-	-	(0)	-	(0)	-	別名：アプリコット 米国成分表から推計
-	Tr	0	10	-	-	Tr	0	-	-	-	-	29	22	-	-	0	-	0	-	0	-	-	-	-	-	-	-	Tr	別名：オランダイチゴ 廃棄部位：へた及び果梗
-	(Tr)	(0)	(10)	-	-	(Tr)	(0)	-	-	-	-	(29)	(22)	-	-	(0)	(0)	(0)	-	(0)	-	-	-	-	-	-	-	(Tr)	別名：オランダイチゴ 07012いちご生から推計
-	(Tr)	(0)	(10)	-	-	(Tr)	(0)	-	-	-	-	(29)	(22)	-	-	(0)	(0)	(0)	-	(0)	-	-	-	-	-	-	-	(Tr)	別名：オランダイチゴ 07012いちご生から推計
-	(Tr)	(0)	(24)	-	-	(Tr)	(0)	-	-	-	-	(70)	(53)	-	-	(Tr)	(0)	(0)	-	(0)	-	-	-	-	-	-	-	(1)	ドライフルーツ 07012いちご生から推計
-	(0)	-	(22)	-	-	(0)	(0)	-	-	-	-	(48)	(0)	-	(0)	-	-	-	-	(0)	(0)	-	-	-	(0)	-	(0)	-	廃棄部位：果皮及び果柄 米国成分表から推計
-	(1)	-	(190)	-	-	(0)	(0)	-	-	-	-	(410)	(0)	-	(0)	-	-	-	-	(0)	(0)	-	-	-	(0)	-	(0)	-	米国成分表から推計
-	(0)	-	(22)	-	-	(0)	(0)	-	-	-	-	(48)	(0)	-	(0)	-	-	-	-	(0)	(0)	-	-	-	(0)	-	(0)	-	試料：ヘビーシラップ漬 液汁を含んだもの（液汁 40％） 米国成分表から推計
-	(4)	-	(240)	-	-	(0)	(0)	-	-	-	-	(79)	(0)	-	(0)	-	-	-	-	(0)	(0)	-	-	-	(0)	-	(0)	-	未熟果（青梅） 廃棄部位：核 米国成分表から推計
-	(3)	-	(190)	-	-	(0)	(0)	-	-	-	-	(63)	(0)	-	(0)	-	-	-	-	(0)	(0)	-	-	-	(0)	-	(0)	-	廃棄部位：核 米国成分表から推計
-	(4)	-	(240)	-	-	(0)	(0)	-	-	-	-	(79)	(0)	-	(0)	-	-	-	-	(0)	(0)	-	-	-	(0)	-	(0)	-	廃棄部位：核 米国成分表から推計
-	(5)	-	(330)	-	-	(0)	(0)	-	-	-	-	(110)	(0)	-	(0)	-	-	-	-	(0)	(0)	-	-	-	(0)	-	(0)	-	廃棄部位：核 米国成分表から推計
-	(4)	-	(280)	-	-	(0)	(0)	-	-	-	-	(94)	(0)	-	(0)	-	-	-	-	(0)	(0)	-	-	-	(0)	-	(0)	-	廃棄部位：核 米国成分表から推計
-	(4)	-	(240)	-	-	(0)	(0)	-	-	-	-	(79)	(0)	-	(0)	-	-	-	-	(0)	(0)	-	-	-	(0)	-	(0)	-	米国成分表から推計
-	(200)	(44)	(10000)	-	-	(43)	(0)	-	-	-	-	(690)	(120)	-	-	(0)	(0)	-	-	(0)	-	-	-	-	-	-	-	-	緑果の塩漬 試料：びん詰 液汁を除いたもの 廃棄部位：種子 07038ブラックオリーブから推計
-	160	36	8500	-	-	35	0	-	-	-	-	570	100	-	-	0	-	-	-	0	-	-	-	-	-	-	-	-	別名：ライブオリーブ 熟果の塩漬 試料：びん詰 液汁を除いたもの 廃棄部位：種子
-	10	1	31	-	-	1	Tr	-	-	-	-	4	22	-	-	0	-	-	-	0	-	-	-	-	-	-	-	1	廃棄部位：果皮、種子及びへた
-	(5)	(Tr)	(15)	-	-	(Tr)	(Tr)	-	-	-	-	(2)	(11)	-	-	(0)	(0)	-	-	(0)	-	-	-	-	-	-	-	(Tr)	廃棄部位：果皮、種子及びへた 07049甘がき生から推計
-	(89)	(5)	(260)	-	-	(7)	(2)	-	-	-	-	(38)	(190)	-	-	(0)	(0)	-	-	(0)	-	-	-	-	-	-	-	(6)	つるしがきを含む 廃棄部位：種子及びへた 07049甘がき生から推計
-	(2)	(Tr)	(21)	-	-	(Tr)	(0)	-	-	-	-	(8)	(5)	-	-	(0)	(0)	-	-	(0)	-	-	-	-	-	-	-	(3)	別名：みかん 廃棄部位：果皮 07027うんしゅうみかん、じょうのう普通生から推計
-	2	Tr	21	-	-	Tr	0	-	-	-	-	8	5	-	-	0	-	-	-	0	-	-	-	-	-	-	-	3	別名：みかん 廃棄部位：果皮
-	(2)	(Tr)	(21)	-	-	(Tr)	(0)	-	-	-	-	(8)	(5)	-	-	(0)	(0)	-	-	(0)	-	-	-	-	-	-	-	(3)	別名：みかん 廃棄部位：果皮及びじょうのう膜 07027うんしゅうみかん、じょうのう普通生から推計
-	(2)	(Tr)	(21)	-	-	(Tr)	(0)	-	-	-	-	(8)	(5)	-	-	(0)	(0)	-	-	(0)	-	-	-	-	-	-	-	(3)	別名：みかん 廃棄部位：果皮及びじょうのう膜 07027うんしゅうみかん、じょうのう普通生から推計
-	(2)	(Tr)	(21)	-	-	(Tr)	(0)	-	-	-	-	(8)	(5)	-	-	(0)	(0)	-	-	(0)	-	-	-	-	-	-	-	(3)	別名：みかんストレートジュース 07027うんしゅうみかん、じょうのう普通生から推計

7 果実類

食品番号	索引番号	食品名	水分	脂肪酸のトリアシルグリセロール当量	脂質	脂肪酸 総量	飽和	一価不飽和	多価不飽和	n-3系 多価不飽和	n-6系 多価不飽和	飽和 4:0 酪酸	6:0 ヘキサン酸	7:0 ヘプタン酸	8:0 オクタン酸	10:0 デカン酸	12:0 ラウリン酸	13:0 トリデカン酸	14:0 ミリスチン酸	15:0 ペンタデカン酸	15:0 ant ペンタデカン酸	16:0 パルミチン酸	16:0 iso パルミチン酸	17:0 ヘプタデカン酸	17:0 ant ヘプタデカン酸	18:0 ステアリン酸	20:0 アラキジン酸	22:0 ベヘン酸	24:0 リグノセリン酸	10:1 デセン酸
		成分識別子	WATER	FATNLEA	FAT-	FACID	FASAT	FAMS	FAPU	FAPUN3	FAPUN6	F4D0	F6D0	F7D0	F8D0	F10D0	F12D0	F13D0	F14D0	F15D0	F15D0AI	F16D0	F16D0I	F17D0	F17D0AI	F18D0	F20D0	F22D0	F24D0	F10D1
		単位	(g								g)	(mg																		mg)
07031	903	（かんきつ類） うんしゅうみかん 果実飲料 濃縮還元ジュース	89.3	(Tr)	0.1	(0.04)	(0.01)	(0.02)	(0.01)	(Tr)	(0.01)	-	-	-	-	(0)	(Tr)	-	(Tr)	(0)	-	(5)	-	(Tr)	-	(1)	(Tr)	(0)	-	-
07032	904	（かんきつ類） うんしゅうみかん 果実飲料 果粒入りジュース	86.7	(0)	Tr	(Tr)	(0)	(Tr)	(Tr)	(0)	(0)	-	-	-	-	(0)	(0)	-	(0)	(0)	-	(1)	-	(0)	-	(0)	(0)	(0)	-	-
07033	905	（かんきつ類） うんしゅうみかん 果実飲料 50%果汁入り飲料	84.9	(Tr)	Tr	(0.01)	(Tr)	(0.01)	(Tr)	(Tr)	(Tr)	-	-	-	-	(0)	(0)	-	(0)	(0)	-	(2)	-	(0)	-	(Tr)	(0)	(0)	-	-
07034	906	（かんきつ類） うんしゅうみかん 果実飲料 20%果汁入り飲料	87.4	(Tr)	Tr	(0.01)	(Tr)	(0.01)	(Tr)	(Tr)	(Tr)	-	-	-	-	(0)	(0)	-	(0)	(0)	-	(1)	-	(0)	-	(Tr)	(0)	(0)	-	-
07035	907	（かんきつ類） うんしゅうみかん 缶詰 果肉	83.8	(Tr)	0.1	(0.04)	(0.01)	(0.02)	(0.01)	(Tr)	(0.01)	-	-	-	-	(0)	(Tr)	-	(Tr)	(0)	-	(5)	-	(Tr)	-	(1)	(Tr)	(0)	-	-
07036	908	（かんきつ類） うんしゅうみかん 缶詰 液汁	84.1	(Tr)	0.1	(0.04)	(0.01)	(0.02)	(0.01)	(Tr)	(0.01)	-	-	-	-	(0)	(Tr)	-	(Tr)	(0)	-	(5)	-	(Tr)	-	(1)	(Tr)	(0)	-	-
07040	909	（かんきつ類） オレンジ ネーブル 砂じょう 生	86.8	(0.1)	0.1	(0.05)	(0.01)	(0.02)	(0.02)	(0.01)	(0.02)	-	-	-	-	-	-	-	-	-	-	(11)	-	-	-	-	-	-	-	-
07041	910	（かんきつ類） オレンジ バレンシア 米国産 砂じょう 生	88.7	(0.1)	0.1	(0.05)	(0.01)	(0.02)	(0.02)	(0.01)	(0.01)	-	-	-	-	-	(Tr)	-	(Tr)	-	-	(11)	-	-	-	(Tr)	-	-	-	-
07043	912	（かんきつ類） オレンジ バレンシア 果実飲料 濃縮還元ジュース	88.1	(0.1)	0.1	(0.07)	(0.03)	(0.02)	(0.03)	(0.01)	(0.02)	(0)	(0)	-	(0)	(0)	(2)	-	(2)	-	-	(18)	-	-	-	(3)	-	-	-	-
07044	913	（かんきつ類） オレンジ バレンシア 果実飲料 50%果汁入り飲料	88.4	(0.1)	0.2	(0.10)	(0.02)	(0.04)	(0.04)	(0.01)	(0.03)	(0)	(0)	-	(0)	(0)	(0)	-	(1)	-	-	(21)	-	-	-	(1)	-	-	-	-
07056	922	（かんきつ類） きんかん 全果 生	80.8	0.3	0.7	0.32	0.09	0.06	0.18	0.07	0.10	-	-	-	-	Tr	3	-	6	1	-	62	-	2	-	8	2	3	-	-
07062	923	（かんきつ類） グレープフルーツ 白肉種 砂じょう 生	89.0	(0.1)	0.1	(0.05)	(0.01)	(0.01)	(0.02)	(0.01)	(0.02)	(0)	(0)	-	(0)	(0)	(0)	-	(0)	-	-	(12)	-	-	-	(1)	-	-	-	-
07063	925	（かんきつ類） グレープフルーツ 果実飲料 ストレートジュース	88.7	(0.1)	0.1	(0.05)	(0.01)	(0.01)	(0.03)	(0.01)	(0.02)	(0)	(0)	-	(0)	(0)	(0)	-	(0)	-	-	(12)	-	-	-	(1)	-	-	-	-
07064	926	（かんきつ類） グレープフルーツ 果実飲料 濃縮還元ジュース	90.1	(0.1)	0.1	(0.05)	(0.01)	(0.01)	(0.03)	(0.01)	(0.02)	(0)	(0)	-	(0)	(0)	(0)	-	(0)	-	-	(12)	-	-	-	(1)	-	-	-	-
07142	948	（かんきつ類） ゆず 果皮 生	83.7	0.1	0.5	0.07	0.03	0.01	0.04	0.01	0.02	-	-	-	-	Tr	1	-	1	Tr	-	17	-	1	-	3	1	2	1	0
07155	951	（かんきつ類） レモン 全果 生	85.3	0.2	0.7	0.18	0.05	0.02	0.11	0.04	0.07	-	-	-	-	0	1	-	2	1	-	40	-	1	-	6	2	1	-	-
07156	952	（かんきつ類） レモン 果汁 生	90.5	(0.1)	0.2	(0.05)	(0.02)	(0.01)	(0.03)	(0.01)	(0.02)	-	-	-	-	(0)	(Tr)	-	(1)	(Tr)	-	(11)	-	(Tr)	-	(2)	(Tr)	(Tr)	-	-
07054	953	キウイフルーツ 緑肉種 生	84.7	0.2	0.2	0.17	0.02	0.03	0.12	0.10	0.03	-	-	-	-	0	0	-	0	0	-	12	-	Tr	-	5	1	0	-	-
07168	954	キウイフルーツ 黄肉種 生	83.2	(0.2)	0.2	(0.17)	(0.05)	(0.02)	(0.09)	(0.04)	(0.05)	(1)	(0)	-	(1)	(1)	(3)	-	(3)	(0)	-	(40)	-	(0)	-	(5)	(1)	(0)	(0)	-
07158	964	ココナッツ ココナッツミルク	78.8	14.9	16.0	14.08	13.20	0.76	0.13	0	0.13	-	85	-	1100	870	6900	-	2600	0	-	1200	-	0	-	440	12	0	0	0
07070	966	さくらんぼ 国産 生	83.1	(0.1)	0.2	(0.14)	(0.04)	(0.05)	(0.05)	(0.03)	(0.03)	(0)	(0)	-	(0)	(0)	(0)	-	(1)	-	-	(27)	-	-	-	(9)	-	-	-	-
07071	967	さくらんぼ 米国産 生	81.1	(0.1)	0.1	(0.07)	(0.02)	(0.02)	(0.03)	(0.01)	(0.01)	(0)	(0)	-	(0)	(0)	(0)	-	(1)	-	-	(14)	-	-	-	(5)	-	-	-	-
07072	968	さくらんぼ 米国産 缶詰	81.5	(0.1)	0.1	(0.07)	(0.02)	(0.02)	(0.03)	(0.01)	(0.01)	(0)	(0)	-	(0)	(0)	(0)	-	(Tr)	-	-	(14)	-	-	-	(5)	-	-	-	-
07077	970	すいか 赤肉種 生	89.6	(0.1)	0.1	(0.07)	(0.01)	(0.02)	(0.03)	(0)	(0.03)	(0)	(0)	-	(0)	(1)	(1)	-	(0)	-	-	(5)	-	-	-	(4)	-	-	-	-
07182	972	（すぐり類） カシス 冷凍	79.4	1.1	1.6	1.08	0.17	0.13	0.77	0.17	0.60	-	-	-	-	Tr	1	-	2	1	-	120	-	1	-	18	10	10	11	0
07069	974	スターフルーツ 生	91.4	(0.1)	0.1	(0.07)	(0.01)	(0.01)	(0.06)	(0.01)	(0.05)	(0)	(0)	-	(0)	(0)	(0)	-	(0)	-	-	(3)	-	-	-	(2)	-	-	-	-
07081	976	（すもも類） プルーン 生	86.2	(0.1)	0.1	(0.07)	(0.01)	(0.05)	(0.02)	(0)	(0.02)	(0)	(0)	-	(0)	(0)	(0)	-	(0)	-	-	(5)	-	-	-	(1)	-	-	-	-
07082	977	（すもも類） プルーン 乾	33.3	(0.1)	0.2	(0.09)	(0.04)	(0.02)	(0.03)	(0.01)	(0.02)	(0)	(0)	-	(3)	(2)	(Tr)	-	(0)	(0)	-	(13)	-	(0)	-	(19)	(Tr)	(Tr)	-	-
07086	978	チェリモヤ 生	78.1	(0.2)	0.3	(0.21)	(0.10)	(0.02)	(0.08)	(0.07)	(0.01)	-	-	-	(0)	(20)	(2)	-	(5)	(0)	-	(46)	-	(2)	-	(22)	(2)	(1)	(2)	-
07087	980	ドリアン 生	66.4	2.8	3.3	2.64	1.18	1.18	0.28	0.12	0.16	-	-	-	-	0	2	-	25	2	-	1100	-	2	-	39	6	3	0	0

可食部 100 g 当たり																													
脂肪酸																													
	一価不飽和								多価不飽和																			未同定物質	備考
1	16:1 パルミトレイン酸	17:1 ヘプタデセン酸	18:1 計	18:1 n-9 オレイン酸	18:1 n-7 シス-バクセン酸	20:1 イコセン酸	22:1 ドコセン酸	24:1 テトラコセン酸	16:2 ヘキサデカジエン酸	16:3 ヘキサデカトリエン酸	16:4 ヘキサデカテトラエン酸	18:2 n-6 リノール酸	18:3 n-3 α-リノレン酸	18:3 n-6 γ-リノレン酸	18:4 n-3 オクタデカテトラエン酸	20:2 n-6 イコサジエン酸	20:3 n-3 イコサトリエン酸	20:3 n-6 イコサトリエン酸	20:4 n-3 イコサテトラエン酸	20:4 n-6 アラキドン酸	20:5 n-3 イコサペンタエン酸	21:5 n-3 ヘンイコサペンタエン酸	22:2 ドコサジエン酸	22:4 n-6 ドコサテトラエン酸	22:5 n-3 ドコサペンタエン酸	22:5 n-6 ドコサペンタエン酸	22:6 n-3 ドコサヘキサエン酸		
	F16D1	F17D1	F18D1	F18D1CN9	F18D1CN7	F20D1	F22D1	F24D1	F16D2	F16D3	F16D4	F18D2N6	F18D3N3	F18D3N6	F18D4N3	F20D2N6	F20D3N3	F20D3N6	F20D4N3	F20D4N6	F20D5N3	F21D5N3	F22D2	F22D4N6	F22D5N3	F22D5N6	F22D6N3	FAUN	
(…… mg ……)																													
-	(2)	(Tr)	(21)	-	-	(Tr)	(0)	-	-	-	-	(8)	(5)	-	-	(0)	(0)	-	-	(0)	-	-	-	-	-	-	-	(3)	別名：みかん濃縮還元ジュース 07027うんしゅうみかん、じょうのう普通生から推計
-	(Tr)	(0)	(2)	-	-	(0)	(0)	-	-	-	-	(1)	(Tr)	-	-	(0)	(0)	-	-	(0)	-	-	-	-		-	-	(Tr)	別名：みかん粒入りジュース 果粒（砂じょう） 20 % を含む 07027うんしゅうみかん、じょうのう普通生から推計
-	(1)	(0)	(6)	-	-	(Tr)	(0)	-	-	-	-	(2)	(1)	-	-	(0)	(0)	-	-	(0)	-	-	-	-	-	-	-	(1)	別名：みかん50%果汁入りジュース 07027うんしゅうみかん、じょうのう普通生から推計
-	(1)	(0)	(6)	-	-	(Tr)	(0)	-	-	-	-	(2)	(1)	-	-	(0)	(0)	-	-	(0)	-	-	-	-	-	-	-	(1)	別名：みかん20%果汁入りジュース 07027うんしゅうみかん、じょうのう普通生から推計
-	(2)	(Tr)	(21)	-	-	(Tr)	(0)	-	-	-	-	(8)	(5)	-	-	(0)	(0)	-	-	(0)	-	-	-	-	-	-	-	(3)	別名：みかん缶詰 試料： ライトシラップ漬 内容総量に対する果肉分： 60 % 07027うんしゅうみかん、じょうのう普通生から推計
-	(2)	(Tr)	(21)	-	-	(Tr)	(0)	-	-	-	-	(8)	(5)	-	-	(0)	(0)	-	-	(0)	-	-	-	-	-	-	-	(3)	別名：みかん缶詰シロップ 試料： ライトシラップ漬 内容総量に対する液汁分： 40 % 07027うんしゅうみかん、じょうのう普通生から推計
-	(2)	-	(17)	-	-	-	-	-	-	-	-	(15)	(6)	-	-	-	-	-	-	-	-	-	-	-	-	-	-	-	別名： ネーブルオレンジ 廃棄部位： 果皮、じょうのう膜及び種子 米国成分表から推計
-	(2)	-	(16)	-	-	-	-	-	-	-	-	(15)	(5)	-	-	-	-	-	-	-	-	-	-	-	-	-	-	-	別名： バレンシアオレンジ 廃棄部位： 果皮、じょうのう膜及び種子 米国成分表から推計
-	(3)	-	(18)	-	-	(0)	(0)	-	-	-	-	(20)	(7)	-	(0)	-	-	-	-	(0)	(0)	-	-	-	(0)	-	(0)	-	別名： バレンシアオレンジ 米国成分表から推計
-	(5)	-	(32)	-	-	(0)	(0)	-	-	-	-	(29)	(11)	-	(0)	-	-	-	-	(0)	(0)	-	-	-	(0)	-	(0)	-	別名： バレンシアオレンジ 米国成分表から推計
-	5	1	51	-	-	4	0	-	-	-	-	100	72	-	-	0	-	-	-	0	-	-	-	-	-	-	-	2	廃棄部位： 種子及びへた
-	(1)	-	(12)	-	-	(0)	(0)	-	-	-	-	(19)	(5)	-	(0)	-	-	-	-	(0)	(0)	-	-	-	(0)	-	(0)	-	廃棄部位： 果皮、じょうのう膜及び種子 米国成分表から推計
-	(2)	-	(12)	-	-	(0)	(0)	-	-	-	-	(21)	(6)	-	(0)	-	-	-	-	(0)	(0)	-	-	-	(0)	-	(0)	-	米国成分表から推計
-	(2)	-	(12)	-	-	(0)	(0)	-	-	-	-	(21)	(6)	-	(0)	-	-	-	-	(0)	(0)	-	-	-	(0)	-	(0)	-	米国成分表から推計
0	Tr	Tr	7	5	2	Tr	0	0	0	0	0	24	12	0	0	0	-	0	0	0	0	0	0	0	0	0	0	-	全果に対する果皮分： 40 %
-	2	0	17	-	-	Tr	0	-	-	-	-	69	39	-	-	Tr	-	-	-	0	-	-	-	-	-	-	-	6	廃棄部位： 種子及びへた
-	(Tr)	(0)	(5)	-	-	(Tr)	(0)	-	-	-	-	(20)	(11)	-	-	(0)	(0)	-	-	(0)	-	-	-	-	-	-	-	(2)	全果に対する果汁分： 30 % 07155レモン全果生から推計
-	1	Tr	25	25	-	7	Tr	-	-	-	-	25	97	-	-	1	-	-	Tr	-	-	-	-	-	-	-	-	Tr	別名： キウイ 廃棄部位： 果皮及び両端
(0)	(3)	(0)	(12)	-	-	(0)	(0)	(0)	-	-	-	(49)	(36)	(0)	(0)	-	(7)	(1)	-	(0)	(0)	(0)	-	(0)	(0)	-	(0)	-	別名： ゴールデンキウイ 廃棄部位： 果皮及び両端 米国成分表から推計 C18:2CLAs (1) mg
0	0	0	760	-	-	0	0	0	0	0	0	130	0	0	0	0	-	0	0	0	0	0	0	0	0	0	0	-	試料： 缶詰
-	(1)	-	(47)	-	-	(0)	(0)	-	-	-	-	(27)	(26)	-	(0)	-	-	-	-	(0)	(0)	-	-	-	(0)	-	(0)	-	別名： おうとう、スイートチェリー 廃棄部位： 核及び果柄 米国成分表から推計
-	(1)	-	(24)	-	-	(0)	(0)		-	-	-	(14)	(13)	-	(0)	-	-	-	-	(0)	(0)	-	-	-	(0)	-	(0)	-	別名： おうとう、スイートチェリー 廃棄部位： 核及び果柄 米国成分表から推計
-	(0)	-	(23)	-	-	(0)	(0)	-	-	-	-	(13)	(12)	-	(0)	-	-	-	-	(0)	(0)	-	-	-	(0)	-	(0)	-	別名： おうとう、スイートチェリー 試料： ヘビーシラップ漬 液汁を除いたもの 内容総量に対する果肉分： 50 % 廃棄部位： 核及び果柄 米国成分表から推計
-	(0)	-	(25)	-	-	(0)	(0)	-	-	-	-	(33)	(0)	-	(0)	-	-	-	-	(0)	(0)	-	-	-	(0)	-	(0)	-	廃棄部位： 果皮及び種子 米国成分表から推計
0	2	Tr	120	110	10	10	0	1	Tr	0	0	460	150	130	26	3	-	0	0	0	0	0	0	0	0	0	0	59	別名：くろふさすぐり、くろすぐり
-	(0)	-	(9)	-	-	(0)	(0)	-	-	-	-	(48)	(8)	-	(0)	-	-	-	-	(0)	(0)	-	-	-	(0)	-	(0)	-	別名： ごれんし 廃棄部位： 種子及びへた 米国成分表から推計
-	(1)	-	(47)	-	-	(0)	(0)	-	-	-	-	(16)	(0)	-	(0)	-	-	-	-	(0)	(0)	-	-	-	(0)	-	(0)	-	別名： ヨーロッパすもも 廃棄部位： 核及び果柄 米国成分表から推計
(0)	(17)	(0)	(6)	-	-	(0)	(0)	-	-	-	-	(19)	(7)	(0)	(0)	(0)	-	(0)	-	(0)	(0)	-	-	-	(0)	-	(0)	-	別名： ヨーロッパすもも 米国成分表から推計 C8:0 (4) mg
(0)	(12)	(0)	(9)	-	-	(0)	(0)	(0)	-	-	-	(12)	(70)	(0)	(0)	(0)	(0)	(0)	-	(0)	(0)	-	-	(0)	(0)	-	(0)	-	廃棄部位： 果皮、種子及びへた 米国成分表から推計
0	110	3	1100	-	-	2	0	0	0	0	0	160	120	0	0	0	-	0	0	0	0	0	0	0	0	0	0	-	試料： 果皮を除いた冷凍品 廃棄部位： 種子

7 果実類

食品番号	索引番号	食品名	水分	脂肪酸のトリアシルグリセロール当量	脂質	脂肪酸 総量	飽和	一価不飽和	多価不飽和	n-3系 多価不飽和	n-6系 多価不飽和	4:0 酪酸	6:0 ヘキサン酸	7:0 ヘプタン酸	8:0 オクタン酸	10:0 デカン酸	12:0 ラウリン酸	13:0 トリデカン酸	14:0 ミリスチン酸	15:0 ペンタデカン酸	15:0 ant ペンタデカン酸	16:0 パルミチン酸	16:0 iso パルミチン酸	17:0 ヘプタデカン酸	17:0 ant ヘプタデカン酸	18:0 ステアリン酸	20:0 アラキジン酸	22:0 ベヘン酸	24:0 リグノセリン酸	10:1 デセン酸
		成分識別子	WATER	FATNLEA	FAT-	FACID	FASAT	FAMS	FAPU	FAPUN3	FAPUN6	F4D0	F6D0	F7D0	F8D0	F10D0	F12D0	F13D0	F14D0	F15D0	F15D0AI	F16D0	F16D0I	F17D0	F17D0AI	F18D0	F20D0	F22D0	F24D0	F10D1
		単位	(					g			)	(										mg								)
07088	981	(なし類) 日本なし 生	88.0	(0.1)	0.1	(0.05)	(0.01)	(0.02)	(0.02)	(0)	(0.02)	(0)	(0)	-	(0)	(0)	(0)	-	(0)	-	-	(4)	-	-	-	(1)	-	-	-	
07089	982	(なし類) 日本なし 缶詰	80.5	(0.1)	0.1	(0.05)	(0.01)	(0.02)	(0.02)	(0)	(0.02)	(0)	(0)	-	(0)	(0)	(0)	-	(0)	-	-	(5)	-	-	-	(1)	-	-	-	
07090	983	(なし類) 中国なし 生	86.8	(0.1)	0.1	(0.05)	(0.01)	(0.02)	(0.02)	(0)	(0.02)	(0)	(0)	-	(0)	(0)	(0)	-	(0)	-	-	(4)	-	-	-	(1)	-	-	-	
07091	984	(なし類) 西洋なし 生	84.9	(0.1)	0.1	(0.14)	(0.02)	(0.06)	(0.07)	(0)	(0.07)	(0)	(0)	-	(0)	(0)	(0)	-	(0)	-	-	(12)	-	-	-	(2)	-	-	-	
07092	985	(なし類) 西洋なし 缶詰	78.8	(0.1)	0.1	(0.05)	(0.01)	(0.02)	(0.02)	(0)	(0.02)	(0)	(0)	-	(0)	(0)	(0)	-	(0)	-	-	(5)	-	-	-	(1)	-	-	-	
07096	987	なつめやし 乾	24.8	(Tr)	0.2	(0.04)	(0.02)	(0.02)	(0.01)	(Tr)	(0.01)	(0)	(0)	-	(1)	(1)	(1)	-	(1)	(0)	-	(9)	-	(1)	-	(6)	(0)	(0)	-	
07097	988	パインアップル 生	85.2	(0.1)	0.1	(0.07)	(0.01)	(0.02)	(0.05)	(0.02)	(0.03)	(0)	(0)	-	(0)	(0)	(0)	-	(0)	-	-	(6)	-	-	-	(4)	-	-	-	
07098	990	パインアップル 果実飲料 ストレートジュース	88.2	(0.1)	0.1	(0.05)	(0.01)	(0.01)	(0.04)	(0.02)	(0.02)	(0)	(0)	-	(0)	(0)	(0)	-	(0)	-	-	(4)	-	-	-	(3)	-	-	-	
07099	991	パインアップル 果実飲料 濃縮還元ジュース	88.3	(0.1)	0.1	(0.05)	(0.01)	(0.01)	(0.04)	(0.02)	(0.02)	(0)	(0)	-	(0)	(0)	(0)	-	(0)	-	-	(4)	-	-	-	(3)	-	-	-	
07100	992	パインアップル 果実飲料 50%果汁入り飲料	87.3	(0.1)	0.1	(0.05)	(0.01)	(0.01)	(0.04)	(0.02)	(0.02)	(0)	(0)	-	(0)	(0)	(0)	-	(0)	-	-	(4)	-	-	-	(3)	-	-	-	
07102	994	パインアップル 缶詰	78.9	(0.1)	0.1	(0.05)	(0.01)	(0.01)	(0.03)	(0.01)	(0.02)	-	-	-	-	-	-	-	-	-	-	(5)	-	-	-	(3)	-	-	-	
07103	995	パインアップル 砂糖漬	12.0	(0.1)	0.2	(0.10)	(0.02)	(0.02)	(0.07)	(0.03)	(0.04)	(0)	(0)	-	(0)	(0)	(0)	-	(0)	-	-	(8)	-	-	-	(5)	-	-	-	
07107	998	バナナ 生	75.4	(0.1)	0.2	(0.13)	(0.07)	(0.02)	(0.04)	(0.02)	(0.03)	(0)	(0)	-	(0)	(1)	(1)	-	(1)	-	-	(62)	-	-	-	(3)	-	-	-	
07108	999	バナナ 乾	14.3	(0.2)	0.4	(0.26)	(0.15)	(0.03)	(0.07)	(0.03)	(0.05)	(0)	(0)	-	(Tr)	(1)	(1)	-	(3)	-	-	(100)	-	-	-	(5)	-	-	-	
07109	1000	パパイア 完熟 生	89.2	(0.2)	0.2	(0.16)	(0.06)	(0.06)	(0.04)	(0.04)	(0.01)	(0)	(0)	-	(0)	(0)	(2)	-	(10)	-	-	(46)	-	-	-	(3)	-	-	-	
07110	1001	パパイア 未熟 生	88.7	(0.1)	0.1	(0.08)	(0.03)	(0.03)	(0.02)	(0.02)	(Tr)	(0)	(0)	-	(0)	(0)	(1)	-	(5)	-	-	(23)	-	-	-	(2)	-	-	-	
07114	1002	びわ 生	88.6	(0.1)	0.1	(0.07)	(0.02)	(Tr)	(0.05)	(0.01)	(0.04)	(0)	(0)	-	(0)	(0)	(1)	-	(1)	-	-	(16)	-	-	-	(2)	-	-	-	
07115	1003	びわ 缶詰	79.6	(0.1)	0.1	(0.07)	(0.02)	(Tr)	(0.05)	(0.01)	(0.04)	(0)	(0)	-	(0)	(0)	(1)	-	(1)	-	-	(16)	-	-	-	(2)	-	-	-	
07116	1004	ぶどう 皮なし 生	83.5	Tr	0.1	0.03	0.01	Tr	0.01	Tr	0.01	-	-	-	-	0	0	-	Tr	0	-	10	-	0	-	1	Tr	1	-	
07178	1005	ぶどう 皮つき 生	81.7	Tr	0.2	0.04	0.02	Tr	0.02	Tr	0.02	-	-	-	-	0	0	-	0	0	-	10	-	Tr	-	1	1	2	1	
07117	1006	ぶどう 干しぶどう	14.5	(0.1)	0.2	(0.06)	(0.03)	(0.01)	(0.03)	(0.01)	(0.02)	-	-	-	-	(0)	(Tr)	-	(1)	(Tr)	-	(21)	-	(Tr)	-	(2)	(1)	(2)	-	
07118	1007	ぶどう 果実飲料 ストレートジュース	84.8	(0.1)	0.2	(0.06)	(0.03)	(0.01)	(0.03)	(0.01)	(0.02)	-	-	-	-	(0)	(Tr)	-	(1)	(Tr)	-	(21)	-	(Tr)	-	(2)	(1)	(2)	-	
07119	1008	ぶどう 果実飲料 濃縮還元ジュース	87.2	(0.1)	0.3	(0.10)	(0.04)	(0.01)	(0.04)	(0.01)	(0.03)	-	-	-	-	(0)	(Tr)	-	(1)	(Tr)	-	(31)	-	(Tr)	-	(4)	(1)	(3)	-	
07120	1009	ぶどう 果実飲料 70%果汁入り飲料	86.8	(Tr)	Tr	(0.01)	(0.01)	(Tr)	(0.01)	(Tr)	(Tr)	-	-	-	-	(0)	(0)	-	(Tr)	(0)	-	(5)	-	(0)	-	(1)	(Tr)	(Tr)	-	
07121	1010	ぶどう 果実飲料 10%果汁入り飲料	86.9	(Tr)	Tr	(0.01)	(0.01)	(Tr)	(0.01)	(Tr)	(Tr)	-	-	-	-	(0)	(0)	-	(Tr)	(0)	-	(4)	-	(0)	-	(Tr)	(Tr)	(Tr)	-	
07122	1011	ぶどう 缶詰	78.9	(Tr)	0.1	(0.03)	(0.01)	(Tr)	(0.01)	(Tr)	(0.01)	-	-	-	-	(0)	(0)	-	(Tr)	(0)	-	(10)	-	(0)	-	(1)	(Tr)	(1)	-	
07123	1012	ぶどう ジャム	51.4	(Tr)	0.1	(0.03)	(0.01)	(Tr)	(0.01)	(Tr)	(0.01)	-	-	-	-	(0)	(0)	-	(Tr)	(0)	-	(10)	-	(0)	-	(1)	(Tr)	(1)	-	
07124	1013	ブルーベリー 生	86.4	(0.1)	0.1	(0.07)	(0.01)	(0.01)	(0.04)	(0.02)	(0.03)	(0)	(0)	-	(0)	(0)	(0)	-	(0)	-	-	(5)	-	-	-	(2)	-	-	-	
07125	1014	ブルーベリー ジャム	55.1	(0.2)	0.3	(0.20)	(0.03)	(0.04)	(0.13)	(0.05)	(0.08)	(0)	(0)	-	(0)	(0)	(0)	-	(0)	-	-	(15)	-	-	-	(5)	-	-	-	
07172	1015	ブルーベリー 乾	21.9	(1.5)	1.9	(1.43)	(0.15)	(0.30)	(0.98)	(0.12)	(0.86)	(0)	(0)	-	(0)	(0)	(0)	-	(0)	-	-	(87)	-	-	-	(51)	-	-	-	
07131	1019	マルメロ 生	84.2	(0.1)	0.1	(0.10)	(0.01)	(0.04)	(0.05)	(0)	(0.05)	(0)	(0)	-	(0)	(0)	(0)	-	(0)	-	-	(7)	-	-	-	(2)	-	-	-	
07132	1020	マンゴー 生	82.0	(0.1)	0.1	(0.08)	(0.02)	(0.04)	(0.02)	(0.01)	(0.01)	(0)	(0)	-	(0)	(0)	(Tr)	-	(3)	-	-	(19)	-	-	-	(1)	-	-	-	
07179	1021	マンゴー ドライマンゴー	9.3	0.3	0.7	0.32	0.11	0.14	0.07	0.03	0.03	-	-	-	-	0	Tr	-	5	Tr	-	97	-	Tr	-	3	Tr	1	2	
07134	1023	メロン 温室メロン 生	87.8	(0.1)	0.1	(0.07)	(0.03)	(Tr)	(0.04)	(0.02)	(0.02)	(0)	(0)	-	(0)	(0)	(1)	-	(1)	-	-	(23)	-	-	-	(2)	-	-	-	

可食部 100 g 当たり

可食部 100 g 当たり

脂肪酸

15:1 ペンタデセン酸 F15D1	16:1 パルミトレイン酸 F16D1	17:1 ヘプタデセン酸 F17D1	18:1 計 F18D1	18:1 n-9 オレイン酸 F18D1CN9	18:1 n-7 シス-バクセン酸 F18D1CN7	20:1 イコセン酸 F20D1	22:1 ドコセン酸 F22D1	24:1 テトラコセン酸 F24D1	16:2 ヘキサデカジエン酸 F16D2	16:3 ヘキサデカトリエン酸 F16D3	16:4 ヘキサデカテトラエン酸 F16D4	18:2 n-6 リノール酸 F18D2N6	18:3 n-3 α-リノレン酸 F18D3N3	18:3 n-6 γ-リノレン酸 F18D3N6	18:4 n-3 オクタデカテトラエン酸 F18D4N3	20:2 n-6 イコサジエン酸 F20D2N6	20:3 n-3 イコサトリエン酸 F20D3N3	20:3 n-6 イコサトリエン酸 F20D3N6	20:4 n-3 イコサテトラエン酸 F20D4N3	20:4 n-6 アラキドン酸 F20D4N6	20:5 n-3 イコサペンタエン酸 F20D5N3	21:5 n-3 ヘンイコサペンタエン酸 F21D5N3	22:2 ドコサジエン酸 F22D2	22:4 n-6 ドコサテトラエン酸 F22D4N6	22:5 n-3 ドコサペンタエン酸 F22D5N3	22:5 n-6 ドコサペンタエン酸 F22D5N6	22:6 n-3 ドコサヘキサエン酸 F22D6N3	未同定物質 FAUN	備考
一価不飽和									多価不飽和																				
(mg)																													
-	(Tr)	-	(20)	-	-	(Tr)	(0)	-	-	-	-	(23)	(Tr)	-	(0)	-	-	-	-	(0)	(0)	-	-	-	(0)	-	(0)	-	廃棄部位：果皮及び果しん部 米国成分表から推計
-	(1)	-	(20)	-	-	(0)	(0)	-	-	-	-	(23)	(0)	-	(0)	-	-	-	-	(0)	(0)	-	-	-	(0)	-	(0)	-	試料：ヘビーシラップ漬 液汁を含んだもの（液汁 40 %） 米国成分表から推計
-	(Tr)	-	(20)	-	-	(Tr)	(0)	-	-	-	-	(23)	(Tr)	-	(0)	-	-	-	-	(0)	(0)	-	-	-	(0)	-	(0)	-	廃棄部位：果皮及び果しん部 米国成分表から推計
-	(1)	-	(58)	-	-	(1)	(0)	-	-	-	-	(66)	(1)	-	(0)	-	-	-	-	(0)	(0)	-	-	-	(0)	-	(0)	-	別名：洋なし 廃棄部位：果皮及び果しん部 米国成分表から推計
-	(1)	-	(20)	-	-	(0)	(0)	-	-	-	-	(23)	(0)	-	(0)	-	-	-	-	(0)	(0)	-	-	-	(0)	-	(0)	-	別名：洋なし 試料：ヘビーシラップ漬 液汁を含んだもの（液汁 40 %） 米国成分表から推計
(0)	(1)	(0)	(18)	-	-	(0)	(0)	-	-	-	-	(8)	(2)	(0)	(0)	(0)	-	(0)	-	(0)	(0)	-	-	-	(0)	-	(0)	-	別名：デーツ 廃棄部位：へた及び核 米国成分表から推計
-	(1)	-	(14)	-	-	(0)	(0)	-	-	-	-	(27)	(20)	-	(0)	-	-	-	-	(0)	(0)	-	-	-	(0)	-	(0)	-	別名：パイナップル 廃棄部位：はく皮及び果しん部 米国成分表から推計
-	(2)	-	(10)	-	-	(0)	(0)	-	-	-	-	(20)	(15)	-	(0)	-	-	-	-	(0)	(0)	-	-	-	(0)	-	(0)	-	別名：パイナップル 米国成分表から推計
-	(1)	-	(11)	-	-	(0)	(0)	-	-	-	-	(20)	(15)	-	(0)	-	-	-	-	(0)	(0)	-	-	-	(0)	-	(0)	-	別名：パイナップル 米国成分表から推計
-	(1)	-	(11)	-	-	(0)	(0)	-	-	-	-	(20)	(15)	-	(0)	-	-	-	-	(0)	(0)	-	-	-	(0)	-	(0)	-	別名：パイナップル 米国成分表から推計
-	(1)	-	(11)	-	-	-	-	-	-	-	-	(20)	(15)	-	-	-	-	-	-	-	-	-	-	-	-	-	-	-	別名：パイナップル 試料：ヘビーシラップ漬 液汁を含んだもの（液汁 37 %） 米国成分表から推計
-	(2)	-	(20)	-	-	(0)	(0)	-	-	-	-	(38)	(28)	-	(0)	-	-	-	-	(0)	(0)	-	-	-	(0)	-	(0)	-	米国成分表から推計
-	(6)	-	(13)	-	-	(0)	(0)	-	-	-	-	(28)	(16)	-	(0)	-	-	-	-	(0)	(0)	-	-	-	(0)	-	(0)	-	廃棄部位：果皮及び果柄 米国成分表から推計
-	(10)	-	(23)	-	-	(0)	(0)	-	-	-	-	(47)	(28)	-	(0)	-	-	-	-	(0)	(0)	-	-	-	(0)	-	(0)	-	米国成分表から推計
-	(29)	-	(26)	-	-	(0)	(0)	-	-	-	-	(8)	(36)	-	(0)	-	-	-	-	(0)	(0)	-	-	-	(0)	-	(0)	-	別名：パパイヤ 廃棄部位：果皮及び種子 米国成分表から推計
-	(15)	-	(13)	-	-	(0)	(0)	-	-	-	-	(4)	(18)	-	(0)	-	-	-	-	(0)	(0)	-	-	-	(0)	-	(0)	-	別名：パパイヤ 廃棄部位：果皮及び種子 米国成分表から推計
-	(0)	-	(4)	-	-	(0)	(0)	-	-	-	-	(39)	(7)	-	(0)	-	-	-	-	(0)	(0)	-	-	-	(0)	-	(0)	-	廃棄部位：果皮及び種子 米国成分表から推計
-	(0)	-	(4)	-	-	(0)	(0)	-	-	-	-	(39)	(7)	-	(0)	-	-	-	-	(0)	(0)	-	-	-	(0)	-	(0)	-	試料：ヘビーシラップ漬 液汁を含んだもの（液汁 45 %） 米国成分表から推計
-	Tr	0	4	-	-	Tr	Tr	-	-	-	-	10	3	-	-	0	-	-	-	0	-	-	-	-	-	-	-	Tr	廃棄部位：果皮及び種子
0	Tr	0	2	2	Tr	0	0	0	0	0	0	17	4	0	0	0	-	Tr	0	0	0	0	0	0	0	0	0	5	
-	(1)	(0)	(7)	-	-	(1)	(Tr)	-	-	-	-	(21)	(7)	-	-	(0)	(0)	-	-	(0)	-	-	-	-	-	-	-	(1)	別名：レーズン 07116ぶどう生から推計
-	(1)	(0)	(7)	-	-	(1)	(Tr)	-	-	-	-	(21)	(7)	-	-	(0)	(0)	-	-	(0)	-	-	-	-	-	-	-	(1)	07116ぶどう生から推計
-	(1)	(0)	(11)	-	-	(1)	(1)	-	-	-	-	(31)	(10)	-	-	(Tr)	(0)	-	-	(0)	-	-	-	-	-	-	-	(1)	07116ぶどう生から推計
-	(Tr)	(0)	(2)	-	-	(Tr)	(0)	-	-	-	-	(4)	(2)	-	-	(0)	(0)	-	-	(0)	-	-	-	-	-	-	-	(Tr)	07116ぶどう生から推計
-	(Tr)	(0)	(1)	-	-	(Tr)	(0)	-	-	-	-	(4)	(1)	-	-	(0)	(0)	-	-	(0)	-	-	-	-	-	-	-	(Tr)	07116ぶどう生から推計
-	(Tr)	(0)	(4)	-	-	(Tr)	(Tr)	-	-	-	-	(10)	(3)	-	-	(0)	(0)	-	-	(0)	-	-	-	-	-	-	-	(Tr)	試料：ヘビーシラップ漬 液汁を含んだもの（液汁 37 %） 07116ぶどう生から推計
-	(Tr)	(0)	(4)	-	-	(Tr)	(Tr)	-	-	-	-	(10)	(3)	-	-	(0)	(0)	-	-	(0)	-	-	-	-	-	-	-	(Tr)	07116ぶどう生から推計
-	(1)	-	(14)	-	-	(0)	(0)	-	-	-	-	(27)	(18)	-	(0)	-	-	-	-	(0)	(0)	-	-	-	(0)	-	(0)	-	試料：ハイブッシュブルーベリー 果実全体 米国成分表から推計
-	(2)	-	(43)	-	-	(0)	(0)	-	-	-	-	(80)	(53)	-	(0)	-	-	-	-	(0)	(0)	-	-	-	(0)	-	(0)	-	試料：ハイブッシュブルーベリー 米国成分表から推計
-	(4)	-	(300)	-	-	(0)	(0)	-	-	-	-	(860)	(120)	-	(0)	-	-	-	-	(0)	(0)	-	-	-	(0)	-	(0)	-	ドライフルーツ 試料：有機栽培品含む 米国成分表から推計
-	(0)	-	(36)	-	-	(0)	(0)	-	-	-	-	(49)	(0)	-	(0)	-	-	-	-	(0)	(0)	-	-	-	(0)	-	(0)	-	廃棄部位：果皮及び果しん 米国成分表から推計
-	(18)	-	(20)	-	-	(0)	(0)	-	-	-	-	(5)	(13)	-	(0)	-	-	-	-	(0)	(0)	-	-	-	(0)	-	(0)	-	廃棄部位：果皮及び種子 米国成分表から推計
0	61	Tr	76	44	32	0	0	0	5	0	0	32	33	0	0	0	-	0	0	0	0	0	0	0	0	0	0	22	
-	(0)	-	(2)	-	-	(0)	(0)	-	-	-	-	(19)	(24)	-	(0)	-	-	-	-	(0)	(0)	-	-	-	(0)	-	(0)	-	試料：アールス系（緑肉種） 廃棄部位：果皮及び種子 米国成分表から推計

7 果実類

食品番号	索引番号	食品名	可食部 100 g 当たり			脂肪酸						飽和																		
			水分	脂肪酸のトリアシルグリセロール当量	脂質	総量	飽和	一価不飽和	多価不飽和	n-3系 多価不飽和	n-6系 多価不飽和	4:0 酪酸	6:0 ヘキサン酸	7:0 ヘプタン酸	8:0 オクタン酸	10:0 デカン酸	12:0 ラウリン酸	13:0 トリデカン酸	14:0 ミリスチン酸	15:0 ペンタデカン酸	15:0 ant ペンタデカン酸	16:0 パルミチン酸	16:0 iso パルミチン酸	17:0 ヘプタデカン酸	17:0 ant ヘプタデカン酸	18:0 ステアリン酸	20:0 アラキジン酸	22:0 ベヘン酸	24:0 リグノセリン酸	10:1 デセン酸
		成分識別子	WATER	FATNLEA	FAT-	FACID	FASAT	FAMS	FAPU	FAPUN3	FAPUN6	F4D0	F6D0	F7D0	F8D0	F10D0	F12D0	F13D0	F14D0	F15D0	F15D0AI	F16D0	F16D0I	F17D0	F17D0AI	F18D0	F20D0	F22D0	F24D0	F10D1
		単位	(g								)	(mg																		)
07135	1024	メロン　露地メロン　緑肉種　生	87.9	(0.1)	0.1	(0.07)	(0.03)	(Tr)	(0.04)	(0.02)	(0.02)	(0)	(0)	-	(0)	(0)	(1)	-	(1)	-	-	(23)	-	-	-	(2)	-	-	-	-
07136	1026	（もも類）　もも　白肉種　生	88.7	(0.1)	0.1	(0.07)	(0.01)	(0.03)	(0.03)	(0)	(0.03)	(0)	(0)	-	(0)	(0)	(0)	-	(0)	-	-	(7)	-	-	-	(1)	-	-	-	-
07184	1027	（もも類）　もも　黄肉種　生	85.4	Tr	0.2	0.05	0.02	Tr	0.02	0.01	0.02	-	-	-	-	-	-	-	Tr	Tr	-	17	-	Tr	-	2	1	Tr	Tr	-
07137	1028	（もも類）　もも　果実飲料　30%果汁入り飲料　（ネクター）	88.0	(0)	0.1	(0.01)	(0.01)	(0)	(Tr)	(0)	(0)	(2)	(0)	-	(1)	(1)	(1)	-	(Tr)	(Tr)	-	(2)	-	(0)	-	(1)	(0)	(0)	(0)	-
07138	1029	（もも類）　もも　缶詰　白肉種　果肉	78.5	(0.1)	0.1	(0.07)	(0.01)	(0.03)	(0.04)	(0)	(0.04)	(0)	(0)	-	(0)	(0)	(0)	-	(0)	-	-	(7)	-	-	-	(0)	-	-	-	-
07140	1032	（もも類）　ネクタリン　生	87.8	(0.2)	0.3	(0.21)	(0.02)	(0.08)	(0.11)	(Tr)	(0.10)	(0)	(0)	-	(0)	(0)	(0)	-	(0)	-	-	(22)	-	-	-	(2)	-	-	-	-
07144	1034	ライチー　生	82.1	(0.1)	0.1	(0.08)	(0.02)	(0.03)	(0.03)	(0.01)	(0.02)	(0)	(0)	-	(0)	(0)	(0)	-	(Tr)	-	-	(16)	-	-	-	(5)	-	-	-	-
07147	1036	りゅうがん　乾	19.4	(0.3)	0.4	(0.32)	(0.09)	(0.11)	(0.12)	(0.06)	(0.06)	(0)	(0)	-	(0)	(0)	(0)	-	(2)	-	-	(64)	-	-	-	(22)	-	-	-	-
07148	1037	りんご　皮なし　生	84.1	Tr	0.2	0.05	0.01	Tr	0.03	Tr	0.03	-	-	-	-	0	Tr	-	Tr	0	-	11	-	Tr	-	2	1	1	-	-
07176	1038	りんご　皮つき　生	83.1	(0.1)	0.3	(0.13)	(0.04)	(0.01)	(0.08)	(0.01)	(0.06)	(0)	(0)	-	(0)	(0)	(0)	-	(1)	-	-	(35)	-	-	-	(4)	-	-	-	-
07149	1040	りんご　果実飲料　ストレートジュース	87.7	(Tr)	0.1	(0.03)	(0.01)	(Tr)	(0.02)	(Tr)	(0.02)	-	-	-	-	(0)	(Tr)	-	(Tr)	(0)	-	(7)	-	(Tr)	-	(1)	(1)	(Tr)	-	-
07150	1041	りんご　果実飲料　濃縮還元ジュース	88.1	(0.1)	0.2	(0.06)	(0.02)	(Tr)	(0.04)	(Tr)	(0.04)	-	-	-	-	(0)	(Tr)	-	(Tr)	(0)	-	(14)	-	(Tr)	-	(2)	(1)	(1)	-	-
07151	1042	りんご　果実飲料　50%果汁入り飲料	88.3	(Tr)	Tr	(0.01)	(Tr)	(0)	(0.01)	(0)	(0.01)	-	-	-	-	(0)	(0)	-	(0)	(0)	-	(3)	-	(0)	-	(Tr)	(Tr)	(Tr)	-	-
07152	1043	りんご　果実飲料　30%果汁入り飲料	88.5	(0)	Tr	(0.01)	(Tr)	(0)	(Tr)	(0)	(Tr)	-	-	-	-	(0)	(0)	-	(0)	(0)	-	(1)	-	(0)	-	(Tr)	(Tr)	(0)	-	-
07153	1044	りんご　缶詰	79.4	(Tr)	0.1	(0.03)	(0.01)	(Tr)	(0.02)	(Tr)	(0.02)	-	-	-	-	(0)	(Tr)	-	(Tr)	(0)	-	(7)	-	(Tr)	-	(1)	(1)	(Tr)	-	-
07154	1045	りんご　ジャム	46.9	(Tr)	0.1	(0.03)	(0.01)	(Tr)	(0.02)	(Tr)	(0.02)	-	-	-	-	(0)	(Tr)	-	(Tr)	(0)	-	(7)	-	(Tr)	-	(1)	(1)	(Tr)	-	-

可食部100 g当たり																													備考
脂肪酸																												未同定物質	
一価不飽和									多価不飽和																				
15:1 ペンタデセン酸	16:1 パルミトレイン酸	17:1 ヘプタデセン酸	18:1 計	18:1 n-9 オレイン酸	18:1 n-7 シス-バクセン酸	20:1 イコセン酸	22:1 ドコセン酸	24:1 テトラコセン酸	16:2 ヘキサデカジエン酸	16:3 ヘキサデカトリエン酸	16:4 ヘキサデカテトラエン酸	18:2 n-6 リノール酸	18:3 n-3 α-リノレン酸	18:3 n-6 γ-リノレン酸	18:4 n-3 オクタデカテトラエン酸	20:2 n-6 イコサジエン酸	20:3 n-3 イコサトリエン酸	20:3 n-6 イコサトリエン酸	20:4 n-3 イコサテトラエン酸	20:4 n-6 アラキドン酸	20:5 n-3 イコサペンタエン酸	21:5 n-3 ヘンイコサペンタエン酸	22:2 ドコサジエン酸	22:4 n-6 ドコサテトラエン酸	22:5 n-3 ドコサペンタエン酸	22:5 n-6 ドコサペンタエン酸	22:6 n-3 ドコサヘキサエン酸		
F15D1	F16D1	F17D1	F18D1	F18D1CN9	F18D1CN7	F20D1	F22D1	F24D1	F16D2	F16D3	F16D4	F18D2N6	F18D3N3	F18D3N6	F18D4N3	F20D2N6	F20D3N3	F20D3N6	F20D4N3	F20D4N6	F20D5N3	F21D5N3	F22D2	F22D4N6	F22D5N3	F22D5N6	F22D6N3	FAUN	
(……mg……)																													
-	(0)	-	(2)	-	-	(0)	(0)	-	-	-	-	(19)	(24)	-	(0)	-	-	-	-	(0)	(0)	-	-	-	(0)	-	(0)	-	廃棄部位：果皮及び種子 米国成分表から推計
-	(1)	-	(26)	-	-	(0)	(0)	-	-	-	-	(34)	(1)	-	(0)	-	-	-	-	(0)	(0)	-	-	-	(0)	-	(0)	-	別名：毛桃 試料：白肉種 廃棄部位：果皮及び核 米国成分表から推計
0	0	0	3	1	1	0	0	0	0	0	0	17	6	0	0	0	-	0	0	0	0	0	0	0	0	0	0	11	廃棄部位：果皮及び核
(0)	(0)	(0)	(1)	-	-	(0)	(0)	(0)	-	-	-	(1)	(1)	(0)	(0)	(0)	(0)	(0)	-	(0)	(0)	-	-	(0)	(0)	-	(0)	-	別名：毛桃 果肉（ピューレー）分：30 % 米国成分表から推計
-	(0)	-	(26)	-	-	(0)	(0)	-	-	-	-	(37)	(0)	-	(0)	-	-	-	-	(0)	(0)	-	-	-	(0)	-	(0)	-	別名：毛桃 試料：ヘビーシラップ漬 内容総量に対する果肉分：60 % 米国成分表から推計
-	(2)	-	(81)	-	-	(0)	(0)	-	-	-	-	(100)	(2)	-	(0)	-	-	-	-	(0)	(0)	-	-	-	(0)	-	(0)	-	別名：油桃 廃棄部位：果皮及び核 米国成分表から推計
-	(Tr)	-	(27)	-	-	(0)	(0)	-	-	-	-	(15)	(15)	-	(0)	-	-	-	-	(0)	(0)	-	-	-	(0)	-	(0)	-	試料：冷凍品 別名：れいし 廃棄部位：果皮及び種子 米国成分表から推計
-	(1)	-	(110)	-	-	(0)	(0)	-	-	-	-	(61)	(59)	-	(0)	-	-	-	-	(0)	(0)	-	-	-	(0)	-	(0)	-	廃棄部位：果皮及び種子 米国成分表から推計
-	Tr	0	1	-	-	Tr	0	-	-	-	-	29	2	-	-	0	-	-	-	0	-	-	-	-	-	-	-	Tr	廃棄部位：果皮及び果しん部
-	(0)	-	(10)	-	-	(0)	(0)	-	-	-	-	(63)	(13)	-	(0)	-	-	-	-	(0)	(0)	-	-	-	(0)	-	(0)	-	廃棄部位：果しん部 07148りんご皮むき生から推計
-	(0)	(0)	(1)	-	-	(0)	(0)	-	-	-	-	(19)	(1)	-	-	(0)	(0)	-	-	(0)	-	-	-	-	-	-	-	(Tr)	07148りんご皮むき生から推計
-	(Tr)	(0)	(2)	-	-	(Tr)	(0)	-	-	-	-	(39)	(3)	-	-	(0)	(0)	-	-	(0)	-	-	-	-	-	-	-	(Tr)	07148りんご皮むき生から推計
-	(0)	(0)	(Tr)	-	-	(0)	(0)	-	-	-	-	(8)	(1)	-	-	(0)	(0)	-	-	(0)	-	-	-	-	-	-	-	(0)	07148りんご皮むき生から推計
-	(0)	(0)	(Tr)	-	-	(0)	(0)	-	-	-	-	(4)	(Tr)	-	-	(0)	(0)	-	-	(0)	-	-	-	-	-	-	-	(0)	07148りんご皮むき生から推計
-	(0)	(0)	(1)	-	-	(0)	(0)	-	-	-	-	(19)	(1)	-	-	(0)	(0)	-	-	(0)	-	-	-	-	-	-	-	(Tr)	試料：ヘビーシラップ漬 液汁を含んだもの（液汁 50 %） 07148りんご皮むき生から推計
-	(0)	(0)	(1)	-	-	(0)	(0)	-	-	-	-	(19)	(1)	-	-	(0)	(0)	-	-	(0)	-	-	-	-	-	-	-	(Tr)	07148りんご皮むき生から推計

8 きのこ類

可食部100 g当たり

食品番号	索引番号	食品名	水分	脂肪酸のトリアシルグリセロール当量	脂質	脂肪酸 総量	飽和	一価不飽和	多価不飽和	n-3系 多価不飽和	n-6系 多価不飽和	飽和 4:0 酪酸	6:0 ヘキサン酸	7:0 ヘプタン酸	8:0 オクタン酸	10:0 デカン酸	12:0 ラウリン酸	13:0 トリデカン酸	14:0 ミリスチン酸	15:0 ペンタデカン酸	15:0 ant ペンタデカン酸	16:0 パルミチン酸	16:0 iso パルミチン酸	17:0 ヘプタデカン酸	17:0 ant ヘプタデカン酸	18:0 ステアリン酸	20:0 アラキジン酸	22:0 ベヘン酸	24:0 リグノセリン酸	10:1 デセン酸
		成分識別子	WATER	FATNLEA	FAT-	FACID	FASAT	FAMS	FAPU	FAPUN3	FAPUN6	F4D0	F6D0	F7D0	F8D0	F10D0	F12D0	F13D0	F14D0	F15D0	F15D0AI	F16D0	F16D0I	F17D0	F17D0AI	F18D0	F20D0	F22D0	F24D0	F10D1
		単位	(g)									(mg)																		
08001	1046	えのきたけ　生	88.6	0.1	0.2	0.10	0.02	0.01	0.08	0.02	0.05	-	-	-	-	0	0	-	1	0	-	13	-	Tr	-	2	0	Tr	Tr	0
08002	1047	えのきたけ　ゆで	88.6	(0.1)	0.1	(0.05)	(0.01)	(Tr)	(0.04)	(0.01)	(0.03)	-	-	-	-	(0)	(0)	-	(Tr)	(0)	-	(6)	-	(Tr)	-	(1)	(0)	(Tr)	(Tr)	(0)
08037	1048	えのきたけ　油いため	83.3	(3.7)	3.9	(3.52)	(0.28)	(2.20)	(1.04)	(0.30)	(0.74)	(0)	(0)	(0)	(0)	(0)	(2)	-	(4)	(0)	(0)	(160)	-	(Tr)	-	(71)	(21)	(11)	(6)	(0)
08003	1049	えのきたけ　味付け瓶詰	74.1	(0.2)	0.3	(0.15)	(0.02)	(0.01)	(0.11)	(0.04)	(0.08)	-	-	-	-	(0)	(0)	-	(1)	(0)	-	(19)	-	(Tr)	-	(3)	(Tr)	(Tr)	(Tr)	(0)
08054	1050	（きくらげ類）　あらげきくらげ　生	93.6	0.1	0.1	0.05	0.01	0.01	0.02	0	0.02	-	-	-	-	0	0	0	Tr	2	0	6	0	Tr	0	2	Tr	Tr	Tr	0
08004	1051	（きくらげ類）　あらげきくらげ　乾	13.1	0.4	0.7	0.38	0.08	0.11	0.19	0.01	0.18	-	-	-	-	0	0	-	1	13	-	34	-	2	-	21	1	3	4	0
08005	1052	（きくらげ類）　あらげきくらげ　ゆで	82.3	(0.1)	0.1	(0.06)	(0.01)	(0.02)	(0.03)	(Tr)	(0.03)	-	-	-	-	(0)	(0)	-	(Tr)	(2)	-	(5)	-	(Tr)	-	(3)	(Tr)	(Tr)	(1)	(0)
08038	1053	（きくらげ類）　あらげきくらげ　油いため	64.2	(5.0)	5.2	(4.75)	(0.38)	(3.01)	(1.36)	(0.38)	(0.98)	(0)	(0)	(0)	(0)	(0)	(3)	-	(4)	(5)	(0)	(210)	-	(1)	-	(100)	(29)	(15)	(9)	(0)
08006	1054	（きくらげ類）　きくらげ　乾	14.9	1.3	2.1	1.24	0.29	0.33	0.62	0.01	0.60	-	-	-	-	0	0	-	4	15	-	190	-	3	-	55	3	8	14	0
08007	1055	（きくらげ類）　きくらげ　ゆで	93.8	(0.1)	0.2	(0.12)	(0.03)	(0.03)	(0.06)	(Tr)	(0.06)	-	-	-	-	(0)	(0)	-	(Tr)	(1)	-	(18)	-	(Tr)	-	(5)	(Tr)	(1)	(1)	(0)
08008	1056	（きくらげ類）　しろきくらげ　乾	14.6	0.5	0.7	0.48	0.10	0.23	0.15	Tr	0.15	-	-	-	-	0	0	-	1	3	-	81	-	2	-	10	1	2	5	0
08010	1058	くろあわびたけ　生	90.2	(0.2)	0.4	(0.15)	(0.03)	(0.01)	(0.11)	(0)	(0.11)	-	-	-	-	(0)	(0)	-	(1)	(4)	-	(22)	-	(1)	-	(2)	(0)	(1)	(1)	(0)
08039	1059	しいたけ　生しいたけ　菌床栽培　生	89.6	0.2	0.3	0.19	0.04	0.01	0.15	0	0.15	-	-	-	-	0	0	-	Tr	2	-	30	-	Tr	-	1	0	Tr	1	0
08040	1060	しいたけ　生しいたけ　菌床栽培　ゆで	91.5	(0.3)	0.4	(0.25)	(0.05)	(0.01)	(0.19)	(0)	(0.19)	-	-	-	-	(0)	(0)	-	(1)	(2)	-	(41)	-	(Tr)	-	(2)	(0)	(Tr)	(1)	(0)
08041	1061	しいたけ　生しいたけ　菌床栽培　油いため	84.7	(3.8)	4.1	(3.66)	(0.30)	(2.23)	(1.13)	(0.28)	(0.85)	(0)	(0)	(0)	(0)	(0)	(2)	-	(3)	(2)	(0)	(180)	-	(Tr)	-	(71)	(22)	(11)	(7)	(0)
08057	1062	しいたけ　生しいたけ　菌床栽培　天ぷら	64.1	13.7	14.0	13.08	0.94	8.35	3.79	1.18	2.60	-	-	-	-	1	2	-	7	5	-	590	-	8	-	220	41	44	23	0
08042	1063	しいたけ　生しいたけ　原木栽培　生	88.3	0.2	0.4	0.21	0.04	0.01	0.16	0	0.16	-	-	-	-	0	0	-	1	2	-	36	-	Tr	-	2	0	Tr	1	0
08043	1064	しいたけ　生しいたけ　原木栽培　ゆで	90.8	(0.3)	0.4	(0.25)	(0.05)	(0.01)	(0.19)	(0)	(0.19)	-	-	-	-	(0)	(0)	-	(1)	(3)	-	(45)	-	(Tr)	-	(3)	(0)	(Tr)	(1)	(0)
08044	1065	しいたけ　生しいたけ　原木栽培　油いため	81.3	(5.1)	5.4	(4.91)	(0.40)	(3.01)	(1.49)	(0.38)	(1.12)	(0)	(0)	(0)	(0)	(0)	(3)	-	(5)	(3)	(0)	(240)	-	(Tr)	-	(97)	(29)	(15)	(9)	(0)
08013	1066	しいたけ　乾しいたけ　乾	9.1	(1.7)	2.8	(1.60)	(0.33)	(0.05)	(1.22)	(Tr)	(1.22)	-	-	-	-	(0)	(0)	-	(4)	(18)	-	(280)	-	(2)	-	(17)	(0)	(1)	(7)	(0)
08014	1067	しいたけ　乾しいたけ　ゆで	86.2	(0.2)	0.3	(0.17)	(0.04)	(0.01)	(0.13)	(0)	(0.13)	-	-	-	-	(0)	(0)	-	(Tr)	(2)	-	(30)	-	(Tr)	-	(2)	(0)	(Tr)	(1)	(0)
08016	1071	（しめじ類）　ぶなしめじ　生	91.1	0.2	0.5	0.22	0.05	0.02	0.15	0	0.15	-	-	-	-	0	0	-	1	1	-	31	-	1	-	10	Tr	Tr	Tr	0
08017	1072	（しめじ類）　ぶなしめじ　ゆで	91.1	(0.1)	0.2	(0.10)	(0.02)	(0.01)	(0.07)	(0)	(0.07)	-	-	-	-	(0)	(0)	-	(Tr)	(1)	-	(15)	-	(Tr)	-	(5)	(Tr)	(0)	(Tr)	(0)
08046	1073	（しめじ類）　ぶなしめじ　油いため	85.9	(4.9)	5.5	(4.68)	(0.39)	(2.84)	(1.45)	(0.35)	(1.10)	(0)	(0)	(0)	(0)	(0)	(3)	-	(5)	(3)	(0)	(230)	-	(3)	-	(100)	(28)	(13)	(7)	(0)
08055	1074	（しめじ類）　ぶなしめじ　素揚げ	70.5	13.9	14.3	13.30	1.00	8.28	4.02	1.18	2.82	-	-	-	-	1	2	-	7	6	-	580	-	8	-	250	84	43	19	0
08056	1075	（しめじ類）　ぶなしめじ　天ぷら	55.5	16.5	17.1	15.83	1.22	9.90	4.71	1.41	3.29	-	-	-	-	1	2	-	8	6	-	730	-	9	-	290	100	52	23	0
08019	1078	たもぎたけ　生	91.7	(0.1)	0.3	(0.11)	(0.02)	(0.01)	(0.08)	(0)	(0.08)	-	-	-	-	(0)	(0)	-	(1)	(3)	-	(17)	-	(Tr)	-	(2)	(0)	(Tr)	(1)	(0)

	可食部100 g当たり																												
	脂肪酸																												備考
	一価不飽和								多価不飽和																			未同定物質	
	16:1 パルミトレイン酸	17:1 ヘプタデセン酸	18:1 計	18:1 n-9 オレイン酸	18:1 n-7 シス-バクセン酸	20:1 イコセン酸	22:1 ドコセン酸	24:1 テトラコセン酸	16:2 ヘキサデカジエン酸	16:3 ヘキサデカトリエン酸	16:4 ヘキサデカテトラエン酸	18:2 n-6 リノール酸	18:3 n-3 α-リノレン酸	18:3 n-6 γ-リノレン酸	18:4 n-3 オクタデカテトラエン酸	20:2 n-6 イコサジエン酸	20:3 n-3 イコサトリエン酸	20:3 n-6 イコサトリエン酸	20:4 n-3 イコサテトラエン酸	20:4 n-6 アラキドン酸	20:5 n-3 イコサペンタエン酸	21:5 n-3 ヘンイコサペンタエン酸	22:2 ドコサジエン酸	22:4 n-6 ドコサテトラエン酸	22:5 n-3 ドコサペンタエン酸	22:5 n-6 ドコサペンタエン酸	22:6 n-3 ドコサヘキサエン酸		
	F16D1	F17D1	F18D1	F18D1CN9	F18D1CN7	F20D1	F22D1	F24D1	F16D2	F16D3	F16D4	F18D2N6	F18D3N3	F18D3N6	F18D4N3	F20D2N6	F20D3N3	F20D3N6	F20D4N3	F20D4N6	F20D5N3	F21D5N3	F22D2	F22D4N6	F22D5N3	F22D5N6	F22D6N3	FAUN	
	(……													mg													……)		
0	1	0	5	-	-	0	0	1	0	0	0	51	24	0	0	0	-	0	0	0	0	0	0	0	0	0	0	-	試料：栽培品 廃棄部位：柄の基部（いしづき）
)	(Tr)	(0)	(3)	-	-	(0)	(0)	(1)	(0)	(0)	(0)	(26)	(12)	(0)	(0)	(0)	(0)	(0)	(0)	(0)	(0)	(0)	(0)	(0)	(0)	(0)	(0)	-	試料：栽培品 柄の基部（いしづき）を除いたもの 08001えのきたけ生から推計
)	(8)	(0)	(2100)	-	-	(41)	(5)	(7)	(0)	(0)	(0)	(740)	(300)	(0)	(0)	(0)	(0)	(0)	(0)	(0)	(0)	(0)	(0)	(0)	(0)	(0)	(0)	-	試料：栽培品 柄の基部（いしづき）を除いたもの 植物油（なたね油） 08001えのきたけ生と油（なたね油）の付着量から推計
)	(1)	(0)	(8)	-	-	(Tr)	(0)	(2)	(0)	(0)	(0)	(77)	(36)	(0)	(0)	(0)	(0)	(0)	(0)	(0)	(0)	(0)	(0)	(0)	(0)	(0)	(0)	-	別名：なめたけ 試料：栽培品 液汁を除いたもの 08001えのきたけ生から推計
0	Tr	Tr	14	13	1	0	Tr	0	0	0	0	23	1	0	0	0	0	0	0	0	0	0	0	0	0	0	0	8	別名：裏白きくらげ 試料：栽培品 廃棄部位：柄の基部（いしづき）
0	1	2	110	100	4	Tr	Tr	0	0	0	0	180	12	0	0	Tr	-	0	0	0	0	0	0	0	0	0	0	-	別名：裏白きくらげ 試料：栽培品
)	(Tr)	(Tr)	(16)	-	-	(0)	(0)	(0)	(0)	(0)	(0)	(26)	(2)	(0)	(0)	(0)	(0)	(0)	(0)	(0)	(0)	(0)	(0)	(0)	(0)	(0)	(0)	-	試料：栽培品 08004あらげきくらげ乾から推計
)	(10)	(1)	(2900)	-	-	(56)	(7)	(7)	(0)	(0)	(0)	(980)	(380)	(0)	(0)	(Tr)	(0)	(0)	(0)	(0)	(0)	(0)	(0)	(0)	(0)	(0)	(0)	-	水戻し後、油いため 試料：栽培品 植物油（なたね油） 08004あらげきくらげ乾と油（なたね油）の付着量から推計
0	6	4	320	-	-	2	0	1	0	0	0	600	14	0	0	0	-	0	0	0	0	0	0	0	0	0	0	-	試料：栽培品
)	(1)	(Tr)	(30)	-	-	(Tr)	(0)	(Tr)	(0)	(0)	(0)	(58)	(1)	(0)	(0)	(0)	(0)	(0)	(0)	(0)	(0)	(0)	(0)	(0)	(0)	(0)	(0)	-	試料：栽培品 08006きくらげ乾から推計
0	2	1	220	210	8	Tr	0	0	0	0	0	150	1	0	0	Tr	-	0	0	0	0	0	0	0	0	0	0	-	試料：栽培品
)	(1)	(0)	(10)	-	-	(Tr)	(0)	(1)	(0)	(0)	(0)	(110)	(Tr)	(0)	(0)	(0)	(0)	(0)	(0)	(0)	(0)	(0)	(0)	(0)	(0)	(0)	(0)	-	試料：栽培品 廃棄部位：柄の基部（いしづき） 08026ひらたけ生から推計
0	1	0	5	5	1	0	0	0	Tr	0	0	150	Tr	0	0	Tr	-	0	0	0	0	0	0	0	0	0	0	9	試料：栽培品 廃棄部位：柄全体
)	(1)	(Tr)	(7)	-	-	(0)	(0)	(0)	(0)	(0)	(0)	(190)	(Tr)	(0)	(0)	(Tr)	(0)	(0)	(0)	(0)	(0)	(0)	(0)	(0)	(0)	(0)	(0)	-	試料：栽培品 柄全体を除いた傘のみ 08039生しいたけ菌床栽培生から推計
)	(8)	(Tr)	(2200)	-	-	(42)	(5)	(6)	(0)	(0)	(0)	(850)	(280)	(0)	(0)	(Tr)	(0)	(0)	(0)	(0)	(0)	(0)	(0)	(0)	(0)	(0)	(0)	-	試料：栽培品 柄全体を除いた傘のみ 植物油（なたね油） 08039生しいたけ菌床栽培生と油（なたね油）の付着量から推計
0	23	0	8200	7800	400	76	4	11	0	6	0	2600	1200	0	0	15	-	0	0	0	0	0	0	0	0	0	0	220	植物油（なたね油）
0	1	0	6	5	1	Tr	0	0	0	0	0	160	Tr	0	0	Tr	-	0	0	Tr	0	0	0	0	0	0	0	-	試料：栽培品 廃棄部位：柄全体
)	(1)	(0)	(7)	-	-	(Tr)	(0)	(0)	(0)	(0)	(0)	(190)	(Tr)	(0)	(0)	(Tr)	(0)	(0)	(0)	(Tr)	(0)	(0)	(0)	(0)	(0)	(0)	(0)	-	試料：栽培品 柄全体を除いた傘のみ 08042生しいたけ原木栽培生から推計
)	(11)	(0)	(2900)	-	-	(57)	(7)	(7)	(0)	(0)	(0)	(1100)	(380)	(0)	(0)	(Tr)	(0)	(0)	(0)	(Tr)	(0)	(0)	(0)	(0)	(0)	(0)	(0)	-	試料：栽培品 柄全体を除いた傘のみ 植物油（なたね油） 08042生しいたけ原木栽培生と油（なたね油）の付着量から推計
)	(5)	(0)	(44)	-	-	(2)	(0)	(0)	(0)	(0)	(0)	(1200)	(1)	(0)	(0)	(2)	(0)	(0)	(0)	(1)	(0)	(0)	(0)	(0)	(0)	(0)	(0)	-	どんこ、こうしんを含む 試料：栽培品 廃棄部位：柄全体 08039生しいたけ菌床栽培生から推計
)	(1)	(0)	(5)	-	-	(Tr)	(0)	(0)	(0)	(0)	(0)	(130)	(Tr)	(0)	(0)	(Tr)	(0)	(0)	(0)	(Tr)	(0)	(0)	(0)	(0)	(0)	(0)	(0)	-	どんこ、こうしんを含む 試料：栽培品 柄全体を除いた傘のみ 08042生しいたけ原木栽培生から推計
0	1	0	20	18	3	Tr	0	1	0	0	0	150	1	0	0	0	-	0	0	0	0	0	0	0	0	0	0	26	試料：栽培品 廃棄部位：柄の基部（いしづき）
)	(Tr)	(0)	(10)	(8)	(1)	(0)	(0)	(Tr)	(0)	(0)	(0)	(71)	(Tr)	(0)	(0)	(0)	-	(0)	(0)	(0)	(0)	(0)	(0)	(0)	(0)	(0)	(0)	(12)	試料：栽培品 柄の基部（いしづき）を除いたもの 08016ぶなしめじ生から推計
)	(11)	(0)	(2800)	-	-	(53)	(7)	(9)	(0)	(0)	(0)	(1100)	(350)	(0)	(0)	(0)	(0)	(0)	(0)	(0)	(0)	(0)	(0)	(0)	(0)	(0)	(0)	-	試料：栽培品 柄の基部（いしづき）を除いたもの 植物油（なたね油） 08016ぶなしめじ生と油（なたね油）の付着量から推計
0	28	0	8100	7700	400	160	5	23	1	12	0	2800	1200	0	0	9	-	0	0	0	0	0	0	0	0	0	0	220	試料：栽培品 柄の基部（いしづき）を除いたもの 植物油（なたね油）
0	34	0	9600	9200	460	190	5	26	1	15	0	3300	1400	0	0	11	-	0	0	0	0	0	0	0	0	0	0	260	試料：栽培品 柄の基部（いしづき）を除いたもの 揚げ油：なたね油
)	(1)	(0)	(7)	-	-	(Tr)	(0)	(1)	(0)	(0)	(0)	(80)	(Tr)	(0)	(0)	(0)	(0)	(0)	(0)	(0)	(0)	(0)	(0)	(0)	(0)	(0)	(0)	-	別名：にれたけ、たもきのこ 試料：栽培品 廃棄部位：柄の基部（いしづき） 08026ひらたけ生から推計

8 きのこ類

食品番号	索引番号	食品名	可食部 100 g 当たり																											
			水分	脂肪酸のトリアシルグリセロール当量	脂質	脂肪酸																								
						総量	飽和	一価不飽和	多価不飽和	n-3系 多価不飽和	n-6系 多価不飽和	飽和																		
												4:0 酪酸	6:0 ヘキサン酸	7:0 ヘプタン酸	8:0 オクタン酸	10:0 デカン酸	12:0 ラウリン酸	13:0 トリデカン酸	14:0 ミリスチン酸	15:0 ペンタデカン酸	15:0 ant ペンタデカン酸	16:0 パルミチン酸	16:0 iso パルミチン酸	17:0 ヘプタデカン酸	17:0 ant ヘプタデカン酸	18:0 ステアリン酸	20:0 アラキジン酸	22:0 ベヘン酸	24:0 リグノセリン酸	10:1 デセン酸
		成分識別子	WATER	FATNLEA	FAT-	FACID	FASAT	FAMS	FAPU	FAPUN3	FAPUN6	F4D0	F6D0	F7D0	F8D0	F10D0	F12D0	F13D0	F14D0	F15D0	F15D0AI	F16D0	F16D0I	F17D0	F17D0AI	F18D0	F20D0	F22D0	F24D0	F10D1
		単位	(……	……	……	……g……	……	……	……	……	……)	(……	……	……	……	……	……	……	……	……	……	……mg……	……	……	……	……	……	……	……	……)
08020	1079	なめこ　株採り　生	92.1	0.1	0.2	0.11	0.02	0.02	0.07	0	0.07	-	-	-	-	0	0	-	1	1	-	14	-	Tr	-	2	0	0	Tr	0
08021	1080	なめこ　株採り　ゆで	92.7	(0.1)	0.1	(0.06)	(0.01)	(0.01)	(0.04)	(0)	(0.04)	-	-	-	-	(0)	(0)	-	(Tr)	(1)	-	(8)	-	(Tr)	-	(1)	(0)	(0)	(Tr)	(0)
08058	1081	なめこ　カットなめこ　生	94.9	0.1	0.1	0.06	0.01	0.01	0.04	0	0.04	-	-	-	-	0	0	-	Tr	1	-	9	-	Tr	-	1	Tr	0	Tr	0
08022	1082	なめこ　水煮缶詰	95.5	(0.1)	0.1	(0.05)	(0.01)	(0.01)	(0.03)	(0)	(0.03)	-	-	-	-	(0)	(0)	-	(Tr)	(1)	-	(7)	-	(Tr)	-	(1)	(0)	(0)	(Tr)	(0)
08023	1083	ぬめりすぎたけ　生	92.6	(0.2)	0.4	(0.21)	(0.04)	(0.04)	(0.14)	(0)	(0.14)	-	-	-	-	(0)	(0)	-	(1)	(2)	-	(27)	-	(Tr)	-	(4)	(Tr)	(0)	(1)	(0)
08024	1084	（ひらたけ類）　うすひらたけ　生	88.0	(0.1)	0.2	(0.08)	(0.02)	(0.01)	(0.05)	(0)	(0.05)	-	-	-	-	(0)	(0)	-	(Tr)	(2)	-	(11)	-	(Tr)	-	(1)	(0)	(Tr)	(Tr)	(0)
08025	1085	（ひらたけ類）　エリンギ　生	90.2	0.2	0.4	0.20	0.04	0.04	0.12	0	0.12	-	-	-	-	0	0	-	1	4	-	28	-	Tr	-	4	Tr	1	1	0
08048	1086	（ひらたけ類）　エリンギ　ゆで	89.3	(0.3)	0.5	(0.25)	(0.05)	(0.05)	(0.15)	(0)	(0.15)	-	-	-	-	(0)	(0)	-	(2)	(5)	-	(36)	-	(1)	-	(5)	(Tr)	(1)	(2)	(0)
08049	1087	（ひらたけ類）　エリンギ　焼き	85.3	(0.3)	0.5	(0.28)	(0.06)	(0.05)	(0.17)	(0)	(0.17)	-	-	-	-	(0)	(0)	-	(2)	(6)	-	(39)	-	(1)	-	(5)	(Tr)	(1)	(2)	(0)
08050	1088	（ひらたけ類）　エリンギ　油いため	84.2	(3.5)	3.7	(3.31)	(0.28)	(2.03)	(1.00)	(0.25)	(0.75)	(0)	(0)	(0)	(0)	(0)	(2)	-	(4)	(5)	(0)	(170)	-	(1)	-	(66)	(19)	(10)	(6)	(0)
08026	1089	（ひらたけ類）　ひらたけ　生	89.4	0.1	0.3	0.11	0.02	0.01	0.08	0	0.08	-	-	-	-	0	0	-	1	3	-	17	-	Tr	-	2	0	Tr	1	0
08027	1090	（ひらたけ類）　ひらたけ　ゆで	89.1	(0.1)	0.2	(0.08)	(0.02)	(0.01)	(0.05)	(0)	(0.05)	-	-	-	-	(0)	(0)	-	(Tr)	(2)	-	(11)	-	(Tr)	-	(1)	(0)	(Tr)	(Tr)	(0)
08028	1091	まいたけ　生	92.7	0.3	0.5	0.27	0.06	0.07	0.14	Tr	0.14	-	-	-	-	0	Tr	-	1	2	-	52	-	1	-	3	Tr	Tr	1	0
08029	1092	まいたけ　ゆで	91.1	(0.3)	0.5	(0.31)	(0.07)	(0.08)	(0.16)	(Tr)	(0.15)	-	-	-	-	(0)	(Tr)	-	(1)	(2)	-	(58)	-	(1)	-	(3)	(Tr)	(Tr)	(1)	(0)
08051	1093	まいたけ　油いため	85.5	4.1	4.4	3.97	0.34	2.47	1.16	0.32	0.84	-	-	-	-	0	0	-	3	4	-	220	-	3	-	74	22	11	7	0
08030	1094	まいたけ　乾	9.3	(2.4)	3.9	(2.33)	(0.52)	(0.63)	(1.18)	(0.01)	(1.17)	-	-	-	-	(0)	(1)	-	(8)	(16)	-	(450)	-	(9)	-	(26)	(1)	(2)	(10)	(0)
08031	1095	マッシュルーム　生	93.9	0.1	0.3	0.14	0.03	Tr	0.10	0	0.10	-	-	-	-	0	0	-	1	2	-	17	-	1	-	6	3	2	1	0
08032	1096	マッシュルーム　ゆで	91.5	(0.1)	0.2	(0.09)	(0.02)	(Tr)	(0.07)	(0)	(0.07)	-	-	-	-	(0)	(0)	-	(1)	(1)	-	(11)	-	(1)	-	(4)	(2)	(1)	(1)	(0)
08052	1097	マッシュルーム　油いため	86.4	(4.2)	4.5	(4.04)	(0.33)	(2.50)	(1.21)	(0.31)	(0.90)	(0)	(0)	(0)	(0)	(0)	(3)	-	(4)	(2)	(0)	(190)	-	(1)	-	(86)	(28)	(14)	(7)	(0)
08033	1098	マッシュルーム　水煮缶詰	92.0	(0.1)	0.2	(0.09)	(0.02)	(Tr)	(0.07)	(0)	(0.07)	-	-	-	-	(0)	(0)	-	(1)	(1)	-	(11)	-	(1)	-	(4)	(2)	(1)	(1)	(0)
08034	1099	まつたけ　生	88.3	0.2	0.6	0.22	0.06	0.10	0.06	0	0.06	-	-	-	-	0	Tr	-	1	4	-	26	-	2	-	24	0	0	3	0
08036	1100	やなぎまつたけ　生	92.8	(Tr)	0.1	(0.04)	(0.01)	(0.02)	(0.01)	(0)	(0.01)	-	-	-	-	(0)	(0)	-	(0)	(1)	-	(4)	-	(Tr)	-	(4)	(0)	(0)	(1)	(0)

可食部 100 g 当たり

脂肪酸

15:1 ペンタデセン酸	16:1 パルミトレイン酸	17:1 ヘプタデセン酸	18:1 計	18:1 n-9 オレイン酸	18:1 n-7 シス-バクセン酸	20:1 イコセン酸	22:1 ドコセン酸	24:1 テトラコセン酸	16:2 ヘキサデカジエン酸	16:3 ヘキサデカトリエン酸	16:4 ヘキサデカテトラエン酸	18:2 n-6 リノール酸	18:3 n-3 α-リノレン酸	18:3 n-6 γ-リノレン酸	18:4 n-3 オクタデカテトラエン酸	20:2 n-6 イコサジエン酸	20:3 n-3 イコサトリエン酸	20:3 n-6 イコサトリエン酸	20:4 n-3 イコサテトラエン酸	20:4 n-6 アラキドン酸	20:5 n-3 イコサペンタエン酸	21:5 n-3 ヘンイコサペンタエン酸	22:2 ドコサジエン酸	22:4 n-6 ドコサテトラエン酸	22:5 n-3 ドコサペンタエン酸	22:5 n-6 ドコサペンタエン酸	22:6 n-3 ドコサヘキサエン酸	未同定物質	備考
一価不飽和									多価不飽和																				
F15D1	F16D1	F17D1	F18D1	F18D1CN9	F18D1CN7	F20D1	F22D1	F24D1	F16D2	F16D3	F16D4	F18D2N6	F18D3N3	F18D3N6	F18D4N3	F20D2N6	F20D3N3	F20D3N6	F20D4N3	F20D4N6	F20D5N3	F21D5N3	F22D2	F22D4N6	F22D5N3	F22D5N6	F22D6N3	FAUN	
(mg)																													
0	1	0	18	-	-	Tr	0	1	0	0	0	71	0	0	0	0	-	0	0	0	0	0	0	0	0	0	0	-	別名：なめたけ 試料：栽培品 廃棄部位：柄の基部（いしづき） （柄の基部を除いた市販品の場合：0％）
(0)	(Tr)	(0)	(10)	-	-	(Tr)	(0)	(Tr)	(0)	(0)	(0)	(39)	(0)	(0)	(0)	(0)	(0)	(0)	(0)	(0)	(0)	(0)	(0)	(0)	(0)	(0)	(0)	-	別名：なめたけ 試料：栽培品 柄の基部（いしづき）を除いたもの 08020なめこ生から推計
0	Tr	0	10	9	1	Tr	0	Tr	0	0	0	42	0	0	0	0	-	0	0	0	0	0	0	0	0	0	0	12	別名：なめたけ 試料：栽培品
(0)	(Tr)	(0)	(9)	-	-	(Tr)	(0)	(Tr)	(0)	(0)	(0)	(34)	(0)	(0)	(0)	(0)	(0)	(0)	(0)	(0)	(0)	(0)	(0)	(0)	(0)	(0)	(0)	-	試料：栽培品 液汁を除いたもの 08020なめこ生から推計
(0)	(1)	(0)	(35)	-	-	(1)	(0)	(1)	(0)	(0)	(0)	(140)	(Tr)	(0)	(0)	(0)	(0)	(0)	(0)	(0)	(0)	(0)	(0)	(0)	(0)	(0)	(0)	-	試料：栽培品 廃棄部位：柄の基部（いしづき） 08020なめこ生から推計
(0)	(1)	(0)	(5)	-	-	(Tr)	(0)	(Tr)	(0)	(0)	(0)	(54)	(Tr)	(0)	(0)	(0)	(0)	(0)	(0)	(0)	(0)	(0)	(0)	(0)	(0)	(0)	(0)	-	試料：栽培品 廃棄部位：柄の基部（いしづき） 08026ひらたけ生から推計
0	1	0	35	-	-	0	0	1	0	0	0	120	Tr	0	0	0	-	0	0	0	0	0	0	0	0	0	0	-	試料：栽培品 廃棄部位：柄の基部（いしづき）
(0)	(1)	(0)	(44)	-	-	(0)	(0)	(1)	(0)	(0)	(0)	(150)	(Tr)	(0)	(0)	(0)	(0)	(0)	(0)	(0)	(0)	(0)	(0)	(0)	(0)	(0)	(0)	-	試料：栽培品 柄の基部（いしづき）を除いたもの 08025エリンギ生から推計
(0)	(1)	(0)	(48)	-	-	(0)	(0)	(1)	(0)	(0)	(0)	(170)	(Tr)	(0)	(0)	(0)	(0)	(0)	(0)	(0)	(0)	(0)	(0)	(0)	(0)	(0)	(0)	-	試料：栽培品 柄の基部（いしづき）を除いたもの 08025エリンギ生から推計
(0)	(8)	(0)	(2000)	-	-	(37)	(5)	(6)	(0)	(0)	(0)	(750)	(250)	(0)	(0)	(0)	(0)	(0)	(0)	(0)	(0)	(0)	(0)	(0)	(0)	(0)	(0)	-	試料：栽培品 柄の基部（いしづき）を除いたもの 植物油（なたね油） 08025エリンギ生と油（なたね油）の付着量から推計
0	1	0	7	-	-	Tr	0	1	0	0	0	80	Tr	0	0	0	-	0	0	0	0	0	0	0	0	0	0	-	別名：かんたけ 試料：栽培品 廃棄部位：柄の基部（いしづき）
(0)	(1)	(0)	(5)	-	-	(Tr)	(0)	(Tr)	(0)	(0)	(0)	(54)	(Tr)	(0)	(0)	(0)	(0)	(0)	(0)	(0)	(0)	(0)	(0)	(0)	(0)	(0)	(0)	-	試料：栽培品 柄の基部（いしづき）を除いたもの 08026ひらたけ生から推計
0	2	Tr	70	69	1	1	Tr	Tr	0	0	0	140	1	0	0	Tr	-	0	0	0	0	0	0	0	0	0	0	-	試料：栽培品 廃棄部位：柄の基部（いしづき）
(0)	(2)	(Tr)	(79)	-	-	(1)	(Tr)	(Tr)	(0)	(0)	(0)	(150)	(2)	(0)	(0)	(Tr)	(0)	(0)	(0)	(0)	(0)	(0)	(0)	(0)	(0)	(0)	(0)	-	試料：栽培品 柄の基部（いしづき）を除いたもの 08028まいたけ生から推計
0	10	6	2400	2300	110	40	2	6	0	0	0	840	320	0	0	3	-	0	0	0	0	0	0	0	0	0	0	-	試料：栽培品 柄の基部（いしづき）を除いたもの 植物油（なたね油）
(0)	(14)	(2)	(600)	-	-	(6)	(1)	(3)	(0)	(0)	(0)	(1200)	(12)	(0)	(0)	(2)	(0)	(0)	(0)	(0)	(0)	(0)	(0)	(0)	(0)	(0)	(0)	-	試料：栽培品 柄の基部（いしづき）を除いたもの 08028まいたけ生から推計
0	1	0	3	-	-	0	0	0	0	0	0	100	Tr	0	0	0	-	0	0	0	0	0	0	0	0	0	0	-	試料：栽培品 廃棄部位：柄の基部（いしづき）
(0)	(1)	(0)	(2)	-	-	(0)	(0)	(0)	(0)	(0)	(0)	(67)	(0)	(0)	(0)	(0)	(0)	(0)	(0)	(0)	(0)	(0)	(0)	(0)	(0)	(0)	(0)	-	試料：栽培品 柄の基部（いしづき）を除いたもの 08031マッシュルーム生から推計
(0)	(10)	(0)	(2400)	-	-	(47)	(6)	(6)	(0)	(0)	(0)	(900)	(310)	(0)	(0)	(0)	(0)	(0)	(0)	(0)	(0)	(0)	(0)	(0)	(0)	(0)	(0)	-	試料：栽培品 柄の基部（いしづき）を除いたもの 植物油（なたね油） 08031マッシュルーム生と油（なたね油）の付着量から推計
(0)	(1)	(0)	(2)	-	-	(0)	(0)	(0)	(0)	(0)	(0)	(67)	(0)	(0)	(0)	(0)	(0)	(0)	(0)	(0)	(0)	(0)	(0)	(0)	(0)	(0)	(0)	-	試料：栽培品 液汁を除いたもの 08031マッシュルーム生から推計
0	2	Tr	36	30	6	60	Tr	Tr	0	0	0	57	Tr	0	0	Tr	-	Tr	0	0	0	0	0	0	0	0	0	110	試料：天然物 廃棄部位：柄の基部（いしづき）
(0)	(Tr)	(0)	(6)	(5)	(1)	(10)	(0)	(0)	(0)	(0)	(0)	(9)	(0)	(0)	(0)	(0)	-	(0)	(0)	(0)	(0)	(0)	(0)	(0)	(0)	(0)	(0)	(18)	試料：栽培品 廃棄部位：柄の基部（いしづき）

9 藻類

食品番号	索引番号	食品名	水分	脂肪酸のトリアシルグリセロール当量	脂質	脂肪酸 総量	飽和	一価不飽和	多価不飽和	n-3系 多価不飽和	n-6系 多価不飽和	4:0 酪酸	6:0 ヘキサン酸	7:0 ヘプタン酸	8:0 オクタン酸	10:0 デカン酸	12:0 ラウリン酸	13:0 トリデカン酸	14:0 ミリスチン酸	15:0 ペンタデカン酸	15:0 ant ペンタデカン酸	16:0 パルミチン酸	16:0 iso パルミチン酸	17:0 ヘプタデカン酸	17:0 ant ヘプタデカン酸	18:0 ステアリン酸	20:0 アラキジン酸	22:0 ベヘン酸	24:0 リグノセリン酸	10:1 デセン酸
		成分識別子	WATER	FATNLEA	FAT-	FACID	FASAT	FAMS	FAPU	FAPUN3	FAPUN6	F4D0	F6D0	F7D0	F8D0	F10D0	F12D0	F13D0	F14D0	F15D0	F15D0AI	F16D0	F16D0I	F17D0	F17D0AI	F18D0	F20D0	F22D0	F24D0	F10D1
		単位	(g								)	(mg																		)
09001	1101	あおさ　素干し	16.9	0.4	0.6	0.34	0.12	0.05	0.17	0.10	0.03	-	-	-	-	0	0	-	2	1	-	100	-	Tr	-	2	Tr	6	10	0
09002	1102	あおのり　素干し	6.5	3.3	5.2	3.13	0.97	0.50	1.65	1.46	0.19	-	-	-	-	0	0	-	16	5	-	880	-	2	-	28	3	37	4	0
09003	1103	あまのり　ほしのり	8.4	2.2	3.7	2.14	0.55	0.20	1.39	1.19	0.20	-	-	-	-	26	-	-	3	2	-	500	-	-	-	14	8	-	-	-
09004	1104	あまのり　焼きのり	2.3	2.2	3.7	2.14	0.55	0.20	1.39	1.19	0.20	-	-	-	-	26	-	-	3	2	-	500	-	-	-	14	8	-	-	-
09005	1105	あまのり　味付けのり	3.4	(2.1)	3.5	(2.02)	(0.52)	(0.19)	(1.31)	(1.13)	(0.19)	-	-	-	-	(24)	-	-	(3)	(2)	-	(470)	-	-	-	(13)	(7)	-	-	-
09006	1106	あらめ　蒸し干し	16.7	(0.4)	0.7	(0.40)	(0.10)	(0.04)	(0.26)	(0.23)	(0.04)	-	-	-	-	-	-	-	(1)	(Tr)	-	(94)	-	-	-	(3)	(1)	-	-	-
09007	1107	いわのり　素干し	8.4	(0.4)	0.7	(0.40)	(0.10)	(0.04)	(0.26)	(0.23)	(0.04)	-	-	-	-	(5)	-	-	(1)	(Tr)	-	(94)	-	-	-	(3)	(1)	-	-	-
09012	1108	うみぶどう　生	97.0	Tr	0.1	0.04	0.02	Tr	0.02	0.01	0.01	-	-	-	-	0	0	-	2	0	-	15	-	0	-	Tr	0	0	1	0
09011	1112	かわのり　素干し	13.7	(1.0)	1.6	(0.93)	(0.24)	(0.09)	(0.60)	(0.51)	(0.09)	-	-	-	-	(11)	-	-	(1)	(1)	-	(220)	-	-	-	(6)	(3)	-	-	-
09013	1113	（こんぶ類）　えながおにこんぶ　素干し	10.4	0.7	1.0	0.64	0.18	0.12	0.35	0.17	0.18	-	-	-	-	0	0	-	51	0	-	120	-	0	-	5	3	0	0	0
09014	1114	（こんぶ類）　がごめこんぶ　素干し	8.3	(0.4)	0.5	(0.37)	(0.13)	(0.11)	(0.12)	(0.04)	(0.08)	-	-	-	-	(0)	(0)	-	(35)	(2)	-	(83)	-	(1)	-	(8)	(3)	(0)	(0)	(0)
09015	1115	（こんぶ類）　ながこんぶ　素干し	10.0	(1.1)	1.5	(1.10)	(0.40)	(0.34)	(0.36)	(0.13)	(0.23)	-	-	-	-	(0)	(0)	-	(110)	(5)	-	(250)	-	(2)	-	(25)	(10)	(0)	(0)	(0)
09016	1116	（こんぶ類）　ほそめこんぶ　素干し	11.3	(1.3)	1.7	(1.24)	(0.45)	(0.38)	(0.41)	(0.15)	(0.27)	-	-	-	-	(0)	(0)	-	(120)	(5)	-	(280)	-	(3)	-	(28)	(11)	(0)	(0)	(0)
09017	1117	（こんぶ類）　まこんぶ　素干し　乾	9.5	1.0	1.3	0.96	0.35	0.29	0.32	0.11	0.21	-	-	-	-	0	0	-	92	4	-	220	-	2	-	21	9	0	0	0
09056	1118	（こんぶ類）　まこんぶ　素干し　水煮	83.9	0.2	0.3	0.22	0.08	0.07	0.07	0.02	0.05	-	-	-	-	0	0	-	22	1	-	49	-	1	-	4	2	0	0	0
09018	1119	（こんぶ類）　みついしこんぶ　素干し	9.2	(1.5)	1.9	(1.39)	(0.50)	(0.43)	(0.46)	(0.16)	(0.30)	-	-	-	-	(0)	(0)	-	(130)	(6)	-	(320)	-	(3)	-	(31)	(12)	(0)	(0)	(0)
09019	1120	（こんぶ類）　りしりこんぶ　素干し	13.2	(1.5)	2.0	(1.46)	(0.53)	(0.45)	(0.48)	(0.17)	(0.31)	-	-	-	-	(0)	(0)	-	(140)	(6)	-	(330)	-	(3)	-	(33)	(13)	(0)	(0)	(0)
09020	1121	（こんぶ類）　刻み昆布	15.5	0.2	0.5	0.24	0.11	0.08	0.05	0.01	0.04	-	-	-	-	-	-	-	25	1	-	75	-	0	-	8	2	-	-	-
09021	1122	（こんぶ類）　削り昆布	24.4	0.6	0.9	0.59	0.27	0.24	0.08	0.01	0.06	-	-	-	-	-	-	-	70	4	-	170	-	1	-	17	8	-	-	-
09023	1124	（こんぶ類）　つくだ煮	49.6	0.9	1.0	0.81	0.16	0.32	0.33	0.02	0.31	-	-	-	-	0	0	-	11	Tr	-	98	-	1	-	47	6	1	0	0
09027	1128	てんぐさ　角寒天	20.5	(0.1)	0.2	(0.13)	(0.04)	(0.02)	(0.07)	(0.06)	(0.01)	(0)	(0)	-	(0)	(0)	(0)	-	(2)	-	-	(37)	-	-	-	(2)	-	-	-	-
09049	1130	てんぐさ　粉寒天	16.7	(0.2)	0.3	(0.17)	(0.05)	(0.02)	(0.09)	(0.08)	(0.01)	(0)	(0)	-	(0)	(0)	(0)	-	(3)	-	-	(49)	-	-	-	(3)	-	-	-	-
09050	1133	ひじき　ほしひじき　ステンレス釜　乾	6.5	1.7	3.2	1.59	0.59	0.37	0.63	0.33	0.31	-	-	-	-	-	-	-	72	8	-	480	-	7	-	18	10	-	-	-
09051	1134	ひじき　ほしひじき　ステンレス釜　ゆで	94.5	(0.2)	0.3	(0.16)	(0.06)	(0.04)	(0.06)	(0.03)	(0.03)	-	-	-	-	-	-	-	(7)	(1)	-	(49)	-	(1)	-	(2)	(1)	-	-	-
09052	1135	ひじき　ほしひじき　ステンレス釜　油いため	89.0	(4.4)	4.7	(4.18)	(0.37)	(2.62)	(1.19)	(0.36)	(0.83)	(0)	(0)	(0)	(0)	(0)	(3)	-	(12)	(1)	(0)	(230)	-	(1)	-	(83)	(26)	(12)	(6)	(0)
09033	1140	ひとえぐさ　つくだ煮	56.5	0.5	1.3	0.45	0.21	0.04	0.20	0.17	0.02	-	-	-	-	0	1	-	14	3	-	160	-	3	-	16	2	10	0	0
09034	1141	ふのり　素干し	14.7	(0.6)	1.0	(0.58)	(0.15)	(0.05)	(0.38)	(0.32)	(0.05)	-	-	-	-	(7)	-	-	(1)	(1)	-	(130)	-	-	-	(4)	(2)	-	-	-
09035	1142	まつも　素干し	12.6	(2.9)	4.9	(2.81)	(1.31)	(0.40)	(1.10)	(0.57)	(0.53)	-	-	-	-	(0)	(4)	-	(140)	(12)	-	(1000)	-	(9)	-	(73)	(25)	(44)	(3)	(0)
09036	1143	むかでのり　塩蔵　塩抜き	93.7	0.1	0.1	0.07	0.01	0.01	0.05	0.04	0.01	-	-	-	-	0	0	-	1	0	-	6	-	0	-	1	0	0	0	0
09037	1144	（もずく類）　おきなわもずく　塩蔵　塩抜き	96.7	0.1	0.2	0.11	0.05	0.02	0.04	0.02	0.02	-	-	-	-	0	Tr	-	6	Tr	-	41	-	Tr	-	3	1	2	Tr	0
09038	1145	（もずく類）　もずく　塩蔵　塩抜き	97.7	(0.1)	0.1	(0.06)	(0.03)	(0.01)	(0.02)	(0.01)	(0.01)	-	-	-	-	(0)	(0)	-	(3)	(Tr)	-	(20)	-	(Tr)	-	(1)	(1)	(1)	(0)	(0)
09039	1146	わかめ　原藻　生	89.0	(0.1)	0.2	(0.08)	(0.01)	(Tr)	(0.06)	(0.04)	(0.02)	-	-	-	-	(0)	(0)	-	(2)	(Tr)	-	(9)	-	(0)	-	(1)	(Tr)	(0)	(0)	(0)
09040	1147	わかめ　乾燥わかめ　素干し	12.7	(0.7)	1.6	(0.65)	(0.10)	(0.03)	(0.52)	(0.36)	(0.16)	-	-	-	-	(0)	(0)	-	(17)	(1)	-	(75)	-	(1)	-	(5)	(3)	(0)	(0)	(0)
09041	1148	わかめ　乾燥わかめ　素干し　水戻し	90.2	(0.1)	0.3	(0.12)	(0.02)	(0.01)	(0.10)	(0.07)	(0.03)	-	-	-	-	(0)	(0)	-	(3)	(Tr)	-	(14)	-	(Tr)	-	(1)	(Tr)	(0)	(0)	(0)
09042	1149	わかめ　乾燥わかめ　板わかめ	7.2	(0.5)	1.2	(0.49)	(0.08)	(0.03)	(0.39)	(0.27)	(0.12)	-	-	-	-	(0)	(0)	-	(12)	(1)	-	(56)	-	(Tr)	-	(4)	(2)	(0)	(0)	(0)
09043	1150	わかめ　乾燥わかめ　灰干し　水戻し	96.0	(Tr)	0.1	(0.04)	(0.01)	(Tr)	(0.03)	(0.02)	(0.01)	-	-	-	-	(0)	(0)	-	(1)	(0)	-	(5)	-	(0)	-	(Tr)	(Tr)	(0)	(0)	(0)
09044	1151	わかめ　カットわかめ　乾	9.2	1.7	4.0	1.64	0.25	0.09	1.29	0.90	0.40	-	-	-	-	0	0	-	41	3	-	190	-	1	-	13	7	0	0	0
09058	1152	わかめ　カットわかめ　水煮　（沸騰水で短時間加熱したもの）	93.6	(0.4)	0.8	(0.34)	(0.05)	(0.02)	(0.27)	(0.19)	(0.08)	-	-	-	-	(0)	(0)	-	(9)	(1)	-	(39)	-	(Tr)	-	(3)	(1)	(0)	(0)	(0)
09045	1154	わかめ　湯通し塩蔵わかめ　塩抜き　生	93.3	0.2	0.3	0.21	0.04	0.02	0.15	0.10	0.05	-	-	-	-	0	0	-	5	1	-	30	-	Tr	-	2	1	0	0	0
09057	1155	わかめ　湯通し塩蔵わかめ　塩抜き　ゆで	97.5	0.1	0.1	0.10	0.02	0.01	0.07	0.05	0.02	-	-	-	-	0	0	-	2	Tr	-	14	-	Tr	-	1	1	0	0	0

可食部 100 g 当たり

可食部 100 g 当たり

脂肪酸

一価不飽和									多価不飽和																					
…:1	16:1 パルミトレイン酸	17:1 ヘプタデセン酸	18:1 計	18:1 n-9 オレイン酸	18:1 n-7 シス-バクセン酸	20:1 イコセン酸	22:1 ドコセン酸	24:1 テトラコセン酸	16:2 ヘキサデカジエン酸	16:3 ヘキサデカトリエン酸	16:4 ヘキサデカテトラエン酸	18:2 n-6 リノール酸	18:3 n-3 α-リノレン酸	18:3 n-6 γ-リノレン酸	18:4 n-3 オクタデカテトラエン酸	20:2 n-6 イコサジエン酸	20:3 n-3 イコサトリエン酸	20:3 n-6 イコサトリエン酸	20:4 n-3 イコサテトラエン酸	20:4 n-6 アラキドン酸	20:5 n-3 イコサペンタエン酸	21:5 n-3 ヘンイコサペンタエン酸	22:2 ドコサジエン酸	22:4 n-6 ドコサテトラエン酸	22:5 n-3 ドコサペンタエン酸	22:5 n-6 ドコサペンタエン酸	22:6 n-3 ドコサヘキサエン酸	未同定物質	備　考
…	F16D1	F17D1	F18D1	F18D1CN9	F18D1CN7	F20D1	F22D1	F24D1	F16D2	F16D3	F16D4	F18D2N6	F18D3N3	F18D3N6	F18D4N3	F20D2N6	F20D3N3	F20D3N6	F20D4N3	F20D4N6	F20D5N3	F21D5N3	F22D2	F22D4N6	F22D5N3	F22D5N6	F22D6N3	FAUN	
(mg)																													
0	15	0	35	3	32	Tr	Tr	0	3	6	37	20	46	3	48	0	-	1	2	3	1	0	0	0	0	0	0	-	
0	120	77	240	13	230	5	4	0	2	0	0	130	780	0	470	4	-	15	37	20	30	0	0	22	140	0	0	-	
-	54	-	66	-	-	61	15	4	-	-	-	39	4	-	5	20	-	41	18	98	1200	-	-	-	4	-	-	58	すき干ししたもの 別名：のり
-	54	-	66	-	-	61	15	4	-	-	-	39	4	-	5	20	-	41	18	98	1200	-	-	-	4	-	-	58	別名：のり
-	(51)	-	(62)	-	-	(58)	(15)	(4)	-	-	-	(37)	(4)	-	(5)	(19)	(0)	(39)	(17)	(93)	(1100)	-	-	-	(4)	-	-	(55)	別名：のり 09003ほしのりから推計
-	(10)	-	(12)	-	-	(12)	(3)	(1)	-	-	-	(7)	(1)	-	(1)	(4)	(0)	(8)	(3)	(19)	(220)	-	-	-	(1)	-	-	-	09017まこんぶから推計
-	(10)	-	(12)	-	-	(12)	(3)	(1)	-	-	-	(7)	(1)	-	(1)	(4)	(0)	(8)	(3)	(19)	(220)	-	-	-	(1)	-	-	(11)	すき干ししたもの 09003ほしのりから推計
0	2	Tr	2	-	-	Tr	0	0	0	5	0	4	7	Tr	Tr	Tr	-	Tr	Tr	1	1	0	0	0	Tr	0	Tr	-	別名：くびれずた（和名）、くびれづた
-	(23)	-	(29)	-	-	(27)	(7)	(2)	-	-	-	(17)	(2)	-	(2)	(9)	-	(18)	(8)	(43)	(500)	-	-	-	(2)	-	-	(25)	すき干ししたもの
0	22	0	93	-	-	2	0	0	0	0	0	54	31	16	63	2	-	3	4	100	70	0	0	0	0	0	0	-	別名：らうすこんぶ、おにこんぶ（和名）
(0)	(10)	(1)	(100)	(100)	(Tr)	(0)	(0)	(0)	(Tr)	(0)	(0)	(29)	(8)	(7)	(14)	(Tr)	-	(2)	(2)	(40)	(19)	(0)	(0)	(0)	(0)	(0)	(0)	(14)	別名：がごめ（和名） 09017まこんぶから推計
(0)	(31)	(3)	(300)	(300)	(1)	(0)	(0)	(0)	(1)	(0)	(0)	(88)	(24)	(20)	(41)	(1)	-	(5)	(5)	(120)	(58)	(0)	(0)	(0)	(0)	(0)	(0)	(42)	09017まこんぶから推計
(0)	(35)	(3)	(340)	(340)	(1)	(0)	(0)	(0)	(1)	(0)	(0)	(100)	(27)	(23)	(47)	(1)	-	(6)	(6)	(140)	(65)	(0)	(0)	(0)	(0)	(0)	(0)	(47)	09017まこんぶから推計
0	27	2	260	260	1	0	0	0	1	0	0	77	21	18	36	1	-	5	5	110	51	0	0	0	0	0	0	36	
0	6	0	58	58	Tr	0	0	0	1	0	0	19	5	4	8	Tr	-	1	1	24	11	0	0	0	0	0	0	13	
(0)	(39)	(3)	(380)	(380)	(1)	(0)	(0)	(0)	(1)	(0)	(0)	(110)	(30)	(25)	(52)	(2)	-	(7)	(7)	(150)	(73)	(0)	(0)	(0)	(0)	(0)	(0)	(53)	別名：日高こんぶ 09017まこんぶから推計
(0)	(41)	(4)	(400)	(400)	(2)	(0)	(0)	(0)	(1)	(0)	(0)	(120)	(32)	(27)	(55)	(2)	-	(7)	(7)	(160)	(77)	(0)	(0)	(0)	(0)	(0)	(0)	(56)	09017まこんぶから推計
-	9	Tr	65	-	-	2	0	Tr	-	-	-	18	3	2	3	8	-	2	Tr	8	5	-	-	-	-	-	-	2	
-	22	Tr	220	-	-	2	-	-	-	-	-	33	2	3	3	7	-	2	Tr	19	7	-	-	-	-	-	-	4	別名：おぼろこんぶ、とろろこんぶ
0	5	Tr	300	-	-	7	3	0	Tr	Tr	Tr	290	5	4	6	2	-	1	Tr	16	7	0	0	0	0	1	Tr	-	試料：ごま入り
-	(6)	-	(6)	-	-	(6)	(0)	-	-	-	-	(3)	(1)	-	(0)	-	-	-	-	(7)	(58)	-	-	-	(0)	-	(0)	-	別名：まくさ（和名）、棒寒天 細寒天（糸寒天）を含む 米国成分表から推計
-	(8)	-	(8)	-	-	(8)	(0)	-	-	-	-	(4)	(1)	-	(0)	-	-	-	-	(9)	(77)	-	-	-	(0)	-	(0)	-	別名：まくさ（和名） 試料：てんぐさ以外の粉寒天も含む 米国成分表から推計
-	98	7	170	-	-	40	58	-	-	-	-	82	130	-	71	-	-	7	15	220	110	-	-	-	-	-	-	19	ステンレス釜で煮熟後乾燥したもの
-	(10)	(1)	(17)	-	-	(4)	(6)	-	-	-	-	(8)	(13)	-	(7)	-	(0)	(1)	(2)	(22)	(12)	-	-	-	-	-	-	(2)	09050ほしひじきステンレス釜乾を水もどし後、ゆで 09050ほしひじき乾から推計
(0)	(20)	(1)	(2500)	-	-	(53)	(13)	(6)	(0)	(0)	(0)	(810)	(340)	(0)	(8)	(0)	(0)	(1)	(2)	(25)	(13)	(0)	(0)	(0)	(0)	(0)	(0)	-	09050ほしひじきステンレス釜乾を水もどし後、油いため 植物油（なたね油）：4.3g 09051ほしひじきゆでの推計値と油（なたね油）の付着量から推計
0	11	7	20	15	5	5	0	Tr	0	0	0	18	100	0	30	1	-	1	5	2	13	0	0	0	13	0	14	-	別名：のりのつくだ煮
-	(14)	-	(18)	-	-	(17)	(4)	(1)	-	-	-	(11)	(1)	-	(1)	(5)	-	(11)	(5)	(27)	(310)	-	-	-	(1)	-	-	(16)	別名：のげのり
(0)	(46)	(3)	(340)	(320)	(20)	(3)	(11)	(0)	(0)	(0)	(0)	(230)	(190)	(0)	(150)	(2)	-	(12)	(14)	(290)	(220)	(0)	(0)	(0)	(0)	(0)	(4)	-	すき干ししたもの
0	1	Tr	8	-	-	Tr	Tr	0	0	0	0	1	Tr	Tr	Tr	0	-	Tr	Tr	13	39	0	0	0	0	0	0	-	石灰処理したもの
0	2	Tr	14	13	1	Tr	Tr	0	0	0	0	9	8	0	6	0	-	Tr	1	12	9	0	0	0	0	0	Tr	-	
(0)	(1)	(0)	(7)	-	-	(0)	(Tr)	(0)	(0)	(0)	(0)	(5)	(4)	(0)	(3)	(0)	(0)	(Tr)	(Tr)	(6)	(4)	(0)	(0)	(0)	(0)	(0)	(0)	-	09037おきなわもずくから推計
(0)	(Tr)	(0)	(4)	-	-	(0)	(0)	(0)	(0)	(0)	(0)	(6)	(9)	(2)	(24)	(0)	(0)	(Tr)	(0)	(12)	(12)	(0)	(0)	(0)	(0)	(0)	(0)	-	基部を除いたもの 廃棄部位：茎、中肋及びめかぶ 09044カットわかめから推計
(0)	(3)	(0)	(32)	-	-	(0)	(0)	(0)	(0)	(0)	(0)	(46)	(76)	(12)	(190)	(0)	(0)	(4)	(0)	(98)	(93)	(0)	(0)	(0)	(0)	(0)	(0)	-	09044カットわかめから推計
(0)	(1)	(0)	(6)	-	-	(0)	(0)	(0)	(0)	(0)	(0)	(9)	(14)	(2)	(36)	(0)	(0)	(1)	(0)	(18)	(17)	(0)	(0)	(0)	(0)	(0)	(0)	-	09044カットわかめから推計
(0)	(2)	(0)	(24)	-	-	(0)	(0)	(0)	(0)	(0)	(0)	(34)	(57)	(9)	(140)	(0)	(0)	(3)	(0)	(73)	(70)	(0)	(0)	(0)	(0)	(0)	(0)	-	09044カットわかめから推計
(0)	(Tr)	(0)	(2)	-	-	(0)	(0)	(0)	(0)	(0)	(0)	(3)	(5)	(1)	(12)	(0)	(0)	(Tr)	(0)	(6)	(6)	(0)	(0)	(0)	(0)	(0)	(0)	-	09044カットわかめから推計
0	7	0	80	-	-	0	0	0	0	0	0	110	190	30	480	0	-	9	0	240	230	0	0	0	0	0	0	-	
(0)	(2)	(0)	(17)	-	-	(0)	(0)	(0)	(0)	(0)	(0)	(24)	(39)	(6)	(98)	(0)	-	(2)	(0)	(51)	(48)	(0)	(0)	(0)	(0)	(0)	(0)	-	
0	5	Tr	12	12	0	0	0	0	Tr	0	0	14	23	3	47	Tr	-	1	2	35	29	0	0	0	0	0	0	19	別名：生わかめ 脂溶性成分表15-36a湯通し塩蔵わかめ塩蔵から推計
0	2	0	6	6	0	0	0	0	0	0	0	6	11	1	22	Tr	-	1	1	15	14	0	0	0	0	0	0	11	

9 藻類

可食部 100 g 当たり

食品番号	索引番号	食品名	水分	脂肪酸のトリアシルグリセロール当量	脂質	脂肪酸 総量	脂肪酸 飽和	脂肪酸 一価不飽和	脂肪酸 多価不飽和	脂肪酸 n-3系 多価不飽和	脂肪酸 n-6系 多価不飽和	飽和 4:0 酪酸	飽和 6:0 ヘキサン酸	飽和 7:0 ヘプタン酸	飽和 8:0 オクタン酸	飽和 10:0 デカン酸	飽和 12:0 ラウリン酸	飽和 13:0 トリデカン酸	飽和 14:0 ミリスチン酸	飽和 15:0 ペンタデカン酸	飽和 15:0 ant ペンタデカン酸	飽和 16:0 パルミチン酸	飽和 16:0 iso パルミチン酸	飽和 17:0 ヘプタデカン酸	飽和 17:0 ant ヘプタデカン酸	飽和 18:0 ステアリン酸	飽和 20:0 アラキジン酸	飽和 22:0 ベヘン酸	飽和 24:0 リグノセリン酸	10:1 デセン酸
		成分識別子	WATER	FATNLEA	FAT-	FACID	FASAT	FAMS	FAPU	FAPUN3	FAPUN6	F4D0	F6D0	F7D0	F8D0	F10D0	F12D0	F13D0	F14D0	F15D0	F15D0AI	F16D0	F16D0I	F17D0	F17D0AI	F18D0	F20D0	F22D0	F24D0	F10D1
		単位	(g								)	(mg																		)
09046	1157	わかめ　くきわかめ　湯通し塩蔵　塩抜き	84.9	(0.1)	0.3	(0.12)	(0.02)	(0.01)	(0.10)	(0.07)	(0.03)	-	-	-	-	(0)	(0)	-	(3)	(Tr)	-	(14)	-	(Tr)	-	(1)	(Tr)	(0)	(0)	(0)
09047	1158	わかめ　めかぶわかめ　生	94.2	0.5	0.6	0.48	0.22	0.15	0.11	0.02	0.08	-	-	-	-	0	0	-	24	1	-	170	-	1	-	19	5	0	0	0

可食部 100 g 当たり																													
脂肪酸																													備考
一価不飽和									多価不飽和																			未同定物質	
15:1 ペンタデセン酸	16:1 パルミトレイン酸	17:1 ヘプタデセン酸	18:1 計	18:1 n-9 オレイン酸	18:1 n-7 シス-バクセン酸	20:1 イコセン酸	22:1 ドコセン酸	24:1 テトラコセン酸	16:2 ヘキサデカジエン酸	16:3 ヘキサデカトリエン酸	16:4 ヘキサデカテトラエン酸	18:2 n-6 リノール酸	18:3 n-3 α-リノレン酸	18:3 n-6 γ-リノレン酸	18:4 n-3 オクタデカテトラエン酸	20:2 n-6 イコサジエン酸	20:3 n-3 イコサトリエン酸	20:3 n-6 イコサトリエン酸	20:4 n-3 イコサテトラエン酸	20:4 n-6 アラキドン酸	20:5 n-3 イコサペンタエン酸	21:5 n-3 ヘンイコサペンタエン酸	22:2 ドコサジエン酸	22:4 n-6 ドコサテトラエン酸	22:5 n-3 ドコサペンタエン酸	22:5 n-6 ドコサペンタエン酸	22:6 n-3 ドコサヘキサエン酸		
F15D1	F16D1	F17D1	F18D1	F18D1CN9	F18D1CN7	F20D1	F22D1	F24D1	F16D2	F16D3	F16D4	F18D2N6	F18D3N3	F18D3N6	F18D4N3	F20D2N6	F20D3N3	F20D3N6	F20D4N3	F20D4N6	F20D5N3	F21D5N3	F22D2	F22D4N6	F22D5N3	F22D5N6	F22D6N3	FAUN	
(………… mg …………)																													
(0)	(1)	(0)	(6)	-	-	(0)	(0)	(0)	(0)	(0)	(0)	(9)	(14)	(2)	(36)	(0)	(0)	(1)	(0)	(18)	(17)	(0)	(0)	(0)	(0)	(0)	(0)	-	09044カットわかめから推計
0	3	0	150	-	-	0	0	0	Tr	0	0	33	4	5	5	Tr	-	4	Tr	40	15	0	0	0	0	0	0	-	試料：冷凍品 別名：めかぶ

10 魚介類

食品番号	索引番号	食品名	水分	脂肪酸のトリアシルグリセロール当量	脂質	脂肪酸 総量	飽和	一価不飽和	多価不飽和	n-3系 多価不飽和	n-6系 多価不飽和	4:0 酪酸	6:0 ヘキサン酸	7:0 ヘプタン酸	8:0 オクタン酸	10:0 デカン酸	12:0 ラウリン酸	13:0 トリデカン酸	14:0 ミリスチン酸	15:0 ペンタデカン酸	15:0 ant ペンタデカン酸	16:0 パルミチン酸	16:0 iso パルミチン酸	17:0 ヘプタデカン酸	17:0 ant ヘプタデカン酸	18:0 ステアリン酸	20:0 アラキジン酸	22:0 ベヘン酸	24:0 リグノセリン酸	10:1 デセン酸
		成分識別子	WATER	FATNLEA	FAT-	FACID	FASAT	FAMS	FAPU	FAPUN3	FAPUN6	F4D0	F6D0	F7D0	F8D0	F10D0	F12D0	F13D0	F14D0	F15D0	F15D0AI	F16D0	F16D0I	F17D0	F17D0AI	F18D0	F20D0	F22D0	F24D0	F10D1
		単位	(g)									(mg)																		
10001	1159	＜魚類＞ あいなめ 生	76.0	2.9	3.4	2.80	0.76	1.05	0.99	0.85	0.11	-	-	-	-	0	2	-	71	12	-	540	-	14	-	100	5	2	2	0
10002	1160	＜魚類＞ あこうだい 生	79.8	1.8	2.3	1.70	0.23	1.19	0.27	0.23	0.04	-	-	-	-	-	-	-	39	2	-	140	-	9	-	37	3	-	-	-
10003	1161	＜魚類＞ （あじ類） まあじ 皮つき 生	75.1	3.5	4.5	3.37	1.10	1.05	1.22	1.05	0.13	-	-	-	-	0	2	-	120	15	-	670	-	24	-	250	13	8	6	0
10389	1162	＜魚類＞ （あじ類） まあじ 皮なし 生	75.6	3.0	4.1	2.88	0.97	0.90	1.01	0.89	0.10	-	-	-	-	0	0	-	90	15	-	630	-	26	-	200	11	4	0	0
10004	1163	＜魚類＞ （あじ類） まあじ 皮つき 水煮	70.3	4.6	5.9	4.43	1.45	1.42	1.56	1.33	0.17	-	-	-	-	0	3	-	160	20	-	890	-	30	-	310	16	10	8	0
10005	1164	＜魚類＞ （あじ類） まあじ 皮つき 焼き	65.3	5.1	6.4	4.84	1.57	1.52	1.76	1.51	0.20	-	-	-	-	0	3	-	170	22	-	960	-	33	-	340	17	11	9	0
10390	1165	＜魚類＞ （あじ類） まあじ 皮つき フライ	52.3	17.0	18.2	16.23	2.25	9.23	4.75	2.05	2.68	-	-	-	-	1	9	-	130	25	-	1400	-	34	-	510	86	44	23	0
10006	1166	＜魚類＞ （あじ類） まあじ 開き干し 生	68.4	6.7	8.8	6.37	2.35	2.23	1.78	1.59	0.19	-	-	-	-	-	-	-	240	29	-	1400	-	78	-	540	22	-	-	-
10007	1167	＜魚類＞ （あじ類） まあじ 開き干し 焼き	60.0	9.2	12.3	8.79	3.23	3.10	2.47	2.21	0.26	-	-	-	-	-	-	-	330	41	-	2000	-	110	-	740	31	-	-	-
10391	1168	＜魚類＞ （あじ類） まあじ 小型 骨付き 生	73.4	3.7	5.0	3.56	1.16	1.05	1.35	1.18	0.12	-	-	-	-	0	2	-	160	21	-	720	-	28	-	210	13	6	0	0
10392	1169	＜魚類＞ （あじ類） まあじ 小型 骨付き から揚げ	50.3	16.8	18.6	16.05	2.25	8.91	4.90	2.58	2.26	-	-	-	-	0	0	-	200	29	-	1300	-	39	-	480	87	43	22	0
10393	1170	＜魚類＞ （あじ類） まるあじ 生	71.2	4.6	5.6	4.41	1.76	1.09	1.56	1.33	0.20	-	-	-	-	0	4	-	170	31	-	1100	-	44	-	390	21	12	10	0
10394	1171	＜魚類＞ （あじ類） まるあじ 焼き	62.4	6.2	7.7	5.94	2.28	1.64	2.02	1.64	0.34	-	-	-	-	0	5	-	200	37	-	1400	-	54	-	500	34	13	12	0
10008	1172	＜魚類＞ （あじ類） にしまあじ 生	69.9	8.1	9.1	7.73	2.48	3.04	2.20	1.99	0.17	-	-	-	-	Tr	4	0	210	30	0	1600	0	37	0	600	21	11	7	0
10009	1173	＜魚類＞ （あじ類） にしまあじ 水煮	68.0	7.6	8.8	7.26	2.42	2.79	2.06	1.86	0.17	-	-	-	-	Tr	4	0	220	30	0	1500	0	50	0	560	21	11	7	0
10010	1174	＜魚類＞ （あじ類） にしまあじ 焼き	63.0	9.1	10.4	8.75	2.91	3.39	2.44	2.22	0.20	-	-	-	-	Tr	5	0	240	34	0	1900	0	44	0	690	22	12	8	0
10011	1175	＜魚類＞ （あじ類） むろあじ 生	67.7	4.8	6.9	4.56	1.79	1.11	1.66	1.45	0.21	-	-	-	-	0	0	-	170	45	-	1100	-	64	-	340	24	0	0	0
10012	1176	＜魚類＞ （あじ類） むろあじ 焼き	61.9	4.1	6.2	3.97	1.60	0.94	1.42	1.23	0.19	-	-	-	-	0	0	-	160	43	-	1000	-	59	-	300	21	0	0	0
10013	1177	＜魚類＞ （あじ類） むろあじ 開き干し	67.9	4.7	6.2	4.49	1.60	1.36	1.53	1.31	0.20	-	-	-	-	0	2	-	210	39	-	960	-	52	-	300	18	10	8	0
10014	1178	＜魚類＞ （あじ類） むろあじ くさや	38.6	2.0	3.0	1.94	0.80	0.37	0.77	0.64	0.13	-	-	-	-	0	2	-	65	23	-	430	-	39	-	210	9	8	9	0
10015	1179	＜魚類＞ あなご 生	72.2	8.0	9.3	7.61	2.26	3.70	1.65	1.42	0.21	-	-	-	-	1	68	-	330	34	-	1400	-	58	-	320	21	30	4	0
10016	1180	＜魚類＞ あなご 蒸し	68.5	10.4	12.7	9.92	3.00	4.99	1.93	1.69	0.24	-	-	-	-	0	80	-	450	44	-	1900	-	76	-	420	27	0	4	0
10017	1181	＜魚類＞ あまご 養殖 生	76.8	2.8	3.6	2.65	0.68	1.03	0.94	0.52	0.42	-	-	-	-	0	0	-	64	7	-	480	-	8	-	120	4	0	0	0
10018	1182	＜魚類＞ あまだい 生	76.5	2.5	3.6	2.44	0.80	0.81	0.83	0.68	0.13	-	-	-	-	0	4	-	110	17	-	490	-	26	-	140	11	8	0	0
10019	1183	＜魚類＞ あまだい 水煮	74.2	2.8	4.0	2.66	0.87	0.86	0.94	0.78	0.15	-	-	-	-	0	4	-	120	19	-	530	-	29	-	150	11	9	0	0
10020	1184	＜魚類＞ あまだい 焼き	73.6	1.9	2.6	1.77	0.58	0.51	0.69	0.57	0.11	-	-	-	-	0	5	-	82	14	-	330	-	29	-	110	8	6	0	0
10021	1185	＜魚類＞ あゆ 天然 生	77.7	1.9	2.4	1.80	0.65	0.61	0.54	0.46	0.08	-	-	-	-	-	-	-	81	10	-	490	-	15	-	41	7	-	-	-
10022	1186	＜魚類＞ あゆ 天然 焼き	64.0	3.0	6.8	2.86	0.98	1.02	0.86	0.74	0.13	-	-	-	-	-	-	-	120	19	-	730	-	23	-	78	10	-	-	-
10023	1187	＜魚類＞ あゆ 天然 内臓 生	68.6	14.2	17.5	13.52	5.90	4.24	3.37	2.54	0.41	-	-	-	-	0	0	-	720	71	-	4500	-	140	-	400	15	14	10	0
10024	1188	＜魚類＞ あゆ 天然 内臓 焼き	58.6	7.5	10.1	7.13	3.26	2.50	1.37	0.96	0.19	-	-	-	-	0	0	-	370	33	-	2600	-	64	-	220	10	7	6	0
10025	1189	＜魚類＞ あゆ 養殖 生	72.0	6.6	7.9	6.32	2.44	2.48	1.40	0.82	0.58	-	-	-	-	-	-	-	270	7	-	1900	-	0	-	210	9	-	-	-
10026	1190	＜魚類＞ あゆ 養殖 焼き	59.3	9.6	15.1	9.20	3.43	3.78	1.98	1.16	0.82	-	-	-	-	-	-	-	380	10	-	2700	-	0	-	290	15	-	-	-
10027	1191	＜魚類＞ あゆ 養殖 内臓 生	36.6	46.8	55.0	44.73	17.44	17.35	9.95	5.19	4.41	-	-	-	-	0	28	-	2200	160	-	13000	-	110	-	1700	220	47	28	0
10028	1192	＜魚類＞ あゆ 養殖 内臓 焼き	31.5	45.6	52.3	43.63	16.39	16.71	10.53	5.80	4.39	-	-	-	-	0	27	-	2100	150	-	12000	-	100	-	1600	74	40	26	0
10029	1193	＜魚類＞ あゆ うるか	59.6	10.3	13.1	9.88	3.71	3.95	2.22	0.89	1.29	-	-	-	-	0	7	-	470	34	-	2700	-	30	-	450	19	11	0	0
10030	1194	＜魚類＞ アラスカめぬけ 生	78.4	2.6	3.4	2.53	0.49	1.46	0.59	0.52	0.07	-	-	-	-	0	0	-	94	9	-	300	-	7	-	69	4	0	0	0

可食部 100 g 当たり

15:1 ペンタデセン酸 F15D1	16:1 パルミトレイン酸 F16D1	17:1 ヘプタデセン酸 F17D1	18:1 計 F18D1	18:1 n-9 オレイン酸 F18D1CN9	18:1 n-7 シス-バクセン酸 F18D1CN7	20:1 イコセン酸 F20D1	22:1 ドコセン酸 F22D1	24:1 テトラコセン酸 F24D1	16:2 ヘキサデカジエン酸 F16D2	16:3 ヘキサデカトリエン酸 F16D3	16:4 ヘキサデカテトラエン酸 F16D4	18:2 n-6 リノール酸 F18D2N6	18:3 n-3 α-リノレン酸 F18D3N3	18:3 n-6 γ-リノレン酸 F18D3N6	18:4 n-3 オクタデカテトラエン酸 F18D4N3	20:2 n-6 イコサジエン酸 F20D2N6	20:3 n-3 イコサトリエン酸 F20D3N3	20:3 n-6 イコサトリエン酸 F20D3N6	20:4 n-3 イコサテトラエン酸 F20D4N3	20:4 n-6 アラキドン酸 F20D4N6	20:5 n-3 イコサペンタエン酸 F20D5N3	21:5 n-3 ヘンイコサペンタエン酸 F21D5N3	22:2 ドコサジエン酸 F22D2	22:4 n-6 ドコサテトラエン酸 F22D4N6	22:5 n-3 ドコサペンタエン酸 F22D5N3	22:5 n-6 ドコサペンタエン酸 F22D5N6	22:6 n-3 ドコサヘキサエン酸 F22D6N3	未同定物質 FAUN	備考
脂肪酸 一価不飽和 (mg)									脂肪酸 多価不飽和 (mg)																				
0	310	13	630	-	-	63	25	12	12	7	9	22	12	2	28	10	-	2	10	64	350	13	0	2	53	10	380	-	別名：あぶらめ、あぶらこ 廃棄部位：頭部、内臓、骨、ひれ等（三枚下ろし）
-	74	4	270	-	-	360	420	69	-	-	-	14	2	-	1	5	-	2	4	25	41	-	0	-	19	0	160	23	切り身
0	210	10	630	-	-	73	84	37	17	11	10	31	18	4	27	8	-	5	18	61	300	13	0	4	100	20	570	-	別名：あじ 廃棄部位：頭部、内臓、骨、ひれ等（三枚下ろし）
0	170	12	610	510	99	46	42	21	9	6	7	28	16	0	23	8	-	2	17	38	260	9	0	6	88	14	480	-	別名：あじ 同一試料の皮つき、生の分析値：第2章別表参照。
0	290	13	850	-	-	100	110	48	24	16	14	41	24	5	37	10	-	6	24	78	390	17	0	5	130	23	710	-	別名：あじ 内臓等を除き水煮したもの 廃棄部位：頭部、骨、ひれ等
0	300	12	930	-	-	100	110	49	25	17	15	47	27	7	41	11	-	8	27	88	430	19	0	6	140	28	820	-	別名：あじ 内臓等を除き焼いたもの 廃棄部位：頭部、骨、ひれ等
0	230	32	8600	8200	430	220	76	45	12	7	4	2600	1100	0	20	18	-	8	16	67	240	10	0	9	89	21	560	-	別名：あじ 三枚におろしたもの 揚げ油：なたね油 「まあじ皮つき生」等とは別試料
-	450	55	1300	-	-	140	190	89	-	-	-	67	34	-	42	12	-	17	27	98	400	-	0	-	130	0	950	71	別名：あじ 廃棄部位：頭部、骨、ひれ等
-	630	77	1800	-	-	190	270	120	-	-	-	87	47	-	59	17	-	23	37	130	560	-	0	-	190	0	1300	100	別名：あじ 廃棄部位：頭部、骨、ひれ等
0	230	12	540	430	110	100	140	27	19	13	13	39	22	0	37	10	-	4	20	48	370	14	0	7	100	15	610	-	別名：あじ 廃棄部位：内臓、うろこ等
0	310	35	8100	-	-	260	180	58	24	17	18	2100	1100	0	48	20	-	0	25	64	480	19	0	8	130	21	830	-	別名：あじ 内臓、うろこ等を除いて、調理したもの 揚げ油：なたね油
0	250	17	770	610	160	27	7	21	13	10	3	44	26	0	29	10	-	10	19	89	350	14	0	13	130	36	770	-	廃棄部位：頭部、内臓、骨、ひれ等（三枚おろし）
0	300	23	1200	1000	190	55	19	26	15	15	6	160	47	0	39	17	-	13	28	94	390	15	0	17	150	45	970	-	内臓等を除き焼いたもの 廃棄部位：頭部、骨、ひれ等
0	440	20	2400	2200	240	73	73	50	12	9	12	54	40	5	72	16	0	8	40	56	520	19	2	14	160	22	1100	450	三枚におろしたもの
0	410	20	2200	1900	230	76	73	47	11	8	8	47	36	5	67	17	0	8	37	56	490	19	1	15	150	21	1100	450	廃棄部位：頭部、骨、ひれ等 内臓等を除き水煮したもの
0	500	25	2700	2400	270	65	49	51	10	8	4	53	40	5	69	15	0	6	41	73	550	20	1	16	180	27	1300	510	廃棄部位：頭部、骨、ひれ等 内臓等を除き焼いたもの
0	280	23	680	-	-	51	25	45	0	0	0	52	40	0	46	15	-	7	23	82	350	0	0	0	88	57	900	-	廃棄部位：頭部、内臓、骨、ひれ等（三枚下ろし）
0	250	21	560	-	-	48	25	39	0	0	0	46	34	0	40	13	-	6	19	73	300	0	-	0	74	51	770	-	内臓等を除き焼いたもの 廃棄部位：頭部、骨、ひれ等
0	240	18	740	-	-	130	190	47	10	3	2	59	40	8	56	14	-	6	24	64	310	8	0	2	79	49	800	-	廃棄部位：頭部、骨、ひれ等
0	67	11	240	-	-	20	7	23	4	Tr	Tr	27	15	3	13	9	-	4	9	43	100	4	0	2	34	41	460	-	廃棄部位：頭部、骨、ひれ等
0	650	45	2700	-	-	200	49	6	0	0	28	52	18	3	40	29	-	17	44	81	560	0	0	5	200	19	550	-	試料：まあなご 廃棄部位：頭部、内臓、骨、ひれ等
0	880	49	3700	-	-	260	32	8	0	0	0	63	25	5	55	27	-	20	61	99	760	0	0	7	280	24	510	-	試料：まあなご 切り身
0	160	7	750	-	-	68	36	14	0	0	0	350	32	0	10	17	-	12	11	27	76	0	0	0	30	9	360	-	廃棄部位：頭部、内臓、骨、ひれ等（三枚下ろし）
0	210	17	470	-	-	67	29	17	0	0	10	18	7	1	9	10	-	4	12	74	180	9	2	1	130	19	330	-	試料：あかあまだい 廃棄部位：頭部、内臓、骨、ひれ等（三枚下ろし）
0	220	19	490	-	-	70	31	20	0	0	11	19	8	2	10	11	-	5	12	88	200	10	2	2	150	22	390	-	試料：あかあまだい 切り身
0	140	21	290	-	-	44	15	0	0	0	4	14	5	0	8	8	-	6	8	68	150	8	0	0	120	18	270	-	試料：あかあまだい 切り身
-	270	28	290	-	-	5	1	6	-	-	-	62	240	-	26	0	-	5	12	15	89	-	0	-	34	0	58	38	廃棄部位：頭部、内臓、骨、ひれ等（三枚下ろし）
-	400	42	560	-	-	8	0	10	-	-	-	92	390	-	45	0	-	9	20	27	130	-	0	-	68	0	85	66	廃棄部位：頭部、内臓、骨、ひれ等
0	2200	51	1900	-	-	43	12	6	210	150	66	270	1500	36	140	8	-	27	84	64	460	17	0	3	120	5	230	-	
0	1300	36	1100	-	-	27	8	3	110	75	32	130	560	16	56	4	-	10	29	25	170	7	0	1	71	2	66	-	魚体全体を焼いた後、取り出したもの
-	710	12	1400	-	-	210	100	37	-	-	-	530	58	-	37	5	-	12	22	28	180	-	0	-	86	0	440	18	廃棄部位：頭部、内臓、骨、ひれ等（三枚下ろし）
-	1100	17	2200	-	-	300	140	52	-	-	-	750	82	-	59	7	-	17	31	40	250	-	0	-	120	0	620	27	廃棄部位：頭部、内臓、骨、ひれ等
0	3500	110	10000	-	-	2000	1300	180	140	90	110	4000	430	47	270	96	-	58	190	180	1600	91	0	14	610	51	2000	-	
0	3500	100	9800	-	-	1900	1200	170	140	93	110	3900	440	52	280	94	-	60	210	190	1800	100	0	16	710	54	2300	-	魚体全体を焼いた後、取り出したもの
0	780	29	2600	-	-	290	140	59	18	10	10	1200	100	9	20	25	-	21	29	60	160	8	0	3	120	15	450	-	
0	160	6	440	-	-	360	440	38	0	0	0	28	10	0	29	7	-	3	11	23	200	0	0	0	25	6	250	-	別名：あかうお 切り身

10 魚介類

食品番号	索引番号	食品名	水分	脂肪酸のトリアシルグリセロール当量	脂質	脂肪酸 総量	飽和	一価不飽和	多価不飽和	n-3系 多価不飽和	n-6系 多価不飽和	4:0 酪酸	6:0 ヘキサン酸	7:0 ヘプタン酸	8:0 オクタン酸	10:0 デカン酸	12:0 ラウリン酸	13:0 トリデカン酸	14:0 ミリスチン酸	15:0 ペンタデカン酸	15:0 ant ペンタデカン酸	16:0 パルミチン酸	16:0 iso パルミチン酸	17:0 ヘプタデカン酸	17:0 ant ヘプタデカン酸	18:0 ステアリン酸	20:0 アラキジン酸	22:0 ベヘン酸	24:0 リグノセリン酸	10:1 デセン酸
		成分識別子	WATER	FATNLEA	FAT-	FACID	FASAT	FAMS	FAPU	FAPUN3	FAPUN6	F4D0	F6D0	F7D0	F8D0	F10D0	F12D0	F13D0	F14D0	F15D0	F15D0AI	F16D0	F16D0I	F17D0	F17D0AI	F18D0	F20D0	F22D0	F24D0	F10D1
		単位	(g								)	(mg																		)
		可食部100g当たり																												
10031	1195	<魚類> あんこう 生	85.4	0.1	0.2	0.08	0.02	0.02	0.04	0.03	0.01	-	-	-	-	0	0	-	1	Tr	-	12	-	1	-	7	Tr	0	0	0
10032	1196	<魚類> あんこう きも 生	45.1	36.9	41.9	35.31	9.29	14.15	11.88	100	1.63	-	-	-	-	1	16	0	1000	170	0	6600	0	250	0	1200	58	33	12	0
10033	1197	<魚類> いかなご 生	74.2	3.9	5.5	3.76	1.13	1.03	1.61	1.41	0.11	-	-	-	-	1	2	-	180	17	-	750	-	22	-	140	9	5	6	0
10034	1198	<魚類> いかなご 煮干し	38.0	3.1	6.1	2.96	0.86	0.58	1.53	1.39	0.07	-	-	-	-	1	1	-	100	19	-	610	-	15	-	110	3	3	3	0
10035	1199	<魚類> いかなご つくだ煮	26.9	2.4	4.6	2.33	0.66	0.47	1.19	1.09	0.06	-	-	-	-	3	2	-	96	14	-	450	-	10	-	77	4	2	2	0
10036	1200	<魚類> いかなご あめ煮	28.1	1.6	3.7	1.51	0.48	0.34	0.70	0.63	0.03	-	-	-	-	2	1	-	68	10	-	320	-	8	-	59	3	2	2	0
10037	1201	<魚類> いさき 生	75.8	4.8	5.7	4.57	1.63	1.29	1.65	1.47	0.18	-	-	-	-	2	25	-	240	32	-	1000	-	39	-	260	17	10	0	0
10038	1202	<魚類> いしだい 生	71.6	5.7	7.8	5.45	1.89	2.14	1.41	1.13	0.28	-	-	-	-	0	0	-	260	38	-	1200	-	47	-	370	28	0	0	0
10039	1203	<魚類> いとよりだい 生	78.8	1.0	1.7	1.00	0.32	0.19	0.49	0.38	0.11	-	-	-	-	Tr	1	0	19	7	0	210	0	11	0	73	4	2	0	0
10040	1204	<魚類> いとよりだい すり身	76.9	0.3	0.4	0.27	0.11	0.05	0.10	0.08	0.02	-	-	-	-	0	0	-	6	3	-	68	-	5	-	30	1	0	0	0
10041	1205	<魚類> いぼだい 生	74.0	6.4	8.5	6.14	2.24	2.68	1.22	0.96	0.26	-	-	-	-	-	-	-	250	62	-	1500	-	0	-	370	48	-	-	-
10042	1206	<魚類> (いわし類) うるめいわし 生	71.7	3.6	4.8	3.47	1.39	0.94	1.14	1.04	0.10	-	-	-	-	-	-	-	170	28	-	900	-	68	-	210	10	-	-	-
10043	1207	<魚類> (いわし類) うるめいわし 丸干し	40.1	3.6	5.1	3.42	1.40	0.74	1.27	1.09	0.13	-	-	-	-	0	4	-	210	28	-	870	-	33	-	220	17	8	4	0
10044	1208	<魚類> (いわし類) かたくちいわし 生	68.2	9.7	12.1	9.22	3.79	2.65	2.78	2.24	0.30	-	-	-	-	0	8	-	770	68	-	2100	-	76	-	490	250	25	19	0
10045	1209	<魚類> (いわし類) かたくちいわし 煮干し	15.7	2.8	6.2	2.71	1.27	0.61	0.83	0.66	0.10	-	-	-	-	Tr	6	-	270	28	-	710	-	29	-	180	18	10	21	0
10046	1210	<魚類> (いわし類) かたくちいわし 田作り	14.9	2.8	5.7	2.65	1.18	0.45	1.01	0.90	0.10	-	-	-	-	0	1	-	120	24	-	730	-	35	-	210	26	9	29	0
10047	1211	<魚類> (いわし類) まいわし 生	68.9	7.3	9.2	6.94	2.55	1.86	2.53	2.10	0.28	-	-	-	-	Tr	7	-	460	54	-	1600	-	50	-	340	52	14	10	0
10048	1212	<魚類> (いわし類) まいわし 水煮	61.7	6.8	8.7	6.54	2.37	1.75	2.42	2.02	0.27	-	-	-	-	Tr	6	-	420	52	-	1400	-	49	-	330	50	13	10	0
10049	1213	<魚類> (いわし類) まいわし 焼き	57.8	7.3	9.4	7.02	2.53	1.83	2.66	2.23	0.29	-	-	-	-	Tr	7	-	450	53	-	1500	-	52	-	350	55	13	11	0
10395	1214	<魚類> (いわし類) まいわし フライ	37.8	28.0	30.3	26.78	3.90	14.66	8.22	3.93	4.16	-	-	-	-	0	9	-	520	46	-	2400	-	55	-	670	140	70	37	0
10050	1215	<魚類> (いわし類) まいわし 塩いわし	66.3	7.2	9.6	6.88	2.43	1.64	2.80	2.39	0.22	-	-	-	-	0	6	-	430	38	-	1500	-	46	-	310	100	12	8	0
10051	1216	<魚類> (いわし類) まいわし 生干し	59.6	13.2	16.0	12.59	5.02	3.65	3.93	3.12	0.36	-	-	-	-	0	12	-	1100	69	-	2900	-	72	-	670	170	28	31	0
10052	1217	<魚類> (いわし類) まいわし 丸干し	54.6	4.3	5.5	4.10	1.48	1.11	1.50	1.36	0.14	-	-	-	-	-	-	-	310	27	-	880	-	57	-	190	13	-	-	-
10053	1218	<魚類> (いわし類) めざし 生	59.0	11.0	18.9	10.56	4.33	3.05	3.17	2.85	0.32	-	-	-	-	-	-	-	910	72	-	2600	-	160	-	610	31	-	-	-
10054	1219	<魚類> (いわし類) めざし 焼き	56.2	8.4	15.0	8.04	3.40	2.38	2.26	2.02	0.24	-	-	-	-	-	-	-	730	52	-	2000	-	120	-	470	24	-	-	-
10396	1220	<魚類> (いわし類) しらす 生	81.8	0.8	1.3	0.79	0.28	0.09	0.43	0.38	0.04	-	-	-	-	0	1	-	34	7	-	170	-	10	-	48	2	2	4	0
10445	1221	<魚類> (いわし類) しらす 釜揚げしらす	77.4	(1.1)	1.7	(1.01)	(0.35)	(0.12)	(0.54)	(0.49)	(0.05)	-	-	-	-	(0)	(1)	-	(43)	(9)	-	(210)	-	(13)	-	(61)	(3)	(3)	(5)	(0)
10055	1222	<魚類> (いわし類) しらす干し 微乾燥品	67.5	1.1	2.1	1.08	0.34	0.14	0.60	0.56	0.04	-	-	-	-	0	Tr	-	37	7	-	220	-	10	-	58	2	2	4	0
10056	1223	<魚類> (いわし類) しらす干し 半乾燥品	46.0	1.8	3.5	1.69	0.54	0.20	0.95	0.88	0.07	-	-	-	-	0	1	-	57	14	-	350	-	15	-	86	3	3	8	0
10057	1224	<魚類> (いわし類) たたみいわし	10.7	4.5	5.6	4.29	1.53	1.41	1.35	1.14	0.20	-	-	-	-	0	69	-	250	29	-	880	-	45	-	230	14	15	0	0
10058	1225	<魚類> (いわし類) みりん干し かたくちいわし	18.5	5.0	7.0	4.77	1.40	1.34	2.03	1.07	0.94	-	-	-	-	2	38	-	230	24	-	800	-	35	-	230	29	8	0	0
10059	1226	<魚類> (いわし類) みりん干し まいわし	33.5	12.1	15.7	11.56	3.64	3.22	4.70	3.34	1.20	-	-	-	-	3	67	-	740	56	-	2100	-	74	-	490	97	17	0	0
10060	1227	<魚類> (いわし類) 缶詰 水煮	66.3	8.5	10.6	8.10	2.71	2.22	3.17	2.92	0.24	-	-	-	-	-	-	-	620	35	-	1600	-	91	-	310	72	-	-	-
10061	1228	<魚類> (いわし類) 缶詰 味付け	59.1	10.3	11.9	9.81	3.56	2.55	3.70	3.17	0.45	-	-	-	-	0	12	-	710	89	-	2000	-	160	-	480	96	14	8	0
10062	1229	<魚類> (いわし類) 缶詰 トマト漬	68.1	9.6	10.8	9.23	3.32	2.51	3.40	2.89	0.43	-	-	-	-	1	11	-	650	82	-	1900	-	140	-	420	90	14	9	0

可食部 100 g 当たり

脂肪酸

一価不飽和 15:1 ペンタデセン酸 F15D1	16:1 パルミトレイン酸 F16D1	17:1 ヘプタデセン酸 F17D1	18:1 計 F18D1	18:1 n-9 オレイン酸 F18D1CN9	18:1 n-7 シス-バクセン酸 F18D1CN7	20:1 イコセン酸 F20D1	22:1 ドコセン酸 F22D1	24:1 テトラコセン酸 F24D1	多価不飽和 16:2 ヘキサデカジエン酸 F16D2	16:3 ヘキサデカトリエン酸 F16D3	16:4 ヘキサデカテトラエン酸 F16D4	18:2 n-6 リノール酸 F18D2N6	18:3 n-3 α-リノレン酸 F18D3N3	18:3 n-6 γ-リノレン酸 F18D3N6	18:4 n-3 オクタデカテトラエン酸 F18D4N3	20:2 n-6 イコサジエン酸 F20D2N6	20:3 n-3 イコサトリエン酸 F20D3N3	20:3 n-6 イコサトリエン酸 F20D3N6	20:4 n-3 イコサテトラエン酸 F20D4N3	20:4 n-6 アラキドン酸 F20D4N6	20:5 n-3 イコサペンタエン酸 F20D5N3	21:5 n-3 ヘンイコサペンタエン酸 F21D5N3	22:2 ドコサジエン酸 F22D2	22:4 n-6 ドコサテトラエン酸 F22D4N6	22:5 n-3 ドコサペンタエン酸 F22D5N3	22:5 n-6 ドコサペンタエン酸 F22D5N6	22:6 n-3 ドコサヘキサエン酸 F22D6N3	未同定物質 FAUN	備考
(														mg													)		
0	3	Tr	15	-	-	1	Tr	Tr	0	0	Tr	1	Tr	0	Tr	Tr	-	Tr	Tr	5	6	0	0	0	2	1	23	-	試料： きあんこう 切り身
1	3200	180	7400	5700	1700	1800	1300	230	110	61	64	430	210	46	450	100	62	49	200	660	3000	130	14	170	810	160	5100	3100	試料： きあんこう 肝臓
0	290	7	500	-	-	79	95	49	30	23	35	32	32	5	78	8	-	4	19	50	570	21	0	4	38	11	650	-	別名： こうなご 小型魚全体
0	200	2	260	-	-	37	51	27	24	16	20	29	21	4	70	5	-	2	15	21	480	14	0	3	29	7	770	-	別名： こうなご
0	170	4	220	-	-	26	32	20	18	12	20	22	24	3	60	7	-	2	13	16	450	12	0	2	24	5	500	-	別名： こうなご
0	120	3	130	-	-	29	40	14	15	10	15	14	12	2	38	3	-	1	9	8	240	7	0	2	14	3	310	-	別名： こうなご
0	340	14	730	-	-	100	97	1	0	0	7	44	39	7	35	10	-	8	47	77	350	16	0	1	180	32	810	-	廃棄部位： 頭部、内臓、骨、ひれ等（三枚下ろし）
0	650	18	1200	-	-	180	37	30	0	0	0	36	17	0	26	25	-	14	33	180	500	0	0	0	250	23	300	-	別名： くちぐろ 廃棄部位： 頭部、内臓、骨、ひれ等（三枚下ろし）
0	33	5	120	89	31	17	5	5	1	1	1	8	2	0	1	4	0	2	3	53	48	3	0	24	51	16	270	92	別名： いとより 三枚におろしたもの
0	11	1	38	-	-	3	1	1	0	0	0	3	1	0	1	1	-	1	1	12	12	0	0	0	6	7	56	-	別名： いとより
-	320	57	1800	-	-	190	170	120	-	-	-	44	20	-	22	11	-	23	17	120	220	-	0	-	83	59	590	46	別名： えぼだい 廃棄部位： 頭部、内臓、骨、ひれ等（三枚下ろし）
-	220	36	500	-	-	42	80	63	-	-	-	36	16	-	22	5	-	2	13	58	290	-	0	-	34	0	660	89	廃棄部位： 頭部、内臓、骨、ひれ等（三枚下ろし）
0	220	10	310	-	-	69	96	38	21	15	15	39	28	6	44	9	-	4	14	57	340	11	0	2	40	16	620	-	廃棄部位： 頭部、ひれ等
0	950	24	1600	-	-	43	11	9	85	120	37	78	45	21	84	7	-	15	43	140	1100	32	0	0	120	33	770	-	別名： しこいわし、ひしこ、せぐろ 廃棄部位： 頭部、内臓、骨、ひれ等（三枚下ろし）
0	290	9	260	-	-	19	8	20	25	24	18	29	19	5	26	5	-	3	8	46	260	8	0	0	26	12	320	-	別名： しこいわし、ひしこ、せぐろ、いりこ、ちりめん 魚体全体
0	130	13	270	-	-	14	8	24	7	5	5	28	13	3	20	7	-	3	5	43	220	4	0	0	19	12	620	-	別名： しこいわし、ひしこ、せぐろ、ごまめ 幼魚の乾燥品（調理前）
0	410	15	1000	-	-	210	130	48	43	49	59	92	59	17	120	16	-	16	54	100	780	35	0	7	170	28	870	-	廃棄部位： 頭部、内臓、骨、ひれ等（三枚下ろし）
0	350	15	970	-	-	230	140	44	37	41	49	88	55	15	110	15	-	15	51	100	700	32	0	7	160	29	910	-	頭部、内臓等を除き水煮したもの 廃棄部位： 骨、ひれ等
0	400	15	1000	-	-	210	130	49	42	48	54	92	59	17	130	16	-	16	57	110	790	36	0	8	180	31	980	-	内臓等を除き焼いたもの 廃棄部位： 頭部、骨、ひれ等
0	430	44	13000	12000	850	670	380	93	42	40	52	3900	1700	0	150	33	-	21	65	130	830	35	0	24	190	35	950	-	三枚におろしたもの 揚げ油： なたね油 「まいわし生」等とは別試料
0	360	17	770	-	-	230	220	39	44	51	92	84	41	15	190	11	-	9	48	76	830	39	0	5	120	24	1100	-	廃棄部位： 頭部、内臓、骨、ひれ等
0	1200	24	1800	-	-	350	220	57	140	190	130	110	66	30	210	14	-	22	65	140	1400	56	0	6	240	34	1100	-	廃棄部位： 頭部、内臓、骨、ひれ等
-	320	60	460	-	-	110	83	60	-	-	-	81	53	-	130	6	-	13	44	40	540	-	0	-	91	0	510	120	廃棄部位： 頭部、ひれ等
-	920	130	1200	-	-	350	290	150	-	-	-	190	88	-	250	18	-	11	75	110	930	-	0	-	160	0	1400	250	原材料： かたくちいわし、まいわし等 廃棄部位： 頭部、ひれ等
-	730	100	950	-	-	300	180	120	-	-	-	150	65	-	190	11	-	6	57	76	650	-	0	-	110	0	940	160	原材料： かたくちいわし、まいわし等 廃棄部位： 頭部、ひれ等
0	27	3	53	38	15	2	Tr	7	2	2	1	10	11	0	17	2	-	1	3	15	90	3	0	2	8	10	250	-	かたくちいわし、まいわし等の幼魚
(0)	(34)	(3)	(68)	(48)	(20)	(2)	(Tr)	(8)	(3)	(2)	(1)	(13)	(14)	(0)	(22)	(3)	-	(1)	(4)	(19)	(120)	(4)	(0)	(2)	(10)	(13)	(320)	-	
0	43	2	78	-	-	4	1	9	3	2	3	15	12	2	23	2	-	1	6	16	150	4	0	1	15	5	340	-	
0	48	4	120	-	-	5	2	15	4	2	3	29	28	3	50	3	-	2	10	21	200	6	0	2	17	8	570	-	原材料： かたくちいわし、まいわし等の幼魚 主として関西向け
0	410	22	850	-	-	87	36	0	0	0	10	24	11	0	16	16	-	12	18	130	380	28	0	0	260	25	420	-	原材料： かたくちいわし、まいわし等の幼魚
0	200	27	950	-	-	58	97	0	0	0	25	860	28	6	36	8	-	4	13	47	360	12	0	0	38	19	580	-	
0	720	0	1800	-	-	370	290	0	0	0	160	1000	68	24	230	19	-	15	79	110	1400	57	0	0	200	32	1300	-	
-	620	93	920	-	-	280	200	120	-	-	-	110	76	-	210	8	-	21	74	100	1200	-	0	-	200	0	1200	220	まいわし製品 液汁を除いたもの
0	770	100	1300	-	-	210	150	26	81	0	0	100	67	30	150	33	-	23	84	200	1400	50	0	28	240	35	1100	-	まいわし製品 液汁を除いたもの
0	730	90	1200	-	-	280	210	28	70	0	0	140	76	28	160	32	-	20	78	160	1300	46	0	28	210	27	1100	-	まいわし製品 液汁を除いたもの

10 魚介類

可食部 100 g 当たり

食品番号	索引番号	食品名	水分	脂肪酸のトリアシルグリセロール当量	脂質	脂肪酸 総量	飽和	一価不飽和	多価不飽和	n-3系 多価不飽和	n-6系 多価不飽和	飽和 4:0 酪酸	6:0 ヘキサン酸	7:0 ヘプタン酸	8:0 オクタン酸	10:0 デカン酸	12:0 ラウリン酸	13:0 トリデカン酸	14:0 ミリスチン酸	15:0 ペンタデカン酸	15:0 ant ペンタデカン酸	16:0 パルミチン酸	16:0 iso パルミチン酸	17:0 ヘプタデカン酸	17:0 ant ヘプタデカン酸	18:0 ステアリン酸	20:0 アラキジン酸	22:0 ベヘン酸	24:0 リグノセリン酸	10:1 デセン酸
		成分識別子	WATER	FATNLEA	FAT-	FACID	FASAT	FAMS	FAPU	FAPUN3	FAPUN6	F4D0	F6D0	F7D0	F8D0	F10D0	F12D0	F13D0	F14D0	F15D0	F15D0AI	F16D0	F16D0I	F17D0	F17D0AI	F18D0	F20D0	F22D0	F24D0	F10D1
		単位	(g)									(mg)																		
10063	1230	<魚類> (いわし類) 缶詰 油漬	46.2	29.1	30.7	27.84	7.05	6.83	13.96	2.45	11.45	-	-	-	-	1	15	-	680	88	-	5200	-	140	-	800	87	42	19	0
10064	1231	<魚類> (いわし類) 缶詰 かば焼	56.1	14.0	15.6	13.36	4.61	3.87	4.87	4.23	0.54	-	-	-	-	4	19	-	940	120	-	2600	-	200	-	560	100	18	9	0
10397	1232	<魚類> (いわし類) 缶詰 アンチョビ	54.3	6.0	6.8	5.78	1.09	2.84	1.85	0.80	1.03	-	-	-	-	0	0	-	59	11	-	750	-	21	-	200	16	25	10	0
10065	1233	<魚類> いわな 養殖 生	76.1	2.8	3.6	2.65	0.69	1.04	0.91	0.56	0.35	-	-	-	-	0	0	-	84	8	-	480	-	8	-	100	5	0	0	0
10066	1234	<魚類> うぐい 生	77.0	1.2	1.5	1.12	0.29	0.40	0.43	0.25	0.17	-	-	-	-	0	1	-	24	4	-	200	-	4	-	53	3	1	1	0
10067	1235	<魚類> うなぎ 養殖 生	62.1	16.1	19.3	15.45	4.12	8.44	2.89	2.42	0.39	-	-	-	-	0	0	-	550	33	-	2800	-	23	-	710	25	0	0	0
10068	1236	<魚類> うなぎ きも 生	77.2	4.1	5.3	3.93	1.20	1.80	0.93	0.79	0.13	-	-	-	-	0	1	-	95	9	-	790	-	7	-	290	6	2	0	0
10069	1237	<魚類> うなぎ 白焼き	52.1	22.6	25.8	21.64	6.59	11.95	3.10	2.27	0.75	-	-	-	-	0	22	-	990	48	-	4700	-	29	-	810	26	7	0	0
10070	1238	<魚類> うなぎ かば焼	50.5	19.4	21.0	18.56	5.32	9.85	3.39	2.87	0.53	-	-	-	-	-	-	-	850	29	-	3600	-	40	-	790	28	-	-	-
10071	1239	<魚類> うまづらはぎ 生	80.2	0.2	0.3	0.19	0.05	0.03	0.11	0.08	0.02	-	-	-	-	0	0	-	1	1	-	36	-	1	-	14	Tr	0	0	0
10072	1240	<魚類> うまづらはぎ 味付け開き干し	21.5	1.1	1.6	1.08	0.36	0.15	0.57	0.48	0.09	-	-	-	-	0	Tr	-	9	7	-	230	-	12	-	96	3	1	2	0
10073	1241	<魚類> えい 生	79.3	0.1	0.3	0.14	0.05	0.03	0.06	0.04	0.02	-	-	-	-	0	0	-	1	Tr	-	30	-	1	-	17	Tr	Tr	Tr	0
10074	1242	<魚類> えそ 生	77.6	0.6	0.8	0.55	0.19	0.11	0.25	0.22	0.03	-	-	-	-	0	Tr	0	16	4	0	120	0	7	0	38	2	1	2	0
10075	1243	<魚類> おいかわ 生	73.8	4.7	5.8	4.50	1.21	1.89	1.41	0.96	0.19	-	-	-	-	28	34	-	220	14	-	790	-	9	-	96	6	3	1	0
10076	1244	<魚類> おおさが 生	74.7	6.6	8.0	6.35	1.06	4.50	0.79	0.68	0.12	-	-	-	-	0	0	-	260	19	-	620	-	8	-	150	12	0	0	0
10077	1245	<魚類> おこぜ 生	78.8	0.1	0.2	0.10	0.03	0.02	0.05	0.04	0.01	-	-	-	-	0	0	-	1	Tr	-	21	-	Tr	-	8	Tr	0	0	0
10078	1246	<魚類> おひょう 生	77.0	1.2	1.7	1.19	0.27	0.53	0.39	0.35	0.04	-	-	-	-	0	0	-	40	4	-	180	-	3	-	44	2	0	0	0
10079	1247	<魚類> かさご 生	79.1	0.9	1.1	0.89	0.27	0.27	0.35	0.28	0.06	-	-	-	-	Tr	1	0	28	5	0	180	0	7	0	42	2	1	0	0
10080	1248	<魚類> かじか 生	76.4	3.4	5.0	3.27	0.86	1.25	1.17	0.74	0.40	-	-	-	-	0	4	-	72	17	-	590	-	26	-	140	5	2	2	0
10081	1249	<魚類> かじか 水煮	73.5	4.1	5.8	3.89	1.01	1.51	1.36	0.86	0.47	-	-	-	-	0	4	-	87	16	-	730	-	22	-	150	4	1	1	0
10082	1250	<魚類> かじか つくだ煮	23.8	3.6	5.5	3.47	0.85	0.98	1.63	1.10	0.51	-	-	-	-	0	2	-	100	20	-	500	-	23	-	180	5	4	5	0
10083	1251	<魚類> (かじき類) くろかじき 生	75.6	0.1	0.2	0.12	0.04	0.02	0.05	0.04	0.01	-	-	-	-	0	0	-	2	1	-	24	-	1	-	12	Tr	0	0	0
10084	1252	<魚類> (かじき類) まかじき 生	73.8	1.4	1.8	1.34	0.47	0.35	0.52	0.44	0.09	-	-	-	-	0	0	-	55	12	-	250	-	17	-	130	5	0	0	0
10085	1253	<魚類> (かじき類) めかじき 生	72.2	6.6	7.6	6.29	1.63	3.55	1.11	0.92	0.19	-	-	-	-	0	0	-	130	28	-	1000	-	41	-	370	21	10	5	0
10398	1254	<魚類> (かじき類) めかじき 焼き	59.9	9.8	11.1	9.38	2.44	5.29	1.65	1.37	0.28	-	-	-	-	0	2	-	200	42	-	1500	-	64	-	560	31	14	8	0
10086	1255	<魚類> (かつお類) かつお 春獲り 生	72.2	0.4	0.5	0.38	0.12	0.06	0.19	0.17	0.02	-	-	-	-	0	Tr	0	15	3	0	78	0	4	0	22	1	1	0	0
10087	1256	<魚類> (かつお類) かつお 秋獲り 生	67.3	4.9	6.2	4.67	1.50	1.33	1.84	1.57	0.24	-	-	-	-	Tr	3	-	230	46	-	930	-	44	-	230	15	7	2	0
10088	1257	<魚類> (かつお類) そうだがつお 生	69.9	2.1	2.8	2.06	0.74	0.48	0.84	0.74	0.10	-	-	-	-	-	-	-	96	22	-	440	-	36	-	130	8	-	-	-
10089	1258	<魚類> (かつお類) 加工品 なまり	66.9	0.4	0.7	0.42	0.16	0.09	0.17	0.14	0.03	-	-	-	-	0	Tr	-	11	4	-	100	-	6	-	39	2	1	1	0
10090	1259	<魚類> (かつお類) 加工品 なまり節	58.8	0.7	1.1	0.66	0.27	0.16	0.22	0.17	0.06	-	-	-	-	0	Tr	-	14	6	-	170	-	9	-	66	2	2	2	0
10446	1260	<魚類> (かつお類) 加工品 裸節	22.6	(2.1)	3.3	(1.98)	(0.70)	(0.37)	(0.91)	(0.79)	(0.12)	-	-	-	-	-	-	-	(41)	(19)	-	(390)	-	(50)	-	(190)	(6)	-	-	-
10091	1261	<魚類> (かつお類) 加工品 かつお節	15.2	1.8	2.9	1.76	0.62	0.33	0.81	0.70	0.10	-	-	-	-	-	-	-	37	17	-	350	-	44	-	170	5	-	-	-
10092	1262	<魚類> (かつお類) 加工品 削り節	17.2	1.9	3.2	1.86	0.71	0.35	0.79	0.63	0.16	-	-	-	-	0	1	-	45	17	-	410	-	28	-	190	7	5	6	0
10093	1263	<魚類> (かつお類) 加工品 削り節つくだ煮	36.1	2.6	3.3	2.49	0.60	0.80	1.09	0.31	0.77	-	-	-	-	0	Tr	-	18	8	-	360	-	14	-	180	13	5	5	0
10094	1264	<魚類> (かつお類) 加工品 角煮	41.4	1.1	1.6	1.02	0.35	0.28	0.39	0.31	0.09	-	-	-	-	0	Tr	-	22	9	-	210	-	12	-	83	5	3	4	0
10095	1265	<魚類> (かつお類) 加工品 塩辛	72.9	0.7	1.5	0.71	0.33	0.14	0.24	0.18	0.06	-	-	-	-	0	Tr	-	16	8	-	190	-	13	-	89	3	2	3	0
10096	1266	<魚類> (かつお類) 缶詰 味付け フレーク	65.8	2.4	2.7	2.30	0.78	0.58	0.94	0.83	0.11	-	-	-	-	0	1	-	87	28	-	460	-	56	-	130	7	3	4	0

可食部 100 g 当たり																													
脂肪酸																													備考
一価不飽和									多価不飽和																				
15:1	16:1	17:1	18:1	18:1 n-9	18:1 n-7	20:1	22:1	24:1	16:2	16:3	16:4	18:2 n-6	18:3 n-3	18:3 n-6	18:4 n-3	20:2 n-6	20:3 n-3	20:3 n-6	20:4 n-3	20:4 n-6	20:5 n-3	21:5 n-3	22:2	22:4 n-6	22:5 n-3	22:5 n-6	22:6 n-3		
ペンタデセン酸	パルミトレイン酸	ヘプタデセン酸	計	オレイン酸	シス-バクセン酸	イコセン酸	ドコセン酸	テトラコセン酸	ヘキサデカジエン酸	ヘキサデカトリエン酸	ヘキサデカテトラエン酸	リノール酸	α-リノレン酸	γ-リノレン酸	オクタデカテトラエン酸	イコサジエン酸	イコサトリエン酸	イコサトリエン酸	イコサテトラエン酸	アラキドン酸	イコサペンタエン酸	ヘンイコサペンタエン酸	ドコサジエン酸	ドコサテトラエン酸	ドコサペンタエン酸	ドコサペンタエン酸	ドコサヘキサエン酸	未同定物質	
F15D1	F16D1	F17D1	F18D1	F18D1CN9	F18D1CN7	F20D1	F22D1	F24D1	F16D2	F16D3	F16D4	F18D2N6	F18D3N3	F18D3N6	F18D4N3	F20D2N6	F20D3N3	F20D3N6	F20D4N3	F20D4N6	F20D5N3	F21D5N3	F22D2	F22D4N6	F22D5N3	F22D5N6	F22D6N3	FAUN	
(mg)																													
0	620	110	5200	-	-	510	390	35	59	0	0	11000	350	20	210	26	-	28	61	64	850	49	0	10	110	23	810	-	別名：オイルサーディン まいわし製品 液汁を含んだもの
0	1100	120	1800	-	-	470	340	43	96	0	0	160	130	41	310	36	-	27	120	210	1800	64	0	39	300	35	1400	-	まいわし製品 液汁を含んだもの
0	60	6	2600	2500	110	56	67	14	4	3	4	1000	32	0	23	6	-	1	7	17	140	5	0	0	18	12	580	-	かたくちいわし製品 液汁を除いたもの
0	170	7	680	-	-	100	63	17	0	0	0	290	29	0	20	14	-	11	11	31	110	0	0	0	40	9	350	-	廃棄部位：頭部、内臓、骨、ひれ等（三枚下ろし）
0	68	4	280	-	-	35	13	4	2	2	1	120	12	2	3	12	-	6	6	21	48	2	0	1	18	4	170	-	廃棄部位：頭部、内臓、骨、ひれ等（三枚下ろし）
0	970	34	5900	-	-	1100	440	24	40	19	22	220	59	7	58	38	-	19	150	71	580	47	0	8	450	22	1100	-	廃棄部位：頭部、内臓、骨、ひれ等
0	190	9	1400	-	-	140	40	14	5	3	2	50	10	2	6	8	-	6	26	53	150	9	0	0	120	9	470	-	内臓
0	2000	47	8900	-	-	640	220	62	38	22	23	530	90	15	49	44	-	33	130	95	510	30	0	11	340	20	1100	-	
-	1400	110	6500	-	-	1300	500	85	-	-	-	440	84	-	170	6	-	16	160	62	750	-	0	-	420	0	1300	43	
0	5	1	22	-	-	1	1	Tr	Tr	0	0	1	Tr	Tr	Tr	Tr	-	Tr	Tr	16	21	Tr	0	0	7	4	55	-	廃棄部位：頭部、内臓、骨、皮、ひれ等（三枚下ろし）
0	24	4	110	-	-	7	4	3	1	1	Tr	9	3	1	2	3	-	2	3	55	120	2	0	Tr	16	21	340	-	廃棄部位：骨、ひれ等
0	4	1	18	-	-	1	Tr	1	Tr	Tr	0	1	Tr	0	Tr	Tr	-	1	Tr	15	7	Tr	0	0	6	2	30	-	別名：かすべ 切り身
0	22	2	63	49	14	8	6	4	1	1	1	5	2	0	2	1	1	1	2	16	37	1	0	2	11	7	160	47	試料：わにえそ、とかげえそ、まえそ等 三枚におろしたもの
0	960	18	880	-	-	17	2	0	120	110	35	120	230	18	40	5	-	10	25	40	360	4	0	1	130	2	170	-	別名：はや、やまべ 廃棄部位：頭部、内臓、骨、ひれ等（三枚下ろし）
0	350	14	1100	-	-	1300	1500	210	0	0	0	47	17	0	24	17	-	4	25	39	210	0	0	0	76	10	330	-	別名：こうじんめぬけ 切り身
0	4	Tr	14	-	-	2	1	1	0	0	0	1	Tr	0	Tr	Tr	-	Tr	Tr	8	9	0	0	0	2	2	25	-	試料：おにおこぜ 廃棄部位：頭部、内臓、骨、ひれ等（三枚下ろし）
0	110	4	260	-	-	92	48	10	0	0	0	9	3	0	10	4	-	1	5	21	140	0	0	0	26	3	170	-	別名：おおひらめ 切り身
0	62	6	170	150	26	18	7	4	1	1	Tr	7	4	0	2	3	1	1	2	33	54	2	0	9	26	9	190	67	三枚におろしたもの
0	410	30	750	-	-	42	6	7	14	8	4	170	120	17	32	21	-	13	14	150	240	7	0	3	110	30	220	-	別名：ごり 魚体全体
0	500	35	920	-	-	42	6	8	17	10	5	190	130	21	34	20	-	14	17	180	270	8	0	4	130	37	270	-	魚体全体を水煮したもの
0	240	27	610	-	-	65	24	13	15	10	4	140	120	12	90	36	-	11	24	240	450	14	0	3	130	55	270	-	
0	3	1	15	-	-	1	Tr	1	0	0	0	1	Tr	0	Tr	Tr	-	Tr	Tr	6	4	0	0	0	1	5	36	-	別名：くろかわ 切り身（皮なし）
0	60	9	240	-	-	27	4	10	0	0	0	16	6	0	6	6	-	2	8	39	61	0	0	0	46	24	310	-	切り身（皮なし）
0	210	45	2600	2400	190	490	130	75	2	0	0	41	20	0	8	20	-	8	34	60	110	6	0	33	140	28	600	-	別名：めか 切り身（皮なし）
0	320	69	3900	3500	320	730	190	110	4	0	2	62	23	0	12	31	-	12	51	87	170	12	0	49	210	41	890	-	切り身（皮なし）
0	14	2	40	32	8	4	2	2	1	Tr	Tr	5	3	0	6	1	1	1	1	7	39	1	0	Tr	4	4	120	19	別名：ほんがつお、まがつお、初がつお 三枚におろしたもの
0	240	31	770	-	-	140	120	29	13	5	10	85	41	10	80	14	-	6	22	84	400	12	0	2	55	40	970	-	別名：ほんがつお、まがつお、戻りがつお 廃棄部位：頭部、内臓、骨、ひれ等（三枚下ろし）
-	140	24	260	-	-	19	18	20	-	-	-	28	16	-	25	3	-	6	9	39	180	-	0	-	32	25	470	24	試料：まるそうだ、ひらそうだ 廃棄部位：頭部、内臓、骨、ひれ等（三枚下ろし）
0	14	3	68	-	-	3	1	3	1	0	0	6	2	1	2	1	-	1	1	12	19	Tr	0	0	3	10	110	-	
0	23	4	120	-	-	5	1	4	1	0	0	8	2	1	2	2	-	2	1	24	22	1	0	0	4	18	130	-	
-	(63)	(20)	(240)	-	-	(21)	(12)	(17)	-	-	-	(25)	(7)	-	(13)	(5)	-	(4)	(7)	(45)	(110)	-	(0)	-	(24)	(37)	(630)	(21)	
-	56	18	210	-	-	18	10	15	-	-	-	22	6	-	11	5	-	4	6	40	99	-	0	-	22	33	560	19	
0	57	11	250	-	-	18	6	12	3	0	Tr	25	7	4	8	6	-	3	5	63	86	2	0	1	18	59	500	-	試料：包装品
0	31	6	750	-	-	10	3	7	1	0	0	710	9	1	3	3	-	1	2	29	38	1	0	0	8	28	250	-	
0	33	5	220	-	-	10	6	6	2	Tr	Tr	38	15	2	6	2	-	1	2	23	42	1	0	0	7	21	230	-	
0	21	4	95	-	-	4	3	9	1	0	Tr	16	3	1	3	2	-	1	1	27	28	1	0	0	6	15	140	-	別名：酒盗
0	110	15	340	-	-	58	51	7	4	0	0	40	22	0	39	6	-	3	12	35	180	6	0	4	23	18	540	-	別名：ツナ缶 液汁を含んだもの

10 魚介類

可食部 100 g 当たり

食品番号	索引番号	食品名	水分	脂肪酸のトリアシルグリセロール当量	脂質	脂肪酸 総量	飽和	一価不飽和	多価不飽和	*n*-3系 多価不飽和	*n*-6系 多価不飽和	4:0 酪酸	6:0 ヘキサン酸	7:0 ヘプタン酸	8:0 オクタン酸	10:0 デカン酸	12:0 ラウリン酸	13:0 トリデカン酸	14:0 ミリスチン酸	15:0 ペンタデカン酸	15:0 ant ペンタデカン酸	16:0 パルミチン酸	16:0 iso パルミチン酸	17:0 ヘプタデカン酸	17:0 ant ヘプタデカン酸	18:0 ステアリン酸	20:0 アラキジン酸	22:0 ベヘン酸	24:0 リグノセリン酸	10:1 デセン酸
		成分識別子	WATER	FATNLEA	FAT-	FACID	FASAT	FAMS	FAPU	FAPUN3	FAPUN6	F4D0	F6D0	F7D0	F8D0	F10D0	F12D0	F13D0	F14D0	F15D0	F15D0AI	F16D0	F16D0I	F17D0	F17D0AI	F18D0	F20D0	F22D0	F24D0	F10D1
		単位	(g)									(mg)																		
10097	1267	<魚類> (かつお類) 缶詰 油漬 フレーク	55.5	23.4	24.2	22.36	3.48	5.45	13.44	1.99	11.44	-	-	-	-	-	-	-	35	8	-	2400	-	46	-	910	73	-	-	-
10098	1268	<魚類> かます 生	72.7	6.4	7.2	6.12	2.09	2.23	1.80	1.50	0.26	-	-	-	-	0	5	-	240	31	-	1400	-	35	-	340	21	9	13	0
10099	1269	<魚類> かます 焼き	70.3	4.1	4.9	3.90	1.36	1.32	1.23	1.03	0.17	-	-	-	-	0	2	-	140	19	-	890	-	23	-	250	13	6	10	0
10100	1270	<魚類> (かれい類) まがれい 生	77.8	1.0	1.3	0.95	0.23	0.29	0.43	0.35	0.06	-	-	-	-	0	2	0	43	6	0	140	0	11	0	25	2	1	Tr	0
10101	1271	<魚類> (かれい類) まがれい 水煮	75.6	0.9	1.1	0.83	0.21	0.25	0.38	0.31	0.05	-	-	-	-	0	1	0	42	5	0	120	0	10	0	23	2	1	Tr	0
10102	1272	<魚類> (かれい類) まがれい 焼き	73.9	1.0	1.3	0.96	0.24	0.28	0.44	0.36	0.06	-	-	-	-	0	2	0	46	6	0	140	0	11	0	27	2	1	Tr	0
10103	1273	<魚類> (かれい類) まこがれい 生	79.0	1.3	1.8	1.23	0.31	0.35	0.56	0.43	0.11	-	-	-	-	Tr	2	-	54	8	-	190	-	15	-	37	4	2	1	0
10399	1274	<魚類> (かれい類) まこがれい 焼き	66.2	2.0	2.8	1.95	0.50	0.55	0.89	0.68	0.18	-	-	-	-	Tr	3	-	82	13	-	300	-	25	-	63	7	3	1	0
10104	1275	<魚類> (かれい類) 子持ちがれい 生	72.7	4.8	6.2	4.56	1.13	1.72	1.70	1.51	0.13	-	-	-	-	Tr	3	-	190	23	-	730	-	16	-	160	5	4	0	0
10105	1276	<魚類> (かれい類) 子持ちがれい 水煮	69.3	5.3	7.2	5.04	1.33	1.97	1.74	1.52	0.15	-	-	-	-	0	3	-	250	27	-	840	-	19	-	190	6	4	0	0
10106	1277	<魚類> (かれい類) 干しかれい	74.6	2.5	3.4	2.43	0.73	0.85	0.85	0.73	0.09	-	-	-	-	0	2	-	100	18	-	470	-	18	-	110	7	4	2	0
10107	1278	<魚類> かわはぎ 生	79.9	0.3	0.4	0.26	0.08	0.05	0.14	0.10	0.04	-	-	-	-	0	Tr	0	2	1	0	50	0	3	0	18	Tr	Tr	Tr	0
10108	1279	<魚類> かんぱち 三枚おろし 生	73.3	3.5	4.2	3.39	1.12	1.03	1.24	1.07	0.15	-	-	-	-	0	1	-	90	18	-	710	-	26	-	260	13	6	7	0
10424	1280	<魚類> かんぱち 背側 生	76.1	0.9	1.2	0.86	0.30	0.25	0.31	0.26	0.05	-	-	-	-	0	Tr	0	15	5	0	200	0	8	0	65	3	2	1	0
10109	1281	<魚類> きす 生	80.8	0.1	0.2	0.12	0.04	0.02	0.06	0.05	0.01	-	-	-	-	0	0	-	2	1	-	23	-	2	-	8	Tr	0	0	0
10400	1282	<魚類> きす 天ぷら	57.5	14.0	15.2	13.43	1.06	8.60	3.77	1.28	2.48	-	-	-	-	0	0	-	15	8	-	610	-	13	-	270	82	43	21	0
10110	1283	<魚類> きちじ 生	63.9	19.4	21.7	18.61	3.95	10.68	3.97	3.42	0.48	-	-	-	-	0	12	0	700	54	0	2500	0	110	0	550	30	13	4	0
10111	1284	<魚類> きびなご 生	78.2	0.8	1.4	0.75	0.33	0.18	0.24	0.21	0.03	-	-	-	-	Tr	Tr	-	30	7	-	210	-	9	-	67	5	2	2	0
10112	1285	<魚類> きびなご 調味干し	32.2	3.6	7.4	3.47	1.74	0.77	0.95	0.78	0.12	-	-	-	-	2	7	-	290	44	-	1000	-	54	-	290	23	17	20	0
10113	1286	<魚類> キャビア 塩蔵品	51.0	13.0	17.1	12.41	3.15	6.36	2.91	2.36	0.54	-	-	-	-	0	0	-	90	53	-	2600	-	51	-	330	5	0	0	0
10114	1287	<魚類> キングクリップ 生	80.5	0.1	0.1	0.06	0.01	0.01	0.03	0.02	Tr	-	-	-	-	0	0	-	1	Tr	-	9	-	Tr	-	4	0	0	0	0
10115	1288	<魚類> ぎんだら 生	67.4	16.7	18.6	15.96	4.50	9.87	1.59	1.13	0.29	-	-	-	-	0	9	-	710	58	-	2900	-	290	-	490	26	9	6	0
10401	1289	<魚類> ぎんだら 水煮	61.2	21.6	23.8	20.67	5.89	12.69	2.08	1.47	0.38	-	-	-	-	0	12	-	940	76	-	3800	-	390	-	640	33	11	8	0
10116	1290	<魚類> きんめだい 生	72.1	7.9	9.0	7.54	2.15	3.80	1.60	1.37	0.22	-	-	-	-	-	-	-	230	37	-	1300	-	100	-	470	17	-	-	-
10117	1291	<魚類> ぐち 生	80.1	0.6	0.8	0.55	0.18	0.17	0.20	0.17	0.03	-	-	-	-	0	1	-	16	2	-	120	-	3	-	32	2	1	1	0
10118	1292	<魚類> ぐち 焼き	74.3	0.6	0.8	0.54	0.18	0.17	0.20	0.17	0.03	-	-	-	-	0	1	-	14	2	-	120	-	2	-	35	2	1	1	0
10119	1293	<魚類> こい 養殖 生	71.0	8.9	10.2	8.55	2.03	4.67	1.85	1.06	0.74	-	-	-	-	0	3	-	200	22	-	1500	-	16	-	280	8	3	1	0
10120	1294	<魚類> こい 養殖 水煮	66.3	11.8	13.4	11.24	2.65	6.10	2.49	1.03	1.42	-	-	-	-	0	4	-	200	27	-	2000	-	21	-	390	12	5	2	0
10121	1295	<魚類> こい 養殖 内臓 生	62.6	22.6	25.9	21.58	5.22	10.06	6.31	2.37	3.94	-	-	-	-	-	-	-	550	34	-	3900	-	34	-	730	3	-	-	-
10122	1296	<魚類> (こち類) まごち 生	75.4	0.3	0.5	0.31	0.10	0.08	0.14	0.12	0.02	-	-	-	-	0	0	-	8	2	-	64	-	2	-	19	1	0	0	0
10123	1297	<魚類> (こち類) めごち 生	81.1	0.4	0.6	0.35	0.11	0.07	0.18	0.14	0.03	-	-	-	-	0	Tr	0	7	2	0	68	0	4	0	24	1	1	1	0
10124	1298	<魚類> このしろ 生	70.6	7.1	8.3	6.75	2.29	2.51	1.95	1.50	0.08	-	-	-	-	-	-	-	580	22	-	1500	-	3	-	180	29	-	-	-
10125	1299	<魚類> このしろ 甘酢漬	61.5	8.2	10.1	7.87	3.00	2.75	2.11	1.53	0.23	-	-	-	-	0	11	-	760	46	-	1900	-	32	-	230	45	11	10	0
10126	1300	<魚類> (さけ・ます類) からふとます 生	70.1	5.1	6.6	4.93	1.23	2.12	1.58	1.42	0.15	-	-	-	-	0	0	-	230	25	-	790	-	20	-	160	7	0	0	0

	可食部 100 g 当たり																												備考
	脂肪酸																												
	一価不飽和								多価不飽和																				
	16:1 パルミトレイン酸	17:1 ヘプタデセン酸	18:1 計	18:1 n-9 オレイン酸	18:1 n-7 シス-バクセン酸	20:1 イコセン酸	22:1 ドコセン酸	24:1 テトラコセン酸	16:2 ヘキサデカジエン酸	16:3 ヘキサデカトリエン酸	16:4 ヘキサデカテトラエン酸	18:2 n-6 リノール酸	18:3 n-3 α-リノレン酸	18:3 n-6 γ-リノレン酸	18:4 n-3 オクタデカテトラエン酸	20:2 n-6 イコサジエン酸	20:3 n-3 イコサトリエン酸	20:3 n-6 イコサトリエン酸	20:4 n-3 イコサテトラエン酸	20:4 n-6 アラキドン酸	20:5 n-3 イコサペンタエン酸	21:5 n-3 ヘンイコサペンタエン酸	22:2 ドコサジエン酸	22:4 n-6 ドコサテトラエン酸	22:5 n-3 ドコサペンタエン酸	22:5 n-6 ドコサペンタエン酸	22:6 n-3 ドコサヘキサエン酸	未同定物質	
	F16D1	F17D1	F18D1	F18D1CN9	F18D1CN7	F20D1	F22D1	F24D1	F16D2	F16D3	F16D4	F18D2N6	F18D3N3	F18D3N6	F18D4N3	F20D2N6	F20D3N3	F20D3N6	F20D4N3	F20D4N6	F20D5N3	F21D5N3	F22D2	F22D4N6	F22D5N3	F22D5N6	F22D6N3	FAUN	
	(………													mg													………)		
-	59	12	5300	-	-	65	22	0	-	-	-	11000	1600	-	16	4	-	84	10	14	60	-	0	-	0	0	290	35	別名：ツナ缶 液汁を含んだもの
0	500	25	1500	-	-	85	69	40	20	17	9	56	32	8	41	12	-	7	21	130	340	16	0	3	110	41	940	-	試料：あかかます 廃棄部位：頭部、内臓、骨、ひれ等（三枚下ろし）
0	280	16	920	-	-	44	30	26	11	12	5	35	19	5	24	7	-	5	12	83	190	8	0	2	67	32	710	-	試料：あかかます 内臓等を除き焼いたもの 廃棄部位：頭部、骨、ひれ等
0	78	4	140	100	42	39	21	4	8	6	9	7	3	1	13	5	2	1	5	27	180	8	Tr	12	44	4	96	130	五枚におろしたもの
0	69	3	120	83	41	34	14	3	7	5	8	6	3	1	12	4	2	1	5	22	160	7	Tr	9	43	3	83	120	廃棄部位：頭部、骨、ひれ等 内臓等を除き水煮したもの
0	82	4	150	99	47	35	12	3	7	6	9	6	2	1	12	5	2	2	5	29	180	8	Tr	11	58	3	91	140	廃棄部位：頭部、骨、ひれ等 内臓等を除き焼いたもの
0	110	6	180	120	58	46	14	4	9	8	6	11	7	0	17	8	-	3	7	52	200	9	0	27	81	6	110	-	廃棄部位：頭部、内臓、骨、ひれ等（五枚下ろし）
0	170	10	280	190	90	72	20	6	13	11	10	18	10	0	25	12	-	5	11	88	310	13	0	42	130	10	180	-	五枚におろしたもの
0	450	18	940	-	-	220	67	20	21	16	26	34	16	3	40	11	-	3	18	68	800	27	0	2	230	10	380	-	試料：あかがれい及びばばがれい 廃棄部位：頭部、内臓、骨、ひれ等
0	510	20	1000	-	-	280	86	24	23	18	30	35	18	3	51	13	-	3	20	81	760	29	0	2	220	11	420	-	試料：あかがれい及びばばがれい 頭部、内臓等を除き水煮したもの 廃棄部位：骨、ひれ等
0	220	14	400	-	-	140	65	13	10	6	7	17	8	2	13	14	-	2	8	48	310	14	0	0	98	10	280	-	試料（原材料）：やなぎむしがれい及びむしがれい（生干しひと塩品） 廃棄部位：頭部、骨、ひれ等
0	5	2	39	32	7	3	Tr	Tr	Tr	Tr	Tr	2	Tr	Tr	Tr	1	0	1	Tr	30	32	1	0	4	8	5	53	30	別名：はげ 三枚におろしたもの
0	170	18	740	-	-	47	26	28	8	6	4	33	18	5	21	7	-	4	14	68	190	9	0	2	92	31	730	-	三枚におろしたもの
0	25	6	200	180	22	10	2	4	1	0	1	6	2	Tr	1	2	2	1	2	22	26	1	0	5	17	17	210	50	三枚におろした後、腹側を除いたもの
0	5	Tr	10	6	4	1	0	0	Tr	Tr	Tr	1	Tr	0	Tr	Tr	-	Tr	Tr	5	17	Tr	0	1	5	1	31	-	試料：しろぎす 廃棄部位：頭部、内臓、骨、ひれ等（三枚下ろし）
0	49	10	8400	7900	430	160	5	21	0	0	0	2400	1100	0	0	10	-	0	0	20	68	0	0	4	20	5	120	-	頭部、内臓、骨、ひれ等を除いたもの 廃棄部位：尾 揚げ油：なたね油
0	1700	60	6300	5100	1200	1400	1000	150	31	15	20	140	66	12	87	52	24	11	120	190	1300	53	8	34	280	36	1500	1300	別名：きんきん、きんき 三枚におろしたもの
0	41	2	65	-	-	23	40	12	3	2	1	9	5	1	6	2	-	1	3	10	59	2	0	0	7	3	130	-	廃棄部位：頭部、内臓、骨、ひれ等（三枚下ろし）
0	260	11	370	-	-	42	35	49	21	16	8	42	34	10	33	7	-	4	12	40	250	9	0	1	47	20	400	-	
0	840	100	5200	-	-	160	16	12	0	0	0	110	59	0	57	29	-	17	35	320	470	0	0	0	150	68	1600	-	
0	1	Tr	10	-	-	2	1	1	0	0	0	Tr	0	0	0	Tr	-	Tr	Tr	3	4	0	0	0	1	1	19	-	切り身
0	1400	68	6200	4900	1300	1100	890	160	78	41	55	160	69	0	150	26	-	10	41	75	480	24	0	14	82	8	290	-	切り身
0	1900	90	8000	6300	1700	1400	1100	200	100	54	71	210	88	0	190	35	-	12	52	97	630	32	0	24	110	9	370	-	切り身
-	360	79	2600	-	-	400	210	120	-	-	-	78	48	-	22	17	-	14	45	110	270	-	0	-	120	0	870	71	別名：きんめ 廃棄部位：頭部、内臓、骨、ひれ等（三枚下ろし）
0	56	2	86	-	-	14	9	3	2	2	1	5	2	1	3	2	-	1	2	16	42	1	0	Tr	11	5	110	-	別名：いしもち 試料：しろぐち 廃棄部位：頭部、内臓、骨、ひれ等（三枚下ろし）
0	53	2	87	-	-	14	8	3	2	2	1	4	1	Tr	2	2	-	1	2	17	40	1	0	Tr	11	5	110	-	別名：いしもち、にべ 試料：しろぐち 内臓等を除き焼いたもの 廃棄部位：頭部、骨、ひれ等
0	1000	26	3100	-	-	350	150	15	19	12	18	640	78	7	52	26	-	14	42	41	270	16	0	3	95	13	510	-	廃棄部位：頭部、内臓、骨、ひれ等（三枚下ろし）
0	960	41	4600	-	-	390	100	16	15	11	12	1300	96	11	25	40	-	29	32	63	200	13	0	3	94	16	570	-	頭部、尾及び内臓等を除き水煮したもの 廃棄部位：骨、ひれ等
-	1600	130	7200	-	-	800	290	52	-	-	-	3700	720	-	91	120	-	35	79	100	560	-	0	-	160	0	770	120	胆のうを除いたもの
0	21	2	48	-	-	3	1	1	0	0	0	3	1	0	2	1	-	Tr	1	15	28	0	0	0	12	5	74	-	別名：こち、がらごち、ぜにごち、ほんごち 廃棄部位：頭部、内臓、骨、ひれ等（三枚下ろし）
0	15	2	46	38	9	3	1	1	Tr	Tr	1	3	1	0	1	1	0	1	1	20	20	1	0	3	10	7	110	32	関東で流通するめごち（ネズミゴチ）とは別種 三枚におろしたもの
-	750	130	1500	-	-	77	11	51	-	190	180	24	49	-	160	0	-	10	39	49	730	-	0	-	110	0	410	28	別名：こはだ（小型魚）、つなし 廃棄部位：頭部、内臓、骨、ひれ等（三枚下ろし）
0	940	25	1700	-	-	79	14	13	100	170	74	65	29	22	100	6	-	15	39	100	780	38	0	2	110	17	430	-	
0	240	19	920	-	-	510	390	34	0	0	0	81	52	0	86	21	-	10	78	31	400	0	1	0	110	12	690	-	別名：あおます 切り身

10 魚介類

可食部 100 g 当たり

食品番号	索引番号	食品名	水分	脂肪酸のトリアシルグリセロール当量	脂質	脂肪酸 総量	飽和	一価不飽和	多価不飽和	n-3系 多価不飽和	n-6系 多価不飽和	飽和 4:0 酪酸	6:0 ヘキサン酸	7:0 ヘプタン酸	8:0 オクタン酸	10:0 デカン酸	12:0 ラウリン酸	13:0 トリデカン酸	14:0 ミリスチン酸	15:0 ペンタデカン酸	15:0 ant ペンタデカン酸	16:0 パルミチン酸	16:0 iso パルミチン酸	17:0 ヘプタデカン酸	17:0 ant ヘプタデカン酸	18:0 ステアリン酸	20:0 アラキジン酸	22:0 ベヘン酸	24:0 リグノセリン酸	10:1 デセン酸
		成分識別子	WATER	FATNLEA	FAT-	FACID	FASAT	FAMS	FAPU	FAPUN3	FAPUN6	F4D0	F6D0	F7D0	F8D0	F10D0	F12D0	F13D0	F14D0	F15D0	F15D0AI	F16D0	F16D0I	F17D0	F17D0AI	F18D0	F20D0	F22D0	F24D0	F10D1
		単位	(g)									(mg)																		
10127	1301	<魚類> (さけ・ます類) からふとます 焼き	62.1	6.2	7.7	5.95	1.43	2.63	1.89	1.70	0.18	-	-	-	-	0	0	-	270	30	-	900	-	26	-	200	9	0	0	0
10128	1302	<魚類> (さけ・ます類) からふとます 塩ます	64.6	6.1	7.4	5.87	1.51	2.60	1.76	1.52	0.14	-	-	-	-	0	4	-	280	23	-	1000	-	13	-	140	7	2	2	0
10129	1303	<魚類> (さけ・ます類) からふとます 水煮缶詰	69.7	6.5	7.2	6.27	1.29	3.18	1.80	1.61	0.16	-	-	-	-	0	3	-	250	44	-	770	-	80	-	130	8	4	2	0
10130	1304	<魚類> (さけ・ます類) ぎんざけ 養殖 生	66.0	11.4	12.8	10.90	2.30	4.87	3.74	2.03	1.65	-	-	-	-	0	7	0	260	29	0	1500	0	29	0	410	25	11	0	0
10131	1305	<魚類> (さけ・ます類) ぎんざけ 養殖 焼き	56.7	14.1	15.8	13.54	2.84	6.08	4.62	2.47	2.07	-	-	-	-	0	9	0	320	36	0	1900	0	36	0	500	31	14	0	0
10132	1306	<魚類> (さけ・ます類) さくらます 生	69.8	6.2	7.7	5.91	1.60	2.42	1.89	1.72	0.17	-	-	-	-	0	0	-	250	30	-	1000	-	27	-	250	10	0	0	0
10133	1307	<魚類> (さけ・ます類) さくらます 焼き	57.4	9.1	12.0	8.72	2.42	3.58	2.73	2.48	0.25	-	-	-	-	0	0	-	360	45	-	1600	-	39	-	360	14	0	0	0
10134	1308	<魚類> (さけ・ます類) しろさけ 生	72.3	3.7	4.1	3.51	0.80	1.69	1.01	0.92	0.07	-	-	-	-	Tr	9	0	200	11	0	450	0	15	0	110	6	2	1	0
10135	1309	<魚類> (さけ・ます類) しろさけ 水煮	68.5	4.1	4.7	3.93	0.91	1.93	1.09	0.98	0.08	-	-	-	-	Tr	11	0	230	13	0	500	0	17	0	120	6	2	1	0
10136	1310	<魚類> (さけ・ます類) しろさけ 焼き	64.2	4.6	5.1	4.42	1.01	2.17	1.24	1.12	0.09	-	-	-	-	Tr	12	0	250	14	0	560	0	20	0	140	7	3	1	0
10137	1311	<魚類> (さけ・ます類) しろさけ 新巻き 生	67.0	4.4	6.1	4.24	0.98	1.83	1.43	1.35	0.08	-	-	-	-	-	-	-	180	8	-	570	-	28	-	180	6	-	-	-
10138	1312	<魚類> (さけ・ます類) しろさけ 新巻き 焼き	59.5	5.5	7.9	5.28	1.22	2.32	1.74	1.64	0.10	-	-	-	-	-	-	-	230	10	-	720	-	36	-	230	7	-	-	-
10139	1313	<魚類> (さけ・ます類) しろさけ 塩ざけ	63.6	9.7	11.1	9.33	2.19	4.34	2.81	2.56	0.19	-	-	-	-	Tr	27	0	490	30	0	1200	0	44	0	340	15	7	2	0
10140	1314	<魚類> (さけ・ます類) しろさけ イクラ	48.4	11.7	15.6	11.21	2.42	3.82	4.97	4.70	0.27	-	-	-	-	0	0	-	510	48	-	1400	-	30	-	460	0	0	0	0
10141	1315	<魚類> (さけ・ます類) しろさけ すじこ	45.7	13.5	17.4	12.92	2.72	4.02	6.17	5.83	0.35	-	-	-	-	-	-	-	570	43	-	1500	-	110	-	530	4	-	-	-
10142	1316	<魚類> (さけ・ます類) しろさけ めふん	65.4	0.5	0.9	0.48	0.18	0.13	0.18	0.16	0.02	-	-	-	-	0	Tr	-	15	3	-	120	-	3	-	33	Tr	Tr	Tr	0
10143	1317	<魚類> (さけ・ます類) しろさけ 水煮缶詰	68.2	7.5	8.5	7.13	1.79	3.76	1.59	1.37	0.19	-	-	-	-	Tr	18	-	400	38	-	1000	-	58	-	220	11	3	7	0
10447	1318	<魚類> (さけ・ます類) しろさけ サケ節 削り節	14.3	(3.0)	3.4	(2.90)	(0.66)	(1.40)	(0.84)	(0.76)	(0.06)	-	-	-	-	(Tr)	(7)	(0)	(160)	(9)	(0)	(380)	(0)	(13)	(0)	(89)	(5)	(2)	(Tr)	(0)
10144	1319	<魚類> (さけ・ます類) たいせいようさけ 養殖 皮つき 生	62.1	14.4	16.5	13.76	2.18	7.15	4.43	1.94	2.44	-	-	-	-	1	6	-	250	27	-	1400	-	48	-	400	46	21	9	0
10433	1320	<魚類> (さけ・ます類) たいせいようさけ 養殖 皮つき 水煮	58.6	17.4	18.4	16.61	2.69	8.66	5.25	2.33	2.87	-	-	-	-	1	6	-	300	30	-	1700	-	31	-	510	57	25	12	0
10434	1321	<魚類> (さけ・ます類) たいせいようさけ 養殖 皮つき 蒸し	60.2	15.3	15.8	14.64	2.41	7.57	4.66	2.18	2.43	-	-	-	-	1	5	-	310	28	-	1500	-	53	-	450	45	22	11	0
10435	1322	<魚類> (さけ・ます類) たいせいようさけ 養殖 皮つき 電子レンジ調理	61.2	14.8	15.4	14.17	2.40	7.23	4.53	2.09	2.40	-	-	-	-	1	5	-	300	28	-	1500	-	56	-	440	44	22	11	0
10145	1323	<魚類> (さけ・ます類) たいせいようさけ 養殖 皮つき 焼き	54.6	19.1	19.7	18.25	3.06	9.40	5.78	2.66	3.05	-	-	-	-	1	7	-	390	36	-	1900	-	68	-	570	60	30	15	0
10436	1324	<魚類> (さけ・ます類) たいせいようさけ 養殖 皮つき ソテー	54.6	19.6	20.4	18.74	2.83	9.93	5.98	2.57	3.36	-	-	-	-	1	6	-	300	31	-	1800	-	33	-	550	72	33	14	0
10437	1325	<魚類> (さけ・ます類) たいせいようさけ 養殖 皮つき 天ぷら	52.6	19.5	20.1	18.66	2.32	10.56	5.79	2.30	3.44	-	-	-	-	1	5	-	220	25	-	1400	-	26	-	460	87	41	18	0
10438	1326	<魚類> (さけ・ます類) たいせいようさけ 養殖 皮なし 生	62.5	15.7	17.0	15.06	2.38	7.87	4.82	2.11	2.64	-	-	-	-	2	8	-	280	29	-	1500	-	51	-	430	50	23	10	0
10439	1327	<魚類> (さけ・ます類) たいせいようさけ 養殖 皮なし 水煮	58.7	16.8	17.9	16.11	2.61	8.39	5.10	2.26	2.79	-	-	-	-	1	5	-	300	30	-	1700	-	30	-	500	55	25	11	0
10440	1328	<魚類> (さけ・ます類) たいせいようさけ 養殖 皮なし 蒸し	60.3	15.1	15.8	14.41	2.31	7.51	4.58	2.13	2.40	-	-	-	-	Tr	5	-	300	27	-	1400	-	29	-	430	46	21	9	0
10441	1329	<魚類> (さけ・ます類) たいせいようさけ 養殖 皮なし 電子レンジ調理	60.2	15.7	16.5	15.05	2.56	7.69	4.81	2.21	2.54	-	-	-	-	1	6	-	330	29	-	1600	-	31	-	480	47	22	9	0
10442	1330	<魚類> (さけ・ます類) たいせいようさけ 養殖 皮なし 焼き	59.8	15.0	15.7	14.33	2.36	7.44	4.53	2.10	2.38	-	-	-	-	1	5	-	300	28	-	1500	-	28	-	440	47	23	10	0

可食部100 g当たり																													
脂肪酸																												未同定物質	備考
一価不飽和									多価不飽和																				
1	16:1 パルミトレイン酸	17:1 ヘプタデセン酸	18:1 計	18:1 n-9 オレイン酸	18:1 n-7 シス-バクセン酸	20:1 イコセン酸	22:1 ドコセン酸	24:1 テトラコセン酸	16:2 ヘキサデカジエン酸	16:3 ヘキサデカトリエン酸	16:4 ヘキサデカテトラエン酸	18:2 n-6 リノール酸	18:3 n-3 α-リノレン酸	18:3 n-6 γ-リノレン酸	18:4 n-3 オクタデカテトラエン酸	20:2 n-6 イコサジエン酸	20:3 n-3 イコサトリエン酸	20:3 n-6 イコサトリエン酸	20:4 n-3 イコサテトラエン酸	20:4 n-6 アラキドン酸	20:5 n-3 イコサペンタエン酸	21:5 n-3 ヘンイコサペンタエン酸	22:2 ドコサジエン酸	22:4 n-6 ドコサテトラエン酸	22:5 n-3 ドコサペンタエン酸	22:5 n-6 ドコサペンタエン酸	22:6 n-3 ドコサヘキサエン酸		
	F16D1	F17D1	F18D1	F18D1CN9	F18D1CN7	F20D1	F22D1	F24D1	F16D2	F16D3	F16D4	F18D2N6	F18D3N3	F18D3N6	F18D4N3	F20D2N6	F20D3N3	F20D3N6	F20D4N3	F20D4N6	F20D5N3	F21D5N3	F22D2	F22D4N6	F22D5N3	F22D5N6	F22D6N3	FAUN	
(mg)																													
0	270	22	1100	-	-	720	520	50	0	0	0	98	62	0	100	27	-	9	99	37	460	0	0	0	130	14	840	-	別名：あおます 切り身
0	380	13	1000	-	-	490	650	69	30	17	44	78	50	9	140	13	-	6	63	25	660	23	0	3	100	6	490	-	別名：あおます 廃棄部位：頭部、骨、ひれ等
0	380	32	880	-	-	790	1000	77	24	0	0	83	59	0	160	24	-	10	76	30	630	30	6	8	130	6	530	-	別名：あおます 液汁を除いたもの
0	400	31	3900	3600	290	310	180	35	23	19	25	1500	480	0	74	57	18	27	55	60	310	19	0	14	180	28	890	400	別名：ぎんます 切り身
0	500	38	4900	4500	360	380	230	43	28	24	31	1800	590	0	91	71	22	33	68	73	380	24	0	18	220	34	1100	510	別名：ぎんます 切り身
0	380	23	1300	-	-	370	250	33	0	0	0	80	64	0	71	15	-	8	84	49	390	0	1	0	160	19	960	-	別名：ます 切り身
0	580	24	2000	-	-	530	350	51	0	0	0	120	92	0	99	23	-	10	120	71	570	0	0	0	240	27	1400	-	別名：ます 切り身
0	190	8	740	660	77	380	340	25	10	5	9	38	27	1	52	11	4	3	43	12	240	9	1	1	84	6	460	260	別名：さけ（標準和名）、あきさけ、あきあじ 切り身
0	220	9	840	750	87	430	400	29	12	6	10	43	30	1	57	13	5	3	48	13	260	10	1	1	96	7	480	310	別名：さけ（標準和名）、あきさけ、あきあじ 切り身
Tr	250	10	960	860	98	480	440	32	13	6	11	48	34	2	64	13	6	3	54	15	300	12	2	2	110	8	550	320	別名：さけ（標準和名）、あきさけ、あきあじ 切り身
-	290	35	990	-	-	260	220	42	-	-	-	44	21	-	31	5	-	5	40	29	360	-	0	-	160	0	730	35	別名：さけ（標準和名）、あきさけ、あきあじ 切り身
-	360	44	1200	-	-	330	280	54	-	-	-	52	26	-	37	6	-	7	49	37	440	-	0	-	200	0	890	43	別名：さけ（標準和名）、あきさけ、あきあじ 切り身
Tr	490	24	2100	1900	180	850	830	66	22	12	22	100	63	3	130	26	0	8	110	33	600	22	4	3	210	21	1400	690	別名：さけ（標準和名）、あきさけ、あきあじ 切り身
0	950	40	2600	-	-	190	53	15	0	0	0	110	83	0	93	18	-	16	220	110	1600	0	0	0	670	19	2000	-	別名：さけ（標準和名）、あきさけ、あきあじ
-	910	120	2700	-	-	210	70	55	-	-	-	140	110	-	200	9	-	19	290	180	2100	-	0	-	720	0	2400	51	別名：さけ（標準和名）、あきさけ、あきあじ 卵巣を塩蔵したもの
0	10	2	85	-	-	10	8	16	Tr	Tr	Tr	4	2	0	1	1	-	Tr	3	12	53	1	0	Tr	11	1	85	-	別名：さけ（標準和名）、あきさけ、あきあじ 腎臓を塩辛にしたもの
0	440	40	1800	-	-	740	740	3	22	0	0	99	71	0	100	28	-	16	87	23	500	18	0	17	86	7	510	-	別名：さけ（標準和名）、あきさけ、あきあじ 液汁を除いたもの
(0)	(160)	(6)	(610)	(550)	(63)	(320)	(280)	(21)	(8)	(4)	(7)	(32)	(22)	(1)	(43)	(9)	(4)	(2)	(36)	(10)	(200)	(7)	(1)	(1)	(70)	(5)	(380)	(220)	別名：さけ（標準和名）、あきさけ、あきあじ 試料：包装品
0	350	19	6100	5700	410	400	220	41	38	0	0	2200	720	0	68	150	56	36	82	50	330	19	15	12	150	20	510	400	別名：アトランティックサーモン 切り身
0	430	22	7400	6900	480	500	250	47	37	0	0	2500	820	0	97	180	59	61	110	62	420	24	17	15	190	24	600	580	別名：アトランティックサーモン 切り身
0	430	21	6100	5700	450	590	330	44	35	0	0	2100	660	0	100	160	56	50	120	50	400	27	16	13	200	17	620	550	別名：アトランティックサーモン 切り身
0	440	20	5900	5500	440	530	300	41	37	0	0	2100	640	0	97	150	50	46	110	49	400	26	15	12	200	16	570	540	別名：アトランティックサーモン 切り身
0	520	26	7700	7100	550	720	410	57	45	0	0	2700	840	0	120	200	72	56	140	60	470	33	20	15	240	20	740	670	別名：アトランティックサーモン 切り身
0	420	24	8700	8100	550	500	240	50	36	0	0	3000	1000	0	97	180	63	58	110	64	400	24	18	14	190	23	650	550	別名：アトランティックサーモン 切り身 植物油（なたね油）
0	290	20	9500	9000	560	450	210	46	28	0	0	3200	1200	0	66	130	46	36	75	40	280	17	16	9	130	13	470	520	別名：アトランティックサーモン 切り身 揚げ油：なたね油
0	380	21	6700	6300	440	450	250	46	41	0	0	2400	790	0	75	160	62	38	89	54	360	21	16	12	160	21	540	430	別名：アトランティックサーモン 切り身。刺身と同等
0	410	21	7200	6700	480	490	250	46	34	0	0	2500	800	0	94	170	60	60	110	59	400	24	16	14	190	20	590	520	別名：アトランティックサーモン 切り身 廃棄部位：皮、小骨
0	410	20	6100	5700	450	580	330	44	36	0	0	2100	670	0	96	160	56	48	120	46	380	25	14	12	190	20	590	510	別名：アトランティックサーモン 切り身 廃棄部位：皮、小骨
0	480	21	6200	5800	480	580	320	43	42	0	0	2200	660	0	100	160	53	49	120	54	430	29	15	14	210	19	610	580	別名：アトランティックサーモン 切り身 廃棄部位：皮、小骨
0	400	20	6100	5600	440	580	340	46	37	0	0	2100	670	0	93	160	58	43	110	46	370	25	15	12	180	17	590	530	別名：アトランティックサーモン 切り身 廃棄部位：皮、小骨

10 魚介類

食品番号	索引番号	食品名	水分	脂肪酸のトリアシルグリセロール当量	脂質	脂肪酸 総量	飽和	一価不飽和	多価不飽和	n-3系 多価不飽和	n-6系 多価不飽和	4:0 酪酸	6:0 ヘキサン酸	7:0 ヘプタン酸	8:0 オクタン酸	10:0 デカン酸	12:0 ラウリン酸	13:0 トリデカン酸	14:0 ミリスチン酸	15:0 ペンタデカン酸	15:0 ant ペンタデカン酸	16:0 パルミチン酸	16:0 iso パルミチン酸	17:0 ヘプタデカン酸	17:0 ant ヘプタデカン酸	18:0 ステアリン酸	20:0 アラキジン酸	22:0 ベヘン酸	24:0 リグノセリン酸	10:1 デセン酸
		成分識別子	WATER	FATNLEA	FAT-	FACID	FASAT	FAMS	FAPU	FAPUN3	FAPUN6	F4D0	F6D0	F7D0	F8D0	F10D0	F12D0	F13D0	F14D0	F15D0	F15D0AI	F16D0	F16D0I	F17D0	F17D0AI	F18D0	F20D0	F22D0	F24D0	F10D1
		単位	(g)									(mg)																		
10443	1331	＜魚類＞ （さけ・ます類） たいせいようさけ 養殖 皮なし ソテー	53.2	20.0	21.0	19.10	2.84	10.16	6.10	2.61	3.44	-	-	-	-	1	6	-	300	31	-	1800	-	33	-	550	74	34	14	0
10444	1332	＜魚類＞ （さけ・ます類） たいせいようさけ 養殖 皮なし 天ぷら	54.8	17.9	18.6	17.12	2.15	9.64	5.34	2.11	3.19	-	-	-	-	1	5	-	200	23	-	1300	-	25	-	430	80	38	17	0
10146	1333	＜魚類＞ （さけ・ます類） にじます 海面養殖 皮つき 生	63.0	11.7	14.2	11.21	3.09	5.04	3.07	2.56	0.51	-	-	-	-	0	0	-	500	48	-	2000	-	33	-	510	13	0	0	0
10402	1334	＜魚類＞ （さけ・ます類） にじます 海面養殖 皮なし 生	67.5	10.1	10.8	9.64	1.65	4.67	3.31	1.70	1.57	-	-	-	-	0	6	-	210	19	-	1100	-	16	-	280	23	12	4	0
10147	1335	＜魚類＞ （さけ・ます類） にじます 海面養殖 皮つき 焼き	55.3	13.3	15.8	12.71	3.58	5.75	3.38	2.81	0.57	-	-	-	-	0	0	-	570	53	-	2300	-	37	-	570	15	0	0	0
10148	1336	＜魚類＞ （さけ・ます類） にじます 淡水養殖 皮つき 生	74.5	3.7	4.6	3.56	0.94	1.36	1.26	0.85	0.41	-	-	-	-	-	-	-	120	11	-	640	-	12	-	150	4	-	-	-
10149	1337	＜魚類＞ （さけ・ます類） べにざけ 生	71.4	3.7	4.5	3.59	0.81	1.75	1.03	0.92	0.11	-	-	-	-	0	0	-	160	16	-	520	-	11	-	96	5	0	0	0
10150	1338	＜魚類＞ （さけ・ます類） べにざけ 焼き	63.4	4.9	6.0	4.65	1.06	2.29	1.30	1.16	0.14	-	-	-	-	0	0	-	210	20	-	690	-	14	-	120	7	0	0	0
10151	1339	＜魚類＞ （さけ・ます類） べにざけ くん製	64.0	4.4	5.5	4.23	0.97	2.04	1.23	1.09	0.12	-	-	-	-	0	2	-	180	22	-	620	-	15	-	120	6	2	0	0
10152	1340	＜魚類＞ （さけ・ます類） ますのすけ 生	66.5	9.7	12.5	9.25	2.50	4.78	1.97	1.59	0.37	-	-	-	-	0	0	-	450	37	-	1600	-	28	-	410	15	0	0	0
10153	1341	＜魚類＞ （さけ・ます類） ますのすけ 焼き	54.9	13.1	16.7	12.57	3.44	6.57	2.56	2.06	0.50	-	-	-	-	0	0	-	620	51	-	2100	-	39	-	560	21	0	0	0
10154	1342	＜魚類＞ （さば類） まさば 生	62.1	12.8	16.8	12.27	4.57	5.03	2.66	2.12	0.43	-	-	-	-	0	7	-	490	87	-	2900	-	110	-	830	69	30	18	0
10155	1343	＜魚類＞ （さば類） まさば 水煮	57.4	17.3	22.6	16.53	6.12	6.62	3.79	3.04	0.60	-	-	-	-	0	10	-	770	130	-	3900	-	140	-	1000	95	44	24	0
10156	1344	＜魚類＞ （さば類） まさば 焼き	54.1	17.1	22.4	16.38	5.87	6.68	3.84	3.10	0.61	-	-	-	-	0	8	-	730	130	-	3700	-	150	-	1000	90	41	24	0
10403	1345	＜魚類＞ （さば類） まさば フライ	47.2	21.9	25.1	20.96	4.68	10.11	6.17	3.95	2.13	-	-	-	-	0	2	-	610	89	-	2900	-	110	-	790	110	44	23	0
10404	1346	＜魚類＞ （さば類） ごまさば 生	70.7	3.7	5.1	3.54	1.20	0.87	1.48	1.21	0.26	-	-	-	-	0	2	-	120	38	-	710	-	48	-	250	19	8	5	0
10405	1347	＜魚類＞ （さば類） ごまさば 水煮	68.8	3.8	5.2	3.60	1.23	0.89	1.48	1.20	0.27	-	-	-	-	0	2	-	120	39	-	730	-	48	-	260	20	8	5	0
10406	1348	＜魚類＞ （さば類） ごまさば 焼き	60.8	4.7	6.6	4.53	1.55	1.11	1.87	1.52	0.34	-	-	-	-	0	2	-	160	50	-	920	-	61	-	320	25	10	7	0
10157	1349	＜魚類＞ （さば類） ごまさば さば節	14.6	2.8	5.1	2.69	1.02	0.77	0.90	0.73	0.16	-	-	-	-	0	1	-	110	29	-	580	-	34	-	230	19	8	8	0
10158	1350	＜魚類＞ （さば類） たいせいようさば 生	54.5	23.4	26.8	22.45	5.19	9.79	7.46	6.56	0.64	-	-	-	-	0	12	0	1700	110	0	2800	0	64	0	480	35	10	0	0
10159	1351	＜魚類＞ （さば類） たいせいようさば 水煮	51.4	24.0	28.5	22.95	5.54	10.36	7.05	6.13	0.66	-	-	-	-	4	12	0	1800	120	0	3000	0	68	0	500	38	12	0	0
10160	1352	＜魚類＞ （さば類） たいせいようさば 焼き	47.0	23.8	29.3	22.84	5.67	10.62	6.55	5.66	0.64	-	-	-	-	5	13	0	1800	130	0	3100	0	68	0	510	38	12	0	0
10161	1353	＜魚類＞ （さば類） 加工品 塩さば	52.1	16.3	19.1	15.66	3.79	6.63	5.24	4.62	0.49	-	-	-	-	Tr	6	0	930	79	0	2200	0	89	0	450	33	13	4	0
10162	1354	＜魚類＞ （さば類） 加工品 開き干し	50.1	22.7	28.5	21.74	6.57	8.60	6.58	5.58	0.84	-	-	-	-	1	12	0	1100	140	0	3900	0	180	0	1000	83	37	19	0
10163	1355	＜魚類＞ （さば類） 加工品 しめさば	50.6	20.6	26.9	19.75	5.79	8.26	5.69	4.87	0.68	-	-	-	-	1	10	0	1100	130	0	3400	0	170	0	830	68	26	10	0
10164	1356	＜魚類＞ （さば類） 缶詰 水煮	66.0	9.3	10.7	8.93	2.42	3.47	3.03	2.73	0.30	-	-	-	-	-	-	-	430	32	-	1500	-	92	-	380	18	-	-	-
10165	1357	＜魚類＞ （さば類） 缶詰 みそ煮	61.0	12.5	13.9	12.00	3.70	4.41	3.88	3.33	0.52	-	-	-	-	0	6	-	490	110	-	2200	-	220	-	630	39	13	6	0
10166	1358	＜魚類＞ （さば類） 缶詰 味付け	59.6	11.2	12.6	10.75	3.35	3.87	3.53	3.08	0.42	-	-	-	-	0	6	-	420	83	-	2000	-	210	-	610	38	13	6	0
10167	1359	＜魚類＞ （さめ類） あぶらつのざめ 生	72.4	6.6	9.4	6.36	1.72	2.88	1.76	1.43	0.30	-	-	-	-	0	0	-	97	18	-	1300	-	25	-	230	9	2	0	0
10168	1360	＜魚類＞ （さめ類） よしきりざめ 生	79.2	0.2	0.6	0.22	0.07	0.05	0.10	0.07	0.02	-	-	-	-	-	-	-	2	0	-	36	-	0	-	30	0	-	-	-
10169	1361	＜魚類＞ （さめ類） ふかひれ	13.0	0.5	1.6	0.46	0.17	0.12	0.16	0.11	0.05	-	-	-	-	0	0	-	4	1	-	96	-	2	-	70	Tr	0	0	0
10170	1362	＜魚類＞ さより 生	77.9	0.9	1.3	0.90	0.26	0.21	0.42	0.37	0.05	-	-	-	-	0	Tr	-	17	4	-	190	-	5	-	46	2	1	1	0
10171	1363	＜魚類＞ さわら 生	68.6	8.4	9.7	8.01	2.51	3.45	2.05	1.70	0.31	-	-	-	-	0	3	-	250	36	-	1600	-	50	-	450	42	21	21	0
10172	1364	＜魚類＞ さわら 焼き	63.8	9.2	10.8	8.82	2.75	3.85	2.22	1.84	0.34	-	-	-	-	0	4	-	270	40	-	1800	-	55	-	480	46	23	23	0
10173	1365	＜魚類＞ さんま 皮つき 生	55.6	22.7	25.6	21.77	4.84	10.58	6.35	5.59	0.55	-	-	-	-	1	8	0	1700	110	0	2500	0	71	0	380	51	16	3	0

可食部100 g当たり

可食部 100 g 当たり

脂肪酸

一価不飽和 15:1 ペンタデセン酸	16:1 パルミトレイン酸	17:1 ヘプタデセン酸	18:1 計	18:1 n-9 オレイン酸	18:1 n-7 シス-バクセン酸	20:1 イコセン酸	22:1 ドコセン酸	24:1 テトラコセン酸	多価不飽和 16:2 ヘキサデカジエン酸	16:3 ヘキサデカトリエン酸	16:4 ヘキサデカテトラエン酸	18:2 n-6 リノール酸	18:3 n-3 α-リノレン酸	18:3 n-6 γ-リノレン酸	18:4 n-3 オクタデカテトラエン酸	20:2 n-6 イコサジエン酸	20:3 n-3 イコサトリエン酸	20:3 n-6 イコサトリエン酸	20:4 n-3 イコサテトラエン酸	20:4 n-6 アラキドン酸	20:5 n-3 イコサペンタエン酸	21:5 n-3 ヘンイコサペンタエン酸	22:2 ドコサジエン酸	22:4 n-6 ドコサテトラエン酸	22:5 n-3 ドコサペンタエン酸	22:5 n-6 ドコサペンタエン酸	22:6 n-3 ドコサヘキサエン酸	未同定物質	備考
F15D1	F16D1	F17D1	F18D1	F18D1CN9	F18D1CN7	F20D1	F22D1	F24D1	F16D2	F16D3	F16D4	F18D2N6	F18D3N3	F18D3N6	F18D4N3	F20D2N6	F20D3N3	F20D3N6	F20D4N3	F20D4N6	F20D5N3	F21D5N3	F22D2	F22D4N6	F22D5N3	F22D5N6	F22D6N3	FAUN	
(mg)																													
0	410	24	8900	8400	560	500	240	50	34	0	0	3100	1100	0	96	180	62	57	110	63	400	24	18	14	190	23	660	560	別名：アトランティックサーモン 切り身 廃棄部位：皮、小骨 植物油（なたね油）
0	270	18	8700	8200	510	400	180	41	23	0	0	3000	1100	0	60	120	41	34	68	38	250	16	14	9	120	12	440	460	別名：アトランティックサーモン 切り身 廃棄部位：皮、小骨 揚げ油：なたね油
0	820	37	3000	-	-	660	510	33	0	0	0	360	79	0	130	36	-	19	130	72	600	0	2	0	290	23	1300	-	別名：スチールヘッドトラウト、サーモントラウト 切り身
0	310	16	3800	3500	270	310	210	28	18	13	13	1400	570	0	66	72	-	31	73	35	250	15	0	4	120	10	610	-	別名：スチールヘッドトラウト、サーモントラウト
0	960	41	3400	-	-	750	570	42	0	0	0	400	89	0	140	39	-	19	140	80	670	0	0	0	310	26	1500	-	別名：スチールヘッドトラウト、サーモントラウト 切り身
-	200	20	790	-	-	210	110	37	-	-	-	360	38	-	34	20	-	13	26	26	140	-	0	-	52	0	550	12	廃棄部位：頭部、内臓、骨、ひれ等（三枚下ろし）
0	170	11	570	-	-	570	390	40	0	0	0	56	26	0	36	14	-	7	35	20	270	0	1	0	73	9	480	-	切り身
0	230	13	770	-	-	730	480	51	0	0	0	73	33	0	42	18	-	8	43	25	350	0	1	0	89	12	600	-	切り身
0	150	16	760	-	-	590	480	39	8	3	3	67	43	3	72	18	-	4	51	21	290	13	0	3	81	7	540	-	切り身 皮の割合：10 %
0	590	38	2700	-	-	830	570	74	0	0	0	280	95	0	130	30	-	14	96	45	400	0	2	0	130	8	740	-	別名：キングサーモン 切り身
0	810	52	3700	-	-	1100	780	100	0	0	0	380	130	0	170	40	-	15	130	60	520	0	2	0	180	11	930	-	別名：キングサーモン 切り身
0	660	58	3300	-	-	490	430	77	45	36	25	140	76	18	140	31	-	12	49	180	690	30	0	11	160	43	970	-	別名：さば 廃棄部位：頭部、内臓、骨、ひれ等（三枚下ろし）
0	870	77	4200	-	-	690	710	110	62	49	34	200	120	30	240	40	-	17	72	220	930	41	0	19	220	69	1400	-	別名：さば 切り身
0	880	79	3800	-	-	830	930	120	56	46	27	200	130	31	230	44	-	17	75	230	900	41	0	19	240	62	1500	-	別名：さば 切り身
0	510	67	7500	6800	660	1000	920	110	36	24	30	1800	790	0	290	39	-	26	83	200	910	37	0	43	230	54	1600	-	別名：さば 切り身 揚げ油：なたね油 まさば生等とは別試料
0	100	21	590	480	110	76	44	30	5	3	0	44	22	0	24	16	-	8	15	110	230	9	0	21	71	66	830	-	廃棄部位：頭部、内臓、骨、ひれ等（三枚おろし）
0	110	21	610	500	110	80	46	30	5	3	0	44	22	0	23	16	-	9	16	110	230	9	0	22	73	68	820	-	切り身
0	130	27	750	610	140	100	60	38	7	3	0	57	28	0	30	20	-	11	19	140	290	11	0	26	90	85	1000	-	切り身
0	120	12	440	-	-	95	74	29	5	3	2	41	18	4	17	10	-	4	11	67	160	6	0	1	39	31	480	-	
0	880	78	2300	1900	410	2500	3800	240	89	41	130	380	350	0	1100	73	44	24	250	98	1800	140	0	14	300	54	2600	1900	別名：ノルウェーさば 三枚におろしたもの
0	940	82	2300	1900	430	2700	4100	250	95	44	120	400	370	0	1100	73	45	26	250	98	1600	140	0	9	280	49	2300	2100	別名：ノルウェーさば 切り身
0	960	84	2500	2000	450	2700	4100	250	95	42	120	390	340	0	1000	72	41	24	230	93	1500	130	0	9	260	46	2100	2200	別名：ノルウェーさば 切り身
1	540	49	1900	1600	370	1900	2000	150	40	27	58	260	190	0	660	44	25	23	180	110	1300	65	6	13	240	43	2000	1400	切り身
1	780	82	3900	3300	630	1900	1700	210	59	45	47	290	190	40	600	58	35	40	180	260	1500	71	8	42	330	110	2700	1800	廃棄部位：頭部、骨、ひれ等
1	730	75	3300	2700	580	2000	2000	200	51	34	47	300	190	25	540	57	37	31	160	170	1300	63	7	26	270	73	2300	1800	
-	480	89	1900	-	-	470	400	120	-	-	-	150	72	-	180	20	-	13	68	120	930	-	0	-	180	0	1300	86	液汁を除いたもの
0	580	68	2800	-	-	600	340	30	34	0	0	230	130	0	230	30	-	13	80	170	1100	42	2	28	200	41	1500	-	液汁を含んだもの
0	530	62	2500	-	-	450	250	29	33	0	0	140	98	0	160	26	-	13	65	180	1100	37	0	28	190	41	1500	-	液汁を除いたもの
0	370	27	1700	-	-	490	280	25	13	7	7	71	28	7	34	23	-	9	42	160	430	21	0	4	190	25	690	-	別名：ふか、あぶらざめ 切り身
-	3	0	36	-	-	3	0	7	-	-	-	2	0	-	0	1	-	1	Tr	17	8	-	0	-	13	3	51	5	別名：ふか 切り身
0	17	Tr	92	-	-	9	2	2	0	0	0	4	0	0	0	0	-	2	Tr	38	35	0	0	0	21	5	54	-	別名：さめひれ、きんし
0	46	3	130	-	-	18	11	4	3	2	1	12	5	1	4	2	-	1	6	22	53	3	0	1	63	7	240	-	廃棄部位：頭部、内臓、骨、ひれ等（三枚下ろし）
0	380	39	2500	-	-	240	170	78	18	17	7	88	46	31	64	16	-	11	27	95	340	13	0	20	130	51	1100	-	切り身
0	420	44	2800	-	-	270	190	85	20	19	7	95	49	33	69	17	-	12	29	100	360	14	0	22	140	56	1200	-	切り身
2	760	36	1000	770	240	3900	4700	190	72	43	89	300	280	29	1000	52	28	18	210	98	1500	78	6	13	310	39	2200	1700	別名：さいら 三枚におろしたもの

可食部 100 g 当たり

食品番号	索引番号	食品名	水分	脂肪酸のトリアシルグリセロール当量	脂質	脂肪酸 総量	飽和	一価不飽和	多価不飽和	n-3系 多価不飽和	n-6系 多価不飽和	飽和 4:0 酪酸	6:0 ヘキサン酸	7:0 ヘプタン酸	8:0 オクタン酸	10:0 デカン酸	12:0 ラウリン酸	13:0 トリデカン酸	14:0 ミリスチン酸	15:0 ペンタデカン酸	15:0 ant ペンタデカン酸	16:0 パルミチン酸	16:0 iso パルミチン酸	17:0 ヘプタデカン酸	17:0 ant ヘプタデカン酸	18:0 ステアリン酸	20:0 アラキジン酸	22:0 ベヘン酸	24:0 リグノセリン酸	10:1 デセン酸
		成分識別子	WATER	FATNLEA	FAT-	FACID	FASAT	FAMS	FAPU	FAPUN3	FAPUN6	F4D0	F6D0	F7D0	F8D0	F10D0	F12D0	F13D0	F14D0	F15D0	F15D0AI	F16D0	F16D0I	F17D0	F17D0AI	F18D0	F20D0	F22D0	F24D0	F10D1
		単位	(g)									(mg)																		
10407	1366	<魚類> さんま 皮なし 生	57.0	21.7	25.0	20.83	4.72	10.02	6.09	5.38	0.52	-	-	-	-	1	8	0	1600	110	0	2500	0	70	0	370	47	0	2	0
10174	1367	<魚類> さんま 皮つき 焼き	53.2	19.8	22.8	18.95	4.31	9.03	5.61	4.95	0.48	-	-	-	-	1	7	0	1500	98	0	2300	0	64	0	340	42	12	3	0
10175	1368	<魚類> さんま 開き干し	59.7	15.8	19.0	15.10	3.49	7.66	3.94	3.54	0.41	-	-	-	-	-	-	-	1200	60	-	1700	-	160	-	300	55	-	-	-
10176	1369	<魚類> さんま みりん干し	25.1	20.3	25.8	19.50	4.56	10.28	4.65	3.90	0.63	-	-	-	-	0	10	-	1500	140	-	2400	-	84	-	410	49	27	9	0
10177	1370	<魚類> さんま 缶詰 味付け	53.9	17.2	18.9	16.46	3.77	7.98	4.70	4.16	0.49	-	-	-	-	0	7	-	1200	160	-	1800	-	220	-	320	32	9	4	0
10178	1371	<魚類> さんま 缶詰 かば焼	57.0	11.7	13.0	11.24	2.55	5.65	3.04	2.67	0.34	-	-	-	-	0	5	-	800	110	-	1200	-	150	-	230	24	6	3	0
10179	1372	<魚類> しいら 生	75.5	1.4	1.9	1.39	0.50	0.33	0.55	0.47	0.07	-	-	-	-	0	1	-	55	11	-	300	-	14	-	110	7	2	5	0
10180	1373	<魚類> (ししゃも類) ししゃも 生干し 生	67.6	7.1	8.1	6.75	1.62	3.40	1.73	1.47	0.15	-	-	-	-	0	9	-	430	20	-	1000	-	11	-	120	6	3	0	0
10181	1374	<魚類> (ししゃも類) ししゃも 生干し 焼き	64.1	6.6	7.8	6.27	1.53	3.11	1.63	1.41	0.14	-	-	-	-	0	9	-	400	18	-	980	-	11	-	110	5	3	0	0
10182	1375	<魚類> (ししゃも類) からふとししゃも 生干し 生	69.3	9.9	11.6	9.50	1.95	5.52	2.03	1.73	0.19	-	-	-	-	0	8	-	600	29	-	1200	-	8	-	120	11	5	0	0
10183	1376	<魚類> (ししゃも類) からふとししゃも 生干し 焼き	66.4	9.9	11.3	9.52	2.01	5.45	2.06	1.76	0.20	-	-	-	-	0	8	-	600	28	-	1200	-	7	-	130	11	5	0	0
10184	1377	<魚類> したびらめ 生	78.0	1.2	1.6	1.11	0.34	0.33	0.45	0.38	0.06	-	-	-	-	0	2	-	48	10	-	200	-	9	-	54	5	3	1	0
10185	1378	<魚類> しまあじ 養殖 生	68.9	6.6	8.0	6.29	1.88	2.37	2.04	1.63	0.41	-	-	-	-	0	0	-	260	29	-	1200	-	31	-	300	18	0	0	0
10186	1379	<魚類> しらうお 生	82.6	1.4	2.0	1.33	0.34	0.30	0.69	0.62	0.05	-	-	-	-	0	Tr	-	38	6	-	250	-	5	-	42	1	2	1	0
10187	1380	<魚類> シルバー 生	72.4	6.5	7.9	6.19	1.85	2.85	1.49	1.36	0.13	-	-	-	-	-	-	-	310	55	-	1100	-	110	-	260	3	-	-	-
10188	1381	<魚類> すずき 生	74.8	3.5	4.2	3.32	1.04	1.20	1.08	0.87	0.13	-	-	-	-	0	2	-	170	18	-	680	-	17	-	140	13	3	3	0
10189	1382	<魚類> (たい類) きだい 生	76.9	2.5	3.1	2.38	0.87	0.83	0.68	0.57	0.10	-	-	-	-	0	2	-	87	15	-	550	-	19	-	180	11	5	3	0
10190	1383	<魚類> (たい類) くろだい 生	71.4	5.4	6.7	5.18	1.78	2.33	1.07	0.89	0.15	-	-	-	-	0	5	-	210	25	-	1200	-	24	-	290	13	6	3	0
10191	1384	<魚類> (たい類) ちだい 生	76.8	1.9	2.4	1.85	0.66	0.60	0.59	0.49	0.08	-	-	-	-	Tr	1	0	69	11	0	420	0	17	0	140	5	2	1	0
10192	1385	<魚類> (たい類) まだい 天然 生	72.2	4.6	5.8	4.44	1.47	1.59	1.38	1.16	0.17	-	-	-	-	0	3	-	180	23	-	920	-	23	-	280	17	8	5	0
10193	1386	<魚類> (たい類) まだい 養殖 皮つき 生	68.5	7.8	9.4	7.42	2.26	2.72	2.44	1.78	0.54	-	-	-	-	0	4	-	360	34	-	1400	-	33	-	380	24	10	7	0
10194	1387	<魚類> (たい類) まだい 養殖 皮つき 水煮	65.0	9.3	11.9	8.90	2.88	3.17	2.86	2.23	0.48	-	-	-	-	0	5	-	460	44	-	1800	-	42	-	490	31	12	9	0
10195	1388	<魚類> (たい類) まだい 養殖 皮つき 焼き	63.8	9.4	12.0	9.01	2.88	3.18	2.95	2.24	0.56	-	-	-	-	0	5	-	460	44	-	1800	-	42	-	490	31	12	9	0
10408	1389	<魚類> (たい類) まだい 養殖 皮なし 生	71.9	4.8	5.9	4.58	1.29	1.78	1.52	0.99	0.49	-	-	-	-	0	0	-	140	16	-	870	-	20	-	220	9	6	0	0
10196	1390	<魚類> たかさご 生	76.7	1.1	1.5	1.03	0.43	0.24	0.36	0.31	0.05	-	-	-	-	0	0	-	44	12	-	270	-	14	-	83	6	0	0	0
10197	1391	<魚類> たかべ 生	71.0	7.4	9.0	7.05	2.71	2.17	2.16	1.74	0.35	-	-	-	-	0	0	-	410	60	-	1700	-	65	-	430	28	12	8	0
10198	1392	<魚類> たちうお 生	61.6	17.7	20.9	16.96	5.83	7.26	3.87	3.15	0.42	-	-	-	-	Tr	13	-	1200	98	-	3400	-	98	-	820	97	21	25	0
10199	1393	<魚類> (たら類) すけとうだら 生	81.6	0.5	1.0	0.47	0.12	0.08	0.27	0.25	0.02	-	-	-	-	0	Tr	0	4	1	0	89	0	3	0	16	Tr	1	Tr	0
10409	1394	<魚類> (たら類) すけとうだら フライ	61.9	11.3	11.9	10.79	1.00	6.63	3.17	1.13	2.03	-	-	-	-	0	0	-	12	6	-	630	-	9	-	230	60	32	16	0
10200	1395	<魚類> (たら類) すけとうだら すり身	75.1	0.1	0.2	0.13	0.03	0.02	0.08	0.07	Tr	-	-	-	-	0	0	-	2	Tr	-	28	-	Tr	-	5	0	0	0	0
10201	1396	<魚類> (たら類) すけとうだら すきみだら	38.2	0.2	0.3	0.22	0.06	0.04	0.12	0.11	0.01	-	-	-	-	0	0	-	2	Tr	-	46	-	Tr	-	9	Tr	0	0	0
10202	1397	<魚類> (たら類) すけとうだら たらこ 生	65.2	2.9	4.7	2.80	0.71	0.81	1.28	1.19	0.07	-	-	-	-	0	Tr	-	66	9	-	570	-	4	-	62	1	0	1	0
10203	1398	<魚類> (たら類) すけとうだら たらこ 焼き	58.6	3.7	6.1	3.59	0.91	1.04	1.64	1.54	0.09	-	-	-	-	0	0	-	79	11	-	730	-	5	-	80	1	0	2	0
10204	1399	<魚類> (たら類) すけとうだら からしめんたいこ	66.6	2.3	3.3	2.22	0.54	0.59	1.09	1.01	0.07	-	-	-	-	0	Tr	-	53	6	-	440	-	2	-	44	1	1	1	0

可食部100 g当たり																													備考
脂肪酸																												未同定物質	
一価不飽和									多価不飽和																				
15:1	16:1	17:1	18:1	18:1 n-9	18:1 n-7	20:1	22:1	24:1	16:2	16:3	16:4	18:2 n-6	18:3 n-3	18:3 n-6	18:4 n-3	20:2 n-6	20:3 n-3	20:3 n-6	20:4 n-3	20:4 n-6	20:5 n-3	21:5 n-3	22:2	22:4 n-6	22:5 n-3	22:5 n-6	22:6 n-3		
ペンタデセン酸	パルミトレイン酸	ヘプタデセン酸	計	オレイン酸	シス-バクセン酸	イコセン酸	ドコセン酸	テトラコセン酸	ヘキサデカジエン酸	ヘキサデカトリエン酸	ヘキサデカテトラエン酸	リノール酸	α-リノレン酸	γ-リノレン酸	オクタデカテトラエン酸	イコサジエン酸	イコサトリエン酸	イコサトリエン酸	イコサテトラエン酸	アラキドン酸	イコサペンタエン酸	ヘンイコサペンタエン酸	ドコサジエン酸	ドコサテトラエン酸	ドコサペンタエン酸	ドコサペンタエン酸	ドコサヘキサエン酸		
F15D1	F16D1	F17D1	F18D1	F18D1CN9	F18D1CN7	F20D1	F22D1	F24D1	F16D2	F16D3	F16D4	F18D2N6	F18D3N3	F18D3N6	F18D4N3	F20D2N6	F20D3N3	F20D3N6	F20D4N3	F20D4N6	F20D5N3	F21D5N3	F22D2	F22D4N6	F22D5N3	F22D5N6	F22D6N3	FAUN	
(mg)																													
2	740	45	970	750	220	3700	4400	170	70	35	86	290	270	29	970	58	34	18	200	81	1400	75	0	0	290	37	2100	1600	別名：さいら 同一試料の皮つき、生の分析値
1	680	33	910	690	210	3300	4000	160	64	32	77	270	240	25	900	54	33	16	180	75	1300	69	0	6	260	37	2000	1500	別名：さいら 廃棄部位：頭部、内臓、骨、ひれ等 魚体全体を焼いたもの
-	660	110	990	-	-	2600	3000	290	-	-	-	240	170	-	620	57	-	13	160	92	900	-	0	-	200	0	1500	67	別名：さいら 廃棄部位：頭部、骨、ひれ等
0	710	46	1200	-	-	3300	4800	240	43	24	58	390	200	27	730	54	-	16	150	87	1000	54	0	19	200	36	1600	-	別名：さいら 廃棄部位：骨、ひれ等
0	670	60	1000	-	-	2800	3300	130	36	0	0	240	220	41	760	55	-	18	180	81	1000	59	9	20	210	36	1700	-	別名：さいら 液汁を除いたもの
0	450	42	710	-	-	2000	2300	90	24	0	0	170	140	28	320	35	-	12	110	55	700	42	3	17	150	26	1200	-	別名：さいら 液汁を含んだもの
0	77	6	200	-	-	19	14	8	5	3	2	16	8	2	10	3	-	2	6	33	97	3	0	1	29	15	320	-	別名：まんびき 切り身
0	620	23	2600	-	-	81	37	19	39	27	39	51	23	6	63	11	-	4	28	68	670	25	0	0	120	8	550	-	試料：ひと塩品 廃棄部位：頭部及び尾
0	530	22	2400	-	-	76	35	18	33	22	28	47	20	5	55	10	-	4	24	66	650	23	0	0	110	7	530	-	試料：ひと塩品 廃棄部位：頭部及び尾
0	890	14	1400	-	-	1400	1700	69	44	26	45	120	39	13	160	18	-	6	38	30	740	25	0	4	72	5	650	-	別名：カペリン 試料：ひと塩品 魚体全体
0	860	14	1500	-	-	1400	1700	67	42	23	42	120	42	10	170	19	-	7	40	32	750	26	0	2	68	5	670	-	別名：カペリン 試料：ひと塩品 魚体全体
0	110	10	170	-	-	18	8	3	4	3	2	12	6	2	9	4	-	2	4	38	110	4	0	1	69	7	170	-	試料：くろうしのした、あかしたびらめ 廃棄部位：頭部、内臓、骨、ひれ等（五枚下ろし）
0	430	26	1400	-	-	250	220	49	0	0	0	280	50	0	71	13	-	8	35	78	400	0	0	0	170	30	900	-	廃棄部位：頭部、内臓、骨、ひれ等（三枚下ろし）
0	75	5	150	-	-	27	35	13	8	5	6	21	13	2	30	4	-	1	13	12	180	6	0	2	18	4	360	-	
-	330	43	1500	-	-	530	330	110	-	-	-	38	36	-	110	9	-	6	58	76	420	-	0	-	120	0	620	97	別名：銀ひらす、銀ワレフー 切り身
0	380	14	620	-	-	94	62	19	29	26	18	45	25	5	45	7	-	5	19	58	300	14	0	1	72	14	400	-	切り身
0	160	10	540	-	-	66	29	18	6	4	3	18	7	2	8	7	-	3	10	54	120	6	0	1	82	16	330	-	別名：れんこだい 廃棄部位：頭部、内臓、骨、ひれ等（三枚下ろし）
0	610	21	1500	-	-	100	25	14	16	11	9	30	18	5	29	11	-	6	21	74	260	19	0	1	140	18	410	-	別名：ちぬ 廃棄部位：頭部、内臓、骨、ひれ等（三枚下ろし）
0	110	6	420	360	56	35	18	8	5	4	4	13	8	0	11	8	4	4	12	35	140	7	1	13	58	10	250	170	別名：はなだい 三枚におろしたもの
0	340	17	950	-	-	140	95	43	19	15	11	47	22	3	32	9	-	6	33	83	300	13	0	3	150	20	610	-	廃棄部位：頭部、内臓、骨、ひれ等（三枚下ろし）
0	490	23	1600	-	-	320	240	58	41	34	39	420	72	10	86	20	-	10	67	61	520	29	0	6	220	22	780	-	廃棄部位：頭部、内臓、骨、ひれ等（三枚下ろし）
0	620	29	2000	-	-	290	190	72	52	44	49	320	65	12	100	18	-	13	86	77	670	37	0	7	280	28	990	-	頭部、内臓等を除き水煮したもの 廃棄部位：骨、ひれ等
0	610	29	2000	-	-	300	180	72	52	44	49	400	74	12	98	21	-	13	86	78	670	37	0	7	280	28	990	-	内臓等を除き焼いたもの 廃棄部位：頭部、骨、ひれ等
0	240	12	1100	950	160	220	150	35	14	11	10	410	48	0	36	17	-	6	35	32	240	16	0	8	120	16	500	-	同一試料の皮つき、生の分析値：第2章別表参照。
0	48	4	150	-	-	11	9	16	0	0	0	12	9	0	8	3	-	2	9	16	43	0	0	0	22	20	220	-	別名：ぐるくん 廃棄部位：頭部、内臓、骨、ひれ等（三枚下ろし）
0	510	21	1200	-	-	180	170	60	36	24	18	150	49	10	52	18	-	11	49	110	480	22	0	5	170	40	920	-	廃棄部位：頭部、内臓、骨、ひれ等（三枚下ろし）
0	1400	84	5000	-	-	400	250	72	120	110	69	160	89	21	130	29	-	22	140	120	970	52	0	7	350	55	1400	-	廃棄部位：頭部、内臓、骨、ひれ等（三枚下ろし）
0	5	1	63	45	18	7	2	1	Tr	0	Tr	4	1	0	2	1	0	0	2	15	71	2	0	0	7	2	170	29	別名：すけそう、すけそうだら、すけとう 三枚におろしたもの
0	37	15	6400	6100	360	130	6	17	0	0	0	2000	870	0	0	8	-	0	0	20	85	2	0	0	8	2	170	-	切り身 揚げ油：なたね油 すけとうだら生とは別試料
0	2	Tr	14	-	-	3	1	Tr	0	0	0	1	Tr	0	1	Tr	-	Tr	1	2	25	0	0	0	2	Tr	44	-	
0	5	Tr	33	-	-	3	1	1	Tr	Tr	0	1	1	0	1	Tr	-	Tr	1	5	37	1	0	0	3	1	67	-	
0	140	5	460	-	-	120	62	30	6	3	5	17	6	1	15	4	-	2	10	40	510	10	0	0	41	6	600	-	別名：もみじこ
0	180	7	590	-	-	150	75	38	7	4	5	22	8	2	19	5	-	2	13	51	650	13	0	0	52	7	780	-	別名：もみじこ
0	110	3	370	-	-	63	23	19	3	2	2	39	6	1	12	4	-	1	9	23	420	7	0	1	26	4	530	-	

10 魚介類

可食部100g当たり

食品番号	索引番号	食品名	水分	脂肪酸のトリアシルグリセロール当量	脂質	脂肪酸 総量	飽和	一価不飽和	多価不飽和	n-3系 多価不飽和	n-6系 多価不飽和	4:0 酪酸	6:0 ヘキサン酸	7:0 ヘプタン酸	8:0 オクタン酸	10:0 デカン酸	12:0 ラウリン酸	13:0 トリデカン酸	14:0 ミリスチン酸	15:0 ペンタデカン酸	15:0 ant ペンタデカン酸	16:0 パルミチン酸	16:0 iso パルミチン酸	17:0 ヘプタデカン酸	17:0 ant ヘプタデカン酸	18:0 ステアリン酸	20:0 アラキジン酸	22:0 ベヘン酸	24:0 リグノセリン酸	10:1 デセン酸
		成分識別子	WATER	FATNLEA	FAT-	FACID	FASAT	FAMS	FAPU	FAPUN3	FAPUN6	F4D0	F6D0	F7D0	F8D0	F10D0	F12D0	F13D0	F14D0	F15D0	F15D0AI	F16D0	F16D0I	F17D0	F17D0AI	F18D0	F20D0	F22D0	F24D0	F10D1
		単位	(g)									(mg)																		
10205	1400	<魚類> (たら類) まだら 生	80.9	0.1	0.2	0.14	0.03	0.03	0.07	0.07	0.01	-	-	-	-	0	0	-	2	Tr	-	25	-	Tr	-	6	0	0	0	0
10206	1401	<魚類> (たら類) まだら 焼き	72.8	0.2	0.2	0.20	0.05	0.04	0.11	0.10	0.01	-	-	-	-	0	0	-	2	Tr	-	36	-	Tr	-	8	0	0	0	0
10207	1402	<魚類> (たら類) まだら しらこ 生	83.8	0.4	0.8	0.41	0.09	0.12	0.20	0.19	0.02	-	-	-	-	0	0	-	3	1	-	68	-	1	-	15	Tr	0	0	0
10208	1403	<魚類> (たら類) まだら 塩だら	82.1	Tr	0.1	0.04	0.01	0.01	0.02	0.02	Tr	-	-	-	-	0	0	-	1	Tr	-	7	-	0	-	2	0	0	0	0
10209	1404	<魚類> (たら類) まだら 干しだら	18.5	0.6	0.8	0.54	0.16	0.13	0.24	0.22	0.02	-	-	-	-	0	Tr	-	7	1	-	120	-	1	-	33	Tr	Tr	Tr	0
10210	1405	<魚類> (たら類) 加工品 でんぶ	26.9	0.6	1.1	0.62	0.17	0.15	0.31	0.28	0.02	-	-	-	-	0	0	-	11	1	-	130	-	1	-	25	Tr	0	1	0
10448	1406	<魚類> (たら類) 加工品 桜でんぶ	5.6	0.1	0.5	0.09	0.03	0.03	0.03	0.02	Tr	-	-	-	-	0	Tr	-	2	Tr	-	23	-	1	-	5	Tr	Tr	Tr	0
10211	1407	<魚類> ちか 生	78.3	0.4	0.6	0.37	0.09	0.08	0.20	0.19	0.01	-	-	-	-	0	0	-	10	2	-	72	-	1	-	10	Tr	0	0	0
10213	1408	<魚類> どじょう 生	79.1	0.6	1.2	0.55	0.16	0.16	0.22	0.09	0.13	-	-	-	-	0	Tr	-	5	5	-	94	-	10	-	42	3	2	2	0
10214	1409	<魚類> どじょう 水煮	77.9	0.5	1.2	0.50	0.15	0.14	0.21	0.09	0.12	-	-	-	-	0	Tr	-	4	5	-	86	-	9	-	41	3	2	2	0
10215	1410	<魚類> とびうお 生	76.9	0.5	0.7	0.44	0.15	0.07	0.22	0.20	0.02	-	-	-	-	-	-	-	12	6	-	92	-	0	-	33	2	-	-	-
10421	1411	<魚類> とびうお 煮干し	12.5	1.1	2.2	1.03	0.37	0.14	0.53	0.46	0.07	-	-	-	-	0	0	-	21	8	-	210	-	14	-	120	3	0	0	0
10422	1412	<魚類> とびうお 焼き干し	11.8	1.5	3.3	1.41	0.56	0.26	0.58	0.49	0.08	-	-	-	-	0	0	-	50	14	-	320	-	20	-	150	5	2	4	0
10212	1413	<魚類> ナイルティラピア 生	73.5	4.6	5.3	4.36	1.41	1.89	1.06	0.46	0.61	-	-	-	-	-	-	-	140	9	-	960	-	15	-	260	21	-	-	-
10216	1414	<魚類> なまず 生	72.0	7.3	8.6	6.99	1.76	3.48	1.75	0.96	0.75	-	-	-	-	0	6	-	150	28	-	1200	-	30	-	290	16	6	3	0
10217	1415	<魚類> にぎす 生	78.5	0.9	1.2	0.84	0.25	0.23	0.35	0.32	0.04	-	-	-	-	0	Tr	-	24	3	-	190	-	3	-	33	2	1	0	0
10218	1416	<魚類> にしん 生	66.1	13.1	15.1	12.54	2.97	7.18	2.39	2.13	0.26	-	-	-	-	-	-	-	1000	20	-	1800	-	14	-	170	16	-	-	-
10219	1417	<魚類> にしん 身欠きにしん	60.6	14.6	16.7	13.97	3.46	8.33	2.18	1.70	0.48	-	-	-	-	-	-	-	860	18	-	2300	-	0	-	250	11	-	-	-
10220	1418	<魚類> にしん 開き干し	59.8	17.1	19.7	16.42	3.85	9.21	3.35	2.77	0.26	-	-	-	-	0	14	-	1100	60	-	2400	-	17	-	210	32	10	5	0
10221	1419	<魚類> にしん くん製	43.9	19.9	22.1	19.08	4.53	11.43	3.13	2.52	0.39	-	-	-	-	0	15	-	1400	72	-	2700	-	22	-	230	32	14	0	0
10222	1420	<魚類> にしん かずのこ 生	66.1	3.4	6.7	3.23	0.85	0.93	1.45	1.37	0.08	-	-	-	-	-	-	-	93	10	-	660	-	1	-	76	3	-	-	-
10223	1421	<魚類> にしん かずのこ 乾	16.5	8.4	13.6	8.03	2.37	2.09	3.57	3.39	0.13	-	-	-	-	0	0	-	350	26	-	1800	-	12	-	200	4	0	0	0
10224	1422	<魚類> にしん かずのこ 塩蔵 水戻し	80.0	1.6	3.0	1.49	0.52	0.45	0.52	0.48	0.03	-	-	-	-	0	Tr	-	45	6	-	420	-	3	-	41	Tr	1	0	0
10225	1423	<魚類> はぜ 生	79.4	0.1	0.2	0.09	0.03	0.02	0.04	0.03	0.01	-	-	-	-	-	-	-	1	1	-	16	-	1	-	7	0	-	-	-
10226	1424	<魚類> はぜ つくだ煮	23.2	1.6	3.0	1.53	0.53	0.32	0.68	0.46	0.19	-	-	-	-	0	3	-	53	12	-	310	-	23	-	120	5	5	8	0
10227	1425	<魚類> はぜ 甘露煮	29.5	1.1	2.2	1.02	0.38	0.26	0.38	0.28	0.10	-	-	-	-	0	1	-	34	10	-	210	-	14	-	93	3	3	6	0
10228	1426	<魚類> はたはた 生	78.8	4.4	5.7	4.22	0.92	1.95	1.35	1.09	0.24	-	-	-	-	Tr	2	0	100	16	0	650	0	34	0	98	5	2	1	0
10229	1427	<魚類> はたはた 生干し	71.1	9.2	10.3	8.83	2.01	3.78	3.04	2.61	0.37	-	-	-	-	Tr	4	0	280	37	0	1400	0	57	0	180	12	4	2	0
10230	1428	<魚類> はまふえふき 生	77.7	0.2	0.3	0.18	0.07	0.05	0.07	0.04	0.03	-	-	-	-	0	0	-	3	1	-	45	-	2	-	16	1	0	0	0
10231	1429	<魚類> はも 生	71.0	4.3	5.3	4.10	1.36	1.28	1.45	1.25	0.20	-	-	-	-	-	-	-	160	34	-	850	-	75	-	220	21	-	-	-
10233	1430	<魚類> ひらまさ 生	71.1	3.6	4.9	3.42	1.09	1.15	1.18	1.04	0.14	-	-	-	-	0	0	-	120	19	-	680	-	26	-	230	15	0	0	0
10234	1431	<魚類> ひらめ 天然 生	76.8	1.6	2.0	1.52	0.43	0.48	0.61	0.51	0.08	-	-	-	-	0	2	-	85	8	-	270	-	6	-	56	4	2	1	0
10235	1432	<魚類> ひらめ 養殖 皮つき 生	73.7	3.1	3.7	2.92	0.80	0.95	1.17	0.89	0.25	-	-	-	-	0	2	-	120	17	-	530	-	16	-	98	6	3	0	0
10410	1433	<魚類> ひらめ 養殖 皮なし 生	76.0	1.9	2.5	1.78	0.49	0.57	0.72	0.55	0.16	-	-	-	-	0	1	-	71	10	-	330	-	10	-	63	4	2	0	0
10236	1434	<魚類> (ふぐ類) とらふぐ 養殖 生	78.9	0.2	0.3	0.20	0.06	0.04	0.10	0.08	0.02	-	-	-	-	0	0	-	2	1	-	38	-	1	-	15	1	0	0	0
10237	1435	<魚類> (ふぐ類) まふぐ 生	79.3	0.3	0.4	0.25	0.07	0.04	0.13	0.11	0.02	-	-	-	-	0	0	-	1	1	-	42	-	1	-	22	Tr	0	0	0
10238	1436	<魚類> ふな 生	78.0	2.0	2.5	1.93	0.52	0.72	0.69	0.50	0.12	-	-	-	-	1	2	-	69	Tr	-	350	-	12	-	76	3	1	0	0
10239	1437	<魚類> ふな 水煮	75.6	2.3	2.8	2.16	0.59	0.84	0.73	0.52	0.14	-	-	-	-	1	2	-	73	Tr	-	420	-	11	-	80	3	1	0	0
10240	1438	<魚類> ふな 甘露煮	28.7	2.4	3.6	2.29	0.60	0.64	1.05	0.33	0.71	-	-	-	-	0	2	-	42	19	-	370	-	31	-	120	7	5	2	0

可食部 100 g 当たり

脂肪酸

一価不飽和									多価不飽和																				
15:1 ペンタデセン酸	16:1 パルミトレイン酸	17:1 ヘプタデセン酸	18:1 計	18:1 n-9 オレイン酸	18:1 n-7 シス-バクセン酸	20:1 イコセン酸	22:1 ドコセン酸	24:1 テトラコセン酸	16:2 ヘキサデカジエン酸	16:3 ヘキサデカトリエン酸	16:4 ヘキサデカテトラエン酸	18:2 n-6 リノール酸	18:3 n-3 α-リノレン酸	18:3 n-6 γ-リノレン酸	18:4 n-3 オクタデカテトラエン酸	20:2 n-6 イコサジエン酸	20:3 n-3 イコサトリエン酸	20:3 n-6 イコサトリエン酸	20:4 n-3 イコサテトラエン酸	20:4 n-6 アラキドン酸	20:5 n-3 イコサペンタエン酸	21:5 n-3 ヘンイコサペンタエン酸	22:2 ドコサジエン酸	22:4 n-6 ドコサテトラエン酸	22:5 n-3 ドコサペンタエン酸	22:5 n-6 ドコサペンタエン酸	22:6 n-3 ドコサヘキサエン酸	未同定物質	備考
F15D1	F16D1	F17D1	F18D1	F18D1CN9	F18D1CN7	F20D1	F22D1	F24D1	F16D2	F16D3	F16D4	F18D2N6	F18D3N3	F18D3N6	F18D4N3	F20D2N6	F20D3N3	F20D3N6	F20D4N3	F20D4N6	F20D5N3	F21D5N3	F22D2	F22D4N6	F22D5N3	F22D5N6	F22D6N3	FAUN	
(mg)																													
0	3	Tr	21	-	-	3	1	1	0	0	0	1	Tr	0	1	Tr	-	Tr	Tr	4	24	0	0	0	2	Tr	42	-	別名：たら 切り身
0	4	Tr	32	-	-	5	1	1	0	0	0	1	1	0	1	Tr	-	Tr	1	6	33	0	-	0	3	1	61	-	別名：たら 切り身
0	9	1	85	-	-	18	3	2	0	0	0	2	1	0	1	1	-	Tr	1	13	64	0	0	0	7	2	110	-	別名：たら
0	1	0	6	-	-	1	Tr	Tr	0	0	0	Tr	0	0	Tr	0	-	0	Tr	1	8	Tr	0	0	1	Tr	12	-	別名：たら 切り身
0	11	1	97	-	-	15	4	4	1	Tr	Tr	3	1	Tr	1	0	-	Tr	2	14	73	2	0	4	10	2	130	-	別名：たら 試料：無頭開き干し品 廃棄部位：骨、皮等
0	15	1	96	-	-	22	10	5	1	1	Tr	5	1	Tr	3	1	-	1	2	11	110	2	0	0	8	1	160	-	別名：たら 別名：茶でんぶ、しょうゆでんぶ 試料：しょうゆ添加品
0	3	Tr	19	14	5	5	4	1	Tr	0	0	4	1	0	Tr	Tr	-	0	Tr	1	9	Tr	0	0	1	0	12	8	
0	19	1	49	-	-	6	4	2	0	0	0	4	4	0	4	1	-	0	1	6	47	0	0	0	4	2	130	-	廃棄部位：頭部、内臓、骨、ひれ等（三枚下ろし）
0	49	7	88	-	-	15	4	1	3	1	1	35	11	3	0	7	-	5	2	70	23	1	0	Tr	21	8	34	-	魚体全体
0	41	6	76	-	-	12	3	1	3	1	1	28	9	2	0	6	-	5	1	68	22	1	0	Tr	20	9	35	-	魚体全体
-	16	4	44	-	-	4	1	3	-	-	-	6	4	-	5	1	-	1	2	7	25	-	0	-	10	10	150	3	廃棄部位：頭部、内臓、骨、ひれ等（三枚下ろし）
0	20	2	84	58	27	13	12	3	1	0	0	11	4	0	4	3	-	0	3	34	56	0	0	3	25	19	370	62	別名：あご 頭部等を除いたもの
0	47	5	140	110	38	30	30	6	2	2	0	18	7	0	8	4	-	3	5	34	69	2	0	4	30	22	370	100	別名：あご、焼きあご 頭部等を除いたもの
-	290	11	1400	-	-	100	21	29	-	-	-	520	35	-	23	18	-	23	9	46	31	-	0	-	85	0	270	22	別名：いずみだい、ちかだい、テラピア 切り身
0	580	27	2500	-	-	240	84	17	18	10	9	530	120	9	20	41	-	25	33	120	210	11	0	3	120	23	440	-	試料：なまず（国産）、アメリカなまず 廃棄部位：頭部、内臓、骨、ひれ等（三枚下ろし）
0	27	3	180	-	-	12	7	5	2	1	1	9	5	Tr	5	2	-	1	8	18	81	4	0	0	19	5	200	-	廃棄部位：頭部、内臓、骨、ひれ等（三枚下ろし）
-	820	110	2800	-	-	1500	1800	140	-	-	-	160	100	-	270	11	-	6	36	84	880	-	0	-	70	0	770	120	別名：かどいわし 廃棄部位：頭部、内臓、骨、ひれ等（三枚下ろし）
-	1100	94	4500	-	-	1300	1200	110	-	-	-	410	160	-	120	16	-	8	24	46	760	-	0	-	46	0	590	120	別名：かどいわし 廃棄部位：頭部、内臓、骨、ひれ等
0	1600	34	3000	-	-	1900	2600	140	110	74	130	140	63	20	240	22	-	8	49	53	1400	48	0	9	93	15	880	-	別名：かどいわし 廃棄部位：頭部、骨、ひれ等
0	1200	39	2900	-	-	3000	4100	180	90	45	89	200	64	60	280	33	-	12	57	57	1100	40	0	10	96	14	870	-	別名：かどいわし 廃棄部位：頭部、骨、ひれ等
-	190	33	640	-	-	39	14	7	-	-	-	29	25	-	21	1	-	0	14	54	410	-	0	-	32	0	870	6	別名：かどいわし
0	440	21	1300	-	-	170	59	47	27	12	9	66	31	2	41	5	-	4	44	44	1300	20	0	2	170	10	1700	-	別名：かどいわし
0	87	6	330	-	-	12	5	8	3	2	1	13	7	1	9	1	-	1	5	15	180	2	0	0	15	2	270	-	別名：かどいわし
-	4	1	9	-	-	1	Tr	2	-	-	-	1	Tr	-	Tr	Tr	-	Tr	Tr	8	16	-	0	-	4	2	12	2	廃棄部位：頭部、内臓、骨、ひれ等（三枚下ろし）
0	25	14	250	-	-	14	5	6	10	8	3	72	65	7	13	9	-	8	9	76	170	4	0	1	49	21	150	-	
0	75	8	150	-	-	15	6	2	4	3	2	36	28	3	12	5	-	3	5	42	99	4	0	Tr	30	11	96	-	
0	320	19	1300	980	280	230	96	21	10	3	5	65	28	3	33	16	10	6	24	130	420	11	1	5	36	17	520	270	三枚におろしたもの
0	710	41	2300	1800	480	450	230	32	31	15	13	120	84	8	130	31	28	7	61	160	970	33	1	9	79	27	1200	520	廃棄部位：頭部、骨、ひれ等
0	7	1	36	-	-	3	1	1	0	0	0	2	1	0	Tr	1	-	1	Tr	20	5	0	0	0	6	4	26	-	別名：たまみ 廃棄部位：頭部、内臓、骨、ひれ等（三枚下ろし）
-	330	47	730	-	-	77	35	59	-	-	-	64	79	-	60	9	-	16	85	120	220	-	0	-	170	0	640	64	切り身
0	200	17	720	-	-	99	88	29	0	0	0	38	21	0	30	8	-	5	16	63	220	0	0	0	86	25	670	-	切り身
0	100	6	230	-	-	73	55	12	7	6	6	15	7	3	17	4	-	2	7	45	120	6	0	1	58	11	290	-	廃棄部位：頭部、内臓、骨、ひれ等（五枚下ろし）
0	180	13	600	510	88	90	62	16	12	10	10	170	33	0	32	11	-	3	15	40	170	9	0	7	100	19	520	-	廃棄部位：頭部、内臓、骨、ひれ等（五枚下ろし）
0	96	8	360	310	53	58	38	9	6	6	6	110	20	0	18	7	-	2	9	25	100	5	0	4	61	12	330	-	
0	4	1	26	-	-	3	2	1	0	0	0	3	1	0	Tr	1	-	Tr	1	9	19	0	0	0	10	3	55	-	切り身（皮なし）
0	4	1	32	-	-	4	1	2	0	0	0	3	Tr	0	Tr	1	-	Tr	1	15	14	0	0	0	13	3	84	-	切り身（皮なし）
0	250	16	410	-	-	37	8	1	30	33	8	48	74	6	45	6	-	6	22	40	190	10	0	1	58	11	110	-	廃棄部位：頭部、内臓、骨、ひれ等（三枚下ろし）
0	280	15	490	-	-	42	9	2	34	33	5	58	81	7	40	6	-	7	20	46	190	10	0	1	58	13	120	-	内臓等を除去後水煮したもの 廃棄部位：頭部、骨、ひれ等
0	110	21	450	-	-	42	9	2	7	5	2	600	140	12	21	13	-	11	12	60	56	2	0	1	20	16	72	-	

10 魚介類

可食部 100 g 当たり

食品番号	索引番号	食品名	水分	脂肪酸のトリアシルグリセロール当量	脂質	脂肪酸 総量	飽和	一価不飽和	多価不飽和	n-3系 多価不飽和	n-6系 多価不飽和	飽和 4:0 酪酸	6:0 ヘキサン酸	7:0 ヘプタン酸	8:0 オクタン酸	10:0 デカン酸	12:0 ラウリン酸	13:0 トリデカン酸	14:0 ミリスチン酸	15:0 ペンタデカン酸	15:0 ant ペンタデカン酸	16:0 パルミチン酸	16:0 iso パルミチン酸	17:0 ヘプタデカン酸	17:0 ant ヘプタデカン酸	18:0 ステアリン酸	20:0 アラキジン酸	22:0 ベヘン酸	24:0 リグノセリン酸	10:1 デセン酸
		成分識別子	WATER	FATNLEA	FAT-	FACID	FASAT	FAMS	FAPU	FAPUN3	FAPUN6	F4D0	F6D0	F7D0	F8D0	F10D0	F12D0	F13D0	F14D0	F15D0	F15D0AI	F16D0	F16D0I	F17D0	F17D0AI	F18D0	F20D0	F22D0	F24D0	F10D1
		単位	(g								)	(mg																		)
10449	1439	<魚類> ふな ふなずし	57.0	5.6	7.9	5.35	1.50	1.89	1.95	1.18	0.74	-	-	-	-	Tr	4	-	180	32	-	980	-	50	-	240	9	3	3	0
10241	1440	<魚類> ぶり 成魚 生	59.6	13.1	17.6	12.49	4.42	4.35	3.72	3.35	0.37	-	-	-	-	-	-	-	740	79	-	2600	-	200	-	750	34	-	-	-
10242	1441	<魚類> ぶり 成魚 焼き	51.8	14.5	20.4	13.85	4.87	4.83	4.15	3.73	0.41	-	-	-	-	-	-	-	820	90	-	2900	-	220	-	830	33	-	-	-
10243	1442	<魚類> ぶり はまち 養殖 皮つき 生	61.5	13.4	17.2	12.84	3.96	5.83	3.05	1.88	1.08	-	-	-	-	0	5	-	570	73	-	2500	-	86	-	610	49	23	15	0
10411	1443	<魚類> ぶり はまち 養殖 皮なし 生	66.4	9.9	12.0	9.49	2.81	4.11	2.57	1.66	0.84	-	-	-	-	0	4	-	400	51	-	1800	-	67	-	430	33	14	60	0
10244	1444	<魚類> ほうぼう 生	74.9	3.0	4.2	2.85	0.96	1.04	0.85	0.73	0.12	-	-	-	-	-	-	-	89	14	-	630	-	34	-	190	7	-	-	-
10245	1445	<魚類> ホキ 生	80.4	1.0	1.3	0.95	0.24	0.42	0.29	0.26	0.03	-	-	-	-	-	-	-	32	7	-	170	-	0	-	31	1	-	-	-
10246	1446	<魚類> ほっけ 生	77.1	3.2	4.4	3.10	0.70	1.21	1.19	1.09	0.10	-	-	-	-	-	-	-	120	6	-	470	-	10	-	94	4	-	-	-
10247	1447	<魚類> ほっけ 塩ほっけ	72.4	4.1	4.9	3.92	1.03	1.76	1.14	0.97	0.11	-	-	-	-	0	3	-	240	15	-	650	-	37	-	79	4	2	2	0
10248	1448	<魚類> ほっけ 開き干し 生	67.0	8.3	9.4	7.92	1.99	3.48	2.45	2.14	0.20	-	-	-	-	0	6	-	460	30	-	1300	-	56	-	150	8	0	0	0
10412	1449	<魚類> ほっけ 開き干し 焼き	63.7	9.4	10.9	9.00	2.21	4.02	2.76	2.40	0.23	-	-	-	-	0	7	-	510	33	-	1400	-	67	-	160	10	0	0	0
10249	1450	<魚類> ぼら 生	74.7	4.3	5.0	4.13	1.18	1.40	1.56	1.37	0.19	-	-	-	-	-	-	-	290	17	-	730	-	22	-	100	17	-	-	-
10250	1451	<魚類> ぼら からすみ	25.9	14.9	28.9	14.23	2.68	5.71	5.83	4.47	1.10	-	-	-	-	0	1	-	240	110	-	1700	-	71	-	500	28	16	13	0
10251	1452	<魚類> ほんもろこ 生	75.1	3.2	4.1	3.10	0.82	1.23	1.06	0.69	0.36	-	-	-	-	0	0	-	130	22	-	510	-	20	-	120	7	0	0	0
10252	1453	<魚類> (まぐろ類) きはだ 生	74.0	0.6	1.0	0.59	0.21	0.12	0.25	0.21	0.04	-	-	-	-	0	Tr	0	17	4	0	140	0	7	0	42	3	2	1	0
10253	1454	<魚類> (まぐろ類) くろまぐろ 天然 赤身 生	70.4	0.8	1.4	0.73	0.25	0.29	0.19	0.17	0.03	-	-	-	-	-	-	-	20	3	-	140	-	11	-	69	2	-	-	-
10254	1455	<魚類> (まぐろ類) くろまぐろ 天然 脂身 生	51.4	23.5	27.5	22.52	5.91	10.20	6.41	5.81	0.60	-	-	-	-	-	-	-	900	90	-	3500	-	270	-	1100	52	-	-	-
10450	1456	<魚類> (まぐろ類) くろまぐろ 養殖 赤身 生	68.8	6.7	7.6	6.41	1.73	2.53	2.15	1.87	0.27	-	-	-	-	0	2	-	240	35	-	1000	-	55	-	350	22	9	6	0
10451	1457	<魚類> (まぐろ類) くろまぐろ 養殖 赤身 水煮	64.1	6.8	8.3	6.53	1.92	2.71	1.90	1.62	0.26	-	-	-	-	-	2	-	260	39	-	1100	-	63	-	390	26	11	7	0
10452	1458	<魚類> (まぐろ類) くろまぐろ 養殖 赤身 蒸し	62.0	8.1	9.9	7.72	2.29	3.30	2.13	1.81	0.30	-	-	-	-	-	3	-	320	47	-	1300	-	77	-	470	31	13	8	0
10453	1459	<魚類> (まぐろ類) くろまぐろ 養殖 赤身 電子レンジ調理	60.0	7.2	8.7	6.93	1.96	2.84	2.12	1.82	0.28	-	-	-	-	-	2	-	270	40	-	1100	-	58	-	400	26	11	7	0
10454	1460	<魚類> (まぐろ類) くろまぐろ 養殖 赤身 焼き	59.6	9.2	10.6	8.80	2.49	3.57	2.74	2.36	0.36	-	-	-	-	-	3	-	340	50	-	1500	-	83	-	510	33	13	9	0
10455	1461	<魚類> (まぐろ類) くろまぐろ 養殖 赤身 ソテー	61.6	9.2	10.2	8.78	2.20	3.71	2.87	2.30	0.54	-	-	-	-	-	2	-	280	43	-	1300	-	71	-	460	35	14	9	0
10456	1462	<魚類> (まぐろ類) くろまぐろ 養殖 赤身 天ぷら	57.8	11.6	12.6	11.08	2.11	5.57	3.41	2.24	1.16	-	-	-	-	-	3	-	240	39	-	1200	-	61	-	450	52	22	14	0
10255	1463	<魚類> (まぐろ類) びんなが 生	71.8	0.6	0.7	0.58	0.15	0.19	0.23	0.21	0.03	-	-	-	-	0	Tr	0	17	3	0	94	0	5	0	33	1	1	1	0
10256	1464	<魚類> (まぐろ類) みなみまぐろ 赤身 生	77.0	0.2	0.4	0.20	0.06	0.05	0.09	0.08	0.01	-	-	-	-	0	Tr	0	1	1	0	36	0	2	0	15	Tr	1	Tr	0
10257	1465	<魚類> (まぐろ類) みなみまぐろ 脂身 生	50.3	25.4	28.3	24.36	6.06	10.62	7.68	6.77	0.84	-	-	-	-	0	5	0	630	140	0	3700	0	160	0	1300	60	25	8	0
10258	1466	<魚類> (まぐろ類) めじまぐろ 生	68.7	3.8	4.8	3.63	1.09	0.99	1.55	1.36	0.17	-	-	-	-	0	1	-	130	28	-	640	-	36	-	230	12	7	4	0
10425	1467	<魚類> (まぐろ類) めばち 赤身 生	72.2	1.7	2.3	1.61	0.49	0.54	0.57	0.49	0.07	-	-	-	-	0	1	0	29	9	0	330	0	12	0	100	5	3	2	0
10426	1468	<魚類> (まぐろ類) めばち 脂身 生	67.8	6.8	7.5	6.48	1.78	2.63	2.07	1.79	0.27	-	-	-	-	Tr	2	0	130	33	0	1200	0	44	0	330	19	10	7	0
10260	1469	<魚類> (まぐろ類) 缶詰 水煮 フレーク ライト	82.0	0.5	0.7	0.48	0.18	0.11	0.18	0.15	0.03	-	-	-	-	0	Tr	-	10	5	-	110	-	14	-	38	2	1	1	0
10261	1470	<魚類> (まぐろ類) 缶詰 水煮 フレーク ホワイト	77.6	2.2	2.5	2.08	0.64	0.71	0.73	0.62	0.11	-	-	-	-	1	1	-	67	14	-	420	-	27	-	100	6	4	1	0
10262	1471	<魚類> (まぐろ類) 缶詰 味付け フレーク	65.7	1.8	2.3	1.75	0.58	0.49	0.68	0.57	0.11	-	-	-	-	Tr	1	-	50	16	-	350	-	35	-	120	5	3	1	0
10263	1472	<魚類> (まぐろ類) 缶詰 油漬 フレーク ライト	59.1	21.3	21.7	20.40	3.37	4.86	12.16	1.40	10.76	-	-	-	-	0	0	-	23	10	-	2300	-	27	-	870	74	68	19	0

可食部 100 g 当たり / 脂肪酸（mg）

一価不飽和 16:1 パルミトレイン酸 F16D1	一価不飽和 17:1 ヘプタデセン酸 F17D1	一価不飽和 18:1 計 F18D1	一価不飽和 18:1 n-9 オレイン酸 F18D1CN9	一価不飽和 18:1 n-7 シス-バクセン酸 F18D1CN7	一価不飽和 20:1 イコセン酸 F20D1	一価不飽和 22:1 ドコセン酸 F22D1	一価不飽和 24:1 テトラコセン酸 F24D1	多価不飽和 16:2 ヘキサデカジエン酸 F16D2	多価不飽和 16:3 ヘキサデカトリエン酸 F16D3	多価不飽和 16:4 ヘキサデカテトラエン酸 F16D4	多価不飽和 18:2 n-6 リノール酸 F18D2N6	多価不飽和 18:3 n-3 α-リノレン酸 F18D3N3	多価不飽和 18:3 n-6 γ-リノレン酸 F18D3N6	多価不飽和 18:4 n-3 オクタデカテトラエン酸 F18D4N3	多価不飽和 20:2 n-6 イコサジエン酸 F20D2N6	多価不飽和 20:3 n-3 イコサトリエン酸 F20D3N3	多価不飽和 20:3 n-6 イコサトリエン酸 F20D3N6	多価不飽和 20:4 n-3 イコサテトラエン酸 F20D4N3	多価不飽和 20:4 n-6 アラキドン酸 F20D4N6	多価不飽和 20:5 n-3 イコサペンタエン酸 F20D5N3	多価不飽和 21:5 n-3 ヘンイコサペンタエン酸 F21D5N3	多価不飽和 22:2 ドコサジエン酸 F22D2	多価不飽和 22:4 n-6 ドコサテトラエン酸 F22D4N6	多価不飽和 22:5 n-3 ドコサペンタエン酸 F22D5N3	多価不飽和 22:5 n-6 ドコサペンタエン酸 F22D5N6	多価不飽和 22:6 n-3 ドコサヘキサエン酸 F22D6N3	未同定物質 FAUN	備考
550	37	1100	840	280	140	22	9	24	11	0	270	140	0	54	46	-	29	37	280	330	14	0	39	140	79	460	820	廃棄部位：頭部、ひれ、尾 試料：魚の表面に付着した飯をヘラ等で軽く拭ったもの
910	120	2400	-	-	470	300	170	-	-	-	190	97	-	200	7	-	14	86	160	940	-	0	-	320	0	1700	220	切り身
1000	140	2600	-	-	520	330	190	-	-	-	210	110	-	220	9	-	16	96	180	1000	-	0	-	360	0	1900	250	切り身
720	61	3500	3000	430	800	670	92	42	29	23	880	120	0	120	36	-	17	59	85	450	27	0	22	190	36	910	-	切り身
510	43	2500	2100	300	570	470	63	31	22	19	680	99	0	97	27	-	17	49	70	390	24	0	18	170	31	830	-	
250	25	690	-	-	36	6	34	-	-	-	16	6	-	25	1	-	5	9	77	190	-	0	-	84	21	420	35	廃棄部位：頭部、内臓、骨、ひれ等（三枚下ろし）
55	12	240	-	-	67	29	18	-	-	-	14	6	-	7	2	-	1	9	14	58	-	0	-	14	0	170	6	切り身
240	33	550	-	-	180	170	42	-	-	-	37	17	-	45	5	-	2	16	57	450	-	0	-	27	0	530	44	廃棄部位：頭部、内臓、骨、ひれ等（三枚下ろし）
380	11	860	-	-	240	220	28	28	12	25	51	32	5	65	9	-	3	15	37	470	16	0	Tr	22	4	350	-	廃棄部位：骨、ひれ、皮等
790	24	1600	1200	350	540	470	43	43	22	43	100	81	0	230	19	-	5	41	65	960	35	0	0	48	10	740	-	廃棄部位：頭部、骨、ひれ等
910	30	1900	1500	410	590	500	51	50	26	51	120	88	0	240	22	-	6	46	80	1100	38	0	0	58	11	860	-	廃棄部位：頭部、骨、ひれ等
550	69	600	-	-	100	42	40	-	-	-	130	42	-	80	2	-	8	40	48	370	-	0	-	240	0	590	120	廃棄部位：頭部、内臓、骨、ひれ等（三枚下ろし）
3000	250	2300	-	-	43	24	17	140	38	85	320	150	130	180	27	-	78	230	470	1100	65	0	16	850	71	1900	-	
410	24	750	-	-	33	3	5	0	0	0	140	140	0	36	19	-	19	76	160	200	0	0	0	75	25	170	-	別名：もろこ 魚体全体
20	3	87	73	13	6	4	4	1	1	2	6	3	1	3	1	0	1	2	18	32	1	0	2	9	14	150	47	別名：きはだまぐろ、きわだ 切り身（皮なし）
26	7	190	-	-	33	33	9	-	-	-	8	3	-	6	1	-	1	4	16	27	-	0	-	11	0	120	50	別名：まぐろ、ほんまぐろ、しび 切り身（皮なし）
990	200	4700	-	-	1800	2200	330	-	-	-	340	210	-	460	72	-	16	170	170	1400	-	0	-	310	0	3200	120	別名：まぐろ、ほんまぐろ、しび、とろ 切り身（皮なし）
200	24	1100	940	180	600	530	59	10	3	0	93	64	7	140	16	-	7	47	85	420	22	0	17	130	41	1000	520	別名：まぐろ、ほんまぐろ、しび 蓄養を含む 切り身
220	28	1200	1000	200	610	540	64	14	4	0	95	64	7	130	17	-	7	43	84	370	20	0	16	120	38	880	540	別名：まぐろ、ほんまぐろ、しび 蓄養を含む 切り身
260	33	1500	1200	230	760	680	78	16	4	0	110	76	8	150	20	-	8	49	92	410	22	0	19	130	43	970	640	別名：まぐろ、ほんまぐろ、しび 蓄養を含む 切り身
220	27	1300	1100	200	660	590	66	13	3	0	100	67	7	150	18	-	7	48	89	420	22	0	17	130	42	990	550	別名：まぐろ、ほんまぐろ、しび 蓄養を含む 切り身
290	36	1600	1400	260	800	710	82	17	5	0	130	88	9	180	23	-	9	60	120	540	29	0	23	170	54	1300	680	別名：まぐろ、ほんまぐろ、しび 蓄養を含む 切り身
240	32	2100	1900	260	650	570	70	17	5	0	320	180	8	160	20	-	8	52	110	500	26	0	21	150	53	1200	570	別名：まぐろ、ほんまぐろ、しび 蓄養を含む 切り身 植物油（なたね油）
210	28	4100	3800	320	630	510	68	Tr	7	0	980	490	7	140	19	-	7	45	89	410	22	0	17	130	43	1000	530	別名：まぐろ、ほんまぐろ、しび 蓄養を含む 切り身 植物油（なたね油）
17	3	95	82	14	38	32	5	1	Tr	1	7	3	1	7	2	1	1	4	9	43	2	Tr	1	9	5	140	45	別名：びんちょう、とんぼ、びんながまぐろ 切り身（皮なし）
2	Tr	35	31	4	5	4	1	Tr	0	2	2	Tr	0	Tr	Tr	0	Tr	1	6	10	Tr	0	Tr	3	2	64	22	別名：インドまぐろ 切り身（皮なし）
960	120	6700	5900	810	1600	950	220	26	17	19	280	100	33	210	81	48	39	250	250	1600	71	11	63	420	91	4000	1900	別名：インドまぐろ、とろ 切り身（皮なし）
150	15	530	-	-	140	120	34	10	6	8	51	34	9	57	10	-	5	23	61	310	14	2	4	69	27	850	-	くろまぐろの幼魚 別名：まめじ 切り身（皮なし）
60	10	400	360	44	39	14	16	1	Tr	2	13	5	0	6	4	3	1	6	34	80	2	Tr	5	23	18	370	110	別名：ばちまぐろ、めばちまぐろ 切り身（皮なし）
290	45	1900	1700	190	220	85	60	4	1	3	48	17	0	17	16	13	6	27	120	320	8	2	23	100	60	1300	390	別名：ばちまぐろ、めばちまぐろ、とろ 切り身（皮なし）
19	3	85	-	-	6	1	1	1	0	0	5	2	0	2	1	-	1	2	13	20	1	0	2	6	11	120	-	別名：ツナ缶 原材料：きはだ 液汁を含んだもの
85	13	420	-	-	99	92	1	3	0	0	41	12	0	20	6	-	3	10	29	110	4	0	11	21	17	440	-	別名：ツナ缶 材料：びんなが 液汁を含んだもの
74	11	300	-	-	61	42	3	2	0	0	44	14	0	22	5	-	2	10	33	100	4	0	5	21	23	400	-	別名：ツナ缶 液汁を含んだもの
40	16	4700	-	-	76	17	0	2	0	0	11000	1300	0	16	13	-	0	0	11	14	0	0	0	10	6	65	-	別名：ツナ缶 原材料：きはだ 液汁を含んだもの

可食部 100 g 当たり

食品番号	索引番号	食品名	水分	脂肪酸のトリアシルグリセロール当量	脂質	脂肪酸 総量	飽和	一価不飽和	多価不飽和	n-3系 多価不飽和	n-6系 多価不飽和	4:0 酪酸	6:0 ヘキサン酸	7:0 ヘプタン酸	8:0 オクタン酸	10:0 デカン酸	12:0 ラウリン酸	13:0 トリデカン酸	14:0 ミリスチン酸	15:0 ペンタデカン酸	15:0 ant ペンタデカン酸	16:0 パルミチン酸	16:0 iso パルミチン酸	17:0 ヘプタデカン酸	17:0 ant ヘプタデカン酸	18:0 ステアリン酸	20:0 アラキジン酸	22:0 ベヘン酸	24:0 リグノセリン酸	10:1 デセン酸
		成分識別子	WATER	FATNLEA	FAT-	FACID	FASAT	FAMS	FAPU	FAPUN3	FAPUN6	F4D0	F6D0	F7D0	F8D0	F10D0	F12D0	F13D0	F14D0	F15D0	F15D0AI	F16D0	F16D0I	F17D0	F17D0AI	F18D0	F20D0	F22D0	F24D0	F10D1
		単位	(g)									(mg)																		
10264	1473	<魚類> (まぐろ類) 缶詰 油漬 フレーク ホワイト	56.0	21.8	23.6	20.81	4.85	4.24	11.73	0.55	11.18	-	-	-	-	-	-	-	160	10	-	4100	-	40	-	560	0	-	-	-
10265	1474	<魚類> マジェランあいなめ 生	62.8	19.6	22.9	18.79	4.15	13.33	1.31	1.00	0.31	-	-	-	-	0	0	-	800	54	-	2500	-	30	-	760	35	0	0	0
10266	1475	<魚類> まながつお 生	70.8	9.7	10.9	9.30	3.80	3.98	1.52	1.23	0.28	-	-	-	-	0	6	-	500	60	-	2600	-	61	-	520	45	19	6	0
10232	1476	<魚類> みなみくろたち 生	73.8	2.6	3.0	2.47	0.75	0.69	1.03	0.95	0.09	-	-	-	-	-	-	-	140	21	-	470	-	23	-	85	5	-	-	-
10267	1477	<魚類> みなみだら 生	81.9	0.2	0.3	0.20	0.05	0.04	0.11	0.10	0.01	-	-	-	-	0	0	-	2	1	-	40	-	Tr	-	7	0	0	0	0
10268	1478	<魚類> むつ 生	69.7	11.6	12.6	11.09	1.69	8.59	0.81	0.63	0.16	-	-	-	-	0	1	-	270	23	-	980	-	79	-	300	30	10	6	0
10269	1479	<魚類> むつ 水煮	68.3	7.7	8.4	7.35	1.14	5.65	0.56	0.43	0.11	-	-	-	-	0	1	-	180	16	-	660	-	53	-	200	20	7	4	0
10270	1480	<魚類> めじな 生	74.7	3.4	4.5	3.27	1.17	1.09	1.01	0.84	0.17	-	-	-	-	0	0	-	150	25	-	770	-	25	-	180	21	0	0	0
10271	1481	<魚類> めばる 生	77.2	2.8	3.5	2.66	0.79	0.92	0.95	0.87	0.08	-	-	-	-	-	-	-	130	14	-	520	-	3	-	120	5	-	-	-
10272	1482	<魚類> メルルーサ 生	81.1	0.5	0.6	0.45	0.11	0.15	0.19	0.17	0.01	-	-	-	-	-	-	-	11	1	-	77	-	2	-	17	1	-	-	-
10273	1483	<魚類> やつめうなぎ 生	61.5	18.8	21.8	17.98	3.76	9.57	4.65	3.80	0.74	-	-	-	-	0	33	-	670	73	-	2600	-	36	-	380	6	0	0	0
10274	1484	<魚類> やつめうなぎ 干しやつめ	14.3	24.3	31.2	23.22	6.57	9.15	7.50	6.66	0.84	-	-	-	-	-	-	-	1800	98	-	4000	-	170	-	500	24	-	-	-
10275	1485	<魚類> やまめ 養殖 生	75.6	3.7	4.3	3.50	0.91	1.39	1.20	0.73	0.45	-	-	-	-	0	2	-	110	10	-	620	-	9	-	150	5	3	3	0
10276	1486	<魚類> わかさぎ 生	81.8	1.2	1.7	1.16	0.29	0.32	0.56	0.45	0.09	-	-	-	-	0	1	-	39	6	-	200	-	5	-	36	2	1	1	0
10277	1487	<魚類> わかさぎ つくだ煮	19.3	3.6	5.5	3.43	1.02	0.83	1.58	1.08	0.47	-	-	-	-	1	2	-	130	21	-	650	-	34	-	150	7	6	7	0
10278	1488	<魚類> わかさぎ あめ煮	21.0	2.8	5.1	2.67	0.87	0.50	1.30	0.90	0.38	-	-	-	-	0	0	-	120	15	-	570	-	25	-	130	6	6	6	0
10279	1489	<貝類> あかがい 生	80.4	0.1	0.3	0.09	0.03	0.01	0.04	0.03	0.01	-	-	-	-	0	0	-	1	Tr	-	17	-	2	-	9	Tr	Tr	Tr	0
10280	1490	<貝類> あげまき 生	87.1	0.3	0.6	0.32	0.10	0.07	0.14	0.13	0.02	-	-	-	-	0	0	-	12	3	-	64	-	3	-	18	1	0	0	0
10281	1491	<貝類> あさり 生	90.3	0.1	0.3	0.08	0.02	0.01	0.04	0.03	0.01	-	-	-	-	0	0	-	1	Tr	-	11	-	1	-	9	Tr	0	0	0
10282	1492	<貝類> あさり つくだ煮	38.0	1.0	2.4	1.00	0.32	0.21	0.47	0.38	0.07	-	-	-	-	0	Tr	-	32	6	-	200	-	11	-	64	3	1	1	0
10283	1493	<貝類> あさり 缶詰 水煮	73.2	0.9	2.2	0.86	0.34	0.21	0.31	0.23	0.08	-	-	-	-	-	-	-	34	15	-	190	-	21	-	74	5	-	-	-
10284	1494	<貝類> あさり 缶詰 味付け	67.2	0.9	1.9	0.84	0.24	0.23	0.38	0.29	0.06	-	-	-	-	0	Tr	-	19	6	-	140	-	15	-	48	2	1	Tr	0
10427	1495	<貝類> あわび くろあわび 生	79.5	0.3	0.8	0.26	0.09	0.06	0.11	0.05	0.06	-	-	-	-	0	Tr	0	15	4	0	56	0	2	0	16	2	0	0	0
10428	1496	<貝類> あわび まだかあわび 生	80.0	0.1	0.4	0.13	0.04	0.03	0.05	0.03	0.02	-	-	-	-	0	0	-	5	2	-	27	-	2	-	8	Tr	0	0	0
10429	1497	<貝類> あわび めがいあわび 生	80.1	0.1	0.3	0.12	0.04	0.03	0.05	0.02	0.02	-	-	-	-	0	0	-	7	1	-	26	-	1	-	8	Tr	0	0	0
10286	1498	<貝類> あわび 干し	27.9	0.6	1.6	0.59	0.22	0.14	0.23	0.13	0.10	-	-	-	-	0	Tr	-	33	6	-	130	-	7	-	41	Tr	1	0	0
10287	1499	<貝類> あわび 塩辛	72.5	2.6	3.9	2.47	0.91	0.89	0.67	0.35	0.32	-	-	-	-	0	5	-	200	19	-	580	-	13	-	91	5	0	0	0
10288	1500	<貝類> あわび 水煮缶詰	77.2	0.3	0.4	0.26	0.07	0.06	0.13	0.06	0.03	-	-	-	-	0	0	-	8	2	-	37	-	3	-	18	4	0	0	0
10289	1501	<貝類> いがい 生	82.9	0.8	1.6	0.75	0.24	0.12	0.39	0.32	0.07	-	-	-	-	0	Tr	0	26	6	0	160	0	13	0	34	2	0	0	0
10290	1502	<貝類> いたやがい 養殖 生	84.9	0.4	0.8	0.42	0.13	0.07	0.21	0.18	0.03	-	-	-	-	0	0	-	17	3	-	75	-	6	-	31	3	0	0	0
10291	1503	<貝類> エスカルゴ 水煮缶詰	79.9	0.4	1.0	0.34	0.07	0.06	0.21	0.03	0.17	-	-	-	-	0	0	-	1	1	-	21	-	5	-	40	1	0	1	0
10292	1504	<貝類> かき 養殖 生	85.0	1.3	2.2	1.22	0.41	0.21	0.60	0.52	0.07	-	-	-	-	Tr	1	0	49	10	0	260	0	22	0	52	6	2	2	0
10293	1505	<貝類> かき 養殖 水煮	78.7	2.2	3.6	2.12	0.64	0.34	1.13	0.99	0.12	-	-	-	-	0	1	0	76	17	0	420	0	36	0	84	8	3	3	0
10430	1506	<貝類> かき 養殖 フライ	46.6	10	11.1	9.56	1.01	5.45	3.09	1.35	1.73	-	-	-	-	1	3	0	46	12	0	620	0	21	0	210	53	29	14	0
10294	1507	<貝類> かき くん製油漬缶詰	51.2	21.7	22.6	20.77	6.18	3.94	10.66	1.09	9.51	-	-	-	-	0	11	-	510	53	-	5000	-	51	-	470	28	5	16	0
10295	1508	<貝類> さざえ 生	78.0	0.1	0.4	0.14	0.05	0.02	0.06	0.03	0.03	-	-	-	-	0	0	-	5	3	-	35	-	3	-	8	Tr	0	0	0
10296	1509	<貝類> さざえ 焼き	75.6	0.1	0.4	0.13	0.05	0.02	0.06	0.02	0.03	-	-	-	-	0	0	-	4	3	-	32	-	3	-	7	0	0	0	0
10318	1510	<貝類> さるぼう 味付け缶詰	66.1	1.3	2.2	1.28	0.37	0.32	0.58	0.48	0.06	-	-	-	-	0	1	-	64	4	-	200	-	28	-	66	3	2	1	0
10297	1511	<貝類> しじみ 生	86.0	0.6	1.4	0.58	0.24	0.14	0.19	0.14	0.04	-	-	-	-	0	Tr	-	24	5	-	160	-	13	-	37	2	1	1	0
10413	1512	<貝類> しじみ 水煮	76.0	1.2	2.7	1.18	0.45	0.27	0.46	0.35	0.08	-	-	-	-	0	Tr	-	43	10	-	300	-	18	-	69	4	1	1	0
10298	1513	<貝類> たいらがい 貝柱 生	75.2	0.1	0.2	0.07	0.02	0.01	0.04	0.03	0.01	-	-	-	-	0	0	-	1	Tr	-	13	-	1	-	4	0	0	0	0
10299	1514	<貝類> たにし 生	78.8	0.3	1.1	0.33	0.08	0.10	0.14	0.05	0.10	-	-	-	-	0	0	-	6	7	-	41	-	8	-	19	1	Tr	0	[illegible]

15:1 ペンタデセン酸 F15D1	16:1 パルミトレイン酸 F16D1	17:1 ヘプタデセン酸 F17D1	18:1 計 F18D1	18:1 n-9 オレイン酸 F18D1CN9	18:1 n-7 シス-バクセン酸 F18D1CN7	20:1 イコセン酸 F20D1	22:1 ドコセン酸 F22D1	24:1 テトラコセン酸 F24D1	16:2 ヘキサデカジエン酸 F16D2	16:3 ヘキサデカトリエン酸 F16D3	16:4 ヘキサデカテトラエン酸 F16D4	18:2 n-6 リノール酸 F18D2N6	18:3 n-3 α-リノレン酸 F18D3N3	18:3 n-6 γ-リノレン酸 F18D3N6	18:4 n-3 オクタデカテトラエン酸 F18D4N3	20:2 n-6 イコサジエン酸 F20D2N6	20:3 n-3 イコサトリエン酸 F20D3N3	20:3 n-6 イコサトリエン酸 F20D3N6	20:4 n-3 イコサテトラエン酸 F20D4N3	20:4 n-6 アラキドン酸 F20D4N6	20:5 n-3 イコサペンタエン酸 F20D5N3	21:5 n-3 ヘンイコサペンタエン酸 F21D5N3	22:2 ドコサジエン酸 F22D2	22:4 n-6 ドコサテトラエン酸 F22D4N6	22:5 n-3 ドコサペンタエン酸 F22D5N3	22:5 n-6 ドコサペンタエン酸 F22D5N6	22:6 n-3 ドコサヘキサエン酸 F22D6N3	未同定物質 FAUN	備考
可食部100 g当たり																													
脂肪酸																													
一価不飽和									多価不飽和																				
(mg)																													
-	160	9	4000	-	-	31	0	0	-	-	-	11000	79	-	19	0	-	0	0	0	77	-	0	-	0	0	370	150	別名：ツナ缶 原材料：びんなが 液汁を含んだもの
0	1600	76	8000	-	-	2000	1300	320	0	0	0	190	59	0	110	37	-	17	67	63	340	0	7	0	62	0	360	-	別名：メロ、おおくち、マゼランあいなめ 切り身
0	510	39	3000	-	-	250	120	66	8	3	1	39	28	6	10	15	-	7	30	140	240	12	0	4	250	73	650	-	廃棄部位：頭部、内臓、骨、ひれ等（三枚下ろし）
-	110	38	470	-	-	26	12	23	-	-	-	58	31	-	89	2	-	3	32	23	310	-	0	-	67	0	410	14	別名：バラクータ、みなみおおすみやき、おおしびかます 切り身
0	3	Tr	24	-	-	4	1	1	Tr	0	0	3	1	Tr	2	Tr	-	Tr	1	5	26	1	0	0	3	1	69	-	切り身
0	470	31	2800	-	-	2200	2800	270	9	9	5	69	26	3	23	17	-	6	40	49	140	11	0	3	74	12	320	-	切り身
0	300	20	1900	-	-	1400	1800	180	6	6	3	46	17	2	14	11	-	4	26	36	91	6	0	2	50	8	230	-	切り身
0	270	17	700	-	-	55	28	22	0	0	0	23	16	0	13	10	-	5	20	84	200	0	0	0	150	43	450	-	別名：ぐれ 切り身
-	280	24	490	-	-	55	25	35	-	-	-	26	9	-	26	6	-	3	16	42	370	-	0	-	53	0	390	23	廃棄部位：頭部、内臓、骨、ひれ等（三枚下ろし）
-	26	5	87	-	-	22	8	7	-	-	-	6	3	-	5	1	-	1	3	7	47	-	0	-	8	0	110	3	別名：ヘイク 切り身 廃棄部位：皮
0	1600	120	6700	-	-	860	200	12	57	30	30	300	170	17	200	43	-	21	110	320	1500	64	0	7	230	26	1500	-	試料：かわやつめ 廃棄部位：頭部、内臓、骨、ひれ等
-	2600	300	5300	-	-	700	120	110	-	-	-	570	240	-	570	2	-	29	250	240	2200	-	0	-	560	0	2800	220	試料：かわやつめ 内臓を含んだもの 廃棄部位：頭部、皮等
0	220	9	950	-	-	120	71	18	9	5	6	370	35	5	19	17	-	12	19	27	130	9	0	1	56	9	470	-	別名：やまべ 廃棄部位：頭部、内臓、骨、ひれ等（三枚下ろし）
0	95	6	190	-	-	9	6	8	6	3	4	30	24	2	18	4	-	2	7	41	130	4	0	1	25	12	240	-	
0	230	22	530	-	-	14	4	24	17	8	2	170	140	7	48	13	-	6	29	180	310	11	0	0	89	100	460	-	
0	140	12	310	-	-	17	3	22	9	7	1	140	93	4	42	14	-	5	19	120	260	11	0	1	63	93	420	-	
0	2	Tr	5	-	-	6	1	0	Tr	0	Tr	1	Tr	0	1	Tr	-	Tr	Tr	4	14	1	0	0	2	1	16	-	廃棄部位：貝殻及び内臓
0	34	1	27	-	-	10	1	1	0	0	0	4	4	0	8	3	-	1	4	8	71	0	0	0	6	2	34	-	廃棄部位：貝殻
0	2	Tr	6	-	-	6	0	0	0	0	0	1	Tr	0	1	2	-	Tr	Tr	4	6	Tr	0	0	3	2	18	-	廃棄部位：貝殻
0	84	2	86	-	-	35	4	1	7	8	4	11	8	2	20	16	-	4	9	29	170	16	0	0	19	7	130	-	
-	62	11	69	-	-	44	Tr	22	-	-	-	9	6	-	12	19	-	4	35	37	79	-	0	-	13	12	85	29	液汁を除いたもの
0	89	7	80	-	-	53	2	0	7	0	0	14	9	2	21	15	-	4	9	14	140	13	18	4	11	5	92	-	液汁を除いたもの
0	3	Tr	38	16	22	15	Tr	0	0	0	0	3	4	0	1	1	0	Tr	Tr	41	17	0	0	11	25	0	Tr	47	廃棄部位：貝殻及び内蔵
0	2	1	24	-	-	3	1	0	0	0	0	1	2	Tr	1	Tr	-	Tr	Tr	17	12	0	0	0	18	0	Tr	-	廃棄部位：貝殻及び内蔵
0	2	Tr	20	-	-	6	1	0	0	0	0	2	2	Tr	1	Tr	-	Tr	Tr	21	9	0	0	0	12	0	1	-	廃棄部位：貝殻及び内蔵
0	7	2	91	-	-	35	2	0	Tr	1	0	13	9	1	2	2	-	2	1	82	51	3	2	Tr	58	Tr	1	-	
0	130	7	550	-	-	180	8	0	1	1	0	75	49	11	25	17	-	12	12	210	170	0	0	0	91	0	5	-	
0	6	1	31	-	-	9	19	0	0	0	28	2	3	0	1	1	-	1	1	26	18	2	8	0	30	0	4	-	液汁を除いたもの
0	46	1	36	16	20	35	0	0	3	1	2	19	13	2	14	5	0	2	3	29	130	4	0	3	10	8	150	180	別名：ムール貝 廃棄部位：貝殻、足糸等
0	32	Tr	31	-	-	7	1	Tr	0	0	0	8	8	0	18	3	-	2	3	11	73	0	0	0	4	3	76	-	別名：しゃくしがい 廃棄部位：貝殻
0	Tr	1	50	-	-	9	1	0	3	0	0	63	13	0	0	48	-	5	1	57	13	0	0	0	5	0	0	-	液汁を除いたもの
0	41	3	130	50	80	30	1	1	5	3	2	22	26	3	51	4	0	3	9	28	230	14	Tr	2	13	7	180	250	試料：まがき 廃棄部位：貝殻
0	68	6	210	84	120	50	5	2	8	4	3	38	45	5	92	6	0	5	16	53	440	26	Tr	5	24	13	350	420	試料：まがき むき身
0	53	10	5200	4900	300	130	3	15	5	7	1	1700	800	0	54	9	0	4	10	31	260	15	0	4	14	8	200	340	試料：まがき むき身
0	420	38	3300	-	-	120	24	0	0	0	59	9500	240	0	120	0	-	0	6	39	540	0	0	0	0	0	190	-	試料：まがき 液汁を含んだもの
0	1	1	14	-	-	5	1	0	0	1	0	7	2	Tr	1	Tr	-	1	Tr	24	6	1	0	Tr	16	1	1	-	廃棄部位：貝殻及び内臓
0	1	1	13	-	-	4	Tr	0	0	Tr	0	6	2	Tr	1	Tr	-	1	Tr	23	5	1	0	Tr	15	Tr	Tr	-	廃棄部位：貝殻及び内臓
0	150	25	83	-	-	61	4	Tr	9	0	0	26	25	4	67	1	-	0	6	24	250	13	33	1	9	5	110	-	別名：もがい、赤貝（さるぼう）味付け缶詰 液汁を除いたもの
0	52	2	52	23	29	37	1	0	2	1	Tr	11	15	0	12	6	-	1	3	11	41	3	8	3	13	5	53	-	廃棄部位：貝殻
0	100	3	98	43	55	71	1	0	4	2	1	23	33	0	28	12	-	3	8	25	110	9	15	8	33	13	140	-	廃棄部位：貝殻
0	1	Tr	3	-	-	3	0	0	0	1	0	1	Tr	0	1	1	-	Tr	Tr	3	12	2	0	0	2	1	17	-	別名：たいらぎ（標準和名）
0	13	7	39	-	-	43	3	0	0	0	0	29	24	1	1	16	-	2	2	43	12	0	0	0	3	6	5	-	試料：まるたにし、ひめたにし 廃棄部位：貝殻

10 魚介類

食品番号	索引番号	食品名	水分	脂肪酸のトリアシルグリセロール当量	脂質	総量	飽和	一価不飽和	多価不飽和	n-3系多価不飽和	n-6系多価不飽和	4:0 酪酸	6:0 ヘキサン酸	7:0 ヘプタン酸	8:0 オクタン酸	10:0 デカン酸	12:0 ラウリン酸	13:0 トリデカン酸	14:0 ミリスチン酸	15:0 ペンタデカン酸	15:0 ant ペンタデカン酸	16:0 パルミチン酸	16:0 iso パルミチン酸	17:0 ヘプタデカン酸	17:0 ant ヘプタデカン酸	18:0 ステアリン酸	20:0 アラキジン酸	22:0 ベヘン酸	24:0 リグノセリン酸	10:1 デセン酸
		成分識別子	WATER	FATNLEA	FAT-	FACID	FASAT	FAMS	FAPU	FAPUN3	FAPUN6	F4D0	F6D0	F7D0	F8D0	F10D0	F12D0	F13D0	F14D0	F15D0	F15D0AI	F16D0	F16D0I	F17D0	F17D0AI	F18D0	F20D0	F22D0	F24D0	F10D1
		単位	(g)									(mg)																		
10300	1515	<貝類> つぶ 生	78.2	0.1	0.2	0.08	0.02	0.01	0.05	0.04	0.01	-	-	-	-	0	0	-	2	Tr	-	7	-	1	-	9	0	0	0	0
10301	1516	<貝類> とこぶし 生	78.9	0.1	0.4	0.12	0.04	0.03	0.05	0.02	0.02	-	-	-	-	-	-	-	5	1	-	25	-	2	-	9	Tr	-	-	-
10303	1517	<貝類> とりがい 斧足 生	78.6	0.1	0.3	0.08	0.04	0.02	0.02	0.01	Tr	-	-	-	-	0	0	-	6	1	-	19	-	2	-	13	Tr	Tr	0	0
10304	1518	<貝類> ばい 生	78.5	0.3	0.6	0.25	0.06	0.04	0.15	0.12	0.03	-	-	-	-	0	0	-	8	1	-	21	-	3	-	27	0	0	0	0
10305	1519	<貝類> ばかがい 生	84.6	0.2	0.5	0.18	0.06	0.04	0.08	0.06	0.02	-	-	-	-	0	0	-	5	1	-	35	-	3	-	18	1	0	0	0
10306	1520	<貝類> (はまぐり類) はまぐり 生	88.8	0.3	0.6	0.28	0.09	0.05	0.13	0.10	0.03	-	-	-	-	0	0	-	8	2	-	61	-	5	-	16	1	1	Tr	0
10307	1521	<貝類> (はまぐり類) はまぐり 水煮	78.6	0.6	1.5	0.59	0.19	0.11	0.29	0.23	0.06	-	-	-	-	0	0	-	14	3	-	120	-	11	-	36	1	1	Tr	0
10308	1522	<貝類> (はまぐり類) はまぐり 焼き	79.8	0.4	1.0	0.40	0.13	0.07	0.19	0.15	0.04	-	-	-	-	0	0	-	10	2	-	87	-	7	-	25	1	1	Tr	0
10309	1523	<貝類> (はまぐり類) はまぐり つくだ煮	40.1	1.2	2.8	1.20	0.41	0.28	0.51	0.41	0.09	-	-	-	-	Tr	Tr	-	37	7	-	270	-	17	-	70	2	1	1	0
10310	1524	<貝類> (はまぐり類) ちょうせんはまぐり 生	88.1	0.5	1.0	0.51	0.18	0.10	0.23	0.19	0.04	-	-	-	-	Tr	Tr	0	19	3	0	120	0	6	0	29	1	Tr	Tr	0
10311	1525	<貝類> ほたてがい 生	82.3	0.4	0.9	0.42	0.18	0.09	0.15	0.12	0.01	-	-	-	-	0	Tr	-	41	2	-	100	-	4	-	25	Tr	1	0	0
10312	1526	<貝類> ほたてがい 水煮	76.8	0.8	1.9	0.73	0.27	0.15	0.30	0.26	0.02	-	-	-	-	0	1	-	59	4	-	160	-	5	-	44	1	1	0	0
10313	1527	<貝類> ほたてがい 貝柱 生	78.4	0.1	0.3	0.10	0.03	0.01	0.06	0.05	0.01	-	-	-	-	0	0	-	2	1	-	16	-	1	-	6	0	0	0	0
10414	1528	<貝類> ほたてがい 貝柱 焼き	67.8	0.1	0.3	0.09	0.02	0.01	0.05	0.05	0.01	-	-	-	-	0	0	-	2	1	-	15	-	1	-	5	0	0	0	0
10314	1529	<貝類> ほたてがい 貝柱 煮干し	17.1	0.5	1.4	0.45	0.13	0.05	0.26	0.23	0.03	-	-	-	-	0	0	-	13	4	-	82	-	3	-	33	Tr	0	Tr	0
10315	1530	<貝類> ほたてがい 貝柱 水煮缶詰	76.4	0.2	0.6	0.19	0.06	0.03	0.10	0.09	0.01	-	-	-	-	0	0	-	5	2	-	33	-	3	-	15	Tr	Tr	Tr	0
10316	1531	<貝類> ほっきがい 生	82.1	0.3	1.1	0.30	0.10	0.10	0.10	0.08	0.02	-	-	-	-	-	-	-	9	3	-	51	-	4	-	33	1	-	-	-
10317	1532	<貝類> みるがい 水管 生	78.9	0.1	0.4	0.12	0.04	0.02	0.05	0.04	0.01	-	-	-	-	0	0	-	5	1	-	27	-	0	-	10	1	0	0	0
10319	1533	<えび・かに類> (えび類) あまえび 生	78.2	0.7	1.5	0.71	0.17	0.21	0.34	0.30	0.04	-	-	-	-	Tr	2	0	11	4	0	130	0	4	0	16	1	1	0	0
10320	1534	<えび・かに類> (えび類) いせえび 生	76.6	0.1	0.4	0.13	0.03	0.03	0.07	0.05	0.02	-	-	-	-	-	-	-	1	1	-	15	-	2	-	11	Tr	-	-	-
10321	1535	<えび・かに類> (えび類) くるまえび 養殖 生	76.1	0.3	0.6	0.25	0.08	0.05	0.12	0.08	0.04	-	-	-	-	0	Tr	-	2	1	-	47	-	3	-	20	Tr	1	1	0
10322	1536	<えび・かに類> (えび類) くるまえび 養殖 ゆで	69.3	0.2	0.5	0.21	0.06	0.05	0.11	0.07	0.03	-	-	-	-	0	0	-	2	1	-	39	-	3	-	19	Tr	Tr	Tr	0
10323	1537	<えび・かに類> (えび類) くるまえび 養殖 焼き	74.4	0.2	0.4	0.19	0.06	0.04	0.09	0.06	0.03	-	-	-	-	0	0	-	1	1	-	34	-	3	-	17	1	1	Tr	0
10431	1538	<えび・かに類> (えび類) さくらえび 生	78.9	1.2	2.0	1.11	0.34	0.33	0.45	0.37	0.07	-	-	-	-	Tr	Tr	0	20	8	0	220	0	14	0	60	5	5	3	0
10324	1539	<えび・かに類> (えび類) さくらえび ゆで	75.6	0.7	1.5	0.66	0.19	0.22	0.25	0.21	0.04	-	-	-	-	-	-	-	13	4	-	130	-	8	-	37	2	-	-	-
10325	1540	<えび・かに類> (えび類) さくらえび 素干し	19.4	2.1	4.0	1.97	0.59	0.63	0.75	0.60	0.14	-	-	-	-	0	0	-	41	13	-	380	-	20	-	110	7	13	6	0
10326	1541	<えび・かに類> (えび類) さくらえび 煮干し	23.2	1.1	2.5	1.06	0.35	0.33	0.38	0.31	0.06	-	-	-	-	0	0	-	20	8	-	240	-	14	-	58	4	6	3	0
10327	1542	<えび・かに類> (えび類) 大正えび 生	76.3	0.1	0.3	0.14	0.04	0.04	0.06	0.04	0.01	-	-	-	-	0	0	-	2	1	-	23	-	3	-	12	Tr	1	Tr	0
10328	1543	<えび・かに類> (えび類) しばえび 生	79.3	0.2	0.4	0.19	0.06	0.04	0.08	0.07	0.01	-	-	-	-	0	0	-	3	2	-	36	-	3	-	17	1	1	Tr	0
10415	1544	<えび・かに類> (えび類) バナメイえび 養殖 生	78.6	0.3	0.6	0.30	0.10	0.05	0.15	0.08	0.07	-	-	-	-	0	0	-	2	1	-	58	-	4	-	32	1	1	Tr	0
10416	1545	<えび・かに類> (えび類) バナメイえび 養殖 天ぷら	62.0	9.6	10.3	9.18	0.79	5.87	2.52	0.80	1.72	-	-	-	-	0	0	-	7	6	-	450	-	11	-	220	55	30	15	0
10329	1546	<えび・かに類> (えび類) ブラックタイガー 養殖 生	79.9	0.1	0.3	0.13	0.04	0.03	0.06	0.04	0.02	-	-	-	-	0	0	-	1	Tr	-	26	-	1	-	13	Tr	0	0	0
10330	1547	<えび・かに類> (えび類) 加工品 干しえび	24.2	1.2	2.8	1.17	0.45	0.33	0.40	0.29	0.11	-	-	-	-	0	1	-	27	15	-	240	-	25	-	120	7	9	4	0
10331	1548	<えび・かに類> (えび類) 加工品 つくだ煮	31.8	1.3	2.2	1.20	0.36	0.35	0.49	0.28	0.20	-	-	-	-	0	0	-	31	9	-	220	-	14	-	73	5	4	2	0
10332	1549	<えび・かに類> (かに類) がざみ 生	83.1	0.1	0.3	0.13	0.04	0.04	0.05	0.04	0.01	-	-	-	-	-	-	-	4	2	-	19	-	2	-	9	Tr	-	-	-
10333	1550	<えび・かに類> (かに類) 毛がに 生	81.9	0.3	0.5	0.26	0.05	0.06	0.15	0.14	0.01	-	-	-	-	0	0	-	1	1	-	36	-	2	-	10	Tr	Tr	0	0
10334	1551	<えび・かに類> (かに類) 毛がに ゆで	79.2	0.3	0.5	0.25	0.05	0.06	0.14	0.13	0.01	-	-	-	-	0	0	-	1	1	-	34	-	1	-	8	Tr	Tr	0	0

可食部100 g当たり

可食部100 g当たり																													
脂肪酸																													
	一価不飽和								多価不飽和																				
1	16:1	17:1	18:1	18:1 n-9	18:1 n-7	20:1	22:1	24:1	16:2	16:3	16:4	18:2 n-6	18:3 n-3	18:3 n-6	18:4 n-3	20:2 n-6	20:3 n-3	20:3 n-6	20:4 n-3	20:4 n-6	20:5 n-3	21:5 n-3	22:2	22:4 n-6	22:5 n-3	22:5 n-6	22:6 n-3	未同定物質	備考
	パルミトレイン酸	ヘプタデセン酸	計	オレイン酸	シス-バクセン酸	イコセン酸	ドコセン酸	テトラコセン酸	ヘキサデカジエン酸	ヘキサデカトリエン酸	ヘキサデカテトラエン酸	リノール酸	α-リノレン酸	γ-リノレン酸	オクタデカテトラエン酸	イコサジエン酸	イコサトリエン酸	イコサトリエン酸	イコサテトラエン酸	アラキドン酸	イコサペンタエン酸	ヘンイコサペンタエン酸	ドコサジエン酸	ドコサテトラエン酸	ドコサペンタエン酸	ドコサペンタエン酸	ドコサヘキサエン酸		
	F16D1	F17D1	F18D1	F18D1CN9	F18D1CN7	F20D1	F22D1	F24D1	F16D2	F16D3	F16D4	F18D2N6	F18D3N3	F18D3N6	F18D4N3	F20D2N6	F20D3N3	F20D3N6	F20D4N3	F20D4N6	F20D5N3	F21D5N3	F22D2	F22D4N6	F22D5N3	F22D5N6	F22D6N3	FAUN	
	(mg)																												
0	1	Tr	8	-	-	5	1	0	0	0	0	2	1	0	Tr	4	-	0	1	3	21	1	0	0	8	0	7	-	別名：ばい 試料：えぞぼら、ひめえぞぼら、えぞばい むき身
-	2	Tr	17	-	-	5	0	7	-	-	-	1	1	-	1	1	-	Tr	0	16	7	-	9	-	11	0	Tr	2	廃棄部位：貝殻及び内臓
0	6	Tr	7	-	-	6	Tr	0	Tr	Tr	0	Tr	Tr	0	1	1	-	Tr	1	1	7	1	0	0	1	Tr	4	-	
0	1	Tr	20	-	-	16	1	0	0	0	0	5	1	0	Tr	13	-	0	1	17	73	0	0	0	21	0	22	-	別名：つぶ 試料：ちじみえぞぼら、おおえっちゅうばい等 廃棄部位：貝殻及び内臓
0	8	1	13	-	-	15	1	0	Tr	1	0	1	Tr	Tr	1	6	-	1	1	7	18	2	0	0	7	3	32	-	別名：あおやぎ 廃棄部位：貝殻及び内臓
0	19	1	21	-	-	11	2	0	1	1	Tr	3	5	Tr	6	6	-	1	2	12	32	6	0	0	7	3	45	-	廃棄部位：貝殻
0	36	2	41	-	-	25	3	0	1	2	1	6	8	1	12	12	-	3	5	27	72	13	0	Tr	17	7	100	-	廃棄部位：貝殻
0	25	1	29	-	-	17	2	0	1	2	Tr	4	5	1	8	8	-	2	3	18	48	8	0	Tr	11	5	66	-	液汁を含んだもの 廃棄部位：貝殻
0	130	3	88	-	-	47	2	0	5	3	3	12	13	2	20	19	-	6	10	39	180	15	0	Tr	26	9	150	-	
0	40	1	40	15	25	14	1	0	2	1	1	4	4	0	8	7	1	2	4	18	80	7	0	7	12	4	72	120	廃棄部位：貝殻
0	41	1	37	-	-	10	2	0	4	4	8	2	3	1	10	1	-	1	2	4	82	4	0	0	1	2	21	-	廃棄部位：貝殻
0	64	2	63	-	-	19	5	0	6	9	16	4	2	1	20	2	-	1	4	8	170	8	0	0	3	2	45	-	廃棄部位：貝殻
0	2	Tr	6	2	3	5	0	0	0	0	2	1	Tr	0	1	1	-	Tr	Tr	4	24	1	0	Tr	1	1	23	-	
0	1	0	5	2	3	5	0	0	0	0	1	Tr	Tr	0	Tr	Tr	-	Tr	Tr	4	21	1	0	Tr	1	1	21	-	
0	10	Tr	29	-	-	13	1	0	Tr	1	Tr	4	1	Tr	3	2	-	1	1	17	110	5	0	0	4	2	100	-	
0	5	1	11	-	-	10	1	0	Tr	0	0	2	1	Tr	2	1	-	Tr	1	7	43	2	2	1	2	1	37	-	液汁を除いたもの
-	13	1	18	-	-	58	Tr	14	-	-	-	Tr	1	-	4	4	-	1	2	12	38	-	0	-	11	0	24	7	別名：うばがい（標準和名） 廃棄部位：貝殻
0	2	Tr	8	-	-	9	1	0	0	0	0	1	Tr	0	1	3	-	1	Tr	5	8	2	0	0	7	2	22	-	別名：みるくい（標準和名） 廃棄部位：貝殻及び内臓
0	43	4	150	94	51	10	4	2	1	0	1	8	4	1	1	2	0	1	1	24	150	2	0	2	5	2	130	57	別名：ほっこくあかえび（標準和名） 廃棄部位：頭部、殻、内臓、尾部等
-	5	Tr	20	-	-	2	Tr	1	-	-	-	2	Tr	-	Tr	1	-	Tr	Tr	15	27	-	0	-	1	0	17	2	廃棄部位：頭部、殻、内臓、尾部等
0	7	1	40	-	-	4	1	1	Tr	0	0	27	2	0	Tr	2	-	Tr	1	9	35	Tr	0	0	2	1	44	-	廃棄部位：頭部、殻、内臓、尾部等
0	5	1	34	-	-	4	1	1	Tr	0	0	23	2	0	Tr	1	-	Tr	Tr	8	29	Tr	0	0	2	1	39	-	廃棄部位：頭部、殻、内臓、尾部等
0	5	1	30	-	-	3	1	1	0	0	0	19	2	0	Tr	1	-	Tr	Tr	7	25	Tr	0	0	1	1	32	-	廃棄部位：頭部、殻、内臓、尾部等
0	75	9	200	170	29	24	8	10	2	Tr	Tr	19	13	0	8	6	2	2	5	37	140	3	0	2	8	7	190	93	殻付き
-	54	15	120	-	-	14	6	11	-	-	-	11	6	-	3	3	-	3	2	22	89	-	0	-	6	0	100	8	殻つき
0	170	14	370	-	-	51	9	14	4	1	0	32	22	3	12	10	-	3	9	74	240	5	0	0	12	17	310	-	殻つき
0	74	9	200	-	-	29	9	9	2	0	1	19	15	1	7	6	-	1	4	29	130	2	0	0	6	5	150	-	殻つき
0	14	2	22	-	-	2	Tr	Tr	0	0	Tr	2	1	Tr	Tr	1	-	Tr	Tr	10	21	Tr	0	0	2	1	18	-	別名：こうらいえび（標準和名） 廃棄部位：頭部、殻、内臓、尾部等
0	12	1	23	-	-	2	Tr	Tr	Tr	Tr	0	2	2	Tr	1	1	-	Tr	1	9	32	1	0	0	2	1	30	-	廃棄部位：頭部、殻、内臓、尾部等
0	4	1	48	41	7	2	0	Tr	0	0	Tr	47	3	0	0	4	-	Tr	Tr	13	36	Tr	0	0	2	2	40	-	廃棄部位：頭部、殻、内臓、尾部等
0	24	0	5700	5400	280	110	0	14	0	0	0	1700	670	0	0	13	-	0	0	23	63	0	0	0	4	0	70	-	#REF!
0	2	Tr	22	-	-	2	Tr	Tr	0	0	0	17	1	0	Tr	1	-	Tr	Tr	5	17	0	0	0	1	Tr	21	-	別名：うしえび（標準和名） 無頭、殻つき 廃棄部位：殻及び尾部
0	75	13	200	-	-	26	5	5	2	2	0	12	5	1	3	12	-	3	4	70	120	3	0	0	18	9	140	-	試料（原材料）：さるえび
0	97	9	230	-	-	12	4	2	5	3	1	140	21	2	3	7	-	2	3	47	150	2	0	0	12	7	86	-	
-	14	3	22	-	-	3	Tr	2	-	-	-	2	1	-	Tr	1	-	Tr	1	8	19	-	0	-	2	0	14	3	別名：わたりがに 廃棄部位：殻、内臓等
0	8	1	47	-	-	3	1	0	Tr	Tr	0	2	1	Tr	1	2	-	Tr	1	8	100	1	0	0	2	Tr	31	-	廃棄部位：殻、内臓等
0	6	1	46	-	-	2	Tr	0	Tr	0	0	2	1	Tr	1	1	-	0	1	6	98	1	0	0	2	Tr	31	-	殻つきでゆでたもの 廃棄部位：殻、内臓等

10 魚介類

食品番号	索引番号	食品名	水分	脂肪酸のトリアシルグリセロール当量	脂質	脂肪酸 総量	飽和	一価不飽和	多価不飽和	n-3系 多価不飽和	n-6系 多価不飽和	4:0 酪酸	6:0 ヘキサン酸	7:0 ヘプタン酸	8:0 オクタン酸	10:0 デカン酸	12:0 ラウリン酸	13:0 トリデカン酸	14:0 ミリスチン酸	15:0 ペンタデカン酸	15:0 ant ペンタデカン酸	16:0 パルミチン酸	16:0 iso パルミチン酸	17:0 ヘプタデカン酸	17:0 ant ヘプタデカン酸	18:0 ステアリン酸	20:0 アラキジン酸	22:0 ベヘン酸	24:0 リグノセリン酸	10:1 デセン酸
		成分識別子	WATER	FATNLEA	FAT-	FACID	FASAT	FAMS	FAPU	FAPUN3	FAPUN6	F4D0	F6D0	F7D0	F8D0	F10D0	F12D0	F13D0	F14D0	F15D0	F15D0AI	F16D0	F16D0I	F17D0	F17D0AI	F18D0	F20D0	F22D0	F24D0	F10D1
		単位	(g)									(mg)																		
			可食部 100 g 当たり																											
10335	1552	<えび・かに類> (かに類) ずわいがに 生	84.0	0.2	0.4	0.22	0.03	0.06	0.13	0.11	0.02	-	-	-	-	0	0	-	Tr	Tr	-	24	-	2	-	6	Tr	0	0	0
10336	1553	<えび・かに類> (かに類) ずわいがに ゆで	82.5	0.3	0.6	0.33	0.05	0.09	0.19	0.16	0.03	-	-	-	-	0	0	-	1	1	-	39	-	2	-	9	Tr	Tr	0	0
10337	1554	<えび・かに類> (かに類) ずわいがに 水煮缶詰	81.1	0.2	0.4	0.18	0.04	0.05	0.09	0.08	0.02	-	-	-	-	0	0	-	1	Tr	-	25	-	3	-	8	Tr	1	0	0
10338	1555	<えび・かに類> (かに類) たらばがに 生	84.7	0.5	0.9	0.46	0.09	0.12	0.25	0.22	0.04	-	-	-	-	0	Tr	0	4	3	0	58	0	3	0	17	1	Tr	0	0
10339	1556	<えび・かに類> (かに類) たらばがに ゆで	80.0	0.8	1.5	0.79	0.14	0.22	0.42	0.37	0.05	-	-	-	-	Tr	Tr	0	8	4	0	90	0	5	0	33	2	1	0	0
10340	1557	<えび・かに類> (かに類) たらばがに 水煮缶詰	77.0	0.1	0.3	0.13	0.03	0.04	0.07	0.06	0.01	-	-	-	-	0	0	-	1	1	-	17	-	2	-	5	Tr	Tr	0	0
10341	1558	<えび・かに類> (かに類) 加工品 がん漬	54.7	0.2	0.4	0.21	0.07	0.05	0.09	0.04	0.05	-	-	-	-	0	0	-	6	4	-	39	-	9	-	10	Tr	Tr	Tr	0
10342	1559	<いか・たこ類> (いか類) あかいか 生	79.3	0.8	1.5	0.73	0.21	0.07	0.45	0.43	0.01	-	-	-	-	0	Tr	0	6	3	0	150	0	6	0	49	Tr	Tr	0	0
10343	1560	<いか・たこ類> (いか類) けんさきいか 生	80.0	0.4	1.0	0.42	0.16	0.04	0.22	0.19	0.03	-	-	-	-	0	Tr	-	11	3	-	110	-	5	-	31	1	Tr	Tr	0
10344	1561	<いか・たこ類> (いか類) こういか 生	83.4	0.6	1.3	0.57	0.19	0.05	0.33	0.28	0.05	-	-	-	-	0	Tr	0	13	4	0	110	0	8	0	46	1	Tr	0	0
10345	1562	<いか・たこ類> (いか類) するめいか 生	80.2	0.3	0.8	0.33	0.11	0.03	0.19	0.18	0.01	-	-	-	-	0	0	-	4	2	-	83	-	3	-	18	Tr	0	0	0
10346	1563	<いか・たこ類> (いか類) するめいか 水煮	74.6	0.4	0.9	0.36	0.11	0.04	0.21	0.20	0.01	-	-	-	-	0	0	-	4	2	-	83	-	3	-	21	Tr	0	0	0
10347	1564	<いか・たこ類> (いか類) するめいか 焼き	71.8	0.4	1.0	0.38	0.12	0.04	0.22	0.21	0.01	-	-	-	-	0	0	-	4	2	-	89	-	3	-	20	Tr	0	0	0
10417	1565	<いか・たこ類> (いか類) するめいか 胴 皮つき 生	79.8	0.4	0.7	0.41	0.12	0.03	0.26	0.25	0.01	-	-	-	-	0	0	-	6	2	-	91	-	4	-	13	0	0	0	0
10418	1566	<いか・たこ類> (いか類) するめいか 胴 皮なし 生	79.1	0.3	0.6	0.30	0.09	0.02	0.19	0.18	0.01	-	-	-	-	0	0	-	4	2	-	71	-	2	-	14	Tr	0	0	0
10419	1567	<いか・たこ類> (いか類) するめいか 胴 皮なし 天ぷら	64.9	9.8	10.8	9.34	0.82	5.84	2.69	1.06	1.63	-	-	-	-	0	0	-	13	7	-	500	-	10	-	190	54	29	7	0
10420	1568	<いか・たこ類> (いか類) するめいか 耳・足 生	80.8	0.6	0.9	0.54	0.16	0.04	0.35	0.33	0.02	-	-	-	-	0	0	-	6	2	-	120	-	4	-	21	Tr	0	0	0
10348	1569	<いか・たこ類> (いか類) ほたるいか 生	83.0	2.3	3.5	2.21	0.58	0.69	0.94	0.83	0.10	-	-	-	-	0	0	-	100	9	-	380	-	11	-	69	4	2	1	0
10349	1570	<いか・たこ類> (いか類) ほたるいか ゆで	78.1	1.5	2.9	1.41	0.36	0.31	0.74	0.67	0.07	-	-	-	-	0	0	-	45	5	-	250	-	8	-	51	3	1	Tr	0
10350	1571	<いか・たこ類> (いか類) ほたるいか くん製	23.0	3.4	7.5	3.27	1.15	1.29	0.83	0.68	0.13	-	-	-	-	0	2	-	230	18	-	760	-	19	-	120	5	1	2	0
10351	1572	<いか・たこ類> (いか類) ほたるいか つくだ煮	39.8	3.8	6.7	3.60	1.02	1.29	1.29	1.13	0.15	-	-	-	-	0	1	-	200	17	-	670	-	19	-	110	5	3	2	0
10352	1573	<いか・たこ類> (いか類) やりいか 生	79.7	0.5	1.0	0.49	0.18	0.05	0.26	0.25	0.01	-	-	-	-	0	Tr	-	17	3	-	130	-	4	-	19	Tr	Tr	Tr	0
10353	1574	<いか・たこ類> (いか類) 加工品 するめ	20.2	1.7	4.3	1.61	0.60	0.12	0.89	0.80	0.09	-	-	-	-	-	-	-	29	12	-	420	-	21	-	120	2	-	-	-
10354	1575	<いか・たこ類> (いか類) 加工品 さきいか	26.4	0.8	3.1	0.75	0.25	0.08	0.43	0.41	0.02	-	-	-	-	-	-	-	6	2	-	190	-	5	-	47	0	-	-	-
10355	1576	<いか・たこ類> (いか類) 加工品 くん製	43.5	0.7	1.5	0.70	0.24	0.07	0.40	0.39	0.01	-	-	-	-	0	0	-	9	2	-	180	-	5	-	39	Tr	Tr	3	0
10356	1577	<いか・たこ類> (いか類) 加工品 切りいかあめ煮	22.8	3.1	4.7	2.97	0.71	0.78	1.48	0.69	0.79	-	-	-	-	0	0	-	13	5	-	480	-	11	-	190	11	3	2	0
10357	1578	<いか・たこ類> (いか類) 加工品 いかあられ	26.7	1.0	1.8	0.97	0.28	0.12	0.57	0.40	0.17	-	-	-	-	0	0	-	12	3	-	210	-	5	-	44	1	Tr	1	0
10358	1579	<いか・たこ類> (いか類) 加工品 塩辛	67.3	2.7	3.4	2.55	0.74	0.57	1.24	1.15	0.08	-	-	-	-	-	-	-	97	15	-	520	-	26	-	82	6	-	-	-
10359	1580	<いか・たこ類> (いか類) 加工品 味付け缶詰	66.9	0.7	1.8	0.68	0.25	0.07	0.37	0.35	0.02	-	-	-	-	0	Tr	-	14	5	-	190	-	8	-	31	Tr	Tr	Tr	0
10360	1581	<いか・たこ類> (たこ類) いいだこ 生	83.2	0.4	0.8	0.37	0.11	0.06	0.20	0.17	0.03	-	-	-	-	0	Tr	-	9	2	-	66	-	5	-	26	1	Tr	Tr	0
10361	1582	<いか・たこ類> (たこ類) まだこ 生	81.1	0.2	0.7	0.23	0.07	0.03	0.14	0.11	0.02	-	-	-	-	-	-	-	2	1	-	37	-	4	-	23	0	-	-	
10362	1583	<いか・たこ類> (たこ類) まだこ ゆで	76.2	0.2	0.7	0.20	0.06	0.02	0.12	0.10	0.02	-	-	-	-	-	-	-	2	1	-	32	-	3	-	21	0	-	-	
10432	1584	<いか・たこ類> (たこ類) みずだこ 生	83.5	0.4	0.9	0.36	0.09	0.04	0.23	0.19	0.04	-	-	-	-	0	Tr	0	5	1	0	59	0	4	0	18	Tr	Tr	0	0
10363	1585	<その他> あみ つくだ煮	35.0	1.1	1.8	1.09	0.30	0.24	0.55	0.46	0.06	-	-	-	-	0	1	-	37	5	-	220	-	6	-	25	2	1	3	0
10364	1586	<その他> あみ 塩辛	63.7	0.6	1.1	0.58	0.18	0.15	0.25	0.21	0.04	-	-	-	-	0	0	-	11	3	-	120	-	5	-	33	4	5	2	0
10365	1587	<その他> うに 生うに	73.8	2.5	4.8	2.43	0.63	0.77	1.02	0.73	0.29	-	-	-	-	-	-	-	150	17	-	360	-	13	-	77	21	-	-	-
10366	1588	<その他> うに 粒うに	51.8	3.5	5.8	3.33	1.40	1.04	0.89	0.49	0.39	-	-	-	-	0	5	-	460	55	-	720	-	11	-	140	12	0	0	0
10367	1589	<その他> うに 練りうに	53.1	2.1	2.9	2.00	0.96	0.65	0.39	0.17	0.21	-	-	-	-	0	5	-	420	18	-	440	-	4	-	67	4	0	0	0

可食部100g当たり

脂肪酸

15:1 ペンタデセン酸	16:1 パルミトレイン酸	17:1 ヘプタデセン酸	18:1 計	18:1 n-9 オレイン酸	18:1 n-7 シス-バクセン酸	20:1 イコセン酸	22:1 ドコセン酸	24:1 テトラコセン酸	16:2 ヘキサデカジエン酸	16:3 ヘキサデカトリエン酸	16:4 ヘキサデカテトラエン酸	18:2 n-6 リノール酸	18:3 n-3 α-リノレン酸	18:3 n-6 γ-リノレン酸	18:4 n-3 オクタデカテトラエン酸	20:2 n-6 イコサジエン酸	20:3 n-3 イコサトリエン酸	20:3 n-6 イコサトリエン酸	20:4 n-3 イコサテトラエン酸	20:4 n-6 アラキドン酸	20:5 n-3 イコサペンタエン酸	21:5 n-3 ヘンイコサペンタエン酸	22:2 ドコサジエン酸	22:4 n-6 ドコサテトラエン酸	22:5 n-3 ドコサペンタエン酸	22:5 n-6 ドコサペンタエン酸	22:6 n-3 ドコサヘキサエン酸	未同定物質	備考
一価不飽和									多価不飽和																				
F15D1	F16D1	F17D1	F18D1	F18D1CN9	F18D1CN7	F20D1	F22D1	F24D1	F16D2	F16D3	F16D4	F18D2N6	F18D3N3	F18D3N6	F18D4N3	F20D2N6	F20D3N3	F20D3N6	F20D4N3	F20D4N6	F20D5N3	F21D5N3	F22D2	F22D4N6	F22D5N3	F22D5N6	F22D6N3	FAUN	
(mg)																													
0	7	1	46	-	-	2	1	0	Tr	Tr	Tr	2	Tr	Tr	Tr	1	-	Tr	Tr	14	68	1	0	0	4	1	33	-	別名：まつばがに 廃棄部位：殻、内臓等
0	10	2	75	-	-	4	1	Tr	Tr	Tr	Tr	3	1	Tr	1	2	-	Tr	Tr	22	100	1	0	0	5	2	50	-	別名：まつばがに 殻つきでゆでたもの 廃棄部位：殻、内臓等
0	4	1	38	-	-	5	1	0	0	0	0	1	1	0	Tr	2	-	0	Tr	10	43	1	2	1	2	1	30	-	別名：まつばがに 液汁を除いたもの
0	17	2	92	51	41	9	1	Tr	Tr	Tr	1	3	Tr	0	1	3	0	Tr	1	28	140	4	0	1	5	1	66	66	廃棄部位：殻、内臓等
0	41	2	160	82	76	19	4	Tr	1	1	3	5	Tr	0	3	5	0	1	2	32	240	8	0	2	11	3	100	130	廃棄部位：殻、内臓等 殻つきでゆでたもの
0	6	Tr	26	-	-	4	Tr	0	Tr	0	0	2	Tr	0	Tr	1	-	0	Tr	5	38	1	0	Tr	1	Tr	16	-	液汁を除いたもの
0	22	7	17	-	-	1	Tr	0	2	0	0	39	4	Tr	Tr	1	-	Tr	Tr	9	22	0	0	1	Tr	Tr	11	-	しおまねきの塩辛
0	1	Tr	17	12	5	46	2	2	Tr	0	1	1	Tr	0	Tr	2	3	0	1	7	97	1	0	Tr	3	2	330	25	別名：ばかいか、むらさきいか 廃棄部位：内臓等
0	4	Tr	19	-	-	12	1	1	0	0	0	1	Tr	Tr	Tr	1	-	Tr	Tr	18	52	Tr	0	0	3	5	140	-	廃棄部位：内臓等
0	3	1	30	20	10	17	Tr	0	0	0	1	2	Tr	0	Tr	2	0	Tr	Tr	34	78	2	0	5	16	7	190	47	別名：すみいか 廃棄部位：内臓等
0	2	Tr	11	-	-	17	1	1	0	0	0	1	Tr	0	Tr	1	-	0	Tr	8	43	1	0	0	2	2	130	-	廃棄部位：内臓等 胴 55.9 %、足・耳 44.1 %
0	2	Tr	12	-	-	18	2	1	0	0	0	1	Tr	0	Tr	1	-	0	1	9	46	1	0	0	2	2	150	-	内臓等を除き水煮したもの
0	2	Tr	12	-	-	19	2	1	0	0	0	1	Tr	0	Tr	1	-	0	1	9	49	1	0	0	3	2	150	-	内臓等を除き焼いたもの
0	2	Tr	11	6	5	16	1	0	0	0	0	Tr	Tr	0	Tr	1	-	0	Tr	9	58	1	0	Tr	2	2	190	-	するめいか生等と別試料
0	1	Tr	7	4	3	13	1	Tr	Tr	Tr	Tr	Tr	Tr	0	Tr	1	-	0	Tr	6	40	1	0	Tr	1	1	140	-	するめいか生等と別試料
0	19	13	5700	5400	270	130	0	14	0	0	0	1600	650	0	0	7	-	0	0	13	89	0	0	0	0	0	310	-	揚げ油：なたね油 するめいか生等と別試料
0	2	Tr	14	7	7	22	1	0	0	0	0	1	Tr	0	Tr	1	-	0	1	12	76	1	0	Tr	4	2	250	-	するめいか生等と別試料
0	76	6	380	-	-	160	54	17	5	1	0	22	14	2	14	13	-	2	12	58	310	10	0	1	16	5	450	-	内臓等を含んだもの
0	27	3	160	-	-	95	18	6	1	Tr	0	9	5	1	5	8	-	1	5	45	240	5	0	0	9	4	400	-	内臓等を含んだもの
0	160	12	700	-	-	270	120	28	8	3	3	39	19	2	17	20	-	2	9	63	290	11	0	0	14	4	320	-	
0	130	11	580	-	-	350	180	28	7	3	2	48	25	2	30	19	-	2	16	70	440	12	0	1	19	8	590	-	
0	5	1	24	-	-	17	1	1	Tr	Tr	0	2	1	Tr	1	1	-	0	1	9	75	1	0	0	3	3	170	-	廃棄部位：内臓等
-	14	0	62	-	-	38	1	5	-	-	-	3	2	-	1	4	-	0	2	88	160	-	0	-	12	0	620	29	
-	2	0	34	-	-	39	1	0	-	-	-	9	4	-	0	1	-	0	0	8	91	-	0	-	3	0	310	9	
0	3	Tr	22	-	-	36	3	2	0	0	0	1	1	0	1	1	-	0	1	5	93	1	0	0	3	2	290	-	
0	7	2	710	-	-	56	6	3	0	0	0	770	7	0	1	3	-	Tr	1	19	160	2	0	0	5	4	510	-	
0	3	Tr	83	-	-	25	3	1	0	0	0	160	9	0	1	1	-	0	1	9	98	2	0	0	3	2	280	-	
-	89	20	270	-	-	110	44	31	-	-	-	35	28	-	64	8	-	3	15	38	330	-	0	-	24	0	690	19	試料：赤作り
0	7	1	31	-	-	28	3	Tr	0	0	0	2	1	0	2	3	-	0	1	9	94	3	3	1	3	2	240	-	液汁を除いたもの
0	11	1	27	-	-	13	2	1	1	1	1	2	1	Tr	1	2	-	Tr	1	22	77	2	0	Tr	6	2	82	-	内臓等を含んだもの
-	3	0	11	-	-	10	Tr	4	-	-	-	1	Tr	-	Tr	1	-	0	Tr	21	40	-	0	-	6	0	68	11	廃棄部位：内臓等
-	1	0	8	-	-	8	Tr	1	-	-	-	Tr	Tr	-	Tr	1	-	0	Tr	15	35	-	0	-	5	0	63	7	内臓等を除きゆでたもの
0	2	Tr	14	5	9	19	1	1	0	0	1	2	Tr	0	Tr	3	3	Tr	1	30	69	2	0	4	10	2	110	47	廃棄部位：頭部、内臓
0	70	3	150	-	-	9	4	3	11	6	11	22	17	2	25	4	-	1	4	23	250	8	0	0	6	7	150	-	別名：にほんいさざあみ（標準和名）
0	50	3	79	-	-	7	1	4	1	1	Tr	10	5	1	4	3	-	1	3	19	100	3	0	0	4	4	91	-	別名：にほんいさざあみ（標準和名）
-	250	31	180	-	-	210	18	76	-	-	-	56	38	-	190	45	-	16	59	180	400	-	0	-	15	0	25	110	試料：むらさきうに、ばふんうに 生殖巣のみ
0	260	9	560	-	-	180	28	0	0	0	6	150	51	0	110	31	-	17	37	180	260	1	0	6	6	2	25	-	
0	170	4	340	-	-	84	8	0	2	0	6	110	21	0	42	18	-	12	12	71	85	0	0	1	1	0	10	-	

10 魚介類

可食部 100 g 当たり

食品番号	索引番号	食品名	水分	脂肪酸のトリアシルグリセロール当量	脂質	脂肪酸 総量	飽和	一価不飽和	多価不飽和	n-3系 多価不飽和	n-6系 多価不飽和	飽和 4:0 酪酸	6:0 ヘキサン酸	7:0 ヘプタン酸	8:0 オクタン酸	10:0 デカン酸	12:0 ラウリン酸	13:0 トリデカン酸	14:0 ミリスチン酸	15:0 ペンタデカン酸	15:0 ant ペンタデカン酸	16:0 パルミチン酸	16:0 iso パルミチン酸	17:0 ヘプタデカン酸	17:0 ant ヘプタデカン酸	18:0 ステアリン酸	20:0 アラキジン酸	22:0 ベヘン酸	24:0 リグノセリン酸	10:1 デセン酸
		成分識別子	WATER	FATNLEA	FAT-	FACID	FASAT	FAMS	FAPU	FAPUN3	FAPUN6	F4D0	F6D0	F7D0	F8D0	F10D0	F12D0	F13D0	F14D0	F15D0	F15D0AI	F16D0	F16D0I	F17D0	F17D0AI	F18D0	F20D0	F22D0	F24D0	F10D1
		単位	(g								)	(mg																		)
10368	1590	<その他> おきあみ 生	78.5	2.1	3.2	2.05	0.70	0.66	0.70	0.65	0.05	-	-	-	-	-	-	-	230	4	-	430	-	0	-	32	3	-	-	-
10369	1591	<その他> おきあみ ゆで	79.8	2.1	3.0	1.99	0.69	0.50	0.80	0.70	0.06	-	-	-	-	0	5	-	220	10	-	430	-	0	-	24	1	2	1	0
10370	1592	<その他> くらげ 塩蔵 塩抜き	94.2	Tr	0.1	0.04	0.03	0.01	0	0	0	-	-	-	-	0	Tr	-	6	1	-	20	-	1	-	6	Tr	0	Tr	0
10371	1593	<その他> しゃこ ゆで	77.2	0.8	1.7	0.80	0.25	0.23	0.32	0.26	0.06	-	-	-	-	-	-	-	43	12	-	130	-	11	-	45	3	-	-	-
10372	1594	<その他> なまこ 生	92.2	0.1	0.3	0.13	0.04	0.04	0.05	0.03	0.02	-	-	-	-	0	0	-	5	1	-	16	-	2	-	10	2	1	Tr	0
10373	1595	<その他> なまこ このわた	80.2	0.7	1.8	0.65	0.10	0.19	0.35	0.23	0.10	-	-	-	-	0	0	-	8	1	-	20	-	5	-	43	14	11	3	0
10374	1596	<その他> ほや 生	88.8	0.5	0.8	0.47	0.14	0.11	0.23	0.21	0.01	-	-	-	-	0	Tr	-	50	5	-	64	-	1	-	13	1	1	Tr	0
10375	1597	<その他> ほや 塩辛	79.7	0.6	1.1	0.61	0.16	0.16	0.29	0.25	0.03	-	-	-	-	0	1	-	62	8	-	67	-	2	-	20	2	1	Tr	0
10376	1598	<水産練り製品> かに風味かまぼこ	75.6	0.4	0.5	0.36	0.11	0.10	0.16	0.11	0.05	-	-	-	-	3	Tr	-	13	1	-	62	-	1	-	26	1	1	Tr	0
10423	1599	<水産練り製品> 黒はんぺん	70.4	2.0	2.9	1.89	0.68	0.69	0.52	0.41	0.08	-	-	-	-	0	2	-	120	10	-	410	-	13	-	110	9	2	2	0
10377	1600	<水産練り製品> 昆布巻きかまぼこ	76.4	0.3	0.5	0.30	0.20	0.04	0.06	0.05	0.01	-	-	-	-	0	Tr	-	17	1	-	90	-	3	-	90	2	Tr	0	0
10378	1601	<水産練り製品> す巻きかまぼこ	75.8	0.6	0.8	0.62	0.25	0.12	0.25	0.11	0.14	-	-	-	-	0	Tr	-	Tr	2	-	120	-	4	-	120	3	2	1	0
10379	1602	<水産練り製品> 蒸しかまぼこ	74.4	0.5	0.9	0.45	0.13	0.09	0.23	0.21	0.01	-	-	-	-	-	-	-	8	1	-	90	-	1	-	32	1	-	-	-
10380	1603	<水産練り製品> 焼き抜きかまぼこ	72.8	0.8	1.0	0.76	0.38	0.18	0.20	0.16	0.03	-	-	-	-	0	1	-	21	4	-	200	-	7	-	140	3	2	1	0
10381	1604	<水産練り製品> 焼き竹輪	69.9	1.7	2.0	1.66	0.48	0.46	0.72	0.20	0.52	-	-	-	-	0	3	-	63	3	-	250	-	6	-	140	6	4	4	0
10382	1605	<水産練り製品> だて巻	58.8	6.3	7.5	6.00	1.78	2.95	1.26	0.23	1.03	-	-	-	-	0	0	-	90	0	-	1200	-	15	-	490	13	7	4	0
10383	1606	<水産練り製品> つみれ	75.4	2.6	4.3	2.52	0.89	0.75	0.89	0.71	0.13	-	-	-	-	2	3	-	150	16	-	520	-	17	-	170	11	0	3	0
10384	1607	<水産練り製品> なると	77.8	0.3	0.4	0.26	0.15	0.03	0.08	0.07	0.01	-	-	-	-	0	Tr	-	6	1	-	66	-	2	-	74	1	Tr	Tr	0
10385	1608	<水産練り製品> はんぺん	75.7	0.9	1.0	0.82	0.18	0.19	0.44	0.08	0.36	-	-	-	-	0	Tr	-	3	Tr	-	100	-	2	-	61	3	3	1	0
10386	1609	<水産練り製品> さつま揚げ	67.5	3.0	3.7	2.86	0.51	0.85	1.49	0.30	1.20	-	-	-	-	-	-	-	10	1	-	340	-	4	-	150	8	-	-	-
10387	1610	<水産練り製品> 魚肉ハム	66.0	6.1	6.7	5.85	2.22	2.63	1.00	0.21	0.79	-	-	-	-	4	5	-	91	8	-	1400	-	29	-	720	13	2	1	0
10388	1611	<水産練り製品> 魚肉ソーセージ	66.1	6.5	7.2	6.23	2.53	2.78	0.91	0.10	0.81	-	-	-	-	-	-	-	97	5	-	1500	-	32	-	850	35	-	-	-

可食部 100 g 当たり

脂肪酸

1	一価不飽和 16:1 パルミトレイン酸 F16D1	17:1 ヘプタデセン酸 F17D1	18:1 計 F18D1	18:1 n-9 オレイン酸 F18D1CN9	18:1 n-7 シス-バクセン酸 F18D1CN7	20:1 イコセン酸 F20D1	22:1 ドコセン酸 F22D1	24:1 テトラコセン酸 F24D1	多価不飽和 16:2 ヘキサデカジエン酸 F16D2	16:3 ヘキサデカトリエン酸 F16D3	16:4 ヘキサデカテトラエン酸 F16D4	18:2 n-6 リノール酸 F18D2N6	18:3 n-3 α-リノレン酸 F18D3N3	18:3 n-6 γ-リノレン酸 F18D3N6	18:4 n-3 オクタデカテトラエン酸 F18D4N3	20:2 n-6 イコサジエン酸 F20D2N6	20:3 n-3 イコサトリエン酸 F20D3N3	20:3 n-6 イコサトリエン酸 F20D3N6	20:4 n-3 イコサテトラエン酸 F20D4N3	20:4 n-6 アラキドン酸 F20D4N6	20:5 n-3 イコサペンタエン酸 F20D5N3	21:5 n-3 ヘンイコサペンタエン酸 F21D5N3	22:2 ドコサジエン酸 F22D2	22:4 n-6 ドコサテトラエン酸 F22D4N6	22:5 n-3 ドコサペンタエン酸 F22D5N3	22:5 n-6 ドコサペンタエン酸 F22D5N6	22:6 n-3 ドコサヘキサエン酸 F22D6N3	未同定物質 FAUN	備考
(														mg													)		
-	170	21	400	-	-	30	21	15	-	-	-	38	16	-	65	0	-	5	7	8	350	-	0	-	8	0	200	26	試料：なんきょくおきあみ、冷凍品（殻つき）
0	110	6	350	-	-	13	11	2	12	5	21	40	40	4	110	2	-	2	9	8	320	11	0	Tr	9	1	200	-	試料：なんきょくおきあみ 海水でゆでた後冷凍したもの
0	5	0	3	-	-	Tr	0	1	0	0	0	Tr	0	0	0	0	-	0	0	0	0	0	0	0	0	0	0	-	
-	75	10	100	-	-	24	8	14	-	-	-	10	2	-	5	6	-	4	7	34	110	-	0	-	16	7	120	7	ゆでしゃこ（むきみ）
0	20	Tr	12	-	-	7	1	2	1	Tr	Tr	2	1	1	1	1	-	Tr	Tr	14	16	1	0	0	1	1	6	-	廃棄部位：内臓等
0	37	1	58	-	-	43	12	32	4	2	20	5	1	2	4	11	-	2	3	70	160	6	0	0	7	9	44	-	内臓を塩辛にしたもの
0	32	1	65	-	-	8	1	1	2	1	1	7	4	0	10	1	-	1	2	5	130	7	0	Tr	3	1	55	-	試料：まぼや、あかぼや 廃棄部位：外皮及び内臓
0	44	1	94	-	-	15	3	1	5	2	1	15	4	1	15	2	-	1	2	13	140	8	0	Tr	5	1	67	-	
0	9	1	75	-	-	6	3	1	1	Tr	1	36	6	Tr	2	1	-	Tr	1	6	33	1	0	0	4	2	63	-	別名：かにかま
0	100	5	320	260	56	130	120	17	10	8	13	45	22	0	31	5	-	3	12	18	150	6	0	2	31	6	160	110	
0	8	Tr	26	-	-	4	1	1	0	0	0	7	1	1	3	1	-	Tr	1	6	16	Tr	0	0	1	Tr	23	-	昆布 10 %を使用したもの
0	6	1	100	-	-	7	4	1	0	0	0	130	14	Tr	2	1	-	Tr	1	5	31	1	0	0	3	2	61	-	
-	10	0	56	-	-	18	8	3	-	-	-	7	1	-	3	Tr	-	1	2	5	75	-	0	-	7	0	130	4	蒸し焼きかまぼこを含む
0	63	3	100	-	-	9	3	2	1	1	Tr	9	2	1	2	2	-	1	2	17	39	1	0	0	9	5	110	-	
0	24	2	400	-	-	18	11	0	0	0	0	500	43	0	5	0	-	1	2	11	54	0	0	0	8	4	87	-	
0	110	1	2800	-	-	35	6	4	0	0	0	920	120	4	3	7	-	9	0	70	18	0	0	0	5	16	84	-	
0	160	6	350	-	-	110	110	19	13	10	15	80	25	5	43	6	-	4	16	29	250	9	0	2	41	10	330	-	
0	4	Tr	23	-	-	3	1	Tr	Tr	Tr	Tr	7	1	Tr	1	Tr	-	Tr	1	3	23	Tr	0	0	2	1	38	-	
0	3	1	180	-	-	4	1	Tr	0	0	0	360	42	0	0	1	-	Tr	Tr	3	10	Tr	0	0	3	1	24	-	
-	14	Tr	810	-	-	19	7	3	-	-	-	1200	170	-	4	1	-	11	1	2	48	-	0	-	3	0	69	4	別名：あげはん
0	140	24	2400	-	-	70	17	3	1	0	1	730	27	4	29	26	-	5	4	21	46	2	0	0	13	4	89	-	別名：フィッシュハム
-	190	28	2500	-	-	27	0	0	-	-	-	780	24	-	2	19	-	3	0	7	18	-	0	-	5	0	50	51	別名：フィッシュソーセージ

可食部 100 g 当たり

食品番号	索引番号	食品名	水分	脂肪酸のトリアシルグリセロール当量	脂質	脂肪酸 総量	飽和	一価不飽和	多価不飽和	n-3系 多価不飽和	n-6系 多価不飽和	飽和 4:0 酪酸	6:0 ヘキサン酸	7:0 ヘプタン酸	8:0 オクタン酸	10:0 デカン酸	12:0 ラウリン酸	13:0 トリデカン酸	14:0 ミリスチン酸	15:0 ペンタデカン酸	15:0 ant ペンタデカン酸	16:0 パルミチン酸	16:0 iso パルミチン酸	17:0 ヘプタデカン酸	17:0 ant ヘプタデカン酸	18:0 ステアリン酸	20:0 アラキジン酸	22:0 ベヘン酸	24:0 リグノセリン酸	10:1 デセン酸
		成分識別子	WATER	FATNLEA	FAT-	FACID	FASAT	FAMS	FAPU	FAPUN3	FAPUN6	F4D0	F6D0	F7D0	F8D0	F10D0	F12D0	F13D0	F14D0	F15D0	F15D0AI	F16D0	F16D0I	F17D0	F17D0AI	F18D0	F20D0	F22D0	F24D0	F10D1
		単位	(g								)	(mg																		)
11001	1612	<畜肉類> いのしし 肉 脂身つき 生	60.1	18.6	19.8	17.74	5.83	9.37	2.55	0.05	2.50	-	-	-	-	0	0	-	170	13	-	3900	-	41	-	1600	62	0	0	0
11002	1613	<畜肉類> いのぶた 肉 脂身つき 生	56.7	23.2	24.1	22.20	9.23	10.15	2.81	0.29	2.51	-	-	-	-	14	16	-	300	13	-	5700	-	73	-	3100	52	0	0	0
11003	1614	<畜肉類> うさぎ 肉 赤肉 生	72.2	4.7	6.3	4.49	1.92	1.29	1.29	0.13	1.16	-	-	-	-	1	3	-	160	27	-	1300	-	32	-	400	6	-	-	-
11004	1615	<畜肉類> うし ［和牛肉］ かた 脂身つき 生	58.8	20.6	22.3	19.71	7.12	11.93	0.66	0.03	0.64	-	-	-	-	3	12	-	530	68	-	4700	-	140	-	1700	10	0	5	0
11005	1616	<畜肉類> うし ［和牛肉］ かた 皮下脂肪なし 生	60.7	18.3	19.8	17.48	6.35	10.51	0.61	0.02	0.59	-	-	-	-	3	11	-	460	59	-	4100	-	130	-	1500	9	0	5	0
11006	1617	<畜肉類> うし ［和牛肉］ かた 赤肉 生	66.3	11.2	12.2	10.68	4.01	6.22	0.44	0.01	0.43	-	-	-	-	4	6	-	260	31	-	2600	-	80	-	1000	5	0	5	0
11007	1618	<畜肉類> うし ［和牛肉］ かた 脂身 生	17.8	72.8	78.0	69.55	24.27	43.38	1.89	0.10	1.80	-	-	-	-	0	45	-	2000	270	-	16000	-	480	-	5500	37	0	0	0
11008	1619	<畜肉類> うし ［和牛肉］ かたロース 脂身つき 生	47.9	(35.0)	37.4	(33.41)	(12.19)	(20.16)	(1.06)	(0.04)	(1.01)	-	-	-	-	(0)	(16)	-	(870)	(130)	-	(7800)	-	(290)	-	(3000)	(16)	(0)	(0)	(0)
11009	1620	<畜肉類> うし ［和牛肉］ かたロース 皮下脂肪なし 生	48.6	(34.1)	36.5	(32.60)	(11.88)	(19.68)	(1.04)	(0.04)	(0.99)	-	-	-	-	(0)	(15)	-	(850)	(130)	-	(7600)	-	(280)	-	(3000)	(16)	(0)	(0)	(0)
11010	1621	<畜肉類> うし ［和牛肉］ かたロース 赤肉 生	56.4	24.4	26.1	23.29	8.28	14.17	0.83	0.03	0.80	-	-	-	-	0	9	-	530	89	-	5300	-	220	-	2100	9	0	0	0
11011	1622	<畜肉類> うし ［和牛肉］ リブロース 脂身つき 生	34.5	53.4	56.5	51.00	19.81	29.80	1.39	0.07	1.32	-	-	-	-	8	27	-	1200	180	-	12000	-	400	-	5600	39	0	0	0
11249	1623	<畜肉類> うし ［和牛肉］ リブロース 脂身つき ゆで	29.2	54.8	58.2	52.39	20.33	30.66	1.40	0.07	1.33	-	-	-	-	17	26	-	1300	180	-	13000	-	410	-	5700	38	0	0	0
11248	1624	<畜肉類> うし ［和牛肉］ リブロース 脂身つき 焼き	27.7	54.3	56.8	51.90	20.33	30.24	1.33	0.06	1.27	-	-	-	-	18	27	-	1300	180	-	13000	-	410	-	5700	40	0	0	0
11012	1625	<畜肉類> うし ［和牛肉］ リブロース 皮下脂肪なし 生	36.1	51.5	54.4	49.22	19.18	28.71	1.33	0.06	1.27	-	-	-	-	9	26	-	1200	170	-	12000	-	390	-	5400	37	0	0	0
11013	1626	<畜肉類> うし ［和牛肉］ リブロース 赤肉 生	47.2	38.5	40.0	36.76	14.75	21.04	0.97	0.04	0.93	-	-	-	-	14	21	-	930	120	-	9400	-	290	-	4000	25	0	0	0
11014	1627	<畜肉類> うし ［和牛肉］ リブロース 脂身 生	17.7	72.9	78.0	69.65	26.44	41.28	1.93	0.10	1.83	-	-	-	-	0	35	-	1600	250	-	16000	-	550	-	7600	57	0	0	0
11015	1628	<畜肉類> うし ［和牛肉］ サーロイン 脂身つき 生	40.0	(44.4)	47.5	(42.46)	(16.29)	(25.05)	(1.12)	(0.05)	(1.07)	-	-	-	-	(0)	(25)	-	(1300)	(150)	-	(11000)	-	(330)	-	(4000)	(25)	(0)	(0)	(0)
11016	1629	<畜肉類> うし ［和牛肉］ サーロイン 皮下脂肪なし 生	43.7	(39.8)	42.5	(37.99)	(14.64)	(22.34)	(1.00)	(0.05)	(0.96)	-	-	-	-	(0)	(22)	-	(1100)	(130)	-	(9400)	-	(290)	-	(3600)	(22)	(0)	(0)	(0)
11017	1630	<畜肉類> うし ［和牛肉］ サーロイン 赤肉 生	55.9	24.1	25.8	23.05	9.14	13.29	0.62	0.03	0.59	-	-	-	-	0	13	-	650	69	-	5900	-	180	-	2300	13	0	0	0
11018	1631	<畜肉類> うし ［和牛肉］ ばら 脂身つき 生	38.4	45.6	50.0	43.55	15.54	26.89	1.12	0.05	1.07	-	-	-	-	13	28	-	1200	150	-	10000	-	310	-	3800	25	0	0	0
11019	1632	<畜肉類> うし ［和牛肉］ もも 脂身つき 生	61.2	16.8	18.7	16.06	6.01	9.51	0.54	0.02	0.51	-	-	-	-	0	10	-	460	59	-	3900	-	130	-	1400	3	0	1	0
11020	1633	<畜肉類> うし ［和牛肉］ もも 皮下脂肪なし 生	63.4	13.9	15.5	13.23	5.34	7.49	0.40	0.01	0.39	-	-	-	-	6	8	-	310	65	-	3500	-	160	-	1300	8	3	0	0
11251	1634	<畜肉類> うし ［和牛肉］ もも 皮下脂肪なし ゆで	50.1	20.9	23.3	19.92	7.89	11.34	0.69	0.03	0.66	-	-	-	-	9	12	-	450	94	-	5100	-	230	-	2000	12	0	0	0
11250	1635	<畜肉類> うし ［和牛肉］ もも 皮下脂肪なし 焼き	49.5	20.5	22.7	19.59	7.64	11.28	0.67	0.03	0.64	-	-	-	-	5	7	-	450	95	-	5000	-	230	-	1800	5	0	0	0
11021	1636	<畜肉類> うし ［和牛肉］ もも 赤肉 生	67.0	9.7	10.7	9.23	3.53	5.31	0.39	0.01	0.38	-	-	-	-	0	5	-	240	35	-	2300	-	85	-	850	3	0	2	0
11022	1637	<畜肉類> うし ［和牛肉］ もも 脂身 生	20.3	69.2	75.4	66.12	24.22	40.31	1.58	0.09	1.50	-	-	-	-	0	44	-	2000	230	-	16000	-	500	-	5700	0	0	0	0
11023	1638	<畜肉類> うし ［和牛肉］ そともも 脂身つき 生	60.8	(18.2)	20.0	(17.39)	(6.29)	(10.59)	(0.51)	(0.02)	(0.49)	-	-	-	-	(0)	(11)	-	(510)	(58)	-	(4200)	-	(120)	-	(1400)	(0)	(0)	(4)	(0)
11024	1639	<畜肉類> うし ［和牛肉］ そともも 皮下脂肪なし 生	63.3	(15.1)	16.6	(14.39)	(5.19)	(8.77)	(0.44)	(0.02)	(0.43)	-	-	-	-	(0)	(9)	-	(420)	(47)	-	(3500)	-	(100)	-	(1200)	(0)	(0)	(4)	(0)
11025	1640	<畜肉類> うし ［和牛肉］ そともも 赤肉 生	69.0	7.8	8.7	7.44	2.63	4.53	0.29	0.01	0.28	-	-	-	-	0	5	-	200	22	-	1800	-	47	-	540	0	0	5	0
11026	1641	<畜肉類> うし ［和牛肉］ ランプ 脂身つき 生	53.8	(27.5)	29.9	(26.25)	(9.71)	(15.78)	(0.76)	(0.03)	(0.73)	-	-	-	-	(3)	(16)	-	(750)	(86)	-	(6300)	-	(200)	-	(2400)	(4)	(0)	(3)	(0)

可食部 100 g 当たり																													備考
脂肪酸																												未同定物質	
一価不飽和									多価不飽和																				
15:1 ペンタデセン酸	16:1 パルミトレイン酸	17:1 ヘプタデセン酸	18:1 計	18:1 n-9 オレイン酸	18:1 n-7 シス-バクセン酸	20:1 イコセン酸	22:1 ドコセン酸	24:1 テトラコセン酸	16:2 ヘキサデカジエン酸	16:3 ヘキサデカトリエン酸	16:4 ヘキサデカテトラエン酸	18:2 n-6 リノール酸	18:3 n-3 α-リノレン酸	18:3 n-6 γ-リノレン酸	18:4 n-3 オクタデカテトラエン酸	20:2 n-6 イコサジエン酸	20:3 n-3 イコサトリエン酸	20:3 n-6 イコサトリエン酸	20:4 n-3 イコサテトラエン酸	20:4 n-6 アラキドン酸	20:5 n-3 イコサペンタエン酸	21:5 n-3 ヘンイコサペンタエン酸	22:2 ドコサジエン酸	22:4 n-6 ドコサテトラエン酸	22:5 n-3 ドコサペンタエン酸	22:5 n-6 ドコサペンタエン酸	22:6 n-3 ドコサヘキサエン酸		
F15D1	F16D1	F17D1	F18D1	F18D1CN9	F18D1CN7	F20D1	F22D1	F24D1	F16D2	F16D3	F16D4	F18D2N6	F18D3N3	F18D3N6	F18D4N3	F20D2N6	F20D3N3	F20D3N6	F20D4N3	F20D4N6	F20D5N3	F21D5N3	F22D2	F22D4N6	F22D5N3	F22D5N6	F22D6N3	FAUN	
(…… mg ……)																													
0	580	37	8500	-	-	290	0	0	0	0	0	2300	47	0	0	150	-	15	0	60	0	0	0	0	0	0	0	-	別名：ぼたん肉
0	510	60	9300	-	-	240	0	0	12	0	0	2300	140	0	0	110	-	21	0	53	14	0	0	0	59	0	75	-	
0	190	16	1100	-	-	13	0	0	-	-	-	1000	130	-	0	6	-	8	0	140	0	-	-	-	0	0	0	33	試料：家うさぎ
0	1200	190	10000	-	-	87	0	0	0	0	0	560	26	0	0	5	-	27	0	35	0	0	0	7	0	0	0	-	試料：黒毛和種（去勢） 皮下脂肪：4.3 %、筋間脂肪：11.0 % 赤肉と脂身から計算
0	1100	170	8900	-	-	76	0	0	0	0	0	510	23	0	0	5	-	26	0	37	0	0	0	7	0	0	0	-	試料：黒毛和種（去勢） 筋間脂肪：11.5 % 赤肉と脂身から計算
0	540	93	5400	-	-	41	0	0	0	0	0	350	13	0	0	5	-	21	0	41	0	0	0	8	0	0	0	-	試料：黒毛和種（去勢） 皮下脂肪及び筋間脂肪を除いたもの
0	5000	720	36000	-	-	350	0	0	0	0	0	1700	97	0	0	0	-	64	0	0	0	0	0	0	0	0	0	-	試料：黒毛和種（去勢） 皮下脂肪及び筋間脂肪
(0)	(1800)	(390)	(17000)	-	-	(160)	(0)	(0)	(0)	(0)	(0)	(920)	(45)	(0)	(0)	(34)	(0)	(29)	(0)	(23)	(0)	(0)	(0)	(6)	(0)	(0)	(0)	-	試料：黒毛和種（去勢） 皮下脂肪：1.8 %、筋間脂肪：17.0 % 赤肉と脂身から計算。脂身は11014和牛肉リブロース脂身から推計
(0)	(1700)	(380)	(17000)	-	-	(160)	(0)	(0)	(0)	(0)	(0)	(900)	(44)	(0)	(0)	(34)	(0)	(28)	(0)	(23)	(0)	(0)	(0)	(6)	(0)	(0)	(0)	-	試料：黒毛和種（去勢） 筋間脂肪：17.4 % 赤肉と脂身から計算。脂身は11014和牛肉リブロース脂身から推計
0	1100	300	12000	-	-	110	0	0	0	0	0	700	32	0	0	41	-	22	0	28	0	0	0	7	0	0	0	-	試料：黒毛和種（去勢） 皮下脂肪及び筋間脂肪を除いたもの
0	2200	430	26000	25000	1100	270	0	0	0	0	0	1200	68	0	0	20	-	46	0	31	0	0	0	0	0	0	0	-	試料：黒毛和種（去勢） 皮下脂肪：8.8 %、筋間脂肪：34.6 %
0	2200	440	27000	26000	1100	280	0	0	0	0	0	1200	65	0	0	20	-	46	0	27	0	0	0	0	0	0	0	-	試料：黒毛和種（去勢）
0	2200	430	27000	26000	1200	290	0	0	0	0	0	1200	64	0	0	0	-	44	0	26	0	0	0	0	0	0	0	-	試料：黒毛和種（去勢）
0	2100	420	25000	24000	1100	260	0	0	0	0	0	1200	65	0	0	19	-	44	0	30	0	0	0	0	0	0	0	-	試料：黒毛和種（去勢） 筋間脂肪：37.9 % 赤肉と脂身から計算
0	1500	300	19000	18000	740	170	0	0	0	0	0	850	44	0	0	15	-	31	0	28	0	0	0	0	0	0	0	-	試料：黒毛和種（去勢） 皮下脂肪及び筋間脂肪を除いたもの
0	3000	610	37000	35000	1600	390	0	0	0	0	0	1700	99	0	0	27	-	66	0	34	0	0	0	0	0	0	0	-	試料：黒毛和種（去勢） 皮下脂肪及び筋間脂肪
(0)	(2400)	(390)	(21000)	-	-	(190)	(0)	(0)	(0)	(0)	(0)	(1000)	(54)	(0)	(0)	(0)	(0)	(35)	(0)	(16)	(0)	(0)	(0)	(0)	(0)	(0)	(0)	-	試料：黒毛和種（去勢） 皮下脂肪：11.5 %、筋間脂肪：24.5 % 赤肉と脂身から計算。脂身は11014和牛肉リブロース脂身から推計
(0)	(2100)	(350)	(19000)	-	-	(170)	(0)	(0)	(0)	(0)	(0)	(910)	(47)	(0)	(0)	(0)	(0)	(32)	(0)	(18)	(0)	(0)	(0)	(0)	(0)	(0)	(0)	-	試料：黒毛和種（去勢） 筋間脂肪：27.7 % 赤肉と脂身から計算。脂身は11014和牛肉リブロース脂身から推計
0	1100	190	12000	-	-	85	0	0	0	0	0	540	27	0	0	0	-	22	0	25	0	0	0	0	0	0	0	-	試料：黒毛和種（去勢） 皮下脂肪及び筋間脂肪を除いたもの
0	2800	430	23000	-	-	210	0	0	0	0	0	1000	52	0	0	15	-	36	0	18	0	0	0	0	0	0	0	-	別名：カルビ 試料：黒毛和種（去勢）
0	910	170	8100	-	-	60	0	0	0	0	0	460	22	0	0	1	-	20	0	28	0	0	0	2	0	0	0	-	試料：黒毛和種（去勢） 皮下脂肪：5.6 %、筋間脂肪：6.8 % 赤肉と脂身から計算
0	500	170	6700	-	-	48	0	0	0	0	0	350	14	0	0	0	-	15	0	19	0	0	0	7	0	0	0	-	試料：黒毛和種（去勢） 筋間脂肪：7.2 % もも脂身つき等と別試料
0	760	250	10000	-	-	67	0	0	0	0	0	570	26	0	0	8	-	28	0	50	0	0	0	5	0	0	0	-	試料：黒毛和種（去勢） もも脂身つき等と別試料
0	820	260	10000	9500	460	71	0	0	0	0	0	540	24	0	0	7	-	27	0	49	0	0	0	14	4	0	0	-	試料：黒毛和種（去勢） もも脂身つき等と別試料
0	430	99	4600	-	-	34	0	0	0	0	0	330	13	0	0	1	-	16	0	31	0	0	0	2	0	0	0	-	試料：黒毛和種（去勢） 皮下脂肪及び筋間脂肪を除いたもの
0	4400	680	34000	-	-	250	0	0	0	0	0	1400	87	0	0	0	-	48	0	0	0	0	0	0	0	0	0	-	試料：黒毛和種（去勢） 皮下脂肪及び筋間脂肪
(0)	(1200)	(170)	(8800)	-	-	(62)	(0)	(0)	(0)	(0)	(0)	(430)	(21)	(0)	(0)	(3)	(0)	(22)	(0)	(31)	(0)	(0)	(0)	(4)	(0)	(0)	(0)	-	試料：黒毛和種（去勢） 皮下脂肪：6.0 %、筋間脂肪：11.4 % 赤肉と脂身から計算。脂身は11022和牛肉もも脂身から推計
(0)	(1000)	(140)	(7300)	-	-	(51)	(0)	(0)	(0)	(0)	(0)	(370)	(17)	(0)	(0)	(3)	(0)	(21)	(0)	(33)	(0)	(0)	(0)	(5)	(0)	(0)	(0)	-	試料：黒毛和種（去勢） 筋間脂肪：12.2 % 赤肉と脂身から計算。脂身は、11022和牛肉もも脂身から推計
0	530	72	3800	-	-	24	0	0	0	0	0	220	8	0	0	3	-	17	0	37	0	0	0	5	0	0	0	-	試料：黒毛和種（去勢） 皮下脂肪及び筋間脂肪を除いたもの
(0)	(1600)	(260)	(13000)	-	-	(94)	(0)	(0)	(0)	(0)	(0)	(670)	(33)	(0)	(0)	(4)	(0)	(27)	(0)	(28)	(0)	(0)	(0)	(5)	(0)	(0)	(0)	-	試料：黒毛和種（去勢） 皮下脂肪：7.4 %、筋間脂肪：19.8 % 赤肉と脂身から計算。脂身は11022和牛肉もも脂身から推計

11 肉類

食品番号	索引番号	食品名	水分	脂肪酸のトリアシルグリセロール当量	脂質	脂肪酸 総量	脂肪酸 飽和	脂肪酸 一価不飽和	脂肪酸 多価不飽和	脂肪酸 n-3系 多価不飽和	脂肪酸 n-6系 多価不飽和	飽和 4:0 酪酸	6:0 ヘキサン酸	7:0 ヘプタン酸	8:0 オクタン酸	10:0 デカン酸	12:0 ラウリン酸	13:0 トリデカン酸	14:0 ミリスチン酸	15:0 ペンタデカン酸	15:0 ant ペンタデカン酸	16:0 パルミチン酸	16:0 iso パルミチン酸	17:0 ヘプタデカン酸	17:0 ant ヘプタデカン酸	18:0 ステアリン酸	20:0 アラキジン酸	22:0 ベヘン酸	24:0 リグノセリン酸	10:1 デセン酸
		成分識別子	WATER	FATNLEA	FAT-	FACID	FASAT	FAMS	FAPU	FAPUN3	FAPUN6	F4D0	F6D0	F7D0	F8D0	F10D0	F12D0	F13D0	F14D0	F15D0	F15D0AI	F16D0	F16D0I	F17D0	F17D0AI	F18D0	F20D0	F22D0	F24D0	F10D1
		単位	(g)									(mg)																		
			可食部100 g当たり																											
11027	1642	＜畜肉類＞ うし ［和牛肉］ ランプ 皮下脂肪なし 生	56.3	(24.3)	26.4	(23.18)	(8.59)	(13.89)	(0.70)	(0.03)	(0.67)	-	-	-	-	(3)	(14)	-	(650)	(75)	-	(5500)	-	(180)	-	(2100)	(4)	(0)	(4)	(0)
11028	1643	＜畜肉類＞ うし ［和牛肉］ ランプ 赤肉 生	65.7	12.5	13.6	11.97	4.51	6.98	0.47	0.01	0.46	-	-	-	-	4	6	-	280	33	-	2900	-	94	-	1200	6	0	5	0
11029	1644	＜畜肉類＞ うし ［和牛肉］ ヒレ 赤肉 生	64.6	13.8	15.0	13.18	5.79	6.90	0.49	0.02	0.47	-	-	-	-	5	7	-	350	41	-	3600	-	120	-	1600	9	0	0	0
11030	1645	＜畜肉類＞ うし ［乳用肥育牛肉］ かた 脂身つき 生	62.0	18.0	19.8	17.17	7.23	9.10	0.83	0.03	0.80	-	-	-	-	6	12	-	570	87	-	4200	-	200	-	2100	12	0	5	0
11031	1648	＜畜肉類＞ うし ［乳用肥育牛肉］ かた 皮下脂肪なし 生	65.9	13.4	14.9	12.84	5.39	6.78	0.67	0.02	0.64	-	-	-	-	5	9	-	410	64	-	3200	-	150	-	1600	9	0	5	0
11032	1649	＜畜肉類＞ うし ［乳用肥育牛肉］ かた 赤肉 生	71.7	5.7	6.7	5.49	2.20	2.90	0.39	0.02	0.37	-	-	-	-	3	4	-	140	22	-	1400	-	56	-	610	4	Tr	3	Tr
11301	1650	＜畜肉類＞ うし ［乳用肥育牛肉］ かた 赤肉 ゆで	63.2	6.0	7.1	5.72	2.14	3.21	0.38	0.02	0.36	-	-	-	-	3	4	-	120	18	-	1400	-	45	-	550	4	Tr	0	0
11302	1651	＜畜肉類＞ うし ［乳用肥育牛肉］ かた 赤肉 焼き	63.4	6.7	7.7	6.38	2.48	3.45	0.45	0.02	0.43	-	-	-	-	3	4	-	160	27	-	1600	-	64	-	660	5	1	0	0
11033	1652	＜畜肉類＞ うし ［乳用肥育牛肉］ かた 脂身 生	21.9	67.7	73.3	64.67	27.48	34.60	2.59	0.12	2.47	-	-	-	-	21	48	-	2300	340	-	16000	-	750	-	8200	48	0	0	0
11034	1653	＜畜肉類＞ うし ［乳用肥育牛肉］ かたロース 脂身つき 生	56.4	(24.7)	26.4	(23.60)	(10.28)	(12.31)	(1.00)	(0.08)	(0.93)	-	-	-	-	(10)	(20)	-	(760)	(120)	-	(5900)	-	(270)	-	(3100)	(20)	(0)	(2)	(0)
11035	1654	＜畜肉類＞ うし ［乳用肥育牛肉］ かたロース 皮下脂肪なし 生	57.3	(23.5)	25.2	(22.49)	(9.78)	(11.75)	(0.96)	(0.08)	(0.89)	-	-	-	-	(10)	(19)	-	(720)	(120)	-	(5700)	-	(260)	-	(3000)	(19)	(0)	(2)	(0)
11036	1655	＜畜肉類＞ うし ［乳用肥育牛肉］ かたロース 赤肉 生	65.9	12.7	13.9	12.11	5.10	6.42	0.59	0.06	0.53	-	-	-	-	6	9	-	310	57	-	3000	-	130	-	1600	10	0	2	0
11037	1656	＜畜肉類＞ うし ［乳用肥育牛肉］ リブロース 脂身つき 生	47.9	35.0	37.1	33.41	15.10	16.99	1.32	0.07	1.25	-	-	-	-	14	30	-	1200	170	-	8900	-	380	-	4400	29	0	2	0
11039	1657	＜畜肉類＞ うし ［乳用肥育牛肉］ リブロース 脂身つき ゆで	39.1	40.0	43.0	38.21	17.08	19.60	1.52	0.08	1.44	-	-	-	-	17	35	-	1400	200	-	10000	-	420	-	4900	31	0	2	0
11038	1658	＜畜肉類＞ うし ［乳用肥育牛肉］ リブロース 脂身つき 焼き	33.4	42.3	45.0	40.39	18.21	20.51	1.68	0.08	1.60	-	-	-	-	18	36	-	1400	200	-	11000	-	460	-	5400	35	0	2	0
11040	1659	＜畜肉類＞ うし ［乳用肥育牛肉］ リブロース 皮下脂肪なし 生	50.7	31.4	33.4	30.01	13.60	15.21	1.20	0.06	1.14	-	-	-	-	13	27	-	1100	150	-	8000	-	330	-	4000	26	0	2	0
11041	1660	＜畜肉類＞ うし ［乳用肥育牛肉］ リブロース 赤肉 生	62.2	16.4	17.8	15.67	7.27	7.72	0.67	0.04	0.63	-	-	-	-	9	13	-	540	63	-	4400	-	150	-	2000	14	0	2	0
11042	1661	＜畜肉類＞ うし ［乳用肥育牛肉］ リブロース 脂身 生	15.6	76.7	80.5	73.30	32.71	37.81	2.78	0.13	2.65	-	-	-	-	26	68	-	2700	410	-	19000	-	890	-	9800	63	0	0	0
11043	1662	＜畜肉類＞ うし ［乳用肥育牛肉］ サーロイン 脂身つき 生	54.4	(26.7)	27.9	(25.47)	(11.36)	(13.10)	(1.01)	(0.05)	(0.97)	-	-	-	-	(7)	(22)	-	(910)	(140)	-	(6600)	-	(310)	-	(3300)	(21)	(0)	(0)	(0)
11044	1663	＜畜肉類＞ うし ［乳用肥育牛肉］ サーロイン 皮下脂肪なし 生	60.0	(19.3)	20.2	(18.47)	(8.23)	(9.48)	(0.75)	(0.03)	(0.72)	-	-	-	-	(4)	(15)	-	(650)	(98)	-	(4900)	-	(220)	-	(2400)	(14)	(0)	(0)	(0)
11045	1664	＜畜肉類＞ うし ［乳用肥育牛肉］ サーロイン 赤肉 生	68.2	8.8	9.1	8.38	3.73	4.27	0.38	0.01	0.37	-	-	-	-	0	5	-	270	41	-	2300	-	100	-	1000	6	0	0	0
11046	1665	＜畜肉類＞ うし ［乳用肥育牛肉］ ばら 脂身つき 生	47.4	37.3	39.4	35.65	12.79	21.87	0.99	0.03	0.95	-	-	-	-	18	28	-	1000	120	-	7900	-	260	-	3400	24	0	0	0
11252	1666	＜畜肉類＞ うし ［乳用肥育牛肉］ ばら 脂身つき 焼き	38.7	41.7	44.2	39.89	14.56	24.16	1.17	0.04	1.13	-	-	-	-	15	29	-	1200	140	-	8900	-	300	-	4000	24	0	0	0
11047	1667	＜畜肉類＞ うし ［乳用肥育牛肉］ もも 脂身つき 生	65.8	12.6	13.3	12.07	5.11	6.39	0.56	0.02	0.54	-	-	-	-	Tr	8	-	380	60	-	3000	-	140	-	1500	9	0	1	0
11048	1668	＜畜肉類＞ うし ［乳用肥育牛肉］ もも 皮下脂肪なし 生	68.2	9.2	9.9	8.80	3.68	4.67	0.45	0.02	0.43	-	-	-	-	Tr	6	-	260	42	-	2200	-	100	-	1100	7	0	1	0
11050	1669	＜畜肉類＞ うし ［乳用肥育牛肉］ もも 皮下脂肪なし ゆで	56.4	12.8	13.8	12.22	5.07	6.58	0.56	0.02	0.54	-	-	-	-	1	9	-	370	59	-	3000	-	140	-	1500	0	0	1	0
11049	1670	＜畜肉類＞ うし ［乳用肥育牛肉］ もも 皮下脂肪なし 焼き	56.9	12.0	13.2	11.47	4.84	6.15	0.47	0.02	0.45	-	-	-	-	1	8	-	340	57	-	2900	-	130	-	1400	9	0	1	0
11051	1671	＜畜肉類＞ うし ［乳用肥育牛肉］ もも 赤肉 生	71.7	4.2	4.9	3.98	1.56	2.13	0.29	0.01	0.27	-	-	-	-	1	2	-	88	15	-	960	-	39	-	460	3	0	1	0
11052	1672	＜畜肉類＞ うし ［乳用肥育牛肉］ もも 脂身 生	30.2	63.8	64.1	60.95	26.54	32.16	2.25	0.11	2.14	-	-	-	-	0	45	-	2100	330	-	15000	-	750	-	8000	45	0	0	0
11053	1673	＜畜肉類＞ うし ［乳用肥育牛肉］ そともも 脂身つき 生	64.0	(15.9)	16.3	(15.22)	(6.46)	(8.09)	(0.66)	(0.03)	(0.64)	-	-	-	-	(0)	(11)	-	(500)	(80)	-	(3800)	-	(180)	-	(1900)	(11)	(0)	(3)	(0)

可食部 100 g 当たり

脂肪酸 一価不飽和 15:1 ペンタデセン酸 F15D1	16:1 パルミトレイン酸 F16D1	17:1 ヘプタデセン酸 F17D1	18:1 計 F18D1	18:1 n-9 オレイン酸 F18D1CN9	18:1 n-7 シス-バクセン酸 F18D1CN7	20:1 イコセン酸 F20D1	22:1 ドコセン酸 F22D1	24:1 テトラコセン酸 F24D1	多価不飽和 16:2 ヘキサデカジエン酸 F16D2	16:3 ヘキサデカトリエン酸 F16D3	16:4 ヘキサデカテトラエン酸 F16D4	18:2 n-6 リノール酸 F18D2N6	18:3 n-3 α-リノレン酸 F18D3N3	18:3 n-6 γ-リノレン酸 F18D3N6	18:4 n-3 オクタデカテトラエン酸 F18D4N3	20:2 n-6 イコサジエン酸 F20D2N6	20:3 n-3 イコサトリエン酸 F20D3N3	20:3 n-6 イコサトリエン酸 F20D3N6	20:4 n-3 イコサテトラエン酸 F20D4N3	20:4 n-6 アラキドン酸 F20D4N6	20:5 n-3 イコサペンタエン酸 F20D5N3	21:5 n-3 ヘンイコサペンタエン酸 F21D5N3	22:2 ドコサジエン酸 F22D2	22:4 n-6 ドコサテトラエン酸 F22D4N6	22:5 n-3 ドコサペンタエン酸 F22D5N3	22:5 n-6 ドコサペンタエン酸 F22D5N6	22:6 n-3 ドコサヘキサエン酸 F22D6N3	未同定物質 FAUN	備考
(													mg															)	
(0)	(1400)	(220)	(12000)	-	-	(82)	(0)	(0)	(0)	(0)	(0)	(610)	(29)	(0)	(0)	(4)	(0)	(26)	(0)	(30)	(0)	(0)	(0)	(6)	(0)	(0)	(0)	-	試料： 黒毛和種（去勢） 筋間脂肪： 21.4 % 赤肉と脂身から計算。脂身は11022和牛肉もも脂身から推計
0	560	100	6200	-	-	39	0	0	0	0	0	390	14	0	0	5	-	20	0	38	0	0	0	7	0	0	0	-	試料： 黒毛和種（去勢） 皮下脂肪及び筋間脂肪を除いたもの
0	450	90	6200	-	-	38	0	0	0	0	0	410	18	0	0	6	-	20	0	36	0	0	0	7	0	0	0	-	試料： 黒毛和種（去勢）
0	750	170	7900	-	-	51	0	7	0	0	2	710	33	0	0	4	-	27	0	43	0	0	0	13	0	0	0	-	試料： ホルスタイン種（去勢、肥育牛） 皮下脂肪： 7.9 %、筋間脂肪： 12.2 %] 赤肉と脂身から計算
0	550	130	5900	-	-	37	0	5	0	0	3	560	24	0	0	4	-	24	0	44	0	0	0	11	0	0	0	-	試料： ホルスタイン種（去勢、肥育牛） 筋間脂肪： 13.1 % 赤肉と脂身から計算
0	220	53	2600	2500	110	16	3	1	0	0	2	300	11	0	0	4	-	19	1	41	1	0	0	9	3	1	Tr	320	試料： ホルスタイン種（去勢、肥育牛） 皮下脂肪及び筋間脂肪を除いたもの
0	250	52	2800	2700	120	19	3	0	0	0	0	290	13	0	0	3	-	19	1	39	0	0	0	9	5	2	0	350	試料： ホルスタイン種（去勢、肥育牛） 皮下脂肪及び筋間脂肪を除いたもの
0	270	65	3000	2900	140	26	10	0	0	0	0	330	13	0	0	5	-	23	1	55	1	0	0	11	4	2	0	380	試料： ホルスタイン種（去勢、肥育牛） 皮下脂肪及び筋間脂肪を除いたもの
0	2900	630	30000	-	-	200	0	26	0	0	0	2400	120	0	0	0	-	59	0	32	0	0	0	24	0	0	0	-	試料： ホルスタイン種（去勢、肥育牛） 皮下脂肪及び筋間脂肪
(0)	(950)	(220)	(11000)	-	-	(73)	(0)	(1)	(0)	(0)	(0)	(850)	(59)	(0)	(0)	(7)	(0)	(29)	(3)	(33)	(4)	(0)	(0)	(6)	(12)	(0)	(0)	-	試料： ホルスタイン種（去勢、肥育牛） 皮下脂肪： 2.2 %、筋間脂肪： 16.6 % 赤肉と脂身から計算。脂身は11042乳用肥育牛肉リブロースから推計
(0)	(900)	(210)	(10000)	-	-	(70)	(0)	(1)	(0)	(0)	(0)	(810)	(57)	(0)	(0)	(7)	(0)	(28)	(3)	(33)	(4)	(0)	(0)	(6)	(12)	(0)	(0)	-	試料： ホルスタイン種（去勢、肥育牛） 筋間脂肪： 16.9 % 赤肉と脂身から計算。脂身は11042乳用肥育牛肉リブロースから推計
0	470	120	5700	-	-	39	0	1	0	0	0	460	42	0	0	9	-	21	3	34	5	0	0	8	14	0	0	-	試料： ホルスタイン種（去勢、肥育牛） 皮下脂肪及び筋間脂肪を除いたもの
0	1300	290	15000	-	-	100	0	2	0	0	0	1200	65	0	0	7	-	38	0	32	0	0	0	8	3	0	0	-	試料： ホルスタイン種（去勢、肥育牛） 皮下脂肪： 7.7 %、筋間脂肪： 23.1 % 赤肉と脂身から計算
0	1600	340	17000	-	-	110	0	2	0	0	0	1300	76	0	0	8	-	44	0	40	0	0	0	10	4	0	0	-	試料： ホルスタイン種（去勢、肥育牛）
0	1600	340	18000	-	-	120	0	2	0	0	0	1500	78	0	0	9	-	49	0	44	0	0	0	11	4	0	0	-	試料： ホルスタイン種（去勢、肥育牛）
0	1200	250	13000	-	-	90	0	2	0	0	0	1100	60	0	0	7	-	36	0	32	0	0	0	8	3	0	0	-	試料： ホルスタイン種（去勢、肥育牛） 筋間脂肪： 24.9 % 赤肉と脂身から計算
0	600	110	6800	-	-	46	0	2	0	0	0	550	36	0	0	9	-	27	0	34	0	0	0	11	4	0	0	-	試料： ホルスタイン種（去勢、肥育牛） 皮下脂肪及び筋間脂肪を除いたもの
0	3000	680	33000	-	-	220	0	0	0	0	0	2600	130	0	0	0	-	62	0	27	0	0	0	0	0	0	0	-	試料： ホルスタイン種（去勢、肥育牛） 皮下脂肪及び筋間脂肪
(0)	(1000)	(240)	(11000)	-	-	(71)	(0)	(0)	(0)	(0)	(0)	(920)	(45)	(0)	(0)	(0)	(0)	(26)	(0)	(24)	(0)	(0)	(0)	(0)	(0)	(0)	(0)	-	試料： ホルスタイン種（去勢、肥育牛） 皮下脂肪： 12.7 %、筋間脂肪： 13.7 % 赤肉と脂身から計算。脂身は11042乳用肥育牛肉リブロースから推計
(0)	(750)	(170)	(8300)	-	-	(49)	(0)	(0)	(0)	(0)	(0)	(680)	(33)	(0)	(0)	(0)	(0)	(21)	(0)	(23)	(0)	(0)	(0)	(0)	(0)	(0)	(0)	-	試料： ホルスタイン種（去勢、肥育牛） 筋間脂肪： 15.6 % 赤肉と脂身から計算。脂身は11042乳用肥育牛肉リブロースから推計
0	330	79	3800	-	-	17	0	0	0	0	0	330	14	0	0	0	-	14	0	23	0	0	0	0	0	0	0	-	試料： ホルスタイン種（去勢、肥育牛） 皮下脂肪及び筋間脂肪を除いたもの
0	2100	350	19000	18000	940	160	0	0	0	0	0	850	33	0	0	17	-	50	0	36	0	0	0	0	0	0	0	-	別名： カルビ 試料： ホルスタイン種（去勢、肥育牛）
0	2300	390	21000	20000	1000	71	0	0	0	0	0	1000	42	0	0	22	-	49	0	32	0	0	0	24	0	0	0	-	別名： カルビ 試料： ホルスタイン種（去勢、肥育牛）
0	480	120	5600	-	-	30	0	0	0	0	1	480	22	0	0	3	-	19	0	31	0	0	0	4	2	0	0	-	試料： ホルスタイン種（去勢、肥育牛） 皮下脂肪： 6.2 %、筋間脂肪： 8.0 % 赤肉と脂身から計算
0	340	86	4100	-	-	23	0	0	0	0	1	370	16	0	0	3	-	18	0	33	0	0	0	5	2	0	0	-	試料： ホルスタイン種（去勢、肥育牛） 筋間脂肪： 8.5 % 赤肉と脂身から計算
0	500	120	5800	-	-	32	0	0	0	0	1	480	20	0	0	4	-	19	0	29	0	0	0	5	4	0	0	-	試料： ホルスタイン種（去勢、肥育牛）
0	460	110	5400	-	-	30	0	0	0	0	1	410	16	0	0	0	-	16	0	25	0	0	0	0	3	0	0	-	試料： ホルスタイン種（去勢、肥育牛）
0	140	38	1900	-	-	13	0	0	0	0	1	220	7	0	0	3	-	15	0	36	0	0	0	5	3	0	0	-	試料： ホルスタイン種（去勢、肥育牛） 皮下脂肪及び筋間脂肪を除いたもの
0	2500	600	28000	-	-	130	0	0	0	0	0	2100	110	0	0	0	-	46	0	0	0	0	0	0	0	0	0	-	試料： ホルスタイン種（去勢、肥育牛） 皮下脂肪及び筋間脂肪
(0)	(650)	(160)	(7100)	-	-	(34)	(0)	(0)	(0)	(0)	(2)	(580)	(28)	(0)	(0)	(2)	(0)	(20)	(0)	(26)	(0)	(0)	(0)	(5)	(0)	(0)	(0)	-	試料： ホルスタイン種（去勢、肥育牛） 皮下脂肪： 9.9 %、筋間脂肪： 9.3 % 赤肉と脂身から計算。脂身は11052乳用肥育牛肉もも脂身から推計

食品番号	索引番号	食品名	水分	脂肪酸のトリアシルグリセロール当量	脂質	脂肪酸 総量	脂肪酸 飽和	脂肪酸 一価不飽和	脂肪酸 多価不飽和	n-3系 多価不飽和	n-6系 多価不飽和	飽和 4:0 酪酸	6:0 ヘキサン酸	7:0 ヘプタン酸	8:0 オクタン酸	10:0 デカン酸	12:0 ラウリン酸	13:0 トリデカン酸	14:0 ミリスチン酸	15:0 ペンタデカン酸	15:0 ant ペンタデカン酸	16:0 パルミチン酸	16:0 iso パルミチン酸	17:0 ヘプタデカン酸	17:0 ant ヘプタデカン酸	18:0 ステアリン酸	20:0 アラキジン酸	22:0 ベヘン酸	24:0 リグノセリン酸	10:1 デセン酸	1
		成分識別子	WATER	FATNLEA	FAT-	FACID	FASAT	FAMS	FAPU	FAPUN3	FAPUN6	F4D0	F6D0	F7D0	F8D0	F10D0	F12D0	F13D0	F14D0	F15D0	F15D0AI	F16D0	F16D0I	F17D0	F17D0AI	F18D0	F20D0	F22D0	F24D0	F10D1	
		単位	(g								)	(mg																		)	
																														可食部100g当たり	
11054	1674	<畜肉類> うし ［乳用肥育牛肉］ そともも 皮下脂肪なし 生	67.8	(10.7)	11.1	(10.24)	(4.28)	(5.47)	(0.49)	(0.02)	(0.47)	-	-	-	-	(0)	(7)	-	(320)	(52)	-	(2600)	-	(120)	-	(1200)	(7)	(0)	(3)	(0)	(
11055	1675	<畜肉類> うし ［乳用肥育牛肉］ そともも 赤肉 生	72.0	4.6	5.0	4.40	1.71	2.40	0.29	0.01	0.28	-	-	-	-	0	3	-	120	20	-	1100	-	46	-	430	3	0	4	0	
11056	1676	<畜肉類> うし ［乳用肥育牛肉］ ランプ 脂身つき 生	62.1	(17.1)	17.8	(16.35)	(7.05)	(8.55)	(0.75)	(0.03)	(0.72)	-	-	-	-	(1)	(11)	-	(530)	(86)	-	(4100)	-	(200)	-	(2100)	(12)	(0)	(4)	(0)	(
11057	1677	<畜肉類> うし ［乳用肥育牛肉］ ランプ 皮下脂肪なし 生	64.9	(13.2)	13.9	(12.59)	(5.41)	(6.57)	(0.62)	(0.02)	(0.60)	-	-	-	-	(2)	(9)	-	(400)	(65)	-	(3100)	-	(160)	-	(1600)	(9)	(0)	(4)	(0)	(
11058	1678	<畜肉類> うし ［乳用肥育牛肉］ ランプ 赤肉 生	70.2	5.3	6.1	5.08	2.13	2.59	0.37	0.01	0.36	-	-	-	-	2	3	-	130	23	-	1300	-	63	-	640	4	0	4	0	
11059	1679	<畜肉類> うし ［乳用肥育牛肉］ ヒレ 赤肉 生	67.3	10.1	11.2	9.65	4.35	4.80	0.50	0.02	0.48	-	-	-	-	6	7	-	300	39	-	2600	-	100	-	1300	8	0	0	0	
11253	1680	<畜肉類> うし ［乳用肥育牛肉］ ヒレ 赤肉 焼き	56.3	13.6	15.2	12.98	5.74	6.70	0.54	0.02	0.52	-	-	-	-	8	10	-	390	51	-	3400	-	130	-	1800	12	0	0	0	
11254	1681	<畜肉類> うし ［交雑牛肉］ リブロース 脂身つき 生	36.2	49.6	51.8	47.40	18.15	27.71	1.55	0.07	1.47	-	-	-	-	8	27	-	1300	180	-	11000	-	410	-	4900	35	0	0	0	
11256	1682	<畜肉類> うし ［交雑牛肉］ リブロース 脂身つき ゆで	29.1	54.5	56.5	52.07	19.84	30.65	1.58	0.08	1.50	-	-	-	-	17	28	-	1300	190	-	12000	-	440	-	5400	260	0	0	0	
11255	1683	<畜肉類> うし ［交雑牛肉］ リブロース 脂身つき 焼き	26.4	58.2	60.1	55.61	21.12	32.78	1.71	0.09	1.61	-	-	-	-	18	31	-	1400	200	-	13000	-	470	-	5900	38	0	0	0	
11257	1684	<畜肉類> うし ［交雑牛肉］ リブロース 皮下脂肪なし 生	41.0	43.3	45.2	41.39	15.98	24.06	1.35	0.06	1.29	-	-	-	-	9	24	-	1100	150	-	9900	-	360	-	4400	31	0	0	0	
11258	1685	<畜肉類> うし ［交雑牛肉］ リブロース 赤肉 生	50.5	31.0	32.3	29.62	11.75	16.89	0.98	0.04	0.94	-	-	-	-	12	17	-	780	100	-	7300	-	270	-	3300	21	0	0	0	
11259	1686	<畜肉類> うし ［交雑牛肉］ リブロース 脂身 生	10.6	83.0	86.7	79.29	29.61	47.13	2.56	0.12	2.43	-	-	-	-	0	44	-	2200	310	-	18000	-	670	-	7900	61	0	0	0	
11260	1687	<畜肉類> うし ［交雑牛肉］ ばら 脂身つき 生	41.4	42.6	44.4	40.73	14.13	25.33	1.28	0.08	1.20	-	-	-	-	12	24	-	960	140	-	8800	-	330	-	3800	22	0	0	0	
11261	1688	<畜肉類> うし ［交雑牛肉］ もも 脂身つき 生	53.9	28.0	28.9	26.77	9.63	16.18	0.95	0.04	0.92	-	-	-	-	9	15	-	610	90	-	5900	-	240	-	2800	17	0	0	0	
11262	1689	<畜肉類> うし ［交雑牛肉］ もも 皮下脂肪なし 生	59.5	20.4	21.6	19.49	6.92	11.81	0.75	0.03	0.73	-	-	-	-	7	11	-	450	70	-	4400	-	180	-	1800	11	0	0	0	
11264	1690	<畜肉類> うし ［交雑牛肉］ もも 皮下脂肪なし ゆで	49.8	26.6	28.2	25.41	8.99	15.68	0.74	0.03	0.71	-	-	-	-	9	13	-	560	91	-	5800	-	210	-	2200	12	0	0	0	
11263	1691	<畜肉類> うし ［交雑牛肉］ もも 皮下脂肪なし 焼き	49.7	25.0	27.6	23.92	8.77	14.46	0.68	0.03	0.65	-	-	-	-	8	14	-	550	86	-	5700	-	210	-	2200	12	0	0	0	
11265	1692	<畜肉類> うし ［交雑牛肉］ もも 赤肉 生	62.7	16.9	17.5	16.12	5.73	9.75	0.64	0.02	0.62	-	-	-	-	6	9	-	340	52	-	3600	-	140	-	1600	10	0	0	0	
11266	1693	<畜肉類> うし ［交雑牛肉］ もも 脂身 生	17.6	73.7	75.8	70.43	25.62	42.57	2.25	0.11	2.14	-	-	-	-	22	41	-	1700	250	-	15000	-	660	-	7400	48	0	0	0	
11267	1694	<畜肉類> うし ［交雑牛肉］ ヒレ 赤肉 生	62.3	16.4	18.0	15.68	6.59	8.46	0.63	0.02	0.61	-	-	-	-	6	9	-	410	61	-	3900	-	160	-	2000	13	0	0	0	
11060	1695	<畜肉類> うし ［輸入牛肉］ かた 脂身つき 生	69.4	9.3	10.6	8.85	4.35	4.20	0.30	0.12	0.18	-	-	-	-	5	7	-	270	49	-	2300	-	110	-	1600	13	2	0	0	
11061	1696	<畜肉類> うし ［輸入牛肉］ かた 皮下脂肪なし 生	71.5	6.6	7.8	6.32	3.06	3.01	0.25	0.10	0.15	-	-	-	-	3	5	-	180	34	-	1600	-	79	-	1100	9	1	0	0	
11062	1697	<畜肉類> うし ［輸入牛肉］ かた 赤肉 生	73.9	3.6	4.6	3.43	1.59	1.64	0.20	0.08	0.12	-	-	-	-	2	3	-	86	17	-	860	-	43	-	570	4	0	0	0	
11063	1698	<畜肉類> うし ［輸入牛肉］ かた 脂身 生	32.0	56.5	60.5	53.95	27.32	25.53	1.10	0.45	0.65	-	-	-	-	25	39	-	1800	320	-	14000	-	680	-	10000	88	16	0	0	
11064	1699	<畜肉類> うし ［輸入牛肉］ かたロース 脂身つき 生	63.8	(15.8)	17.4	(15.11)	(7.54)	(7.10)	(0.48)	(0.11)	(0.37)	-	-	-	-	(8)	(12)	-	(450)	(95)	-	(3900)	-	(230)	-	(2800)	(26)	(4)	(0)	(0)	
11065	1700	<畜肉類> うし ［輸入牛肉］ かたロース 皮下脂肪なし 生	64.0	(15.5)	17.1	(14.85)	(7.39)	(6.99)	(0.47)	(0.11)	(0.37)	-	-	-	-	(8)	(11)	-	(440)	(93)	-	(3900)	-	(220)	-	(2700)	(25)	(4)	(0)	(0)	
11066	1701	<畜肉類> うし ［輸入牛肉］ かたロース 赤肉 生	69.8	8.6	9.5	8.22	3.72	4.12	0.38	0.06	0.32	-	-	-	-	5	6	-	230	44	-	2100	-	130	-	1200	8	0	0	0	
11067	1702	<畜肉類> うし ［輸入牛肉］ リブロース 脂身つき 生	63.8	14.2	15.4	13.54	7.15	6.00	0.39	0.07	0.32	-	-	-	-	9	12	-	480	100	-	3500	-	260	-	2800	24	0	0	0	
11269	1703	<畜肉類> うし ［輸入牛肉］ リブロース 脂身つき ゆで	50.2	21.9	23.9	20.92	11.03	9.31	0.57	0.09	0.48	-	-	-	-	15	20	-	780	160	-	5500	-	410	-	4100	37	5	0	0	
11268	1704	<畜肉類> うし ［輸入牛肉］ リブロース 脂身つき 焼き	49.8	21.9	23.9	20.91	11.05	9.30	0.55	0.10	0.46	-	-	-	-	16	20	-	780	160	-	5500	-	410	-	4100	31	0	0	0	
11068	1705	<畜肉類> うし ［輸入牛肉］ リブロース 皮下脂肪なし 生	64.5	13.1	14.4	12.48	6.38	5.73	0.38	0.09	0.29	-	-	-	-	7	10	-	390	77	-	3300	-	180	-	2400	21	3	0	0	
11069	1706	<畜肉類> うし ［輸入牛肉］ リブロース 赤肉 生	68.6	8.2	9.1	7.82	3.80	3.70	0.32	0.05	0.27	-	-	-	-	4	6	-	250	42	-	2100	-	110	-	1300	9	0	0	0	
11070	1707	<畜肉類> うし ［輸入牛肉］ リブロース 脂身 生	19.9	66.7	73.1	63.72	34.40	28.13	1.18	0.47	0.72	-	-	-	-	36	51	-	2000	460	-	17000	-	950	-	14000	150	29	0	0	

可食部 100 g 当たり																													
脂肪酸																													
一価不飽和									多価不飽和																			未同定物質	備考
15:1	16:1	17:1	18:1	18:1 n-9	18:1 n-7	20:1	22:1	24:1	16:2	16:3	16:4	18:2 n-6	18:3 n-3	18:3 n-6	18:4 n-3	20:2 n-6	20:3 n-3	20:3 n-6	20:4 n-3	20:4 n-6	20:5 n-3	21:5 n-3	22:2	22:4 n-6	22:5 n-3	22:5 n-6	22:6 n-3		
ペンタデセン酸	パルミトレイン酸	ヘプタデセン酸	計	オレイン酸	シス-バクセン酸	イコセン酸	ドコセン酸	テトラコセン酸	ヘキサデカジエン酸	ヘキサデカトリエン酸	ヘキサデカテトラエン酸	リノール酸	α-リノレン酸	γ-リノレン酸	オクタデカテトラエン酸	イコサジエン酸	イコサトリエン酸	イコサトリエン酸	イコサテトラエン酸	アラキドン酸	イコサペンタエン酸	ヘンイコサペンタエン酸	ドコサジエン酸	ドコサテトラエン酸	ドコサペンタエン酸	ドコサペンタエン酸	ドコサヘキサエン酸		
F15D1	F16D1	F17D1	F18D1	F18D1CN9	F18D1CN7	F20D1	F22D1	F24D1	F16D2	F16D3	F16D4	F18D2N6	F18D3N3	F18D3N6	F18D4N3	F20D2N6	F20D3N3	F20D3N6	F20D4N3	F20D4N6	F20D5N3	F21D5N3	F22D2	F22D4N6	F22D5N3	F22D5N6	F22D6N3	FAUN	
(..........														mg													..........)		
(0)	(450)	(110)	(4800)	-	-	(24)	(0)	(0)	(0)	(0)	(2)	(420)	(18)	(0)	(0)	(2)	(0)	(17)	(0)	(29)	(0)	(0)	(0)	(5)	(0)	(0)	(0)	-	試料：ホルスタイン種（去勢、肥育牛） 筋間脂肪：10.4 % 赤肉と脂身から計算。脂身は11052乳用肥育牛肉もも脂身から推計
0	220	53	2100	-	-	11	0	0	0	0	2	220	8	0	0	3	-	14	0	33	0	0	0	6	0	0	0	-	試料：ホルスタイン種（去勢、肥育牛） 皮下脂肪及び筋間脂肪を除いたもの
(0)	(640)	(160)	(7500)	-	-	(37)	(0)	(0)	(0)	(0)	(0)	(650)	(31)	(0)	(0)	(3)	(0)	(23)	(0)	(31)	(0)	(0)	(0)	(6)	(0)	(0)	(0)	-	試料：ホルスタイン種（去勢、肥育牛） 皮下脂肪：7.7 %、筋間脂肪：12.4 % 赤肉と脂身から計算。脂身は11052乳用肥育牛肉もも脂身から推計
(0)	(490)	(130)	(5800)	-	-	(29)	(0)	(0)	(0)	(0)	(0)	(530)	(24)	(0)	(0)	(4)	(0)	(21)	(0)	(34)	(0)	(0)	(0)	(7)	(0)	(0)	(0)	-	試料：ホルスタイン種（去勢、肥育牛） 筋間脂肪：13.4 % 赤肉と脂身から計算。脂身は11052乳用肥育牛肉もも脂身から推計
0	180	51	2300	-	-	12	0	0	0	0	0	290	10	0	0	4	-	17	0	39	0	0	0	8	0	0	0	-	試料：ホルスタイン種（去勢、肥育牛） 皮下脂肪及び筋間脂肪を除いたもの
0	310	75	4300	-	-	27	0	0	0	0	0	380	13	0	0	9	-	26	0	53	0	0	0	15	5	0	0	-	試料：ホルスタイン種（去勢、肥育牛）
0	440	100	6000	5800	230	40	0	0	0	0	0	450	16	0	0	10	-	24	0	32	0	0	0	12	0	0	0	-	試料：ホルスタイン種（去勢、肥育牛）
0	2300	460	24000	-	-	230	0	0	0	0	0	1300	72	0	0	22	-	54	0	39	0	0	0	24	0	0	0	-	皮下脂肪：15.8 %、筋間脂肪：20.0 %
0	2400	500	27000	-	-	260	0	0	0	0	0	1400	75	0	0	24	-	54	0	33	0	0	0	25	0	0	0	-	
0	2600	530	29000	-	-	270	0	0	0	0	0	1500	78	0	0	29	-	58	0	38	0	0	0	25	14	0	0	-	
0	1900	390	21000	-	-	200	0	0	0	0	0	1200	62	0	0	19	-	48	0	39	0	0	0	21	0	0	0	-	筋間脂肪：23.7 %
0	1200	270	15000	-	-	130	0	0	0	0	0	840	43	0	0	13	-	35	0	38	0	0	0	15	0	0	0	-	皮下脂肪及び筋間脂肪を除いたもの
0	4200	800	41000	-	-	420	0	0	0	0	0	2200	120	0	0	38	-	89	0	42	0	0	0	39	0	0	0	-	皮下脂肪及び筋間脂肪
0	2200	450	22000	21000	1200	210	0	0	0	0	0	1100	64	0	0	18	-	44	0	35	0	0	0	21	12	0	0	-	
0	1200	280	14000	-	-	110	0	0	0	0	0	800	39	0	0	13	-	37	0	46	0	0	0	16	0	0	0	-	皮下脂肪：13.5 %、筋間脂肪：6.0 %
0	900	230	10000	-	-	80	0	0	0	0	0	620	26	0	0	8	-	29	0	54	0	0	0	11	0	0	0	-	筋間脂肪：7.0 %
0	1300	300	14000	-	-	110	0	0	0	0	0	640	29	0	0	10	-	25	0	30	0	0	0	0	0	0	0	-	
0	1200	260	13000	-	-	96	0	0	0	0	0	590	25	0	0	9	-	23	0	28	0	0	0	0	0	0	0	-	
0	690	170	8700	8300	430	70	0	0	0	0	0	530	22	0	0	8	-	27	0	46	0	0	0	11	0	0	0	-	皮下脂肪及び筋間脂肪を除いたもの
0	3600	730	37000	-	-	290	0	0	0	0	0	1900	110	0	0	33	-	80	0	45	0	0	0	36	0	0	0	-	皮下脂肪及び筋間脂肪
0	570	140	7600	7300	340	52	0	0	0	0	0	530	23	0	0	10	-	22	0	35	0	0	0	8	0	0	0	-	
0	320	78	3700	-	-	28	0	0	0	0	0	140	69	0	0	3	-	10	7	22	11	0	0	2	28	0	2	-	皮下脂肪：5.3 %、筋間脂肪：5.4 % 赤肉と脂身から計算
0	220	56	2700	-	-	20	0	0	0	0	0	120	53	0	0	3	-	9	6	22	11	0	0	2	26	0	2	-	筋間脂肪：5.7 % 赤肉と脂身から計算
0	110	32	1500	-	-	10	0	0	0	0	0	87	35	0	0	3	-	8	4	23	12	0	0	2	23	0	2	-	皮下脂肪及び筋間脂肪を除いたもの
0	2000	460	22000	-	-	180	0	0	0	0	0	600	350	0	0	0	-	25	30	17	0	0	0	0	70	0	0	-	皮下脂肪及び筋間脂肪
(0)	(460)	(140)	(6400)	-	-	(46)	(0)	(0)	(0)	(0)	(0)	(320)	(72)	(0)	(0)	(6)	(0)	(13)	(7)	(23)	(5)	(0)	(0)	(4)	(25)	(0)	(0)	-	皮下脂肪：0.5 %、筋間脂肪：12.1 % 赤肉と脂身から計算。脂身は11070輸入牛肉リブロース脂身から推計
(0)	(450)	(140)	(6300)	-	-	(45)	(0)	(0)	(0)	(0)	(0)	(320)	(71)	(0)	(0)	(6)	(0)	(13)	(7)	(23)	(5)	(0)	(0)	(4)	(25)	(0)	(0)	-	筋間脂肪：12.1 % 赤肉と脂身から計算。脂身は11070輸入牛肉リブロース脂身から推計
0	280	91	3700	-	-	22	0	0	0	0	0	270	35	0	0	7	-	10	2	27	6	0	0	4	16	0	0	-	皮下脂肪及び筋間脂肪を除いたもの
0	290	110	5500	-	-	41	0	0	0	0	0	280	45	0	0	0	-	12	0	24	5	0	0	0	18	0	0	-	皮下脂肪：1.8 %、筋間脂肪：8.2 % リブロース皮下脂肪なし等と別試料
0	470	180	8500	-	-	63	0	0	0	0	0	420	63	0	0	0	-	18	0	28	6	0	0	7	22	0	0	-	リブロース皮下脂肪なし等と別試料
0	460	180	8500	8200	270	59	0	0	0	0	0	410	72	0	0	0	-	20	0	28	0	0	0	0	25	0	0	-	リブロース皮下脂肪なし等と別試料
0	360	100	5200	-	-	35	0	0	0	0	0	260	57	0	0	3	-	11	6	17	2	0	0	1	20	0	0	-	筋間脂肪：8.3 % 赤肉と脂身から計算
0	240	68	3300	-	-	19	0	0	0	0	0	230	32	0	0	4	-	10	2	20	3	0	0	1	14	0	0	-	皮下脂肪及び筋間脂肪を除いたもの
0	1700	490	25000	-	-	210	0	0	0	0	0	690	330	0	0	0	-	31	44	0	0	0	0	0	91	0	0	-	皮下脂肪及び筋間脂肪

11 肉類

可食部 100 g 当たり

食品番号	索引番号	食品名	水分	脂肪酸のトリアシルグリセロール当量	脂質	脂肪酸 総量	飽和	一価不飽和	多価不飽和	n-3系 多価不飽和	n-6系 多価不飽和	4:0 酪酸	6:0 ヘキサン酸	7:0 ヘプタン酸	8:0 オクタン酸	10:0 デカン酸	12:0 ラウリン酸	13:0 トリデカン酸	14:0 ミリスチン酸	15:0 ペンタデカン酸	15:0 ant ペンタデカン酸	16:0 パルミチン酸	16:0 iso パルミチン酸	17:0 ヘプタデカン酸	17:0 ant ヘプタデカン酸	18:0 ステアリン酸	20:0 アラキジン酸	22:0 ベヘン酸	24:0 リグノセリン酸	10:1 デセン酸
		成分識別子	WATER	FATNLEA	FAT-	FACID	FASAT	FAMS	FAPU	FAPUN3	FAPUN6	F4D0	F6D0	F7D0	F8D0	F10D0	F12D0	F13D0	F14D0	F15D0	F15D0AI	F16D0	F16D0I	F17D0	F17D0AI	F18D0	F20D0	F22D0	F24D0	F10D1
		単位	(g)									(mg)																		
11071	1708	<畜肉類> うし ［輸入牛肉］ サーロイン 脂身つき 生	57.7	(21.5)	23.7	(20.52)	(10.85)	(9.24)	(0.43)	(0.17)	(0.26)	-	-	-	-	(11)	(16)	-	(620)	(140)	-	(5400)	-	(290)	-	(4300)	(45)	(8)	(0)	(0)
11072	1709	<畜肉類> うし ［輸入牛肉］ サーロイン 皮下脂肪なし 生	63.1	(14.9)	16.5	(14.23)	(7.42)	(6.49)	(0.32)	(0.12)	(0.19)	-	-	-	-	(8)	(11)	-	(430)	(92)	-	(3800)	-	(200)	-	(2900)	(30)	(5)	(0)	(0)
11073	1710	<畜肉類> うし ［輸入牛肉］ サーロイン 赤肉 生	72.1	3.8	4.4	3.65	1.65	1.86	0.14	0.05	0.08	-	-	-	-	2	2	-	94	14	-	1000	-	36	-	500	3	0	0	0
11074	1711	<畜肉類> うし ［輸入牛肉］ ばら 脂身つき 生	51.8	31.0	32.9	29.63	13.05	16.05	0.54	0.20	0.34	-	-	-	-	13	21	-	960	140	-	7600	-	310	-	4000	36	0	0	0
11075	1712	<畜肉類> うし ［輸入牛肉］ もも 脂身つき 生	71.4	7.5	8.6	7.17	3.22	3.69	0.25	0.05	0.20	-	-	-	-	3	5	-	220	39	-	1900	-	84	-	1000	10	0	0	0
11076	1713	<畜肉類> うし ［輸入牛肉］ もも 皮下脂肪なし 生	73.0	5.7	6.7	5.46	2.44	2.68	0.35	0.10	0.25	-	-	-	-	3	4	-	140	31	-	1300	-	78	-	830	9	0	0	0
11271	1714	<畜肉類> うし ［輸入牛肉］ もも 皮下脂肪なし ゆで	60.0	9.2	11.0	8.79	3.93	4.31	0.55	0.14	0.42	-	-	-	-	5	6	-	230	51	-	2100	-	130	-	1400	13	0	0	0
11270	1715	<畜肉類> うし ［輸入牛肉］ もも 皮下脂肪なし 焼き	60.4	11.9	14.1	11.41	5.37	5.41	0.63	0.16	0.47	-	-	-	-	7	9	-	340	72	-	2800	-	180	-	1900	18	0	0	0
11077	1716	<畜肉類> うし ［輸入牛肉］ もも 赤肉 生	74.2	3.6	4.3	3.40	1.48	1.72	0.19	0.03	0.16	-	-	-	-	2	2	-	97	16	-	890	-	39	-	440	3	0	0	0
11078	1717	<畜肉類> うし ［輸入牛肉］ もも 脂身 生	28.1	58.7	64.4	56.08	25.71	29.27	1.10	0.37	0.73	-	-	-	-	23	42	-	1800	340	-	14000	-	670	-	8300	95	0	0	0
11079	1718	<畜肉類> うし ［輸入牛肉］ そともも 脂身つき 生	65.8	(12.7)	14.3	(12.12)	(5.51)	(6.32)	(0.29)	(0.10)	(0.19)	-	-	-	-	(5)	(9)	-	(380)	(70)	-	(3100)	-	(140)	-	(1800)	(19)	(0)	(0)	(0)
11080	1719	<畜肉類> うし ［輸入牛肉］ そともも 皮下脂肪なし 生	67.6	(10.5)	11.9	(10.02)	(4.54)	(5.22)	(0.25)	(0.09)	(0.16)	-	-	-	-	(4)	(7)	-	(300)	(57)	-	(2600)	-	(120)	-	(1500)	(16)	(0)	(0)	(0)
11081	1720	<畜肉類> うし ［輸入牛肉］ そともも 赤肉 生	73.6	3.1	3.9	3.00	1.31	1.56	0.12	0.05	0.07	-	-	-	-	1	2	-	71	14	-	760	-	34	-	430	4	0	0	0
11082	1721	<畜肉類> うし ［輸入牛肉］ ランプ 脂身つき 生	63.8	(14.7)	16.4	(14.05)	(6.47)	(7.20)	(0.37)	(0.13)	(0.24)	-	-	-	-	(5)	(11)	-	(440)	(82)	-	(3600)	-	(170)	-	(2100)	(23)	(0)	(0)	(0)
11083	1722	<畜肉類> うし ［輸入牛肉］ ランプ 皮下脂肪なし 生	67.7	(9.8)	11.1	(9.40)	(4.34)	(4.77)	(0.29)	(0.10)	(0.18)	-	-	-	-	(3)	(8)	-	(290)	(54)	-	(2400)	-	(110)	-	(1500)	(15)	(0)	(0)	(0)
11084	1723	<畜肉類> うし ［輸入牛肉］ ランプ 赤肉 生	73.8	2.4	3.0	2.31	1.10	1.04	0.17	0.06	0.10	-	-	-	-	0	2	-	52	11	-	570	-	30	-	430	3	0	0	0
11085	1724	<畜肉類> うし ［輸入牛肉］ ヒレ 赤肉 生	73.3	4.2	4.8	3.99	1.99	1.79	0.22	0.08	0.14	-	-	-	-	2	3	-	100	23	-	1000	-	59	-	770	6	0	0	0
11086	1725	<畜肉類> うし ［子牛肉］ リブロース 皮下脂肪なし 生	76.0	0.5	0.9	0.49	0.19	0.17	0.13	0.01	0.13	-	-	-	-	0	0	-	5	2	-	87	-	5	-	87	1	0	0	0
11087	1726	<畜肉類> うし ［子牛肉］ ばら 皮下脂肪なし 生	74.5	2.9	3.6	2.80	1.31	1.25	0.25	0.01	0.24	-	-	-	-	0	2	-	52	13	-	540	-	41	-	650	6	0	0	0
11088	1727	<畜肉類> うし ［子牛肉］ もも 皮下脂肪なし 生	74.8	2.1	2.7	2.00	0.90	0.89	0.21	0.01	0.20	-	-	-	-	0	2	-	40	10	-	400	-	34	-	420	3	0	0	0
11089	1728	<畜肉類> うし ［ひき肉］ 生	61.4	19.8	21.1	18.95	7.25	11.06	0.63	0.24	0.39	-	-	-	-	9	11	-	440	92	-	4600	-	200	-	1900	19	0	0	0
11272	1729	<畜肉類> うし ［ひき肉］ 焼き	52.2	18.8	21.3	17.97	6.61	10.83	0.52	0.09	0.43	-	-	-	-	0	10	-	400	78	-	4300	-	170	-	1700	15	0	0	0
11090	1730	<畜肉類> うし ［副生物］ 舌 生	54.0	29.7	31.8	28.42	11.19	15.98	1.25	0.06	1.18	-	-	-	-	12	20	-	680	110	-	7000	-	270	-	3100	20	0	0	0
11273	1731	<畜肉類> うし ［副生物］ 舌 焼き	41.4	34.1	37.1	32.60	12.61	18.60	1.39	0.07	1.32	-	-	-	-	13	21	-	730	120	-	7900	-	310	-	3500	23	0	0	0
11091	1732	<畜肉類> うし ［副生物］ 心臓 生	74.8	6.2	7.6	5.92	3.11	2.49	0.33	Tr	0.32	-	-	-	-	2	3	-	180	29	-	1400	-	110	-	1400	6	-	-	-
11092	1733	<畜肉類> うし ［副生物］ 肝臓 生	71.5	2.1	3.7	2.05	0.93	0.48	0.64	0.07	0.57	-	-	-	-	0	0	-	25	21	-	330	-	25	-	530	7	-	-	-
11093	1734	<畜肉類> うし ［副生物］ じん臓 生	75.7	5.0	6.4	4.82	2.59	1.78	0.45	0.03	0.42	-	-	-	-	0	0	-	110	47	-	1200	-	68	-	1200	13	-	-	-
11094	1735	<畜肉類> うし ［副生物］ 第一胃 ゆで	66.6	6.9	8.4	6.59	2.73	3.35	0.51	0.08	0.39	-	-	-	-	0	3	-	120	29	-	1300	-	96	-	1200	13	0	0	0
11095	1736	<畜肉類> うし ［副生物］ 第二胃 ゆで	71.6	14.7	15.7	14.05	5.69	7.83	0.53	0.05	0.40	-	-	-	-	0	0	-	230	51	-	2900	-	220	-	2300	13	0	0	0
11096	1737	<畜肉類> うし ［副生物］ 第三胃 生	86.6	0.9	1.3	0.89	0.38	0.41	0.10	Tr	0.09	-	-	-	-	0	Tr	-	15	4	-	200	-	13	-	140	2	1	0	0
11097	1738	<畜肉類> うし ［副生物］ 第四胃 ゆで	58.5	28.7	30.0	27.40	12.78	13.73	0.89	0.08	0.67	-	-	-	-	0	9	-	580	75	-	6600	-	310	-	5200	29	0	0	0
11098	1739	<畜肉類> うし ［副生物］ 小腸 生	63.3	24.7	26.1	23.62	11.82	11.23	0.58	0.08	0.30	-	-	-	-	9	13	-	680	71	-	5800	-	270	-	5000	37	0	0	0
11099	1740	<畜肉類> うし ［副生物］ 大腸 生	77.2	12.2	13.0	11.71	3.94	7.30	0.47	0.05	0.35	-	-	-	-	3	4	-	150	26	-	2000	-	120	-	1600	11	0	0	0
11100	1741	<畜肉類> うし ［副生物］ 直腸 生	80.7	6.4	7.0	6.09	2.13	3.71	0.25	0.01	0.20	-	-	-	-	0	4	-	110	20	-	1300	-	65	-	670	5	0	0	0
11101	1742	<畜肉類> うし ［副生物］ 腱 ゆで	66.5	4.3	4.9	4.10	0.94	3.06	0.10	0.01	0.08	-	-	-	-	0	0	-	47	5	-	710	-	14	-	160	0	0	0	0

可食部100 g当たり

脂肪酸

15:1 ペンタデセン酸	16:1 パルミトレイン酸	17:1 ヘプタデセン酸	18:1 計	18:1 n-9 オレイン酸	18:1 n-7 シス-バクセン酸	20:1 イコセン酸	22:1 ドコセン酸	24:1 テトラコセン酸	16:2 ヘキサデカジエン酸	16:3 ヘキサデカトリエン酸	16:4 ヘキサデカテトラエン酸	18:2 n-6 リノール酸	18:3 n-3 α-リノレン酸	18:3 n-6 γ-リノレン酸	18:4 n-3 オクタデカテトラエン酸	20:2 n-6 イコサジエン酸	20:3 n-3 イコサトリエン酸	20:3 n-6 イコサトリエン酸	20:4 n-3 イコサテトラエン酸	20:4 n-6 アラキドン酸	20:5 n-3 イコサペンタエン酸	21:5 n-3 ヘンイコサペンタエン酸	22:2 ドコサジエン酸	22:4 n-6 ドコサテトラエン酸	22:5 n-3 ドコサペンタエン酸	22:5 n-6 ドコサペンタエン酸	22:6 n-3 ドコサヘキサエン酸	未同定物質	備考
一価不飽和									多価不飽和																				
F15D1	F16D1	F17D1	F18D1	F18D1CN9	F18D1CN7	F20D1	F22D1	F24D1	F16D2	F16D3	F16D4	F18D2N6	F18D3N3	F18D3N6	F18D4N3	F20D2N6	F20D3N3	F20D3N6	F20D4N3	F20D4N6	F20D5N3	F21D5N3	F22D2	F22D4N6	F22D5N3	F22D5N6	F22D6N3	FAUN	
(mg)																													
(0)	(580)	(160)	(8300)	-	-	(66)	(0)	(0)	(0)	(0)	(2)	(240)	(110)	(0)	(0)	(2)	(0)	(12)	(14)	(9)	(6)	(0)	(0)	(0)	(35)	(0)	(1)	-	皮下脂肪： 12.8 %、筋間脂肪： 15.5 % 赤肉と脂身から計算。脂身は11070輸入牛肉リブロース脂身から推計
(0)	(420)	(110)	(5800)	-	-	(46)	(0)	(0)	(0)	(0)	(2)	(170)	(79)	(0)	(0)	(3)	(0)	(9)	(10)	(11)	(7)	(0)	(0)	(0)	(27)	(0)	(2)	-	筋間脂肪： 17.8 % 赤肉と脂身から計算。脂身は11070輸入牛肉リブロース脂身から推計
0	140	32	1700	-	-	11	0	0	0	0	2	62	25	0	0	3	-	5	3	13	8	0	0	0	13	0	2	-	皮下脂肪及び筋間脂肪を除いたもの
0	1500	310	14000	-	-	110	0	0	0	0	0	310	150	0	0	0	-	12	15	13	0	0	0	0	32	0	0	-	別名： カルビ
0	300	71	3200	-	-	22	0	0	0	0	0	170	34	0	0	3	-	9	4	22	4	0	0	2	13	0	1	-	皮下脂肪： 3.4 %、筋間脂肪： 4.0 % 赤肉と脂身から計算
0	180	58	2400	2300	84	17	0	0	0	0	0	180	39	0	0	7	-	14	5	45	20	0	0	4	30	0	4	-	筋間脂肪： 4.2 % もも脂身つき等と別試料
0	280	95	3900	3700	140	27	0	0	0	0	0	320	57	0	0	11	-	22	8	64	27	0	0	6	44	0	0	-	もも脂身つき等と別試料
0	340	120	4900	4700	160	33	0	0	0	0	0	360	70	0	0	12	-	25	9	71	32	0	0	7	49	0	0	-	もも脂身つき等と別試料
0	130	33	1500	-	-	9	0	0	0	0	0	120	15	0	0	3	-	10	1	24	4	0	0	2	9	0	1	-	皮下脂肪及び筋間脂肪を除いたもの
0	2400	570	25000	-	-	190	0	0	0	0	0	730	280	0	0	0	-	0	35	0	0	0	0	0	55	0	0	-	皮下脂肪及び筋間脂肪
(0)	(530)	(120)	(5500)	-	-	(39)	(0)	(0)	(0)	(0)	(1)	(170)	(70)	(0)	(0)	(2)	(0)	(4)	(9)	(9)	(5)	(0)	(0)	(0)	(20)	(0)	(0)	-	皮下脂肪： 4.5 %、筋間脂肪： 12.2 % 赤肉と脂身から計算。脂身は11078輸入牛肉もも脂身から推計
(0)	(440)	(100)	(4500)	-	-	(32)	(0)	(0)	(0)	(0)	(1)	(150)	(60)	(0)	(0)	(2)	(0)	(4)	(7)	(9)	(5)	(0)	(0)	(0)	(19)	(0)	(0)	-	筋間脂肪： 12.8 % 赤肉と脂身から計算。脂身は11078輸入牛肉もも脂身から推計
0	130	32	1400	-	-	8	0	0	0	0	2	57	26	0	0	2	-	5	3	10	6	0	0	0	13	0	0	-	皮下脂肪及び筋間脂肪を除いたもの
(0)	(580)	(140)	(6300)	-	-	(46)	(0)	(0)	(0)	(0)	(2)	(220)	(86)	(0)	(0)	(2)	(0)	(5)	(11)	(14)	(9)	(0)	(0)	(0)	(25)	(0)	(0)	-	皮下脂肪： 9.7 %、筋間脂肪： 11.5 % 赤肉と脂身から計算。脂身は11078輸入牛肉もも脂身から推計
(0)	(380)	(93)	(4200)	-	-	(30)	(0)	(0)	(0)	(0)	(2)	(160)	(64)	(0)	(0)	(2)	(0)	(6)	(8)	(16)	(10)	(0)	(0)	(0)	(22)	(0)	(0)	-	筋間脂肪： 12.8 % 赤肉と脂身から計算。脂身は11078輸入牛肉もも脂身から推計
0	60	21	940	-	-	6	0	0	0	0	2	74	31	0	0	2	-	7	4	18	11	0	0	0	17	0	0	-	皮下脂肪及び筋間脂肪を除いたもの
0	96	31	1600	-	-	10	0	0	0	0	0	110	42	0	0	4	-	8	5	21	12	0	0	0	17	0	2	-	
0	8	3	150	-	-	1	0	0	0	0	0	84	1	0	0	1	-	6	0	32	1	0	0	4	4	0	0	-	
0	49	17	1200	-	-	8	0	0	0	0	0	190	6	0	0	2	-	8	0	34	0	0	0	6	5	0	0	-	
0	36	12	830	-	-	4	0	0	0	0	0	150	7	0	0	2	-	7	0	30	0	0	0	4	5	0	0	-	
0	980	240	9500	9000	520	100	0	0	0	0	0	330	80	0	0	13	-	21	12	19	32	0	0	11	28	0	87	-	
0	920	220	9400	8900	530	99	0	0	0	0	0	380	63	0	0	0	-	21	7	31	0	0	0	0	21	0	0	-	
0	930	260	14000	14000	600	120	0	0	0	0	0	1000	48	0	0	17	-	44	0	70	0	0	0	31	16	0	0	-	別名： たん
0	1100	300	17000	16000	730	150	0	0	0	0	0	1200	53	0	0	0	-	53	0	81	0	0	0	34	19	0	0	-	別名： たん焼き
0	110	41	2300	-	-	20	0	0	-	-	-	290	2	-	0	0	-	11	0	20	0	-	-	-	0	0	0	120	別名： はつ
0	48	15	410	-	-	7	0	0	-	-	-	200	6	-	10	0	-	130	0	170	10	-	-	75	35	0	9	35	別名： レバー 試料： 和牛
0	130	26	1600	-	-	25	0	0	-	-	-	230	11	-	4	5	-	26	0	150	2	-	-	11	10	0	0	32	別名： まめ
0	160	82	3000	-	-	39	0	0	48	0	0	240	26	0	0	0	-	29	0	120	0	0	0	0	50	0	0	-	別名： みの、がつ
0	280	170	7200	-	-	87	0	0	88	0	0	310	34	0	0	0	-	19	0	67	0	0	0	0	12	0	0	-	別名： はちのす
0	17	9	380	-	-	5	0	0	7	0	0	55	2	0	0	1	-	7	0	25	0	0	0	0	3	0	0	-	別名： せんまい
0	550	180	13000	-	-	120	0	0	140	0	0	580	65	0	0	0	-	23	0	74	0	0	0	0	12	0	0	-	別名： あかせんまい、ギアラ、あぼみ
0	570	160	10000	-	-	0	0	0	200	0	0	210	72	0	0	0	-	31	0	55	0	0	0	0	10	0	0	-	別名： ひも
0	300	120	6800	-	-	71	0	0	69	0	0	290	42	0	0	0	-	11	0	44	0	0	0	0	8	0	0	-	別名： しまちょう、てっちゃん
0	220	80	3300	-	-	28	0	0	32	0	0	150	7	0	0	0	-	8	0	40	0	0	0	0	6	0	0	-	別名： てっぽう
0	270	37	2700	-	-	29	0	0	13	0	0	59	6	0	0	0	-	3	0	15	0	0	0	0	0	0	0	-	別名： すじ

11 肉類

可食部 100 g 当たり

食品番号	索引番号	食品名	水分	脂肪酸のトリアシルグリセロール当量	脂質	脂肪酸 総量	脂肪酸 飽和	脂肪酸 一価不飽和	脂肪酸 多価不飽和	n-3系 多価不飽和	n-6系 多価不飽和	飽和 4:0 酪酸	飽和 6:0 ヘキサン酸	飽和 7:0 ヘプタン酸	飽和 8:0 オクタン酸	飽和 10:0 デカン酸	飽和 12:0 ラウリン酸	飽和 13:0 トリデカン酸	飽和 14:0 ミリスチン酸	飽和 15:0 ペンタデカン酸	飽和 15:0 ant ペンタデカン酸	飽和 16:0 パルミチン酸	飽和 16:0 iso パルミチン酸	飽和 17:0 ヘプタデカン酸	飽和 17:0 ant ヘプタデカン酸	飽和 18:0 ステアリン酸	飽和 20:0 アラキジン酸	飽和 22:0 ベヘン酸	飽和 24:0 リグノセリン酸	10:1 デセン酸
		成分識別子	WATER	FATNLEA	FAT-	FACID	FASAT	FAMS	FAPU	FAPUN3	FAPUN6	F4D0	F6D0	F7D0	F8D0	F10D0	F12D0	F13D0	F14D0	F15D0	F15D0AI	F16D0	F16D0I	F17D0	F17D0AI	F18D0	F20D0	F22D0	F24D0	F10D1
		単位	(g)									(mg)																		
11102	1743	<畜肉類> うし ［副生物］ 子宮 ゆで	78.2	2.4	3.0	2.31	0.99	1.16	0.16	0.01	0.13	-	-	-	-	0	0	-	53	7	-	560	-	18	-	350	4	0	0	0
11103	1744	<畜肉類> うし ［副生物］ 尾 生	40.7	43.7	47.1	41.75	13.20	27.24	1.30	0	1.30	-	-	-	-	6	18	-	1000	190	-	9200	-	360	-	2400	0	-	-	-
11274	1745	<畜肉類> うし ［副生物］ 横隔膜 生	57.0	25.9	27.3	24.79	9.95	13.86	0.97	0.06	0.91	-	-	-	-	8	11	-	450	61	-	5300	29	210	170	3700	29	0	0	0
11296	1746	<畜肉類> うし ［副生物］ 横隔膜 ゆで	39.6	35.0	36.7	33.42	13.24	18.91	1.27	0.07	1.20	-	-	-	-	10	14	-	610	80	-	7100	-	280	230	4900	34	0	0	0
11297	1747	<畜肉類> うし ［副生物］ 横隔膜 焼き	39.4	35.5	37.2	33.93	13.45	19.13	1.34	0.08	1.26	-	-	-	-	10	15	-	620	81	-	7100	38	290	230	5000	38	0	0	0
11104	1748	<畜肉類> うし ［加工品］ ローストビーフ	64.0	10.7	11.7	10.19	4.28	5.51	0.40	0.06	0.34	-	-	-	-	5	9	-	350	57	-	2700	-	120	-	1000	7	0	0	0
11105	1749	<畜肉類> うし ［加工品］ コンビーフ缶詰	63.4	12.6	13.0	12.06	6.35	5.39	0.32	0.07	0.25	-	-	-	-	7	12	-	320	97	-	2900	-	280	-	2700	25	3	0	0
11106	1750	<畜肉類> うし ［加工品］ 味付け缶詰	64.3	4.1	4.4	3.94	1.83	1.95	0.16	0.05	0.11	-	-	-	-	3	3	-	110	43	-	1000	-	99	-	570	5	1	0	0
11107	1751	<畜肉類> うし ［加工品］ ビーフジャーキー	24.4	5.8	7.8	5.51	2.11	2.70	0.69	0.16	0.50	-	-	-	-	0	3	-	100	22	-	1200	-	52	-	710	7	0	0	0
11108	1752	<畜肉類> うし ［加工品］ スモークタン	55.9	21.0	23.0	20.09	8.97	10.19	0.94	0.14	0.69	-	-	-	-	9	19	-	700	120	-	5000	-	330	-	2800	18	0	0	0
11109	1753	<畜肉類> うま 肉 赤肉 生	76.1	2.2	2.5	2.08	0.80	0.99	0.29	0.09	0.20	-	-	-	-	1	4	-	98	5	-	610	-	4	-	76	0	-	-	-
11110	1754	<畜肉類> くじら 肉 赤肉 生	74.3	0.3	0.4	0.25	0.08	0.11	0.06	0.04	0.02	-	-	-	-	0	Tr	-	17	1	-	40	-	1	-	16	Tr	Tr	Tr	0
11111	1755	<畜肉類> くじら うねす 生	49.0	28.1	31.4	26.82	6.27	13.34	7.21	5.80	1.21	-	-	-	-	1	36	-	2500	95	-	3000	-	45	-	510	28	24	14	0
11112	1756	<畜肉類> くじら 本皮 生	21.0	52.4	68.8	50.11	12.49	23.88	13.74	11.20	2.18	-	-	-	-	1	63	-	4600	180	-	6300	-	96	-	1100	50	42	25	0
11113	1757	<畜肉類> くじら さらしくじら	93.7	0.8	0.9	0.77	0.11	0.51	0.14	0.11	0.03	-	-	-	-	0	1	-	46	2	-	48	-	5	-	8	0	0	0	0
11114	1758	<畜肉類> しか あかしか 赤肉 生	74.6	0.9	1.5	0.90	0.44	0.26	0.20	0.09	0.11	-	-	-	-	0	1	-	31	7	-	210	-	7	-	180	1	0	0	0
11275	1759	<畜肉類> しか にほんじか 赤肉 生	71.4	3.0	4.0	2.89	1.41	1.06	0.42	0.12	0.30	-	-	-	-	Tr	3	0	64	17	9	910	65	19	8	320	3	Tr	0	0
11294	1760	<畜肉類> しか にほんじか えぞしか 赤肉 生	71.4	4.5	5.2	4.26	2.08	1.83	0.34	0.12	0.22	-	-	-	-	Tr	5	-	94	26	15	1400	21	27	11	450	4	0	0	0
11295	1761	<畜肉類> しか にほんじか ほんしゅうじか・きゅうしゅうじか 赤肉 生	74.4	1.8	2.5	1.75	0.77	0.62	0.36	0.09	0.27	-	-	-	-	Tr	2	0	35	9	4	450	72	10	5	180	2	Tr	0	0
11115	1762	<畜肉類> ぶた ［大型種肉］ かた 脂身つき 生	65.7	14.0	14.6	13.40	5.25	6.50	1.65	0.10	1.55	-	-	-	-	11	11	-	180	6	-	3200	-	52	-	1800	32	0	0	0
11116	1763	<畜肉類> ぶた ［大型種肉］ かた 皮下脂肪なし 生	69.8	8.8	9.3	8.38	3.25	4.10	1.04	0.06	0.98	-	-	-	-	7	7	-	110	3	-	2000	-	31	-	1100	19	0	0	0
11117	1764	<畜肉類> ぶた ［大型種肉］ かた 赤肉 生	74.0	3.3	3.8	3.17	1.17	1.60	0.40	0.02	0.38	-	-	-	-	3	2	-	37	0	-	730	-	9	-	390	6	0	0	0
11118	1765	<畜肉類> ぶた ［大型種肉］ かた 脂身 生	22.0	71.3	72.4	68.13	27.09	32.73	8.31	0.49	7.82	-	-	-	-	54	54	-	930	41	-	16000	-	280	-	9200	170	0	0	0
11119	1766	<畜肉類> ぶた ［大型種肉］ かたロース 脂身つき 生	62.6	18.4	19.2	17.54	7.26	8.17	2.10	0.12	1.99	-	-	-	-	16	15	-	240	8	-	4300	-	72	-	2600	42	0	0	0
11120	1767	<畜肉類> ぶた ［大型種肉］ かたロース 皮下脂肪なし 生	65.1	15.2	16.0	14.53	6.00	6.82	1.70	0.09	1.61	-	-	-	-	13	12	-	200	6	-	3600	-	57	-	2100	35	0	0	0
11121	1768	<畜肉類> ぶた ［大型種肉］ かたロース 赤肉 生	71.3	7.1	7.8	6.80	2.77	3.36	0.67	0.03	0.63	-	-	-	-	7	6	-	92	0	-	1700	-	19	-	960	16	0	0	0
11122	1769	<畜肉類> ぶた ［大型種肉］ かたロース 脂身 生	23.6	69.1	70.7	66.06	27.57	29.89	8.60	0.50	8.09	-	-	-	-	54	57	-	920	44	-	16000	-	310	-	9800	160	0	0	0
11123	1770	<畜肉類> ぶた ［大型種肉］ ロース 脂身つき 生	60.4	18.5	19.2	17.73	7.84	7.68	2.21	0.11	2.10	-	-	-	-	15	25	-	280	9	-	4500	-	73	-	2900	42	0	0	0
11125	1771	<畜肉類> ぶた ［大型種肉］ ロース 脂身つき ゆで	51.0	23.4	24.1	22.41	9.90	9.73	2.78	0.14	2.64	-	-	-	-	19	33	-	350	11	-	5700	-	89	-	3600	53	0	0	0
11124	1772	<畜肉類> ぶた ［大型種肉］ ロース 脂身つき 焼き	49.1	22.1	22.7	21.16	9.32	9.31	2.54	0.12	2.42	-	-	-	-	18	33	-	330	10	-	5400	-	74	-	3400	51	0	0	0
11276	1773	<畜肉類> ぶた ［大型種肉］ ロース 脂身つき とんかつ	31.2	35.1	35.9	33.53	8.90	18.60	6.03	1.40	4.63	-	-	-	-	16	18	-	250	18	-	5200	-	76	-	3100	150	57	31	0
11126	1774	<畜肉類> ぶた ［大型種肉］ ロース 皮下脂肪なし 生	65.7	11.3	11.9	10.84	4.74	4.82	1.28	0.06	1.22	-	-	-	-	10	15	-	170	5	-	2800	-	43	-	1700	25	0	0	0
11127	1775	<畜肉類> ぶた ［大型種肉］ ロース 赤肉 生	70.3	5.1	5.6	4.90	2.07	2.35	0.48	0.02	0.45	-	-	-	-	5	5	-	73	2	-	1200	-	18	-	730	10	0	0	0
11128	1776	<畜肉類> ぶた ［大型種肉］ ロース 脂身 生	18.3	74.9	76.3	71.58	32.03	30.08	9.48	0.48	9.00	-	-	-	-	56	110	-	1100	40	-	18000	-	300	-	12000	180	0	0	0
11129	1777	<畜肉類> ぶた ［大型種肉］ ばら 脂身つき 生	49.4	34.9	35.4	33.36	14.60	15.26	3.50	0.18	3.32	-	-	-	-	41	140	-	700	27	-	8700	-	120	-	4800	72	0	0	0
11277	1778	<畜肉類> ぶた ［大型種肉］ ばら 脂身つき 焼き	37.1	41.9	43.9	40.03	17.59	18.57	3.87	0.19	3.68	-	-	-	-	49	140	-	860	32	-	11000	-	130	-	5700	88	0	0	0
11130	1779	<畜肉類> ぶた ［大型種肉］ もも 脂身つき 生	68.1	9.5	10.2	9.07	3.59	4.24	1.24	0.06	1.18	-	-	-	-	9	15	-	140	5	-	2200	-	31	-	1200	18	0	0	0

	可食部 100 g 当たり																												
	脂肪酸																												
	一価不飽和								多価不飽和																				
1	16:1	17:1	18:1	18:1 n-9	18:1 n-7	20:1	22:1	24:1	16:2	16:3	16:4	18:2 n-6	18:3 n-3	18:3 n-6	18:4 n-3	20:2 n-6	20:3 n-3	20:3 n-6	20:4 n-3	20:4 n-6	20:5 n-3	21:5 n-3	22:2	22:4 n-6	22:5 n-3	22:5 n-6	22:6 n-3	未同定物質	備考
	パルミトレイン酸	ヘプタデセン酸	計	オレイン酸	シス-バクセン酸	イコセン酸	ドコセン酸	テトラコセン酸	ヘキサデカジエン酸	ヘキサデカトリエン酸	ヘキサデカテトラエン酸	リノール酸	α-リノレン酸	γ-リノレン酸	オクタデカテトラエン酸	イコサジエン酸	イコサトリエン酸	イコサトリエン酸	イコサテトラエン酸	アラキドン酸	イコサペンタエン酸	ヘンイコサペンタエン酸	ドコサジエン酸	ドコサテトラエン酸	ドコサペンタエン酸	ドコサペンタエン酸	ドコサヘキサエン酸		
	F16D1	F17D1	F18D1	F18D1CN9	F18D1CN7	F20D1	F22D1	F24D1	F16D2	F16D3	F16D4	F18D2N6	F18D3N3	F18D3N6	F18D4N3	F20D2N6	F20D3N3	F20D3N6	F20D4N3	F20D4N6	F20D5N3	F21D5N3	F22D2	F22D4N6	F22D5N3	F22D5N6	F22D6N3	FAUN	
	(mg)																												
0	70	15	1000	-	-	10	0	0	15	0	0	77	7	0	0	2	-	7	0	45	0	0	0	0	6	0	0	-	別名：こぶくろ
0	3500	720	22000	-	-	170	0	0	-	-	-	1200	0	-	0	0	-	25	0	35	0	-	-	-	0	0	0	690	別名：テール 皮を除いたもの 廃棄部位：骨
0	590	160	13000	12000	520	180	1	0	0	0	0	790	48	2	0	12	-	32	0	64	0	0	0	17	9	0	0	850	別名：はらみ、さがり
0	800	230	17000	17000	720	250	2	0	0	0	0	1000	65	2	0	17	-	40	0	72	0	0	0	21	9	0	0	1300	別名：はらみ、さがり
0	800	230	18000	17000	760	270	1	0	0	0	0	1100	69	2	0	18	-	44	0	82	0	0	0	26	11	0	0	1300	別名：はらみ、さがり
0	510	120	4700	-	-	33	0	0	0	0	0	310	38	0	0	0	-	10	0	21	6	0	0	0	12	0	0	-	
0	300	75	4900	-	-	64	0	0	0	0	0	210	42	0	0	9	-	9	6	15	10	0	3	3	14	0	0	-	
0	160	43	1700	-	-	18	0	0	0	0	0	84	26	0	0	2	-	5	3	14	5	0	Tr	4	11	0	2	-	試料：大和煮缶詰 液汁を含んだもの（液汁36 %）
0	180	53	2400	-	-	18	0	0	34	0	0	390	80	0	0	2	-	25	11	78	24	0	0	0	45	0	0	-	
0	730	260	9000	-	-	59	0	0	110	0	0	600	110	0	0	0	-	21	0	66	0	0	0	0	23	0	0	-	
0	220	9	740	-	-	11	0	0	-	-	-	180	91	-	0	3	-	1	0	12	0	-	-	-	0	0	0	6	別名：さくら肉 皮下脂肪及び筋間脂肪を除いたもの
0	15	1	88	-	-	3	1	1	1	Tr	Tr	7	1	Tr	1	Tr	-	1	1	8	25	Tr	0	Tr	5	Tr	12	-	試料：ミンクくじら 皮下脂肪及び筋間脂肪を除いたもの
0	4000	100	8200	-	-	370	150	39	120	12	79	760	170	52	250	43	-	95	280	210	2200	90	0	27	1000	21	1800	-	試料：ミンクくじら
0	6800	180	15000	-	-	640	240	110	210	18	130	1400	310	96	460	71	-	190	560	360	4300	160	0	56	2100	39	3400	-	試料：ミンクくじら
0	170	4	290	-	-	14	4	1	3	0	1	20	5	0	6	1	-	2	7	4	38	1	0	1	19	Tr	35	-	試料：ミンクくじら
0	41	7	200	-	-	1	0	0	3	0	0	80	41	0	0	Tr	-	3	1	22	20	0	0	0	20	0	5	-	試料：冷凍品、ニュージーランド産
0	310	9	710	440	270	12	Tr	0	0	Tr	0	220	54	0	4	1	4	10	2	68	21	0	0	4	31	Tr	5	260	試料：えぞしか、ほんしゅうじか・きゅうしゅうじか
0	490	14	1300	-	-	18	0	0	0	0	0	180	67	0	10	4	4	7	1	34	14	0	0	2	22	0	3	-	試料：えぞしか
0	150	4	450	280	170	7	Tr	0	0	Tr	0	190	36	0	0	0	3	10	2	69	20	0	0	3	29	Tr	5	140	試料：ほんしゅうじか・きゅうしゅうじか
0	310	39	6000	-	-	110	0	0	0	0	0	1400	64	0	0	67	-	16	0	59	0	0	0	13	18	0	13	-	皮下脂肪：8.2 %、筋間脂肪：7.5 %
0	210	24	3800	-	-	68	0	0	0	0	0	860	38	0	0	41	-	12	0	53	0	0	0	10	13	0	9	-	筋間脂肪：8.0 %
0	94	7	1500	-	-	24	0	0	0	0	0	300	10	0	0	14	-	8	0	46	0	0	0	6	8	0	5	-	皮下脂肪及び筋間脂肪を除いたもの
0	1500	210	30000	-	-	560	0	0	0	0	0	7200	350	0	0	350	-	55	0	130	0	0	0	50	76	0	61	-	皮下脂肪及び筋間脂肪
0	390	48	7600	-	-	140	0	0	0	0	0	1800	83	0	0	85	-	18	0	63	0	0	0	16	22	0	11	-	皮下脂肪：5.7 %、筋間脂肪：12.4 %
0	330	39	6300	-	-	120	0	0	0	0	0	1500	66	0	0	68	-	16	0	59	0	0	0	14	18	0	8	-	筋間脂肪：13.1 %
0	180	15	3100	-	-	54	0	0	0	0	0	540	22	0	0	26	-	10	0	48	0	0	0	8	9	0	0	-	皮下脂肪及び筋間脂肪を除いたもの
0	1300	200	28000	-	-	530	0	0	0	0	0	7500	360	0	0	350	-	56	0	130	0	0	0	54	80	0	63	-	皮下脂肪及び筋間脂肪
0	350	44	7100	-	-	140	0	0	0	0	0	1900	83	0	0	90	-	16	0	56	0	0	0	16	18	0	10	-	皮下脂肪：11.4 %、筋間脂肪：7.9 %
0	440	53	9100	-	-	180	0	0	0	0	0	2400	100	0	0	110	-	19	0	70	0	0	0	18	21	0	12	-	
0	420	46	8700	-	-	160	0	0	0	0	0	2200	94	0	0	110	-	18	0	62	0	0	0	0	17	0	9	-	
0	390	74	18000	17000	960	350	9	26	0	0	0	4400	1400	0	0	84	-	19	0	57	14	0	0	20	16	0	17	-	揚げ油：なたね油
0	230	26	4500	-	-	84	0	0	0	0	0	1100	46	0	0	52	-	11	0	47	0	0	0	11	12	0	6	-	筋間脂肪：8.9 % 赤肉と脂身から計算
0	130	10	2200	-	-	35	0	0	0	0	0	380	14	0	0	18	-	7	0	40	0	0	0	6	7	0	3	-	皮下脂肪及び筋間脂肪を除いたもの
0	1200	190	28000	-	-	590	0	0	0	0	0	8400	370	0	0	390	-	52	0	120	0	0	0	54	65	0	41	-	皮下脂肪及び筋間脂肪
0	870	87	14000	13000	1000	270	0	0	0	0	0	3000	160	0	0	130	-	28	0	75	0	0	0	33	23	0	0	-	
0	1100	100	17000	16000	1200	300	0	0	0	0	0	3400	170	0	0	140	-	29	0	65	0	0	0	33	22	0	0	-	
0	230	24	3900	-	-	67	0	0	0	0	0	1100	45	0	0	47	-	13	0	57	1	0	0	7	11	0	3	-	皮下脂肪：6.9 %、筋間脂肪：3.4 % 赤肉と脂身から計算

食品番号	索引番号	食品名	水分	脂肪酸のトリアシルグリセロール当量	脂質	脂肪酸 総量	飽和	一価不飽和	多価不飽和	n-3系 多価不飽和	n-6系 多価不飽和	飽和 4:0 酪酸	6:0 ヘキサン酸	7:0 ヘプタン酸	8:0 オクタン酸	10:0 デカン酸	12:0 ラウリン酸	13:0 トリデカン酸	14:0 ミリスチン酸	15:0 ペンタデカン酸	15:0 ant ペンタデカン酸	16:0 パルミチン酸	16:0 iso パルミチン酸	17:0 ヘプタデカン酸	17:0 ant ヘプタデカン酸	18:0 ステアリン酸	20:0 アラキジン酸	22:0 ベヘン酸	24:0 リグノセリン酸	10:1 デセン酸
		成分識別子	WATER	FATNLEA	FAT-	FACID	FASAT	FAMS	FAPU	FAPUN3	FAPUN6	F4D0	F6D0	F7D0	F8D0	F10D0	F12D0	F13D0	F14D0	F15D0	F15D0AI	F16D0	F16D0I	F17D0	F17D0AI	F18D0	F20D0	F22D0	F24D0	F10D1
		単位	(………			……g………					……)	(………									……mg……									……)
11131	1780	<畜肉類> ぶた ［大型種肉］ もも 皮下脂肪なし 生	71.2	5.4	6.0	5.18	2.01	2.48	0.69	0.03	0.65	-	-	-	-	5	7	-	77	3	-	1200	-	17	-	650	10	0	0	0
11133	1781	<畜肉類> ぶた ［大型種肉］ もも 皮下脂肪なし ゆで	61.8	7.1	8.1	6.82	2.68	3.27	0.86	0.04	0.82	-	-	-	-	7	10	-	100	4	-	1700	-	19	-	860	13	0	0	0
11132	1782	<畜肉類> ぶた ［大型種肉］ もも 皮下脂肪なし 焼き	60.4	6.7	7.6	6.39	2.52	3.08	0.78	0.04	0.74	-	-	-	-	7	9	-	96	4	-	1600	-	17	-	820	12	0	0	0
11134	1783	<畜肉類> ぶた ［大型種肉］ もも 赤肉 生	73.0	3.1	3.6	2.97	1.12	1.48	0.37	0.02	0.35	-	-	-	-	3	3	-	40	2	-	700	-	8	-	350	5	0	0	0
11135	1784	<畜肉類> ぶた ［大型種肉］ もも 脂身 生	25.5	65.0	67.6	62.16	25.07	28.25	8.84	0.41	8.43	-	-	-	-	58	120	-	1000	37	-	15000	-	230	-	8300	130	0	0	0
11136	1785	<畜肉類> ぶた ［大型種肉］ そともも 脂身つき 生	63.5	15.9	16.5	15.20	5.80	7.40	2.00	0.10	1.90	-	-	-	-	16	27	-	240	8	-	3600	-	48	-	1800	29	0	0	0
11137	1786	<畜肉類> ぶた ［大型種肉］ そともも 皮下脂肪なし 生	67.9	10.1	10.7	9.69	3.69	4.79	1.20	0.06	1.15	-	-	-	-	11	16	-	150	5	-	2300	-	29	-	1200	19	0	0	0
11138	1787	<畜肉類> ぶた ［大型種肉］ そともも 赤肉 生	71.8	5.0	5.5	4.75	1.79	2.46	0.49	0.02	0.47	-	-	-	-	6	5	-	66	2	-	1100	-	11	-	570	9	0	0	0
11139	1788	<畜肉類> ぶた ［大型種肉］ そともも 脂身 生	24.9	67.2	68.1	64.22	24.63	30.54	9.04	0.43	8.61	-	-	-	-	64	130	-	1100	37	-	15000	-	220	-	7700	120	0	0	0
11140	1789	<畜肉類> ぶた ［大型種肉］ ヒレ 赤肉 生	73.4	3.3	3.7	3.13	1.29	1.38	0.45	0.03	0.43	-	-	-	-	3	4	-	44	2	-	780	-	9	-	450	6	0	0	0
11278	1790	<畜肉類> ぶた ［大型種肉］ ヒレ 赤肉 焼き	53.8	4.9	5.9	4.71	2.04	2.14	0.53	0.03	0.50	-	-	-	-	5	6	-	68	4	-	1200	-	14	-	700	9	0	0	0
11279	1791	<畜肉類> ぶた ［大型種肉］ ヒレ 赤肉 とんかつ	33.3	24.0	25.3	23.00	2.72	14.46	5.82	1.62	4.19	-	-	-	-	0	0	-	55	12	-	1600	-	18	-	790	130	69	32	0
11141	1792	<畜肉類> ぶた ［中型種肉］ かた 脂身つき 生	63.6	16.8	17.2	16.04	6.24	8.04	1.75	0.11	1.64	-	-	-	-	14	16	-	230	9	-	4000	-	56	-	1800	25	0	0	0
11142	1793	<畜肉類> ぶた ［中型種肉］ かた 皮下脂肪なし 生	68.5	10.4	10.8	9.91	3.82	4.98	1.11	0.07	1.05	-	-	-	-	9	10	-	140	6	-	2500	-	34	-	1100	15	0	0	0
11143	1794	<畜肉類> ぶた ［中型種肉］ かた 赤肉 生	74.0	3.1	3.5	2.92	1.06	1.48	0.39	0.02	0.36	-	-	-	-	3	4	-	37	2	-	680	-	9	-	320	4	0	0	0
11144	1795	<畜肉類> ぶた ［中型種肉］ かた 脂身 生	19.1	75.4	75.7	72.02	28.38	36.07	7.57	0.47	7.10	-	-	-	-	58	70	-	1100	42	-	18000	-	260	-	8400	120	0	0	0
11145	1796	<畜肉類> ぶた ［中型種肉］ かたロース 脂身つき 生	62.0	18.6	19.3	17.80	7.37	8.43	2.00	0.12	1.89	-	-	-	-	16	18	-	260	11	-	4600	-	72	-	2400	29	0	0	0
11146	1797	<畜肉類> ぶた ［中型種肉］ かたロース 皮下脂肪なし 生	64.8	15.0	15.7	14.35	5.91	6.84	1.60	0.09	1.51	-	-	-	-	13	14	-	210	8	-	3700	-	56	-	1900	23	0	0	0
11147	1798	<畜肉類> ぶた ［中型種肉］ かたロース 赤肉 生	71.5	6.1	6.8	5.84	2.32	2.90	0.62	0.03	0.58	-	-	-	-	6	6	-	82	3	-	1500	-	17	-	730	8	0	0	0
11148	1799	<畜肉類> ぶた ［中型種肉］ かたロース 脂身 生	22.3	71.3	71.9	68.14	28.60	31.69	7.84	0.47	7.37	-	-	-	-	56	67	-	1000	42	-	18000	-	300	-	9200	110	0	0	0
11149	1800	<畜肉類> ぶた ［中型種肉］ ロース 脂身つき 生	58.0	22.1	22.6	21.08	8.97	9.86	2.25	0.13	2.12	-	-	-	-	17	20	-	310	11	-	5600	-	78	-	2900	40	0	0	0
11150	1801	<畜肉類> ぶた ［中型種肉］ ロース 皮下脂肪なし 生	64.6	13.1	13.6	12.50	5.26	5.92	1.32	0.08	1.24	-	-	-	-	11	12	-	180	5	-	3300	-	43	-	1700	23	0	0	0
11151	1802	<畜肉類> ぶた ［中型種肉］ ロース 赤肉 生	71.2	4.1	4.6	3.91	1.55	1.97	0.39	0.02	0.37	-	-	-	-	4	4	-	54	0	-	1000	-	8	-	470	6	0	0	0
11152	1803	<畜肉類> ぶた ［中型種肉］ ロース 脂身 生	17.3	77.7	78.3	74.23	31.96	34.25	8.02	0.48	7.54	-	-	-	-	56	70	-	1100	44	-	20000	-	290	-	10000	150	0	0	0
11153	1804	<畜肉類> ぶた ［中型種肉］ ばら 脂身つき 生	45.8	39.0	40.1	37.32	15.39	18.42	3.51	0.19	3.31	-	-	-	-	33	38	-	580	0	-	9900	-	120	-	4700	64	0	0	0
11154	1805	<畜肉類> ぶた ［中型種肉］ もも 脂身つき 生	64.2	14.3	15.1	13.70	5.47	6.71	1.52	0.09	1.43	-	-	-	-	12	12	-	200	7	-	3500	-	51	-	1700	20	0	0	0
11155	1806	<畜肉類> ぶた ［中型種肉］ もも 皮下脂肪なし 生	69.6	7.1	7.8	6.81	2.69	3.37	0.75	0.04	0.70	-	-	-	-	7	6	-	97	3	-	1700	-	22	-	810	8	0	0	0
11156	1807	<畜肉類> ぶた ［中型種肉］ もも 赤肉 生	71.5	4.7	5.3	4.45	1.74	2.22	0.48	0.03	0.46	-	-	-	-	5	4	-	63	2	-	1100	-	12	-	520	4	0	0	0
11157	1808	<畜肉類> ぶた ［中型種肉］ もも 脂身 生	20.7	72.3	73.8	69.11	27.78	33.60	7.73	0.47	7.26	-	-	-	-	55	63	-	1000	41	-	18000	-	280	-	8500	120	0	0	0

可食部 100 g 当たり

15:1 ペンタデセン酸 F15D1	16:1 パルミトレイン酸 F16D1	17:1 ヘプタデセン酸 F17D1	18:1 計 F18D1	18:1 n-9 オレイン酸 F18D1CN9	18:1 n-7 シス-バクセン酸 F18D1CN7	20:1 イコセン酸 F20D1	22:1 ドコセン酸 F22D1	24:1 テトラコセン酸 F24D1	16:2 ヘキサデカジエン酸 F16D2	16:3 ヘキサデカトリエン酸 F16D3	16:4 ヘキサデカテトラエン酸 F16D4	18:2 n-6 リノール酸 F18D2N6	18:3 n-3 α-リノレン酸 F18D3N3	18:3 n-6 γ-リノレン酸 F18D3N6	18:4 n-3 オクタデカテトラエン酸 F18D4N3	20:2 n-6 イコサジエン酸 F20D2N6	20:3 n-3 イコサトリエン酸 F20D3N3	20:3 n-6 イコサトリエン酸 F20D3N6	20:4 n-3 イコサテトラエン酸 F20D4N3	20:4 n-6 アラキドン酸 F20D4N6	20:5 n-3 イコサペンタエン酸 F20D5N3	21:5 n-3 ヘンイコサペンタエン酸 F21D5N3	22:2 ドコサジエン酸 F22D2	22:4 n-6 ドコサテトラエン酸 F22D4N6	22:5 n-3 ドコサペンタエン酸 F22D5N3	22:5 n-6 ドコサペンタエン酸 F22D5N6	22:6 n-3 ドコサヘキサエン酸 F22D6N3	未同定物質 FAUN	備考
(mg)																													
0	150	13	2300	-	-	37	0	0	0	0	0	560	22	0	0	25	-	10	0	52	1	0	0	8	8	0	4	-	筋間脂肪：3.7 % 赤肉と脂身から計算
0	190	18	3000	-	-	49	0	0	0	0	0	730	28	0	0	32	-	10	0	47	1	0	0	8	8	0	5	-	
0	180	16	2800	-	-	47	0	0	0	0	0	660	25	0	0	29	-	9	0	44	1	0	0	7	7	0	5	-	
0	97	7	1400	-	-	20	0	0	0	0	0	270	9	0	0	12	-	8	0	49	1	0	0	8	6	0	4	-	皮下脂肪及び筋間脂肪を除いたもの
0	1400	170	26000	-	-	480	0	0	0	0	0	7900	360	0	0	340	-	57	0	130	0	0	0	0	55	0	0	-	皮下脂肪及び筋間脂肪
0	410	41	6800	-	-	120	0	0	0	0	0	1700	76	0	0	78	-	17	0	58	0	0	0	6	16	0	3	-	皮下脂肪：10.2 %、筋間脂肪：7.4 % 赤肉と脂身から計算
0	280	25	4400	-	-	73	0	0	0	0	0	1000	43	0	0	46	-	12	0	50	0	0	0	7	11	0	4	-	筋間脂肪：8.3 % 赤肉と脂身から計算
0	160	10	2300	-	-	34	0	0	0	0	0	390	14	0	0	18	-	8	0	42	0	0	0	8	7	0	4	-	皮下脂肪及び筋間脂肪を除いたもの
0	1600	190	28000	-	-	500	0	0	0	0	0	8100	370	0	0	360	-	57	0	140	0	0	0	0	57	0	0	-	皮下脂肪及び筋間脂肪
0	76	6	1300	1200	100	25	0	0	0	0	0	350	13	0	0	15	-	8	0	41	2	0	0	8	7	1	5	-	
0	120	11	2000	1800	160	39	0	0	0	0	0	430	15	0	0	18	-	8	0	36	2	0	0	7	5	0	3	-	
0	120	36	14000	13000	760	270	0	35	0	0	0	4100	1600	0	0	26	-	11	0	47	0	0	0	0	0	0	0	-	揚げ油：なたね油
0	500	52	7400	-	-	120	0	0	0	0	0	1500	70	0	0	67	-	16	0	72	1	0	0	20	21	0	15	-	別名：黒豚 試料：バークシャー種 皮下脂肪：9.9 %、筋間脂肪：9.1 % 赤肉と脂身から計算
0	320	31	4600	-	-	72	0	0	0	0	0	910	42	0	0	42	-	12	0	64	2	0	0	15	15	0	10	-	別名：黒豚 試料：バークシャー種 筋間脂肪：10.1 % 赤肉と脂身から計算
0	110	8	1300	-	-	19	0	0	0	0	0	280	9	0	0	12	-	7	0	55	2	0	0	9	8	0	4	-	別名：黒豚 試料：バークシャー種 皮下脂肪及び筋間脂肪を除いたもの
0	2200	240	33000	-	-	550	0	0	0	0	0	6500	330	0	0	300	-	55	0	150	0	0	0	66	79	0	67	-	別名：黒豚 試料：バークシャー種 皮下脂肪及び筋間脂肪
0	490	54	7800	-	-	130	0	0	0	0	0	1700	80	0	0	78	-	19	0	77	0	0	0	23	23	0	13	-	別名：黒豚 試料：バークシャー種 皮下脂肪：6.6 %、筋間脂肪：12.6 % 赤肉と脂身から計算
0	410	43	6300	-	-	110	0	0	0	0	0	1300	62	0	0	62	-	16	0	72	0	0	0	20	20	0	11	-	別名：黒豚 試料：バークシャー種 筋間脂肪：13.6 % 赤肉と脂身から計算
0	200	14	2700	-	-	40	0	0	0	0	0	480	19	0	0	22	-	10	0	60	0	0	0	12	10	0	4	-	別名：黒豚 試料：バークシャー種 皮下脂肪及び筋間脂肪を除いたもの
0	1700	220	29000	-	-	520	0	0	0	0	0	6800	340	0	0	310	-	58	0	150	0	0	0	68	80	0	51	-	別名：黒豚 試料：バークシャー種 皮下脂肪及び筋間脂肪
0	550	63	9100	-	-	160	0	0	0	0	0	1900	97	0	0	86	-	18	0	68	0	0	0	22	24	0	12	-	別名：黒豚 試料：バークシャー種 皮下脂肪：13.8 %、筋間脂肪：10.6 % 赤肉と脂身から計算
0	340	35	5400	-	-	92	0	0	0	0	0	1100	54	0	0	49	-	12	0	55	0	0	0	15	15	0	7	-	別名：黒豚 試料：バークシャー種 筋間脂肪：12.2 % 赤肉と脂身から計算
0	140	7	1800	-	-	26	0	0	0	0	0	300	12	0	0	13	-	6	0	42	0	0	0	7	7	0	2	-	別名：黒豚 試料：バークシャー種 皮下脂肪及び筋間脂肪を除いたもの
0	1800	230	32000	-	-	570	0	0	0	0	0	7000	360	0	0	310	-	54	0	150	0	0	0	69	75	0	40	-	別名：黒豚 試料：バークシャー種 皮下脂肪及び筋間脂肪
0	1200	110	17000	-	-	270	0	0	0	0	0	3100	160	0	0	140	-	26	0	83	0	0	0	0	33	0	0	-	別名：黒豚 試料：バークシャー種
0	420	42	6200	-	-	100	0	0	0	0	0	1300	58	0	0	57	-	16	0	75	2	0	0	18	19	0	12	-	別名：黒豚 試料：バークシャー種 皮下脂肪：11.1 %、筋間脂肪：3.2 % 赤肉と脂身から計算
0	230	19	3100	-	-	47	0	0	0	0	0	590	23	0	0	26	-	11	0	65	2	0	0	12	12	0	7	-	別名：黒豚 試料：バークシャー種 筋間脂肪：3.6 % 赤肉と脂身から計算
0	170	11	2000	-	-	29	0	0	0	0	0	360	11	0	0	15	-	9	0	62	2	0	0	10	9	0	5	-	別名：黒豚 試料：バークシャー種 皮下脂肪及び筋間脂肪を除いたもの
0	1900	230	31000	-	-	530	0	0	0	0	0	6700	340	0	0	300	-	55	0	150	0	0	0	66	77	0	49	-	別名：黒豚 試料：バークシャー種 皮下脂肪及び筋間脂肪

11 肉類

食品番号	索引番号	食品名	水分	脂肪酸のトリアシルグリセロール当量	脂質	脂肪酸 総量	飽和	一価不飽和	多価不飽和	n-3系 多価不飽和	n-6系 多価不飽和	4:0 酪酸	6:0 ヘキサン酸	7:0 ヘプタン酸	8:0 オクタン酸	10:0 デカン酸	12:0 ラウリン酸	13:0 トリデカン酸	14:0 ミリスチン酸	15:0 ペンタデカン酸	15:0 ant ペンタデカン酸	16:0 パルミチン酸	16:0 iso パルミチン酸	17:0 ヘプタデカン酸	17:0 ant ヘプタデカン酸	18:0 ステアリン酸	20:0 アラキジン酸	22:0 ベヘン酸	24:0 リグノセリン酸	10:1 デセン酸
		成分識別子	WATER	FATNLEA	FAT-	FACID	FASAT	FAMS	FAPU	FAPUN3	FAPUN6	F4D0	F6D0	F7D0	F8D0	F10D0	F12D0	F13D0	F14D0	F15D0	F15D0AI	F16D0	F16D0I	F17D0	F17D0AI	F18D0	F20D0	F22D0	F24D0	F10D1
		単位	(g								)	(mg																		)
																												可食部100 g当たり		
11158	1809	<畜肉類> ぶた [中型種肉] そともも 脂身つき 生	60.6	19.6	20.3	18.73	7.05	9.73	1.95	0.12	1.83	-	-	-	-	17	17	-	270	10	-	4700	-	59	-	2000	29	0	0	0
11159	1810	<畜肉類> ぶた [中型種肉] そともも 皮下脂肪なし 生	69.2	8.0	8.5	7.61	2.83	3.99	0.79	0.05	0.75	-	-	-	-	7	7	-	110	4	-	1900	-	22	-	810	11	0	0	0
11160	1811	<畜肉類> ぶた [中型種肉] そともも 赤肉 生	72.0	4.3	4.8	4.12	1.50	2.18	0.43	0.02	0.41	-	-	-	-	5	4	-	55	2	-	990	-	10	-	440	6	0	0	0
11161	1812	<畜肉類> ぶた [中型種肉] そともも 脂身 生	22.2	71.1	72.5	67.94	25.75	35.15	7.05	0.44	6.61	-	-	-	-	58	63	-	1000	38	-	17000	-	220	-	7200	110	0	0	0
11162	1813	<畜肉類> ぶた [中型種肉] ヒレ 赤肉 生	74.2	1.3	1.7	1.27	0.48	0.55	0.24	0.01	0.22	-	-	-	-	1	1	-	15	1	-	300	-	6	-	150	2	0	0	0
11163	1814	<畜肉類> ぶた [ひき肉] 生	64.8	16.1	17.2	15.40	6.24	7.55	1.62	0.10	1.52	-	-	-	-	15	17	-	230	12	-	3800	-	50	-	2000	30	0	0	0
11280	1815	<畜肉類> ぶた [ひき肉] 焼き	51.5	19.9	21.5	19.06	7.64	9.60	1.82	0.08	1.74	-	-	-	-	19	20	-	290	17	-	4800	-	64	-	2400	38	0	0	0
11164	1816	<畜肉類> ぶた [副生物] 舌 生	66.7	15.2	16.3	14.51	5.79	7.34	1.38	0.04	1.33	-	-	-	-	15	12	-	230	10	-	3600	-	48	-	1900	25	-	-	-
11165	1817	<畜肉類> ぶた [副生物] 心臓 生	75.7	5.0	7.0	4.82	2.10	1.74	0.98	0.03	0.95	-	-	-	-	3	3	-	180	9	-	1100	-	19	-	810	11	-	-	-
11166	1818	<畜肉類> ぶた [副生物] 肝臓 生	72.0	1.9	3.4	1.78	0.78	0.24	0.76	0.15	0.60	-	-	-	-	0	0	-	4	10	-	280	-	47	-	440	2	-	-	-
11167	1819	<畜肉類> ぶた [副生物] じん臓 生	79.0	3.3	5.8	3.16	1.30	0.86	1.00	0.11	0.88	-	-	-	-	0	0	-	21	3	-	710	-	16	-	530	7	4	4	0
11168	1820	<畜肉類> ぶた [副生物] 胃 ゆで	76.8	4.1	5.1	3.93	2.02	1.48	0.43	0.04	0.39	-	-	-	-	4	3	-	56	4	-	1000	-	28	-	870	10	5	5	0
11169	1821	<畜肉類> ぶた [副生物] 小腸 ゆで	73.7	11.1	11.9	10.65	5.93	3.88	0.85	0.08	0.76	-	-	-	-	13	24	-	210	5	-	3200	-	27	-	2500	26	0	0	0
11170	1822	<畜肉類> ぶた [副生物] 大腸 ゆで	74.1	12.9	13.8	12.32	6.68	4.42	1.22	0.12	1.10	-	-	-	-	10	11	-	180	0	-	3400	-	120	-	2900	24	0	0	0
11171	1823	<畜肉類> ぶた [副生物] 子宮 生	83.8	0.5	0.9	0.43	0.18	0.15	0.11	0.01	0.09	-	-	-	-	0	0	-	3	1	-	90	-	3	-	81	1	1	0	0
11172	1824	<畜肉類> ぶた [副生物] 豚足 ゆで	62.7	16.3	16.8	15.55	4.99	9.21	1.35	0.14	1.21	-	-	-	-	10	10	-	200	8	-	3400	-	33	-	1300	29	0	0	0
11173	1825	<畜肉類> ぶた [副生物] 軟骨 ゆで	63.5	17.3	17.9	16.51	7.11	7.31	2.09	0.17	1.91	-	-	-	-	12	12	-	200	11	-	4000	-	80	-	2800	33	0	0	0
11174	1826	<畜肉類> ぶた [ハム類] 骨付きハム	62.9	14.4	16.6	13.73	5.15	6.89	1.70	0.13	1.57	-	-	-	-	14	11	-	190	8	-	3200	-	43	-	1700	30	2	3	0
11175	1827	<畜肉類> ぶた [ハム類] ボンレスハム	72.0	3.4	4.0	3.23	1.18	1.49	0.56	0.06	0.50	-	-	-	-	7	10	-	50	3	-	740	-	9	-	360	6	1	0	0
11176	1828	<畜肉類> ぶた [ハム類] ロースハム ロースハム	61.1	13.5	14.5	12.90	5.35	5.94	1.61	0.10	1.50	-	-	-	-	14	13	-	190	11	-	3300	-	37	-	1800	28	1	0	1
11303	1829	<畜肉類> ぶた [ハム類] ロースハム ゆで	58.9	15.6	16.6	14.91	6.15	7.26	1.51	0.09	1.42	-	-	-	-	15	14	-	200	9	-	3700	-	27	-	2100	33	1	0	1
11304	1830	<畜肉類> ぶた [ハム類] ロースハム 焼き	54.6	14.5	15.1	13.89	5.67	6.67	1.55	0.09	1.45	-	-	-	-	15	13	-	180	12	-	3400	-	35	-	2000	30	0	0	0
11305	1831	<畜肉類> ぶた [ハム類] ロースハム フライ	27.8	30.6	32.3	29.32	3.84	17.95	7.53	2.22	5.31	-	-	-	-	8	9	-	83	12	-	2300	-	24	-	1100	160	76	35	0
11177	1832	<畜肉類> ぶた [ハム類] ショルダーハム	62.7	16.2	18.2	15.52	5.91	7.40	2.21	0.17	2.04	-	-	-	-	18	18	-	220	9	-	3600	-	43	-	1900	31	3	3	0
11181	1833	<畜肉類> ぶた [ハム類] 生ハム 促成	55.0	16.0	16.6	15.30	6.47	6.91	1.92	0.12	1.79	-	-	-	-	14	15	-	220	9	-	3800	-	61	-	2300	34	0	0	0
11182	1834	<畜肉類> ぶた [ハム類] 生ハム 長期熟成	49.5	18.0	18.4	17.18	6.51	8.92	1.75	0.11	1.64	-	-	-	-	14	11	-	190	9	-	4100	-	65	-	2100	31	0	0	0
11178	1835	<畜肉類> ぶた [プレスハム類] プレスハム	73.3	3.7	4.5	3.52	1.51	1.56	0.44	0.08	0.36	-	-	-	-	5	5	-	66	12	-	810	-	32	-	570	6	3	3	0
11180	1836	<畜肉類> ぶた [プレスハム類] チョップドハム	68.0	3.6	4.2	3.48	1.14	1.56	0.78	0.07	0.71	-	-	-	-	6	5	-	39	2	-	710	-	10	-	360	8	4	4	0
11183	1837	<畜肉類> ぶた [ベーコン類] ばらベーコン	45.0	38.1	39.1	36.39	14.81	18.00	3.57	0.29	3.29	-	-	-	-	24	50	-	580	19	-	9000	-	120	-	4900	71	-	-	-
11184	1838	<畜肉類> ぶた [ベーコン類] ロースベーコン	62.5	12.8	14.6	12.22	4.92	5.11	2.20	0.19	2.01	-	-	-	-	12	17	-	180	11	-	2900	-	48	-	1700	27	4	3	0
11185	1839	<畜肉類> ぶた [ベーコン類] ショルダーベーコン	65.4	10.4	11.9	9.93	3.85	4.87	1.21	0.10	1.11	-	-	-	-	12	14	-	150	7	-	2400	-	33	-	1200	21	2	3	0
11186	1840	<畜肉類> ぶた [ソーセージ類] ウインナーソーセージ ウインナーソーセージ	52.3	29.3	30.6	27.99	10.98	13.42	3.59	0.24	3.35	-	-	-	-	26	28	-	390	22	-	6800	-	97	-	3600	62	3	0	2
11306	1841	<畜肉類> ぶた [ソーセージ類] ウインナーソーセージ ゆで	52.3	30.7	32.0	29.39	11.58	14.08	3.73	0.25	3.47	-	-	-	-	26	29	-	410	23	-	7100	-	100	-	3800	65	3	0	2
11307	1842	<畜肉類> ぶた [ソーセージ類] ウインナーソーセージ 焼き	50.2	31.2	31.8	29.78	11.69	14.24	3.85	0.26	3.59	-	-	-	-	28	30	-	420	24	-	7200	-	100	-	3800	67	4	0	2

可食部 100 g 当たり																													
脂肪酸																												未同定物質	備考
一価不飽和									多価不飽和																				
15:1 ペンタデセン酸	16:1 パルミトレイン酸	17:1 ヘプタデセン酸	18:1 計	18:1 n-9 オレイン酸	18:1 n-7 シス-バクセン酸	20:1 イコセン酸	22:1 ドコセン酸	24:1 テトラコセン酸	16:2 ヘキサデカジエン酸	16:3 ヘキサデカトリエン酸	16:4 ヘキサデカテトラエン酸	18:2 n-6 リノール酸	18:3 n-3 α-リノレン酸	18:3 n-6 γ-リノレン酸	18:4 n-3 オクタデカテトラエン酸	20:2 n-6 イコサジエン酸	20:3 n-3 イコサトリエン酸	20:3 n-6 イコサトリエン酸	20:4 n-3 イコサテトラエン酸	20:4 n-6 アラキドン酸	20:5 n-3 イコサペンタエン酸	21:5 n-3 ヘンイコサペンタエン酸	22:2 ドコサジエン酸	22:4 n-6 ドコサテトラエン酸	22:5 n-3 ドコサペンタエン酸	22:5 n-6 ドコサペンタエン酸	22:6 n-3 ドコサヘキサエン酸		
F15D1	F16D1	F17D1	F18D1	F18D1CN9	F18D1CN7	F20D1	F22D1	F24D1	F16D2	F16D3	F16D4	F18D2N6	F18D3N3	F18D3N6	F18D4N3	F20D2N6	F20D3N3	F20D3N6	F20D4N3	F20D4N6	F20D5N3	F21D5N3	F22D2	F22D4N6	F22D5N3	F22D5N6	F22D6N3	FAUN	
(…… mg ……)																													
0	640	61	8900	-	-	140	0	0	0	0	0	1600	79	0	0	76	-	18	0	79	0	0	0	22	24	0	15	-	別名：黒豚 試料： バークシャー種 皮下脂肪： 18.4 %、筋間脂肪： 4.5 % 赤肉と脂身から計算
0	280	22	3600	-	-	55	0	0	0	0	0	630	27	0	0	29	-	10	0	64	0	0	0	12	12	0	6	-	別名：黒豚 試料： バークシャー種 筋間脂肪： 5.5 % 赤肉と脂身から計算
0	160	10	2000	-	-	28	0	0	0	0	0	320	11	0	0	14	-	8	0	59	0	0	0	9	9	0	4	-	別名：黒豚 試料： バークシャー種 皮下脂肪及び筋間脂肪を除いたもの
0	2200	230	32000	-	-	520	0	0	0	0	0	6100	310	0	0	280	-	52	0	140	0	0	0	64	76	0	50	-	別名：黒豚 試料： バークシャー種 皮下脂肪及び筋間脂肪
0	41	3	500	-	-	8	0	0	0	0	0	170	4	0	0	6	-	5	0	40	1	0	0	6	5	0	2	-	別名：黒豚 試料： バークシャー種
0	390	42	7000	6500	500	130	0	0	0	0	0	1400	74	0	0	65	-	15	0	55	0	0	0	17	13	0	9	-	
0	500	52	8900	8200	640	160	11	0	0	0	0	1600	74	0	0	77	-	15	0	43	0	0	0	15	11	0	0	-	
0	520	51	6600	-	-	180	0	0	-	-	-	1200	45	-	0	68	-	20	0	80	0	-	-	-	0	0	0	26	別名： たん
0	110	4	1600	-	-	35	0	0	-	-	-	750	29	-	0	23	-	17	0	160	0	-	-	-	0	0	0	12	別名： はつ
0	14	8	210	-	-	4	0	0	-	-	-	270	5	-	0	8	-	21	0	300	13	-	-	-	50	0	82	40	別名： レバー
0	22	7	800	-	-	19	0	4	3	0	0	460	14	0	0	24	-	27	0	370	26	0	0	2	19	0	51	-	別名： まめ
0	60	12	1400	-	-	28	2	1	3	0	0	290	17	0	0	16	-	9	0	72	3	1	0	1	9	0	10	-	別名： がつ、ぶたみの
0	200	17	3600	-	-	64	0	0	6	0	0	670	43	0	0	5	-	10	0	76	3	0	0	0	13	0	15	-	別名： ひも
0	150	41	4100	-	-	95	0	0	7	0	0	950	69	0	0	50	-	16	0	77	0	0	0	0	20	0	29	-	別名：しろ、しろころ
0	5	1	140	-	-	3	0	0	1	0	0	38	1	0	0	3	-	5	0	48	0	0	0	0	5	0	5	-	別名： こぶくろ
0	550	50	8400	-	-	180	0	0	7	0	0	1100	80	0	0	61	-	18	0	52	0	0	0	0	37	0	24	-	皮付きのもの 廃棄部位： 骨
0	290	51	6800	-	-	170	0	0	11	0	0	1700	110	0	0	95	-	22	0	84	0	0	0	0	19	0	39	-	別名： ふえがらみ
0	370	47	6300	-	-	130	10	3	0	0	0	1400	70	4	5	70	-	15	4	48	5	1	0	2	20	2	21	-	廃棄部位： 皮及び骨
0	99	8	1400	-	-	25	2	0	0	0	0	420	20	1	0	18	-	10	0	52	8	0	0	0	14	1	15	-	
0	310	28	5500	5100	380	110	2	0	0	0	0	1400	82	4	0	56	-	14	0	55	2	0	2	15	12	1	6	220	
0	360	24	6700	6300	440	120	2	0	0	0	0	1300	69	4	0	57	-	13	0	58	3	0	2	14	11	1	5	220	
0	320	29	6200	5800	410	120	2	0	0	3	0	1300	74	4	0	57	-	14	0	63	3	0	2	16	12	3	6	240	
0	170	23	17000	16000	880	330	24	40	2	0	0	5200	2200	0	0	36	-	4	0	24	0	0	0	6	6	0	0	370	植物油（なたね油）
0	420	41	6800	-	-	120	7	3	0	0	0	1800	92	6	0	80	-	24	6	110	9	1	0	1	31	1	26	-	
0	340	51	6400	-	-	120	0	0	10	0	0	1600	98	0	0	63	-	15	0	60	0	0	0	0	14	0	11	-	ラックスハムを含む
0	430	67	8300	-	-	160	0	0	5	0	0	1400	79	0	0	75	-	19	0	94	0	0	0	0	15	0	13	-	プロシュートを含む
0	70	20	1500	-	-	14	2	1	0	0	0	310	49	1	0	8	-	6	1	32	12	0	0	Tr	16	Tr	6	-	
0	81	10	1400	-	-	26	6	1	0	0	0	670	57	1	0	13	-	5	1	21	2	0	0	1	4	1	3	-	
0	1100	130	16000	-	-	380	0	0	-	-	-	3000	290	-	0	120	-	0	0	110	0	-	-	-	0	0	0	61	別名：ベーコン
0	250	30	4700	-	-	110	12	3	0	0	0	1900	91	3	9	77	-	17	6	49	12	2	0	2	34	2	38	-	
0	260	32	4500	-	-	95	14	1	0	0	0	1000	59	2	0	48	-	11	3	37	5	0	0	Tr	16	1	15	-	
0	660	85	12000	12000	810	250	6	0	0	0	0	3100	200	0	0	140	-	25	3	76	4	0	0	29	23	3	12	450	
0	700	92	13000	12000	860	260	6	0	0	0	0	3200	210	0	0	140	-	26	3	81	4	0	4	29	24	4	13	470	
0	710	92	13000	12000	870	270	9	0	0	0	0	3300	210	0	0	150	-	28	3	88	4	0	4	31	25	4	13	510	

11 肉類

可食部 100 g 当たり

食品番号	索引番号	食品名	水分	脂肪酸のトリアシルグリセロール当量	脂質	脂肪酸 総量	飽和	一価不飽和	多価不飽和	n-3系 多価不飽和	n-6系 多価不飽和	飽和 4:0 酪酸	6:0 ヘキサン酸	7:0 ヘプタン酸	8:0 オクタン酸	10:0 デカン酸	12:0 ラウリン酸	13:0 トリデカン酸	14:0 ミリスチン酸	15:0 ペンタデカン酸	15:0 ant ペンタデカン酸	16:0 パルミチン酸	16:0 iso パルミチン酸	17:0 ヘプタデカン酸	17:0 ant ヘプタデカン酸	18:0 ステアリン酸	20:0 アラキジン酸	22:0 ベヘン酸	24:0 リグノセリン酸	10:1 デセン酸
		成分識別子	WATER	FATNLEA	FAT-	FACID	FASAT	FAMS	FAPU	FAPUN3	FAPUN6	F4D0	F6D0	F7D0	F8D0	F10D0	F12D0	F13D0	F14D0	F15D0	F15D0AI	F16D0	F16D0I	F17D0	F17D0AI	F18D0	F20D0	F22D0	F24D0	F10D1
		単位	(g								)	(mg																		)
11308	1843	<畜肉類> ぶた ［ソーセージ類］ ウインナーソーセージ フライ	45.8	33.8	34.9	32.31	11.10	16.22	5.00	0.67	4.32	-	-	-	-	25	28	-	390	23	-	6800	-	99	-	3600	89	18	9	2
11187	1844	<畜肉類> ぶた ［ソーセージ類］ セミドライソーセージ	46.8	28.9	29.7	27.63	11.17	12.92	3.54	0.43	3.06	-	-	-	-	22	24	-	430	45	-	6500	-	150	-	4000	54	0	0	0
11188	1845	<畜肉類> ぶた ［ソーセージ類］ ドライソーセージ	23.5	39.8	42.0	38.06	15.61	17.98	4.47	0.57	3.83	-	-	-	-	29	31	-	630	66	-	9200	-	230	-	5400	78	0	0	0
11189	1846	<畜肉類> ぶた ［ソーセージ類］ フランクフルトソーセージ	54.0	24.2	24.7	23.11	8.78	11.26	3.07	0.24	2.82	-	-	-	-	19	25	-	330	17	-	5400	-	82	-	2800	43	0	0	0
11190	1847	<畜肉類> ぶた ［ソーセージ類］ ボロニアソーセージ	60.9	20.5	21.0	19.61	7.70	9.51	2.39	0.22	2.16	-	-	-	-	16	18	-	270	13	-	4700	-	79	-	2600	40	0	0	0
11191	1848	<畜肉類> ぶた ［ソーセージ類］ リオナソーセージ	65.2	12.4	13.1	11.81	4.55	5.43	1.83	0.19	1.64	-	-	-	-	11	19	-	170	9	-	2800	-	45	-	1500	25	0	0	0
11192	1849	<畜肉類> ぶた ［ソーセージ類］ レバーソーセージ	47.7	24.7	33.5	23.64	9.43	10.90	3.31	0.23	3.08	-	-	-	-	20	20	-	320	16	-	5500	-	100	-	3400	59	6	4	0
11193	1850	<畜肉類> ぶた ［ソーセージ類］ 混合ソーセージ	58.2	16.6	22.7	15.87	6.75	7.24	1.89	0.34	1.55	-	-	-	-	20	21	-	270	51	-	3600	-	140	-	2600	35	25	4	0
11194	1851	<畜肉類> ぶた ［ソーセージ類］ 生ソーセージ	58.6	24.0	24.4	22.94	8.91	11.18	2.86	0.23	2.61	-	-	-	-	19	19	-	320	13	-	5400	-	110	-	2900	43	0	0	0
11195	1852	<畜肉類> ぶた ［その他］ 焼き豚	64.3	7.2	8.2	6.84	2.51	3.31	1.02	0.08	0.94	-	-	-	-	8	9	-	95	4	-	1600	-	20	-	780	15	3	2	0
11196	1853	<畜肉類> ぶた ［その他］ レバーペースト	45.8	33.1	34.7	31.65	12.93	14.31	4.42	0.43	3.97	-	-	-	-	26	29	-	450	25	-	7600	-	150	-	4600	91	0	0	0
11197	1854	<畜肉類> ぶた ［その他］ スモークレバー	57.6	4.5	7.7	4.31	1.86	0.80	1.65	0.26	1.39	-	-	-	-	0	0	-	16	6	-	710	-	53	-	1100	0	0	0	0
11199	1856	<畜肉類> めんよう ［マトン］ ロース 脂身つき 生	68.2	13.4	15.0	12.81	6.80	5.52	0.50	0.16	0.34	-	-	-	-	15	11	-	330	70	-	3300	-	190	-	2800	21	0	0	0
11281	1857	<畜肉類> めんよう ［マトン］ ロース 脂身つき 焼き	52.3	23.3	24.9	22.28	11.79	9.48	1.01	0.29	0.72	-	-	-	-	23	20	-	570	140	-	5800	-	320	-	4800	33	4	0	0
11245	1858	<畜肉類> めんよう ［マトン］ ロース 皮下脂肪なし 生	72.3	6.3	7.4	6.05	3.11	2.62	0.32	0.13	0.19	-	-	-	-	10	7	-	160	31	-	1700	-	73	-	1100	10	1	0	0
11200	1859	<畜肉類> めんよう ［マトン］ もも 脂身つき 生	65.0	13.6	15.3	12.98	6.88	5.53	0.57	0.19	0.38	-	-	-	-	13	10	-	270	91	-	3200	-	240	-	3000	23	0	0	0
11201	1860	<畜肉類> めんよう ［ラム］ かた 脂身つき 生	64.8	15.3	17.1	14.59	7.62	6.36	0.61	0.19	0.41	-	-	-	-	20	33	-	560	100	-	3500	-	230	-	3100	27	0	0	0
11202	1861	<畜肉類> めんよう ［ラム］ ロース 脂身つき 生	56.5	23.2	25.9	22.12	11.73	9.52	0.87	0.32	0.55	-	-	-	-	54	71	-	860	170	-	4900	-	420	-	5200	44	0	0	0
11282	1862	<畜肉類> めんよう ［ラム］ ロース 脂身つき 焼き	43.5	27.2	31.4	25.96	14.26	10.53	1.18	0.45	0.73	-	-	-	-	73	100	-	1300	200	-	6200	-	420	-	5900	47	0	0	0
11246	1863	<畜肉類> めんよう ［ラム］ ロース 皮下脂肪なし 生	72.3	4.3	5.2	4.15	2.06	1.81	0.29	0.10	0.19	-	-	-	-	6	7	-	120	23	-	970	-	60	-	860	12	1	1	Tr
11203	1864	<畜肉類> めんよう ［ラム］ もも 脂身つき 生	69.7	10.3	12.0	9.82	4.91	4.39	0.52	0.18	0.34	-	-	-	-	17	35	-	430	73	-	2300	-	150	-	1900	14	0	0	0
11283	1865	<畜肉類> めんよう ［ラム］ もも 脂身つき 焼き	53.5	18.4	20.3	17.59	9.19	7.45	0.95	0.36	0.59	-	-	-	-	33	60	-	730	140	-	4000	-	270	-	3900	29	0	0	0
11179	1866	<畜肉類> めんよう 混合プレスハム	75.8	3.4	4.1	3.28	1.32	1.38	0.58	0.13	0.45	-	-	-	-	3	4	-	57	14	-	670	-	34	-	520	6	6	3	0
11204	1867	<畜肉類> やぎ 肉 赤肉 生	75.4	1.0	1.5	0.91	0.38	0.35	0.18	0.05	0.14	-	-	-	-	1	2	-	21	5	-	170	-	12	-	160	3	1	0	0
11207	1868	<鳥肉類> うずら 肉 皮つき 生	65.4	11.9	12.9	11.38	2.93	3.85	4.60	0.24	4.36	-	-	-	-	0	0	-	76	14	-	2000	-	28	-	750	18	0	0	0
11239	1869	<鳥肉類> がちょう フォアグラ ゆで	39.7	48.5	49.9	46.36	18.31	27.44	0.61	0	0.61	-	-	-	-	0	0	-	280	0	-	11000	-	0	-	7000	60	0	0	0
11208	1870	<鳥肉類> かも まがも 肉 皮なし 生	72.1	2.2	3.0	2.10	0.70	0.86	0.55	0.03	0.52	-	-	-	-	0	0	-	10	2	-	460	-	3	-	220	3	0	0	0
11205	1871	<鳥肉類> かも あいがも 肉 皮つき 生	56.0	28.2	29.0	27.00	8.02	13.32	5.66	0.32	5.35	-	-	-	-	0	0	-	140	16	-	6200	-	32	-	1700	18	0	0	0
11206	1872	<鳥肉類> かも あひる 肉 皮つき 生	62.7	18.2	19.8	17.42	4.94	7.81	4.67	0.30	4.37	-	-	-	-	0	Tr	-	98	14	-	3900	-	20	-	860	26	1	0	0
11247	1873	<鳥肉類> かも あひる 肉 皮なし 生	77.2	1.5	2.2	1.41	0.46	0.50	0.44	0.03	0.42	-	-	-	-	0	Tr	-	6	2	-	310	-	2	-	140	3	1	0	0
11284	1874	<鳥肉類> かも あひる 皮 生	41.3	42.9	45.8	41.03	11.55	18.58	10.90	0.71	10.20	-	-	-	-	0	0	-	230	32	-	9300	-	47	-	1900	59	0	0	0
11209	1875	<鳥肉類> きじ 肉 皮なし 生	75.0	0.8	1.1	0.75	0.28	0.26	0.22	0.03	0.19	-	-	-	-	0	0	-	5	1	-	160	-	2	-	110	1	0	0	0

可食部 100 g 当たり

脂肪酸

15:1 ペンタデセン酸 F15D1	16:1 パルミトレイン酸 F16D1	17:1 ヘプタデセン酸 F17D1	18:1 計 F18D1	18:1 n-9 オレイン酸 F18D1CN9	18:1 n-7 シス-バクセン酸 F18D1CN7	20:1 イコセン酸 F20D1	22:1 ドコセン酸 F22D1	24:1 テトラコセン酸 F24D1	16:2 ヘキサデカジエン酸 F16D2	16:3 ヘキサデカトリエン酸 F16D3	16:4 ヘキサデカテトラエン酸 F16D4	18:2 n-6 リノール酸 F18D2N6	18:3 n-3 α-リノレン酸 F18D3N3	18:3 n-6 γ-リノレン酸 F18D3N6	18:4 n-3 オクタデカテトラエン酸 F18D4N3	20:2 n-6 イコサジエン酸 F20D2N6	20:3 n-3 イコサトリエン酸 F20D3N3	20:3 n-6 イコサトリエン酸 F20D3N6	20:4 n-3 イコサテトラエン酸 F20D4N3	20:4 n-6 アラキドン酸 F20D4N6	20:5 n-3 イコサペンタエン酸 F20D5N3	21:5 n-3 ヘンイコサペンタエン酸 F21D5N3	22:2 ドコサジエン酸 F22D2	22:4 n-6 ドコサテトラエン酸 F22D4N6	22:5 n-3 ドコサペンタエン酸 F22D5N3	22:5 n-6 ドコサペンタエン酸 F22D5N6	22:6 n-3 ドコサヘキサエン酸 F22D6N3	未同定物質 FAUN	備考
一価不飽和									多価不飽和																				
(mg)																													
0	660	86	15000	14000	940	300	9	0	0	0	0	4000	630	0	0	140	-	26	2	80	3	0	6	28	22	4	13	520	植物油（なたね油）
0	620	120	12000	-	-	220	0	0	49	0	0	2800	320	0	0	130	-	25	2	73	16	0	0	0	49	0	44	-	ソフトサラミを含む
0	920	190	17000	-	-	310	0	0	74	0	0	3500	440	0	0	160	-	35	0	99	13	0	0	0	60	0	48	-	サラミを含む
0	590	84	10000	-	-	190	0	0	16	0	0	2600	180	0	0	120	-	24	2	79	3	0	0	0	29	0	27	-	
0	480	74	8800	-	-	180	0	0	13	0	0	2000	150	0	0	94	-	19	0	63	2	0	0	0	28	0	32	-	
0	280	39	5000	-	-	100	0	0	7	0	0	1500	110	0	0	61	-	15	4	49	9	0	0	0	28	0	36	-	
0	470	83	10000	-	-	240	0	0	0	0	6	2800	140	8	0	130	-	29	0	130	10	0	0	0	35	0	37	-	
0	330	91	6700	-	-	100	5	0	0	0	0	1400	200	13	0	47	-	22	0	71	45	0	0	0	55	0	37	-	
0	560	84	10000	-	-	200	0	0	14	0	0	2400	160	0	0	110	-	23	0	68	0	0	0	0	35	0	37	-	別名：フレッシュソーセージ
0	180	20	3000	-	-	61	10	1	0	0	0	860	48	2	0	36	-	8	3	24	6	0	0	1	13	1	14	-	試料：蒸し焼きしたもの
0	670	120	13000	-	-	280	0	0	20	0	0	3600	250	0	0	170	-	37	2	200	19	0	0	0	60	0	98	-	
0	30	13	750	-	-	9	0	0	2	0	0	660	20	0	0	15	-	37	0	670	27	0	0	9	85	0	130	-	
0	170	77	5200	-	-	22	0	0	0	0	0	300	120	0	0	7	-	0	0	27	15	0	0	0	24	0	0	-	別名：ひつじ 試料：ニュージーランド及びオーストラリア産
0	300	140	9000	-	-	33	0	0	0	0	0	650	220	0	0	0	-	11	0	55	22	0	0	0	41	0	11	-	別名：ひつじ 試料：ニュージーランド及びオーストラリア産
0	100	32	2500	2400	63	5	0	0	1	0	0	150	88	0	Tr	1	-	3	1	27	17	0	0	1	23	0	6	500	別名：ひつじ 試料：オーストラリア産
0	160	77	5200	-	-	22	0	0	0	0	0	330	150	0	0	7	-	0	0	43	14	0	0	0	28	0	0	-	別名：ひつじ 試料：ニュージーランド及びオーストラリア産
0	240	100	6000	-	-	31	0	0	0	0	0	360	130	0	0	13	-	0	0	45	15	0	0	0	44	0	0	-	別名：ひつじ 試料：ニュージーランド及びオーストラリア産
0	310	160	8900	-	-	68	0	0	0	0	0	510	250	0	0	9	-	10	0	24	17	0	0	0	39	0	13	-	別名：ひつじ 試料：ニュージーランド及びオーストラリア産
0	380	160	9800	9600	250	82	0	0	0	0	0	700	380	0	0	0	-	0	0	33	22	0	0	0	50	0	0	-	別名：ひつじ 試料：ニュージーランド及びオーストラリア産
0	60	25	1700	1700	44	5	1	1	0	0	0	150	58	0	0	1	-	4	1	35	14	0	0	2	18	1	5	420	別名：ひつじ 試料：ニュージーランド及びオーストラリア産 筋間脂肪：6.4 % 別名：ひつじ 試料：ニュージーランド及びオーストラリア産 筋間脂肪：6.4 %
0	160	71	4100	4000	95	39	0	0	0	0	0	280	130	0	0	7	-	5	0	36	19	0	0	0	30	9	0	-	別名：ひつじ 試料：ニュージーランド及びオーストラリア産
0	240	110	7000	6800	170	72	0	0	0	0	0	530	270	0	0	0	-	11	0	50	31	0	0	0	46	0	15	-	別名：ひつじ 試料：ニュージーランド及びオーストラリア産
0	52	18	1300	-	-	17	2	2	0	0	0	420	74	1	0	3	-	3	2	16	13	0	0	Tr	14	3	30	-	マトンに、つなぎとして魚肉を混合したもの
0	15	8	320	-	-	2	0	0	0	0	0	94	17	0	0	4	-	4	0	35	11	0	0	2	17	0	2	-	
0	360	12	3400	-	-	22	0	0	0	0	0	4200	190	0	0	18	-	12	0	130	0	0	0	16	20	0	31	-	
0	1000	0	26000	-	-	190	0	0	0	0	0	400	0	0	0	0	-	0	0	210	0	0	0	0	0	0	0	-	試料：調味料無添加品
0	44	0	790	-	-	8	0	0	0	0	0	310	8	0	0	9	-	5	0	170	2	0	0	30	10	0	9	-	試料：冷凍品 皮下脂肪を除いたもの
0	870	23	12000	-	-	120	0	0	0	0	0	5200	300	0	0	29	-	35	0	130	0	0	0	0	18	0	0	-	試料：冷凍品
0	440	10	7200	7100	180	94	12	0	0	0	0	4100	280	0	0	48	-	35	0	120	1	0	0	54	19	5	2	-	皮及び皮下脂肪：40.4 %
0	26	1	470	440	22	7	1	0	0	0	0	300	15	0	0	10	-	7	0	74	2	0	0	17	7	9	3	-	皮下脂肪を除いたもの
0	1000	24	17000	17000	420	220	28	0	0	0	0	9700	670	0	0	100	-	76	0	190	0	0	0	110	36	0	0	-	皮下脂肪を含んだもの
0	24	0	230	-	-	3	0	0	0	0	0	130	4	0	0	2	-	2	0	50	1	0	0	5	6	0	18	-	試料：冷凍品 皮下脂肪を除いたもの

11 肉類

食品番号	索引番号	食品名	水分	脂肪酸のトリアシルグリセロール当量	脂質	脂肪酸 総量	飽和	一価不飽和	多価不飽和	n-3系 多価不飽和	n-6系 多価不飽和	飽和 4:0 酪酸	6:0 ヘキサン酸	7:0 ヘプタン酸	8:0 オクタン酸	10:0 デカン酸	12:0 ラウリン酸	13:0 トリデカン酸	14:0 ミリスチン酸	15:0 ペンタデカン酸	15:0 ant ペンタデカン酸	16:0 パルミチン酸	16:0 iso パルミチン酸	17:0 ヘプタデカン酸	17:0 ant ヘプタデカン酸	18:0 ステアリン酸	20:0 アラキジン酸	22:0 ベヘン酸	24:0 リグノセリン酸	10:1 デセン酸
		可食部100 g当たり																												
		成分識別子	WATER	FATNLEA	FAT-	FACID	FASAT	FAMS	FAPU	FAPUN3	FAPUN6	F4D0	F6D0	F7D0	F8D0	F10D0	F12D0	F13D0	F14D0	F15D0	F15D0AI	F16D0	F16D0I	F17D0	F17D0AI	F18D0	F20D0	F22D0	F24D0	F10D1
		単位	(g								)	(mg																		)
11210	1876	<鳥肉類> しちめんちょう 肉 皮なし 生	74.6	0.4	0.7	0.42	0.15	0.13	0.15	0.04	0.11	-	-	-	-	0	0	-	3	1	-	88	-	1	-	52	0	0	0	0
11211	1877	<鳥肉類> すずめ 肉 骨・皮つき 生	72.2	4.6	5.9	4.38	1.84	1.53	1.01	0.20	0.81	-	-	-	-	12	15	-	43	2	-	1300	-	4	-	490	14	4	0	0
11212	1878	<鳥肉類> にわとり ［親・主品目］ 手羽 皮つき 生	66.0	9.6	10.4	9.20	2.06	4.80	2.34	0.09	2.25	-	-	-	-	0	4	-	71	11	-	1600	-	19	-	400	5	0	0	0
11213	1879	<鳥肉類> にわとり ［親・主品目］ むね 皮つき 生	62.6	16.5	17.2	15.76	5.19	8.20	2.37	0.11	2.26	-	-	-	-	0	Tr	-	140	16	-	4000	-	28	-	990	10	0	0	0
11214	1880	<鳥肉類> にわとり ［親・主品目］ むね 皮なし 生	72.8	1.5	1.9	1.44	0.40	0.62	0.42	0.02	0.40	-	-	-	-	0	1	-	9	2	-	270	-	3	-	110	1	0	0	0
11215	1881	<鳥肉類> にわとり ［親・主品目］ もも 皮つき 生	62.9	18.3	19.1	17.45	5.67	9.00	2.78	0.12	2.66	-	-	-	-	0	1	-	150	18	-	4300	-	31	-	1100	11	0	0	0
11216	1882	<鳥肉類> にわとり ［親・主品目］ もも 皮なし 生	72.3	4.2	4.8	3.97	0.99	1.86	1.13	0.04	1.09	-	-	-	-	0	2	-	26	4	-	680	-	9	-	270	4	0	0	0
11217	1883	<鳥肉類> にわとり ［親・副品目］ ささみ 生	73.2	0.8	1.1	0.72	0.23	0.27	0.22	0.01	0.21	-	-	-	-	0	0	-	5	1	-	150	-	2	-	66	1	0	0	0
11218	1884	<鳥肉類> にわとり ［若どり・主品目］ 手羽 皮つき 生	68.1	13.7	14.3	13.11	3.98	7.13	1.99	0.16	1.84	-	-	-	-	0	11	-	100	13	-	3100	-	17	-	750	8	0	0	0
11285	1885	<鳥肉類> にわとり ［若どり・主品目］ 手羽さき 皮つき 生	67.1	15.7	16.2	15.05	4.40	8.32	2.33	0.18	2.14	-	-	-	-	0	13	-	110	15	-	3400	-	20	-	810	8	0	0	0
11286	1886	<鳥肉類> にわとり ［若どり・主品目］ 手羽もと 皮つき 生	68.9	12.1	12.8	11.55	3.64	6.18	1.73	0.14	1.59	-	-	-	-	0	9	-	88	11	-	2800	-	15	-	710	7	0	0	0
11219	1887	<鳥肉類> にわとり ［若どり・主品目］ むね 皮つき 生	72.6	5.5	5.9	5.23	1.53	2.67	1.03	0.11	0.92	-	-	-	-	0	5	-	42	7	-	1100	-	11	-	320	4	0	0	0
11287	1888	<鳥肉類> にわとり ［若どり・主品目］ むね 皮つき 焼き	55.1	8.4	9.1	7.98	2.33	3.97	1.69	0.18	1.50	-	-	-	-	0	7	-	64	11	-	1700	-	23	-	500	6	0	0	0
11220	1889	<鳥肉類> にわとり ［若どり・主品目］ むね 皮なし 生	74.6	1.6	1.9	1.55	0.45	0.74	0.37	0.05	0.32	-	-	-	-	0	1	-	11	2	-	330	-	3	-	110	1	0	0	0
11288	1890	<鳥肉類> にわとり ［若どり・主品目］ むね 皮なし 焼き	57.6	2.8	3.3	2.65	0.78	1.22	0.65	0.08	0.56	-	-	-	-	0	1	-	18	3	-	560	-	5	-	190	2	0	0	0
11221	1891	<鳥肉類> にわとり ［若どり・主品目］ もも 皮つき 生	68.5	13.5	14.2	12.93	4.37	6.71	1.85	0.09	1.76	-	-	-	-	0	1	-	110	13	-	3300	-	22	-	870	8	0	0	0
11223	1892	<鳥肉類> にわとり ［若どり・主品目］ もも 皮つき ゆで	62.9	14.2	15.2	13.57	4.43	7.24	1.90	0.09	1.81	-	-	-	-	0	1	-	110	12	-	3500	-	20	-	800	7	0	0	0
11222	1893	<鳥肉類> にわとり ［若どり・主品目］ もも 皮つき 焼き	58.4	12.7	13.9	12.16	4.02	6.41	1.73	0.08	1.65	-	-	-	-	0	1	-	99	11	-	3100	-	18	-	750	6	0	0	0
11289	1894	<鳥肉類> にわとり ［若どり・主品目］ もも 皮つき から揚げ	41.2	17.2	18.1	16.47	3.26	9.54	3.67	0.70	2.97	-	-	-	-	0	7	-	69	13	-	2300	-	18	-	720	54	29	14	0
11224	1895	<鳥肉類> にわとり ［若どり・主品目］ もも 皮なし 生	76.1	4.3	5.0	4.14	1.38	2.06	0.71	0.04	0.67	-	-	-	-	0	2	-	32	4	-	1000	-	8	-	320	3	0	0	0
11226	1896	<鳥肉類> にわとり ［若どり・主品目］ もも 皮なし ゆで	69.1	4.2	5.2	4.03	1.36	1.98	0.69	0.04	0.65	-	-	-	-	0	2	-	30	4	-	980	-	7	-	330	3	0	0	0
11225	1897	<鳥肉類> にわとり ［若どり・主品目］ もも 皮なし 焼き	68.1	4.5	5.7	4.30	1.41	2.14	0.75	0.04	0.71	-	-	-	-	0	2	-	34	5	-	1000	-	9	-	350	3	0	0	0
11290	1898	<鳥肉類> にわとり ［若どり・主品目］ もも 皮なし から揚げ	47.1	10.5	11.4	10.08	1.62	5.89	2.58	0.59	1.99	-	-	-	-	0	3	-	30	7	-	1100	-	9	-	400	41	22	11	0
11227	1899	<鳥肉類> にわとり ［若どり・副品目］ ささみ 生	75.0	0.5	0.8	0.52	0.17	0.22	0.13	0.02	0.11	-	-	-	-	Tr	Tr	-	4	1	-	120	-	1	-	44	Tr	Tr	0	0
11229	1900	<鳥肉類> にわとり ［若どり・副品目］ ささみ ゆで	69.2	0.6	1.0	0.57	0.20	0.25	0.12	0.01	0.10	-	-	-	-	0	0	-	4	1	-	140	-	1	-	50	Tr	0	0	0
11228	1901	<鳥肉類> にわとり ［若どり・副品目］ ささみ 焼き	66.4	0.8	1.4	0.80	0.28	0.35	0.18	0.02	0.16	-	-	-	-	0	0	-	6	1	-	200	-	1	-	70	1	0	0	0
11298	1902	<鳥肉類> にわとり ［若どり・副品目］ ささみ ソテー	57.3	4.6	5.4	4.41	0.58	2.61	1.22	0.30	0.91	-	-	-	-	Tr	1	-	7	2	-	370	-	4	-	150	23	12	7	0
11300	1903	<鳥肉類> にわとり ［若どり・副品目］ ささみ フライ	52.4	12.2	12.8	11.66	1.04	7.31	3.31	0.99	2.32	-	-	-	-	1	3	-	11	5	-	640	-	7	-	250	67	38	17	0
11299	1904	<鳥肉類> にわとり ［若どり・副品目］ ささみ 天ぷら	59.3	6.9	7.4	6.59	0.65	4.07	1.87	0.55	1.32	-	-	-	-	1	1	-	7	3	-	400	-	4	-	160	39	20	9	0
11230	1905	<鳥肉類> にわとり ［二次品目］ ひき肉 生	70.2	11.0	12.0	10.48	3.28	5.31	1.90	0.13	1.77	-	-	-	-	0	7	-	85	13	-	2400	-	18	-	720	7	0	0	0
11291	1906	<鳥肉類> にわとり ［二次品目］ ひき肉 焼き	57.1	13.7	14.8	13.09	4.17	6.64	2.29	0.16	2.13	-	-	-	-	0	9	-	110	17	-	3100	-	23	-	920	9	0	0	0
11231	1907	<鳥肉類> にわとり ［副品目］ 心臓 生	69.0	13.2	15.5	12.58	3.86	6.46	2.27	0.19	2.07	-	-	-	-	0	0	-	100	5	-	2900	-	0	-	860	19	-	-	-
11232	1908	<鳥肉類> にわとり ［副品目］ 肝臓 生	75.7	1.9	3.1	1.79	0.72	0.44	0.63	0.25	0.38	-	-	-	-	0	0	-	5	Tr	-	390	-	4	-	320	3	-	-	-
11233	1909	<鳥肉類> にわとり ［副品目］ すなぎも 生	79.0	1.2	1.8	1.13	0.40	0.49	0.24	0.04	0.20	-	-	-	-	0	0	-	9	Tr	-	280	-	Tr	-	110	2	-	-	-

可食部100 g当たり																													
脂肪酸																													備考
一価不飽和									多価不飽和																				
15:1	16:1	17:1	18:1	18:1 n-9	18:1 n-7	20:1	22:1	24:1	16:2	16:3	16:4	18:2 n-6	18:3 n-3	18:3 n-6	18:4 n-3	20:2 n-6	20:3 n-3	20:3 n-6	20:4 n-3	20:4 n-6	20:5 n-3	21:5 n-3	22:2	22:4 n-6	22:5 n-3	22:5 n-6	22:6 n-3	未同定物質	
ペンタデセン酸	パルミトレイン酸	ヘプタデセン酸	計	オレイン酸	シス-バクセン酸	イコセン酸	ドコセン酸	テトラコセン酸	ヘキサデカジエン酸	ヘキサデカトリエン酸	ヘキサデカテトラエン酸	リノール酸	α-リノレン酸	γ-リノレン酸	オクタデカテトラエン酸	イコサジエン酸	イコサトリエン酸	イコサトリエン酸	イコサテトラエン酸	アラキドン酸	イコサペンタエン酸	ヘンイコサペンタエン酸	ドコサジエン酸	ドコサテトラエン酸	ドコサペンタエン酸	ドコサペンタエン酸	ドコサヘキサエン酸		
F15D1	F16D1	F17D1	F18D1	F18D1CN9	F18D1CN7	F20D1	F22D1	F24D1	F16D2	F16D3	F16D4	F18D2N6	F18D3N3	F18D3N6	F18D4N3	F20D2N6	F20D3N3	F20D3N6	F20D4N3	F20D4N6	F20D5N3	F21D5N3	F22D2	F22D4N6	F22D5N3	F22D5N6	F22D6N3	FAUN	
(mg)																													
0	8	Tr	110	-	-	2	0	0	0	0	0	85	5	0	0	3	-	3	0	19	5	0	0	3	7	0	18	-	皮下脂肪を除いたもの
0	150	0	1300	-	-	16	0	0	0	0	0	670	28	0	0	6	-	6	0	110	0	0	0	16	9	0	160	-	試料：冷凍品 くちばし、内臓及び足先を除いたもの
0	340	17	4400	-	-	34	0	0	0	0	0	2100	71	0	0	10	-	8	0	68	0	0	0	12	5	0	17	-	廃棄部位：骨
0	990	24	7100	-	-	72	0	0	0	0	1	2100	99	0	0	27	-	21	0	67	0	0	0	4	2	0	6	-	皮及び皮下脂肪：32.8 % 皮なし肉と皮から計算
0	30	2	580	-	-	5	0	0	0	0	1	340	10	0	0	3	-	3	0	49	0	0	0	6	3	0	9	-	皮下脂肪を除いたもの
0	1000	26	7800	-	-	76	0	0	0	0	0	2500	110	0	0	28	-	21	0	81	0	0	0	6	2	0	6	-	皮及び皮下脂肪：30.6 % 皮なし肉と皮から計算
0	110	6	1700	-	-	18	0	0	0	0	0	1000	29	0	0	6	-	5	0	68	0	0	0	9	3	0	8	-	皮下脂肪を除いたもの
0	10	1	250	-	-	3	0	0	0	0	1	160	4	0	0	2	-	3	0	39	0	0	0	6	2	0	8	-	廃棄部位：すじ
0	830	22	6200	-	-	63	0	0	0	0	0	1700	120	0	3	27	-	27	0	69	6	1	0	17	13	4	11	-	別名：ブロイラー 廃棄部位：骨 手羽先：44.5 %、手羽元：55.5 % 手羽先と手羽元から計算
0	1000	26	7100	6800	350	73	0	0	0	0	0	2000	150	0	6	32	-	31	0	81	7	0	0	21	15	5	10	-	別名：ブロイラー 廃棄部位：骨
0	670	19	5400	-	-	54	0	0	0	0	0	1500	100	0	0	23	-	23	0	60	6	3	0	15	12	4	11	-	別名：ブロイラー 廃棄部位：骨
0	240	9	2400	2300	120	27	1	0	0	0	0	850	76	0	3	12	-	12	0	35	5	0	0	9	10	3	16	-	別名：ブロイラー 皮及び皮下脂肪：9.0 %
0	340	14	3600	3400	190	41	2	0	0	0	0	1400	120	0	0	21	-	20	0	69	10	0	0	17	19	4	30	-	別名：ブロイラー
0	60	2	660	630	39	8	0	0	0	0	0	270	24	0	1	6	-	6	0	27	3	0	0	7	8	2	12	-	別名：ブロイラー 皮下脂肪を除いたもの
0	99	4	1100	1000	67	14	0	0	0	0	0	460	39	0	0	12	-	13	0	58	6	0	0	14	15	3	23	-	別名：ブロイラー 皮下脂肪を除いたもの
0	840	19	5800	-	-	58	0	0	0	0	0	1600	73	0	0	26	-	21	0	79	1	0	0	12	6	3	7	-	別名：ブロイラー 皮及び皮下脂肪：21.2 %
0	1000	19	6100	-	-	53	0	0	0	0	0	1700	75	0	0	24	-	21	0	73	2	0	0	12	6	4	6	-	別名：ブロイラー
0	880	17	5400	-	-	49	0	0	0	0	0	1500	67	0	0	24	-	21	0	75	2	0	0	13	6	5	6	-	別名：ブロイラー
0	440	23	8900	8500	430	140	0	13	0	0	0	2800	680	0	0	25	-	21	0	87	0	0	0	22	14	0	10	-	別名：ブロイラー 揚げ油：なたね油
0	250	6	1800	-	-	22	0	0	0	0	0	520	18	0	0	15	-	14	0	89	2	0	0	20	10	5	11	-	別名：ブロイラー 皮下脂肪を除いたもの
0	230	6	1700	-	-	20	0	0	0	0	0	520	18	0	0	15	-	13	0	78	2	0	0	18	9	4	10	-	別名：ブロイラー 皮下脂肪を除いたもの
0	240	8	1900	-	-	23	0	0	0	0	0	570	19	0	0	17	-	14	0	86	2	0	0	20	9	5	11	-	別名：ブロイラー 皮下脂肪を除いたもの
0	190	14	5600	-	-	93	4	11	0	0	0	1800	560	0	0	17	-	17	0	79	3	0	0	21	12	5	10	-	別名：ブロイラー 皮下脂肪を除いたもの 揚げ油：なたね油 皮なし生等とは別試料
0	18	Tr	190	180	16	3	1	Tr	0	0	0	75	4	1	Tr	3	-	4	Tr	21	2	0	0	6	5	2	6	44	別名：ブロイラー 廃棄部位：すじ
0	22	Tr	230	-	-	3	0	0	0	0	0	75	4	0	0	3	-	4	0	17	1	0	0	5	4	1	4	-	別名：ブロイラー すじを除いたもの
0	30	Tr	320	-	-	4	0	0	0	0	0	110	5	0	0	4	-	6	0	27	2	0	0	8	6	2	7	-	別名：ブロイラー すじを除いたもの
0	41	0	2500	2400	140	47	2	7	0	0	0	830	270	0	0	10	-	10	Tr	49	4	0	3	13	11	4	15	140	別名：ブロイラー すじを除いたもの 植物油（なたね油）：4.2 g
0	44	0	7100	6800	340	140	6	19	0	0	0	2300	970	0	0	11	-	6	0	31	3	0	0	9	9	3	11	230	別名：ブロイラー すじを除いたもの 揚げ油：なたね油
0	35	0	3900	3800	190	77	3	10	0	0	0	1300	530	0	0	7	-	6	0	29	3	0	4	9	8	3	9	150	別名：ブロイラー すじを除いたもの 揚げ油：なたね油
0	530	15	4700	4400	250	49	0	0	0	0	0	1600	100	0	0	24	-	23	0	81	0	0	0	22	13	0	10	-	
0	670	21	5900	5500	310	62	6	0	0	0	0	1900	120	0	0	28	-	27	0	97	5	0	0	26	16	6	11	-	
0	860	11	5400	-	-	110	2	0	-	-	-	1900	82	-	18	21	-	22	4	150	39	-	-	-	17	0	31	60	別名：はつ
0	33	Tr	390	-	-	9	0	8	-	-	-	240	4	-	2	4	-	18	0	120	38	-	-	-	22	0	180	18	別名：レバー
0	56	1	410	-	-	8	0	8	-	-	-	160	5	-	1	4	-	7	0	29	5	-	-	-	8	0	18	19	別名：砂ぎも

11 肉類

食品番号	索引番号	食品名	水分	脂肪酸のトリアシルグリセロール当量	脂質	脂肪酸 総量	脂肪酸 飽和	脂肪酸 一価不飽和	脂肪酸 多価不飽和	脂肪酸 n-3系 多価不飽和	脂肪酸 n-6系 多価不飽和	飽和 4:0 酪酸	飽和 6:0 ヘキサン酸	飽和 7:0 ヘプタン酸	飽和 8:0 オクタン酸	飽和 10:0 デカン酸	飽和 12:0 ラウリン酸	飽和 13:0 トリデカン酸	飽和 14:0 ミリスチン酸	飽和 15:0 ペンタデカン酸	飽和 15:0 ant ペンタデカン酸	飽和 16:0 パルミチン酸	飽和 16:0 iso パルミチン酸	飽和 17:0 ヘプタデカン酸	飽和 17:0 ant ヘプタデカン酸	飽和 18:0 ステアリン酸	飽和 20:0 アラキジン酸	飽和 22:0 ベヘン酸	飽和 24:0 リグノセリン酸	10:1 デセン酸
		成分識別子	WATER	FATNLEA	FAT-	FACID	FASAT	FAMS	FAPU	FAPUN3	FAPUN6	F4D0	F6D0	F7D0	F8D0	F10D0	F12D0	F13D0	F14D0	F15D0	F15D0AI	F16D0	F16D0I	F17D0	F17D0AI	F18D0	F20D0	F22D0	F24D0	F10D1
		単位	(g)									(mg)																		
11234	1910	<鳥肉類> にわとり [副品目] 皮 むね 生	41.5	46.7	48.1	44.66	14.85	23.50	6.31	0.28	6.03	-	-	-	-	0	0	-	400	45	-	12000	-	77	-	2800	26	0	0	0
11235	1911	<鳥肉類> にわとり [副品目] 皮 もも 生	41.6	50.3	51.6	48.07	16.30	25.23	6.54	0.29	6.25	-	-	-	-	0	0	-	420	48	-	13000	-	82	-	3100	29	0	0	0
11236	1912	<鳥肉類> にわとり [副品目] なんこつ（胸肉） 生	85.0	0.3	0.4	0.24	0.09	0.12	0.03	Tr	0.03	-	-	-	-	0	0	-	3	Tr	-	60	-	1	-	25	Tr	0	0	0
11237	1913	<鳥肉類> にわとり [その他] 焼き鳥缶詰	62.8	7.6	7.8	7.24	2.08	3.46	1.70	0.10	1.60	-	-	-	-	1	3	-	56	12	-	1600	-	34	-	410	4	2	0	0
11292	1914	<鳥肉類> にわとり [その他] チキンナゲット	53.7	12.3	13.7	11.73	3.28	6.20	2.26	0.36	1.90	-	-	-	-	0	10	-	76	11	-	2500	-	20	-	620	41	16	9	0
11293	1915	<鳥肉類> にわとり [その他] つくね	57.9	14.8	15.2	14.11	3.98	7.12	3.00	0.29	2.71	-	-	-	-	0	11	-	97	14	-	2900	-	22	-	870	19	7	0	0
11238	1916	<鳥肉類> はと 肉 皮なし 生	71.5	4.4	5.1	4.23	1.23	1.90	1.09	0.05	1.04	-	-	-	-	0	0	-	13	2	-	790	-	5	-	420	4	0	0	0
11240	1917	<鳥肉類> ほろほろちょう 肉 皮なし 生	75.2	0.7	1.0	0.66	0.21	0.18	0.26	0.02	0.24	-	-	-	-	0	0	-	4	1	-	120	-	2	-	90	1	0	0	0
11241	1918	<その他> いなご つくだ煮	33.7	0.6	1.4	0.55	0.11	0.12	0.32	0.24	0.08	-	-	-	-	0	Tr	-	2	1	-	44	-	6	-	55	1	1	1	0
11242	1919	<その他> かえる 肉 生	76.3	0.2	0.4	0.22	0.07	0.06	0.09	0.06	0.03	-	-	-	-	0	0	-	1	1	-	46	-	1	-	17	0	0	0	0
11243	1920	<その他> すっぽん 肉 生	69.1	12.0	13.4	11.44	2.66	5.43	3.36	2.32	1.02	-	-	-	-	0	0	-	250	26	-	1800	-	65	-	530	21	0	0	0
11244	1921	<その他> はち はちの子缶詰	44.3	6.8	7.2	6.45	2.45	2.61	1.39	0.51	0.88	-	-	-	-	8	110	-	240	7	-	1600	-	20	-	400	20	5	0	0

可食部 100 g 当たり

可食部100 g当たり 脂肪酸 一価不飽和									多価不飽和																				
15:1 ペンタデセン酸 F15D1	16:1 パルミトレイン酸 F16D1	17:1 ヘプタデセン酸 F17D1	18:1 計 F18D1	18:1 n-9 オレイン酸 F18D1CN9	18:1 n-7 シス-バクセン酸 F18D1CN7	20:1 イコセン酸 F20D1	22:1 ドコセン酸 F22D1	24:1 テトラコセン酸 F24D1	16:2 ヘキサデカジエン酸 F16D2	16:3 ヘキサデカトリエン酸 F16D3	16:4 ヘキサデカテトラエン酸 F16D4	18:2 n-6 リノール酸 F18D2N6	18:3 n-3 α-リノレン酸 F18D3N3	18:3 n-6 γ-リノレン酸 F18D3N6	18:4 n-3 オクタデカテトラエン酸 F18D4N3	20:2 n-6 イコサジエン酸 F20D2N6	20:3 n-3 イコサトリエン酸 F20D3N3	20:3 n-6 イコサトリエン酸 F20D3N6	20:4 n-3 イコサテトラエン酸 F20D4N3	20:4 n-6 アラキドン酸 F20D4N6	20:5 n-3 イコサペンタエン酸 F20D5N3	21:5 n-3 ヘンイコサペンタエン酸 F21D5N3	22:2 ドコサジエン酸 F22D2	22:4 n-6 ドコサテトラエン酸 F22D4N6	22:5 n-3 ドコサペンタエン酸 F22D5N3	22:5 n-6 ドコサペンタエン酸 F22D5N6	22:6 n-3 ドコサヘキサエン酸 F22D6N3	未同定物質 FAUN	備考
(														mg													)		
0	2900	70	20000	-	-	210	0	0	0	0	0	5800	280	0	0	77	-	57	0	100	0	0	0	0	0	0	0	-	皮下脂肪を含んだもの
0	3200	71	22000	-	-	210	0	0	0	0	0	6000	290	0	0	77	-	56	0	110	0	0	0	0	0	0	0	-	皮下脂肪を含んだもの
0	12	Tr	100	-	-	2	0	0	0	Tr	0	21	1	0	0	5	-	1	0	3	0	0	0	1	Tr	0	Tr	-	別名：やげん
0	430	11	3000	-	-	29	2	0	0	0	0	1500	68	18	0	8	-	10	1	40	7	0	1	8	7	1	12	-	液汁を含んだもの（液汁 33 %）
0	230	16	5900	5600	250	68	0	0	0	0	0	1800	360	0	0	12	-	9	0	32	0	0	0	8	0	0	0	-	
0	530	17	6500	6200	320	72	0	0	0	0	0	2600	260	0	0	26	-	18	0	66	4	0	0	14	14	5	15	-	
0	300	0	1600	-	-	8	0	0	0	0	0	800	10	0	0	15	-	10	0	180	4	0	0	26	26	0	11	-	試料：冷凍品
0	10	Tr	170	-	-	2	0	0	0	0	0	170	5	0	0	4	-	3	0	50	1	0	0	8	5	0	11	-	試料：冷凍品 皮下脂肪を除いたもの
0	5	2	110	-	-	2	0	0	0	0	0	77	240	0	0	0	-	0	0	0	0	0	0	0	0	0	0	-	
0	6	1	47	-	-	2	0	0	0	0	0	21	1	0	0	2	-	2	1	6	17	0	0	0	8	0	37	-	試料：うしがえる、冷凍品
0	720	28	3600	-	-	600	450	33	22	0	0	910	550	0	64	20	-	0	43	89	630	31	0	0	140	0	860	-	甲殻、頭部、脚、内臓、皮等を除いたもの
0	210	10	2400	-	-	16	4	0	0	0	0	870	500	0	0	3	-	0	0	9	12	0	0	0	0	0	0	-	原材料：主として地ばち（くろすずめばち）の幼虫

12 卵類

食品番号	索引番号	食品名	水分	脂肪酸のトリアシルグリセロール当量	脂質	脂肪酸 総量	飽和	一価不飽和	多価不飽和	n-3系 多価不飽和	n-6系 多価不飽和	飽和 4:0 酪酸	6:0 ヘキサン酸	7:0 ヘプタン酸	8:0 オクタン酸	10:0 デカン酸	12:0 ラウリン酸	13:0 トリデカン酸	14:0 ミリスチン酸	15:0 ペンタデカン酸	15:0 ant ペンタデカン酸	16:0 パルミチン酸	16:0 iso パルミチン酸	17:0 ヘプタデカン酸	17:0 ant ヘプタデカン酸	18:0 ステアリン酸	20:0 アラキジン酸	22:0 ベヘン酸	24:0 リグノセリン酸	10:1 デセン酸	1
		可食部100 g当たり																													
		成分識別子	WATER	FATNLEA	FAT-	FACID	FASAT	FAMS	FAPU	FAPUN3	FAPUN6	F4D0	F6D0	F7D0	F8D0	F10D0	F12D0	F13D0	F14D0	F15D0	F15D0AI	F16D0	F16D0I	F17D0	F17D0AI	F18D0	F20D0	F22D0	F24D0	F10D1	
		単位	(g								g)	(mg																		mg)	
12020	1922	あひる卵　ピータン	66.7	13.5	16.5	12.89	3.06	8.19	1.64	0.24	1.40	-	-	-	-	0	16	-	62	6	-	2300	-	16	-	670	0	0	0	0	
12001	1923	うこっけい卵　全卵　生	73.7	10.5	13.0	10.05	3.60	4.54	1.92	0.21	1.71	-	-	-	-	0	0	-	37	8	-	2600	-	26	-	930	0	0	0	0	
12002	1924	うずら卵　全卵　生	72.9	10.7	13.1	10.20	3.87	4.73	1.61	0.33	1.27	-	-	-	-	-	-	-	55	6	-	2700	-	26	-	1000	14	-	-	-	
12003	1925	うずら卵　水煮缶詰	73.3	11.9	14.1	11.39	4.24	5.36	1.79	0.35	1.45	-	-	-	-	0	1	-	60	13	-	2900	-	45	-	1200	4	0	0	0	
12004	1926	鶏卵　全卵　生	75.0	9.3	10.2	8.87	3.12	4.32	1.43	0.11	1.32	-	-	-	-	0	1	-	34	8	-	2300	-	16	-	780	4	0	0	0	
12005	1927	鶏卵　全卵　ゆで	76.7	9.0	10.4	8.58	3.04	4.15	1.40	0.10	1.29	-	-	-	-	0	1	-	33	8	-	2200	-	16	-	750	4	0	0	0	
12006	1928	鶏卵　全卵　ポーチドエッグ	74.9	9.7	11.7	9.24	3.21	4.17	1.86	0.18	1.68	-	-	-	-	0	0	-	40	9	-	2300	-	24	-	810	0	0	0	0	
12021	1929	鶏卵　全卵　目玉焼き	67.0	15.5	17.6	14.78	3.81	7.89	3.08	0.58	2.50	-	-	-	-	1	2	-	39	10	-	2700	-	20	-	990	36	14	7	0	
12022	1930	鶏卵　全卵　いり	70.0	14.6	16.7	13.95	3.47	7.53	2.95	0.57	2.38	-	-	-	-	0	2	-	35	9	-	2500	-	19	-	850	32	13	5	0	
12023	1931	鶏卵　全卵　素揚げ	54.8	29.9	31.9	28.56	4.71	16.95	6.89	1.78	5.12	-	-	-	-	2	3	-	45	14	-	3300	-	27	-	1200	110	50	24	0	
12007	1932	鶏卵　全卵　水煮缶詰	77.5	9.1	10.6	8.70	2.97	4.06	1.68	0.18	1.50	-	-	-	-	0	Tr	-	24	8	-	2100	-	35	-	800	3	0	0	0	
12008	1933	鶏卵　全卵　加糖全卵	58.2	8.9	10.6	8.53	2.96	4.17	1.40	0.09	1.30	-	-	-	-	0	0	-	33	6	-	2100	-	23	-	800	2	0	0	0	
12009	1934	鶏卵　全卵　乾燥全卵	4.5	(35.3)	42.0	(33.73)	(12.29)	(15.32)	(6.12)	(0.29)	(5.84)	-	-	-	-	(0)	(0)	-	(140)	(21)	-	(9000)	-	(68)	-	(3000)	(11)	(4)	(0)	(0)	
12010	1935	鶏卵　卵黄　生	49.6	28.2	34.3	26.93	9.39	13.00	4.54	0.35	4.19	-	-	-	-	0	3	-	100	26	-	6800	-	52	-	2400	12	0	0	0	
12011	1936	鶏卵　卵黄　ゆで	50.3	27.6	34.1	26.40	9.18	12.77	4.45	0.33	4.13	-	-	-	-	0	2	-	94	25	-	6600	-	54	-	2400	12	0	0	0	
12012	1937	鶏卵　卵黄　加糖卵黄	42.0	20.0	23.9	19.16	6.53	8.99	3.63	0.28	3.36	-	-	-	-	0	4	-	91	15	-	4600	-	50	-	1700	5	3	0	0	
12013	1938	鶏卵　卵黄　乾燥卵黄	3.2	52.9	62.9	50.53	18.41	22.95	9.17	0.43	8.74	-	-	-	-	0	0	-	200	31	-	14000	-	100	-	4600	16	6	0	0	
12014	1939	鶏卵　卵白　生	88.3	0	Tr	0.01	Tr	Tr	Tr	0	Tr	-	-	-	-	0	0	-	0	0	-	3	-	0	-	1	0	0	0	0	
12015	1940	鶏卵　卵白　ゆで	87.9	Tr	0.1	0.04	0.01	0.02	0.01	0	0.01	-	-	-	-	0	0	-	Tr	0	-	8	-	0	-	3	0	0	0	0	
12016	1941	鶏卵　卵白　乾燥卵白	7.1	0.3	0.4	0.30	0.10	0.15	0.05	Tr	0.05	-	-	-	-	0	Tr	-	1	Tr	-	71	-	1	-	26	Tr	0	0	0	
12017	1942	鶏卵　たまご豆腐	85.2	(4.5)	5.3	(4.34)	(1.53)	(2.10)	(0.71)	(0.05)	(0.65)	(0)	(0)	(0)	(0)	(0)	(Tr)	(0)	(17)	(4)	(0)	(1100)	(0)	(8)	(0)	(380)	(2)	(0)	(0)	(0)	
12018	1943	鶏卵　たまご焼　厚焼きたまご	71.9	(8.1)	9.2	(7.71)	(2.59)	(3.70)	(1.42)	(0.13)	(1.29)	(0)	(0)	(0)	(0)	(0)	(1)	(0)	(28)	(7)	(0)	(1900)	(0)	(13)	(0)	(640)	(6)	(2)	(1)	(0)	
12019	1944	鶏卵　たまご焼　だし巻きたまご	77.5	(8.0)	9.2	(7.63)	(2.65)	(3.68)	(1.30)	(0.11)	(1.20)	(0)	(0)	(0)	(0)	(0)	(1)	(0)	(29)	(7)	(0)	(1900)	(0)	(14)	(0)	(650)	(4)	(1)	(Tr)	(0)	

可食部100 g当たり																													
脂肪酸																													備考
一価不飽和									多価不飽和																			未同定物質	
15:1 ペンタデセン酸	16:1 パルミトレイン酸	17:1 ヘプタデセン酸	18:1 計	18:1 n-9 オレイン酸	18:1 n-7 シス-バクセン酸	20:1 イコセン酸	22:1 ドコセン酸	24:1 テトラコセン酸	16:2 ヘキサデカジエン酸	16:3 ヘキサデカトリエン酸	16:4 ヘキサデカテトラエン酸	18:2 n-6 リノール酸	18:3 n-3 α-リノレン酸	18:3 n-6 γ-リノレン酸	18:4 n-3 オクタデカテトラエン酸	20:2 n-6 イコサジエン酸	20:3 n-3 イコサトリエン酸	20:3 n-6 イコサトリエン酸	20:4 n-3 イコサテトラエン酸	20:4 n-6 アラキドン酸	20:5 n-3 イコサペンタエン酸	21:5 n-3 ヘンイコサペンタエン酸	22:2 ドコサジエン酸	22:4 n-6 ドコサテトラエン酸	22:5 n-3 ドコサペンタエン酸	22:5 n-6 ドコサペンタエン酸	22:6 n-3 ドコサヘキサエン酸		
F15D1	F16D1	F17D1	F18D1	F18D1CN9	F18D1CN7	F20D1	F22D1	F24D1	F16D2	F16D3	F16D4	F18D2N6	F18D3N3	F18D3N6	F18D4N3	F20D2N6	F20D3N3	F20D3N6	F20D4N3	F20D4N6	F20D5N3	F21D5N3	F22D2	F22D4N6	F22D5N3	F22D5N6	F22D6N3	FAUN	
(…… mg ……)																													
0	430	20	7700	-	-	70	0	0	0	0	0	970	87	18	22	67	-	34	0	250	8	0	0	0	41	55	81	-	廃棄部位：泥状物及び卵殻（卵殻：15％）
0	250	21	4200	-	-	22	0	0	3	0	0	1400	33	0	0	14	-	19	0	210	0	0	0	56	14	0	160	-	廃棄部位：付着卵白を含む卵殻（卵殻：13％） 卵黄：卵白＝38：62
-	490	6	4200	-	-	28	-	0	-	-	-	1100	31	-	1	1	-	8	-	130	34	-	-	-	24	-	240	4	廃棄部位：付着卵白を含む卵殻（卵殻：12％） 卵黄：卵白＝38：62
0	540	19	4800	-	-	32	0	0	0	0	0	1200	35	31	0	5	-	13	0	160	28	0	0	5	20	5	260	-	液汁を除いたもの
0	240	13	4000	3900	170	28	0	0	0	0	0	1100	29	0	0	13	-	18	0	170	1	0	0	13	7	46	72	160	廃棄部位：卵殻（付着卵白を含まない） 卵黄：卵白＝32：68 廃棄部位：卵殻付着卵白を含まない 試料：通常の鶏卵（栄養成分が増減されていないもの）
0	230	12	3900	3700	170	27	0	0	0	0	0	1000	29	0	0	12	-	18	0	160	1	0	0	12	7	47	68	160	廃棄部位：卵殻 卵黄：卵白＝31：69 廃棄部位：卵殻 試料：通常の鶏卵（栄養成分が増減されていないもの）
0	210	15	3900	-	-	22	0	0	0	0	0	1500	49	0	0	19	-	17	0	170	0	0	0	11	8	0	130	-	
0	280	15	7500	7200	330	84	2	9	0	0	0	2200	490	0	0	17	-	18	0	190	1	0	0	13	7	53	76	250	植物油（なたね油） 試料：通常の鶏卵（栄養成分が増減されていないもの）、栄養強化卵
0	270	16	7200	6800	330	77	0	8	0	0	0	2100	480	0	0	15	-	16	0	180	0	0	0	16	9	47	84	230	別名：スクランブルエッグ 植物油（なたね油） 試料：通常の鶏卵（栄養成分が増減されていないもの）、栄養強化卵
0	310	24	16000	16000	720	230	7	27	0	0	0	4800	1700	0	0	25	-	17	0	200	0	0	0	13	8	53	77	440	植物油（なたね油） 試料：通常の鶏卵（栄養成分が増減されていないもの）、栄養強化卵
0	240	14	3800	-	-	29	0	0	0	0	0	1300	34	0	0	13	-	17	0	180	5	0	0	13	8	22	130	-	
0	210	21	3900	-	-	27	0	0	0	0	0	1100	24	8	3	12	-	16	0	170	Tr	0	0	0	6	40	61	-	試料：冷凍品
(0)	(1100)	(63)	(14000)	-	-	(100)	(0)	(0)	(0)	(0)	(0)	(4800)	(90)	(42)	(12)	(56)	(0)	(74)	(0)	(700)	(0)	(0)	(0)	(0)	(26)	(200)	(160)	-	12013乾燥卵黄と12016乾燥卵白から推計
0	770	41	12000	11000	530	86	0	0	0	0	0	3400	97	0	0	39	-	53	0	520	3	0	0	38	21	150	230	500	試料：通常の鶏卵（栄養成分が増減されていないもの）
0	710	40	12000	11000	520	85	0	0	0	0	0	3300	91	0	0	38	-	50	0	510	3	0	0	37	19	140	210	490	試料：通常の鶏卵（栄養成分が増減されていないもの）
0	450	37	8400	-	-	55	0	0	0	0	0	2800	63	18	5	31	-	35	0	390	3	0	0	0	15	81	190	-	試料：冷凍品
0	1600	94	21000	-	-	160	0	0	0	0	0	7100	130	64	18	84	-	110	0	1100	0	0	0	0	39	300	240	-	
0	0	0	1	1	0	0	0	0	0	0	0	1	0	0	0	0	-	0	0	Tr	0	0	0	0	0	0	Tr	1	試料：通常の鶏卵（栄養成分が増減されていないもの）
0	1	0	21	21	1	0	Tr	0	0	0	0	5	0	0	0	0	-	0	0	Tr	0	0	0	0	0	0	Tr	1	試料：通常の鶏卵（栄養成分が増減されていないもの）
0	8	1	130	-	-	1	0	0	0	0	0	39	1	Tr	0	1	-	1	0	7	Tr	0	0	0	Tr	1	3	-	
(0)	(120)	(6)	(2000)	(1900)	(85)	(14)	(0)	(0)	(0)	(0)	(0)	(530)	(15)	(0)	(0)	(6)	(0)	(9)	(0)	(82)	(Tr)	(0)	(0)	(6)	(4)	(24)	(34)	(81)	原材料配合割合から推計
(0)	(190)	(10)	(3500)	(3100)	(140)	(27)	(Tr)	(Tr)	(0)	(0)	(0)	(1100)	(67)	(0)	(0)	(10)	(0)	(15)	(0)	(130)	(1)	(0)	(0)	(10)	(6)	(39)	(56)	(130)	原材料配合割合から推計
(0)	(200)	(11)	(3400)	(3200)	(150)	(25)	(Tr)	(Tr)	(0)	(0)	(0)	(980)	(41)	(0)	(0)	(11)	(0)	(15)	(0)	(140)	(1)	(0)	(0)	(11)	(6)	(41)	(59)	(140)	原材料配合割合から推計

食品番号	索引番号	食品名	水分	脂肪酸のトリアシルグリセロール当量	脂質	脂肪酸 総量	飽和	一価不飽和	多価不飽和	n-3系 多価不飽和	n-6系 多価不飽和	飽和 4:0 酪酸	6:0 ヘキサン酸	7:0 ヘプタン酸	8:0 オクタン酸	10:0 デカン酸	12:0 ラウリン酸	13:0 トリデカン酸	14:0 ミリスチン酸	15:0 ペンタデカン酸	15:0 ant ペンタデカン酸	16:0 パルミチン酸	16:0 iso パルミチン酸	17:0 ヘプタデカン酸	17:0 ant ヘプタデカン酸	18:0 ステアリン酸	20:0 アラキジン酸	22:0 ベヘン酸	24:0 リグノセリン酸	10:1 デセン酸
		成分識別子	WATER	FATNLEA	FAT-	FACID	FASAT	FAMS	FAPU	FAPUN3	FAPUN6	F4D0	F6D0	F7D0	F8D0	F10D0	F12D0	F13D0	F14D0	F15D0	F15D0AI	F16D0	F16D0I	F17D0	F17D0AI	F18D0	F20D0	F22D0	F24D0	F10D1
		単位	(g								)	(mg																		)
13001	1945	<牛乳及び乳製品> (液状乳類) 生乳 ジャージー種	85.5	5.0	5.2	4.76	3.46	1.11	0.18	0.02	0.16	170	110	-	68	150	170	-	520	47	0	1500	0	26	0	730	10	0	0	10
13002	1946	<牛乳及び乳製品> (液状乳類) 生乳 ホルスタイン種	87.7	3.8	3.7	3.57	2.36	1.06	0.15	0.02	0.13	72	46	-	27	62	73	-	330	38	17	1200	9	26	20	470	6	1	Tr	6
13003	1947	<牛乳及び乳製品> (液状乳類) 普通牛乳	87.4	3.5	3.8	3.32	2.33	0.87	0.12	0.02	0.10	120	79	1	46	99	110	3	360	38	18	1000	9	20	17	400	6	3	2	10
13004	1949	<牛乳及び乳製品> (液状乳類) 加工乳 濃厚	86.3	4.2	4.2	4.02	2.75	1.14	0.14	0.02	0.12	93	59	-	34	100	120	-	410	42	17	1300	8	30	21	520	8	4	4	8
13005	1950	<牛乳及び乳製品> (液状乳類) 加工乳 低脂肪	88.8	1.0	1.0	0.93	0.67	0.23	0.03	Tr	0.03	27	18	-	10	28	34	-	110	11	5	310	2	6	5	110	2	1	0	3
13006	1948	<牛乳及び乳製品> (液状乳類) 脱脂乳	91.0	0.1	0.1	0.07	0.05	0.02	Tr	0	Tr	1	1	-	Tr	1	2	-	7	1	Tr	23	Tr	Tr	Tr	8	Tr	0	0	1
13007	1952	<牛乳及び乳製品> (液状乳類) 乳飲料 コーヒー	88.1	2.0	2.0	1.91	1.32	0.53	0.06	0.02	0.05	46	29	-	17	37	62	-	200	21	10	610	5	15	10	250	4	2	1	4
13008	1953	<牛乳及び乳製品> (液状乳類) 乳飲料 フルーツ	88.3	0.2	0.2	0.18	0.13	0.04	0.01	0	0.01	7	5	-	3	6	7	-	21	2	1	57	Tr	1	1	21	Tr	0	0	Tr
13009	1954	<牛乳及び乳製品> (粉乳類) 全粉乳	3.0	25.5	26.2	24.17	16.28	7.17	0.72	0.06	0.66	940	600	-	350	740	810	-	2500	270	150	6800	61	150	110	2700	34	-	-	77
13010	1955	<牛乳及び乳製品> (粉乳類) 脱脂粉乳	3.8	0.7	1.0	0.65	0.44	0.18	0.03	Tr	0.03	20	13	-	8	18	21	-	70	8	4	190	2	4	3	75	1	-	-	2
13011	1956	<牛乳及び乳製品> (粉乳類) 乳児用調製粉乳	2.6	26.0	26.8	24.78	11.27	8.44	5.07	0.38	4.69	94	79	-	350	320	2500	-	1200	37	15	4900	5	49	0	1600	72	-	-	8
13012	1957	<牛乳及び乳製品> (練乳類) 無糖練乳	72.5	7.5	7.9	7.11	4.88	2.10	0.13	0.02	0.10	260	170	-	100	220	260	-	810	93	48	2100	23	46	34	740	11	-	-	25
13013	1958	<牛乳及び乳製品> (練乳類) 加糖練乳	26.1	8.4	8.5	8.01	5.59	2.16	0.26	0.04	0.22	220	140	-	85	190	210	-	750	80	36	2600	20	63	43	1100	19	8	5	19
13014	1959	<牛乳及び乳製品> (クリーム類) クリーム 乳脂肪	48.2	39.6	43.0	37.53	26.28	9.89	1.37	0.21	1.15	1400	970	0	530	1100	1300	45	4200	430	180	12000	88	220	170	3700	67	18	16	110
13015	1960	<牛乳及び乳製品> (クリーム類) クリーム 乳脂肪・植物性脂肪	49.8	(40.2)	42.1	(38.23)	(18.32)	(18.74)	(1.17)	(0.21)	(0.96)	(730)	(470)	(9)	(400)	(690)	(2100)	(19)	(2700)	(220)	(110)	(7100)	(53)	(120)	(100)	(3400)	(37)	(16)	(10)	(61)
13016	1961	<牛乳及び乳製品> (クリーム類) クリーム 植物性脂肪	55.5	37.6	39.5	35.72	26.61	7.38	1.73	0.10	1.63	0	120	0	1400	960	8900	9	3400	16	0	5300	0	18	0	4000	430	1900	69	0
13017	1962	<牛乳及び乳製品> (クリーム類) ホイップクリーム 乳脂肪	44.3	(37.5)	40.7	(35.57)	(24.98)	(9.34)	(1.25)	(0.19)	(1.06)	(1300)	(840)	(16)	(490)	(1100)	(1200)	(35)	(3900)	(400)	(190)	(11000)	(96)	(220)	(180)	(4300)	(67)	(28)	(19)	(110)
13018	1963	<牛乳及び乳製品> (クリーム類) ホイップクリーム 乳脂肪・植物性脂肪	44.0	(36.7)	38.4	(34.89)	(16.63)	(17.19)	(1.07)	(0.20)	(0.87)	(660)	(420)	(8)	(360)	(630)	(2000)	(17)	(2400)	(200)	(97)	(6400)	(48)	(110)	(92)	(3100)	(34)	(14)	(9)	(55)
13019	1964	<牛乳及び乳製品> (クリーム類) ホイップクリーム 植物性脂肪	43.7	(35.8)	36.1	(34.20)	(8.30)	(25.01)	(0.88)	(0.20)	(0.68)	(0)	(0)	(0)	(240)	(200)	(2800)	(0)	(1000)	(0)	(0)	(2100)	(0)	(0)	(0)	(2000)	(0)	(0)	(0)	(0)
13020	1965	<牛乳及び乳製品> (クリーム類) コーヒーホワイトナー 液状 乳脂肪	70.3	17.8	18.3	16.88	11.57	4.73	0.58	0.08	0.50	540	350	-	210	430	490	-	1700	180	0	5200	0	110	0	2300	32	0	0	32
13021	1966	<牛乳及び乳製品> (クリーム類) コーヒーホワイトナー 液状 乳脂肪・植物性脂肪	69.2	(21.2)	21.6	(20.23)	(8.66)	(10.98)	(0.59)	(0.11)	(0.49)	(270)	(170)	(0)	(180)	(290)	(1200)	(0)	(1200)	(89)	(0)	(3300)	(0)	(57)	(0)	(1900)	(16)	(0)	(0)	(16)
13022	1967	<牛乳及び乳製品> (クリーム類) コーヒーホワイトナー 液状 植物性脂肪	68.4	24.6	24.8	23.49	5.70	17.18	0.61	0.14	0.47	0	0	-	160	140	1900	-	680	0	0	1500	0	0	0	1400	0	0	0	0
13023	1968	<牛乳及び乳製品> (クリーム類) コーヒーホワイトナー 粉末状 乳脂肪	2.8	24.4	27.3	23.13	16.45	6.06	0.62	0.12	0.51	940	400	-	270	660	800	-	2700	280	130	7300	62	190	120	2500	41	16	0	66
13024	1969	<牛乳及び乳製品> (クリーム類) コーヒーホワイトナー 粉末状 植物性脂肪	2.7	32.8	36.2	31.00	31.00	0	0	0	0	0	110	-	1500	1300	13000	-	4900	8	0	4100	0	15	0	5700	72	14	15	0
13025	1970	<牛乳及び乳製品> (発酵乳・乳酸菌飲料) ヨーグルト 全脂無糖	87.7	2.8	3.0	2.64	1.83	0.71	0.10	0.01	0.08	100	61	1	36	76	84	3	290	30	15	780	7	16	14	310	5	2	1	8
13053	1971	<牛乳及び乳製品> (発酵乳・乳酸菌飲料) ヨーグルト 低脂肪無糖	89.2	0.9	1.0	0.83	0.58	0.22	0.03	Tr	0.02	33	20	0	11	23	26	0	95	10	4	250	2	6	4	94	1	1	Tr	2
13054	1972	<牛乳及び乳製品> (発酵乳・乳酸菌飲料) ヨーグルト 無脂肪無糖	89.1	0.2	0.3	0.23	0.16	0.06	0.01	0	0.01	4	5	0	3	6	8	0	27	3	1	76	1	3	1	26	Tr	Tr	Tr	1
13026	1973	<牛乳及び乳製品> (発酵乳・乳酸菌飲料) ヨーグルト 脱脂加糖	82.6	0.2	0.2	0.19	0.13	0.06	0.01	0	0.01	5	3	-	2	4	4	-	16	2	1	59	1	2	1	26	Tr	Tr	0	Tr
13027	1974	<牛乳及び乳製品> (発酵乳・乳酸菌飲料) ヨーグルト ドリンクタイプ 加糖	83.8	0.5	0.5	0.45	0.33	0.11	0.02	Tr	0.01	18	11	-	7	16	16	-	51	5	0	140	0	3	0	57	1	0	0	1

可食部 100 g 当たり

	可食部100 g当たり																												
	脂肪酸																												備考
	一価不飽和								多価不飽和																			未同定物質	
	16:1 パルミトレイン酸	17:1 ヘプタデセン酸	18:1 計	18:1 n-9 オレイン酸	18:1 n-7 シス-バクセン酸	20:1 イコセン酸	22:1 ドコセン酸	24:1 テトラコセン酸	16:2 ヘキサデカジエン酸	16:3 ヘキサデカトリエン酸	16:4 ヘキサデカテトラエン酸	18:2 n-6 リノール酸	18:3 n-3 α-リノレン酸	18:3 n-6 γ-リノレン酸	18:4 n-3 オクタデカテトラエン酸	20:2 n-6 イコサジエン酸	20:3 n-3 イコサトリエン酸	20:3 n-6 イコサトリエン酸	20:4 n-3 イコサテトラエン酸	20:4 n-6 アラキドン酸	20:5 n-3 イコサペンタエン酸	21:5 n-3 ヘンイコサペンタエン酸	22:2 ドコサジエン酸	22:4 n-6 ドコサテトラエン酸	22:5 n-3 ドコサペンタエン酸	22:5 n-6 ドコサペンタエン酸	22:6 n-3 ドコサヘキサエン酸		
	F16D1	F17D1	F18D1	F18D1CN9	F18D1CN7	F20D1	F22D1	F24D1	F16D2	F16D3	F16D4	F18D2N6	F18D3N3	F18D3N6	F18D4N3	F20D2N6	F20D3N3	F20D3N6	F20D4N3	F20D4N6	F20D5N3	F21D5N3	F22D2	F22D4N6	F22D5N3	F22D5N6	F22D6N3	FAUN	
	(mg																										)		
0	52	0	1000	-	-	5	0	0	-	0	-	160	21	0	0	0	-	0	0	0	0	-	0	-	0	0	0	-	未殺菌のもの
0	57	11	950	-	-	8	0	0	-	0	-	110	15	5	0	1	-	6	0	7	1	-	0	-	2	0	0	-	未殺菌のもの
0	49	9	760	-	-	8	1	0	0	0	0	88	13	0	Tr	1	-	4	1	6	1	0	0	0	2	0	Tr	-	
0	64	13	1000	-	-	13	0	0	-	0	-	100	17	4	0	0	-	4	0	8	0	-	0	-	0	0	0	-	
0	14	2	200	-	-	2	0	0	-	0	-	24	4	1	0	0	-	1	0	2	Tr	-	0	-	Tr	0	0	-	
0	1	Tr	15	-	-	0	0	0	-	0	-	2	Tr	0	0	0	-	Tr	0	Tr	0	-	0	-	0	0	0	-	
0	32	7	460	-	-	5	Tr	Tr	-	0	-	37	12	3	0	1	-	2	0	2	1	-	0	-	2	0	0	-	
0	2	Tr	39	-	-	Tr	0	0	-	0	-	5	1	Tr	0	0	-	Tr	0	Tr	0	-	0	-	0	0	0	-	
-	420	110	6200	-	-	53	-	-	-	-	-	600	60	-	0	0	-	18	-	35	-	-	-	-	-	-	-	350	
-	11	2	160	-	-	2	-	-	-	-	-	24	4	-	0	0	-	2	-	2	-	-	-	-	-	-	-	15	別名：スキムミルク
-	210	36	8000	-	-	100	-	-	-	-	-	4700	380	-	0	0	-	7	-	0	-	-	-	-	-	-	-	54	別名：育児用粉ミルク 育児用栄養強化品
-	130	41	1800	-	-	19	-	-	-	-	-	98	25	-	0	0	-	0	-	4	-	-	-	-	-	-	-	120	別名：エバミルク
0	110	25	1900	-	-	5	0	0	-	0	-	180	36	11	0	0	-	9	0	13	4	-	0	-	0	0	0	-	別名：コンデンスミルク
0	590	88	8600	8300	320	60	12	4	0	0	0	1000	170	0	0	11	-	42	8	62	12	0	0	15	23	10	0	1700	別名：生クリーム，フレッシュクリーム 13003普通牛乳から推計
)	(330)	(56)	(18000)	-	-	(48)	(6)	(0)	(0)	(0)	(0)	(890)	(180)	(0)	(3)	(6)	(0)	(23)	(5)	(34)	(8)	(0)	(0)	(0)	(13)	(0)	(1)	-	脂質：乳脂肪由来22.5 g、植物性脂肪由来19.6 g 13014クリーム乳脂肪の推計値及び13016クリーム植物性脂肪（1：1）から推計
0	25	5	7300	7200	140	49	4	0	0	0	0	1600	100	0	0	0	-	0	0	0	0	0	0	0	0	0	0	110	別名：植物性生クリーム 13022コーヒーホワイトナー液状植物性脂肪から推計
)	(530)	(100)	(8200)	-	-	(87)	(10)	(0)	(0)	(0)	(0)	(950)	(140)	(0)	(5)	(11)	(0)	(42)	(8)	(61)	(15)	(0)	(0)	(0)	(24)	(0)	(2)	-	クリームにグラニュー糖を加えて泡だてたもの 13003普通牛乳から推計
)	(300)	(50)	(17000)	-	-	(43)	(5)	(0)	(0)	(0)	(0)	(810)	(170)	(0)	(2)	(6)	(0)	(21)	(4)	(31)	(7)	(0)	(0)	(0)	(12)	(0)	(1)	-	クリームにグラニュー糖を加えて泡だてたもの 脂質：乳脂肪由来19.1 g、植物性脂肪由来17.1 g 13017ホイップクリーム乳脂肪の推計値と、13019ホイップクリーム植物性脂肪（1：1）から推計
)	(67)	(0)	(25000)	-	-	(0)	(0)	(0)	(0)	(0)	(0)	(680)	(200)	(0)	(0)	(0)	(0)	(0)	(0)	(0)	(0)	(0)	(0)	(0)	(0)	(0)	(0)	-	クリームにグラニュー糖を加えて泡だてたもの 13022コーヒーホワイトナー液状植物性脂肪から推計
0	250	0	4300	-	-	32	0	0	-	0	-	500	76	0	0	0	-	0	0	0	0	-	0	-	0	0	0	-	別名：コーヒー用ミルク、コーヒー用クリーム 脂肪酸組成分析値から換算
)	(150)	(0)	(11000)	-	-	(16)	(0)	(0)	(0)	(0)	(0)	(490)	(110)	(0)	(0)	(0)	(0)	(0)	(0)	(0)	(0)	(0)	(0)	(0)	(0)	(0)	(0)	-	別名：コーヒー用ミルク、コーヒー用クリーム 脂質：乳脂肪由来9.2 g、植物性脂肪由来12.4 g 13020コーヒーホワイトナー乳脂肪と13022コーヒーホワイトナー植物性脂肪（1：1）から推計
0	46	0	17000	-	-	0	0	0	-	0	-	470	140	0	0	0	-	0	0	0	0	-	0	-	0	0	0	-	別名：コーヒー用ミルク、コーヒー用クリーム 脂肪酸組成分析値から換算
0	360	88	5300	-	-	50	0	0	-	0	-	470	120	0	0	0	-	16	0	22	0	-	0	-	0	0	0	-	
0	0	0	0	-	-	0	0	0	-	0	-	0	0	0	0	0	-	0	0	0	0	-	0	-	0	0	0	-	
0	39	8	620	-	-	7	1	0	0	0	0	75	10	0	Tr	1	-	3	1	5	1	0	0	0	2	0	Tr	-	別名：プレーンヨーグルト
0	13	2	200	190	6	2	0	0	0	0	0	18	4	0	0	0	-	1	0	1	1	0	0	0	1	0	0	-	
0	3	1	53	-	-	1	0	0	0	0	0	6	1	0	0	0	-	0	0	Tr	0	0	0	0	0	0	0	-	
0	3	1	49	-	-	1	0	0	-	0	-	6	Tr	1	0	Tr	-	Tr	0	1	0	-	0	-	0	0	0	-	別名：普通ヨーグルト
0	6	0	99	-	-	1	0	0	-	0	-	13	2	0	0	0	-	0	0	0	0	-	0	-	0	0	0	-	

可食部 100 g 当たり

食品番号	索引番号	食品名	水分	脂肪酸のトリアシルグリセロール当量	脂質	脂肪酸 総量	飽和	一価不飽和	多価不飽和	n-3系 多価不飽和	n-6系 多価不飽和	飽和 4:0 酪酸	6:0 ヘキサン酸	7:0 ヘプタン酸	8:0 オクタン酸	10:0 デカン酸	12:0 ラウリン酸	13:0 トリデカン酸	14:0 ミリスチン酸	15:0 ペンタデカン酸	15:0 ant ペンタデカン酸	16:0 パルミチン酸	16:0 iso パルミチン酸	17:0 ヘプタデカン酸	17:0 ant ヘプタデカン酸	18:0 ステアリン酸	20:0 アラキジン酸	22:0 ベヘン酸	24:0 リグノセリン酸	10:1 デセン酸
		成分識別子	WATER	FATNLEA	FAT-	FACID	FASAT	FAMS	FAPU	FAPUN3	FAPUN6	F4D0	F6D0	F7D0	F8D0	F10D0	F12D0	F13D0	F14D0	F15D0	F15D0AI	F16D0	F16D0I	F17D0	F17D0AI	F18D0	F20D0	F22D0	F24D0	F10D1
		単位	(g								)	(mg																		)
13028	1975	<牛乳及び乳製品> (発酵乳・乳酸菌飲料) 乳酸菌飲料 乳製品	82.1	Tr	0.1	0.04	0.03	0.01	Tr	0	Tr	1	1	-	Tr	1	1	-	4	1	Tr	12	Tr	Tr	Tr	5	Tr	-	-	Tr
13029	1976	<牛乳及び乳製品> (発酵乳・乳酸菌飲料) 乳酸菌飲料 殺菌乳製品	45.5	0.1	0.1	0.09	0.06	0.02	0.01	Tr	Tr	1	1	-	Tr	2	3	-	10	1	Tr	29	Tr	1	Tr	12	Tr	0	0	Tr
13030	1977	<牛乳及び乳製品> (発酵乳・乳酸菌飲料) 乳酸菌飲料 非乳製品	89.3	0.1	0.1	0.10	0.04	0.02	0.03	Tr	0.03	1	1	0	1	1	2	0	6	1	Tr	21	Tr	Tr	Tr	7	Tr	Tr	0	Tr
13031	1978	<牛乳及び乳製品> (チーズ類) ナチュラルチーズ エダム	41.0	22.6	25.0	21.43	15.96	4.94	0.53	0.16	0.37	810	530	7	320	710	1000	21	2700	260	110	7200	44	110	99	2000	33	14	11	78
13032	1979	<牛乳及び乳製品> (チーズ類) ナチュラルチーズ エメンタール	33.5	29.5	33.6	27.98	18.99	8.12	0.87	0.35	0.52	1100	660	5	380	770	850	21	3000	350	150	8200	75	200	140	3000	56	24	16	92
13033	1980	<牛乳及び乳製品> (チーズ類) ナチュラルチーズ カテージ	79.0	4.1	4.5	3.85	2.73	1.00	0.13	0.02	0.10	150	91	1	54	120	130	4	440	45	21	1200	10	23	20	450	7	3	2	13
13034	1981	<牛乳及び乳製品> (チーズ類) ナチュラルチーズ カマンベール	51.8	22.5	24.7	21.28	14.87	5.71	0.70	0.16	0.54	780	490	6	290	630	710	22	2300	250	110	6600	56	130	110	2300	40	18	11	66
13035	1982	<牛乳及び乳製品> (チーズ類) ナチュラルチーズ クリーム	55.5	30.1	33.0	28.55	20.26	7.40	0.89	0.25	0.63	1100	700	7	410	860	960	27	3200	330	160	8700	82	180	140	3200	52	22	17	97
13036	1983	<牛乳及び乳製品> (チーズ類) ナチュラルチーズ ゴーダ	40.0	26.2	29.0	24.81	17.75	6.39	0.67	0.19	0.48	970	610	7	360	780	1000	23	2900	280	130	7600	57	140	120	2700	21	17	13	81
13037	1984	<牛乳及び乳製品> (チーズ類) ナチュラルチーズ チェダー	35.3	32.1	33.8	30.42	20.52	9.09	0.81	0.26	0.54	1100	740	-	430	920	1100	-	3300	390	190	8400	65	180	150	3500	59	-	-	100
13038	1985	<牛乳及び乳製品> (チーズ類) ナチュラルチーズ パルメザン	15.4	27.6	30.8	26.20	18.15	7.11	0.94	0.28	0.67	730	570	6	360	780	880	26	3000	320	140	7900	74	160	120	3000	48	20	14	87
13039	1986	<牛乳及び乳製品> (チーズ類) ナチュラルチーズ ブルー	45.6	26.1	29.0	24.74	17.17	6.76	0.80	0.13	0.67	760	630	6	300	700	810	22	2700	260	120	7500	64	150	130	2900	50	18	12	68
13055	1987	<牛乳及び乳製品> (チーズ類) ナチュラルチーズ マスカルポーネ	62.4	25.3	28.2	23.99	16.77	6.40	0.81	0.13	0.68	840	550	0	320	680	810	0	2700	280	130	7300	66	160	120	2700	40	15	0	66
13057	1989	<牛乳及び乳製品> (チーズ類) ナチュラルチーズ やぎ	52.9	20.1	21.7	18.99	13.37	4.88	0.74	0.14	0.60	710	670	0	640	1500	780	0	1800	150	56	4700	41	110	77	2000	38	11	5	40
13040	1991	<牛乳及び乳製品> (チーズ類) プロセスチーズ	45.0	24.7	26.0	23.39	16.00	6.83	0.56	0.17	0.39	900	570	-	330	700	790	-	2600	290	140	6600	53	150	140	2700	42	-	-	76
13041	1992	<牛乳及び乳製品> (チーズ類) チーズスプレッド	53.8	23.1	25.7	21.90	15.75	5.51	0.63	0.18	0.45	840	540	6	320	690	780	22	2500	270	130	6800	61	150	110	2500	41	18	11	75
13042	1993	<牛乳及び乳製品> (アイスクリーム類) アイスクリーム 高脂肪	61.3	10.8	12.0	10.25	7.12	2.79	0.34	0.06	0.28	320	220	0	130	270	340	0	1200	110	51	3200	25	70	47	1200	16	7	4	27
13043	1994	<牛乳及び乳製品> (アイスクリーム類) アイスクリーム 普通脂肪	63.9	7.7	8.0	7.31	4.64	2.32	0.36	0.05	0.30	250	160	-	94	230	250	-	790	73	36	1900	19	52	40	700	23	5	3	22
13044	1995	<牛乳及び乳製品> (アイスクリーム類) アイスミルク	65.6	6.5	6.4	6.15	4.64	1.35	0.16	0.02	0.13	360	230	-	140	160	610	-	600	42	19	1600	10	34	22	790	12	4	3	9
13045	1996	<牛乳及び乳製品> (アイスクリーム類) ラクトアイス 普通脂肪	60.4	14.1	13.6	13.40	9.11	3.67	0.62	0.01	0.60	0	24	-	440	310	2300	-	1100	7	1	3900	0	11	0	950	34	8	7	5
13046	1997	<牛乳及び乳製品> (アイスクリーム類) ラクトアイス 低脂肪	75.2	2.0	2.0	1.93	1.41	0.47	0.05	0.01	0.05	1	8	-	64	53	330	-	150	6	3	490	1	6	3	280	6	1	1	1
13047	1998	<牛乳及び乳製品> (アイスクリーム類) ソフトクリーム	69.6	5.6	5.6	5.36	3.69	1.48	0.19	0.03	0.16	9	48	-	93	120	370	-	480	40	18	1700	11	34	21	700	14	4	3	8
13048	1999	<牛乳及び乳製品> (その他) カゼイン	10.6	1.4	1.5	1.36	1.02	0.30	0.05	0.01	0.03	6	14	-	17	39	52	-	170	18	7	480	3	12	6	190	3	2	0	4
13049	2000	<牛乳及び乳製品> (その他) シャーベット	69.1	1.0	1.0	0.99	0.77	0.18	0.04	Tr	0.04	Tr	2	-	35	32	280	-	140	1	Tr	210	Tr	1	Tr	65	2	1	Tr	Tr
13050	2001	<牛乳及び乳製品> (その他) チーズホエーパウダー	2.2	1.2	1.2	1.11	0.75	0.32	0.04	0.01	0.04	5	14	-	14	35	39	-	130	12	0	340	0	8	0	150	2	0	0	3
13051	2002	<その他> 人乳	88.0	3.6	3.5	3.46	1.32	1.52	0.61	0.09	0.52	0	0	-	3	37	170	-	180	0	0	730	0	0	0	190	6	2	2	0
13052	2003	<その他> やぎ乳	88.0	3.2	3.6	3.05	2.19	0.77	0.09	0.03	0.07	77	72	1	75	260	120	3	350	35	17	820	11	24	18	310	8	3	1	6

可食部 100 g 当たり

脂肪酸

一価不飽和 15:1 ペンタデセン酸 F15D1	一価不飽和 16:1 パルミトレイン酸 F16D1	一価不飽和 17:1 ヘプタデセン酸 F17D1	一価不飽和 18:1 計 F18D1	一価不飽和 18:1 n-9 オレイン酸 F18D1CN9	一価不飽和 18:1 n-7 シス-バクセン酸 F18D1CN7	一価不飽和 20:1 イコセン酸 F20D1	一価不飽和 22:1 ドコセン酸 F22D1	一価不飽和 24:1 テトラコセン酸 F24D1	多価不飽和 16:2 ヘキサデカジエン酸 F16D2	多価不飽和 16:3 ヘキサデカトリエン酸 F16D3	多価不飽和 16:4 ヘキサデカテトラエン酸 F16D4	多価不飽和 18:2 n-6 リノール酸 F18D2N6	多価不飽和 18:3 n-3 α-リノレン酸 F18D3N3	多価不飽和 18:3 n-6 γ-リノレン酸 F18D3N6	多価不飽和 18:4 n-3 オクタデカテトラエン酸 F18D4N3	多価不飽和 20:2 n-6 イコサジエン酸 F20D2N6	多価不飽和 20:3 n-3 イコサトリエン酸 F20D3N3	多価不飽和 20:3 n-6 イコサトリエン酸 F20D3N6	多価不飽和 20:4 n-3 イコサテトラエン酸 F20D4N3	多価不飽和 20:4 n-6 アラキドン酸 F20D4N6	多価不飽和 20:5 n-3 イコサペンタエン酸 F20D5N3	多価不飽和 21:5 n-3 ヘンイコサペンタエン酸 F21D5N3	多価不飽和 22:2 ドコサジエン酸 F22D2	多価不飽和 22:4 n-6 ドコサテトラエン酸 F22D4N6	多価不飽和 22:5 n-3 ドコサペンタエン酸 F22D5N3	多価不飽和 22:5 n-6 ドコサペンタエン酸 F22D5N6	多価不飽和 22:6 n-3 ドコサヘキサエン酸 F22D6N3	未同定物質 FAUN	備　考
(mg																											)		
-	1	0	11	-	-	Tr	-	-	-	-	-	1	Tr	-	0	0	-	0	-	0	-	-	-	-	-	-	-	2	無脂乳固形分3.0 %以上
0	2	Tr	18	-	-	Tr	0	0	-	0	-	4	1	Tr	0	0	-	Tr	0	Tr	0	-	0	-	0	0	0	-	無脂乳固形分3.0 %以上 希釈後飲用
0	1	Tr	22	21	1	Tr	0	0	0	0	0	28	4	0	0	0	0	0	0	0	0	0	0	0	0	0	0	3	無脂乳固形分3.0 %未満
0	380	51	4100	-	-	41	0	0	0	0	0	330	110	0	3	3	-	14	9	23	17	0	0	0	22	0	0	-	
0	480	91	7100	-	-	73	13	0	0	0	0	470	260	0	7	6	-	15	18	28	26	0	0	0	35	0	5	-	
0	60	11	870	-	-	10	0	0	0	0	0	93	16	0	1	1	-	4	1	6	2	0	0	0	3	0	0	-	クリーム入りを含む
0	360	72	4900	-	-	58	0	0	0	0	0	480	120	0	4	7	-	20	7	32	12	0	0	0	20	0	0	-	
0	460	93	6400	-	-	64	0	2	0	0	0	570	180	0	5	8	-	22	11	38	20	0	0	0	27	0	6	-	
0	410	67	5500	-	-	53	2	0	0	0	0	430	130	0	4	5	-	18	10	28	19	0	0	0	22	0	4	-	
-	580	240	7700	-	-	87	-	-	-	-	-	540	260	-	0	0	-	0	-	0	-	-	-	-	-	-	-	770	
0	430	67	6200	-	-	65	0	0	0	0	0	600	210	0	6	5	-	23	13	37	20	0	0	0	30	0	0	-	粉末状
0	390	75	5900	-	-	68	10	0	0	0	0	600	91	0	3	8	-	27	6	38	10	0	0	0	17	0	2	-	
0	340	74	5700	5500	190	47	0	0	0	0	0	590	100	24	0	0	-	30	0	36	9	0	0	0	16	0	0	-	
0	120	50	4600	4500	87	25	0	0	0	0	0	560	130	0	0	8	-	12	0	29	8	0	0	0	0	0	0	-	別名： シェーブルチーズ
-	430	170	5800	-	-	63	-	-	-	-	-	390	170	-	0	0	-	0	-	0	-	-	-	-	-	-	-	480	
0	340	59	4700	-	-	57	6	0	0	0	0	390	130	9	3	5	-	18	10	27	16	0	0	0	22	0	2	-	
0	150	20	2500	2400	80	14	0	0	0	0	0	260	47	0	0	0	0	11	3	15	0	0	0	0	7	0	0	700	乳固形分15.0 %以上、乳脂肪分12.0 %以上 試料： バニラアイスクリーム 13043アイスクリーム普通脂肪から推計
0	120	39	2100	-	-	10	1	0	-	0	-	240	51	19	0	17	-	12	0	20	4	-	0	-	0	0	0	-	乳固形分15.0 %以上、乳脂肪分8.0 % 試料： バニラアイスクリーム
0	64	17	1200	-	-	6	Tr	0	-	0	-	110	20	6	0	1	-	4	0	9	1	-	0	-	2	0	0	-	乳固形分10.0 %以上、乳脂肪分3.0 %以上、 植物性脂肪を含む
0	14	1	3600	-	-	14	0	0	-	0	-	600	15	0	0	0	-	0	0	1	0	-	0	-	0	0	0	-	乳固形分3.0 %以上、主な脂質： 植物性脂肪
0	11	3	450	-	-	1	0	0	-	0	-	45	5	1	0	0	-	0	0	1	Tr	-	0	-	0	0	0	-	乳固形分3.0 %以上、主な脂質： 植物性脂肪
0	60	17	1400	-	-	8	0	0	-	0	-	150	25	7	0	0	-	3	0	6	3	-	0	-	0	0	0	-	主な脂質： 乳脂肪 コーンカップを除いたもの
0	18	4	250	-	-	5	0	0	-	0	-	25	12	2	0	0	-	4	0	2	1	-	0	-	0	0	0	-	試料： 酸カゼイン
0	2	Tr	180	-	-	1	Tr	0	-	0	-	35	4	Tr	0	0	-	0	0	0	0	-	0	-	0	0	0	-	試料： 乳成分入り氷菓
0	17	0	290	-	-	2	0	0	-	0	-	37	7	0	0	0	-	0	0	0	0	-	0	-	0	0	0	-	
0	81	0	1400	-	-	19	4	2	-	0	-	490	47	3	0	9	-	9	0	13	8	-	0	-	8	0	30	-	試料： 成熟乳
0	27	11	710	-	-	4	0	0	0	0	0	61	19	0	1	1	-	1	0	4	2	0	0	0	4	0	1	-	

14 油脂類

可食部 100 g 当たり

食品番号	索引番号	食品名	水分	脂肪酸のトリアシルグリセロール当量	脂質	脂肪酸 総量	脂肪酸 飽和	脂肪酸 一価不飽和	脂肪酸 多価不飽和	脂肪酸 n-3系 多価不飽和	脂肪酸 n-6系 多価不飽和	飽和 4:0 酪酸	飽和 6:0 ヘキサン酸	飽和 7:0 ヘプタン酸	飽和 8:0 オクタン酸	飽和 10:0 デカン酸	飽和 12:0 ラウリン酸	飽和 13:0 トリデカン酸	飽和 14:0 ミリスチン酸	飽和 15:0 ペンタデカン酸	飽和 15:0 ant ペンタデカン酸	飽和 16:0 パルミチン酸	飽和 16:0 iso パルミチン酸	飽和 17:0 ヘプタデカン酸	飽和 17:0 ant ヘプタデカン酸	飽和 18:0 ステアリン酸	飽和 20:0 アラキジン酸	飽和 22:0 ベヘン酸	飽和 24:0 リグノセリン酸	10:1 デセン酸
		成分識別子	WATER	FATNLEA	FAT-	FACID	FASAT	FAMS	FAPU	FAPUN3	FAPUN6	F4D0	F6D0	F7D0	F8D0	F10D0	F12D0	F13D0	F14D0	F15D0	F15D0AI	F16D0	F16D0I	F17D0	F17D0AI	F18D0	F20D0	F22D0	F24D0	F10D1
		単位	(				g				)	(									mg									)
14023	2004	（植物油脂類） あまに油	Tr	99.5	100	95.13	8.09	15.91	71.13	56.63	14.50	0	0	0	0	0	0	0	38	0	0	4500	0	60	0	3200	110	110	73	0
14024	2005	（植物油脂類） えごま油	Tr	99.5	100	95.17	7.64	16.94	70.60	58.31	12.29	0	0	0	0	0	0	0	0	0	0	5600	0	0	0	1900	120	0	0	0
14001	2006	（植物油脂類） オリーブ油	0	98.9	100	94.58	13.29	74.04	7.24	0.60	6.64	-	-	-	-	0	0	-	0	0	-	9800	-	0	-	2900	420	120	0	0
14002	2007	（植物油脂類） ごま油	0	98.1	100	93.83	15.04	37.59	41.19	0.31	40.88	-	-	-	-	0	0	-	0	0	-	8800	-	0	-	5400	610	130	84	0
14003	2008	（植物油脂類） 米ぬか油	0	96.1	100	91.86	18.80	39.80	33.26	1.15	32.11	-	-	-	-	0	0	-	280	50	-	16000	-	0	-	1700	640	210	320	0
14004	2009	（植物油脂類） サフラワー油 ハイオレイック	0	98.5	100	94.21	7.36	73.24	13.62	0.21	13.41	-	-	-	-	0	0	-	68	41	-	4500	-	0	-	1900	400	300	190	0
14025	2010	（植物油脂類） サフラワー油 ハイリノール	0	96.6	100	92.40	9.26	12.94	70.19	0.22	69.97	-	-	-	-	0	0	-	110	42	-	6300	-	0	-	2200	300	190	120	0
14005	2011	（植物油脂類） 大豆油	0	97.0	100	92.76	14.87	22.12	55.78	6.10	49.67	-	-	-	-	0	0	-	71	42	-	9900	-	0	-	4000	350	370	130	0
14006	2012	（植物油脂類） 調合油	0	97.2	100	93.01	10.97	41.10	40.94	6.81	34.13	-	-	-	-	0	32	-	75	21	-	6900	-	0	-	3000	470	330	140	0
14007	2013	（植物油脂類） とうもろこし油	0.0	96.8	100	92.58	13.04	27.96	51.58	0.76	50.82	-	-	-	-	0	0	-	0	0	-	10000	-	0	-	1900	410	130	170	0
14008	2014	（植物油脂類） なたね油	0	97.5	100	93.26	7.06	60.09	26.10	7.52	18.59	-	-	-	-	0	64	-	78	0	-	4000	-	0	-	1900	580	290	150	0
14009	2015	（植物油脂類） パーム油	0	97.3	100	92.94	47.08	36.70	9.16	0.19	8.97	-	-	-	-	0	420	-	1100	82	-	41000	-	0	-	4100	350	59	73	0
14010	2016	（植物油脂類） パーム核油	0	98.6	100	93.13	76.34	14.36	2.43	0	2.43	0	190	-	3900	3400	45000	-	14000	0	0	7600	0	0	0	2200	110	0	0	0
14011	2017	（植物油脂類） ひまわり油 ハイリノール	0	99.9	100	95.53	10.25	27.35	57.94	0.43	57.51	-	-	-	-	0	0	-	36	0	-	5700	-	0	-	4100	150	210	17	-
14026	2018	（植物油脂類） ひまわり油 ミッドオレイック	0	98.4	100	94.17	8.85	57.22	28.09	0.22	27.88	-	-	-	-	0	0	-	49	40	-	4100	-	0	-	3400	270	800	280	0
14027	2019	（植物油脂類） ひまわり油 ハイオレイック	0	99.7	100	95.44	8.74	79.90	6.79	0.23	6.57	-	-	-	-	0	0	-	0	0	-	3400	-	0	-	3700	340	960	330	0
14028	2020	（植物油脂類） ぶどう油	0	96.5	100	92.28	10.93	17.80	63.55	0.45	63.10	0	0	0	0	0	0	0	49	0	0	6500	86	52	0	3800	190	150	57	0
14012	2021	（植物油脂類） 綿実油	0	96.6	100	92.35	21.06	17.44	53.85	0.34	53.51	-	-	-	-	0	0	-	590	42	-	18000	-	0	-	2200	260	130	87	0
14013	2022	（植物油脂類） やし油	0	97.7	100	92.08	83.96	6.59	1.53	0	1.53	0	510	-	7600	5600	43000	-	16000	35	0	8500	0	0	0	2600	79	0	0	0
14014	2023	（植物油脂類） 落花生油	0	96.4	100	92.26	19.92	43.34	29.00	0.21	28.80	-	-	-	-	0	0	-	44	0	-	11000	-	0	-	3000	1400	3200	1500	0
14015	2024	（動物油脂類） 牛脂	Tr	93.8	99.8	89.67	41.05	45.01	3.61	0.17	3.44	0	0	-	0	0	75	-	2200	300	0	23000	0	840	0	14000	130	0	0	0
14032	2025	（動物油脂類） たらのあぶら	0.1	90.6	99.8	86.84	16.40	44.90	25.54	22.64	2.30	0	0	0	0	0	29	0	3300	220	0	10000	0	560	0	2000	77	23	0	0
14016	2026	（動物油脂類） ラード	0.0	97.0	100	92.66	39.29	43.56	9.81	0.46	9.35	-	-	-	-	77	140	-	1600	130	-	23000	-	530	-	13000	200	0	0	0
14017	2027	（バター類） 無発酵バター 有塩バター	16.2	74.5	81.0	70.56	50.45	17.97	2.14	0.28	1.86	2700	1700	-	960	2100	2500	-	8300	830	360	22000	190	320	330	7600	120	43	71	200
14018	2028	（バター類） 無発酵バター 食塩不使用バター	15.8	77.0	83.0	73.00	52.43	18.52	2.05	0.33	1.72	2700	1700	-	990	2100	2600	-	8700	880	390	24000	190	330	350	7300	130	56	89	220
14019	2029	（バター類） 発酵バター 有塩バター	13.6	74.6	80.0	70.71	50.56	17.99	2.15	0.29	1.87	2900	1800	-	980	2100	2500	-	8200	820	360	22000	180	320	330	7500	120	47	86	200
14020	2030	（マーガリン類） マーガリン 家庭用 有塩	14.7	78.9	83.1	75.33	23.04	39.32	12.98	1.17	11.81	0	41	0	390	370	3600	0	1700	57	0	11000	0	58	0	4800	300	190	110	0
14029	2032	（マーガリン類） マーガリン 業務用 有塩	14.8	80.3	84.3	76.64	39.00	28.86	8.78	0.64	8.13	0	59	0	410	390	3600	0	2100	89	0	27000	0	92	0	4600	380	300	70	0
14021	2034	（マーガリン類） ファットスプレッド	30.2	64.1	69.1	61.14	20.40	20.72	20.02	1.71	18.31	0	0	0	380	340	4900	0	1700	26	0	8100	0	46	0	4400	260	120	80	0
14022	2035	（その他） ショートニング 家庭用	0.1	97.8	99.9	93.33	46.23	35.54	11.56	0.99	10.57	0	0	0	320	290	3500	0	1900	58	0	31000	0	90	0	8200	510	570	110	0
14030	2036	（その他） ショートニング 業務用 製菓	Tr	96.3	99.9	91.85	51.13	32.58	8.13	0.30	7.84	0	29	0	680	590	6600	0	3100	61	0	33000	0	84	0	6200	350	160	72	0
14031	2037	（その他） ショートニング 業務用 フライ	0.1	97.3	99.9	92.95	41.37	38.39	13.19	0.78	12.42	0	0	0	40	31	300	0	860	62	0	34000	0	93	0	5300	450	250	100	0

可食部100g当たり																													
脂肪酸																													備考
一価不飽和									多価不飽和																			未同定物質	
15:1 ペンタデセン酸	16:1 パルミトレイン酸	17:1 ヘプタデセン酸	18:1 計	18:1 n-9 オレイン酸	18:1 n-7 シス-バクセン酸	20:1 イコセン酸	22:1 ドコセン酸	24:1 テトラコセン酸	16:2 ヘキサデカジエン酸	16:3 ヘキサデカトリエン酸	16:4 ヘキサデカテトラエン酸	18:2 n-6 リノール酸	18:3 n-3 α-リノレン酸	18:3 n-6 γ-リノレン酸	18:4 n-3 オクタデカテトラエン酸	20:2 n-6 イコサジエン酸	20:3 n-3 イコサトリエン酸	20:3 n-6 イコサトリエン酸	20:4 n-3 イコサテトラエン酸	20:4 n-6 アラキドン酸	20:5 n-3 イコサペンタエン酸	21:5 n-3 ヘンイコサペンタエン酸	22:2 ドコサジエン酸	22:4 n-6 ドコサテトラエン酸	22:5 n-3 ドコサペンタエン酸	22:5 n-6 ドコサペンタエン酸	22:6 n-3 ドコサヘキサエン酸		
F15D1	F16D1	F17D1	F18D1	F18D1CN9	F18D1CN7	F20D1	F22D1	F24D1	F16D2	F16D3	F16D4	F18D2N6	F18D3N3	F18D3N6	F18D4N3	F20D2N6	F20D3N3	F20D3N6	F20D4N3	F20D4N6	F20D5N3	F21D5N3	F22D2	F22D4N6	F22D5N3	F22D5N6	F22D6N3	FAUN	
(mg)																													
0	52	0	16000	15000	560	180	0	0	0	0	0	14000	57000	0	0	0	-	0	0	0	0	0	0	0	0	0	0	-	試料：食用油
0	75	0	17000	16000	780	140	0	0	0	0	0	12000	58000	0	0	0	-	0	0	0	0	0	0	0	0	0	0	-	試料：食用油
0	660	0	73000	-	-	280	0	0	0	0	0	6600	600	0	0	0	-	0	0	0	0	0	0	0	0	0	0	-	別名：オリーブオイル 試料：エキストラバージンオイル
0	120	0	37000	-	-	160	0	0	0	0	0	41000	310	0	0	0	-	0	0	0	0	0	0	0	0	0	0	-	試料：精製油
0	160	0	39000	-	-	530	0	0	0	0	0	32000	1200	0	0	0	-	0	0	0	0	0	0	0	0	0	0	-	別名：米油 試料：精製油
0	91	0	73000	-	-	280	0	190	0	0	0	13000	210	0	0	0	-	0	0	0	0	0	0	0	0	0	0	-	別名：べにばな油、サフラワーオイル、試料：精製油
0	74	0	13000	-	-	220	0	140	0	0	0	70000	220	0	0	0	-	0	0	0	0	0	0	0	0	0	0	-	別名：べにばな油、サフラワーオイル 試料：精製油
0	84	0	22000	-	-	190	0	0	0	0	0	50000	6100	0	0	0	-	0	0	0	0	0	0	0	0	0	0	-	試料：精製油及びサラダ油
0	140	0	40000	-	-	660	70	75	0	0	0	34000	6800	0	0	0	-	0	0	0	0	0	0	0	0	0	0	-	試料：精製油及びサラダ油 配合割合：なたね油1、大豆油1 14005大豆油と14008なたね油（1：1）から推計
0	120	0	28000	-	-	240	0	0	0	0	0	51000	760	0	0	0	-	0	0	0	0	0	0	0	0	0	0	-	別名：コーンオイル、コーン油 試料：精製油
0	200	0	58000	-	-	1100	140	150	0	0	0	19000	7500	0	0	0	-	0	0	0	0	0	0	0	0	0	0	-	試料：低エルカ酸の精製油及びサラダ油 別名：キャノーラ油、カノーラ油
0	150	0	36000	-	-	130	0	0	0	0	0	9000	190	0	0	0	-	0	0	0	0	0	0	0	0	0	0	-	試料：精製油
0	0	0	14000	-	-	90	0	0	-	0	-	2400	0	0	0	0	-	0	0	0	0	-	0	-	0	0	0	-	試料：精製油
0	62	0	27000	-	-	61	0	-	-	-	-	58000	430	-	-	0	-	0	-	0	-	-	-	-	-	-	-	190	試料：精製油
0	70	0	57000	-	-	220	0	0	0	0	0	28000	220	0	0	0	-	0	0	0	0	0	0	0	0	0	0	-	試料：精製油
0	80	0	80000	-	-	260	0	0	0	0	0	6600	230	0	0	0	-	0	0	0	0	0	0	0	0	0	0	-	試料：精製油
0	0	0	18000	17000	640	160	0	0	0	0	0	63000	450	0	0	0	-	0	0	0	0	0	0	0	0	0	0	-	別名：グレープシードオイル、ぶどう種子油
0	480	0	17000	-	-	110	0	68	0	0	0	54000	340	0	0	0	-	0	0	0	0	0	0	0	0	0	0	-	試料：精製油
0	0	0	6500	-	-	43	0	0	-	0	-	1500	0	0	0	0	-	0	0	0	0	-	0	-	0	0	0	-	別名：ココナッツオイル 試料：精製油
0	130	0	42000	-	-	1200	120	0	0	0	0	29000	210	0	0	0	-	0	0	0	0	0	0	0	0	0	0	-	別名：ピーナッツオイル、ピーナッツ油 試料：精製油
0	2700	580	41000	-	-	380	0	0	0	0	0	3300	170	0	0	69	-	56	0	0	0	0	0	0	0	0	0	-	別名：ヘット 試料：いり取りしたもの
0	6900	0	17000	12000	5100	9800	10000	680	570	0	0	670	470	95	1600	160	-	74	550	280	13000	670	24	32	100	990	6200	8600	
0	2300	350	40000	-	-	660	0	0	0	0	0	8900	460	0	0	370	-	0	0	100	0	0	0	0	0	0	0	-	別名：豚脂。試料：精製品
0	1100	180	16000	-	-	140	0	0	0	0	0	1700	280	0	0	0	-	80	0	110	0	0	0	0	0	0	0	-	
0	1200	230	16000	-	-	120	0	0	0	0	0	1500	330	0	0	0	-	71	0	100	0	0	0	0	0	0	0	-	別名：無塩バター
0	1100	200	16000	-	-	130	0	0	0	0	0	1700	290	0	0	0	-	82	0	110	0	0	0	0	0	0	0	-	
0	110	35	39000	38000	730	240	0	65	0	0	0	12000	1200	0	0	0	-	0	0	0	0	0	0	0	0	0	0	-	
0	160	31	28000	28000	640	160	0	0	0	0	0	8100	640	0	0	0	-	0	0	0	0	0	0	0	0	0	0	-	
0	73	35	20000	20000	740	230	0	0	0	0	0	18000	1700	0	0	0	-	0	0	0	0	0	0	0	0	0	0	-	
0	150	35	35000	34000	810	250	0	0	0	0	0	11000	990	0	0	0	-	0	0	0	0	0	0	0	0	0	0	-	
0	140	23	32000	31000	570	210	590	0	0	0	0	7800	300	0	0	0	-	0	0	0	0	0	0	0	0	0	0	-	
0	170	37	38000	37000	870	250	0	0	0	0	0	12000	780	0	0	0	-	0	0	0	0	0	0	0	0	0	0	-	

15 菓子類

可食部 100 g 当たり

食品番号	索引番号	食品名	水分	脂肪酸のトリアシルグリセロール当量	脂質	脂肪酸 総量	脂肪酸 飽和	脂肪酸 一価不飽和	脂肪酸 多価不飽和	脂肪酸 n-3系 多価不飽和	脂肪酸 n-6系 多価不飽和	飽和 4:0 酪酸	飽和 6:0 ヘキサン酸	飽和 7:0 ヘプタン酸	飽和 8:0 オクタン酸	飽和 10:0 デカン酸	飽和 12:0 ラウリン酸	飽和 13:0 トリデカン酸	飽和 14:0 ミリスチン酸	飽和 15:0 ペンタデカン酸	飽和 15:0 ant ペンタデカン酸	飽和 16:0 パルミチン酸	飽和 16:0 iso パルミチン酸	飽和 17:0 ヘプタデカン酸	飽和 17:0 ant ヘプタデカン酸	飽和 18:0 ステアリン酸	飽和 20:0 アラキジン酸	飽和 22:0 ベヘン酸	飽和 24:0 リグノセリン酸	10:1 デセン酸
		成分識別子	WATER	FATNLEA	FAT-	FACID	FASAT	FAMS	FAPU	FAPUN3	FAPUN6	F4D0	F6D0	F7D0	F8D0	F10D0	F12D0	F13D0	F14D0	F15D0	F15D0AI	F16D0	F16D0I	F17D0	F17D0AI	F18D0	F20D0	F22D0	F24D0	F10D1
		単位	(g								g)	(mg																		mg)
15001	2038	<和生菓子・和半生菓子類> 甘納豆 あずき	26.2	(0.1)	0.3	(0.13)	(0.04)	(0.01)	(0.08)	(0.03)	(0.06)	-	-	-	-	-	(0)	(0)	(Tr)	(0)	(0)	(33)	(0)	(Tr)	(0)	(4)	(1)	(2)	-	-
15002	2039	<和生菓子・和半生菓子類> 甘納豆 いんげんまめ	25.2	(0.2)	0.5	(0.21)	(0.04)	(0.02)	(0.15)	(0.09)	(0.05)	-	-	-	-	(0)	(0)	(0)	(Tr)	(Tr)	(0)	(31)	(0)	(Tr)	(0)	(3)	(1)	(1)	(2)	(0
15003	2040	<和生菓子・和半生菓子類> 甘納豆 えんどう	23.1	(0.3)	0.4	(0.25)	(0.05)	(0.08)	(0.12)	(0.02)	(0.11)	-	-	-	-	-	(0)	(0)	(1)	(Tr)	(0)	(34)	(0)	(1)	(0)	(12)	(1)	(0)	-	-
15005	2041	<和生菓子・和半生菓子類> 今川焼 こしあん入り	45.5	(0.9)	1.1	(0.85)	(0.27)	(0.28)	(0.29)	(0.02)	(0.26)	(0)	(0)	(0)	(0)	(0)	(Tr)	(0)	(3)	(1)	(0)	(220)	(0)	(1)	(0)	(50)	(1)	(1)	(0)	(0
15006	2044	<和生菓子・和半生菓子類> ういろう 白	54.5	(0.1)	0.2	(0.14)	(0.05)	(0.04)	(0.05)	(Tr)	(0.05)	(0)	(0)	-	(0)	(0)	(0)	-	(2)	(0)	-	(42)	-	(Tr)	-	(3)	(1)	(Tr)	(1)	(0
15007	2046	<和生菓子・和半生菓子類> うぐいすもち こしあん入り	40.0	(0.3)	0.4	(0.25)	(0.07)	(0.05)	(0.12)	(0.02)	(0.10)	(0)	(0)	(0)	(0)	(0)	(0)	(0)	(1)	(0)	(0)	(56)	(0)	(Tr)	(0)	(7)	(1)	(2)	(1)	(0
15008	2048	<和生菓子・和半生菓子類> かしわもち こしあん入り	48.5	(0.3)	0.4	(0.29)	(0.10)	(0.06)	(0.12)	(0.01)	(0.11)	(0)	(0)	(0)	(0)	(0)	(0)	(0)	(4)	(Tr)	(0)	(85)	(0)	(Tr)	(0)	(7)	(1)	(1)	(1)	(0
15009	2050	<和生菓子・和半生菓子類> カステラ	25.6	4.3	5.0	4.16	1.51	1.74	0.91	0.08	0.83	0	0	-	3	7	9	-	43	6	0	1100	0	11	0	360	2	0	0	(
15010	2051	<和生菓子・和半生菓子類> かのこ	34.0	(0.2)	0.4	(0.17)	(0.05)	(0.01)	(0.10)	(0.03)	(0.07)	(0)	(0)	(0)	(0)	(0)	(0)	(0)	(Tr)	(0)	(0)	(42)	(0)	(1)	(0)	(5)	(1)	(3)	(0)	(0
15011	2052	<和生菓子・和半生菓子類> かるかん	42.5	(0.2)	0.3	(0.22)	(0.08)	(0.05)	(0.09)	(Tr)	(0.09)	(0)	(0)	(0)	(0)	(0)	(0)	(0)	(3)	(1)	(0)	(68)	(0)	(Tr)	(0)	(5)	(1)	(Tr)	(1)	(0
15012	2053	<和生菓子・和半生菓子類> きび団子	24.4	(0.2)	0.2	(0.20)	(0.06)	(0.06)	(0.08)	(Tr)	(0.08)	(0)	(0)	(0)	(0)	(0)	(0)	(0)	(2)	(Tr)	(0)	(53)	(0)	(Tr)	(0)	(5)	(1)	(Tr)	(1)	(0
15013	2054	<和生菓子・和半生菓子類> ぎゅうひ	36.0	(0.2)	0.2	(0.17)	(0.05)	(0.05)	(0.07)	(Tr)	(0.07)	(0)	(0)	(0)	(0)	(0)	(0)	(0)	(2)	(0)	(0)	(45)	(0)	(Tr)	(0)	(4)	(1)	(Tr)	(1)	(0
15014	2055	<和生菓子・和半生菓子類> きりざんしょ	38.0	(0.3)	0.3	(0.27)	(0.10)	(0.07)	(0.10)	(Tr)	(0.10)	(0)	(0)	(0)	(0)	(0)	(0)	(0)	(4)	(Tr)	(0)	(82)	(0)	(Tr)	(0)	(7)	(1)	(Tr)	(1)	(0
15016	2057	<和生菓子・和半生菓子類> きんつば	34.0	(0.4)	0.7	(0.38)	(0.12)	(0.03)	(0.23)	(0.05)	(0.19)	(0)	(0)	(0)	(0)	(0)	(0)	(0)	(1)	(Tr)	(0)	(98)	(0)	(Tr)	(0)	(10)	(1)	(4)	(2)	(0
15017	2058	<和生菓子・和半生菓子類> 草もち こしあん入り	43.0	(0.3)	0.4	(0.29)	(0.10)	(0.06)	(0.12)	(0.01)	(0.11)	(0)	(0)	(0)	(0)	(0)	(0)	(0)	(4)	(Tr)	(0)	(85)	(0)	(Tr)	(0)	(7)	(1)	(1)	(1)	(0
15018	2060	<和生菓子・和半生菓子類> くし団子 あん こしあん入り	50.0	(0.4)	0.4	(0.35)	(0.12)	(0.08)	(0.14)	(0.01)	(0.13)	(0)	(0)	(0)	(0)	(0)	(Tr)	(0)	(5)	(Tr)	(0)	(100)	(0)	(Tr)	(0)	(9)	(2)	(1)	(1)	(0
15019	2062	<和生菓子・和半生菓子類> くし団子 みたらし	50.5	(0.4)	0.4	(0.37)	(0.13)	(0.10)	(0.14)	(0.01)	(0.14)	(0)	(0)	(0)	(0)	(0)	(Tr)	(0)	(5)	(Tr)	(0)	(110)	(0)	(Tr)	(0)	(9)	(2)	(Tr)	(1)	(0
15020	2065	<和生菓子・和半生菓子類> げっぺい	20.9	(8.3)	8.5	(7.90)	(2.81)	(2.46)	(2.64)	(0.33)	(2.30)	(0)	(0)	(0)	(16)	(15)	(180)	(0)	(100)	(3)	(0)	(1900)	(0)	(10)	(0)	(530)	(33)	(30)	(6)	(0
15123	2066	<和生菓子・和半生菓子類> 五平もち	54.7	(0.5)	0.5	(0.50)	(0.13)	(0.11)	(0.27)	(0.03)	(0.23)	-	-	-	-	(0)	(0)	-	(4)	(Tr)	-	(100)	-	(1)	-	(16)	(2)	(1)	(1)	(0
15021	2069	<和生菓子・和半生菓子類> 桜もち 関東風 こしあん入り	40.5	(0.3)	0.4	(0.28)	(0.08)	(0.03)	(0.17)	(0.02)	(0.15)	(0)	(0)	(0)	(0)	(0)	(0)	(0)	(1)	(Tr)	(0)	(72)	(0)	(1)	(0)	(5)	(1)	(1)	(0)	(0
15022	2067	<和生菓子・和半生菓子類> 桜もち 関西風 こしあん入り	50.0	(0.1)	0.3	(0.14)	(0.05)	(0.02)	(0.06)	(0.01)	(0.05)	(0)	(0)	(0)	(0)	(0)	(0)	(0)	(2)	(0)	(0)	(46)	(0)	(Tr)	(0)	(4)	(1)	(1)	(1)	(0
15124	2071	<和生菓子・和半生菓子類> 笹だんご こしあん入り	40.5	(0.4)	0.5	(0.39)	(0.13)	(0.09)	(0.17)	(0.01)	(0.16)	-	-	-	-	(0)	(0)	-	(4)	(Tr)	-	(110)	-	(1)	-	(9)	(1)	(1)	(2)	(0
15023	2075	<和生菓子・和半生菓子類> 大福もち こしあん入り	41.5	(0.3)	0.5	(0.32)	(0.12)	(0.07)	(0.14)	(0.01)	(0.12)	(0)	(0)	(0)	(0)	(0)	(0)	(0)	(4)	(Tr)	(0)	(98)	(0)	(Tr)	(0)	(9)	(1)	(2)	(2)	(0
15024	2077	<和生菓子・和半生菓子類> タルト（和菓子）	30.0	(2.6)	3.0	(2.52)	(0.87)	(1.15)	(0.50)	(0.04)	(0.46)	(0)	(0)	(0)	(0)	(0)	(Tr)	(0)	(9)	(2)	(0)	(650)	(0)	(5)	(0)	(210)	(1)	(1)	(0)	(0
15025	2078	<和生菓子・和半生菓子類> ちまき	62.0	(0.2)	0.2	(0.16)	(0.06)	(0.04)	(0.06)	(Tr)	(0.06)	(0)	(0)	(0)	(0)	(0)	(0)	(0)	(2)	(0)	(0)	(49)	(0)	(Tr)	(0)	(4)	(1)	(Tr)	(1)	(0
15026	2079	<和生菓子・和半生菓子類> ちゃつう	22.5	(4.1)	4.3	(3.90)	(0.62)	(1.46)	(1.82)	(0.03)	(1.78)	(0)	(0)	(0)	(0)	(0)	(0)	(0)	(1)	(0)	(0)	(370)	(0)	(2)	(0)	(230)	(24)	(2)	(0)	(0
15027	2081	<和生菓子・和半生菓子類> どら焼 つぶしあん入り	31.5	(2.5)	2.9	(2.38)	(0.82)	(1.02)	(0.55)	(0.05)	(0.50)	(0)	(0)	(0)	(0)	(0)	(Tr)	(0)	(8)	(2)	(0)	(610)	(0)	(4)	(0)	(180)	(1)	(1)	(1)	(0

可食部100 g当たり																													
脂肪酸																													
一価不飽和									多価不飽和																				
15:1	16:1	17:1	18:1	18:1 n-9	18:1 n-7	20:1	22:1	24:1	16:2	16:3	16:4	18:2 n-6	18:3 n-3	18:3 n-6	18:4 n-3	20:2 n-6	20:3 n-3	20:3 n-6	20:4 n-3	20:4 n-6	20:5 n-3	21:5 n-3	22:2	22:4 n-6	22:5 n-3	22:5 n-6	22:6 n-3		
ペンタデセン酸	パルミトレイン酸	ヘプタデセン酸	計	オレイン酸	シス-バクセン酸	イコセン酸	ドコセン酸	テトラコセン酸	ヘキサデカジエン酸	ヘキサデカトリエン酸	ヘキサデカテトラエン酸	リノール酸	α-リノレン酸	γ-リノレン酸	オクタデカテトラエン酸	イコサジエン酸	イコサトリエン酸	イコサトリエン酸	イコサテトラエン酸	アラキドン酸	イコサペンタエン酸	ヘンイコサペンタエン酸	ドコサジエン酸	ドコサテトラエン酸	ドコサペンタエン酸	ドコサペンタエン酸	ドコサヘキサエン酸	未同定物質	備考
F15D1	F16D1	F17D1	F18D1	F18D1CN9	F18D1CN7	F20D1	F22D1	F24D1	F16D2	F16D3	F16D4	F18D2N6	F18D3N3	F18D3N6	F18D4N3	F20D2N6	F20D3N3	F20D3N6	F20D4N3	F20D4N6	F20D5N3	F21D5N3	F22D2	F22D4N6	F22D5N3	F22D5N6	F22D6N3	FAUN	
mg																													
-	(2)	(0)	(8)	-	-	(Tr)	(0)	-	-	-	-	(57)	(25)	-	-	(0)	(0)	-	-	-	-	-	-	-	-	-	-	(1)	04001あずき全粒乾から推計
(0)	(Tr)	(Tr)	(22)	-	-	(Tr)	(0)	(0)	(0)	(0)	(0)	(53)	(93)	(0)	(0)	(0)	(0)	(0)	(0)	(0)	(0)	(0)	(0)	(0)	(0)	(0)	(0)	-	04009いんげんまめうずら豆から推計
-	(Tr)	(0)	(77)	-	-	(1)	(0)	-	-	-	-	(110)	(16)	-	-	(0)	(0)	-	-	-	-	-	-	-	-	-	-	-	04012えんどう乾から推計
(0)	(14)	(1)	(270)	(220)	(10)	(3)	(0)	(0)	(0)	(0)	(0)	(250)	(20)	(0)	(0)	(1)	(0)	(1)	(0)	(10)	(0)	(0)	(0)	(1)	(Tr)	(3)	(4)	(10)	別名：大判焼、小判焼、回転焼、二重焼、太鼓まんじゅう、ともえ焼、たい焼を含む 小豆こしあん入り 部分割合：皮 2、あん 1 原材料配合割合から推計
(0)	(Tr)	(0)	(35)	-	-	(1)	(0)	(0)	(0)	(0)	(0)	(52)	(2)	(0)	(0)	(0)	(0)	(0)	(0)	(0)	(0)	(0)	(0)	(0)	(0)	(0)	(0)	(Tr)	別名：外郎餅 試料：白ういろう 原材料配合割合から推計
(0)	(1)	(0)	(53)	(10)	(1)	(1)	(Tr)	(0)	(0)	(0)	(0)	(100)	(18)	(0)	(0)	(0)	(0)	(0)	(0)	(0)	(0)	(0)	(0)	(0)	(0)	(0)	(0)	(1)	小豆こしあん入り 部分割合：もち 10、あん 8、きな粉 0.05 原材料配合割合から推計
(0)	(1)	(0)	(63)	(0)	(0)	(1)	(0)	(0)	(0)	(0)	(0)	(110)	(14)	(0)	(0)	(0)	(0)	(0)	(0)	(0)	(0)	(0)	(0)	(0)	(0)	(0)	(0)	(1)	小豆こしあん入り 部分割合：皮 3、あん 2 葉を除いたもの 原材料配合割合から推計
0	87	6	1600	-	-	12	0	0	0	0	0	730	27	0	0	9	-	8	0	66	0	0	0	5	6	13	45	-	試料：長崎カステラ
(0)	(2)	(0)	(10)	(0)	(0)	(Tr)	(0)	(0)	(0)	(0)	(0)	(72)	(32)	(0)	(0)	(0)	(0)	(0)	(0)	(0)	(Tr)	(0)	(0)	(0)	(0)	(0)	(0)	(2)	原材料配合割合から推計
(0)	(1)	(0)	(48)	(4)	(1)	(1)	(0)	(0)	(0)	(0)	(0)	(85)	(4)	(0)	(0)	(0)	(0)	(0)	(0)	(0)	(0)	(0)	(0)	(0)	(0)	(0)	(0)	(Tr)	原材料配合割合から推計
(0)	(Tr)	(0)	(58)	(0)	(0)	(1)	(Tr)	(0)	(0)	(0)	(0)	(77)	(2)	(0)	(0)	(0)	(0)	(0)	(0)	(0)	(0)	(0)	(0)	(0)	(0)	(0)	(0)	(0)	原材料配合割合から推計
(0)	(Tr)	(0)	(49)	(0)	(0)	(1)	(0)	(0)	(0)	(0)	(0)	(65)	(2)	(0)	(0)	(0)	(0)	(0)	(0)	(0)	(0)	(0)	(0)	(0)	(0)	(0)	(0)	(0)	原材料配合割合から推計
(0)	(1)	(0)	(68)	(0)	(0)	(1)	(0)	(0)	(0)	(0)	(0)	(100)	(4)	(0)	(0)	(0)	(0)	(0)	(0)	(0)	(0)	(0)	(0)	(0)	(0)	(0)	(0)	(Tr)	原材料配合割合から推計
(0)	(Tr)	(0)	(28)	(0)	(0)	(1)	(0)	(0)	(0)	(0)	(0)	(190)	(48)	(0)	(0)	(0)	(0)	(0)	(0)	(0)	(0)	(0)	(0)	(0)	(0)	(0)	(0)	(0)	小豆つぶしあん入り 部分割合：皮 1、あん 9 原材料配合割合から推計
(0)	(1)	(0)	(62)	(0)	(0)	(1)	(0)	(0)	(0)	(0)	(0)	(110)	(14)	(0)	(0)	(0)	(0)	(0)	(0)	(0)	(0)	(0)	(0)	(0)	(0)	(0)	(0)	(1)	小豆こしあん入り 部分割合：皮 6、あん 4 原材料配合割合から推計
(0)	(1)	(0)	(81)	(0)	(0)	(1)	(0)	(0)	(0)	(0)	(0)	(130)	(11)	(0)	(0)	(0)	(0)	(0)	(0)	(0)	(0)	(0)	(0)	(0)	(0)	(0)	(0)	(1)	小豆こしあん入り 部分割合：団子 8、あん 3 くしを除いたもの 原材料配合割合から推計
(0)	(1)	(Tr)	(93)	(0)	(0)	(1)	(0)	(0)	(0)	(0)	(0)	(140)	(5)	(0)	(0)	(0)	(0)	(0)	(0)	(0)	(0)	(0)	(0)	(0)	(0)	(0)	(0)	(1)	別名：しょうゆ団子 部分割合：団子 9、たれ 2 くしを除いたもの 原材料配合割合から推計
(0)	(11)	(2)	(2400)	(1800)	(42)	(20)	(0)	(0)	(0)	(0)	(0)	(2300)	(330)	(0)	(0)	(0)	(0)	(0)	(0)	(0)	(0)	(0)	(0)	(0)	(0)	(0)	(0)	(1)	あん（小豆あん、くるみ、水あめ、ごま等）入り 部分割合：皮 5、あん 4 原材料配合割合から推計
(0)	(1)	(0)	(110)	-	-	(1)	(0)	(0)	(0)	(0)	(0)	(230)	(32)	(0)	(0)	(0)	(0)	(0)	(0)	(0)	(0)	(0)	(0)	(0)	(0)	(0)	(0)	(Tr)	みそだれ付き 原材料配合割合から推計
(0)	(1)	(0)	(28)	(0)	(0)	(1)	(0)	(0)	(0)	(0)	(0)	(150)	(21)	(0)	(0)	(0)	(0)	(0)	(0)	(0)	(0)	(0)	(0)	(0)	(0)	(0)	(0)	(1)	小豆こしあん入り 部分割合：小麦粉皮 4、あん 5 廃棄部位：桜葉 原材料配合割合から推計
(0)	(1)	(0)	(24)	(0)	(0)	(Tr)	(0)	(0)	(0)	(0)	(0)	(49)	(11)	(0)	(0)	(0)	(0)	(0)	(0)	(0)	(0)	(0)	(0)	(0)	(0)	(0)	(0)	(1)	別名：道明寺 小豆こしあん入り 部分割合：道明寺種皮 3、あん 2 廃棄部位：桜葉 原材料配合割合から推計
(0)	(1)	(0)	(85)	-	-	(1)	(Tr)	(0)	(0)	(0)	(0)	(160)	(15)	(0)	(0)	(0)	(0)	(0)	(0)	(0)	(0)	(0)	(0)	(0)	(0)	(0)	(0)	-	小豆こしあん入り 原材料配合割合から推計
(0)	(1)	(0)	(64)	(0)	(0)	(1)	(0)	(0)	(0)	(0)	(0)	(120)	(13)	(0)	(0)	(0)	(0)	(0)	(0)	(0)	(0)	(0)	(0)	(0)	(0)	(0)	(0)	(1)	小豆こしあん入り 部分割合：もち皮 10、あん 7 原材料配合割合から推計
(0)	(62)	(3)	(1100)	(1000)	(45)	(8)	(0)	(0)	(0)	(0)	(0)	(390)	(21)	(0)	(0)	(3)	(0)	(5)	(0)	(44)	(Tr)	(0)	(0)	(3)	(2)	(12)	(19)	(43)	あん入りロールカステラ 柚子風味小豆こしあん入り 部分割合：皮 2、あん 1 原材料配合割合から推計
(0)	(Tr)	(0)	(42)	(0)	(0)	(1)	(0)	(0)	(0)	(0)	(0)	(62)	(2)	(0)	(0)	(0)	(0)	(0)	(0)	(0)	(0)	(0)	(0)	(0)	(0)	(0)	(0)	(Tr)	上新粉製品 原材料配合割合から推計
(0)	(7)	(Tr)	(1400)	(0)	(0)	(7)	(0)	(0)	(0)	(0)	(0)	(1800)	(33)	(0)	(0)	(0)	(0)	(0)	(0)	(0)	(0)	(0)	(0)	(0)	(0)	(0)	(0)	(1)	小豆こしあん入り 部分割合：皮 1、あん 9 原材料配合割合から推計
(0)	(54)	(3)	(950)	(880)	(40)	(7)	(0)	(0)	(0)	(0)	(0)	(440)	(31)	(0)	(0)	(3)	(0)	(4)	(0)	(39)	(Tr)	(0)	(0)	(3)	(2)	(11)	(16)	(37)	小豆つぶしあん入り 部分割合：皮 5、あん 4 原材料配合割合から推計

15 菓子類

食品番号	索引番号	食品名	水分	脂肪酸のトリアシルグリセロール当量	脂質	脂肪酸 総量	飽和	一価不飽和	多価不飽和	n-3系 多価不飽和	n-6系 多価不飽和	飽和 4:0 酪酸	6:0 ヘキサン酸	7:0 ヘプタン酸	8:0 オクタン酸	10:0 デカン酸	12:0 ラウリン酸	13:0 トリデカン酸	14:0 ミリスチン酸	15:0 ペンタデカン酸	15:0 ant ペンタデカン酸	16:0 パルミチン酸	16:0 iso パルミチン酸	17:0 ヘプタデカン酸	17:0 ant ヘプタデカン酸	18:0 ステアリン酸	20:0 アラキジン酸	22:0 ベヘン酸	24:0 リグノセリン酸	10:1 デセン酸
		成分識別子	WATER	FATNLEA	FAT-	FACID	FASAT	FAMS	FAPU	FAPUN3	FAPUN6	F4D0	F6D0	F7D0	F8D0	F10D0	F12D0	F13D0	F14D0	F15D0	F15D0AI	F16D0	F16D0I	F17D0	F17D0AI	F18D0	F20D0	F22D0	F24D0	F10D1
		単位	(g								)	(mg																		)
15004	2083	<和生菓子・和半生菓子類> 生八つ橋 あん入り こしあん・つぶしあん混合	30.5	(0.2)	0.3	(0.23)	(0.08)	(0.04)	(0.11)	(0.02)	(0.09)	(0)	(0)	-	(0)	(0)	(0)	-	(2)	(0)	-	(65)	-	(Tr)	-	(6)	(1)	(2)	(Tr)	-
15028	2085	<和生菓子・和半生菓子類> ねりきり	34.0	(0.2)	0.3	(0.14)	(0.04)	(0.01)	(0.09)	(0.02)	(0.06)	(0)	(0)	(0)	(0)	(0)	(0)	(0)	(Tr)	(0)	(0)	(36)	(0)	(Tr)	(0)	(4)	(1)	(2)	(0)	(0)
15029	2086	<和生菓子・和半生菓子類> まんじゅう カステラまんじゅう こしあん入り	27.9	(1.8)	2.1	(1.69)	(0.56)	(0.64)	(0.48)	(0.05)	(0.44)	(0)	(0)	(0)	(0)	(0)	(Tr)	(0)	(6)	(2)	(0)	(430)	(0)	(3)	(0)	(120)	(1)	(2)	(0)	(0)
15030	2090	<和生菓子・和半生菓子類> まんじゅう くずまんじゅう こしあん入り	45.0	(0.1)	0.2	(0.08)	(0.02)	(0.01)	(0.05)	(0.01)	(0.03)	(0)	(0)	(0)	(0)	(0)	(0)	(0)	(Tr)	(0)	(0)	(19)	(0)	(Tr)	(0)	(2)	(Tr)	(1)	(0)	(0)
15031	2092	<和生菓子・和半生菓子類> まんじゅう くりまんじゅう こしあん入り	24.0	(1.1)	1.4	(1.06)	(0.35)	(0.39)	(0.32)	(0.03)	(0.29)	(0)	(0)	(0)	(0)	(0)	(Tr)	(0)	(3)	(1)	(0)	(270)	(0)	(2)	(0)	(70)	(1)	(1)	(0)	(0)
15032	2094	<和生菓子・和半生菓子類> まんじゅう とうまんじゅう こしあん入り	28.0	(2.7)	3.1	(2.56)	(0.88)	(1.10)	(0.59)	(0.06)	(0.53)	(0)	(0)	(0)	(0)	(0)	(Tr)	(0)	(9)	(2)	(0)	(660)	(0)	(5)	(0)	(200)	(2)	(2)	(0)	(0)
15033	2096	<和生菓子・和半生菓子類> まんじゅう 蒸しまんじゅう こしあん入り	35.0	(0.3)	0.5	(0.32)	(0.09)	(0.03)	(0.20)	(0.03)	(0.17)	(0)	(0)	(0)	(0)	(0)	(0)	(0)	(1)	(Tr)	(0)	(82)	(0)	(1)	(0)	(5)	(1)	(2)	(0)	(0)
15034	2098	<和生菓子・和半生菓子類> まんじゅう 中華まんじゅう あんまんこしあん入り	36.6	(5.3)	5.6	(5.05)	(1.63)	(2.01)	(1.41)	(0.05)	(1.37)	(0)	(0)	(0)	(0)	(2)	(4)	(0)	(49)	(5)	(0)	(1000)	(0)	(18)	(0)	(510)	(16)	(1)	(0)	(0)
15035	2100	<和生菓子・和半生菓子類> まんじゅう 中華まんじゅう 肉まん	39.5	(4.7)	5.1	(4.45)	(1.60)	(1.97)	(0.88)	(0.04)	(0.85)	(0)	(0)	(0)	(0)	(3)	(4)	(0)	(52)	(4)	(0)	(1000)	(0)	(12)	(0)	(470)	(11)	(1)	(1)	(0)
15036	2101	<和生菓子・和半生菓子類> もなか こしあん入り	29.0	(0.2)	0.3	(0.17)	(0.06)	(0.02)	(0.09)	(0.02)	(0.07)	(0)	(0)	(0)	(0)	(0)	(0)	(0)	(1)	(0)	(0)	(48)	(0)	(Tr)	(0)	(5)	(1)	(2)	(1)	(0)
15037	2103	<和生菓子・和半生菓子類> ゆべし	22.0	(3.6)	3.5	(3.45)	(0.40)	(0.54)	(2.51)	(0.44)	(2.07)	(0)	(0)	(0)	(0)	(0)	(0)	(0)	(3)	(Tr)	(0)	(280)	(0)	(8)	(0)	(98)	(3)	(Tr)	(1)	(0)
15038	2104	<和生菓子・和半生菓子類> ようかん 練りようかん	26.0	(0.1)	0.2	(0.09)	(0.03)	(0.01)	(0.06)	(0.02)	(0.04)	(0)	(0)	(0)	(0)	(0)	(0)	(0)	(Tr)	(0)	(0)	(23)	(0)	(Tr)	(0)	(2)	(Tr)	(1)	(0)	(0)
15039	2105	<和生菓子・和半生菓子類> ようかん 水ようかん	57.0	(0.1)	0.2	(0.07)	(0.02)	(Tr)	(0.04)	(0.01)	(0.03)	(0)	(0)	(0)	(0)	(0)	(0)	(0)	(Tr)	(0)	(0)	(16)	(0)	(Tr)	(0)	(2)	(Tr)	(1)	(0)	(0)
15040	2106	<和生菓子・和半生菓子類> ようかん 蒸しようかん	39.5	(0.2)	0.3	(0.17)	(0.05)	(0.02)	(0.11)	(0.02)	(0.09)	(0)	(0)	(0)	(0)	(0)	(0)	(0)	(Tr)	(0)	(0)	(44)	(0)	(Tr)	(0)	(4)	(Tr)	(2)	(0)	(0)
15042	2108	<和干菓子類> 芋かりんとう	5.5	(19.8)	20.6	(18.98)	(2.26)	(8.36)	(8.36)	(1.39)	(6.97)	(0)	(0)	(0)	(0)	(Tr)	(8)	(0)	(15)	(4)	(0)	(1400)	(0)	(Tr)	(0)	(600)	(96)	(67)	(29)	(0)
15043	2109	<和干菓子類> おこし	5.0	(0.6)	0.7	(0.59)	(0.16)	(0.21)	(0.23)	(0.03)	(0.20)	(0)	(0)	(0)	(0)	(0)	(Tr)	(0)	(5)	(0)	(0)	(120)	(0)	(0)	(0)	(19)	(3)	(2)	(3)	(0)
15044	2110	<和干菓子類> おのろけ豆	3.0	(13.8)	13.6	(13.17)	(2.56)	(6.53)	(4.09)	(0.03)	(4.05)	(0)	(0)	(0)	(0)	(0)	(Tr)	(0)	(14)	(1)	(0)	(1300)	(0)	(13)	(0)	(390)	(200)	(400)	(210)	(0)
15045	2111	<和干菓子類> かりんとう 黒	3.5	(11.1)	11.6	(10.64)	(1.41)	(4.39)	(4.85)	(0.74)	(4.11)	(0)	(0)	-	(0)	(0)	(3)	-	(9)	(3)	(0)	(970)	(0)	(1)	(0)	(320)	(49)	(34)	(15)	(0)
15046	2112	<和干菓子類> かりんとう 白	2.5	(10.7)	11.2	(10.22)	(1.41)	(4.09)	(4.72)	(0.69)	(4.02)	(0)	(0)	-	(0)	(0)	(3)	-	(9)	(3)	(0)	(1000)	(0)	(2)	(0)	(300)	(46)	(31)	(14)	(0)
15047	2113	<和干菓子類> ごかぼう	10.0	(6.0)	6.4	(5.78)	(0.92)	(1.45)	(3.41)	(0.49)	(2.93)	(0)	(0)	(0)	(0)	(0)	(0)	(0)	(7)	(2)	(0)	(680)	(0)	(6)	(0)	(170)	(17)	(27)	(10)	(0)
15048	2114	<和干菓子類> 小麦粉せんべい 磯部せんべい	4.2	(0.7)	0.8	(0.63)	(0.17)	(0.07)	(0.39)	(0.02)	(0.37)	(0)	(0)	(0)	(0)	(0)	(0)	(0)	(1)	(1)	(0)	(160)	(0)	(1)	(0)	(8)	(1)	(0)	(0)	(0)
15049	2115	<和干菓子類> 小麦粉せんべい かわらせんべい	4.3	(2.9)	3.2	(2.74)	(0.92)	(1.11)	(0.71)	(0.04)	(0.67)	(0)	(0)	(0)	(0)	(0)	(Tr)	(0)	(9)	(3)	(0)	(710)	(0)	(5)	(0)	(200)	(1)	(0)	(0)	(0)
15050	2116	<和干菓子類> 小麦粉せんべい 巻きせんべい	3.5	(1.3)	1.4	(1.21)	(0.39)	(0.40)	(0.42)	(0.02)	(0.39)	(0)	(0)	(0)	(0)	(0)	(Tr)	(0)	(4)	(1)	(0)	(310)	(0)	(2)	(0)	(69)	(1)	(0)	(0)	(0)
15051	2117	<和干菓子類> 小麦粉せんべい 南部せんべい ごま入り	3.3	(10.8)	11.1	(10.34)	(1.73)	(3.69)	(4.92)	(0.06)	(4.86)	(0)	(0)	(0)	(0)	(0)	(Tr)	(0)	(3)	(1)	(0)	(1100)	(0)	(5)	(0)	(560)	(58)	(0)	(0)	(0)
15052	2118	<和干菓子類> 小麦粉せんべい 南部せんべい 落花生入り	3.3	(9.2)	9.5	(8.83)	(1.74)	(4.06)	(3.03)	(0.05)	(2.98)	(0)	(0)	(0)	(0)	(0)	(Tr)	(0)	(5)	(2)	(0)	(990)	(0)	(10)	(0)	(240)	(120)	(250)	(130)	(0)
15053	2119	<和干菓子類> しおがま	10.0	(0.2)	0.2	(0.17)	(0.08)	(0.04)	(0.05)	(Tr)	(0.05)	(0)	(0)	-	(0)	(0)	(0)	-	(3)	(0)	-	(65)	-	(0)	-	(6)	(1)	(Tr)	(2)	(0)
15056	2120	<和干菓子類> ひなあられ 関西風	2.6	(1.3)	1.4	(1.28)	(0.45)	(0.33)	(0.49)	(0.02)	(0.47)	(0)	(0)	-	(0)	(0)	(Tr)	-	(19)	(1)	-	(390)	-	(1)	-	(32)	(6)	(2)	(5)	(0)
15055	2121	<和干菓子類> ひなあられ 関東風	4.7	(2.6)	2.8	(2.48)	(0.63)	(0.59)	(1.26)	(0.13)	(1.13)	(0)	(0)	-	-	(0)	(Tr)	-	(18)	(1)	(0)	(510)	(0)	(2)	(0)	(84)	(9)	(5)	(4)	(0)
15057	2122	<和干菓子類> 米菓 揚げせんべい	4.0	(16.9)	17.4	(16.19)	(2.08)	(7.02)	(7.09)	(1.14)	(5.95)	(0)	(0)	(0)	(0)	(0)	(6)	(0)	(23)	(4)	(0)	(1400)	(0)	(1)	(0)	(510)	(81)	(55)	(26)	(0)
15058	2123	<和干菓子類> 米菓 甘辛せんべい	4.5	(0.8)	0.9	(0.79)	(0.28)	(0.20)	(0.30)	(0.01)	(0.29)	(0)	(0)	(0)	(0)	(0)	(Tr)	(0)	(12)	(Tr)	(0)	(240)	(0)	(1)	(0)	(20)	(3)	(1)	(3)	(0)
15059	2124	<和干菓子類> 米菓 あられ	4.4	(0.8)	1.0	(0.75)	(0.28)	(0.18)	(0.29)	(0.01)	(0.29)	(0)	(0)	(0)	(0)	(0)	(Tr)	(0)	(11)	(Tr)	(0)	(240)	(0)	(1)	(0)	(20)	(3)	(2)	(7)	(0)
15060	2125	<和干菓子類> 米菓 しょうゆせんべい	5.9	(0.9)	1.0	(0.85)	(0.30)	(0.22)	(0.33)	(0.01)	(0.32)	(0)	(0)	(0)	(0)	(0)	(Tr)	(0)	(13)	(Tr)	(0)	(260)	(0)	(1)	(0)	(21)	(4)	(1)	(3)	(0)
15061	2126	<和干菓子類> ボーロ 小粒	4.5	(1.9)	2.1	(1.78)	(0.62)	(0.86)	(0.29)	(0.02)	(0.26)	(0)	(0)	(0)	(0)	(0)	(Tr)	(0)	(7)	(2)	(0)	(460)	(0)	(3)	(0)	(160)	(1)	(0)	(0)	(0)
15062	2127	<和干菓子類> ボーロ そばボーロ	2.0	(3.0)	3.4	(2.91)	(0.94)	(1.20)	(0.77)	(0.05)	(0.72)	(0)	(0)	(0)	(0)	(0)	(Tr)	(0)	(9)	(3)	(0)	(720)	(0)	(5)	(0)	(200)	(6)	(5)	(3)	(0)

可食部 100 g 当たり

可食部100g当たり																													
脂肪酸																													備考
一価不飽和									多価不飽和																				
15:1	16:1	17:1	18:1	18:1 n-9	18:1 n-7	20:1	22:1	24:1	16:2	16:3	16:4	18:2 n-6	18:3 n-3	18:3 n-6	18:4 n-3	20:2 n-6	20:3 n-3	20:3 n-6	20:4 n-3	20:4 n-6	20:5 n-3	21:5 n-3	22:2	22:4 n-6	22:5 n-3	22:5 n-6	22:6 n-3	未同定物質	
ペンタデセン酸	パルミトレイン酸	ヘプタデセン酸	計	オレイン酸	シス-バクセン酸	イコセン酸	ドコセン酸	テトラコセン酸	ヘキサデカジエン酸	ヘキサデカトリエン酸	ヘキサデカテトラエン酸	リノール酸	α-リノレン酸	γ-リノレン酸	オクタデカテトラエン酸	イコサジエン酸	イコサトリエン酸	イコサトリエン酸	イコサテトラエン酸	アラキドン酸	イコサペンタエン酸	ヘンイコサペンタエン酸	ドコサジエン酸	ドコサテトラエン酸	ドコサペンタエン酸	ドコサペンタエン酸	ドコサヘキサエン酸		
F15D1	F16D1	F17D1	F18D1	F18D1CN9	F18D1CN7	F20D1	F22D1	F24D1	F16D2	F16D3	F16D4	F18D2N6	F18D3N3	F18D3N6	F18D4N3	F20D2N6	F20D3N3	F20D3N6	F20D4N3	F20D4N6	F20D5N3	F21D5N3	F22D2	F22D4N6	F22D5N3	F22D5N6	F22D6N3	FAUN	
mg																													
-	(2)	(0)	(38)	-	-	(1)	(0)	(0)	-	-	-	(92)	(22)	-	-	(0)	(0)	(0)	-	(0)	(0)	-	(0)	(0)	(0)	(0)	(0)	(1)	あん（小豆こしあん、小豆つぶしあん）入り 部分割合：皮4、あん6 原材料配合割合から推計
(0)	(2)	(0)	(12)	(0)	(0)	(Tr)	(0)	(0)	(0)	(0)	(0)	(61)	(25)	(0)	(0)	(0)	(0)	(0)	(0)	(0)	(0)	(0)	(0)	(0)	(0)	(0)	(0)	(1)	原材料配合割合から推計
(0)	(34)	(2)	(600)	(530)	(24)	(5)	(0)	(0)	(0)	(0)	(0)	(400)	(38)	(0)	(0)	(2)	(0)	(3)	(0)	(24)	(Tr)	(0)	(0)	(2)	(1)	(6)	(10)	(24)	小豆こしあん入り 部分割合：皮5、あん7 原材料配合割合から推計
(0)	(1)	(0)	(5)	(0)	(0)	(Tr)	(0)	(0)	(0)	(0)	(0)	(33)	(15)	(0)	(0)	(0)	(0)	(0)	(0)	(0)	(0)	(0)	(0)	(0)	(0)	(0)	(0)	(1)	別名：くずざくら 小豆こしあん入り 部分割合：皮2、あん3 原材料配合割合から推計
(0)	(21)	(1)	(360)	(320)	(14)	(3)	(0)	(0)	(0)	(0)	(0)	(270)	(28)	(0)	(0)	(1)	(0)	(2)	(0)	(14)	(0)	(0)	(0)	(1)	(1)	(4)	(6)	(14)	栗入り小豆こしあん入り 部分割合：皮1、あん2 原材料配合割合から推計
(0)	(60)	(3)	(1000)	(950)	(43)	(8)	(0)	(0)	(0)	(0)	(0)	(470)	(37)	(0)	(0)	(3)	(0)	(4)	(0)	(42)	(Tr)	(0)	(0)	(3)	(2)	(11)	(18)	(41)	小豆こしあん入り 部分割合：皮4、あん5 原材料配合割合から推計
(0)	(1)	(0)	(29)	(0)	(0)	(1)	(0)	(0)	(0)	(0)	(0)	(170)	(26)	(0)	(0)	(0)	(0)	(0)	(0)	(0)	(0)	(0)	(0)	(0)	(0)	(0)	(0)	(1)	薬まんじゅう等 小豆こしあん入り 部分割合：皮1、あん2 原材料配合割合から推計
(0)	(74)	(11)	(1900)	(0)	(0)	(26)	(0)	(0)	(0)	(0)	(0)	(1400)	(46)	(0)	(0)	(11)	(0)	(0)	(0)	(3)	(0)	(0)	(0)	(0)	(0)	(0)	(0)	(1)	小豆こしあん入り 部分割合：皮10、あん7 原材料配合割合から推計
(0)	(91)	(9)	(1800)	(1500)	(110)	(32)	(2)	(0)	(0)	(0)	(0)	(820)	(34)	(0)	(0)	(14)	(0)	(3)	(0)	(8)	(0)	(0)	(0)	(3)	(2)	(0)	(0)	(1)	部分割合：皮10、肉あん4.5 原材料配合割合から推計
(0)	(1)	(0)	(22)	(0)	(0)	(Tr)	(0)	(0)	(0)	(0)	(0)	(71)	(21)	(0)	(0)	(0)	(0)	(0)	(0)	(0)	(0)	(0)	(0)	(0)	(0)	(0)	(0)	(1)	小豆こしあん入り 部分割合：皮1、あん9 原材料配合割合から推計
(0)	(4)	(0)	(530)	(0)	(0)	(8)	(0)	(0)	(0)	(0)	(0)	(2100)	(440)	(0)	(0)	(0)	(0)	(0)	(0)	(0)	(0)	(0)	(0)	(0)	(0)	(0)	(0)	(Tr)	試料：くるみ入り 原材料配合割合から推計
(0)	(1)	(0)	(5)	(0)	(0)	(Tr)	(0)	(0)	(0)	(0)	(0)	(39)	(17)	(0)	(0)	(0)	(0)	(0)	(0)	(0)	(Tr)	(0)	(0)	(0)	(0)	(0)	(0)	(1)	原材料配合割合から推計
(0)	(1)	(0)	(4)	(0)	(0)	(Tr)	(0)	(0)	(0)	(0)	(0)	(28)	(12)	(0)	(0)	(0)	(0)	(0)	(0)	(0)	(Tr)	(0)	(0)	(0)	(0)	(0)	(0)	(1)	原材料配合割合から推計
(0)	(1)	(0)	(14)	(0)	(0)	(Tr)	(0)	(0)	(0)	(0)	(0)	(87)	(21)	(0)	(0)	(0)	(0)	(0)	(0)	(0)	(0)	(0)	(0)	(0)	(0)	(0)	(0)	(1)	原材料配合割合から推計
(0)	(29)	(0)	(8200)	(0)	(0)	(130)	(14)	(15)	(0)	(0)	(0)	(7000)	(1400)	(0)	(0)	(0)	(0)	(0)	(0)	(0)	(0)	(0)	(0)	(0)	(0)	(0)	(0)	(0)	別名：芋けんぴ 原材料配合割合から推計
(0)	(1)	(0)	(200)	(0)	(0)	(3)	(Tr)	(Tr)	(0)	(0)	(0)	(200)	(26)	(0)	(0)	(0)	(0)	(0)	(0)	(0)	(0)	(0)	(0)	(0)	(0)	(0)	(0)	(0)	米おこし、あわおこしを含む 原材料配合割合から推計
(0)	(14)	(13)	(6300)	(0)	(0)	(170)	(13)	(Tr)	(0)	(0)	(0)	(4100)	(34)	(0)	(0)	(0)	(0)	(0)	(0)	(0)	(0)	(0)	(0)	(0)	(0)	(0)	(0)	(5)	らっかせい製品 原材料配合割合から推計
(0)	(18)	(Tr)	(4300)	-	-	(72)	(7)	(8)	(0)	(0)	(0)	(4100)	(740)	(0)	(0)	(0)	(0)	(0)	(0)	(0)	(0)	(0)	(0)	(0)	(0)	(0)	(0)	-	原材料配合割合から推計
(0)	(17)	(Tr)	(4000)	-	-	(68)	(7)	(7)	(0)	(0)	(0)	(4000)	(690)	(0)	(0)	(0)	(0)	(0)	(0)	(0)	(0)	(0)	(0)	(0)	(0)	(0)	(0)	-	原材料配合割合から推計
(0)	(5)	(3)	(1400)	(1300)	(87)	(12)	(6)	(0)	(0)	(0)	(0)	(2900)	(490)	(0)	(0)	(0)	(0)	(0)	(0)	(0)	(0)	(0)	(0)	(0)	(0)	(0)	(0)	(0)	原材料配合割合から推計
(0)	(0)	(Tr)	(65)	(0)	(0)	(2)	(0)	(0)	(0)	(0)	(0)	(370)	(20)	(0)	(0)	(0)	(0)	(0)	(0)	(0)	(0)	(0)	(0)	(0)	(0)	(0)	(0)	(Tr)	原材料配合割合から推計
(0)	(57)	(3)	(1000)	(930)	(42)	(9)	(0)	(0)	(0)	(0)	(0)	(600)	(26)	(0)	(0)	(3)	(0)	(4)	(0)	(41)	(Tr)	(0)	(0)	(3)	(2)	(11)	(17)	(40)	原材料配合割合から推計
(0)	(19)	(1)	(370)	(310)	(14)	(4)	(0)	(0)	(0)	(0)	(0)	(370)	(18)	(0)	(0)	(1)	(0)	(1)	(0)	(14)	(0)	(0)	(0)	(1)	(1)	(4)	(6)	(13)	別名：有平巻き 原材料配合割合から推計
(0)	(13)	(1)	(3700)	(0)	(0)	(22)	(0)	(0)	(0)	(0)	(0)	(4900)	(63)	(0)	(0)	(0)	(0)	(0)	(0)	(0)	(0)	(0)	(0)	(0)	(0)	(0)	(0)	(1)	原材料配合割合から推計
(0)	(8)	(8)	(3900)	(0)	(0)	(110)	(8)	(0)	(0)	(0)	(0)	(3000)	(50)	(0)	(0)	(0)	(0)	(0)	(0)	(0)	(0)	(0)	(0)	(0)	(0)	(0)	(0)	(Tr)	原材料配合割合から推計
(0)	(0)	(0)	(40)	-	-	(Tr)	(0)	(0)	(0)	(0)	(0)	(51)	(1)	(0)	(0)	(0)	(0)	(0)	(0)	(0)	(0)	(0)	(0)	(0)	(0)	(0)	(0)	-	原材料配合割合から推計
(0)	(3)	(Tr)	(320)	-	-	(5)	(0)	(Tr)	(0)	(0)	(0)	(470)	(18)	(0)	(0)	(0)	(0)	(0)	(0)	(0)	(0)	(0)	(0)	(0)	(0)	(0)	(0)	(2)	部分割合：あられ100 15059あられから推計
(0)	(4)	(1)	(580)	-	-	(7)	(0)	(Tr)	(0)	(0)	(0)	(1100)	(130)	(0)	(0)	(0)	(0)	(0)	(0)	(0)	(0)	(0)	(0)	(0)	(0)	(0)	(0)	(2)	部分割合：あられ88、甘納豆6、いり大豆6 原材料配合割合から推計
(0)	(26)	(Tr)	(6900)	(0)	(0)	(110)	(12)	(13)	(0)	(0)	(0)	(5900)	(1100)	(0)	(0)	(0)	(0)	(0)	(0)	(0)	(0)	(0)	(0)	(0)	(0)	(0)	(0)	(1)	原材料配合割合から推計
(0)	(2)	(Tr)	(200)	(0)	(0)	(3)	(0)	(Tr)	(0)	(0)	(0)	(290)	(11)	(0)	(0)	(0)	(0)	(0)	(0)	(0)	(0)	(0)	(0)	(0)	(0)	(0)	(0)	(1)	別名：ざらめせんべい 原材料配合割合から推計
(0)	(1)	(0)	(170)	(0)	(0)	(2)	(0)	(0)	(0)	(0)	(0)	(290)	(8)	(0)	(0)	(0)	(0)	(0)	(0)	(0)	(0)	(0)	(0)	(0)	(0)	(0)	(0)	(0)	原材料配合割合から推計
(0)	(2)	(Tr)	(220)	(0)	(0)	(3)	(0)	(Tr)	(0)	(0)	(0)	(320)	(12)	(0)	(0)	(0)	(0)	(0)	(0)	(0)	(0)	(0)	(0)	(0)	(0)	(0)	(0)	(1)	原材料配合割合から推計
(0)	(47)	(3)	(810)	(770)	(35)	(6)	(0)	(0)	(0)	(0)	(0)	(210)	(6)	(0)	(0)	(3)	(0)	(4)	(0)	(34)	(Tr)	(0)	(0)	(3)	(1)	(9)	(14)	(33)	別名：たまごボーロ、乳ボーロ、栄養ボーロ、衛生ボーロ 原材料配合割合から推計
(0)	(57)	(3)	(1100)	(910)	(41)	(18)	(1)	(Tr)	(0)	(0)	(0)	(660)	(30)	(0)	(0)	(4)	(0)	(4)	(0)	(40)	(Tr)	(0)	(0)	(3)	(2)	(11)	(17)	(39)	原材料配合割合から推計

15 菓子類

食品番号	索引番号	食品名	水分	脂肪酸のトリアシルグリセロール当量	脂質	脂肪酸 総量	飽和	一価不飽和	多価不飽和	n-3系 多価不飽和	n-6系 多価不飽和	飽和 4:0 酪酸	6:0 ヘキサン酸	7:0 ヘプタン酸	8:0 オクタン酸	10:0 デカン酸	12:0 ラウリン酸	13:0 トリデカン酸	14:0 ミリスチン酸	15:0 ペンタデカン酸	15:0 ant ペンタデカン酸	16:0 パルミチン酸	16:0 iso パルミチン酸	17:0 ヘプタデカン酸	17:0 ant ヘプタデカン酸	18:0 ステアリン酸	20:0 アラキジン酸	22:0 ベヘン酸	24:0 リグノセリン酸	10:1 デセン酸
		成分識別子	WATER	FATNLEA	FAT-	FACID	FASAT	FAMS	FAPU	FAPUN3	FAPUN6	F4D0	F6D0	F7D0	F8D0	F10D0	F12D0	F13D0	F14D0	F15D0	F15D0AI	F16D0	F16D0I	F17D0	F17D0AI	F18D0	F20D0	F22D0	F24D0	F10D1
		単位	(……	……	……	……g	……	……	……	……	……)	(……	……	……	……	……	……	……	……	……	……	……mg	……	……	……	……	……	……	……	……)
15063	2128	＜和干菓子類＞ 松風	5.3	(0.6)	0.7	(0.59)	(0.17)	(0.06)	(0.37)	(0.02)	(0.35)	(0)	(0)	(0)	(0)	(0)	(0)	(0)	(1)	(1)	(0)	(150)	(0)	(1)	(0)	(7)	(Tr)	(0)	(0)	(0)
15064	2129	＜和干菓子類＞ みしま豆	1.6	(8.2)	8.6	(7.88)	(1.20)	(1.98)	(4.70)	(0.68)	(4.02)	(0)	(0)	(0)	(0)	(0)	(0)	(0)	(6)	(3)	(0)	(880)	(0)	(8)	(0)	(230)	(23)	(37)	(13)	(0)
15065	2130	＜和干菓子類＞ 八つ橋	1.8	(0.5)	0.5	(0.44)	(0.16)	(0.11)	(0.17)	(0.01)	(0.16)	(0)	(0)	(0)	(0)	(0)	(Tr)	(0)	(7)	(Tr)	(0)	(130)	(0)	(Tr)	(0)	(11)	(2)	(1)	(2)	(0)
15066	2131	＜和干菓子類＞ らくがん らくがん	3.0	(0.2)	0.2	(0.16)	(0.07)	(0.04)	(0.05)	(Tr)	(0.05)	(0)	(0)	(0)	(0)	(0)	(0)	(0)	(3)	(0)	(0)	(62)	(0)	(0)	(0)	(6)	(1)	(Tr)	(2)	(0)
15067	2132	＜和干菓子類＞ らくがん 麦らくがん	2.4	(1.5)	1.8	(1.43)	(0.49)	(0.17)	(0.76)	(0.04)	(0.72)	(0)	(0)	(0)	(0)	(0)	(Tr)	(0)	(7)	(1)	(0)	(450)	(0)	(2)	(0)	(22)	(2)	(6)	(2)	(0)
15068	2133	＜和干菓子類＞ らくがん もろこしらくがん	2.5	(0.2)	0.3	(0.16)	(0.05)	(0.02)	(0.09)	(0.02)	(0.07)	(0)	(0)	(0)	(0)	(0)	(0)	(0)	(1)	(0)	(0)	(44)	(0)	(Tr)	(0)	(4)	(1)	(2)	(Tr)	(0)
15125	2134	＜菓子パン類＞ 揚げパン	27.7	17.8	18.7	16.99	3.34	9.03	4.61	0.85	3.76	0	0	0	12	13	130	0	94	9	0	2400	0	12	0	480	94	44	31	0
15069	2135	＜菓子パン類＞ あんパン こしあん入り	35.5	(3.4)	3.6	(3.20)	(1.57)	(1.11)	(0.51)	(0.05)	(0.46)	(29)	(19)	(0)	(21)	(27)	(86)	(0)	(120)	(11)	(4)	(1000)	(2)	(8)	(4)	(210)	(11)	(11)	(3)	(2)
15126	2137	＜菓子パン類＞ あんパン 薄皮タイプ こしあん入り	37.4	(3.0)	3.5	(2.84)	(1.35)	(0.91)	(0.58)	(0.09)	(0.48)	(23)	(15)	(0)	(17)	(22)	(69)	(0)	(100)	(9)	(3)	(870)	(2)	(7)	(3)	(180)	(10)	(13)	(5)	(2)
15127	2139	＜菓子パン類＞ カレーパン 皮及び具	41.3	17.3	18.3	16.56	7.04	7.11	2.41	0.22	2.19	0	5	0	21	20	97	0	220	20	2	5400	2	37	8	1100	65	27	14	0
15128	2140	＜菓子パン類＞ カレーパン 皮のみ	30.8	21.2	22.4	20.29	8.55	8.61	3.13	0.30	2.83	0	8	0	29	26	130	0	240	19	0	6800	0	28	0	1200	85	35	18	0
15129	2141	＜菓子パン類＞ カレーパン 具のみ	64.5	8.7	9.3	8.27	3.69	3.80	0.79	0.04	0.75	0	0	0	3	7	19	0	170	21	7	2300	6	59	28	1100	20	10	5	0
15070	2142	＜菓子パン類＞ クリームパン	35.5	(6.8)	7.4	(6.50)	(3.16)	(2.39)	(0.95)	(0.09)	(0.87)	(67)	(43)	(Tr)	(40)	(59)	(140)	(1)	(260)	(24)	(9)	(1900)	(5)	(19)	(9)	(500)	(17)	(16)	(5)	(5)
15130	2143	＜菓子パン類＞ クリームパン 薄皮タイプ	52.2	(6.3)	7.1	(5.99)	(2.87)	(2.29)	(0.83)	(0.07)	(0.76)	(68)	(44)	(1)	(33)	(58)	(100)	(1)	(240)	(25)	(10)	(1700)	(5)	(19)	(10)	(520)	(11)	(9)	(3)	(6)
15071	2144	＜菓子パン類＞ ジャムパン	32.0	(3.7)	3.9	(3.53)	(1.73)	(1.23)	(0.57)	(0.06)	(0.50)	(32)	(21)	(0)	(24)	(30)	(95)	(0)	(140)	(12)	(4)	(1100)	(2)	(9)	(4)	(240)	(13)	(12)	(4)	(2)
15072	2145	＜菓子パン類＞ チョココロネ	33.5	(14.6)	15.3	(13.96)	(6.06)	(5.93)	(1.97)	(0.18)	(1.79)	(86)	(57)	(0)	(81)	(110)	(490)	(0)	(460)	(35)	(13)	(3200)	(6)	(29)	(12)	(1400)	(59)	(36)	(17)	(6)
15131	2146	＜菓子パン類＞ チョコパン 薄皮タイプ	35.0	(18.5)	19.4	(17.67)	(7.39)	(7.85)	(2.43)	(0.22)	(2.22)	(94)	(64)	(0)	(99)	(130)	(650)	(0)	(560)	(40)	(15)	(3600)	(6)	(35)	(14)	(1900)	(79)	(42)	(22)	(7)
15132	2147	＜菓子パン類＞ メロンパン	20.9	10.2	10.5	9.69	4.93	3.44	1.31	0.13	1.18	83	60	0	86	92	360	0	380	29	10	3000	6	23	11	690	32	33	15	6
15073	2149	＜ケーキ・ペストリー類＞ シュークリーム	56.3	(10.4)	11.4	(9.89)	(6.28)	(2.95)	(0.66)	(0.06)	(0.60)	(290)	(180)	(0)	(110)	(230)	(280)	(0)	(920)	(93)	(39)	(3000)	(20)	(39)	(36)	(1000)	(14)	(5)	(8)	(22)
15074	2150	＜ケーキ・ペストリー類＞ スポンジケーキ	32.0	6.0	7.5	5.75	1.97	2.59	1.18	0.09	1.09	0	0	-	0	0	0	-	21	4	0	1400	0	15	0	530	2	1	0	0
15075	2151	＜ケーキ・ペストリー類＞ ショートケーキ 果実なし	35.0	(13.8)	15.2	(13.16)	(5.80)	(6.34)	(1.03)	(0.11)	(0.92)	(180)	(120)	(2)	(100)	(170)	(540)	(5)	(690)	(58)	(27)	(2600)	(13)	(39)	(25)	(1200)	(10)	(5)	(3)	(15)
15133	2153	＜ケーキ・ペストリー類＞ タルト（洋菓子）	50.3	(12.3)	13.5	(11.69)	(6.94)	(4.01)	(0.74)	(0.08)	(0.66)	(290)	(180)	(1)	(120)	(240)	(400)	(1)	(990)	(96)	(42)	(3300)	(21)	(46)	(39)	(1100)	(20)	(9)	(10)	(24)
15134	2154	＜ケーキ・ペストリー類＞ チーズケーキ ベイクドチーズケーキ	46.1	(19.3)	21.2	(18.36)	(12.11)	(5.30)	(0.94)	(0.17)	(0.77)	(620)	(390)	(4)	(230)	(480)	(530)	(15)	(1800)	(190)	(90)	(5500)	(45)	(110)	(78)	(2000)	(30)	(12)	(10)	(54)
15135	2155	＜ケーキ・ペストリー類＞ チーズケーキ レアチーズケーキ	43.1	(25.2)	27.5	(23.84)	(16.59)	(6.36)	(0.90)	(0.16)	(0.74)	(870)	(570)	(2)	(320)	(680)	(820)	(18)	(2600)	(270)	(120)	(7400)	(60)	(140)	(110)	(2500)	(45)	(16)	(16)	(71)
15076	2157	＜ケーキ・ペストリー類＞ デニッシュペストリー デンマークタイプ プレーン	25.5	(23.9)	24.5	(22.80)	(6.52)	(9.04)	(7.25)	(0.34)	(6.90)	(6)	(9)	-	(61)	(52)	(480)	-	(260)	(10)	(0)	(4200)	(0)	(20)	(0)	(1300)	(92)	(43)	(9)	(0)
15077	2164	＜ケーキ・ペストリー類＞ ドーナッツ イーストドーナッツ プレーン	27.5	(19.4)	20.4	(18.74)	(3.56)	(8.38)	(6.80)	(1.04)	(5.75)	(1)	(Tr)	-	(Tr)	(1)	(16)	-	(50)	(8)	(Tr)	(2600)	(0)	(12)	(0)	(740)	(89)	(54)	(25)	(0)
15078	2168	＜ケーキ・ペストリー類＞ ドーナッツ ケーキドーナッツ プレーン	20.0	(11.2)	11.7	(10.66)	(3.70)	(4.28)	(2.68)	(0.33)	(2.35)	(12)	(7)	(Tr)	(20)	(23)	(180)	(Tr)	(140)	(10)	(2)	(2500)	(1)	(11)	(2)	(720)	(42)	(39)	(10)	(1)
15079	2172	＜ケーキ・ペストリー類＞ パイ パイ皮	32.0	23.3	25.4	22.29	5.26	9.97	7.06	0.61	6.46	0	0	-	0	0	2	-	43	5	0	3000	0	26	0	2000	74	75	26	0
15080	2173	＜ケーキ・ペストリー類＞ パイ アップルパイ	45.0	(16.0)	17.5	(15.30)	(3.61)	(6.84)	(4.85)	(0.42)	(4.43)	(0)	(0)	(0)	(0)	(0)	(1)	(0)	(30)	(3)	(0)	(2100)	(0)	(18)	(0)	(1400)	(51)	(51)	(18)	(0)
15081	2174	＜ケーキ・ペストリー類＞ パイ ミートパイ	36.2	(27.4)	29.9	(26.24)	(6.67)	(11.85)	(7.72)	(0.66)	(7.06)	(0)	(0)	(0)	(0)	(3)	(5)	(0)	(88)	(7)	(0)	(3900)	(0)	(37)	(0)	(2500)	(83)	(79)	(28)	(0)
15082	2175	＜ケーキ・ペストリー類＞ バターケーキ	20.0	(23.2)	25.3	(22.03)	(14.73)	(6.12)	(1.18)	(0.12)	(1.07)	(720)	(460)	(0)	(260)	(570)	(690)	(0)	(2300)	(230)	(98)	(6800)	(51)	(93)	(91)	(2300)	(33)	(12)	(19)	(56)
15083	2176	＜ケーキ・ペストリー類＞ ホットケーキ	40.0	(4.9)	5.4	(4.70)	(2.33)	(1.61)	(0.76)	(0.05)	(0.71)	(52)	(34)	(1)	(27)	(49)	(120)	(1)	(200)	(19)	(8)	(1400)	(4)	(13)	(7)	(400)	(8)	(3)	(2)	(4)
15084	2177	＜ケーキ・ペストリー類＞ ワッフル カスタードクリーム入り	45.9	(7.0)	7.9	(6.70)	(3.18)	(2.55)	(0.97)	(0.08)	(0.90)	(72)	(46)	(1)	(31)	(61)	(110)	(2)	(250)	(26)	(11)	(1900)	(5)	(20)	(10)	(630)	(12)	(9)	(2)	(6)

可食部 100 g 当たり

15:1 ペンタデセン酸 F15D1	16:1 パルミトレイン酸 F16D1	17:1 ヘプタデセン酸 F17D1	18:1 計 F18D1	18:1 n-9 オレイン酸 F18D1CN9	18:1 n-7 シス-バクセン酸 F18D1CN7	20:1 イコセン酸 F20D1	22:1 ドコセン酸 F22D1	24:1 テトラコセン酸 F24D1	16:2 ヘキサデカジエン酸 F16D2	16:3 ヘキサデカトリエン酸 F16D3	16:4 ヘキサデカテトラエン酸 F16D4	18:2 n-6 リノール酸 F18D2N6	18:3 n-3 α-リノレン酸 F18D3N3	18:3 n-6 γ-リノレン酸 F18D3N6	18:4 n-3 オクタデカテトラエン酸 F18D4N3	20:2 n-6 イコサジエン酸 F20D2N6	20:3 n-3 イコサトリエン酸 F20D3N3	20:3 n-6 イコサトリエン酸 F20D3N6	20:4 n-3 イコサテトラエン酸 F20D4N3	20:4 n-6 アラキドン酸 F20D4N6	20:5 n-3 イコサペンタエン酸 F20D5N3	21:5 n-3 ヘンイコサペンタエン酸 F21D5N3	22:2 ドコサジエン酸 F22D2	22:4 n-6 ドコサテトラエン酸 F22D4N6	22:5 n-3 ドコサペンタエン酸 F22D5N3	22:5 n-6 ドコサペンタエン酸 F22D5N6	22:6 n-3 ドコサヘキサエン酸 F22D6N3	未同定物質 FAUN	備考
可食部100g当たり 脂肪酸 一価不飽和 (mg)									多価不飽和																				
(0)	(0)	(Tr)	(62)	(0)	(0)	(2)	(0)	(0)	(0)	(0)	(0)	(350)	(19)	(0)	(0)	(0)	(0)	(0)	(0)	(0)	(0)	(0)	(0)	(0)	(0)	(0)	(0)	(Tr)	原材料配合割合から推計
(0)	(7)	(5)	(1900)	(1800)	(120)	(16)	(8)	(0)	(0)	(0)	(0)	(4000)	(680)	(0)	(0)	(0)	(0)	(0)	(0)	(0)	(0)	(0)	(0)	(0)	(0)	(0)	(0)	(0)	糖衣のいり大豆 原材料配合割合から推計
(0)	(1)	(Tr)	(110)	(0)	(0)	(2)	(0)	(0)	(0)	(0)	(0)	(160)	(6)	(0)	(0)	(0)	(0)	(0)	(0)	(0)	(0)	(0)	(0)	(0)	(0)	(0)	(0)	(1)	原材料配合割合から推計
(0)	(0)	(0)	(39)	(0)	(0)	(Tr)	(0)	(0)	(0)	(0)	(0)	(49)	(1)	(0)	(0)	(0)	(0)	(0)	(0)	(0)	(0)	(0)	(0)	(0)	(0)	(0)	(0)	(0)	みじん粉製品 原材料配合割合から推計
(0)	(Tr)	(0)	(150)	(0)	(0)	(9)	(14)	(0)	(0)	(0)	(0)	(720)	(45)	(0)	(0)	(Tr)	(0)	(0)	(0)	(0)	(0)	(0)	(0)	(0)	(0)	(0)	(0)	(4)	麦こがし製品 原材料配合割合から推計
(0)	(1)	(0)	(18)	(0)	(0)	(Tr)	(0)	(0)	(0)	(0)	(0)	(67)	(22)	(0)	(0)	(0)	(0)	(0)	(0)	(0)	(0)	(0)	(0)	(0)	(0)	(0)	(0)	(1)	さらしあん製品 原材料配合割合から推計
0	41	19	8800	-	-	140	8	16	0	0	0	3800	850	0	0	7	-	0	0	0	0	0	0	0	0	0	0	-	揚げパン部分のみ
(0)	(22)	(3)	(1100)	(1000)	(32)	(10)	(1)	(0)	(0)	(0)	(0)	(450)	(54)	(0)	(0)	(1)	(0)	(1)	(0)	(3)	(0)	(0)	(0)	(0)	(0)	(0)	(0)	(Tr)	小豆こしあん入り 部分割合： パン 10、あん 7 原材料配合割合から推計
(0)	(18)	(2)	(870)	(830)	(26)	(8)	(1)	(0)	(0)	(0)	(0)	(480)	(92)	(0)	(0)	(1)	(0)	(1)	(0)	(2)	(0)	(0)	(0)	(0)	(0)	(0)	(0)	(0)	ミニあんパン 小豆つぶしあん入り 部分割合： パン 22、あん 78 原材料配合割合から推計
0	95	20	6900	6700	220	55	0	0	0	0	0	2200	220	0	0	4	-	1	0	1	0	0	0	0	0	0	0	-	製品全体 部分割合： パン 69、具 31
0	67	13	8500	8200	250	63	0	0	0	0	0	2800	300	0	0	0	-	0	0	0	0	0	0	0	0	0	0	-	
0	160	36	3500	3400	150	38	0	0	0	0	0	730	38	0	0	12	-	3	0	5	0	0	0	0	0	0	0	-	
(0)	(78)	(8)	(2300)	(2000)	(71)	(20)	(1)	(0)	(0)	(0)	(0)	(820)	(74)	(0)	(0)	(4)	(0)	(5)	(Tr)	(30)	(Tr)	(0)	(0)	(2)	(1)	(7)	(11)	(24)	部分割合： パン 5、カスタードクリーム 3 原材料配合割合から推計
(0)	(100)	(9)	(2100)	(1800)	(71)	(18)	(1)	(0)	(0)	(0)	(0)	(680)	(48)	(0)	(Tr)	(5)	(0)	(7)	(Tr)	(51)	(1)	(0)	(0)	(3)	(3)	(13)	(20)	(45)	ミニクリームパン 部分割合： パン 31、カスタードクリーム 69 原材料配合割合から推計
(0)	(24)	(3)	(1200)	(1100)	(36)	(11)	(1)	(0)	(0)	(0)	(0)	(500)	(61)	(0)	(0)	(1)	(0)	(1)	(0)	(3)	(0)	(0)	(0)	(0)	(0)	(0)	(0)	(Tr)	部分割合： パン 5、いちごジャム 3 原材料配合割合から推計
(0)	(64)	(12)	(5800)	(4800)	(110)	(38)	(1)	(6)	(0)	(0)	(0)	(1800)	(180)	(1)	(0)	(2)	(0)	(3)	(0)	(6)	(Tr)	(0)	(0)	(0)	(0)	(0)	(0)	(9)	部分割合： パン 5、チョコクリーム 4 原材料配合割合から推計
(0)	(71)	(15)	(7700)	(6200)	(130)	(46)	(1)	(9)	(0)	(0)	(0)	(2200)	(220)	(1)	(0)	(1)	(0)	(3)	(0)	(5)	(Tr)	(0)	(0)	(0)	(0)	(0)	(0)	(14)	ミニチョコパン 部分割合： パン 31、チョコクリーム 69 原材料配合割合から推計
0	70	12	3300	3200	110	27	0	0	0	0	0	1200	130	0	0	0	-	5	0	18	0	0	0	0	0	0	0	-	
(0)	(170)	(23)	(2600)	(860)	(39)	(22)	(0)	(0)	(0)	(0)	(0)	(520)	(42)	(0)	(0)	(3)	(0)	(13)	(0)	(50)	(Tr)	(0)	(0)	(3)	(2)	(10)	(16)	(36)	エクレアを含む 部分割合： 皮 1、カスタードクリーム 5 原材料配合割合から推計
0	110	12	2400	-	-	18	0	0	0	0	0	950	31	4	5	9	-	10	0	95	1	0	0	0	5	18	52	-	
(0)	(150)	(22)	(6100)	(0)	(0)	(23)	(1)	(0)	(0)	(0)	(0)	(810)	(66)	(2)	(4)	(7)	(0)	(12)	(1)	(67)	(3)	(0)	(0)	(0)	(6)	(11)	(33)	(0)	デコレーションケーキを含む（果実などの具材は含まない。） スポンジとクリーム部分のみ 部分割合： スポンジケーキ 3、ホイップクリーム 1 原材料配合割合から推計
(0)	(170)	(28)	(3700)	(240)	(11)	(27)	(5)	(0)	(0)	(0)	(0)	(600)	(66)	(1)	(1)	(3)	(0)	(10)	(Tr)	(36)	(1)	(0)	(0)	(1)	(2)	(6)	(13)	(11)	原材料配合割合から推計
(0)	(320)	(55)	(4700)	(1100)	(48)	(44)	(0)	(1)	(0)	(0)	(0)	(660)	(110)	(0)	(3)	(8)	(0)	(17)	(6)	(68)	(11)	(0)	(0)	(3)	(17)	(13)	(23)	(45)	原材料配合割合から推計
(0)	(370)	(64)	(5600)	(1700)	(67)	(52)	(6)	(1)	(0)	(0)	(0)	(670)	(130)	(0)	(2)	(5)	(0)	(22)	(5)	(34)	(9)	(0)	(0)	(3)	(14)	(2)	(2)	(360)	原材料配合割合から推計
(0)	(69)	(1)	(8900)	-	-	(69)	(0)	(0)	(0)	(0)	(0)	(6900)	(340)	(0)	(0)	(1)	(0)	(1)	(0)	(6)	(0)	(0)	(0)	(Tr)	(Tr)	(0)	(5)	(180)	デニッシュ部分のみ 原材料配合割合から推計
(0)	(45)	(1)	(8200)	-	-	(110)	(10)	(11)	(0)	(0)	(0)	(5700)	(1000)	(0)	(0)	(1)	(0)	(1)	(0)	(7)	(0)	(0)	(0)	(Tr)	(Tr)	(0)	(6)	(140)	原材料配合割合から推計
(0)	(73)	(6)	(4100)	(2500)	(80)	(44)	(3)	(3)	(0)	(0)	(0)	(2300)	(310)	(0)	(0)	(3)	(0)	(5)	(0)	(41)	(Tr)	(0)	(0)	(3)	(2)	(11)	(17)	(39)	原材料配合割合から推計
0	34	18	9900	-	-	53	0	0	0	0	0	6500	580	0	29	0	-	0	0	0	0	0	0	0	0	0	0	-	
(0)	(23)	(12)	(6800)	(0)	(0)	(36)	(0)	(0)	(0)	(0)	(0)	(4400)	(400)	(0)	(20)	(0)	(0)	(0)	(0)	(0)	(0)	(0)	(0)	(0)	(0)	(0)	(0)	(0)	部分割合： パイ皮 1、甘煮りんご 1 原材料配合割合から推計
(0)	(110)	(27)	(12000)	(1200)	(91)	(80)	(0)	(0)	(0)	(0)	(0)	(7000)	(620)	(0)	(30)	(12)	(0)	(3)	(0)	(10)	(0)	(0)	(0)	(3)	(2)	(0)	(2)	(Tr)	原材料配合割合から推計
(0)	(370)	(53)	(5400)	(1100)	(48)	(47)	(0)	(0)	(0)	(0)	(0)	(940)	(94)	(0)	(0)	(3)	(0)	(27)	(0)	(78)	(Tr)	(0)	(0)	(3)	(2)	(13)	(20)	(45)	パウンドケーキ、マドレーヌを含む 原材料配合割合から推計
(0)	(69)	(7)	(1500)	(920)	(32)	(13)	(7)	(0)	(0)	(0)	(0)	(660)	(32)	(Tr)	(Tr)	(3)	(0)	(5)	(Tr)	(35)	(1)	(0)	(0)	(2)	(2)	(9)	(12)	(24)	原材料配合割合から推計
(0)	(120)	(11)	(2400)	(1800)	(73)	(19)	(1)	(0)	(0)	(0)	(0)	(800)	(43)	(0)	(Tr)	(5)	(0)	(9)	(Tr)	(64)	(1)	(0)	(0)	(4)	(4)	(17)	(26)	(58)	部分割合： 皮 1、カスタードクリーム 1 原材料配合割合から推計

15 菓子類

可食部 100 g 当たり

食品番号	索引番号	食品名	水分	脂肪酸のトリアシルグリセロール当量	脂質	脂肪酸 総量	脂肪酸 飽和	脂肪酸 一価不飽和	脂肪酸 多価不飽和	n-3系 多価不飽和	n-6系 多価不飽和	飽和 4:0 酪酸	6:0 ヘキサン酸	7:0 ヘプタン酸	8:0 オクタン酸	10:0 デカン酸	12:0 ラウリン酸	13:0 トリデカン酸	14:0 ミリスチン酸	15:0 ペンタデカン酸	15:0 ant ペンタデカン酸	16:0 パルミチン酸	16:0 iso パルミチン酸	17:0 ヘプタデカン酸	17:0 ant ヘプタデカン酸	18:0 ステアリン酸	20:0 アラキジン酸	22:0 ベヘン酸	24:0 リグノセリン酸	10:1 デセン酸
		成分識別子	WATER	FATNLEA	FAT-	FACID	FASAT	FAMS	FAPU	FAPUN3	FAPUN6	F4D0	F6D0	F7D0	F8D0	F10D0	F12D0	F13D0	F14D0	F15D0	F15D0AI	F16D0	F16D0I	F17D0	F17D0AI	F18D0	F20D0	F22D0	F24D0	F10D1
		単位	g									mg																		
15085	2178	<ケーキ・ペストリー類> ワッフル ジャム入り	33.0	(3.9)	4.2	(3.68)	(1.75)	(1.32)	(0.60)	(0.05)	(0.55)	(33)	(21)	(Tr)	(17)	(30)	(76)	(1)	(130)	(12)	(5)	(1100)	(2)	(9)	(5)	(330)	(10)	(8)	(2)	(3)
15086	2179	<デザート菓子類> カスタードプリン	74.1	4.5	5.5	4.26	2.10	1.60	0.57	0.05	0.51	69	43	-	19	44	53	-	200	23	10	1100	5	20	10	450	4	0	0	4
15136	2180	<デザート菓子類> 牛乳寒天	85.2	(1.2)	1.3	(1.12)	(0.79)	(0.29)	(0.04)	(0.01)	(0.03)	(41)	(27)	(1)	(16)	(33)	(37)	(1)	(120)	(13)	(6)	(340)	(3)	(7)	(6)	(130)	(2)	(1)	(1)	(3)
15087	2182	<デザート菓子類> ゼリー オレンジ	77.6	(0.1)	0.1	(0.06)	(0.02)	(0.02)	(0.02)	(0.01)	(0.02)	(0)	(0)	(0)	(0)	(0)	(1)	(0)	(1)	(0)	(0)	(15)	(0)	(0)	(0)	(3)	(0)	(0)	(0)	(0)
15089	2184	<デザート菓子類> ゼリー ミルク	76.8	(3.4)	3.7	(3.23)	(2.27)	(0.85)	(0.11)	(0.02)	(0.10)	(120)	(76)	(1)	(45)	(96)	(110)	(3)	(350)	(37)	(18)	(970)	(9)	(20)	(17)	(390)	(6)	(3)	(2)	(10)
15091	2186	<デザート菓子類> ババロア	60.9	(11.7)	12.9	(11.17)	(5.27)	(5.13)	(0.78)	(0.09)	(0.69)	(180)	(110)	(2)	(89)	(160)	(420)	(5)	(640)	(58)	(26)	(2400)	(13)	(36)	(25)	(1000)	(10)	(4)	(3)	(15)
15092	2187	<ビスケット類> ウエハース	2.1	12.0	13.6	11.43	5.95	4.59	0.89	0.05	0.84	0	0	-	130	140	1100	-	580	24	0	2600	0	23	0	1300	52	22	15	0
15141	2188	<ビスケット類> ウエハース クリーム入り	2.7	(21.3)	21.8	(20.32)	(9.94)	(7.63)	(2.75)	(0.23)	(2.52)	(Tr)	(Tr)	(0)	(68)	(61)	(740)	(0)	(410)	(13)	(0)	(6600)	(0)	(20)	(0)	(1800)	(110)	(120)	(23)	(0)
15093	2189	<ビスケット類> クラッカー オイルスプレークラッカー	2.7	21.1	22.5	20.12	9.03	8.34	2.76	0.18	2.57	0	0	-	110	91	710	-	450	17	0	6200	0	39	0	1300	72	24	21	0
15094	2190	<ビスケット類> クラッカー ソーダクラッカー	3.1	9.3	9.8	8.88	3.66	4.26	0.95	0.06	0.89	0	0	-	74	72	500	-	280	9	0	2200	0	13	0	480	30	35	13	0
15095	2191	<ビスケット類> サブレ	3.1	(16.1)	16.6	(15.33)	(7.27)	(5.80)	(2.27)	(0.18)	(2.09)	(0)	(0)	(0)	(46)	(42)	(500)	(0)	(280)	(10)	(0)	(4900)	(0)	(16)	(0)	(1300)	(75)	(82)	(16)	(0)
15054	2192	<ビスケット類> 中華風クッキー	3.0	(27.6)	29.5	(26.40)	(11.22)	(11.97)	(3.21)	(0.13)	(3.09)	(0)	(0)	-	(0)	(21)	(38)	-	(430)	(36)	(0)	(6800)	(0)	(150)	(0)	(3700)	(54)	(0)	(0)	(0)
15097	2193	<ビスケット類> ビスケット ハードビスケット	2.6	8.9	10.0	8.53	3.98	3.42	1.12	0.07	1.05	49	30	-	43	55	250	-	290	21	7	2500	4	30	10	680	33	15	9	0
15098	2194	<ビスケット類> ビスケット ソフトビスケット	3.2	23.9	27.6	22.79	12.42	8.81	1.56	0.18	1.38	440	150	-	150	310	530	-	1400	130	51	6400	25	140	58	2400	120	62	35	22
15099	2195	<ビスケット類> プレッツェル	1.0	16.8	18.6	16.01	5.05	9.61	1.35	0.06	1.28	0	0	-	96	45	210	-	210	15	0	3200	0	25	0	1100	89	37	22	0
15096	2196	<ビスケット類> リーフパイ	2.5	(34.7)	35.5	(33.09)	(16.20)	(12.37)	(4.52)	(0.37)	(4.15)	(0)	(0)	(0)	(110)	(100)	(1200)	(0)	(670)	(21)	(0)	(11000)	(0)	(32)	(0)	(2900)	(180)	(200)	(38)	(0)
15100	2197	<ビスケット類> ロシアケーキ	4.0	(22.9)	23.4	(21.88)	(8.95)	(9.49)	(3.44)	(0.19)	(3.24)	(7)	(4)	(0)	(60)	(58)	(640)	(0)	(370)	(14)	(1)	(6000)	(Tr)	(21)	(1)	(1600)	(96)	(100)	(20)	(1)
15101	2198	<スナック類> 小麦粉あられ	2.0	(18.4)	19.5	(17.57)	(6.43)	(8.58)	(2.56)	(0.22)	(2.34)	(0)	(0)	-	(0)	(0)	(39)	-	(130)	(16)	(0)	(5000)	(0)	(36)	(0)	(1000)	(83)	(29)	(19)	(0)
15102	2199	<スナック類> コーンスナック	0.9	25.4	27.1	24.29	9.97	9.68	4.65	0.12	4.53	0	0	-	48	41	230	-	330	17	0	8100	0	31	0	1000	100	25	25	0
15103	2200	<スナック類> ポテトチップス ポテトチップス	2.0	(34.2)	35.2	(32.74)	(3.86)	(14.47)	(14.41)	(2.40)	(12.01)	(0)	(0)	-	(0)	(0)	(11)	-	(26)	(7)	(0)	(2400)	(0)	(0)	(0)	(1000)	(160)	(120)	(50)	(0)
15104	2201	<スナック類> ポテトチップス 成形ポテトチップス	2.2	28.8	32.0	27.50	12.96	12.29	2.25	0.06	2.19	0	0	-	15	0	84	-	300	15	0	11000	0	35	0	1800	120	23	23	0
15105	2203	<キャンデー類> キャラメル	5.4	10.4	11.7	9.86	7.45	2.06	0.35	0.04	0.31	150	65	-	310	310	2100	-	1200	40	18	2100	9	30	16	1000	23	11	9	9
15111	2207	<キャンデー類> バタースコッチ	2.0	(6.0)	6.5	(5.71)	(4.10)	(1.45)	(0.16)	(0.03)	(0.13)	(210)	(130)	(0)	(77)	(170)	(200)	(0)	(680)	(69)	(31)	(1900)	(15)	(26)	(27)	(570)	(10)	(4)	(7)	(18)
15112	2208	<キャンデー類> ブリットル	1.5	(27.0)	26.5	(25.81)	(5.28)	(12.90)	(7.63)	(0.07)	(7.56)	(0)	(0)	(0)	(5)	(5)	(58)	(0)	(42)	(2)	(0)	(2700)	(0)	(26)	(0)	(860)	(380)	(780)	(400)	(0)
15137	2211	<チョコレート類> アーモンドチョコレート	2.0	(39.6)	40.4	(37.90)	(14.19)	(18.68)	(5.02)	(0.06)	(4.96)	(80)	(31)	(0)	(31)	(73)	(99)	(0)	(330)	(39)	(15)	(6300)	(0)	(70)	(13)	(6800)	(200)	(41)	(24)	(0)
15114	2212	<チョコレート類> カバーリングチョコレート	2.0	(23.1)	24.3	(22.07)	(13.43)	(7.55)	(1.09)	(0.08)	(1.01)	(94)	(41)	(0)	(46)	(89)	(190)	(0)	(410)	(42)	(16)	(5800)	(2)	(68)	(16)	(6400)	(190)	(44)	(26)	(0)
15115	2213	<チョコレート類> ホワイトチョコレート	0.8	37.8	39.5	36.11	22.87	11.92	1.32	0.13	1.19	160	52	-	53	130	200	-	610	66	27	9900	13	100	24	11000	340	78	41	13
15116	2214	<チョコレート類> ミルクチョコレート	0.5	32.8	34.1	31.34	19.88	10.38	1.08	0.09	0.99	120	48	-	49	110	150	-	500	56	23	8100	0	94	20	10000	300	64	37	0
15117	2215	<果実菓子類> マロングラッセ	21.0	(0.2)	0.3	(0.23)	(0.05)	(0.03)	(0.15)	(0.03)	(0.12)	(0)	(0)	(0)	(0)	(0)	(0)	(0)	(1)	(1)	(0)	(49)	(0)	(Tr)	(0)	(2)	(Tr)	(0)	(0)	(0)
15138	2219	<その他> カスタードクリーム	61.8	(6.5)	7.6	(6.18)	(2.90)	(2.48)	(0.79)	(0.07)	(0.73)	(79)	(51)	(1)	(30)	(63)	(70)	(2)	(250)	(28)	(12)	(1700)	(6)	(21)	(11)	(610)	(6)	(2)	(1)	(7)
15139	2220	<その他> しるこ こしあん	46.1	(0.1)	0.3	(0.12)	(0.03)	(0.01)	(0.07)	(0.02)	(0.05)	(0)	(0)	(0)	(0)	(0)	(0)	(0)	(Tr)	(0)	(0)	(29)	(0)	(Tr)	(0)	(3)	(Tr)	(2)	(0)	(0)
15140	2221	<その他> しるこ つぶしあん	54.5	(0.2)	0.4	(0.20)	(0.06)	(0.01)	(0.12)	(0.04)	(0.09)	(0)	(0)	(0)	(0)	(0)	(0)	(0)	(Tr)	(0)	(0)	(51)	(0)	(0)	(0)	(7)	(1)	(3)	(1)	(0)

可食部100g当たり																													
脂肪酸																												未同定物質	備考
一価不飽和									多価不飽和																				
15:1 ペンタデセン酸	16:1 パルミトレイン酸	17:1 ヘプタデセン酸	18:1 計	18:1 n-9 オレイン酸	18:1 n-7 シス-バクセン酸	20:1 イコセン酸	22:1 ドコセン酸	24:1 テトラコセン酸	16:2 ヘキサデカジエン酸	16:3 ヘキサデカトリエン酸	16:4 ヘキサデカテトラエン酸	18:2 n-6 リノール酸	18:3 n-3 α-リノレン酸	18:3 n-6 γ-リノレン酸	18:4 n-3 オクタデカテトラエン酸	20:2 n-6 イコサジエン酸	20:3 n-3 イコサトリエン酸	20:3 n-6 イコサトリエン酸	20:4 n-3 イコサテトラエン酸	20:4 n-6 アラキドン酸	20:5 n-3 イコサペンタエン酸	21:5 n-3 ヘンイコサペンタエン酸	22:2 ドコサジエン酸	22:4 n-6 ドコサテトラエン酸	22:5 n-3 ドコサペンタエン酸	22:5 n-6 ドコサペンタエン酸	22:6 n-3 ドコサヘキサエン酸		
F15D1	F16D1	F17D1	F18D1	F18D1CN9	F18D1CN7	F20D1	F22D1	F24D1	F16D2	F16D3	F16D4	F18D2N6	F18D3N3	F18D3N6	F18D4N3	F20D2N6	F20D3N3	F20D3N6	F20D4N3	F20D4N6	F20D5N3	F21D5N3	F22D2	F22D4N6	F22D5N3	F22D5N6	F22D6N3	FAUN	
(mg)																													
(0)	(47)	(5)	(1200)	(970)	(34)	(11)	(Tr)	(0)	(0)	(0)	(0)	(510)	(42)	(0)	(Tr)	(2)	(0)	(3)	(Tr)	(24)	(1)	(0)	(0)	(2)	(2)	(6)	(10)	(22)	部分割合：皮 1、いちごジャム 1 原材料配合割合から推計
0	71	6	1500	-	-	10	0	0	0	0	0	440	22	0	0	6	-	7	0	48	0	0	0	4	6	8	27	-	別名：プリン、カスタードプディング プリン部分のみ
(0)	(17)	(3)	(260)	(0)	(0)	(3)	(Tr)	(0)	(0)	(0)	(0)	(30)	(4)	(0)	(Tr)	(Tr)	(0)	(1)	(Tr)	(2)	(1)	(0)	(0)	(0)	(1)	(0)	(0)	(0)	杏仁豆腐を含む 原材料配合割合から推計
(0)	(3)	(0)	(15)	(0)	(0)	(0)	(0)	(0)	(0)	(0)	(0)	(16)	(5)	(0)	(0)	(0)	(0)	(0)	(0)	(0)	(0)	(0)	(0)	(0)	(0)	(0)	(0)	(0)	別名：オレンジゼリー ゼラチンゼリー ゼリー部分のみ 原材料配合割合から推計
(0)	(48)	(9)	(740)	(0)	(0)	(8)	(1)	(0)	(0)	(0)	(0)	(86)	(12)	(0)	(Tr)	(1)	(0)	(4)	(1)	(6)	(1)	(0)	(0)	(0)	(2)	(0)	(Tr)	(0)	別名：ミルクゼリー ゼラチンゼリー ゼリー部分のみ 原材料配合割合から推計
(0)	(170)	(18)	(4900)	(1300)	(62)	(22)	(1)	(0)	(0)	(0)	(0)	(580)	(49)	(0)	(1)	(6)	(0)	(12)	(1)	(69)	(2)	(0)	(0)	(4)	(6)	(17)	(27)	(58)	ババロア部分のみ 原材料配合割合から推計
0	39	6	4500	-	-	36	0	0	0	0	0	840	53	0	0	0	-	0	0	0	0	0	0	0	0	0	0	-	
(0)	(37)	(8)	(7500)	(7300)	(170)	(54)	(0)	(0)	(0)	(0)	(0)	(2500)	(220)	(0)	(0)	(Tr)	(0)	(Tr)	(0)	(3)	(0)	(0)	(0)	(Tr)	(Tr)	(1)	(1)	(3)	原材料配合割合から推計
0	98	20	8200	-	-	54	0	0	0	0	0	2600	180	0	0	8	-	0	0	0	0	0	0	0	0	0	0	-	別名：スナッククラッカー
0	31	6	4200	-	-	23	0	0	0	0	0	890	62	0	0	0	-	0	0	0	0	0	0	0	0	0	0	-	
(0)	(56)	(7)	(5700)	(5500)	(140)	(42)	(0)	(0)	(0)	(0)	(0)	(2100)	(170)	(0)	(0)	(2)	(0)	(3)	(0)	(24)	(Tr)	(0)	(0)	(2)	(1)	(7)	(10)	(24)	原材料配合割合から推計
(0)	(630)	(97)	(11000)	-	-	(180)	(0)	(0)	(0)	(0)	(0)	(3000)	(130)	(0)	(0)	(100)	(0)	(2)	(0)	(28)	(0)	(0)	(0)	(1)	(0)	(0)	(0)	-	ラードを用いたもの 原材料配合割合から推計
0	82	10	3200	-	-	52	26	0	0	0	0	1100	69	0	0	0	-	0	0	0	0	0	0	0	0	0	0	-	
0	280	47	8100	-	-	170	92	13	0	0	0	1400	180	0	0	0	-	0	0	16	0	0	0	0	0	0	0	-	クッキーを含む
0	47	12	9400	-	-	110	24	14	0	0	0	1300	64	0	0	0	-	0	0	0	0	0	0	0	0	0	0	-	
(0)	(52)	(12)	(12000)	(12000)	(280)	(88)	(0)	(0)	(0)	(0)	(0)	(4100)	(370)	(0)	(0)	(0)	(0)	(0)	(0)	(0)	(0)	(0)	(0)	(0)	(0)	(0)	(0)	(Tr)	パルミエを含む 別名：パフ 原材料配合割合から推計
(0)	(54)	(13)	(9400)	(6200)	(150)	(51)	(0)	(0)	(0)	(0)	(0)	(3200)	(190)	(0)	(0)	(0)	(0)	(Tr)	(0)	(Tr)	(0)	(0)	(0)	(0)	(0)	(0)	(0)	(3)	部分割合：ビスケット 4、マカロン 2、クリーム 1 原材料配合割合から推計
(0)	(35)	(Tr)	(8500)	-	-	(66)	(0)	(0)	(0)	(0)	(0)	(2300)	(220)	(0)	(0)	(0)	(0)	(0)	(0)	(0)	(0)	(0)	(0)	(0)	(0)	(0)	(0)	(520)	別名：小麦粉系スナック 原材料配合割合から推計
0	53	9	9600	-	-	47	0	0	0	0	0	4500	120	0	0	0	-	0	0	0	0	0	0	0	0	0	0	-	
(0)	(51)	(0)	(14000)	-	-	(230)	(24)	(26)	(0)	(0)	(0)	(12000)	(2400)	(0)	(0)	(0)	(0)	(0)	(0)	(0)	(0)	(0)	(0)	(0)	(0)	(0)	(0)	-	別名：ポテトチップ 原材料配合割合から推計
0	56	0	12000	-	-	50	0	0	0	0	0	2200	64	0	0	0	-	0	0	0	0	0	0	0	0	0	0	-	別名：ポテトチップ
0	54	7	1900	-	-	11	0	0	0	0	0	310	38	0	0	0	-	0	0	0	0	0	0	0	0	0	0	-	試料：ハードタイプ
(0)	(95)	(18)	(1200)	(0)	(0)	(10)	(0)	(0)	(0)	(0)	(0)	(120)	(26)	(0)	(0)	(0)	(0)	(6)	(0)	(8)	(0)	(0)	(0)	(0)	(0)	(0)	(0)	(0)	原材料配合割合から推計
(0)	(27)	(25)	(12000)	(570)	(14)	(330)	(25)	(0)	(0)	(0)	(0)	(7600)	(66)	(0)	(0)	(0)	(0)	(0)	(0)	(0)	(0)	(0)	(0)	(0)	(0)	(0)	(0)	(9)	いり落花生入り 原材料配合割合から推計
(0)	(170)	(32)	(18000)	(0)	(0)	(26)	(0)	(0)	(0)	(0)	(0)	(5000)	(62)	(0)	(0)	(0)	(0)	(0)	(0)	(0)	(0)	(0)	(0)	(0)	(0)	(0)	(0)	(0)	部分割合：チョコレート 27、アーモンド 15 原材料配合割合から推計
(0)	(110)	(12)	(7400)	(0)	(0)	(29)	(10)	(0)	(0)	(0)	(0)	(1000)	(82)	(0)	(0)	(0)	(0)	(0)	(0)	(0)	(0)	(0)	(0)	(0)	(0)	(0)	(0)	(0)	別名：エンローバーチョコレート ビスケット等をチョコレートで被覆したもの 部分割合：チョコレート 3、ビスケット 2 原材料配合割合から推計
0	140	15	12000	-	-	18	0	0	0	0	0	1200	96	0	35	0	-	0	0	0	0	0	0	0	0	0	0	-	
0	120	13	10000	-	-	15	0	0	0	0	0	990	91	0	0	0	-	0	0	0	0	0	0	0	0	0	0	-	
(0)	(2)	(Tr)	(25)	(0)	(0)	(1)	(0)	(0)	(Tr)	(0)	(0)	(120)	(29)	(0)	(0)	(Tr)	(0)	(0)	(0)	(0)	(0)	(0)	(0)	(0)	(0)	(0)	(0)	(0)	05011日本ぐりゆでから推計
(0)	(140)	(12)	(2300)	(1700)	(79)	(18)	(1)	(0)	(0)	(0)	(0)	(600)	(25)	(0)	(Tr)	(6)	(0)	(10)	(Tr)	(81)	(1)	(0)	(0)	(6)	(5)	(22)	(34)	(74)	業務用 原材料配合割合から推計
(0)	(1)	(0)	(7)	(0)	(0)	(Tr)	(0)	(0)	(0)	(0)	(0)	(50)	(22)	(0)	(0)	(0)	(0)	(0)	(0)	(0)	(0)	(0)	(0)	(0)	(0)	(0)	(0)	(1)	別名：御膳しるこ 具材は含まない 原材料配合割合から推計
(0)	(Tr)	(0)	(11)	(0)	(0)	(0)	(0)	(0)	(0)	(0)	(0)	(86)	(37)	(0)	(0)	(0)	(0)	(0)	(0)	(0)	(0)	(0)	(0)	(0)	(0)	(0)	(0)	(0)	別名：田舎しるこ、ぜんざい 具材は含まない 原材料配合割合から推計

16 し好飲料類

可食部100 g当たり

食品番号	索引番号	食品名	水分	脂肪酸のトリアシルグリセロール当量	脂質	脂肪酸 総量	脂肪酸 飽和	脂肪酸 一価不飽和	脂肪酸 多価不飽和	脂肪酸 n-3系 多価不飽和	脂肪酸 n-6系 多価不飽和	飽和 4:0 酪酸	飽和 6:0 ヘキサン酸	飽和 7:0 ヘプタン酸	飽和 8:0 オクタン酸	飽和 10:0 デカン酸	飽和 12:0 ラウリン酸	飽和 13:0 トリデカン酸	飽和 14:0 ミリスチン酸	飽和 15:0 ペンタデカン酸	飽和 15:0 ant ペンタデカン酸	飽和 16:0 パルミチン酸	飽和 16:0 iso パルミチン酸	飽和 17:0 ヘプタデカン酸	飽和 17:0 ant ヘプタデカン酸	飽和 18:0 ステアリン酸	飽和 20:0 アラキジン酸	飽和 22:0 ベヘン酸	飽和 24:0 リグノセリン酸	10:1 デセン酸
		成分識別子	WATER	FATNLEA	FAT-	FACID	FASAT	FAMS	FAPU	FAPUN3	FAPUN6	F4D0	F6D0	F7D0	F8D0	F10D0	F12D0	F13D0	F14D0	F15D0	F15D0AI	F16D0	F16D0I	F17D0	F17D0AI	F18D0	F20D0	F22D0	F24D0	F10D1
		単位	(g								)	(mg																		)
16001	2223	<アルコール飲料類> (醸造酒類) 清酒 普通酒	82.4	0	Tr	0	0	0	0	0	0	-	-	-	-	0	0	-	0	0	-	0	-	0	-	0	0	0	0	0
16002	2224	<アルコール飲料類> (醸造酒類) 清酒 純米酒	83.7	0	Tr	0	0	0	0	0	0	-	-	-	-	0	0	-	0	0	-	0	-	0	-	0	0	0	0	0
16003	2225	<アルコール飲料類> (醸造酒類) 清酒 本醸造酒	82.8	0	0	0	0	0	0	0	0	-	-	-	-	0	0	-	0	0	-	0	-	0	-	0	0	0	0	0
16004	2226	<アルコール飲料類> (醸造酒類) 清酒 吟醸酒	83.6	0	0	0	0	0	0	0	0	-	-	-	-	0	0	-	0	0	-	0	-	0	-	0	0	0	0	0
16005	2227	<アルコール飲料類> (醸造酒類) 清酒 純米吟醸酒	83.5	0	0	0	0	0	0	0	0	-	-	-	-	0	0	-	0	0	-	0	-	0	-	0	0	0	0	0
16006	2228	<アルコール飲料類> (醸造酒類) ビール 淡色	92.8	0	0	0	0	0	0	0	0	-	-	-	-	0	0	-	0	0	-	0	-	0	-	0	0	0	0	0
16007	2229	<アルコール飲料類> (醸造酒類) ビール 黒	91.6	0	Tr	0	0	0	0	0	0	-	-	-	-	0	0	-	0	0	-	0	-	0	-	0	0	0	0	0
16008	2230	<アルコール飲料類> (醸造酒類) ビール スタウト	88.4	0	Tr	0	0	0	0	0	0	-	-	-	-	0	0	-	0	0	-	0	-	0	-	0	0	0	0	0
16009	2231	<アルコール飲料類> (醸造酒類) 発泡酒	92.0	0	0	0	0	0	0	0	0	-	-	-	-	0	0	-	0	0	-	0	-	0	-	0	0	0	0	0
16012	2234	<アルコール飲料類> (醸造酒類) ぶどう酒 ロゼ	87.4	0	Tr	0	0	0	0	0	0	-	-	-	-	0	0	-	0	0	-	0	-	0	-	0	0	0	0	0
16035	2259	<茶類> (緑茶類) 抹茶 茶	5.0	3.3	5.3	3.19	0.68	0.34	2.16	1.34	0.81	-	-	-	-	0	0	-	3	0	-	620	-	0	-	62	0	0	-	0
16036	2260	<茶類> (緑茶類) せん茶 茶	2.8	2.9	4.7	2.81	0.62	0.25	1.94	1.35	0.59	-	-	-	-	0	0	-	0	0	-	570	-	0	-	42	0	0	-	0
16045	2269	<コーヒー・ココア類> コーヒー 浸出液	98.6	(Tr)	Tr	(0.02)	(0.01)	(Tr)	(0.01)	(0)	(0.01)	(0)	(0)	-	(0)	(0)	(0)	-	(0)	(0)	(0)	(7)	(0)	(0)	(0)	(2)	(1)	(Tr)	-	(0)
16046	2270	<コーヒー・ココア類> コーヒー インスタントコーヒー	3.8	0.2	0.3	0.21	0.09	0.02	0.10	Tr	0.09	-	-	-	-	0	1	-	Tr	0	-	70	-	Tr	-	16	6	2	-	0
16047	2271	<コーヒー・ココア類> コーヒー コーヒー飲料 乳成分入り 加糖	90.5	0.2	0.3	0.23	0.16	0.06	0.01	Tr	0.01	6	3	-	2	8	7	-	23	2	2	71	1	2	1	33	1	Tr	0	1
16048	2272	<コーヒー・ココア類> ココア ピュアココア	4.0	20.9	21.6	19.98	12.40	6.88	0.70	0.04	0.66	-	-	-	-	0	1	-	19	5	-	5100	-	67	-	7000	200	31	-	0
16049	2273	<コーヒー・ココア類> ココア ミルクココア	1.6	6.6	6.8	6.27	3.98	2.05	0.24	0.02	0.22	94	62	-	41	95	97	-	230	23	15	1800	9	18	16	1400	38	4	0	12
16056	2274	<その他> 青汁 ケール	2.3	2.8	4.4	2.72	0.55	0.10	2.08	1.29	0.52	-	-	-	-	1	2	-	9	7	-	420	-	7	-	50	8	6	38	0

15:1 ペンタデセン酸 F15D1	16:1 パルミトレイン酸 F16D1	17:1 ヘプタデセン酸 F17D1	18:1 計 F18D1	18:1 n-9 オレイン酸 F18D1CN9	18:1 n-7 シス-バクセン酸 F18D1CN7	20:1 イコセン酸 F20D1	22:1 ドコセン酸 F22D1	24:1 テトラコセン酸 F24D1	16:2 ヘキサデカジエン酸 F16D2	16:3 ヘキサデカトリエン酸 F16D3	16:4 ヘキサデカテトラエン酸 F16D4	18:2 n-6 リノール酸 F18D2N6	18:3 n-3 α-リノレン酸 F18D3N3	18:3 n-6 γ-リノレン酸 F18D3N6	18:4 n-3 オクタデカテトラエン酸 F18D4N3	20:2 n-6 イコサジエン酸 F20D2N6	20:3 n-3 イコサトリエン酸 F20D3N3	20:3 n-6 イコサトリエン酸 F20D3N6	20:4 n-3 イコサテトラエン酸 F20D4N3	20:4 n-6 アラキドン酸 F20D4N6	20:5 n-3 イコサペンタエン酸 F20D5N3	21:5 n-3 ヘンイコサペンタエン酸 F21D5N3	22:2 ドコサジエン酸 F22D2	22:4 n-6 ドコサテトラエン酸 F22D4N6	22:5 n-3 ドコサペンタエン酸 F22D5N3	22:5 n-6 ドコサペンタエン酸 F22D5N6	22:6 n-3 ドコサヘキサエン酸 F22D6N3	未同定物質 FAUN	備考
可食部 100 g 当たり 脂肪酸 一価不飽和 (mg)									多価不飽和																				
0	0	0	0	-	-	0	0	0	0	0	0	0	0	0	0	0	-	0	0	0	0	0	0	0	0	0	0	-	別名： 日本酒
0	0	0	0	-	-	0	0	0	0	0	0	0	0	0	0	0	-	0	0	0	0	0	0	0	0	0	0	-	別名： 日本酒
0	0	0	0	-	-	0	0	0	0	0	0	0	0	0	0	0	-	0	0	0	0	0	0	0	0	0	0	-	別名： 日本酒
0	0	0	0	-	-	0	0	0	0	0	0	0	0	0	0	0	-	0	0	0	0	0	0	0	0	0	0	-	別名： 日本酒
0	0	0	0	-	-	0	0	0	0	0	0	0	0	0	0	0	-	0	0	0	0	0	0	0	0	0	0	-	別名： 日本酒
0	0	0	0	-	-	0	0	0	0	0	0	0	0	0	0	0	-	0	0	0	0	0	0	0	0	0	0	-	生ビールを含む
0	0	0	0	-	-	0	0	0	0	0	0	0	0	0	0	0	-	0	0	0	0	0	0	0	0	0	0	-	生ビールを含む
0	0	0	0	-	-	0	0	0	0	0	0	0	0	0	0	0	-	0	0	0	0	0	0	0	0	0	0	-	
0	0	0	0	-	-	0	0	0	0	0	0	0	0	0	0	0	-	0	0	0	0	0	0	0	0	0	0	-	
0	0	0	0	-	-	0	0	0	0	0	0	0	0	0	0	0	-	0	0	0	0	0	0	0	0	0	0	-	別名： ロゼワイン
-	12	0	330	-	-	0	-	-	-	-	-	810	1300	-	0	0	-	0	-	0	-	-	-	-	-	-	-	-	粉末製品
-	28	0	230	-	-	0	-	-	-	-	-	590	1400	-	0	0	-	0	-	0	-	-	-	-	-	-	-	-	
-	(0)	(0)	(2)	-	-	(0)	-	-	-	-	-	(9)	(Tr)	-	(0)	(0)	(0)	(0)	-	(0)	-	-	-	-	-	-	-	(0)	浸出法： コーヒー粉末 10 g/熱湯150 mL 16046インスタントコーヒーから推計
-	0	0	20	-	-	1	-	-	-	-	-	94	3	-	0	0	-	0	-	0	-	-	-	-	-	-	-	Tr	顆粒製品
0	3	1	50	-	-	0	0	0	0	0	0	6	1	0	0	0	-	0	0	Tr	0	0	0	0	0	0	0	-	別名： 缶コーヒー 試料： 缶製品
-	59	0	6800	-	-	0	-	-	-	-	-	660	37	-	0	0	-	0	-	0	-	-	-	-	-	-	-	-	別名： 純ココア 粉末製品
0	40	6	2000	-	-	7	0	0	0	0	0	220	16	0	0	0	-	7	0	1	0	0	0	0	0	0	0	-	別名： インスタントココア、調整ココア 粉末製品
0	26	0	69	34	35	3	0	0	42	220	9	520	1300	0	0	0	-	0	0	0	0	0	0	0	0	0	0	-	粉末製品

17 調味料及び香辛料類

食品番号	索引番号	食品名	水分	脂肪酸のトリアシルグリセロール当量	脂質	脂肪酸 総量	飽和	一価不飽和	多価不飽和	n-3系 多価不飽和	n-6系 多価不飽和	飽和 4:0 酪酸	6:0 ヘキサン酸	7:0 ヘプタン酸	8:0 オクタン酸	10:0 デカン酸	12:0 ラウリン酸	13:0 トリデカン酸	14:0 ミリスチン酸	15:0 ペンタデカン酸	15:0 ant ペンタデカン酸	16:0 パルミチン酸	16:0 iso パルミチン酸	17:0 ヘプタデカン酸	17:0 ant ヘプタデカン酸	18:0 ステアリン酸	20:0 アラキジン酸	22:0 ベヘン酸	24:0 リグノセリン酸	10:1 デセン酸
		可食部100 g当たり																												
		成分識別子	WATER	FATNLEA	FAT-	FACID	FASAT	FAMS	FAPU	FAPUN3	FAPUN6	F4D0	F6D0	F7D0	F8D0	F10D0	F12D0	F13D0	F14D0	F15D0	F15D0AI	F16D0	F16D0I	F17D0	F17D0AI	F18D0	F20D0	F22D0	F24D0	F10D1
		単位	(g)									(mg)																		
17001	2284	<調味料類> （ウスターソース類） ウスターソース	61.3	Tr	0.1	0.01	0.01	Tr	Tr	0	Tr	-	-	-	-	1	Tr	0	2	0	0	2	0	0	0	1	0	0	0	0
17002	2285	<調味料類> （ウスターソース類） 中濃ソース	60.9	Tr	0.1	0.02	0.01	Tr	0.01	Tr	0.01	-	-	-	-	Tr	Tr	0	1	0	0	4	0	0	0	1	Tr	0	0	0
17085	2287	<調味料類> （ウスターソース類） お好み焼きソース	58.1	Tr	0.1	0.03	0.01	0.01	0.01	Tr	0.01	-	-	-	-	0	Tr	0	2	Tr	0	7	0	Tr	0	2	Tr	Tr	Tr	0
17004	2288	<調味料類> （辛味調味料類） トウバンジャン	69.7	1.8	2.3	1.75	0.34	0.29	1.12	0.10	1.02	-	-	-	-	0	4	-	16	1	-	240	-	2	-	58	7	7	4	0
17005	2289	<調味料類> （辛味調味料類） チリペッパーソース	84.1	(0.4)	0.5	(0.37)	(0.07)	(0.04)	(0.26)	(Tr)	(0.26)	(0)	(0)	-	(0)	(0)	(0)	-	(1)	-	-	(59)	-	-	-	(9)	-	-	-	-
17006	2290	<調味料類> （辛味調味料類） ラー油	0.1	(97.5)	99.8	(93.24)	(14.58)	(35.51)	(43.15)	(0.40)	(42.75)	(0)	(0)	-	(0)	(0)	(0)	-	(0)	(0)	(0)	(9100)	(0)	(0)	(0)	(4700)	(560)	(130)	(100)	(0)
17024	2321	<調味料類> （だし類） 鶏がらだし	98.6	0.4	0.4	0.36	0.11	0.19	0.07	0.01	0.06	-	-	-	-	0	Tr	0	3	Tr	0	81	0	1	0	23	Tr	0	0	0
17027	2324	<調味料類> （だし類） 固形ブイヨン	0.8	4.1	4.3	3.89	2.12	1.73	0.03	Tr	0.03	-	-	-	-	0	10	-	38	3	-	1400	-	5	-	630	17	4	4	0
17092	2325	<調味料類> （だし類） 顆粒おでん用	0.9	(0.1)	0.1	(0.06)	(0.02)	(0.01)	(0.03)	(0.02)	(Tr)	(0)	(0)	-	(0)	(0)	(0)	-	(2)	(1)	(0)	(14)	(0)	(1)	(0)	(5)	(Tr)	(Tr)	(0)	(0)
17093	2326	<調味料類> （だし類） 顆粒中華だし	1.2	1.5	1.6	1.39	0.55	0.67	0.17	0.01	0.15	-	-	-	-	1	2	-	19	2	-	340	-	5	-	180	2	0	0	0
17028	2327	<調味料類> （だし類） 顆粒和風だし	1.6	0.2	0.3	0.20	0.08	0.04	0.08	0.07	0.01	-	-	-	-	0	0	-	7	3	-	47	-	4	-	17	1	1	0	0
17095	2335	<調味料類> （調味ソース類） エビチリの素	85.8	(1.3)	1.4	(1.28)	(0.17)	(0.53)	(0.59)	(0.09)	(0.49)	(0)	(0)	(0)	(Tr)	(0)	(1)	(0)	(2)	(Tr)	(0)	(110)	(0)	(Tr)	(0)	(41)	(6)	(5)	(2)	(0)
17031	2336	<調味料類> （調味ソース類） オイスターソース	61.6	0.1	0.3	0.11	0.03	0.02	0.06	0.03	0.03	-	-	-	-	0	0	-	4	1	-	23	-	1	-	5	Tr	0	0	0
17096	2337	<調味料類> （調味ソース類） 黄身酢	39.2	(14.4)	16.8	(13.74)	(3.90)	(6.38)	(3.46)	(0.42)	(3.04)	(0)	(0)	(0)	(1)	(Tr)	(5)	(0)	(43)	(10)	(0)	(2800)	(0)	(19)	(0)	(1000)	(24)	(14)	(6)	(0)
17133	2338	<調味料類> （調味ソース類） 魚醤油 いかなごしょうゆ	63.0	0	0	0	0	0	0	0	0	-	-	-	-	0	0	-	0	0	-	0	-	0	-	0	0	0	0	0
17134	2339	<調味料類> （調味ソース類） 魚醤油 いしる （いしり）	61.2	0	0	0	0	0	0	0	0	-	-	-	-	0	0	-	0	0	-	0	-	0	-	0	0	0	0	0
17135	2340	<調味料類> （調味ソース類） 魚醤油 しょっつる	69.4	0	0	0	0	0	0	0	0	-	-	-	-	0	0	-	0	0	-	0	-	0	-	0	0	0	0	0
17107	2341	<調味料類> （調味ソース類） 魚醤油 ナンプラー	65.5	0	0.1	0.01	Tr	Tr	0	0	0	-	-	-	-	0	0	-	Tr	0	-	2	-	0	-	1	0	0	0	0
17097	2342	<調味料類> （調味ソース類） ごま酢	53.2	(7.6)	8.0	(7.29)	(1.12)	(2.82)	(3.34)	(0.03)	(3.32)	(0)	(0)	(0)	(0)	(0)	(0)	(0)	(1)	(2)	(0)	(670)	(0)	(3)	(0)	(390)	(44)	(11)	(6)	(0)
17098	2343	<調味料類> （調味ソース類） ごまだれ	40.7	(14.2)	15.1	(13.57)	(2.10)	(5.29)	(6.18)	(0.05)	(6.13)	(0)	(0)	(0)	(0)	(0)	(0)	(0)	(3)	(3)	(0)	(1200)	(0)	(7)	(0)	(740)	(84)	(24)	(11)	(0)
17104	2349	<調味料類> （調味ソース類） 中華風合わせ酢	60.5	(3.3)	3.4	(3.18)	(0.51)	(1.27)	(1.39)	(0.01)	(1.38)	(0)	(0)	(0)	(0)	(0)	(Tr)	(0)	(Tr)	(0)	(0)	(300)	(0)	(0)	(0)	(180)	(20)	(5)	(3)	(0)
17108	2352	<調味料類> （調味ソース類） 冷やし中華のたれ	67.1	1.1	1.2	1.08	0.16	0.45	0.47	Tr	0.46	-	-	-	-	0	0	0	Tr	Tr	0	95	0	Tr	0	55	6	2	1	0
17109	2353	<調味料類> （調味ソース類） ホワイトソース	81.7	(6.2)	6.2	(5.87)	(1.97)	(2.45)	(1.46)	(0.09)	(1.37)	(60)	(36)	-	(20)	(46)	(52)	-	(200)	-	-	(1000)	-	-	-	(540)	-	-	-	-
17144	2359	<調味料類> （調味ソース類） 焼きそば粉末ソース	0.1	0.6	0.7	0.54	0.10	0.28	0.16	0.03	0.13	-	-	-	-	Tr	1	-	19	Tr	-	57	-	1	-	16	3	2	1	0
17113	2361	<調味料類> （調味ソース類） 焼き肉のたれ	52.4	(2.1)	2.2	(2.02)	(0.32)	(0.80)	(0.89)	(0.01)	(0.89)	(0)	(0)	(0)	(0)	(0)	(0)	(0)	(Tr)	(Tr)	(0)	(190)	(0)	(Tr)	(0)	(120)	(13)	(3)	(2)	(0)
17034	2364	<調味料類> （トマト加工品類） トマトピューレー	86.9	(0.1)	0.1	(0.05)	(0.02)	(0.01)	(0.03)	(Tr)	(0.02)	-	-	-	-	(0)	(0)	-	(Tr)	(0)	-	(12)	-	(Tr)	-	(3)	(Tr)	(Tr)	-	-
17035	2365	<調味料類> （トマト加工品類） トマトペースト	71.3	(0.1)	0.1	(0.05)	(0.02)	(0.01)	(0.03)	(Tr)	(0.02)	-	-	-	-	(0)	(0)	-	(Tr)	(0)	-	(12)	-	(Tr)	-	(3)	(Tr)	(Tr)	-	-
17036	2366	<調味料類> （トマト加工品類） トマトケチャップ	66.0	0.1	0.2	0.09	0.03	0.01	0.05	0.01	0.04	-	-	-	-	0	0	-	1	0	-	22	-	Tr	-	3	1	1	-	-
17037	2367	<調味料類> （トマト加工品類） トマトソース	87.1	(0.1)	0.2	(0.11)	(0.03)	(0.02)	(0.06)	(0.01)	(0.05)	-	-	-	-	(0)	(0)	-	(Tr)	(Tr)	-	(24)	-	(Tr)	-	(6)	(1)	(1)	-	-
17038	2368	<調味料類> （トマト加工品類） チリソース	67.3	(0.1)	0.1	(0.05)	(0.02)	(0.01)	(0.03)	(Tr)	(0.02)	-	-	-	-	(0)	(0)	-	(Tr)	(0)	-	(12)	-	(Tr)	-	(3)	(Tr)	(Tr)	-	-
17042	2369	<調味料類> （ドレッシング類） 半固形状ドレッシング マヨネーズ 全卵型	16.6	72.5	76.0	69.40	6.07	39.82	23.51	5.49	18.02	-	-	-	-	0	0	0	40	27	0	3900	0	36	0	1400	360	210	94	0
17043	2370	<調味料類> （ドレッシング類） 半固形状ドレッシング マヨネーズ 卵黄型	19.7	72.8	74.7	69.60	10.37	27.69	31.54	4.92	26.62	-	-	-	-	0	18	0	90	29	0	7100	0	59	0	2500	290	230	84	0
17118	2371	<調味料類> （ドレッシング類） 半固形状ドレッシング マヨネーズタイプ調味料 低カロリータイプ	60.9	26.4	28.3	25.30	3.04	12.49	9.77	1.77	8.00	-	-	-	-	0	0	-	23	11	-	2100	-	19	-	680	120	70	47	0
17040	2372	<調味料類> （ドレッシング類） 分離液状ドレッシング フレンチドレッシング 分離液状	47.8	(30.6)	31.5	(29.31)	(3.46)	(12.95)	(12.90)	(2.15)	(10.75)	-	-	-	-	(0)	(10)	-	(23)	(7)	-	(2200)	-	(0)	-	(930)	(150)	(100)	(44)	(0)

可食部100 g当たり																													
脂肪酸																													備考
一価不飽和									多価不飽和																			未同定物質	
15:1 ペンタデセン酸	16:1 パルミトレイン酸	17:1 ヘプタデセン酸	18:1 計	18:1 n-9 オレイン酸	18:1 n-7 シス-バクセン酸	20:1 イコセン酸	22:1 ドコセン酸	24:1 テトラコセン酸	16:2 ヘキサデカジエン酸	16:3 ヘキサデカトリエン酸	16:4 ヘキサデカテトラエン酸	18:2 n-6 リノール酸	18:3 n-3 α-リノレン酸	18:3 n-6 γ-リノレン酸	18:4 n-3 オクタデカテトラエン酸	20:2 n-6 イコサジエン酸	20:3 n-3 イコサトリエン酸	20:3 n-6 イコサトリエン酸	20:4 n-3 イコサテトラエン酸	20:4 n-6 アラキドン酸	20:5 n-3 イコサペンタエン酸	21:5 n-3 ヘンイコサペンタエン酸	22:2 ドコサジエン酸	22:4 n-6 ドコサテトラエン酸	22:5 n-3 ドコサペンタエン酸	22:5 n-6 ドコサペンタエン酸	22:6 n-3 ドコサヘキサエン酸		
F15D1	F16D1	F17D1	F18D1	F18D1CN9	F18D1CN7	F20D1	F22D1	F24D1	F16D2	F16D3	F16D4	F18D2N6	F18D3N3	F18D3N6	F18D4N3	F20D2N6	F20D3N3	F20D3N6	F20D4N3	F20D4N6	F20D5N3	F21D5N3	F22D2	F22D4N6	F22D5N3	F22D5N6	F22D6N3	FAUN	
(……mg……)																													
0	0	0	3	3	0	0	0	0	0	0	0	2	Tr	0	0	0	0	0	0	0	0	0	0	0	0	0	0	1	
0	0	0	3	3	Tr	0	Tr	0	0	0	0	5	1	0	0	0	0	0	0	0	0	0	0	0	0	0	0	1	
0	Tr	0	5	4	Tr	0	Tr	0	0	0	0	6	1	0	0	0	0	0	0	Tr	Tr	0	0	0	0	Tr	1	1	
0	8	1	270	-	-	5	12	Tr	0	0	0	1000	100	0	0	1	-	0	0	0	0	0	0	0	0	0	0	-	
-	(1)	-	(38)	-	-	(0)	(0)	-	-	-	-	(260)	(2)	-	(0)	-	-	-	-	(0)	(0)	-	-	-	(0)	-	(0)	-	タバスコソース等を含む 米国成分表から推計
(0)	(120)	(0)	(35000)	-	-	(170)	(0)	(0)	(0)	(0)	(0)	(43000)	(400)	(0)	(0)	(0)	(0)	(0)	(0)	(0)	(0)	(0)	(0)	(0)	(0)	(0)	(0)	-	使用油配合割合：ごま油 8、とうもろこし油 2 原材料配合割合から推計
0	17	Tr	170	160	8	2	0	0	0	0	0	58	5	1	Tr	1	0	1	0	1	Tr	0	0	Tr	Tr	0	Tr	10	別名：鶏ガラスープ 試料：調理した液状だし
0	3	0	1700	-	-	3	0	0	0	0	0	27	3	0	0	0	-	0	0	0	0	0	0	0	0	0	0	-	別名：固形コンソメ 顆粒状の製品を含む 固形だし
(0)	(2)	(Tr)	(8)	-	-	(Tr)	(0)	(Tr)	(Tr)	(0)	(0)	(1)	(Tr)	(0)	(Tr)	(Tr)	(0)	(0)	(Tr)	(1)	(3)	(Tr)	(0)	(Tr)	(1)	(2)	(17)	-	顆粒だし 原材料配合割合から推計
0	40	4	620	-	-	10	Tr	0	0	0	0	140	10	0	1	5	-	1	0	3	Tr	0	0	1	1	0	1	-	粉末製品を含む 顆粒だし
0	8	1	25	-	-	1	0	1	1	0	0	2	1	0	2	Tr	-	Tr	Tr	4	9	1	0	Tr	2	5	56	-	別名：顆粒風味調味料 粉末製品を含む 顆粒だし
(0)	(3)	(0)	(510)	(0)	(0)	(9)	(2)	(1)	(0)	(0)	(0)	(490)	(93)	(0)	(0)	(0)	(0)	(Tr)	(0)	(0)	(0)	(0)	(0)	(0)	(0)	(0)	(0)	(0)	原材料配合割合から推計
0	5	Tr	14	-	-	1	0	0	0	0	0	14	3	0	4	0	-	Tr	1	2	21	0	0	12	1	Tr	0	-	別名：かき油
(0)	(290)	(15)	(6000)	(4200)	(190)	(58)	(5)	(3)	(0)	(0)	(0)	(2700)	(330)	(0)	(0)	(14)	(0)	(20)	(0)	(190)	(1)	(0)	(0)	(14)	(8)	(54)	(82)	(180)	原材料配合割合から推計
0	0	0	0	0	0	0	0	0	0	0	0	0	0	0	0	0	-	0	0	0	0	0	0	0	0	0	0	0	C4：0 iso 0 mg
0	0	0	0	0	0	0	0	0	0	0	0	0	0	0	0	0	-	0	0	0	0	0	0	0	0	0	0	0	別名：原材料がいかの場合はいしり、いわし等の場合はいしる又はよしる等
0	0	0	0	0	0	0	0	0	0	0	0	0	0	0	0	0	-	0	0	0	0	0	0	0	0	0	0	0	C4：0 iso 0mg
0	Tr	0	4	4	Tr	0	0	0	0	0	0	Tr	0	0	0	0	-	0	0	0	0	0	0	0	0	0	0	-	別名：魚醤
(0)	(9)	(2)	(2800)	(2700)	(61)	(12)	(0)	(0)	(1)	(0)	(0)	(3300)	(24)	(0)	(0)	(0)	(0)	(0)	(0)	(0)	(0)	(3)	(0)	(0)	(0)	(0)	(0)	(12)	原材料配合割合から推計
(0)	(17)	(1)	(5200)	(5100)	(110)	(23)	(0)	(0)	(1)	(0)	(0)	(6100)	(44)	(0)	(0)	(0)	(0)	(0)	(0)	(0)	(Tr)	(8)	(0)	(0)	(0)	(Tr)	(1)	(27)	原材料配合割合から推計
(0)	(4)	(0)	(1300)	(0)	(0)	(5)	(0)	(0)	(0)	(0)	(0)	(1400)	(11)	(0)	(0)	(0)	(0)	(0)	(0)	(0)	(0)	(0)	(0)	(0)	(0)	(0)	(0)	(0)	原材料配合割合から推計
0	1	Tr	450	440	9	2	Tr	0	0	0	0	460	3	0	0	0	0	0	0	0	0	0	0	0	0	0	0	11	別名：冷やし中華用スープ 原材料配合割合から推計
-	(41)	-	(2400)	-	-	(0)	(0)	-	-	-	-	(1400)	(87)	-	(0)	-	(0)	-	(0)	(0)	(0)	-	-	-	(0)	-	(0)	-	別名：ベシャメルソース 米国成分表から推計
0	2	0	270	260	12	5	1	1	0	0	0	130	30	0	0	1	-	0	0	Tr	0	0	Tr	0	0	0	0	11	
(0)	(3)	(Tr)	(790)	(110)	(2)	(3)	(0)	(0)	(0)	(0)	(0)	(880)	(7)	(0)	(0)	(0)	(0)	(0)	(0)	(0)	(Tr)	(Tr)	(0)	(0)	(0)	(0)	(1)	(1)	原材料配合割合から推計
-	(Tr)	(0)	(8)	-	-	(0)	(Tr)	-	-	-	-	(24)	(3)	-	-	(0)	(0)	(0)	(0)	-	-	-	-	-	-	-	(0)	(1)	別名：トマトピューレ 06182トマト生から推計
-	(Tr)	(0)	(8)	-	-	(0)	(Tr)	-	-	-	-	(24)	(3)	-	-	(0)	(0)	(0)	(0)	-	-	-	-	-	-	-	(0)	(1)	06182トマト生から推計
-	1	0	5	-	-	Tr	0	-	-	-	-	40	13	-	-	0	-	Tr	0	-	-	-	-	-	-	-	0	Tr	
-	(1)	(0)	(17)	-	-	(Tr)	(1)	-	-	-	-	(48)	(7)	-	-	(0)	(0)	(0)	(0)	-	-	-	-	-	-	-	(0)	(1)	06182トマト生から推計
-	(Tr)	(0)	(8)	-	-	(0)	(Tr)	-	-	-	-	(24)	(3)	-	-	(0)	(0)	(0)	(0)	-	-	-	-	-	-	-	(0)	(1)	06182トマト生から推計
0	150	78	39000	37000	1900	680	0	89	0	0	0	18000	5500	0	0	0	0	0	0	0	0	0	0	0	0	0	0	680	使用油：なたね油、とうもろこし油、大豆油
0	170	54	27000	26000	1400	390	0	0	0	0	0	27000	4900	0	0	26	0	0	0	44	0	0	0	0	0	0	25	810	使用油：なたね油、大豆油、とうもろこし油
0	68	29	12000	12000	590	190	0	22	0	0	0	8000	1800	0	0	0	-	0	0	23	0	0	0	0	0	0	0	-	別名：低カロリーマヨネーズ 使用油：なたね油、大豆油、とうもろこし油
(0)	(45)	(0)	(13000)	-	-	(210)	(22)	(23)	(0)	(0)	(0)	(11000)	(2100)	(0)	(0)	(0)	-	(0)	(0)	(0)	(0)	(0)	(0)	(0)	(0)	(0)	(0)	-	原材料配合割合から推計

17 調味料及び香辛料類

食品番号	索引番号	食品名	水分	脂肪酸のトリアシルグリセロール当量	脂質	脂肪酸 総量	飽和	一価不飽和	多価不飽和	n-3系 多価不飽和	n-6系 多価不飽和	4:0 酪酸	6:0 ヘキサン酸	7:0 ヘプタン酸	8:0 オクタン酸	10:0 デカン酸	12:0 ラウリン酸	13:0 トリデカン酸	14:0 ミリスチン酸	15:0 ペンタデカン酸	15:0 ant ペンタデカン酸	16:0 パルミチン酸	16:0 iso パルミチン酸	17:0 ヘプタデカン酸	17:0 ant ヘプタデカン酸	18:0 ステアリン酸	20:0 アラキジン酸	22:0 ベヘン酸	24:0 リグノセリン酸	10:1 デセン酸
		成分識別子	WATER	FATNLEA	FAT-	FACID	FASAT	FAMS	FAPU	FAPUN3	FAPUN6	F4D0	F6D0	F7D0	F8D0	F10D0	F12D0	F13D0	F14D0	F15D0	F15D0AI	F16D0	F16D0I	F17D0	F17D0AI	F18D0	F20D0	F22D0	F24D0	F10D1
		単位	(g)									(mg)																		
			可食部100g当たり																											
17116	2373	<調味料類> (ドレッシング類) 分離液状ドレッシング 和風ドレッシング 分離液状	69.4	(14.0)	14.5	(13.37)	(1.68)	(5.79)	(5.90)	(0.80)	(5.10)	-	-	-	-	(0)	(4)	-	(9)	(2)	-	(1000)	-	(Tr)	-	(490)	(70)	(42)	(18)	(0)
17117	2375	<調味料類> (ドレッシング類) 乳化液状ドレッシング ごまドレッシング	38.1	(37.1)	38.3	(35.51)	(4.34)	(15.52)	(15.65)	(2.36)	(13.29)	-	-	-	-	(0)	(11)	(0)	(27)	(8)	(0)	(2700)	(0)	(2)	(0)	(1200)	(180)	(120)	(51)	(0)
17041	2376	<調味料類> (ドレッシング類) 乳化液状ドレッシング サウザンアイランドドレッシング	44.1	(38.1)	39.2	(36.43)	(4.34)	(16.10)	(15.99)	(2.66)	(13.33)	(0)	(0)	-	(0)	(0)	(13)	(0)	(30)	(8)	(0)	(2800)	(0)	(Tr)	(0)	(1200)	(180)	(130)	(55)	(0)
17044	2378	<調味料類> (みそ類) 米みそ 甘みそ	42.6	3.0	3.0	2.85	0.49	0.52	1.84	0.30	1.55	-	-	-	-	0	0	-	5	0	-	360	-	5	-	100	7	10	-	-
17045	2379	<調味料類> (みそ類) 米みそ 淡色辛みそ	45.4	5.9	6.0	5.68	0.97	1.11	3.61	0.58	3.02	-	-	-	-	0	0	-	7	0	-	680	-	8	-	230	16	23	-	-
17046	2380	<調味料類> (みそ類) 米みそ 赤色辛みそ	45.7	5.4	5.5	5.15	0.88	1.07	3.21	0.54	2.66	-	-	-	-	0	0	-	7	0	-	630	-	7	-	190	18	20	-	-
17145	2382	<調味料類> (みそ類) 米みそ だし入りみそ 減塩	52.5	4.7	5.1	4.53	0.80	1.14	2.59	0.30	2.29	-	-	-	-	0	1	-	8	3	-	550	-	6	-	190	15	17	8	0
17047	2383	<調味料類> (みそ類) 麦みそ	44.0	4.2	4.3	3.98	0.74	0.73	2.51	0.38	2.13	-	-	-	-	0	0	-	5	0	-	540	-	6	-	160	15	16	-	-
17048	2384	<調味料類> (みそ類) 豆みそ	44.9	10.2	10.5	9.79	1.62	1.88	6.29	0.99	5.30	-	-	-	-	0	0	-	7	0	-	1100	-	14	-	400	32	41	-	-
17119	2385	<調味料類> (みそ類) 減塩みそ	46.0	(5.8)	5.9	(5.53)	(0.98)	(1.18)	(3.38)	(0.46)	(2.92)	-	-	-	-	-	-	-	(8)	(4)	-	(660)	-	(7)	-	(250)	(20)	(21)	(12)	(0)
17120	2381	<調味料類> (みそ類) 米みそ だし入りみそ	49.9	(5.2)	5.6	(4.99)	(0.87)	(0.98)	(3.13)	(0.54)	(2.59)	-	-	-	-	(0)	(0)	-	(10)	(1)	-	(610)	-	(9)	-	(210)	(14)	(20)	-	(0)
17049	2386	<調味料類> (みそ類) 即席みそ 粉末タイプ	2.4	7.4	9.3	7.12	1.23	1.37	4.52	0.73	3.79	-	-	-	-	0	0	-	10	3	-	860	-	10	-	300	27	30	0	0
17050	2387	<調味料類> (みそ類) 即席みそ ペーストタイプ	61.5	3.1	3.7	2.92	0.50	0.68	1.74	0.22	1.53	-	-	-	-	0	0	-	4	1	-	340	-	4	-	120	11	12	0	0
17121	2388	<調味料類> (みそ類) 辛子酢みそ	43.6	(2.1)	2.1	(2.03)	(0.27)	(0.68)	(1.08)	(0.22)	(0.86)	(0)	(0)	(0)	(0)	(0)	(0)	(0)	(3)	(0)	(0)	(190)	(0)	(2)	(0)	(59)	(9)	(8)	(2)	(0)
17122	2389	<調味料類> (みそ類) ごまみそ	42.7	(9.5)	9.9	(9.08)	(1.43)	(3.14)	(4.51)	(0.22)	(4.29)	(0)	(0)	(0)	(0)	(0)	(0)	(0)	(5)	(2)	(0)	(890)	(0)	(7)	(0)	(450)	(48)	(17)	(6)	(0)
17123	2390	<調味料類> (みそ類) 酢みそ	44.2	(1.5)	1.5	(1.44)	(0.25)	(0.26)	(0.93)	(0.15)	(0.78)	(0)	(0)	(0)	(0)	(0)	(0)	(0)	(3)	(0)	(0)	(180)	(0)	(2)	(0)	(52)	(4)	(5)	(0)	(0)
17124	2391	<調味料類> (みそ類) 練りみそ	29.9	(1.7)	1.7	(1.61)	(0.27)	(0.29)	(1.04)	(0.17)	(0.87)	(0)	(0)	(0)	(0)	(0)	(0)	(0)	(3)	(0)	(0)	(200)	(0)	(3)	(0)	(58)	(4)	(5)	(0)	(0)
17051	2392	<調味料類> (ルウ類) カレールウ	3.0	32.8	34.1	31.35	14.84	14.85	1.65	0.10	1.55	-	-	-	-	20	110	-	700	70	-	7900	-	230	-	5700	110	28	-	-
17052	2393	<調味料類> (ルウ類) ハヤシルウ	2.2	31.9	33.2	30.50	15.62	14.00	0.88	0.06	0.82	-	-	-	-	31	31	-	760	92	-	7700	-	310	-	6600	92	31	0	0
17125	2394	<調味料類> (その他) お茶漬けの素 さけ	2.9	(2.7)	3.7	(2.59)	(0.68)	(1.03)	(0.88)	(0.66)	(0.23)	(0)	(0)	(0)	(0)	(1)	(0)	(0)	(77)	(5)	(0)	(450)	(0)	(15)	(0)	(130)	(3)	(Tr)	(0)	(0)
17136	2395	<調味料類> (その他) キムチの素	58.2	0.8	1.0	0.73	0.18	0.13	0.42	0.08	0.34	-	-	-	-	Tr	4	-	23	1	-	120	-	3	-	20	3	2	2	0
17126	2397	<調味料類> (その他) 即席すまし汁	2.8	(0.5)	0.8	(0.52)	(0.16)	(0.06)	(0.30)	(0.14)	(0.16)	(0)	(0)	(0)	(0)	(2)	(0)	(0)	(4)	(2)	(0)	(130)	(0)	(3)	(0)	(16)	(2)	(1)	(0)	(0)
17127	2398	<調味料類> (その他) ふりかけ たまご	2.5	(19.7)	21.9	(18.80)	(4.75)	(7.72)	(6.33)	(0.28)	(6.04)	-	-	-	-	(2)	(Tr)	-	(48)	(9)	-	(3200)	-	(25)	-	(1400)	(67)	(2)	(1)	(0)
17055	2401	<香辛料類> オールスパイス 粉	9.2	(3.7)	5.6	(3.59)	(1.64)	(0.43)	(1.52)	(0.05)	(1.48)	(0)	(0)	-	(0)	(0)	(0)	-	(13)	-	-	(320)	-	-	-	(1300)	-	-	-	-
17056	2402	<香辛料類> オニオンパウダー	5.0	(0.8)	1.1	(0.77)	(0.23)	(0.21)	(0.33)	(0.02)	(0.31)	(0)	(0)	-	(0)	(0)	(0)	(0)	(0)	(0)	-	(120)	-	(0)	-	(24)	(38)	(55)	(0)	-
17057	2403	<香辛料類> からし 粉	4.9	(14.2)	14.3	(13.65)	(0.78)	(8.89)	(3.98)	(1.50)	(2.44)	(0)	(0)	-	(0)	(0)	(0)	(0)	(0)	(0)	-	(390)	-	(0)	-	(180)	(110)	(69)	(41)	-
17058	2404	<香辛料類> からし 練り	31.7	(14.4)	14.5	(13.84)	(0.80)	(9.01)	(4.04)	(1.52)	(2.47)	(0)	(0)	-	(0)	(0)	(0)	(0)	(0)	(0)	-	(390)	-	(0)	-	(180)	(110)	(70)	(42)	-
17059	2405	<香辛料類> からし 練りマスタード	65.7	(10.5)	10.6	(10.12)	(0.58)	(6.59)	(2.95)	(1.11)	(1.80)	(0)	(0)	-	(0)	(0)	(0)	(0)	(0)	(0)	-	(290)	-	(0)	-	(130)	(80)	(51)	(31)	-
17060	2406	<香辛料類> からし 粒入りマスタード	57.2	(15.9)	16.0	(15.27)	(0.88)	(9.94)	(4.45)	(1.67)	(2.72)	(0)	(0)	-	(0)	(0)	(0)	(0)	(0)	(0)	-	(430)	-	(0)	-	(200)	(120)	(77)	(46)	-
17061	2407	<香辛料類> カレー粉	5.7	11.6	12.2	11.12	1.28	6.44	3.40	0.24	3.16	-	-	-	-	170	11	-	180	11	-	750	-	11	-	130	22	0	0	0
17062	2408	<香辛料類> クローブ 粉	7.5	(9.8)	13.6	(9.36)	(4.13)	(1.46)	(3.77)	(0.81)	(2.87)	(0)	(9)	-	(27)	(140)	(37)	-	(280)	(19)	-	(1900)	-	(46)	-	(710)	(200)	(180)	(510)	-
17063	2409	<香辛料類> こしょう 黒 粉	12.7	(5.5)	6.0	(5.76)	(2.56)	(1.36)	(1.84)	(0.28)	(1.56)	(0)	(22)	-	(190)	(66)	(170)	(0)	(55)	(0)	-	(980)	-	(0)	-	(600)	(0)	(0)	(0)	-
17064	2410	<香辛料類> こしょう 白 粉	12.3	(5.9)	6.4	(6.14)	(2.73)	(1.45)	(1.96)	(0.30)	(1.66)	(0)	(24)	-	(200)	(71)	(180)	(0)	(59)	(0)	-	(1000)	-	(0)	-	(640)	(0)	(0)	(0)	-
17065	2411	<香辛料類> こしょう 混合 粉	12.5	(5.7)	6.2	(5.95)	(2.65)	(1.41)	(1.90)	(0.29)	(1.61)	(0)	(23)	-	(190)	(68)	(180)	(0)	(57)	(0)	-	(1000)	-	(0)	-	(620)	(0)	(0)	(0)	-
17067	2413	<香辛料類> シナモン 粉	9.4	(1.9)	3.5	(1.86)	(0.97)	(0.69)	(0.19)	(0.03)	(0.12)	(0)	(0)	-	(0)	(8)	(17)	(0)	(25)	(0)	-	(290)	-	(380)	-	(230)	(0)	(0)	(0)	-
17069	2415	<香辛料類> しょうが おろし	88.2	(0.4)	0.6	(0.41)	(0.16)	(0.12)	(0.12)	(0.03)	(0.10)	(0)	(0)	-	(6)	(0)	(31)	-	(14)	-	-	(96)	-	-	-	(14)	-	-	-	
17070	2416	<香辛料類> セージ 粉	9.2	(8.8)	10.1	(8.44)	(5.57)	(1.48)	(1.39)	(0.97)	(0.42)	(0)	(0)	-	(560)	(600)	(240)	-	(570)	-	-	(2500)	-	-	-	(990)	-	-	-	
17071	2417	<香辛料類> タイム 粉	9.8	(3.2)	5.2	(3.07)	(1.91)	(0.33)	(0.83)	(0.48)	(0.35)	(0)	(0)	-	(170)	(84)	(160)	-	(100)	-	-	(1200)	-	-	-	(200)	-	-	-	

	可食部100 g当たり																												
	脂肪酸																												備考
	一価不飽和								多価不飽和																			未同定物質	
1	16:1 パルミトレイン酸	17:1 ヘプタデセン酸	18:1 計	18:1 n-9 オレイン酸	18:1 n-7 シス-バクセン酸	20:1 イコセン酸	22:1 ドコセン酸	24:1 テトラコセン酸	16:2 ヘキサデカジエン酸	16:3 ヘキサデカトリエン酸	16:4 ヘキサデカテトラエン酸	18:2 n-6 リノール酸	18:3 n-3 α-リノレン酸	18:3 n-6 γ-リノレン酸	18:4 n-3 オクタデカテトラエン酸	20:2 n-6 イコサジエン酸	20:3 n-3 イコサトリエン酸	20:3 n-6 イコサトリエン酸	20:4 n-3 イコサテトラエン酸	20:4 n-6 アラキドン酸	20:5 n-3 イコサペンタエン酸	21:5 n-3 ヘンイコサペンタエン酸	22:2 ドコサジエン酸	22:4 n-6 ドコサテトラエン酸	22:5 n-3 ドコサペンタエン酸	22:5 n-6 ドコサペンタエン酸	22:6 n-3 ドコサヘキサエン酸		
	F16D1	F17D1	F18D1	F18D1CN9	F18D1CN7	F20D1	F22D1	F24D1	F16D2	F16D3	F16D4	F18D2N6	F18D3N3	F18D3N6	F18D4N3	F20D2N6	F20D3N3	F20D3N6	F20D4N3	F20D4N6	F20D5N3	F21D5N3	F22D2	F22D4N6	F22D5N3	F22D5N6	F22D6N3	FAUN	
	(……mg……)																												
0)	(20)	(Tr)	(5700)	-	-	(81)	(8)	(9)	(0)	(0)	(0)	(5100)	(800)	(0)	(0)	(Tr)	-	(0)	(0)	(0)	(Tr)	(0)	(0)	(0)	(0)	(0)	(1)	(0)	オイル入り 原材料配合割合から推計
0)	(58)	(1)	(15000)	-	-	(230)	(24)	(26)	(Tr)	(0)	(0)	(13000)	(2400)	(0)	(0)	(Tr)	(0)	(Tr)	(0)	(3)	(0)	(2)	(0)	(Tr)	(Tr)	(1)	(1)	(8)	クリームタイプ 原材料配合割合から推計
0)	(61)	(Tr)	(16000)	-	-	(260)	(27)	(29)	(0)	(0)	(0)	(13000)	(2700)	(0)	(0)	(Tr)	(0)	(Tr)	(0)	(3)	(0)	(0)	(0)	(Tr)	(Tr)	(1)	(1)	(3)	原材料配合割合から推計
-	2	0	510	-	-	6	0	-	-	-	-	1500	300	-	-	0	-	0	0	-	-	-	-	-	-	-	0	-	別名：西京みそ、関西白みそ等
-	6	0	1100	-	-	11	0	-	-	-	-	3000	580	-	-	0	-	0	0	-	-	-	-	-	-	-	0	-	別名：信州みそ等
-	6	0	1000	-	-	11	0	-	-	-	-	2700	540	-	-	0	-	0	0	-	-	-	-	-	-	-	0	-	
0	6	3	1100	1100	58	9	2	1	1	0	0	2300	290	0	0	2	-	0	0	1	1	0	0	0	0	1	8	36	
-	5	0	720	-	-	11	0	-	-	-	-	2100	380	-	-	0	-	0	0	-	-	-	-	-	-	-	0	-	別名：田舎みそ
-	9	0	1800	-	-	18	0	-	-	-	-	5300	990	-	-	0	-	0	0	-	-	-	-	-	-	-	0	-	別名：東海豆みそ、名古屋みそ、八丁みそ
0)	(6)	(3)	(1200)	(1200)	-	(9)	(0)	(0)	(0)	(0)	(0)	(2900)	(450)	(0)	(0)	(2)	-	(0)	(0)	(0)	(0)	(0)	(0)	(0)	(0)	(0)	(6)	-	
0)	(9)	(1)	(960)	(960)	-	(10)	(0)	(1)	(Tr)	(0)	(0)	(2600)	(500)	(0)	(1)	(Tr)	-	(Tr)	(Tr)	(3)	(5)	(Tr)	(0)	(Tr)	(1)	(3)	(31)	-	原材料配合割合から推計
0	0	0	1300	-	-	16	8	0	0	0	0	3800	730	0	1	4	-	0	0	0	0	0	0	0	0	0	0	-	別名：インスタントみそ汁
0	0	0	670	-	-	7	2	0	0	0	0	1500	220	0	1	2	-	0	0	0	0	0	0	0	0	0	0	-	別名：インスタントみそ汁
0)	(2)	(0)	(410)	(0)	(0)	(80)	(180)	(12)	(0)	(0)	(0)	(860)	(220)	(0)	(0)	(5)	(0)	(0)	(0)	(0)	(0)	(0)	(0)	(0)	(0)	(0)	(0)	(0)	原材料配合割合から推計
0)	(10)	(2)	(3100)	(2700)	(60)	(16)	(0)	(0)	(1)	(0)	(0)	(4300)	(220)	(0)	(0)	(0)	(0)	(0)	(0)	(0)	(0)	(3)	(0)	(0)	(0)	(0)	(0)	(12)	原材料配合割合から推計
0)	(1)	(0)	(260)	(0)	(0)	(3)	(0)	(0)	(0)	(0)	(0)	(780)	(150)	(0)	(0)	(0)	(0)	(0)	(0)	(0)	(0)	(0)	(0)	(0)	(0)	(0)	(0)	(0)	原材料配合割合から推計
0)	(1)	(0)	(290)	(0)	(0)	(3)	(0)	(0)	(0)	(0)	(0)	(870)	(170)	(0)	(0)	(0)	(0)	(0)	(0)	(0)	(0)	(0)	(0)	(0)	(0)	(0)	(0)	(0)	原材料配合割合から推計
-	720	140	14000	-	-	210	0	-	-	-	-	1600	100	-	-	0	-	0	0	-	-	-	-	-	-	-	0	220	
0	820	180	13000	-	-	180	31	0	0	0	0	820	61	0	0	0	-	0	0	0	0	0	0	0	0	0	0	-	
0)	(130)	(16)	(660)	(220)	(10)	(110)	(89)	(18)	(Tr)	(0)	(0)	(180)	(52)	(Tr)	(13)	(4)	(0)	(5)	(16)	(30)	(200)	(Tr)	(0)	(1)	(64)	(5)	(310)	(27)	原材料配合割合から推計
0	10	1	100	88	15	8	4	1	1	0	Tr	330	33	0	5	1	-	Tr	1	2	19	1	0	0	2	0	23	12	
)	(9)	(1)	(45)	(0)	(0)	(6)	(1)	(1)	(Tr)	(0)	(0)	(140)	(19)	(0)	(1)	(2)	(0)	(3)	(2)	(9)	(80)	(Tr)	(0)	(Tr)	(2)	(3)	(40)	(5)	原材料配合割合から推計
)	(300)	(18)	(7300)	-	-	(59)	(9)	(4)	(1)	(Tr)	(Tr)	(5800)	(77)	(11)	(5)	(16)	(0)	(21)	(2)	(190)	(88)	(1)	(0)	(Tr)	(11)	(54)	(98)	-	原材料配合割合から推計
-	(0)	-	(430)	-	-	(0)	(0)	-	-	-	-	(1500)	(45)	-	(0)	-	-	-	-	(0)	(0)	-	-	-	(0)	-	(0)	-	米国成分表から推計
)	(0)	(0)	(210)	-	-	(0)	(0)	(0)	-	-	-	(270)	(16)	(0)	(0)	(0)	-	(0)	-	(44)	(0)	-	-	-	(0)	-	(0)	-	米国成分表から推計
)	(24)	(0)	(3300)	-	-	(1600)	(3700)	(250)	-	-	-	(2300)	(1500)	(0)	(0)	(99)	-	-	-	(0)	(0)	-	-	-	(0)	-	(0)	-	和がらし及び洋がらしを含む 米国成分表から推計
)	(25)	(0)	(3400)	-	-	(1600)	(3700)	(260)	-	-	-	(2400)	(1500)	(0)	(0)	(100)	-	-	-	(0)	(0)	-	-	-	(0)	-	(0)	-	和風及び洋風を含む 米国成分表から推計
)	(18)	(0)	(2500)	-	-	(1200)	(2700)	(190)	-	-	-	(1700)	(1100)	(0)	(0)	(73)	-	-	-	(0)	(0)	-	-	-	(0)	-	(0)	-	別名：フレンチマスタード 米国成分表から推計
)	(27)	(0)	(3700)	-	-	(1800)	(4100)	(280)	-	-	-	(2600)	(1700)	(0)	(0)	(110)	-	-	-	(0)	(0)	-	-	-	(0)	-	(0)	-	別名：あらびきマスタード 米国成分表から推計
0	33	11	6300	-	-	33	22	0	0	0	0	3200	240	0	0	0	-	0	0	0	0	0	0	0	0	0	0	-	
-	(27)	-	(1000)	-	-	(380)	(19)	(0)	-	-	-	(2700)	(610)	-	(0)	(18)	-	(8)	-	(110)	(8)	-	-	(61)	(190)	-	(0)	-	別名：ちょうじ 米国成分表から推計 C18:2CLAs (61) mg
0)	(140)	(0)	(1200)	-	-	(0)	(0)	(0)	-	-	-	(1300)	(280)	(0)	(0)	(0)	-	(280)	-	(0)	(0)	-	-	-	(0)	-	(0)	-	別名：ブラックペッパー 米国成分表から推計
)	(150)	(0)	(1300)	-	-	(0)	(0)	(0)	-	-	-	(1400)	(300)	(0)	(0)	(0)	-	(300)	-	(0)	(0)	-	-	-	(0)	-	(0)	-	別名：ホワイトペッパー 米国成分表から推計
0)	(150)	(0)	(1200)	-	-	(0)	(0)	(0)	-	-	-	(1300)	(290)	(0)	(0)	(0)	-	(290)	-	(0)	(0)	-	-	-	(0)	-	(0)	-	米国成分表から推計
)	(3)	(0)	(690)	-	-	(0)	(0)	(0)	-	-	-	(120)	(31)	(0)	(0)	(0)	-	(0)	-	(0)	(0)	-	-	-	(0)	-	(0)	-	別名：にっけい、にっき 米国成分表から推計
-	(17)	-	(95)	-	-	(6)	(0)	-	-	-	-	(96)	(27)	-	(0)	-	-	-	-	(0)	(0)	-	-	-	(0)	-	(0)	-	試料：チューブ入り 米国成分表から推計
-	(95)	-	(1400)	-	-	(0)	(0)	-	-	-	-	(420)	(970)	-	(0)	-	-	-	-	(0)	(0)	-	-	-	(0)	-	(0)	-	米国成分表から推計
-	(0)	-	(330)	-	-	(0)	(0)	-	-	-	-	(350)	(480)	-	(0)	-	-	-	-	(0)	(0)	-	-	-	(0)	-	(0)	-	米国成分表から推計

17 調味料及び香辛料類

食品番号	索引番号	食品名	水分	脂肪酸のトリアシルグリセロール当量	脂質	脂肪酸 総量	飽和	一価不飽和	多価不飽和	n-3系 多価不飽和	n-6系 多価不飽和	4:0 酪酸	6:0 ヘキサン酸	7:0 ヘプタン酸	8:0 オクタン酸	10:0 デカン酸	12:0 ラウリン酸	13:0 トリデカン酸	14:0 ミリスチン酸	15:0 ペンタデカン酸	15:0 ant ペンタデカン酸	16:0 パルミチン酸	16:0 iso パルミチン酸	17:0 ヘプタデカン酸	17:0 ant ヘプタデカン酸	18:0 ステアリン酸	20:0 アラキジン酸	22:0 ベヘン酸	24:0 リグノセリン酸	10:1 デセン酸
			可食部 100 g 当たり																											
		成分識別子	WATER	FATNLEA	FAT-	FACID	FASAT	FAMS	FAPU	FAPUN3	FAPUN6	F4D0	F6D0	F7D0	F8D0	F10D0	F12D0	F13D0	F14D0	F15D0	F15D0AI	F16D0	F16D0I	F17D0	F17D0AI	F18D0	F20D0	F22D0	F24D0	F10D1
		単位	g									mg																		
17072	2418	<香辛料類> チリパウダー	3.8	(8.2)	8.2	(7.85)	(1.41)	(1.84)	(4.60)	(0.30)	(4.30)	(0)	(7)	-	(0)	(7)	(47)	(16)	(110)	(0)	-	(930)	-	(8)	-	(230)	(32)	(32)	(0)	-
17073	2419	<香辛料類> とうがらし 粉	1.7	(8.3)	9.7	(8.08)	(1.83)	(1.54)	(4.70)	(0.37)	(4.33)	(0)	(0)	-	(0)	(17)	(17)	-	(51)	-	-	(1300)	-	-	-	(280)	-	-	-	-
17074	2420	<香辛料類> ナツメグ 粉	6.3	(30.6)	38.5	(29.81)	(11.31)	(13.28)	(5.22)	(0.10)	(5.12)	(0)	(0)	-	(0)	(0)	(0)	-	(1100)	-	-	(9100)	-	-	-	(510)	-	-	-	-
17075	2421	<香辛料類> にんにく ガーリックパウダー 食塩無添加	3.5	0.4	0.8	0.37	0.10	0.04	0.22	0.02	0.20	-	-	-	-	0	Tr	-	1	1	-	81	-	1	-	11	2	5	2	[illegible]
17076	2423	<香辛料類> にんにく おろし	52.1	(0.3)	0.5	(0.24)	(0.07)	(0.02)	(0.16)	(0.02)	(0.14)	-	-	-	-	(0)	(Tr)	-	(Tr)	(1)	-	(59)	-	(1)	-	(2)	(2)	(3)	-	-
17077	2424	<香辛料類> バジル 粉	10.9	(2.2)	2.2	(2.10)	(1.17)	(0.67)	(0.27)	(0.16)	(0.11)	(0)	(0)	-	(0)	(0)	(0)	(0)	(25)	(0)	-	(560)	-	(0)	-	(580)	(0)	(0)	(0)	-
17078	2425	<香辛料類> パセリ 乾	5.0	(2.2)	2.2	(2.11)	(0.55)	(0.31)	(1.25)	(0.75)	(0.51)	(0)	(0)	-	(0)	(0)	(0)	(0)	(0)	(0)	-	(490)	-	(0)	-	(23)	(2)	(11)	(25)	-
17079	2426	<香辛料類> パプリカ 粉	10.0	(10.9)	11.6	(10.44)	(1.93)	(1.53)	(6.99)	(0.41)	(6.58)	(0)	(0)	-	(0)	(0)	(61)	(0)	(150)	(0)	-	(1300)	-	(0)	-	(300)	(42)	(42)	(0)	-
17082	2429	<その他> 酵母 パン酵母 圧搾	68.1	1.1	1.5	1.05	0.19	0.84	0.01	Tr	0.01	-	-	-	-	4	1	-	3	4	-	110	-	12	-	57	0	0	0	[illegible]
17083	2430	<その他> 酵母 パン酵母 乾燥	8.7	4.7	6.8	4.53	0.79	3.71	0.04	0.01	0.03	-	-	-	-	0	0	-	12	10	-	470	-	15	-	270	0	0	0	[illegible]
17084	2431	<その他> ベーキングパウダー	4.5	(0.6)	1.2	(0.60)	(0.22)	(0.02)	(0.36)	(0.09)	(0.27)	(0)	(0)	-	(0)	(6)	(27)	-	(6)	-	-	(140)	-	-	-	(27)	-	-	-	-

可食部100 g当たり																													備考
脂肪酸																												未同定物質	
一価不飽和									多価不飽和																				
15:1	16:1	17:1	18:1	18:1 n-9	18:1 n-7	20:1	22:1	24:1	16:2	16:3	16:4	18:2 n-6	18:3 n-3	18:3 n-6	18:4 n-3	20:2 n-6	20:3 n-3	20:3 n-6	20:4 n-3	20:4 n-6	20:5 n-3	21:5 n-3	22:2	22:4 n-6	22:5 n-3	22:5 n-6	22:6 n-3		
ペンタデセン酸	パルミトレイン酸	ヘプタデセン酸	計	オレイン酸	シス-バクセン酸	イコセン酸	ドコセン酸	テトラコセン酸	ヘキサデカジエン酸	ヘキサデカトリエン酸	ヘキサデカテトラエン酸	リノール酸	α-リノレン酸	γ-リノレン酸	オクタデカテトラエン酸	イコサジエン酸	イコサトリエン酸	イコサトリエン酸	イコサテトラエン酸	アラキドン酸	イコサペンタエン酸	ヘンイコサペンタエン酸	ドコサジエン酸	ドコサテトラエン酸	ドコサペンタエン酸	ドコサペンタエン酸	ドコサヘキサエン酸		
F15D1	F16D1	F17D1	F18D1	F18D1CN9	F18D1CN7	F20D1	F22D1	F24D1	F16D2	F16D3	F16D4	F18D2N6	F18D3N3	F18D3N6	F18D4N3	F20D2N6	F20D3N3	F20D3N6	F20D4N3	F20D4N6	F20D5N3	F21D5N3	F22D2	F22D4N6	F22D5N3	F22D5N6	F22D6N3	FAUN	
(………mg………)																													
(0)	(47)	(0)	(1800)	-	-	(8)	(0)	(0)	-	-	-	(4300)	(300)	(8)	(0)	(0)	-	(0)	-	(0)	(0)	-	-	-	(0)	-	(0)	-	米国成分表から推計
-	(130)	-	(1400)	-	-	(0)	(0)	-	-	-	-	(4300)	(370)	-	(0)	-	-	-	-	(0)	(0)	-	-	-	(0)	-	(0)	-	別名：一味唐辛子 米国成分表から推計
-	(690)	-	(13000)	-	-	(0)	(0)	-	-	-	-	(5100)	(95)	-	(0)	-	-	-	-	(0)	(0)	-	-	-	(0)	-	(0)	-	別名：にくずく 米国成分表から推計
0	1	Tr	38	-	-	1	3	0	0	Tr	Tr	200	21	0	0	1	-	0	0	0	Tr	0	0	0	0	0	0	-	
-	(2)	(1)	(12)	-	-	(1)	(Tr)	-	-	(0)	-	(140)	(17)	-	-	(0)	(0)	(0)	-	(0)	(0)	-	-	-	-	-	-	(2)	試料：チューブ入り 06223にんにく生から推計
(0)	(92)	(0)	(580)	-	-	(0)	(0)	(0)	-	-	-	(110)	(160)	(2)	(0)	(0)	-	(0)	-	(0)	(0)	-	-	-	(0)	-	(0)	-	別名：めぼうき、バジリコ 米国成分表から推計
(0)	(0)	(0)	(310)	-	-	(0)	(0)	(0)	-	-	-	(500)	(750)	(6)	(0)	(0)	(0)	(0)	-	(0)	(0)	-	-	(0)	(0)	-	(0)	-	米国成分表から推計
(0)	(62)	(0)	(1400)	-	-	(21)	(0)	(0)	-	-	-	(6600)	(410)	(0)	(0)	(0)	-	(0)	-	(0)	(0)	-	-	-	(0)	-	(0)	-	米国成分表から推計
0	410	22	410	-	-	2	0	0	0	0	0	12	2	0	0	0	-	0	0	0	0	0	0	0	0	0	0	-	別名：イースト
0	1700	35	2000	-	-	4	0	0	0	0	0	33	7	0	0	0	-	0	0	0	0	0	0	0	0	0	0	-	別名：ドライイースト
-	(6)	-	(9)	-	-	(0)	(0)	-	-	-	-	(270)	(87)	-	(0)	-	-	-	-	(0)	(0)	-	-	-	(0)	-	(0)	-	米国成分表から推計

18 調理済み流通食品類

食品番号	索引番号	食品名	水分	脂肪酸のトリアシルグリセロール当量	脂質	脂肪酸 総量	飽和	一価不飽和	多価不飽和	n-3系 多価不飽和	n-6系 多価不飽和	4:0 酪酸	6:0 ヘキサン酸	7:0 ヘプタン酸	8:0 オクタン酸	10:0 デカン酸	12:0 ラウリン酸	13:0 トリデカン酸	14:0 ミリスチン酸	15:0 ペンタデカン酸	15:0 ant ペンタデカン酸	16:0 パルミチン酸	16:0 iso パルミチン酸	17:0 ヘプタデカン酸	17:0 ant ヘプタデカン酸	18:0 ステアリン酸	20:0 アラキジン酸	22:0 ベヘン酸	24:0 リグノセリン酸	10:1 デセン酸
		成分識別子	WATER	FATNLEA	FAT-	FACID	FASAT	FAMS	FAPU	FAPUN3	FAPUN6	F4D0	F6D0	F7D0	F8D0	F10D0	F12D0	F13D0	F14D0	F15D0	F15D0AI	F16D0	F16D0I	F17D0	F17D0AI	F18D0	F20D0	F22D0	F24D0	F10D1
		単位	(g)									(mg)																		
18023	2447	和風料理　その他　松前漬け　しょうゆ漬	51.2	0.9	1.4	0.85	0.28	0.11	0.46	0.43	0.03	-	-	-	-	0	Tr	-	18	3	-	200	-	6	-	45	1	1	0	0
18015	2456	洋風料理　素揚げ類　ミートボール	62.1	11.4	12.5	10.90	3.23	5.33	2.35	0.29	2.05	-	-	-	-	2	7	-	120	13	-	2100	-	34	-	900	27	3	-	-
18007	2470	洋風料理　フライ用冷凍食品　コロッケ　ポテトコロッケ　冷凍	63.5	3.5	4.9	3.36	0.94	1.22	1.19	0.17	1.02	-	-	-	-	Tr	3	-	71	7	-	590	-	15	-	240	14	-	-	-
18002	2475	中国料理　点心類　ぎょうざ	57.8	10.8	11.3	9.52	3.09	4.43	2.00	0.09	1.91	-	-	-	-	3	5	-	100	5	-	2000	-	30	-	920	33	-	-	-
18012	2476	中国料理　点心類　しゅうまい	60.2	8.7	9.2	8.30	2.86	4.05	1.39	0.09	1.30	-	-	-	-	4	7	-	110	6	-	1800	-	31	-	840	18	-	-	-

可食部100 g当たり

可食部 100 g 当たり																													
脂肪酸																													備考
一価不飽和									多価不飽和																			未同定物質	
15:1	16:1	17:1	18:1	18:1 n-9	18:1 n-7	20:1	22:1	24:1	16:2	16:3	16:4	18:2 n-6	18:3 n-3	18:3 n-6	18:4 n-3	20:2 n-6	20:3 n-3	20:3 n-6	20:4 n-3	20:4 n-6	20:5 n-3	21:5 n-3	22:2	22:4 n-6	22:5 n-3	22:5 n-6	22:6 n-3		
ペンタデセン酸	パルミトレイン酸	ヘプタデセン酸	計	オレイン酸	シス-バクセン酸	イコセン酸	ドコセン酸	テトラコセン酸	ヘキサデカジエン酸	ヘキサデカトリエン酸	ヘキサデカテトラエン酸	リノール酸	α-リノレン酸	γ-リノレン酸	オクタデカテトラエン酸	イコサジエン酸	イコサトリエン酸	イコサトリエン酸	イコサテトラエン酸	アラキドン酸	イコサペンタエン酸	ヘンイコサペンタエン酸	ドコサジエン酸	ドコサテトラエン酸	ドコサペンタエン酸	ドコサペンタエン酸	ドコサヘキサエン酸		
F15D1	F16D1	F17D1	F18D1	F18D1CN9	F18D1CN7	F20D1	F22D1	F24D1	F16D2	F16D3	F16D4	F18D2N6	F18D3N3	F18D3N6	F18D4N3	F20D2N6	F20D3N3	F20D3N6	F20D4N3	F20D4N6	F20D5N3	F21D5N3	F22D2	F22D4N6	F22D5N3	F22D5N6	F22D6N3	FAUN	
(………mg………)																													
0	12	1	56	36	20	32	7	4	0	0	0	7	2	0	3	1	-	0	2	15	120	2	0	0	5	2	300	29	液汁を除いたもの するめ、昆布、かずのこ等を含む
-	380	19	4800	-	-	93	5	-	-	-	-	2000	290	-	-	25	-	3	-	27	-	-	-	-	-	-	-	69	別名：肉団子
-	83	4	990	-	-	96	47	-	-	-	-	1000	170	-	-	17	-	5	-	-	-	-	-	-	-	-	-	71	フライ前の食品を冷凍したもの
-	280	11	4100	-	-	80	-	-	-	-	-	1900	92	-	-	25	-	1	-	20	-	-	-	-	-	-	-	57	
-	290	22	3600	-	-	85	-	-	-	-	-	1200	88	-	-	37	-	6	-	26	-	-	-	-	-	-	-	54	

第 **2** 表　脂肪酸総量 100 g 当たりの脂肪酸成分表（脂肪酸組成表）

1 穀類

食品番号	索引番号	食品名	脂肪酸総量100g当たり																								
								飽和																		一価不飽和	
			飽和	一価不飽和	多価不飽和	n-3系 多価不飽和	n-6系 多価不飽和	4:0 酪酸	6:0 ヘキサン酸	7:0 ヘプタン酸	8:0 オクタン酸	10:0 デカン酸	12:0 ラウリン酸	13:0 トリデカン酸	14:0 ミリスチン酸	15:0 ペンタデカン酸	15:0 ant ペンタデカン酸	16:0 パルミチン酸	16:0 iso パルミチン酸	17:0 ヘプタデカン酸	17:0 ant ヘプタデカン酸	18:0 ステアリン酸	20:0 アラキジン酸	22:0 ベヘン酸	24:0 リグノセリン酸	10:1 デセン酸	14:1 ミリストレイン酸
		成分識別子	FASATF	FAMSF	FAPUF	FAPUN3F	FAPUN6F	F4D0F	F6D0F	F7D0F	F8D0F	F10D0F	F12D0F	F13D0F	F14D0F	F15D0F	F15D0AIF	F16D0F	F16D0IF	F17D0F	F17D0AIF	F18D0F	F20D0F	F22D0F	F24D0F	F10D1F	F14D1F
		単位	(………g………)					(………g………)																			
01001	1	アマランサス　玄穀	24.8	31.0	44.2	0.8	43.4	-	-	-	-	0	0	-	0.2	0.1	-	19.9	-	0.1	-	3.2	0.7	0.3	0.3	0	0
01002	2	あわ　精白粒	16.9	13.2	69.9	3.1	66.8	-	-	-	-	0	0	-	Tr	0.1	-	10.4	-	0.1	-	4.0	1.3	0.6	0.3	0	0
01005	5	おおむぎ　七分つき押麦	34.4	11.7	53.9	3.2	50.7	-	-	-	-	0	Tr	-	0.5	0.1	-	31.6	-	0.1	-	1.5	0.1	0.4	0.1	-	0
01006	6	おおむぎ　押麦　乾	36.7	10.7	52.6	2.8	49.8	-	-	-	-	0	Tr	-	0.5	0.1	-	33.4	-	0.1	-	1.9	0.2	0.2	0.2	0	0
01170	7	おおむぎ　押麦　めし	37.6	10.4	52.0	2.7	49.3	-	-	-	-	0	Tr	-	0.5	0.1	-	34.1	-	0.1	-	2.0	0.2	0.2	0.2	0	0
01167	12	キヌア　玄穀	12.6	29.5	57.9	7.1	50.8	-	-	-	-	0	0	-	0.2	0.1	-	10.2	-	0.1	-	0.6	0.5	0.7	0.3	0	0
01011	13	きび　精白粒	15.8	20.2	64.0	1.4	62.6	-	-	-	-	0	0	-	0.1	0.1	-	12.5	-	0.1	-	1.7	0.6	0.4	0.3	0	0
01012	14	こむぎ　［玄穀］　国産　普通	22.9	14.4	62.6	4.1	58.5	-	-	-	-	0	Tr	-	0.2	0.1	-	21.2	-	0.2	-	1.1	0.1	0	0	0	0
01013	15	こむぎ　［玄穀］　輸入　軟質	22.9	14.4	62.6	4.1	58.5	-	-	-	-	0	Tr	-	0.2	0.1	-	21.2	-	0.2	-	1.1	0.1	0	0	0	0
01014	16	こむぎ　［玄穀］　輸入　硬質	22.9	14.4	62.6	4.1	58.5	-	-	-	-	0	Tr	-	0.2	0.1	-	21.2	-	0.2	-	1.1	0.1	0	0	0	0
01015	17	こむぎ　［小麦粉］　薄力粉　1等	27.8	10.8	61.5	3.1	58.3	-	-	-	-	0	0	-	0.2	0.1	-	26.1	-	0.1	-	1.2	0.1	0	0	0	0
01018	19	こむぎ　［小麦粉］　中力粉　1等	27.8	10.8	61.5	3.1	58.3	-	-	-	-	0	0	-	0.2	0.1	-	26.1	-	0.1	-	1.2	0.1	0	0	0	0
01020	21	こむぎ　［小麦粉］　強力粉　1等	27.8	10.8	61.5	3.1	58.3	-	-	-	-	0	0	-	0.2	0.1	-	26.1	-	0.1	-	1.2	0.1	0	0	0	0
01146	24	こむぎ　［小麦粉］　プレミックス粉　お好み焼き用	25.3	19.0	55.7	4.5	51.2	-	-	-	-	0.1	0	-	0.3	0.2	-	21.2	-	0.2	-	2.7	0.2	0.3	0.2	0	0
01147	26	こむぎ　［小麦粉］　プレミックス粉　から揚げ用	34.7	16.2	49.1	2.7	46.4	-	-	-	-	0.1	0.1	-	0.3	0.1	-	25.2	-	0.2	-	7.8	0.3	0.3	0.3	0	0
01025	27	こむぎ　［小麦粉］　プレミックス粉　天ぷら用	30.8	13.2	56.0	2.8	53.1	-	-	-	-	0	0	-	0.2	0.1	-	26.6	-	0.2	-	3.1	0.1	0.2	0.2	0	0
01026	30	こむぎ　［パン類］　角形食パン　食パン	42.2	34.8	23.0	1.5	21.5	-	-	-	-	0.6	1.6	-	2.6	0.3	-	30.4	-	0.2	-	5.9	0.4	0.1	0.1	Tr	0.1
01174	31	こむぎ　［パン類］　角形食パン　焼き	42.4	34.4	23.2	1.4	21.8	-	-	-	-	0.6	1.6	-	2.6	0.2	-	30.6	-	0.2	-	5.9	0.4	0.1	0.1	Tr	0.1
01175	32	こむぎ　［パン類］　角形食パン　耳を除いたもの	42.4	34.7	22.9	1.4	21.5	-	-	-	-	0.6	1.7	-	2.6	0.3	-	30.6	-	0.2	-	5.9	0.4	0.1	0.1	Tr	0.1
01034	43	こむぎ　［パン類］　ロールパン	49.4	35.1	15.5	1.5	14.0	0.9	0.6	0	0.7	0.9	2.7	0	3.9	0.3	0.1	31.3	0.1	0.3	0.1	6.7	0.3	0.3	0.1	0.1	0.2
01037	48	こむぎ　［パン類］　ナン	17.7	48.7	33.6	6.3	27.3	-	-	-	-	0	0.1	-	0.2	0.1	-	13.2	-	0.1	-	3.1	0.4	0.3	0.2	0	0
01148	49	こむぎ　［パン類］　ベーグル	38.7	26.4	34.8	2.2	32.6	-	-	-	-	1.0	1.0	-	3.2	0.4	-	27.0	-	0	-	5.7	0.2	0.1	0.2	0.1	0.3
01045	57	こむぎ　［うどん・そうめん類］　手延そうめん・手延ひやむぎ　乾	27.7	16.9	55.5	1.9	53.5	-	-	-	-	0	Tr	-	0.3	0.1	-	24.3	-	0.2	-	2.1	0.2	0.2	0.2	0	0
01056	70	こむぎ　［即席めん類］　即席中華めん　油揚げ味付け	46.9	38.7	14.4	0.4	14.1	-	-	-	-	0	0.2	-	1.0	0.1	-	40.4	-	0.2	-	4.5	0.4	0.1	0.1	0	0
01057	71	こむぎ　［即席めん類］　即席中華めん　油揚げ　乾　（添付調味料等を含むもの）	47.5	40.2	12.3	0.5	11.8	-	-	-	-	Tr	0.2	-	1.1	0.1	-	39.4	-	0.1	-	6.3	0.3	Tr	Tr	0	Tr
01189	73	こむぎ　［即席めん類］　即席中華めん　油揚げ　ゆで　（添付調味料等を含まないもの）	47.2	40.7	12.2	0.4	11.8	-	-	-	-	Tr	0.2	-	1.2	0.1	-	38.0	-	0.2	-	7.1	0.4	0.1	0	0	0.1
01144	74	こむぎ　［即席めん類］　即席中華めん　油揚げ　乾　（添付調味料等を含まないもの）	47.3	40.5	12.2	0.4	11.7	-	-	-	-	Tr	0.2	-	1.2	0.1	-	38.2	-	0.2	-	6.9	0.4	0.1	0.1	0	0.1
01058	75	こむぎ　［即席めん類］　即席中華めん　非油揚げ　乾　（添付調味料等を含むもの）	27.0	39.9	33.1	2.1	31.0	-	-	-	-	0	0	-	0.7	Tr	-	19.1	-	0.2	-	6.4	0.4	0.1	0.1	0	0.1
01190	77	こむぎ　［即席めん類］　即席中華めん　非油揚げ　ゆで　（添付調味料等を含まないもの）	50.8	10.1	39.1	2.0	37.0	-	-	-	-	0	0.1	-	0.5	0.1	-	31.6	-	0.2	-	17.5	0.4	0.2	0.2	-	0
01145	78	こむぎ　［即席めん類］　即席中華めん　非油揚げ　乾　（添付調味料等を含まないもの）	48.5	10.4	41.1	2.2	38.9	-	-	-	-	Tr	0.1	-	0.4	0.1	-	30.7	-	0.2	-	16.2	0.4	0.2	0.2	0	0

脂肪酸総量100 g 当たり																													
一価不飽和									多価不飽和																				
15:1	16:1	17:1	18:1			20:1	22:1	24:1	16:2	16:3	16:4	18:2 n-6	18:3 n-3	18:3 n-6	18:4 n-3	20:2 n-6	20:3 n-3	20:3 n-6	20:4 n-3	20:4 n-6	20:5 n-3	21:5 n-3	22:2	22:4 n-6	22:5 n-3	22:5 n-6	22:6 n-3		
ペンタデセン酸	パルミトレイン酸	ヘプタデセン酸	計	n-9 オレイン酸	n-7 シス-バクセン酸	イコセン酸	ドコセン酸	テトラコセン酸	ヘキサデカジエン酸	ヘキサデカトリエン酸	ヘキサデカテトラエン酸	リノール酸	α-リノレン酸	γ-リノレン酸	オクタデカテトラエン酸	イコサジエン酸	イコサトリエン酸	イコサトリエン酸	イコサテトラエン酸	アラキドン酸	イコサペンタエン酸	ヘンイコサペンタエン酸	ドコサジエン酸	ドコサテトラエン酸	ドコサペンタエン酸	ドコサペンタエン酸	ドコサヘキサエン酸	未同定物質	備考
F15D1F	F16D1F	F17D1F	F18D1F	F18D1CN9F	F18D1CN7F	F20D1F	F22D1F	F24D1F	F16D2F	F16D3F	F16D4F	F18D2N6F	F18D3N3F	F18D3N6F	F18D4N3F	F20D2N6F	F20D3N3F	F20D3N6F	F20D4N3F	F20D4N6F	F20D5N3F	F21D5N3F	F22D2F	F22D4N6F	F22D5N3F	F22D5N6F	F22D6N3F	FAUNF	
(g)																													
0	0.1	0.1	30.6	-	-	0.2	Tr	0	0	0	0	43.1	0.8	0.3	0	0	-	0	0	0	0	0	0	0	0	0	0	-	
0	0.1	0	12.6	12.2	0.5	0.5	0	0	0	0	0	66.6	3.1	0	0	0.1	-	0.1	0	0	0	0	0	0	0	0	0	-	うるち、もちを含む 歩留り：70〜80 %
-	Tr	0	10.1	-	-	0.6	1.0	0	-	-	-	50.7	3.2	-	-	Tr	-	-	-	-	-	-	-	-	-	-	-	0.3	歩留り：玄皮麦60〜65 %、玄裸麦65〜70 %
0	0.1	0	9.0	8.4	0.6	0.5	1.0	0.1	0	0	0	49.7	2.8	0	0	0.1	-	0	0	0	0	0	0	0	0	0	0	4.6	歩留り：玄皮麦45〜55 %、玄裸麦55〜65 %
0	0.1	0	8.8	8.2	0.6	0.5	0.9	0.1	0	0	0	49.2	2.7	0	0	0.1	-	Tr	0	0	0	0	0	0	0	0	0	4.9	乾35 g相当量を含む
0	0.1	Tr	26.2	25.3	0.9	1.5	1.5	0.2	0	0	0	50.7	7.1	0	0	0.1	-	Tr	0	0	0	0	0	0	0	0	0	1.8	
0	0.2	0	19.4	18.5	0.9	0.6	0.1	0	0	0	0	62.5	1.4	0	0	0.1	-	Tr	0	0	0	0	0	0	0	0	0	-	うるち、もちを含む 歩留り：70〜80 %
0	Tr	0	13.8	-	-	0.6	0	0	0	0	0	58.5	4.1	0	0	0	-	0	0	0	0	0	0	0	0	0	0	0.1	
0	Tr	0	13.8	-	-	0.6	0	0	0	0	0	58.5	4.1	0	0	0	-	0	0	0	0	0	0	0	0	0	0	0.1	
0	Tr	0	13.8	-	-	0.6	0	0	0	0	0	58.5	4.1	0	0	0	-	0	0	0	0	0	0	0	0	0	0	0.1	
0	0	Tr	10.4	-	-	0.4	0	0	0	0	0	58.3	3.1	0	0	0	-	0	0	0	0	0	0	0	0	0	0	Tr	
0	0	Tr	10.4	-	-	0.4	0	0	0	0	0	58.3	3.1	0	0	0	-	0	0	0	0	0	0	0	0	0	0	Tr	
0	0	Tr	10.4	-	-	0.4	0	0	0	0	0	58.3	3.1	0	0	0	-	0	0	0	0	0	0	0	0	0	0	Tr	
0	0.2	0.1	17.9	16.7	1.2	0.6	0.2	0.1	0	0	0	51.0	3.9	0	0	0.1	-	0	0	0.1	0.1	0	0	0	0	0	0.4	-	
0	0.2	Tr	15.3	14.3	1.0	0.5	0.2	0.1	0	0	0	46.4	2.7	0	0	0.1	-	0	0	0	0	0	0	0	0	0	0	-	
0	0.2	0.1	12.4	11.6	0.8	0.4	0	0.1	0	0	0	52.9	2.8	0	0	0.1	-	0	0	0.1	0	0	0	0	0	0	0	-	
0	0.6	0	33.6	32.5	1.0	0.3	0.1	Tr	0	Tr	0	21.5	1.4	0	0	Tr	-	Tr	0	Tr	0	0	0	0	Tr	0	0	3.2	
Tr	0.6	0	33.2	32.2	1.0	0.3	0.2	Tr	0	Tr	0	21.7	1.4	0	0	Tr	-	Tr	Tr	Tr	0	0	0	0	Tr	0	0	3.1	
0	0.6	0	33.4	32.4	1.0	0.3	0.2	Tr	0	Tr	0	21.4	1.4	0	0	Tr	-	Tr	0	Tr	0	0	0	0	Tr	0	0	3.3	※ 耳の割合：45 %、耳以外の割合：55 %
0	0.7	0.1	33.7	32.7	1.0	0.3	Tr	0	0	0	0	13.9	1.5	0	0	Tr	-	Tr	0	0.1	0	0	0	0	0	0	0	-	
0	0.5	0.1	46.4	-	-	1.1	0.6	0.2	0	0	0	27.2	6.3	0	0	0.1	-	0	0	0	0	0	0	0	0	0	0	-	
0	1.0	0	24.6	23.5	1.1	0.4	0.1	0	0	0	0	32.6	2.2	0	0	0	-	0	0	0	0	0	0	0	0	0	0	-	
0	0.2	0.1	16.0	15.2	0.8	0.3	0.3	Tr	0	0	0	53.5	1.9	0	0	0	-	0	0	0	0	0	0	0	0	0	0	-	
0	0.2	0	38.3	-	-	0.2	0	0	0	0	0	14.1	0.4	0	0	0	-	0	0	0	0	0	0	0	0	0	0	-	別名：インスタントラーメン 添付調味料等を含む
0	0.6	0.1	39.1	-	-	0.3	0	0	0	0	0	11.7	0.4	0	0	0.1	-	0	0	0	0	0	0	0	Tr	0	Tr	-	別名：インスタントラーメン 調理前のもの、添付調味料等を含む
0	0.8	0.1	39.3	38.1	1.2	0.3	0	0	0	0	0	11.6	0.4	0	0	0.1	-	Tr	0	Tr	0	0	0	0	0	0	0	1.6	添付調味料等を含まない
0	0.8	0.1	39.2	38.1	1.1	0.3	0	0	0	0	0	11.6	0.4	0	0	0.1	-	Tr	0	Tr	0	0	0	0	0	0	0	1.1	調理前のもの、添付調味料等を除く
Tr	1.3	0.1	37.8	-	-	0.5	0	0	0	0	0	30.9	2.1	0	0	0.1	-	0	0	Tr	0	0	0	0	0	0	0	-	別名：インスタントラーメン 調理前のもの、添付調味料等を含む
Tr	0.1	0	9.6	9.0	0.7	0.3	0	Tr	0	0	0	37.0	2.0	0	0	0.1	-	0	0	0	0	0	0	0	0	0	0	7.8	添付調味料等を含まない
Tr	0.1	Tr	9.8	9.2	0.7	0.3	0	Tr	0	0	0	38.9	2.2	0	0	0.1	-	0	0	0	0	0	0	0	0	0	0	5.6	調理前のもの、添付調味料等を除く

1 穀類

食品番号	索引番号	食品名	飽和	一価不飽和	多価不飽和	n-3系 多価不飽和	n-6系 多価不飽和	4:0 酪酸	6:0 ヘキサン酸	7:0 ヘプタン酸	8:0 オクタン酸	10:0 デカン酸	12:0 ラウリン酸	13:0 トリデカン酸	14:0 ミリスチン酸	15:0 ペンタデカン酸	15:0 ant ペンタデカン酸	16:0 パルミチン酸	16:0 iso パルミチン酸	17:0 ヘプタデカン酸	17:0 ant ヘプタデカン酸	18:0 ステアリン酸	20:0 アラキジン酸	22:0 ベヘン酸	24:0 リグノセリン酸	10:1 デセン酸	14:1 ミリストレイン酸
			脂肪酸総量100g当たり					飽和																		一価不飽和	
		成分識別子	FASATF	FAMSF	FAPUF	FAPUN3F	FAPUN6F	F4D0F	F6D0F	F7D0F	F8D0F	F10D0F	F12D0F	F13D0F	F14D0F	F15D0F	F15D0AIF	F16D0F	F16D0IF	F17D0F	F17D0AIF	F18D0F	F20D0F	F22D0F	F24D0F	F10D1F	F14D1F
		単位	(……g……)					(……g……)																			
01193	79	こむぎ ［即席めん類］ 中華スタイル即席カップめん 油揚げ 塩味 乾 （添付調味料等を含むもの）	48.4	39.1	12.5	0.4	12.1	-	-	-	-	Tr	0.3	-	1.1	0.1	-	41.1	-	0.1	-	5.1	0.4	0.1	0.1	0	Tr
01194	81	こむぎ ［即席めん類］ 中華スタイル即席カップめん 油揚げ 塩味 調理後のめん （スープを残したもの）	48.8	39.2	12.0	0.3	11.6	-	-	-	-	Tr	0.3	-	1.1	0.1	-	41.8	-	0.1	-	4.9	0.4	0.1	0.1	0	Tr
01191	82	こむぎ ［即席めん類］ 中華スタイル即席カップめん 油揚げ しょうゆ味 乾 （添付調味料等を含むもの）	46.5	40.6	12.9	0.5	12.5	-	-	-	-	Tr	0.2	-	1.1	0.1	-	38.6	-	0.2	-	5.8	0.4	0.1	0.1	0	Tr
01192	84	こむぎ ［即席めん類］ 中華スタイル即席カップめん 油揚げ しょうゆ味 調理後のめん （スープを残したもの）	48.1	39.6	12.3	0.4	11.9	-	-	-	-	Tr	0.3	-	1.1	0.1	-	41.0	-	0.1	-	5.0	0.4	0.1	0.1	0	Tr
01060	85	こむぎ ［即席めん類］ 中華スタイル即席カップめん 油揚げ 焼きそば 乾 （添付調味料等を含むもの）	42.7	41.9	15.4	0.7	14.7	-	-	-	0	Tr	0.2	-	1.0	Tr	-	36.6	-	0.1	-	4.2	0.4	0.1	Tr	0	0.1
01061	87	こむぎ ［即席めん類］ 中華スタイル即席カップめん 非油揚げ 乾 （添付調味料等を含むもの）	29.7	45.1	25.2	1.9	23.3	-	-	-	-	Tr	0.1	-	0.9	0.1	-	19.2	-	0.3	-	8.5	0.4	0.1	0.1	0	Tr
01195	89	こむぎ ［即席めん類］ 中華スタイル即席カップめん 非油揚げ 調理後のめん （スープを残したもの）	34.5	35.1	30.4	1.5	28.9	-	-	-	-	Tr	0.1	-	0.1	0.1	-	26.4	-	0.2	-	6.8	0.4	0.1	0.2	0	0.1
01062	90	こむぎ ［即席めん類］ 和風スタイル即席カップめん 油揚げ 乾 （添付調味料等を含むもの）	48.1	38.8	13.1	0.6	12.5	-	-	-	-	Tr	0.2	-	1.0	0.1	-	41.0	-	0.1	-	5.1	0.4	0.1	0.1	0	0
01196	92	こむぎ ［即席めん類］ 和風スタイル即席カップめん 油揚げ 調理後のめん （スープを残したもの）	49.5	39.1	11.5	0.3	11.1	-	-	-	-	Tr	0.2	-	1.0	0.1	-	42.6	-	0.1	-	4.9	0.4	0.1	0.1	0	0
01063	93	こむぎ ［マカロニ・スパゲッティ類］ マカロニ・スパゲッティ 乾	26.7	13.9	59.4	3.4	56.0	-	-	-	-	0	Tr	-	0.1	0.2	-	23.8	-	0.1	-	1.8	0.2	0.3	0.2	0	0
01064	94	こむぎ ［マカロニ・スパゲッティ類］ マカロニ・スパゲッティ ゆで	27.2	14.1	58.8	3.2	55.5	-	-	-	-	0	Tr	-	0.1	0.2	-	24.2	-	0.1	-	1.9	0.2	0.3	0.2	0	0
01149	96	こむぎ ［マカロニ・スパゲッティ類］ 生パスタ 生	25.1	27.5	47.4	2.5	44.9	-	-	-	-	0	0	-	0.2	0.1	-	20.5	-	0.1	-	3.6	0.2	0.2	0.2	0	0
01070	102	こむぎ ［その他］ 小麦はいが	18.4	16.5	65.1	7.5	57.5	-	-	-	-	0	0	-	0.2	Tr	-	17.3	-	0.1	-	0.6	0.1	0	0	-	Tr
01076	111	こむぎ ［その他］ ピザ生地	19.1	27.4	53.5	5.2	48.3	-	-	-	-	0	0	-	0.2	0	-	15.0	-	0.1	-	3.0	0.3	0.4	0.2	0	0
01150	116	こむぎ ［その他］ 冷めん 生	34.4	17.4	48.2	2.6	45.6	-	-	-	-	0	Tr	-	0.2	0.1	-	26.2	-	0.2	-	6.6	0.3	0.3	0.3	0.2	0
01080	117	こめ ［水稲穀粒］ 玄米	26.4	35.2	38.4	1.4	37.0	-	-	-	-	0	Tr	-	0.8	0.1	-	22.2	-	0.1	-	2.0	0.6	0.2	0.5	-	0
01083	120	こめ ［水稲穀粒］ 精白米 うるち米	35.5	25.9	38.5	1.4	37.2	-	-	-	-	0	Tr	-	1.5	0.1	-	30.5	-	0.1	-	2.5	0.4	0.1	0.4	0	0
01151	121	こめ ［水稲穀粒］ 精白米 もち米	31.2	29.4	39.4	1.1	38.2	-	-	-	-	0	0	-	1.0	0.1	-	26.4	-	0.1	-	2.4	0.5	0.2	0.7	0	0
01152	122	こめ ［水稲穀粒］ 精白米 インディカ米	42.6	20.9	36.5	1.4	35.1	-	-	-	-	0	Tr	-	2.1	0.1	-	36.4	-	0.1	-	2.9	0.3	0.2	0.5	0	0
01084	123	こめ ［水稲穀粒］ はいが精米	31.3	29.4	39.3	1.4	38.0	-	-	-	-	0	Tr	-	1.1	Tr	-	27.3	-	Tr	-	2.3	0.4	0	0	-	0
01153	124	こめ ［水稲穀粒］ 発芽玄米	26.2	38.0	35.8	1.2	34.6	-	-	-	-	0	0	-	0.8	0.1	-	21.7	-	0.1	-	2.0	0.6	0.3	0.7	0	0
01168	130	こめ ［水稲めし］ 精白米 インディカ米	48.8	10.8	40.4	1.5	38.9	-	-	-	-	0	0	-	2.1	0.1	-	41.9	-	0	-	3.4	0.3	0.3	0.7	0	0
01088	131	こめ ［水稲めし］ 精白米 うるち米	43.1	20.7	36.2	1.2	34.9	-	-	-	-	0	Tr	-	1.9	0.1	-	37.1	-	0.1	-	2.8	0.3	0.2	0.6	0	0

15:1 ペンタデセン酸 F15D1F	16:1 パルミトレイン酸 F16D1F	17:1 ヘプタデセン酸 F17D1F	18:1 計 F18D1F	18:1 n-9 オレイン酸 F18D1CN9F	18:1 n-7 シス-バクセン酸 F18D1CN7F	20:1 イコセン酸 F20D1F	22:1 ドコセン酸 F22D1F	24:1 テトラコセン酸 F24D1F	16:2 ヘキサデカジエン酸 F16D2F	16:3 ヘキサデカトリエン酸 F16D3F	16:4 ヘキサデカテトラエン酸 F16D4F	18:2 n-6 リノール酸 F18D2N6F	18:3 n-3 α-リノレン酸 F18D3N3F	18:3 n-6 γ-リノレン酸 F18D3N6F	18:4 n-3 オクタデカテトラエン酸 F18D4N3F	20:2 n-6 イコサジエン酸 F20D2N6F	20:3 n-3 イコサトリエン酸 F20D3N3F	20:3 n-6 イコサトリエン酸 F20D3N6F	20:4 n-3 イコサテトラエン酸 F20D4N3F	20:4 n-6 アラキドン酸 F20D4N6F	20:5 n-3 イコサペンタエン酸 F20D5N3F	21:5 n-3 ヘンイコサペンタエン酸 F21D5N3F	22:2 ドコサジエン酸 F22D2F	22:4 n-6 ドコサテトラエン酸 F22D4N6F	22:5 n-3 ドコサペンタエン酸 F22D5N3F	22:5 n-6 ドコサペンタエン酸 F22D5N6F	22:6 n-3 ドコサヘキサエン酸 F22D6N3F	未同定物質 FAUNF	備考
脂肪酸総量100 g 当たり 一価不飽和									多価不飽和																				
(g)																													
0	0.4	0.1	38.4	37.5	0.8	0.2	0	0	0	0	0	12.0	0.4	0	0	Tr	-	0	0	Tr	0	0	0	0	0	0	0	1.1	調理前のもの、添付調味料等を含む
0	0.3	0.1	38.6	37.9	0.8	0.2	0	0	0	0	0	11.6	0.3	0	0	Tr	-	0	0	Tr	0	0	0	0	0	0	0	1.1	添付調味料等を含む
0	0.6	0.1	39.6	38.6	1.0	0.3	0	0	0	0	0	12.3	0.5	0	0	0.1	-	Tr	0	0.1	0	0	0	0	0	0	0	2.3	調理前のもの、添付調味料等を含む
0	0.3	0.1	39.0	38.2	0.8	0.2	0	0	0	0	0	11.8	0.4	0	0	Tr	-	0	0	Tr	0	0	0	0	0	0	0	1.1	添付調味料等を含む
0	0.2	0.1	41.3	40.0	1.2	0.2	0	0	0	0	0	14.6	0.7	0	0	0.1	-	Tr	0	Tr	0	0	0	0	0	0	0	1.2	別名：カップ焼きそば 調理前のもの、添付調味料等を含む
0	1.3	0.2	42.7	41.2	1.5	0.7	0.1	0	0	0	0	23.0	1.9	0	0	0.2	-	Tr	0	0.1	0	0	0	0	0	0	0	2.0	別名：カップラーメン 調理前のもの、添付調味料等を含む
Tr	1.0	0.1	33.4	31.9	1.4	0.5	0	0	0	0	0	28.6	1.5	0	0	0.1	-	Tr	0	0.1	0	0	0	0	0	0	0	4.1	添付調味料等を含む
0	0.2	Tr	38.3	37.6	0.8	0.2	0	0	0	0	0	12.5	0.6	0	0	Tr	-	0	0	Tr	0	0	0	0	0	0	0	0.9	別名：カップうどん 調理前のもの、添付調味料等を含む
0	0.2	Tr	38.7	38.0	0.7	0.2	-	0	0	0	0	11.1	0.3	0	0	0	-	0	0	0	0	0	0	0	0	0	0	1.1	添付調味料等を含む
0	0.1	0	13.1	12.2	0.8	0.5	0.1	0.1	0	0	0	55.9	3.4	0	0	0.1	-	0	0	0	0	0	0	0	0	0	0	2.5	
0	0.1	0	13.2	12.4	0.9	0.5	0.1	0.1	0	0	0	55.4	3.2	0	0	0.1	-	0	0	0	0	0	0	0	0	0	0	3.1	1.5 %食塩水でゆでた場合
0	0.7	0.1	26.3	25.0	1.2	0.4	0.1	0	0	0	0	44.4	2.5	0	0	0.1	-	0.1	0	0.4	0	0	0	0	0	0	0	-	デュラム小麦100 %以外のものも含む
-	Tr	0	15.1	-	-	1.3	0	0	-	-	-	57.5	7.5	-	-	0	-	-	-	-	-	-	-	-	-	-	-	0.1	試料：焙焼品
0	0.5	0.1	26.1	-	-	0.4	0.2	0	0	0	0	48.3	5.2	0	0	0	-	0	0	0	0	0	0	0	0	0	0	-	別名：ピザクラスト
0	0.1	0.1	16.2	15.3	0.9	0.7	0.1	0.1	0	0	0	45.5	2.6	0	0	0.1	-	0	0	0	0	0	0	0	0	0	0	-	
-	0.3	Tr	34.3	-	-	0.5	Tr	0.1	-	-	-	37.0	1.4	-	-	0	-	-	-	-	-	-	-	-	-	-	-	0.1	うるち米
0	0.2	Tr	25.2	-	-	0.4	0	Tr	0	0	0	37.2	1.4	0	0	0	-	0	0	0	0	0	0	0	0	0	0	0.1	うるち米 歩留り：90～91 %
0	0.1	Tr	28.9	28.1	0.8	0.3	0.1	0	0	0	0	38.2	1.1	0	0	0	-	0	0	0	0	0	0	0	0	0	0	-	歩留り：90～91 %
0	0.1	0	20.5	19.9	0.6	0.3	0	0	0	0	0	35.1	1.4	0	0	0	-	0	0	0	0	0	0	0	0	0	0	2.6	うるち米。歩留り：90～91 %
-	0	0	29.0	-	-	0.4	0	0	-	-	-	38.0	1.4	-	-	0	-	-	-	-	-	-	-	-	-	-	-	Tr	うるち米 歩留り：91～93 %
0	0.2	0	37.2	36.3	0.9	0.5	Tr	0	0	0	0	34.6	1.2	0	0	0	-	0	0	0	0	0	0	0	0	0	0	-	うるち米
0	0.1	0	10.5	10.2	0.3	0.2	0	0	0	0	0	38.9	1.5	0	0	0	-	0	0	0	0	0	0	0	0	0	0	1.9	精白米51 g相当量を含む
0	0.1	0	20.4	19.6	0.7	0.2	0.1	0	0	0	0	34.9	1.2	0	0	Tr	-	0	0	0	0	0	0	0	0	0	0	3.5	精白米47 g相当量を含む

1 穀類

脂肪酸総量100g当たり

食品番号	索引番号	食品名	飽和	一価不飽和	多価不飽和	n-3系 多価不飽和	n-6系 多価不飽和	飽和 4:0 酪酸	6:0 ヘキサン酸	7:0 ヘプタン酸	8:0 オクタン酸	10:0 デカン酸	12:0 ラウリン酸	13:0 トリデカン酸	14:0 ミリスチン酸	15:0 ペンタデカン酸	15:0 ant ペンタデカン酸	16:0 パルミチン酸	16:0 iso パルミチン酸	17:0 ヘプタデカン酸	17:0 ant ヘプタデカン酸	18:0 ステアリン酸	20:0 アラキジン酸	22:0 ベヘン酸	24:0 リグノセリン酸	一価不飽和 10:1 デセン酸	14:1 ミリストレイン酸
		成分識別子	FASATF	FAMSF	FAPUF	FAPUN3F	FAPUN6F	F4D0F	F6D0F	F7D0F	F8D0F	F10D0F	F12D0F	F13D0F	F14D0F	F15D0F	F15D0AIF	F16D0F	F16D0IF	F17D0F	F17D0AIF	F18D0F	F20D0F	F22D0F	F24D0F	F10D1F	F14D1F
		単位	(..........	g	.........)			(..........										g									.........)
01154	132	こめ ［水稲めし］ 精白米 もち米	37.5	23.4	39.1	1.0	38.1	-	-	-	-	0	Tr	-	1.5	0.1	-	31.6	-	0.1	-	2.7	0.4	0.2	0.9	0	0
01155	134	こめ ［水稲めし］ 発芽玄米	21.6	42.9	35.5	1.2	34.3	-	-	-	-	0	0	-	0.4	Tr	-	17.7	-	0	-	1.9	0.7	0.3	0.6	0	0
01110	158	こめ ［うるち米製品］ アルファ化米 一般用	39.9	24.6	35.6	1.0	34.5	-	-	-	-	0	0	-	1.5	0.1	-	34.2	-	0.1	-	2.8	0.3	0.2	0.7	0	0
01157	164	こめ ［うるち米製品］ 玄米粉	27.6	37.4	35.0	1.2	33.8	-	-	-	-	0	0	-	0.8	0.1	-	22.7	-	0.1	-	2.5	0.6	0.2	0.6	0	0
01158	165	こめ ［うるち米製品］ 米粉	43.7	21.0	35.3	0.9	34.4	-	-	-	-	0	0	-	2.1	0.1	-	37.8	-	0.2	-	2.5	0.2	0.1	0.6	0	0
01159	168	こめ ［うるち米製品］ 米粉パン 小麦グルテン不使用のもの	15.8	63.2	21.0	4.7	16.3	-	-	-	-	0	0	-	0.3	Tr	-	12.0	-	0.1	-	2.5	0.5	0.2	0.2	0	0
01160	169	こめ ［うるち米製品］ 米粉めん	39.8	26.3	33.8	1.0	32.8	-	-	-	-	0	Tr	-	1.8	0.1	-	33.8	-	0.1	-	2.9	0.4	0.2	0.6	0	0
01169	171	こめ ［うるち米製品］ ライスペーパー	51.7	29.1	19.2	2.4	16.8	-	-	-	-	Tr	0.1	-	1.2	0.2	-	44.8	-	0.8	-	4.1	0.4	0	0	0	0
01116	172	こめ ［うるち米製品］ 米こうじ	37.1	24.8	38.1	0.9	37.2	-	-	-	-	0	0	-	1.0	0.4	-	30.4	-	0.3	-	3.8	0.3	0	0.8	0	0
01121	177	こめ ［もち米製品］ 道明寺粉	45.1	24.0	30.9	0.8	30.1	-	-	-	-	0	0	-	1.8	0	-	38.1	-	0	-	3.4	0.5	0.2	1.0	0	0
01161	178	こめ ［その他］ 米ぬか	20.6	44.1	35.3	1.3	34.0	-	-	-	-	0	0	-	0.3	0.1	-	16.6	-	0.1	-	1.8	0.7	0.4	0.7	0	0
01122	179	そば そば粉 全層粉	22.1	40.6	37.4	2.2	35.1	-	-	-	-	0	0	-	0.1	0.1	-	16.0	-	0.1	-	1.9	1.4	1.5	1.0	-	0
01133	193	とうもろこし コーングリッツ 黄色種	23.3	24.7	52.0	2.1	49.8	-	-	-	-	0	0	-	0.1	Tr	-	20.2	-	0.1	-	2.5	0.4	0.1	0	-	0
01135	197	とうもろこし ジャイアントコーン フライ 味付け	33.2	36.8	30.0	0.6	29.4	-	-	-	-	0	0.2	-	0.6	Tr	-	28.5	-	0.1	-	3.2	0.4	0.1	0.1	0	0
01139	201	ひえ 精白粒	19.7	22.9	57.5	1.3	56.2	-	-	-	-	0	0	-	0.1	0.1	-	17.3	-	0.1	-	1.4	0.4	0.2	0.2	0	0
01143	205	ライむぎ ライ麦粉	21.1	16.4	62.5	7.7	54.8	-	-	-	-	Tr	Tr	-	0.3	0.2	-	18.7	-	0.1	-	0.9	0.3	0.3	0.2	-	0

脂肪酸総量100 g 当たり																													備考
一価不飽和									多価不飽和																				
15:1	16:1	17:1	18:1			20:1	22:1	24:1	16:2	16:3	16:4	18:2	18:3	18:3	18:4	20:2	20:3	20:3	20:4	20:4	20:5	21:5	22:2	22:4	22:5	22:5	22:6		
				n-9	*n*-7							*n*-6	*n*-3	*n*-6	*n*-3	*n*-6	*n*-3	*n*-6	*n*-3	*n*-6	*n*-3	*n*-3		*n*-6	*n*-3	*n*-6	*n*-3		
ペンタデセン酸	パルミトレイン酸	ヘプタデセン酸	計	オレイン酸	シス－バクセン酸	イコセン酸	ドコセン酸	テトラコセン酸	ヘキサデカジエン酸	ヘキサデカトリエン酸	ヘキサデカテトラエン酸	リノール酸	α－リノレン酸	γ－リノレン酸	オクタデカテトラエン酸	イコサジエン酸	イコサトリエン酸	イコサトリエン酸	イコサテトラエン酸	アラキドン酸	イコサペンタエン酸	ヘンイコサペンタエン酸	ドコサジエン酸	ドコサテトラエン酸	ドコサペンタエン酸	ドコサペンタエン酸	ドコサヘキサエン酸	未同定物質	
F15D1F	F16D1F	F17D1F	F18D1F	F18D1CN9F	F18D1CN7F	F20D1F	F22D1F	F24D1F	F16D2F	F16D3F	F16D4F	F18D2N6F	F18D3N3F	F18D3N6F	F18D4N3F	F20D2N6F	F20D3N3F	F20D3N6F	F20D4N3F	F20D4N6F	F20D5N3F	F21D5N3F	F22D2F	F22D4N6F	F22D5N3F	F22D5N6F	F22D6N3F	FAUNF	
(g)																													
0	0.1	0	23.0	22.3	0.7	0.3	0	0	0	0	0	38.1	1.0	0	0	0	-	0	0	0	0	0	0	0	0	0	0	-	精白米55 g相当量を含む
0	0.2	0	42.1	41.1	0.9	0.6	0.1	0	0	0	0	34.3	1.2	0	0	0	-	0	0	0	0	0	0	0	0	0	0	-	うるち米 発芽玄米47 g相当量を含む
0	0.1	0	24.2	23.4	0.8	0.3	0	0	0	0	0	34.5	1.0	0	0	0	-	0	0	0	0	0	0	0	0	0	0	-	
0	0.2	0	36.7	35.8	0.9	0.5	0.1	0	0	0	0	33.8	1.2	0	0	0	-	0	0	0	0	0	0	0	0	0	0	-	焙煎あり
0	0.1	0	20.6	19.9	0.8	0.2	0.1	0	0	0	0	34.4	0.9	0	0	0	-	0	0	0	0	0	0	0	0	0	0	-	
0	0.8	0.2	61.4	-	-	0.7	0	0.1	0	0	0	16.3	4.7	0	0	Tr	-	0	0	0	0	0	0	0	0	0	0	-	試料：小麦アレルギー対応食品（米粉100 %）
0	0.1	0	25.8	25.0	0.8	0.3	0.1	0	0	0	0	32.8	1.0	0	0	0	-	0	0	0	0	0	0	0	0	0	0	-	試料：小麦アレルギー対応食品（米粉100 %）
0	0.2	0.1	28.5	27.8	0.7	0.3	0	0	0	0	0	16.7	2.4	0	0	0	-	0.1	0	0	0	0	0	0	0	0	0	12.7	別名：生春巻きの皮
0	0.4	0.2	24.0	23.4	0.6	0.2	0.1	0	0	0	0	37.1	0.9	0	0	0.1	-	0	0	0	0	0	0	0	0	0	0	1.7	
0	0	0	23.9	-	-	0.1	0	0	0	0	0	30.1	0.8	0	0	0	-	0	0	0	0	0	0	0	0	0	0	-	
0	0.2	Tr	43.2	42.2	1.0	0.6	0.1	0	0	0	0	34.0	1.3	0	0	0	-	0	0	0	0	0	0	0	0	0	0	-	
-	0.3	0.1	37.0	-	-	2.8	0.3	0.1	-	-	-	34.9	2.2	-	-	0.2	-	-	-	-	-	-	-	-	-	-	-	0.2	表層粉の一部を除いたもの 別名：挽きぐるみ
-	0.2	0	24.3	-	-	0.3	0	0	-	-	-	49.8	2.1	-	-	0	-	-	-	-	-	-	-	-	-	-	-	Tr	別名：とうきび 歩留り：44～55 %
0	0.1	Tr	36.4	-	-	0.2	0	0	0	0	0	29.4	0.6	0	0	Tr	-	0	0	0	0	0	0	0	0	0	0	-	別名：とうきび
0	0.2	0	22.3	21.3	1.0	0.3	0.1	0	0	0	0	56.2	1.3	0	0	0	-	0	0	0	0	0	0	0	0	0	0	-	歩留り：55～60 %
-	0.4	0.1	14.0	-	-	1.2	0.5	0.2	-	-	-	54.5	7.7	-	-	0.2	-	-	-	-	-	-	-	-	-	-	-	0.2	別名黒麦（くろむぎ） 歩留り：65～75 %

2 いも及びでん粉類

食品番号	索引番号	食品名	脂肪酸総量100g当たり																								
			飽和	一価不飽和	多価不飽和	n-3系 多価不飽和	n-6系 多価不飽和	飽和																		一価不飽和	
								4:0 酪酸	6:0 ヘキサン酸	7:0 ヘプタン酸	8:0 オクタン酸	10:0 デカン酸	12:0 ラウリン酸	13:0 トリデカン酸	14:0 ミリスチン酸	15:0 ペンタデカン酸	15:0 ant ペンタデカン酸	16:0 パルミチン酸	16:0 iso パルミチン酸	17:0 ヘプタデカン酸	17:0 ant ヘプタデカン酸	18:0 ステアリン酸	20:0 アラキジン酸	22:0 ベヘン酸	24:0 リグノセリン酸	10:1 デセン酸	14:1 ミリストレイン酸
		成分識別子	FASATF	FAMSF	FAPUF	FAPUN3F	FAPUN6F	F4D0F	F6D0F	F7D0F	F8D0F	F10D0F	F12D0F	F13D0F	F14D0F	F15D0F	F15D0AIF	F16D0F	F16D0IF	F17D0F	F17D0AIF	F18D0F	F20D0F	F22D0F	F24D0F	F10D1F	F14D1F
		単位	(………g………)					(………g………)																			
02068	206	<いも類> アメリカほどいも 塊根 生	36.4	7.5	56.1	5.6	50.5	-	-	-	-	0	Tr	-	0.2	0.1	-	30.1	-	0.3	-	4.4	0.5	0.4	0.4	0	0
02069	207	<いも類> アメリカほどいも 塊根 ゆで	31.9	6.5	61.5	7.6	53.9	-	-	-	-	-	Tr	-	0.1	0.1	-	26.4	-	0.3	-	3.9	0.4	0.3	0.4	0	0
02045	217	<いも類> (さつまいも類) さつまいも 塊根 皮つき 生	55.0	2.5	42.5	5.9	36.6	-	-	-	-	0.3	3.1	-	0.3	0.3	-	40.7	-	0.5	-	6.9	1.7	0.5	0.8	0	0
02046	218	<いも類> (さつまいも類) さつまいも 塊根 皮つき 蒸し	40.2	2.0	57.9	7.7	50.2	-	-	-	-	0.4	2.4	-	0.2	0.2	-	29.9	-	0.3	-	4.9	1.1	0.3	0.5	0	0
02047	219	<いも類> (さつまいも類) さつまいも 塊根 皮つき 天ぷら	7.8	64.5	27.6	8.1	19.5	-	-	-	-	0	0.1	-	0.1	Tr	-	4.7	-	0.1	-	1.9	0.6	0.3	0.2	0	0
02006	220	<いも類> (さつまいも類) さつまいも 塊根 皮なし 生	51.3	2.0	46.7	5.8	40.9	-	-	-	-	0.2	2.0	-	0.2	0.2	-	40.0	-	0.4	-	5.8	1.5	0.4	0.7	0	0
02009	223	<いも類> (さつまいも類) さつまいも 蒸し切干	34.7	3.1	62.2	5.9	56.2	-	-	-	-	0.4	1.2	-	0.2	0.2	-	26.8	-	0.3	-	3.9	1.0	0.3	0.4	0	0
02048	224	<いも類> (さつまいも類) むらさきいも 塊根 皮なし 生	54.7	1.8	43.5	4.5	39.0	-	-	-	-	0.6	4.7	-	0.4	0.2	-	41.3	-	0.5	-	5.0	1.3	0.4	0.4	0	0
02049	225	<いも類> (さつまいも類) むらさきいも 塊根 皮なし 蒸し	41.7	1.3	57.0	6.3	50.7	-	-	-	-	0.4	3.4	-	0.2	0.1	-	31.6	-	0.4	-	3.8	1.1	0.3	0.4	0	0
02010	226	<いも類> (さといも類) さといも 球茎 生	29.0	8.7	62.4	9.6	52.7	-	-	-	-	0	0.1	-	0.2	0.2	-	25.9	-	0.2	-	1.5	0.4	0.7	0	-	-
02012	228	<いも類> (さといも類) さといも 球茎 冷凍	36.0	14.7	49.3	4.0	45.3	-	-	-	-	0	0.1	-	0.3	0.4	-	30.6	-	0.5	-	2.6	0.3	0.6	0.6	0	0
02050	229	<いも類> (さといも類) セレベス 球茎 生	35.4	11.7	52.9	5.7	47.2	-	-	-	-	0	0.1	-	0.2	0.4	-	30.7	-	0.3	-	2.4	0.5	0.7	0	0	0
02051	230	<いも類> (さといも類) セレベス 球茎 水煮	36.2	11.6	52.2	5.4	46.8	-	-	-	-	0	0.1	-	0.2	0.4	-	31.0	-	0.3	-	2.4	0.5	0.7	0.5	0	0
02052	231	<いも類> (さといも類) たけのこいも 球茎 生	38.9	13.9	47.2	6.5	40.7	-	-	-	-	0	0.1	-	0.2	0.4	-	34.0	-	0.3	-	2.2	0.4	0.6	0.6	0	0
02053	232	<いも類> (さといも類) たけのこいも 球茎 水煮	35.3	13.1	51.6	7.8	43.8	-	-	-	-	0	0.1	-	0.1	0.4	-	31.0	-	0.3	-	1.9	0.4	0.6	0.6	0	0
02013	233	<いも類> (さといも類) みずいも 球茎 生	34.5	21.5	44.1	5.1	39.0	-	-	-	-	0.1	0.1	-	0.3	0.3	-	28.6	-	0.5	-	3.3	0.4	0.5	0.6	0	0
02014	234	<いも類> (さといも類) みずいも 球茎 水煮	33.0	21.6	45.4	5.3	40.1	-	-	-	-	0.1	0	-	0.1	0.2	-	27.6	-	0.4	-	3.1	0.4	0.5	0.6	0	0
02015	235	<いも類> (さといも類) やつがしら 球茎 生	37.7	9.2	53.1	7.3	45.8	-	-	-	-	0.3	0.1	-	0.2	0.5	-	32.8	-	0.3	-	1.6	0.4	0.9	0.6	0	0
02016	236	<いも類> (さといも類) やつがしら 球茎 水煮	31.4	7.8	60.8	9.0	51.8	-	-	-	-	0.2	0.1	-	0.1	0.4	-	27.4	-	0.3	-	1.3	0.3	0.8	0.5	0	0
02063	237	<いも類> じゃがいも 塊茎 皮つき 生	54.6	3.1	42.4	12.7	29.7	-	-	-	-	0	0.2	-	0.7	0.7	-	37.7	-	0.5	-	8.8	2.3	1.2	2.6	0	0
02064	238	<いも類> じゃがいも 塊茎 皮つき 電子レンジ調理	28.0	1.6	70.4	19.3	51.1	-	-	-	-	Tr	0.1	-	0.4	0.4	-	19.8	-	0.2	-	4.3	1.2	0.6	1.1	0	0
02065	239	<いも類> じゃがいも 塊茎 皮つき フライドポテト (生を揚げたもの)	7.8	62.7	29.4	9.3	20.1	-	-	-	-	Tr	Tr	-	0.1	Tr	-	4.5	-	0.1	-	1.9	0.7	0.3	0.2	0	0
02017	240	<いも類> じゃがいも 塊茎 皮なし 生	44.9	2.1	53.0	14.8	38.2	-	-	-	-	0	0.1	-	0.5	0.5	-	31.7	-	0.5	-	7.3	1.9	0.8	1.6	0	0
02066	243	<いも類> じゃがいも 塊茎 皮なし 電子レンジ調理	32.7	2.0	65.3	17.1	48.2	-	-	-	-	Tr	0.2	-	0.4	0.4	-	23.3	-	0.3	-	5.0	1.4	0.5	1.1	0	0
02067	244	<いも類> じゃがいも 塊茎 皮なし フライドポテト (生を揚げたもの)	7.8	62.9	29.3	9.2	20.0	-	-	-	-	0	Tr	-	0.1	Tr	-	4.5	-	0.1	-	1.9	0.7	0.3	0.2	0	0
02021	246	<いも類> じゃがいも 乾燥マッシュポテト	63.6	21.8	14.7	2.9	11.7	-	-	-	-	0.8	1.0	-	3.8	0.4	-	38.5	-	0.4	-	17.7	0.6	0.2	0.2	0.1	0.3

脂肪酸総量100ｇ当たり																													備考
一価不飽和									多価不飽和																				
15:1	16:1	17:1	18:1			20:1	22:1	24:1	16:2	16:3	16:4	18:2	18:3	18:3	18:4	20:2	20:3	20:3	20:4	20:4	20:5	21:5	22:2	22:4	22:5	22:5	22:6		
				n-9	n-7							n-6	n-3	n-6	n-3	n-6	n-3	n-6	n-3	n-6	n-3	n-3		n-6	n-3	n-6	n-3		
ペンタデセン酸	パルミトレイン酸	ヘプタデセン酸	計	オレイン酸	シス-バクセン酸	イコセン酸	ドコセン酸	テトラコセン酸	ヘキサデカジエン酸	ヘキサデカトリエン酸	ヘキサデカテトラエン酸	リノール酸	α-リノレン酸	γ-リノレン酸	オクタデカテトラエン酸	イコサジエン酸	イコサトリエン酸	イコサトリエン酸	イコサテトラエン酸	アラキドン酸	イコサペンタエン酸	ヘンイコサペンタエン酸	ドコサジエン酸	ドコサテトラエン酸	ドコサペンタエン酸	ドコサペンタエン酸	ドコサヘキサエン酸	未同定物質	
F15D1F	F16D1F	F17D1F	F18D1F	F18D1CN9F	F18D1CN7F	F20D1F	F22D1F	F24D1F	F16D2F	F16D3F	F16D4F	F18D2N6F	F18D3N3F	F18D3N6F	F18D4N3F	F20D2N6F	F20D3N3F	F20D3N6F	F20D4N3F	F20D4N6F	F20D5N3F	F21D5N3F	F22D2F	F22D4N6F	F22D5N3F	F22D5N6F	F22D6N3F	FAUNF	
(g)																													
0	0.4	0	7.1	6.4	0.7	0.1	0	0	0	0	0	50.4	5.6	0	0	0.1	-	0	0	0	0	0	0	0	0	0	0	7.7	別名：アピオス 廃棄部位：表層及び両端
0	Tr	0	6.4	5.9	0.5	0.1	0	0	0	0	0	53.8	7.6	0	0	0.1	-	0	0	0	0	0	0	0	0	0	0	7.1	別名：アピオス 廃棄部位：表皮、剥皮の際に表皮に付着する表層及び両端
0	0.1	0	2.4	1.9	0.5	0	0	0	0	0	0	36.6	5.9	0	0	Tr	-	0	0	0	0	0	0	0	0	0	0	-	別名：かんしょ（甘藷） 廃棄部位：両端
0	0.1	0	1.9	1.5	0.4	0	0	0	0	0	0	50.1	7.7	0	0	Tr	-	0	0	0	0	0	0	0	0	0	0	-	別名：かんしょ（甘藷） 廃棄部位：両端
0	0.2	0.1	63.0	-	-	1.1	0	0.1	0	0	0	19.5	8.1	0	0	0.1	-	0	0	0	0	0	0	0	0	0	0	-	別名：かんしょ（甘藷） 揚げ油：なたね油
0	0.1	0	1.9	1.5	0.4	0	0	0	0	0	0	40.8	5.8	0	0	Tr	-	0	0	0	0	0	0	0	0	0	0	-	別名：かんしょ（甘藷） 廃棄部位：表層及び両端（表皮の割合：2％）
0	0.1	0	3.0	2.6	0.4	0	0	0	0	0	0	56.2	5.9	0	0	0	-	0	0	0	0	0	0	0	0	0	0	-	別名：かんしょ（甘藷）、乾燥いも、干しいも
0	0.1	0	1.7	1.1	0.6	0	0	0	0	0	0	38.8	4.5	0	0	Tr	-	0.2	0	0	0	0	0	0	0	0	0	-	別名：かんしょ（甘藷） 廃棄部位：表層及び両端
0	0.1	0	1.2	0.8	0.4	0	0	0	0	0	0	50.5	6.3	0	0	Tr	-	0.1	0	0	0	0	0	0	0	0	0	-	別名：かんしょ（甘藷） 廃棄部位：表皮及び両端
-	0.2	0.1	7.8	-	-	0.6	-	-	-	-	-	52.7	9.6	-	-	0	-	-	-	-	-	-	-	-	-	-	-	1.0	廃棄部位：表層
0	0.3	0.1	14.2	13.6	0.7	0.1	0	0	0	0	0	45.3	4.0	0	0	0	-	0	0	0	0	0	0	0	0	0	0	-	
0	0.1	0	11.6	11.2	0.5	0	0	0	0	0	0	47.2	5.2	0	0	0	-	0	0	0	0	0	0	0	0.5	0	0	-	別名：あかめいも 廃棄部位：表層
0	0.1	0	11.5	11.1	0.5	0	0	0	0	0	0	46.8	5.4	0	0	0	-	0	0	0	0	0	0	0	0	0	0	-	別名：あかめいも
0	0.1	0.1	13.7	13.4	0.3	0	0	0	0	0	0	40.7	6.5	0	0	0	-	Tr	0	0	0	0	0	0	0	0	0	-	別名：京いも 廃棄部位：表層
0	0.2	0	12.9	12.6	0.4	0	0	0	0	0	0	43.8	7.3	0	0	0	-	0	0	0	0	0.5	0	0	0	0	0	-	別名：京いも
0	0.1	0.1	21.1	21.0	0.1	0.2	0	0	0	0	0	38.9	5.1	0	0	0.1	-	0.1	0	0	0	0	0	0	0	0	0	-	別名：田芋 廃棄部位：表層及び両端
0	Tr	0.1	21.3	21.3	0.1	0.2	0	0	0	0	0	40.0	5.3	0	0	Tr	-	0.1	0	0	0	0	0	0	0	0	0	-	別名：田芋
0	0.2	0	8.8	7.9	0.9	0.3	0	0	0	0	0	45.7	7.3	0	0	0.1	-	0	0	0	0	0	0	0	0	0	0	-	廃棄部位：表層
0	0.2	0	7.4	6.7	0.7	0.2	0	0	0	0	0	51.7	9.0	0	0	0.1	-	0	0	0	0	0	0	0	0	0	0	-	
0	0.5	0	2.2	1.4	0.8	0.4	0	0	0	0	0	29.4	12.7	0	0	0.1	-	0.2	0	0	0	0	0	0	0	0	0	34.4	別名：ばれいしょ（馬鈴薯） 廃棄部位：損傷部及び芽
0	0.3	0	1.2	0.6	0.6	0.1	0	0	0	0	0	50.9	19.3	0	0	0.1	-	0.1	0	0	0	0	0	0	0	0	0	40.0	別名：ばれいしょ（馬鈴薯） 損傷部及び芽を除いたもの
0	0.2	0	61.2	58.2	3.0	1.2	0	0.2	0	0	0	20.0	9.3	0	0	0.1	-	0	0	0	0	0	0	0	0	0	0	2.3	別名：ばれいしょ（馬鈴薯） 損傷部及び芽を除いたもの 植物油（なたね油）
0	0.3	0	1.5	0.8	0.7	0.2	0	0	0	0	0	37.9	14.8	0	0	0.1	-	0.1	0	0	0	0	0	0	0	0	0	28.9	別名：ばれいしょ（馬鈴薯） 廃棄部位：表層
0	0.5	0	1.4	0.7	0.8	0.1	0	0	0	0	0	48.0	17.1	0	0	0.1	-	0.1	0	0	0	0	0	0	0	0	0	46.9	別名：ばれいしょ（馬鈴薯） 廃棄部位：表皮
0	0.2	0	61.4	58.4	3.0	1.2	0	0.2	0	0	0	20.0	9.2	0	0	0.1	-	0	0	0	0	0	0	0	0	0	0	2.2	別名：ばれいしょ（馬鈴薯） 表層を除いたもの 植物油（なたね油）
0	0.5	0.1	20.7	20.2	0.6	0.1	0	0	0	0	0	11.7	2.9	0	0	0	-	0	0	0	0	0	0	0	0	0	0	-	別名：ばれいしょ（馬鈴薯）

2 いも及びでん粉類

食品番号	索引番号	食品名	脂肪酸総量100g当たり																								
								飽和																		一価不飽和	
						n-3系	n-6系	4:0	6:0	7:0	8:0	10:0	12:0	13:0	14:0	15:0	15:0 ant	16:0	16:0 iso	17:0	17:0 ant	18:0	20:0	22:0	24:0	10:1	14:1
			飽和	一価不飽和	多価不飽和	多価不飽和	多価不飽和	酪酸	ヘキサン酸	ヘプタン酸	オクタン酸	デカン酸	ラウリン酸	トリデカン酸	ミリスチン酸	ペンタデカン酸	ペンタデカン酸	パルミチン酸	パルミチン酸	ヘプタデカン酸	ヘプタデカン酸	ステアリン酸	アラキジン酸	ベヘン酸	リグノセリン酸	デセン酸	ミリストレイン酸
		成分識別子	FASATF	FAMSF	FAPUF	FAPUN3F	FAPUN6F	F4D0F	F6D0F	F7D0F	F8D0F	F10D0F	F12D0F	F13D0F	F14D0F	F15D0F	F15D0AIF	F16D0F	F16D0IF	F17D0F	F17D0AIF	F18D0F	F20D0F	F22D0F	F24D0F	F10D1F	F14D1F
		単位	(……g……)					(……g……)																			
02022	249	<いも類>　(やまのいも類) ながいも　いちょういも　塊根　生	39.4	11.0	49.5	3.3	46.2	-	-	-	-	0	0.1	-	0.2	1.8	-	34.1	-	0.5	-	1.2	0.1	0.2	1.1	0	0
02023	250	<いも類>　(やまのいも類) ながいも　ながいも　塊根　生	27.7	11.7	60.6	6.5	54.1	-	-	-	-	0	0.1	-	0.2	1.2	-	24.8	-	0.3	-	0.7	0.3	0.2	0	-	-
02025	252	<いも類>　(やまのいも類) ながいも　やまといも　塊根　生	28.8	14.4	56.8	7.4	49.4	-	-	-	-	0	0.1	-	0.2	1.2	-	24.4	-	0.4	-	1.3	0.1	0.2	0.8	0	0
02026	253	<いも類>　(やまのいも類) じねんじょ　塊根　生	42.0	15.9	42.1	5.9	36.2	-	-	-	-	Tr	0.1	-	0.3	2.1	-	35.9	-	0.6	-	1.2	0.1	0.3	1.4	0	0
02027	254	<いも類>　(やまのいも類) だいじょ　塊根　生	44.4	10.5	45.1	4.6	40.6	-	-	-	-	0	0.1	-	0.3	1.8	-	37.3	-	0.6	-	2.0	0.2	0.3	1.7	0	0

脂肪酸総量100 g 当たり																													備考
一価不飽和									多価不飽和																				
15:1	16:1	17:1	18:1			20:1	22:1	24:1	16:2	16:3	16:4	18:2 n-6	18:3 n-3	18:3 n-6	18:4 n-3	20:2 n-6	20:3 n-3	20:3 n-6	20:4 n-3	20:4 n-6	20:5 n-3	21:5 n-3	22:2	22:4 n-6	22:5 n-3	22:5 n-6	22:6 n-3		
ペンタデセン酸	パルミトレイン酸	ヘプタデセン酸	計	n-9 オレイン酸	n-7 シス-バクセン酸	イコセン酸	ドコセン酸	テトラコセン酸	ヘキサデカジエン酸	ヘキサデカトリエン酸	ヘキサデカテトラエン酸	リノール酸	α-リノレン酸	γ-リノレン酸	オクタデカテトラエン酸	イコサジエン酸	イコサトリエン酸	イコサトリエン酸	イコサテトラエン酸	アラキドン酸	イコサペンタエン酸	ヘンイコサペンタエン酸	ドコサジエン酸	ドコサテトラエン酸	ドコサペンタエン酸	ドコサペンタエン酸	ドコサヘキサエン酸	未同定物質	
F15D1F	F16D1F	F17D1F	F18D1F	F18D1CN9F	F18D1CN7F	F20D1F	F22D1F	F24D1F	F16D2F	F16D3F	F16D4F	F18D2N6F	F18D3N3F	F18D3N6F	F18D4N3F	F20D2N6F	F20D3N3F	F20D3N6F	F20D4N3F	F20D4N6F	F20D5N3F	F21D5N3F	F22D2F	F22D4N6F	F22D5N3F	F22D5N6F	F22D6N3F	FAUNF	
(g)																													
0	0.5	0.1	10.5	7.6	2.9	0	0	0	0	0	0	46.2	3.3	0	0	0	-	0	0	0	0	0	0	0	0	0	0	-	別名： やまいも、手いも 廃棄部位： 表層
-	1.2	0	10.5	-	-	0	-	-	-	-	-	54.0	6.5	-	-	0.1	-	-	-	-	-	-	-	-	-	-	-	0.7	別名： やまいも 廃棄部位： 表層、ひげ根及び切り口
0	1.5	0.1	12.6	-	-	0.1	0	0	0	0	0	49.2	7.4	0	0	0.1	-	0	0	0	0	0	0	0	0	0	0	-	別名： やまいも 伊勢いも、丹波いもを含む 廃棄部位： 表層及びひげ根
0	1.1	0	14.6	7.5	7.1	0.1	0	0	0	0	0	36.1	5.9	0	0	0.1	-	0.1	0	0	0	0	0	0	0	0	0	-	別名： やまいも 廃棄部位： 表層及びひげ根
0	0.1	0.1	10.1	9.3	0.8	0.2	0.1	0	0	0	0	40.4	4.6	0	0	0.2	-	0	0	0	0	0	0	0	0	0	0	-	別名： やまいも、だいしょ 廃棄部位： 表層

4 豆類

食品番号	索引番号	食品名	飽和	一価不飽和	多価不飽和	n-3系 多価不飽和	n-6系 多価不飽和	4:0 酪酸	6:0 ヘキサン酸	7:0 ヘプタン酸	8:0 オクタン酸	10:0 デカン酸	12:0 ラウリン酸	13:0 トリデカン酸	14:0 ミリスチン酸	15:0 ペンタデカン酸	15:0 ant ペンタデカン酸	16:0 パルミチン酸	16:0 iso パルミチン酸	17:0 ヘプタデカン酸	17:0 ant ヘプタデカン酸	18:0 ステアリン酸	20:0 アラキジン酸	22:0 ベヘン酸	24:0 リグノセリン酸	10:1 デセン酸	14:1 ミリストレイン酸
			脂肪酸総量100g当たり					飽和																		一価不飽和	
		成分識別子	FASATF	FAMSF	FAPUF	FAPUN3F	FAPUN6F	F4D0F	F6D0F	F7D0F	F8D0F	F10D0F	F12D0F	F13D0F	F14D0F	F15D0F	F15D0AIF	F16D0F	F16D0IF	F17D0F	F17D0AIF	F18D0F	F20D0F	F22D0F	F24D0F	F10D1F	F14D1F
		単位	(......g......)					(......g......)																			
04001	306	あずき　全粒　乾	30.2	7.5	62.3	19.1	43.2	-	-	-	-	-	0	-	0.2	0	-	25.0	-	0.3	-	2.7	0.4	1.6	-	-	-
04003	308	あずき　ゆで小豆缶詰	30.4	5.8	63.9	19.7	44.1	-	-	-	-	0.1	0.1	-	0.1	0.1	-	24.6	-	0.3	-	2.6	0.4	1.4	0.6	0	0
04006	314	あずき　あん　つぶし練りあん	32.3	5.8	61.9	18.6	43.3	-	-	-	-	0	0	-	0.2	0	-	25.9	-	0	-	3.6	0.3	1.5	0.7	0	0
04007	315	いんげんまめ　全粒　乾	20.1	15.2	64.6	41.8	22.9	-	-	-	-	-	0	-	0.1	0.1	-	16.4	-	0.2	-	1.7	0.4	1.1	-	-	-
04009	317	いんげんまめ　うずら豆	18.7	11.0	70.3	44.6	25.7	-	-	-	-	0	0	-	0.1	0.1	-	15.1	-	0.2	-	1.3	0.3	0.7	0.9	0	0
04012	320	えんどう　全粒　青えんどう　乾	19.5	31.3	49.2	6.2	43.0	-	-	-	-	-	0	-	0.3	0.2	-	13.7	-	0.2	-	4.7	0.5	0	-	-	-
04014	324	えんどう　グリンピース（揚げ豆）	9.2	56.4	34.5	8.1	26.4	-	-	-	-	0	0	-	0.1	Tr	-	5.8	-	0.1	-	2.3	0.6	0.3	0	0	0
04015	325	えんどう　塩豆	18.6	33.6	47.8	6.2	41.5	-	-	-	-	0	0	-	0.2	0.2	-	12.3	-	0.2	-	4.6	0.5	0.2	0.3	0	0
04016	326	えんどう　うぐいす豆	19.3	33.9	46.8	7.2	39.7	-	-	-	-	0	0.1	-	0.2	0.2	-	12.8	-	0.2	-	4.6	0.5	0.2	0.3	0	0
04017	327	ささげ　全粒　乾	33.7	9.3	56.9	21.0	35.9	-	-	-	-	-	0	-	0.1	0.1	-	25.3	-	0.4	-	3.5	1.0	3.4	-	-	-
04019	329	そらまめ　全粒　乾	19.4	27.0	53.6	3.2	50.5	-	-	-	-	-	0	-	0.3	0.2	-	15.5	-	0.1	-	1.9	1.0	0.4	-	-	-
04021	331	そらまめ　おたふく豆	17.9	28.6	53.4	3.3	50.2	-	-	-	-	0	0.2	-	0.2	0.2	-	13.6	-	0.1	-	1.9	1.0	0.5	0.3	0	0
04022	332	そらまめ　ふき豆	17.0	30.5	52.5	3.2	49.4	-	-	-	-	0	Tr	-	0.2	0.2	-	13.0	-	0.1	-	1.8	1.0	0.4	0.3	0	0
04104	334	だいず　［全粒・全粒製品］　全粒　青大豆　国産　乾	15.4	22.2	62.4	9.3	53.1	-	-	-	-	0	0	-	0.1	Tr	-	11.0	-	0.1	-	3.3	0.3	0.4	0.2	0	0
04105	335	だいず　［全粒・全粒製品］　全粒　青大豆　国産　ゆで	15.8	22.5	61.7	9.2	52.5	-	-	-	-	-	0	-	0.1	Tr	-	11.2	-	0.1	-	3.3	0.4	0.4	0.2	0	0
04023	336	だいず　［全粒・全粒製品］　全粒　黄大豆　国産　乾	14.6	27.0	58.4	8.7	49.7	-	-	-	-	0	0	-	0.1	0	-	10.7	-	0.1	-	2.9	0.3	0.4	0.1	0	0
04027	340	だいず　［全粒・全粒製品］　全粒　黄大豆　ブラジル産　乾	16.3	26.0	57.7	6.2	51.5	-	-	-	-	0	0	-	0.1	Tr	-	11.5	-	0.1	-	3.5	0.4	0.5	0.2	0	0
04077	341	だいず　［全粒・全粒製品］　全粒　黒大豆　国産　乾	15.3	23.8	60.9	10.1	50.8	-	-	-	-	0	0	-	0.1	Tr	-	11.0	-	0.1	-	3.2	0.3	0.4	0.1	0	0
04106	342	だいず　［全粒・全粒製品］　全粒　黒大豆　国産　ゆで	15.2	24.2	60.6	10.1	50.4	-	-	-	-	-	0	-	0.1	Tr	-	10.9	-	0.1	-	3.2	0.3	0.4	0.1	0	0
04080	343	だいず　［全粒・全粒製品］　いり大豆　青大豆	15.6	22.0	62.4	9.9	52.5	-	-	-	-	0	0	-	0.1	Tr	-	11.4	-	0.1	-	3.1	0.3	0.4	0.1	0	0
04078	344	だいず　［全粒・全粒製品］　いり大豆　黄大豆	14.5	26.7	58.8	8.5	50.3	-	-	-	-	0	0	-	0.1	Tr	-	10.6	-	0.1	-	2.9	0.3	0.4	0.1	0	0
04079	345	だいず　［全粒・全粒製品］　いり大豆　黒大豆	14.6	30.3	55.1	8.8	46.3	-	-	-	-	0	0	-	0.1	Tr	-	10.3	-	0.1	-	3.3	0.3	0.4	0.1	0	0
04029	350	だいず　［全粒・全粒製品］　きな粉　黄大豆　全粒大豆	15.2	25.1	59.7	8.6	51.1	-	-	-	-	0	0	-	0.1	Tr	-	11.1	-	0.1	-	2.9	0.3	0.5	0.2	0	0
04082	348	だいず　［全粒・全粒製品］　きな粉　青大豆　全粒大豆	16.1	20.9	63.0	10.0	53.0	-	-	-	-	0	0	-	0.1	Tr	-	11.2	-	0.1	-	3.7	0.3	0.5	0.1	0	0
04030	351	だいず　［全粒・全粒製品］　きな粉　黄大豆　脱皮大豆	15.1	24.8	60.1	8.7	51.4	-	-	-	-	0	0	-	0.1	Tr	-	11.0	-	0.1	-	3.1	0.3	0.4	0.2	0	0
04096	349	だいず　［全粒・全粒製品］　きな粉　青大豆　脱皮大豆	14.9	24.6	60.4	8.5	51.9	-	-	-	-	0	0	-	0.1	Tr	-	10.6	-	0.1	-	3.3	0.3	0.4	0.2	0	0
04032	356	だいず　［豆腐・油揚げ類］　木綿豆腐	18.4	21.3	60.3	7.2	53.1	-	-	-	-	-	0	-	0.2	0	-	11.5	-	0.1	-	5.6	0.5	0.4	-	-	-
04097	357	だいず　［豆腐・油揚げ類］　木綿豆腐　（凝固剤：塩化マグネシウム）	18.4	21.3	60.3	7.2	53.1	-	-	-	-	-	0	-	0.2	0	-	11.5	-	0.1	-	5.6	0.5	0.4	-	-	-
04098	358	だいず　［豆腐・油揚げ類］　木綿豆腐　（凝固剤：硫酸カルシウム）	18.4	21.3	60.3	7.2	53.1	-	-	-	-	-	0	-	0.2	0	-	11.5	-	0.1	-	5.6	0.5	0.4	-	-	-
04040	368	だいず　［豆腐・油揚げ類］　油揚げ　油揚げ	13.0	41.6	45.4	7.6	37.8	-	-	-	-	0	0	-	0.1	Tr	-	8.4	-	0.1	-	3.4	0.5	0.4	0.1	0	0

脂肪酸総量100 g 当たり																													備考
一価不飽和									多価不飽和																				
15:1	16:1	17:1	18:1			20:1	22:1	24:1	16:2	16:3	16:4	18:2 n-6	18:3 n-3	18:3 n-6	18:4 n-3	20:2 n-6	20:3 n-3	20:3 n-6	20:4 n-3	20:4 n-6	20:5 n-3	21:5 n-3	22:2	22:4 n-6	22:5 n-3	22:5 n-6	22:6 n-3		
ペンタデセン酸	パルミトレイン酸	ヘプタデセン酸	計	n-9 オレイン酸	n-7 シス-バクセン酸	イコセン酸	ドコセン酸	テトラコセン酸	ヘキサデカジエン酸	ヘキサデカトリエン酸	ヘキサデカテトラエン酸	リノール酸	α-リノレン酸	γ-リノレン酸	オクタデカテトラエン酸	イコサジエン酸	イコサトリエン酸	イコサトリエン酸	イコサテトラエン酸	アラキドン酸	イコサペンタエン酸	ヘンイコサペンタエン酸	ドコサジエン酸	ドコサテトラエン酸	ドコサペンタエン酸	ドコサペンタエン酸	ドコサヘキサエン酸	未同定物質	
F15D1F	F16D1F	F17D1F	F18D1F	F18D1CN9F	F18D1CN7F	F20D1F	F22D1F	F24D1F	F16D2F	F16D3F	F16D4F	F18D2N6F	F18D3N3F	F18D3N6F	F18D4N3F	F20D2N6F	F20D3N3F	F20D3N6F	F20D4N3F	F20D4N6F	F20D5N3F	F21D5N3F	F22D2F	F22D4N6F	F22D5N3F	F22D5N6F	F22D6N3F	FAUNF	
(g)																													
-	1.3	0	6.1	-	-	0.2	0	-	-	-	-	43.2	19.1	-	-	0	-	-	-	-	-	-	-	-	-	-	-	1.1	
0	0.2	0	5.4	-	-	0.2	0	0	0	0	0	44.0	19.7	0	0	0.1	-	0	0	0	0	0	0	0	0	0	0	-	液汁を含む
0	0.2	0	5.6	-	-	0	0	0	0	0	0	43.3	18.6	0	0	0	-	0	0	0	0	0	0	0	0	0	0	-	別名：小倉あん 加糖あん
-	0.6	0.2	14.2	-	-	0.2	0	-	-	-	-	22.9	41.8	-	-	0	-	-	-	-	-	-	-	-	-	-	-	1.6	金時類、白金時類、手亡類、鶉類、大福、虎豆を含む
0	0.2	0.2	10.4	-	-	0.2	0	0	0	0	0	25.7	44.6	0	0	0	-	0	0	0	0	0	0	0	0	0	0	-	試料（原材料）：金時類 煮豆
-	0.2	0	30.7	-	-	0.5	0	-	-	-	-	43.0	6.2	-	-	0	-	-	-	-	-	-	-	-	-	-	-	-	
0	0.2	0.1	54.2	-	-	1.4	0.5	0	0	0	0	26.3	8.1	0	0	0.1	-	0	0	0	0	0	0	0	0	0	0	-	
0	0.1	0.1	32.8	-	-	0.7	0	0.1	0	0	0	41.5	6.1	0	0	0	-	0	0	0	0	0	0	0	0	0	0.1	-	
0	0.1	Tr	32.8	-	-	0.9	0	0.1	0	0	0	39.7	7.2	0	0	0	-	0	0	0	0	0	0	0	0	0	0	-	煮豆
-	0.2	0	8.7	-	-	0.4	0	-	-	-	-	35.9	21.0	-	-	0	-	-	-	-	-	-	-	-	-	-	-	-	
-	0	0	26.5	-	-	0.5	0	-	-	-	-	50.5	3.2	-	-	0	-	-	-	-	-	-	-	-	-	-	-	-	
0	Tr	Tr	28.0	-	-	0.6	0	0	0	0	0	50.2	3.3	0	0	0	-	0	0	0	0	0	0	0	0	0	0	-	煮豆
0	Tr	Tr	29.9	-	-	0.6	0	0	0	0	0	49.4	3.2	0	0	0	-	0	0	0	0	0	0	0	0	0	0	-	煮豆
0	0.1	0	21.9	20.4	1.5	0.2	0	0	Tr	0	0	53.1	9.3	0	0	0	-	0	0	0	0	0	0	0	0	0	0	1.5	
Tr	0.3	0	22.0	20.4	1.6	0.2	0	0	Tr	0	0	52.5	9.2	0	0	0	-	0	0	0	0	0	0	0	0	0	0	2.4	
0	0.1	0.1	26.7	25.2	1.5	0.2	0	0	0	0	0	49.7	8.7	0	0	0	-	0	0	0	0	0	0	0	0	0	0	-	
0	0.1	0.1	25.5	-	-	0.3	0.1	0	0	0	0	51.4	6.2	0	Tr	0.1	-	0	0	0	0	0	0	0	0	0	0	-	
0	0.1	Tr	23.5	22.1	1.4	0.2	0	0	0	0	0	50.7	10.1	0	0	Tr	-	0	0	Tr	0	0	0	0	0	0	0	0.9	
0	0.1	0	23.9	22.5	1.4	0.2	0	0	Tr	0	0	50.4	10.1	0	0	0	-	0	0	0	0	0	0	0	0	0	0	0.9	
0	0.1	Tr	21.6	20.2	1.4	0.2	0.1	0	0	0	0	52.4	9.9	0	0	Tr	-	0	0	0	0	0	0	0	0	0	0	-	
0	0.1	0.1	26.3	24.7	1.6	0.2	0	0	0	0	0	50.3	8.5	0	0	0	-	0	0	0	0	0	0	0	0	0	0	-	
0	0.1	0.1	29.9	28.4	1.5	0.2	Tr	0	0	0	0	46.3	8.8	0	0	0	-	0	0	0	0	0	0	0	0	0	0	-	
0	0.1	0.1	24.7	23.1	1.5	0.2	0.1	0	0	0	0	51.1	8.6	0	0	0	-	0	0	0	0	0	0	0	0	0	0	-	
0	0.1	0.1	20.3	19.0	1.3	0.2	0.3	0	0	0	0	53.0	10.0	0	0	0	-	0	0	0	0	0	0	0	0	0	0	-	
0	0.1	0.1	24.3	22.9	1.5	0.2	0.1	0	0	0	0	51.4	8.7	0	0	Tr	-	Tr	0	0	0	0	0	0	0	0	0	-	
0	0.1	0	24.3	22.9	1.4	0.2	0	0	0	0	0	51.9	8.5	0	0	Tr	-	0	0	0	0	0	0	0	0	0	0	0.9	
-	0.1	Tr	21.0	-	-	0.2	0	-	-	-	-	53.1	7.2	-	-	0	-	-	-	-	-	-	-	-	-	-	-	-	凝固剤の種類は問わないもの
-	0.1	Tr	21.0	-	-	0.2	0	-	-	-	-	53.1	7.2	-	-	0	-	-	-	-	-	-	-	-	-	-	-	-	
-	0.1	Tr	21.0	-	-	0.2	0	-	-	-	-	53.1	7.2	-	-	0	-	-	-	-	-	-	-	-	-	-	-	-	
0	0.1	0.1	40.7	38.4	2.2	0.7	0	0.1	0	0	0	37.8	7.6	0	0	Tr	-	0	0	0	0	0	0	0	0	0	0	-	

4 豆類

食品番号	索引番号	食品名	飽和	一価不飽和	多価不飽和	n-3系 多価不飽和	n-6系 多価不飽和	4:0 酪酸	6:0 ヘキサン酸	7:0 ヘプタン酸	8:0 オクタン酸	10:0 デカン酸	12:0 ラウリン酸	13:0 トリデカン酸	14:0 ミリスチン酸	15:0 ペンタデカン酸	15:0 ant ペンタデカン酸	16:0 パルミチン酸	16:0 iso パルミチン酸	17:0 ヘプタデカン酸	17:0 ant ヘプタデカン酸	18:0 ステアリン酸	20:0 アラキジン酸	22:0 ベヘン酸	24:0 リグノセリン酸	10:1 デセン酸	14:1 ミリストレイン酸
			脂肪酸総量100g当たり					飽和																		一価不飽和	
		成分識別子	FASATF	FAMSF	FAPUF	FAPUN3F	FAPUN6F	F4D0F	F6D0F	F7D0F	F8D0F	F10D0F	F12D0F	F13D0F	F14D0F	F15D0F	F15D0AIF	F16D0F	F16D0IF	F17D0F	F17D0AIF	F18D0F	F20D0F	F22D0F	F24D0F	F10D1F	F14D1F
		単位	(………g………)					(………g………)																			
04084	369	だいず ［豆腐・油揚げ類］ 油揚げ 油抜き 油揚げ	13.4	39.5	47.0	7.6	39.4	-	-	-	-	0	0	-	0.1	Tr	-	8.7	-	0.1	-	3.6	0.4	0.4	0.1	0	0
04086	370	だいず ［豆腐・油揚げ類］ 油揚げ 油抜き ゆで	14.0	36.1	49.8	7.8	42.0	-	-	-	-	0	0	-	0.1	0.1	-	9.1	-	0.1	-	3.8	0.4	0.4	0.1	0	0
04085	371	だいず ［豆腐・油揚げ類］ 油揚げ 油抜き 焼き	13.6	39.2	47.3	7.6	39.7	-	-	-	-	0	0	-	0.1	Tr	-	8.8	-	0.1	-	3.6	0.4	0.4	0.1	0	0
04095	372	だいず ［豆腐・油揚げ類］ 油揚げ 甘煮	14.2	36.4	49.4	6.6	42.7	-	-	-	-	0	0	-	0.1	Tr	-	9.6	-	0.1	-	3.4	0.4	0.4	0.1	0	0
04042	374	だいず ［豆腐・油揚げ類］ 凍り豆腐 乾	16.9	23.9	59.2	8.0	51.2	-	-	-	-	0	0	-	0.1	Tr	-	11.4	-	0.1	-	4.4	0.3	0.4	0.1	0	0
04087	375	だいず ［豆腐・油揚げ類］ 凍り豆腐 水煮	16.9	24.1	59.0	8.0	51.0	-	-	-	-	0	0	-	0.1	Tr	-	11.4	-	0.1	-	4.3	0.4	0.4	0.1	0	0
04043	376	だいず ［豆腐・油揚げ類］ 豆腐よう	16.4	22.2	61.4	7.7	53.7	-	-	-	-	0	0	-	0.1	0	-	11.4	-	0.1	-	4.0	0.3	0.4	0	0	0
04044	377	だいず ［豆腐・油揚げ類］ 豆腐竹輪 蒸し	17.7	20.6	61.7	9.9	51.8	-	-	-	-	0	0	-	0.2	Tr	-	11.1	-	0	-	5.6	0.4	0.4	0	0	0
04045	378	だいず ［豆腐・油揚げ類］ 豆腐竹輪 焼き	17.8	21.0	61.3	9.9	51.4	-	-	-	-	0	0	-	0.2	Tr	-	11.1	-	0	-	5.6	0.4	0.4	0	0	0
04048	382	だいず ［納豆類］ 五斗納豆	17.1	18.5	64.4	10.6	53.7	-	-	-	-	0	0	-	0.1	Tr	-	11.9	-	0.1	-	4.2	0.3	0.4	0.1	0	0
04049	383	だいず ［納豆類］ 寺納豆	17.4	18.9	63.7	10.3	53.4	-	-	-	-	0	0	-	0.1	Tr	-	12.9	-	0.1	-	3.5	0.3	0.4	0.1	0	0
04053	387	だいず ［その他］ 豆乳 調製豆乳	15.5	23.0	61.4	6.1	55.3	-	-	-	-	0	0.2	-	0.1	0	-	10.4	-	0.1	-	3.9	0.4	0.3	0.1	0	0
04054	388	だいず ［その他］ 豆乳 豆乳飲料・麦芽コーヒー	16.8	22.2	61.0	5.8	55.2	-	-	-	-	0	0	-	0.1	0	-	11.6	-	0.1	-	4.2	0.4	0.3	0.1	0	0
04055	389	だいず ［その他］ 大豆たんぱく 粒状大豆たんぱく	20.8	15.9	63.3	7.8	55.5	-	-	-	-	0	0	-	0.1	0.1	-	15.3	-	0.2	-	4.3	0.2	0.4	0.2	0	0
04056	390	だいず ［その他］ 大豆たんぱく 濃縮大豆たんぱく	30.1	13.0	56.9	5.4	51.5	-	-	-	-	0	0	-	0.2	0	-	22.5	-	0.2	-	6.0	0.2	0.6	0.3	0	0
04057	391	だいず ［その他］ 大豆たんぱく 分離大豆たんぱく 塩分無調整タイプ	26.5	12.0	61.5	5.9	55.5	-	-	-	-	0	0	-	0.2	0	-	20.1	-	0.2	-	5.1	0.2	0.5	0.3	0	0
04058	393	だいず ［その他］ 大豆たんぱく 繊維状大豆たんぱく	20.7	20.0	59.4	6.0	53.4	-	-	-	-	0	0.1	-	0.2	0	-	15.2	-	0.1	-	4.3	0.3	0.4	0.2	0	0
04059	394	だいず ［その他］ 湯葉 生	16.1	23.8	60.1	7.8	52.3	-	-	-	-	0	0	-	0.1	Tr	-	10.7	-	0.1	-	4.4	0.3	0.4	0.1	0	0
04060	395	だいず ［その他］ 湯葉 干し 乾	17.3	26.1	56.6	7.6	49.0	-	-	-	-	0	0	-	0.1	Tr	-	11.6	-	0.1	-	4.5	0.3	0.5	0.2	0	0
04091	396	だいず ［その他］ 湯葉 干し 湯戻し	17.4	25.8	56.8	7.6	49.2	-	-	-	-	0	0	-	0.1	Tr	-	11.7	-	0.1	-	4.4	0.3	0.5	0.2	0	0
04061	397	だいず ［その他］ 金山寺みそ	21.5	18.6	60.0	6.6	53.3	-	-	-	-	0	0	-	0.2	0.2	-	16.7	-	0.2	-	3.2	0.3	0.3	0.4	0	0
04062	398	だいず ［その他］ ひしおみそ	16.9	23.8	59.3	7.3	52.1	-	-	-	-	0	0	-	0.1	Tr	-	11.6	-	0.1	-	4.1	0.3	0.4	0.2	0	0
04063	399	だいず ［その他］ テンペ	16.0	21.5	62.5	9.5	53.0	-	-	-	-	0	0	-	0.1	0	-	11.0	-	0.1	-	4.1	0.3	0.4	0	0	0
04064	400	つるあずき 全粒 乾	32.8	10.0	57.1	18.3	38.8	-	-	-	-	0	Tr	-	0.3	0.2	-	23.7	-	0.4	-	5.2	1.1	1.4	0.7	0	0
04065	402	ひよこまめ 全粒 乾	13.8	36.3	49.9	2.1	47.9	-	-	-	-	0	Tr	-	0.2	0.1	-	9.9	-	0.1	-	2.2	0.8	0.4	0.2	0	0
04066	403	ひよこまめ 全粒 ゆで	13.8	36.3	50.0	2.1	47.9	-	-	-	-	0	Tr	-	0.2	0.1	-	9.9	-	0.1	-	2.2	0.8	0.4	0.2	0	0
04067	404	ひよこまめ 全粒 フライ 味付け	16.1	41.4	42.5	3.2	39.3	-	-	-	-	0	Tr	-	0.2	0.1	-	12.1	-	0.1	-	2.5	0.6	0.4	0.2	0	0
04068	405	べにばないんげん 全粒 乾	18.0	9.0	73.0	30.0	43.0	-	-	-	-	0	0	-	0.1	0.1	-	14.5	-	0.2	-	2.2	0.4	0.4	0	0	0
04069	406	べにばないんげん 全粒 ゆで	19.0	9.1	72.0	28.7	43.3	-	-	-	-	0	0	-	0.1	0.1	-	15.4	-	0.2	-	2.3	0.4	0.4	0	0	0
04070	408	らいまめ 全粒 乾	32.9	7.9	59.2	15.7	43.5	-	-	-	-	0	Tr	-	0.3	0.4	-	24.9	-	0.3	-	4.9	0.6	0.4	0.9	0	0
04071	410	りょくとう 全粒 乾	34.2	3.7	62.0	17.0	45.0	-	-	-	-	0	0	-	0.2	0.1	-	25.9	-	0.2	-	4.5	1.0	1.3	1.0	0	0
04073	412	レンズまめ 全粒 乾	18.2	31.8	50.0	9.7	40.3	-	-	-	-	0	0	-	0.4	0.2	-	14.3	-	0.2	-	1.9	0.4	0.4	0.4	0	0

脂肪酸総量100 g 当たり																													
一価不飽和									多価不飽和																				備考
15:1	16:1	17:1	18:1			20:1	22:1	24:1	16:2	16:3	16:4	18:2 n-6	18:3 n-3	18:3 n-6	18:4 n-3	20:2 n-6	20:3 n-3	20:3 n-6	20:4 n-3	20:4 n-6	20:5 n-3	21:5 n-3	22:2	22:4 n-6	22:5 n-3	22:5 n-6	22:6 n-3		
ペンタデセン酸	パルミトレイン酸	ヘプタデセン酸	計	n-9 オレイン酸	n-7 シス－バクセン酸	イコセン酸	ドコセン酸	テトラコセン酸	ヘキサデカジエン酸	ヘキサデカトリエン酸	ヘキサデカテトラエン酸	リノール酸	α－リノレン酸	γ－リノレン酸	オクタデカテトラエン酸	イコサジエン酸	イコサトリエン酸	イコサトリエン酸	イコサテトラエン酸	アラキドン酸	イコサペンタエン酸	ヘンイコサペンタエン酸	ドコサジエン酸	ドコサテトラエン酸	ドコサペンタエン酸	ドコサペンタエン酸	ドコサヘキサエン酸	未同定物質	
F15D1F	F16D1F	F17D1F	F18D1F	F18D1CN9F	F18D1CN7F	F20D1F	F22D1F	F24D1F	F16D2F	F16D3F	F16D4F	F18D2N6F	F18D3N3F	F18D3N6F	F18D4N3F	F20D2N6F	F20D3N3F	F20D3N6F	F20D4N3F	F20D4N6F	F20D5N3F	F21D5N3F	F22D2F	F22D4N6F	F22D5N3F	F22D5N6F	F22D6N3F	FAUNF	
(………g………)																													
0	0.1	0.1	38.7	36.5	2.1	0.6	0	0.1	0	0	0	39.4	7.6	0	0	Tr	-	0	0	0	0	0	0	0	0	0	0	-	
0	0.1	0.1	35.4	33.4	2.0	0.5	0	0.1	0	0	0	42.0	7.8	0	0	Tr	-	0	0	0	0	0	0	0	0	0	0	-	
0	0.1	0.1	38.3	36.2	2.1	0.6	0	0.1	0	0	0	39.7	7.6	0	0	0.1	-	0	0	0	0	0	0	0	0	0	0	-	
0	0.1	0.1	35.7	33.8	1.9	0.5	0	0	0	0	0	42.7	6.6	0	0	Tr	-	0	0	0	0	0	0	0	0	0	0	1.2	
0	0.1	Tr	23.5	22.2	1.3	0.2	Tr	0	0	0	0	51.1	8.0	0	0	Tr	-	Tr	0	0	0	0	0	0	0	0	0	-	別名：高野豆腐 試料：炭酸水素ナトリウム処理製品
0	0.1	0.1	23.7	22.3	1.3	0.2	0.1	0	0	0	0	51.0	8.0	0	0	Tr	-	Tr	0	0	0	0	0	0	0	0	0	-	別名：高野豆腐 湯戻し後、煮たもの
0	0.1	0.1	21.8	-	-	0.3	0	0	0	0	0	53.7	7.7	0	0	0	-	0	0	0	0	0	0	0	0	0	0	-	
0	0	0	20.3	-	-	0.2	0.1	Tr	0	0	0	51.6	8.2	0	0	0.1	-	0	Tr	0.1	0.5	0	0	0	0.1	Tr	1.1	-	原材料配合割合：豆腐2、すり身1
0	0	0	20.5	-	-	0.3	0.1	Tr	0	0	0	51.2	8.1	0	0	0.1	-	0	Tr	0.1	0.5	0	0	0	0.1	Tr	1.2	-	原材料配合割合：豆腐2、すり身1
0	0.1	0.1	18.1	-	-	0.2	Tr	0	0	0	0	53.7	10.6	0	Tr	Tr	-	0	0	0	0	0	0	0	0	0	0	-	別名：こうじ納豆
0	0.1	0.1	18.3	-	-	0.2	0.2	0	0	0	0	53.3	10.2	0	Tr	0.1	-	0	0	0	0	0	0	0	0	0	0	-	別名：塩辛納豆、浜納豆
0	0.1	0.1	22.6	-	-	0.3	0	0	0	0	0	55.2	6.1	0	0	Tr	-	0	0	0	0	0	0	0	0	0	0	-	
0	0.1	Tr	21.9	-	-	0.2	0	0	0	0	0	55.2	5.8	0	0	0	-	0	0	0	0	0	0	0	0	0	0	-	
0	0.1	0.1	15.6	-	-	0.1	0	0	0	0	0	55.5	7.8	0	0	0	-	0	0	0	0	0	0	0	0	0	0	-	
0	0.1	0	12.9	-	-	0	0	0	0	0	0	51.5	5.4	0	0	0	-	0	0	0	0	0	0	0	0	0	0	-	
0	0.1	0	11.8	-	-	0.1	0	0	0	0	0	55.5	5.9	0	0	0	-	0	0	0	0	0	0	0	0	0	0	-	
0	0.1	0.1	19.6	-	-	0.2	0	0	0	0	0	53.4	6.0	0	0	0	-	0	0	0	0	0	0	0	0	0	0	-	
0	0.1	0.1	23.3	-	-	0.2	0.1	0	0	0	0	52.2	7.8	0	Tr	Tr	-	0	0	0	0	0	0	0	0	0	0	-	
0	0.1	0.1	25.7	24.2	1.5	0.2	0	0	0	0	0	48.9	7.6	0	0	Tr	-	Tr	0	0	0	0	0	0	0	0	0	-	
0	0.1	0.1	25.4	23.9	1.5	0.2	0	0	0	0	0	49.1	7.6	0	0	Tr	-	Tr	0	0	0	0	0	0	0	0	0	-	
0	0.2	0.1	17.7	-	-	0.4	0.2	0	0	0	0	53.2	6.6	0	Tr	0.1	-	0	0	0	Tr	0	0	0	0	0	0	-	
0	0.1	0.1	23.2	-	-	0.3	0.1	0	0	0	0	52.0	7.2	0	Tr	0.1	-	0	0	0	0	0	0	0	0	0	0	-	
0	0.1	0.1	21.1	-	-	0.2	0	0	0	0	0	53.0	9.5	0	0	0	-	0	0	0	0	0	0	0	0	0	0	-	丸大豆製品
0	0.3	0	9.6	-	-	0.1	Tr	0	0	0	0	38.8	18.3	0	0	0	-	0	0	0	0	0	0	0	0	0	0	-	別名：たけあずき
0	0.2	0.1	35.4	-	-	0.5	0.1	0	0	0	0	47.8	2.1	0	0	Tr	-	0	0	0	0	0	0	0	0	0	0	-	別名：チックピー、ガルバンゾー
0	0.2	0.1	35.5	-	-	0.5	0	0	0	0	0	47.9	2.1	0	0	0	-	0	0	0	0	0	0	0	0	0	0	-	別名：チックピー、ガルバンゾー
0	0.2	0.1	40.2	-	-	0.7	0.2	0	0	0	0	39.2	3.2	0	0	0.1	-	0	0	0	0	0	0	0	0	0	0	-	別名：チックピー、ガルバンゾー
0	0.2	0.1	8.5	-	-	0.2	0	0	0	0	0	43.0	30.0	0	0	0	-	0	0	0	0	0	0	0	0	0	0	-	別名：はなまめ
0	0.2	0.1	8.6	-	-	0.2	0	0	0	0	0	43.3	28.7	0	0	0	-	0	0	0	0	0	0	0	0	0	0	-	別名：はなまめ
0	0.1	0.1	7.5	-	-	0.2	0.1	0	0	0	0	43.5	15.7	0	0	Tr	-	0	0	0	0	0	0	0	0	0	0	-	別名：ライマビーン、バタービーン
0	Tr	Tr	3.3	-	-	0.3	0.1	0	0	0	0	44.9	17.0	0	0	0.1	-	0	0	0	0	0	0	0	0	0	0	-	別名：やえなり
0	0.1	0.1	30.6	-	-	0.8	0.2	0	0	0	0	40.3	9.7	0	0	0	-	0	0	0	0	0	0	0	0	0	0	-	別名：ひらまめ

5 種実類

食品番号	索引番号	食品名	脂肪酸総量100g当たり																								
								飽和																		一価不飽和	
			飽和	一価不飽和	多価不飽和	n-3系 多価不飽和	n-6系 多価不飽和	4:0 酪酸	6:0 ヘキサン酸	7:0 ヘプタン酸	8:0 オクタン酸	10:0 デカン酸	12:0 ラウリン酸	13:0 トリデカン酸	14:0 ミリスチン酸	15:0 ペンタデカン酸	15:0 ant ペンタデカン酸	16:0 パルミチン酸	16:0 iso パルミチン酸	17:0 ヘプタデカン酸	17:0 ant ヘプタデカン酸	18:0 ステアリン酸	20:0 アラキジン酸	22:0 ベヘン酸	24:0 リグノセリン酸	10:1 デセン酸	14:1 ミリストレイン酸
		成分識別子	FASATF	FAMSF	FAPUF	FAPUN3F	FAPUN6F	F4D0F	F6D0F	F7D0F	F8D0F	F10D0F	F12D0F	F13D0F	F14D0F	F15D0F	F15D0AIF	F16D0F	F16D0IF	F17D0F	F17D0AIF	F18D0F	F20D0F	F22D0F	F24D0F	F10D1F	F14D1F
		単位	(g)					(g)																			
05001	414	アーモンド　乾	8.0	67.7	24.4	Tr	24.4	-	-	-	-	0	0	-	Tr	Tr	-	6.4	-	0.1	-	1.4	0.1	0	0	-	-
05002	415	アーモンド　フライ　味付け	8.5	68.4	23.0	0.1	23.0	-	-	-	-	0	Tr	0	0.1	Tr	0	6.9	0	0.1	0	1.4	0.1	0	Tr	0	0
05003	417	あさ　乾	11.3	13.4	75.3	18.2	57.1	-	-	-	-	0	0	-	Tr	Tr	-	7.2	-	0.1	-	2.8	0.7	0.3	0.1	0	0
05041	418	あまに　いり	9.2	16.7	74.1	59.8	14.3	-	-	-	-	0	0	-	Tr	Tr	-	5.1	-	0.1	-	3.5	0.1	0.1	0.1	0	0
05004	419	えごま　乾	8.6	17.0	74.3	61.1	13.2	-	-	-	-	0	Tr	-	Tr	0	-	5.9	-	Tr	-	2.4	0.1	Tr	Tr	0	0
05005	420	カシューナッツ　フライ　味付け	21.8	60.6	17.6	0.2	17.5	-	-	-	-	Tr	0.5	-	0.2	0	-	10.5	-	0.1	-	9.7	0.6	0	0	-	-
05007	422	かや　いり	11.3	36.2	52.6	0.5	52.1	-	-	-	-	0	0	-	Tr	0	-	7.8	-	0.1	-	3.1	0.1	Tr	0.1	0	0
05008	423	ぎんなん　生	12.8	38.9	48.4	2.9	45.5	-	-	-	-	0	0	-	0.1	0.1	-	9.7	-	0.2	-	0.9	0.4	0.9	0.4	0	0
05011	426	（くり類）　日本ぐり　ゆで	23.0	11.9	65.1	12.4	52.6	-	-	-	-	0	0	-	0.3	0.3	-	21.1	-	0.2	-	1.0	0.2	0	0	0	0
05014	429	くるみ　いり	10.2	15.2	74.6	13.3	61.3	-	-	-	-	0	0	-	Tr	0	-	7.0	-	0.2	-	2.8	0.1	0	0	-	-
05015	430	けし　乾	12.0	16.1	72.0	0.6	71.4	-	-	-	-	0	0	-	0.1	0	-	9.4	-	0	-	2.3	0.1	0	0	0	0
05017	432	ごま　乾	15.4	38.7	45.9	0.3	45.6	-	-	-	-	0	0	-	0	0	-	8.8	-	Tr	-	5.9	0.6	0	0	-	-
05018	433	ごま　いり	15.4	38.8	45.9	0.4	45.5	-	-	-	-	0	0	0	Tr	Tr	0	9.1	0	Tr	0	5.3	0.6	0.1	0.1	0	0
05019	434	ごま　むき	15.0	38.1	46.9	0.4	46.6	-	-	-	-	0	0	-	Tr	0	-	8.9	-	0.1	-	5.2	0.6	0.1	Tr	0	0
05042	435	ごま　ねり	15.6	39.1	45.3	0.4	45.0	-	-	-	-	0	0	0	Tr	Tr	0	9.0	0	Tr	0	5.6	0.6	0.2	0.1	0	0
05021	437	すいか　いり　味付け	17.7	11.4	70.9	0.2	70.6	-	-	-	-	0	Tr	-	0.1	Tr	-	10.1	-	0.1	-	7.0	0.3	0.1	0.1	0	0
05046	438	チアシード　乾	11.2	7.2	81.6	62.1	19.4	-	-	-	-	0	0	-	0.1	Tr	-	7.2	-	0.1	-	3.3	0.3	0.1	0.1	0	0
05023	440	はす　未熟　生	29.5	10.0	60.5	6.3	54.2	-	-	-	-	0	Tr	-	0.4	Tr	-	22.9	-	0.1	-	1.0	0.7	3.2	1.0	0	0
05024	441	はす　成熟　乾	29.3	12.9	57.8	4.5	53.3	-	-	-	-	0	0	-	0.3	Tr	-	19.9	-	0.1	-	1.1	1.5	4.7	1.6	0	0
05025	443	（ひし類）　ひし　生	23.4	13.8	62.8	7.2	55.6	-	-	-	-	0	0	-	0.1	0.2	-	20.2	-	0.2	-	1.2	0.6	0.6	0.3	0	0
05047	444	（ひし類）　とうびし　生	41.5	22.4	36.1	5.2	30.9	-	-	-	-	0	0.1	-	0.2	0.3	-	35.7	-	0.4	-	1.7	1.4	1.1	0.6	0	0
05048	445	（ひし類）　とうびし　ゆで	43.0	20.3	36.7	5.7	31.0	-	-	-	-	-	0.1	-	0.3	0.3	-	37.0	-	0.4	-	1.9	1.3	1.1	0.6	0	0
05026	446	ピスタチオ　いり　味付け	11.5	57.8	30.7	0.4	30.3	-	-	-	-	0	0	-	0.1	0	-	10.1	-	Tr	-	1.2	0.1	0	0	-	-
05027	447	ひまわり　フライ　味付け	12.1	27.5	60.4	0.2	60.2	-	-	-	-	0	0	-	0.1	Tr	-	6.5	-	0.1	-	3.9	0.3	0.9	0.4	0	0
05028	449	ブラジルナッツ　フライ　味付け	24.0	31.9	44.1	0.1	44.0	-	-	-	-	0	0	-	0.1	0	-	14.4	-	0.1	-	9.2	0.3	0.1	0	0	0
05029	450	ヘーゼルナッツ　フライ　味付け	9.4	82.6	8.0	0.1	7.9	-	-	-	-	0	0	-	0.1	0	-	6.5	-	Tr	-	2.7	0.1	0	0	0	0
05030	452	ペカン　フライ　味付け	10.8	54.3	35.0	1.4	33.5	-	-	-	-	0	0	-	0.1	0	-	7.9	-	0.1	-	2.5	0.1	Tr	0	0	0
05031	453	マカダミアナッツ　いり　味付け	17.0	80.9	2.1	0.1	2.0	-	-	-	-	Tr	0.2	-	0.9	0	-	9.1	-	Tr	-	3.4	2.6	0.8	0	-	-
05032	454	まつ　生	8.0	27.7	64.3	0.2	46.6	-	-	-	-	0	0	-	Tr	Tr	-	5.2	-	Tr	-	2.4	0.2	0.1	Tr	0	0
05033	455	まつ　いり	8.6	30.0	61.4	0.3	46.4	-	-	-	-	0	0	-	Tr	0	-	5.8	-	0.1	-	2.3	0.3	0	0	-	-
05034	456	らっかせい　大粒種　乾	18.6	50.8	30.6	0.2	30.4	-	-	-	-	0	0	-	Tr	Tr	-	9.1	-	0.1	-	3.0	1.5	3.2	1.7	0	0
05035	457	らっかせい　大粒種　いり	18.6	50.7	30.7	0.2	30.4	-	-	-	-	0	0	-	Tr	0	-	9.1	-	0.1	-	3.0	1.5	3.2	1.6	0	0
05044	458	らっかせい　小粒種　乾	22.3	42.7	34.9	0.2	34.7	-	-	-	-	0	0	-	Tr	Tr	-	11.4	-	0.1	-	3.9	1.7	3.6	1.5	0	0
05036	460	らっかせい　バターピーナッツ	20.7	47.5	31.7	0.1	31.6	-	-	-	-	0	0.2	-	0.2	0	-	11.2	-	0.1	-	3.7	1.4	2.5	1.4	0	0
05037	461	らっかせい　ピーナッツバター	24.6	43.4	31.9	0.1	31.8	-	-	-	Tr	0	0.2	-	0.2	0	-	12.6	-	0.1	-	5.4	1.5	3.2	1.3	0	0

脂肪酸総量100 g 当たり																													備考
一価不飽和									多価不飽和																			未同定物質	
15:1	16:1	17:1	18:1			20:1	22:1	24:1	16:2	16:3	16:4	18:2 n-6	18:3 n-3	18:3 n-6	18:4 n-3	20:2 n-6	20:3 n-3	20:3 n-6	20:4 n-3	20:4 n-6	20:5 n-3	21:5 n-3	22:2	22:4 n-6	22:5 n-3	22:5 n-6	22:6 n-3		
ペンタデセン酸	パルミトレイン酸	ヘプタデセン酸	計	n-9 オレイン酸	n-7 シス-バクセン酸	イコセン酸	ドコセン酸	テトラコセン酸	ヘキサデカジエン酸	ヘキサデカトリエン酸	ヘキサデカテトラエン酸	リノール酸	α-リノレン酸	γ-リノレン酸	オクタデカテトラエン酸	イコサジエン酸	イコサトリエン酸	イコサトリエン酸	イコサテトラエン酸	アラキドン酸	イコサペンタエン酸	ヘンイコサペンタエン酸	ドコサジエン酸	ドコサテトラエン酸	ドコサペンタエン酸	ドコサペンタエン酸	ドコサヘキサエン酸	未同定物質	
F15D1F	F16D1F	F17D1F	F18D1F	F18D1CN9F	F18D1CN7F	F20D1F	F22D1F	F24D1F	F16D2F	F16D3F	F16D4F	F18D2N6F	F18D3N3F	F18D3N6F	F18D4N3F	F20D2N6F	F20D3N3F	F20D3N6F	F20D4N3F	F20D4N6F	F20D5N3F	F21D5N3F	F22D2F	F22D4N6F	F22D5N3F	F22D5N6F	F22D6N3F	FAUNF	
(……													g															……)	
-	0.5	0.1	66.9	-	-	0.1	0	-	-	-	-	24.4	Tr	-	-	0	-	-	-	-	-	-	-	-	-	-	-	-	
0	0.5	0.1	67.6	66.3	1.4	0.1	0.1	0	0	0	0	23.0	0.1	0	0	0	0	0	0	0	0	0	0	0	0	0	0	0.1	
0	0.1	Tr	12.8	-	-	0.4	0.1	0	0	0	0	56.4	17.9	0.6	0.3	0.1	-	0	0	0	0	0	0	0	0	0	0	-	
0	0.1	0	16.4	-	-	0.2	0	0	0	0	0	14.3	59.8	0	0	0	-	0	0	0	0	0	0	0	0	0	0	-	
0	0.1	Tr	16.8	-	-	0.1	0	0	0	0	0	13.2	61.1	0	0	Tr	-	0	0	0	0	0	0	0	0	0	0	-	別名： あぶらえ
-	0.4	0.1	59.8	-	-	0.3	0	-	-	-	-	17.5	0.2	-	-	0	-	-	-	-	-	-	-	-	-	-	-	Tr	
0	0.1	0.1	35.2	-	-	0.8	0	0	0	0	0	49.8	0.5	0	0	2.3	-	0	0	0	0	0	0	0	0	0	0	-	
0	4.3	0	34.2	12.8	21.3	0.3	0.1	0	0	0	0	45.1	2.9	0	0	0.4	-	0	0	0	0	0	0	0	0	0	0	-	廃棄部位： 殻及び薄皮
0	0.9	0.2	10.5	-	-	0.3	0	0	0.1	0	0	52.5	12.4	0	0	0.1	-	0	0	0	0	0	0	0	0	0	0	-	廃棄部位： 殻（鬼皮）及び渋皮
-	0.1	0	14.9	-	-	0.2	0	-	-	-	-	61.3	13.3	-	-	0	-	-	-	-	-	-	-	-	-	-	-	-	
0	0.1	0	15.9	-	-	0.1	0	0	0	0	0	71.4	0.6	0	0	0	-	0	0	0	0	0	0	0	0	0	0	-	別名： ポピーシード
-	0.1	Tr	38.4	-	-	0.2	0	-	-	-	-	45.6	0.3	-	-	0	-	-	-	-	-	-	-	-	-	-	-	0	試料： 洗いごま
0	0.1	Tr	38.4	37.6	0.8	0.2	0	0	Tr	0	0	45.5	0.3	0	0	0	0	0	0	0	0	Tr	0	0	0	0	0	0.2	
0	0.1	Tr	37.7	-	-	0.2	0	0	0	0	0	46.5	0.4	0	0	Tr	-	0	0	0	0	0	0	0	0	0	0	-	
0	0.1	0	38.8	38.0	0.8	0.2	0	0	0	0	0	45.0	0.3	0	0	0	0	0	0	0	0	0.1	0	0	0	0	0	0.2	
0	0.1	0	11.1	-	-	0.1	0.1	0	0	0	0	70.6	0.2	0	0	Tr	-	0	0	0	0.1	0	0.1	0	0	0	0	-	廃棄部位： 種皮
0	0.1	0	7.0	6.2	0.8	0.1	0	0	0	0	0	19.4	62.1	0	0	Tr	-	0	0	0	0	0	0	0	0	0	0	1.4	
0	0.1	0	9.3	-	-	0.5	0.1	0	0	0	0	54.1	6.2	0	0	0.1	-	0	0	0	0.1	0	0	0	0	0	0	-	廃棄部位： 殻及び薄皮
0	0.2	Tr	11.9	-	-	0.5	0.2	Tr	Tr	0	Tr	53.2	4.5	Tr	0	0.1	-	0	0	0	0	0	0	0	0	0	0	-	殻、薄皮及び幼芽を除いたもの
0	0.3	0	13.1	-	-	0.4	0	0	0	0	0	55.5	7.2	0	0	0.1	-	0	0	0	0	0	0	0	0	0	0	-	廃棄部位： 果皮
0	0.1	0.1	21.5	20.2	1.3	0.7	0	0	0	0	0	30.7	5.2	0	0	0.1	-	0	0	0	0	0	0	0	0	0	0	36.5	廃棄部位： 皮
0	0.2	0.1	19.5	18.0	1.5	0.6	0	0	0	0	0	30.9	5.7	0	0	0.1	-	0	0	0	0	0	0	0	0	0	0	46.7	廃棄部位： 皮
-	1.0	0.1	56.3	-	-	0.4	0	-	-	-	-	30.3	0.4	-	-	0	-	-	-	-	-	-	-	-	-	-	-	-	廃棄部位： 殻
0	0.1	0	27.2	-	-	0.2	0	0	0	0	0	60.2	0.2	0	0	0	-	0	0	0	0	0	0	0	0	0	0	-	
0	0.3	0	31.6	-	-	0.1	0	0	0	0	0	44.0	0.1	0	0	0	-	0	0	0	0	0	0	0	0	0	0	-	
0	0.2	0.1	82.2	-	-	0.1	0	0	0	0	0	7.9	0.1	0	0	0	-	0	0	0	0	0	0	0	0	0	0	-	別名： ヘイゼルナッツ、西洋はしばみ、フィルバート 薄皮を除いたもの
0	0.1	Tr	53.9	-	-	0.3	0	0	0	0	0	33.5	1.4	0	0	0	-	0	0	0	0	0	0	0	0	0	0	-	
-	20.6	0.1	57.5	-	-	2.5	0.2	-	-	-	-	2.0	0.1	-	-	0	-	-	-	-	-	-	-	-	-	-	-	-	
0	0.1	Tr	26.3	-	-	1.3	0	0	0	0	0	45.8	0.2	0	0	0.7	-	0.1	0	0	0	0	0	0	0	0	0	-	C18:2 2.4 g、C18:3 15.1 g
-	0.1	Tr	28.7	-	-	1.2	0	-	-	-	-	45.9	0.3	-	-	0.5	-	-	-	-	-	-	-	-	-	-	-	2.9	C18:3 14.3 g
0	0.1	0.1	49.1	-	-	1.4	0.1	0	0	0	0	30.4	0.2	0	0	0	-	0	0	0	0	0	0	0	0	0	0	-	別名： なんきんまめ、ピーナッツ
0	0.1	0.1	49.1	-	-	1.3	0.1	0	0	0	0	30.4	0.2	0	0	0	-	0	0	0	0	0	0	0	0	0	0	Tr	別名： なんきんまめ、ピーナッツ
0	0.1	0.1	41.3	-	-	1.1	0.1	0	0	0	0	34.7	0.2	0	0	Tr	-	0	0	0	0	0	0	0	0	0	0	-	別名： なんきんまめ、ピーナッツ
0	0.1	0	46.5	-	-	1.0	0	0	0	0	0	31.6	0.1	0	0	0	-	0	0	0	0	0	0	0	0	0	0	-	
0	0.1	0.1	42.3	-	-	1.0	0.1	0	0	0	0	31.8	0.1	0	0	0	-	0	0	0	0	0	0	0	0	0	0	-	

6 野菜類

食品番号	索引番号	食品名	脂肪酸総量100g当たり																								
								飽和																		一価不飽和	
			飽和	一価不飽和	多価不飽和	n-3系 多価不飽和	n-6系 多価不飽和	4:0 酪酸	6:0 ヘキサン酸	7:0 ヘプタン酸	8:0 オクタン酸	10:0 デカン酸	12:0 ラウリン酸	13:0 トリデカン酸	14:0 ミリスチン酸	15:0 ペンタデカン酸	15:0 ant ペンタデカン酸	16:0 パルミチン酸	16:0 iso パルミチン酸	17:0 ヘプタデカン酸	17:0 ant ヘプタデカン酸	18:0 ステアリン酸	20:0 アラキジン酸	22:0 ベヘン酸	24:0 リグノセリン酸	10:1 デセン酸	14:1 ミリストレイン酸
		成分識別子	FASATF	FAMSF	FAPUF	FAPUN3F	FAPUN6F	F4D0F	F6D0F	F7D0F	F8D0F	F10D0F	F12D0F	F13D0F	F14D0F	F15D0F	F15D0AIF	F16D0F	F16D0IF	F17D0F	F17D0AIF	F18D0F	F20D0F	F22D0F	F24D0F	F10D1F	F14D1F
		単位	(………g………)					(………g………)																			
06363	478	うるい　葉　生	29.4	3.8	66.8	30.9	35.8	-	-	-	-	0.2	0.2	-	0.4	0.1	-	23.2	-	0.2	-	1.7	0.6	1.1	1.7	0	0
06015	479	えだまめ　生	15.3	34.3	50.4	9.5	40.9	-	-	-	-	0	0	-	0.1	0	-	11.0	-	0.1	-	3.3	0.3	0.4	0	0	0
06016	480	えだまめ　ゆで	15.3	34.2	50.5	9.7	40.8	-	-	-	-	0	0	-	0.1	0	-	11.0	-	0.1	-	3.4	0.3	0.4	0	0	0
06017	481	えだまめ　冷凍	13.8	37.5	48.7	7.3	41.4	-	-	-	-	0	0	-	0.1	0	-	10.3	-	0.1	-	2.6	0.3	0.4	0	0	0
06023	490	（えんどう類）　グリンピース　生	29.7	20.2	50.1	7.5	42.7	-	-	-	-	0	Tr	-	0.5	0.3	-	22.8	-	0.3	-	4.3	0.6	0.8	-	-	0
06025	492	（えんどう類）　グリンピース　冷凍	24.8	20.2	55.0	8.2	46.8	-	-	-	-	0.1	Tr	-	0.6	0.2	-	20.0	-	0.2	-	2.6	0.5	0.3	0.4	0	0
06374	493	（えんどう類）　グリンピース　冷凍　ゆで	24.7	19.5	55.8	8.8	46.9	-	-	-	-	0	Tr	-	0.6	0.2	-	20.1	-	0.2	-	2.6	0.5	0.3	0.4	0	0
06375	494	（えんどう類）　グリンピース　冷凍　油いため	9.6	59.4	31.0	8.5	22.5	-	-	-	-	0	Tr	-	0.2	0.1	-	6.3	-	0.1	-	1.8	0.7	0.4	0.2	0	0
06046	515	（かぼちゃ類）　日本かぼちゃ　果実　生	32.1	5.8	62.1	44.9	17.2	-	-	-	-	0	0.1	-	0.3	0.1	-	26.6	-	0.3	-	3.5	0.5	0.7	-	-	0
06048	517	（かぼちゃ類）　西洋かぼちゃ　果実　生	23.6	38.3	38.0	14.6	23.4	-	-	-	-	0	Tr	-	0.4	Tr	-	19.0	-	0.1	-	3.5	0.4	0.2	-	-	0
06061	532	（キャベツ類）　キャベツ　結球葉　生	40.1	17.9	42.1	17.1	25.0	-	-	-	-	Tr	0.2	-	0.8	0.9	-	29.6	-	0.4	-	5.5	1.4	1.3	-	-	0
06064	536	（キャベツ類）　レッドキャベツ　結球葉　生	29.3	18.4	52.2	27.1	25.1	-	-	-	-	0	0.1	-	0.6	1.3	-	21.4	-	0.6	-	4.3	1.0	0	-	-	0
06065	537	きゅうり　果実　生	46.8	4.3	48.9	33.2	15.7	-	-	-	-	0.1	0.1	-	0.5	0.6	-	39.2	-	0.3	-	4.5	0.3	1.1	-	-	0
06080	549	ケール　葉　生	29.3	7.0	63.6	43.8	19.8	-	-	-	-	Tr	0.1	-	0.4	0.4	-	22.2	-	0.3	-	2.9	0.8	0.4	1.9	0	0
06086	555	こまつな　葉　生	17.9	4.3	77.8	56.9	8.7	-	-	-	-	0	0	-	0.3	0.1	-	15.0	-	0	-	1.8	0.4	0.2	-	-	0
06095	565	しそ　葉　生	37.6	12.9	49.5	32.7	16.8	-	-	-	-	0	0.3	-	0.4	0.1	-	30.4	-	0.2	-	4.2	1.4	0.2	0.3	0	0
06096	566	しそ　実　生	17.9	12.7	69.4	51.9	17.5	-	-	-	-	0	0.3	-	0.1	0.1	-	12.5	-	0.2	-	3.5	0.8	0.2	0.2	0	0
06099	569	しゅんぎく　葉　生	17.2	4.7	78.2	57.1	21.0	-	-	-	-	0	Tr	-	0.4	0.2	-	14.7	-	0.1	-	0.7	0.6	0.4	-	-	0
06119	593	セロリ　葉柄　生	31.7	2.9	65.4	9.4	55.0	-	-	-	-	0	Tr	-	0.3	1.0	-	26.5	-	0.9	-	1.4	0.2	1.3	-	-	Tr
06124	598	そらまめ　未熟豆　生	29.6	13.6	56.8	4.0	52.8	-	-	-	-	0	Tr	-	0.4	0.2	-	23.3	-	0.2	-	2.2	1.6	1.8	-	-	0
06130	604	（だいこん類）　だいこん　葉　生	21.7	7.1	71.2	51.5	8.0	-	-	-	-	0	Tr	-	0.4	0.1	-	17.9	-	0.2	-	2.1	0.9	0.1	-	-	Tr
06132	606	（だいこん類）　だいこん　根　皮つき　生	31.4	9.4	59.2	45.4	13.8	-	-	-	-	0	0	-	0.2	0.2	-	27.0	-	0.3	-	1.9	0.7	1.2	-	-	0
06144	624	（たいさい類）　つまみな　葉　生	22.8	7.2	69.9	46.5	9.8	-	-	-	-	0	0.1	-	0.8	0.2	-	16.5	-	0.2	-	2.3	0.6	0.7	1.3	0	0.2
06153	633	（たまねぎ類）　たまねぎ　りん茎　生	24.5	8.8	66.7	3.6	63.0	-	-	-	-	0	0	-	0	0	-	21.1	-	0.2	-	0.7	0.9	1.6	-	-	0
06175	662	（とうもろこし類）　スイートコーン　未熟種子　生	19.8	38.1	42.1	1.2	40.8	-	-	-	-	0	0	-	Tr	0	-	16.3	-	0.1	-	2.8	0.5	0.1	-	-	0
06177	665	（とうもろこし類）　スイートコーン　未熟種子　穂軸つき　冷凍	21.9	34.1	44.0	1.6	42.4	-	-	-	-	0	0	-	0	0	-	17.4	-	0.1	-	3.4	0.6	0.2	0.2	0	0
06178	666	（とうもろこし類）　スイートコーン　未熟種子　カーネル　冷凍	22.1	31.0	46.9	1.9	45.0	-	-	-	-	0	0	-	Tr	Tr	-	18.3	-	0.1	-	2.6	0.5	0.2	0.3	0	0
06378	667	（とうもろこし類）　スイートコーン　未熟種子　カーネル　冷凍　ゆで	21.2	31.9	46.9	1.8	45.1	-	-	-	-	0	0	-	Tr	Tr	-	17.6	-	0.1	-	2.5	0.5	0.2	0.2	0	0

脂肪酸総量100 g 当たり																													
一価不飽和									多価不飽和																			未同定物質	備考
15:1	16:1	17:1	18:1	18:1 n-9	18:1 n-7	20:1	22:1	24:1	16:2	16:3	16:4	18:2 n-6	18:3 n-3	18:3 n-6	18:4 n-3	20:2 n-6	20:3 n-3	20:3 n-6	20:4 n-3	20:4 n-6	20:5 n-3	21:5 n-3	22:2	22:4 n-6	22:5 n-3	22:5 n-6	22:6 n-3		
ペンタデセン酸	パルミトレイン酸	ヘプタデセン酸	計	オレイン酸	シス-バクセン酸	イコセン酸	ドコセン酸	テトラコセン酸	ヘキサデカジエン酸	ヘキサデカトリエン酸	ヘキサデカテトラエン酸	リノール酸	α-リノレン酸	γ-リノレン酸	オクタデカテトラエン酸	イコサジエン酸	イコサトリエン酸	イコサトリエン酸	イコサテトラエン酸	アラキドン酸	イコサペンタエン酸	ヘンイコサペンタエン酸	ドコサジエン酸	ドコサテトラエン酸	ドコサペンタエン酸	ドコサペンタエン酸	ドコサヘキサエン酸		
F15D1F	F16D1F	F17D1F	F18D1F	F18D1CN9F	F18D1CN7F	F20D1F	F22D1F	F24D1F	F16D2F	F16D3F	F16D4F	F18D2N6F	F18D3N3F	F18D3N6F	F18D4N3F	F20D2N6F	F20D3N3F	F20D3N6F	F20D4N3F	F20D4N6F	F20D5N3F	F21D5N3F	F22D2F	F22D4N6F	F22D5N3F	F22D5N6F	F22D6N3F	FAUNF	
(g)																													
0	1.1	0.1	2.3	1.7	0.7	0.2	0	0	0	0	0	35.8	30.9	0	0	0	-	0	0	0	0	0	0	0	0	0	0	10.4	別名： ウリッパ、アマナ、ギンボ等 廃棄部位： 株元
0	0.1	0.1	33.9	-	-	0.3	0	0	0	0	0	40.9	9.5	0	0	0	-	0	0	0	0	0	0	0	0	0	0	-	廃棄部位： さや
0	0.1	0.1	33.7	-	-	0.3	0	0	0	0	0	40.8	9.7	0	0	0	-	0	0	0	0	0	0	0	0	0	0	-	廃棄部位： さや
0	0.1	0.1	37.1	-	-	0.3	0	0	0	0	0	41.4	7.3	0	0	0	-	0	0	0	0	0	0	0	0	0	0	-	廃棄部位： さや
-	0.2	0.1	17.9	-	-	0.7	1.2	-	-	0	-	42.7	7.5	-	-	0	-	0	-	0	0	-	-	-	-	-	-	-	別名： みえんどう さやを除いたもの
0	0.1	0	19.7	19.2	0.5	0.4	Tr	Tr	0	0	0	46.8	8.2	0	0	0.1	-	0	0	0	0	0	0.1	0	0	0	0	9.3	別名： みえんどう
0	0.1	0	19.0	18.5	0.5	0.4	0.1	Tr	0	0	0	46.8	8.8	0	0	0.1	-	0	0	0	0	0	0.1	0	0	0	0	8.4	別名： みえんどう
0	0.2	0	57.9	55.1	2.8	1.0	0.1	0.2	0	0	0	22.4	8.5	0	0	0.1	-	0	0	0	0	0	Tr	0	0	0	0	3.3	別名： みえんどう 植物油（なたね油）
-	0.5	Tr	2.8	-	-	2.5	0	-	-	0	-	17.1	44.9	-	-	Tr	-	0.1	-	0	0	-	-	-	-	-	-	0.3	別名： とうなす、ぼうぶら、なんきん 廃棄部位： わた、種子及び両端
-	0.5	0.2	37.2	-	-	0.5	0	-	-	0	-	23.4	14.6	-	-	0	-	0	-	0	0	-	-	-	-	-	-	0.4	別名： くりかぼちゃ 廃棄部位： わた、種子及び両端
-	1.3	0.1	14.2	-	-	0.9	1.4	-	-	0	-	25.0	17.1	-	-	0	-	0	-	0	0	-	-	-	-	-	-	3.1	別名： かんらん、たまな 廃棄部位： しん
-	1.1	0	16.5	-	-	0.9	0	-	-	0	-	25.1	27.1	-	-	0	-	0	-	0	0	-	-	-	-	-	-	1.8	別名： 赤キャベツ、紫キャベツ 廃棄部位： しん
-	0.4	0.1	2.1	-	-	1.4	0.2	-	-	0	-	15.7	33.2	-	-	0	-	0	-	0	0	-	-	-	-	-	-	0.7	廃棄部位： 両端
0	1.8	0	2.5	-	-	1.0	1.4	0.3	0	0	0	19.8	43.8	0	0	0	-	0	0	0	0	0	0	0	0	0	0	-	別名： 葉キャベツ、はごろもかんらん 廃棄部位： 葉柄基部
-	1.2	0	2.6	-	-	0.1	0.4	-	-	12.2	-	8.2	56.9	-	-	0.5	-	0	-	0	0	-	-	-	-	-	-	1.8	廃棄部位： 株元
0	5.0	1.9	4.9	4.3	0.6	0.2	1.0	0	0	0	0	16.8	32.7	0	0	0	-	0	0	0	0	0	0	0	0	0	0	-	試料： 青じそ（別名 ： 大葉）
0	0.6	0.3	11.6	10.7	0.9	0.2	0	0	0	0	0	17.3	51.9	0	0	0.2	-	0	0	0	0	0	0	0	0	0	0	-	試料： 青じそ
-	1.7	0.3	0.9	-	-	1.8	0	-	-	0	-	21.0	57.1	-	-	0	-	0	-	0	0	-	-	-	-	-	-	0.2	別名： きくな 廃棄部位： 基部
-	0.3	0	1.2	-	-	0.7	0.7	-	-	1.1	-	54.8	9.4	-	-	0.1	-	0	-	0	0	-	-	-	-	-	-	1.2	別名： セロリー、セルリー、オランダみつば 廃棄部位： 株元、葉身及び表皮
-	Tr	0	11.8	-	-	0.8	0.9	-	-	0	-	52.5	4.0	-	-	0.2	-	0	-	0	0	-	-	-	-	-	-	0.2	廃棄部位： 種皮
-	2.0	0	3.8	-	-	1.2	0	-	-	11.7	-	7.5	51.5	-	-	0.3	-	0	-	0.3	0	-	-	-	-	-	-	0.2	廃棄部位： 葉柄基部
-	0.8	0	8.1	-	-	0.5	0	-	-	0	0	13.8	45.4	-	-	0	-	0	-	0	0	-	-	-	-	-	-	0.2	廃棄部位： 根端及び葉柄基部
0	0.6	0	5.4	-	-	0.2	0.5	0.4	0	13.6	0	9.7	46.5	0	0	0.1	-	0	0	0	0	0	0	0	0	0	0	-	試料： 若採りせっぱくたいさい（雪白体菜）
-	0.4	0.7	7.4	-	-	0.3	0	-	-	0	-	63.0	3.6	-	-	0	-	0	-	0	0	-	-	-	-	-	-	2.6	廃棄部位： 皮（保護葉）、底盤部及び頭部
-	0.2	0.1	37.4	-	-	0.4	0	-	-	0	-	40.8	1.2	-	-	0	-	0	-	0	0	-	-	-	-	-	-	0.1	廃棄部位： 包葉、めしべ及び穂軸
0	0.2	0	33.7	-	-	0.3	0	0	0	0	0	42.4	1.6	0	0	0	-	0	0	0	0	0	0	0	0	0	0	-	廃棄部位： 穂軸
0	0.2	Tr	30.5	29.6	0.9	0.3	Tr	0	0	0	0	45.0	1.9	0	0	Tr	-	0	0	0	0	0	0	0	0	0	0	3.4	穂軸を除いた実（尖帽を除いた種子）のみ
0	0.2	Tr	31.4	30.6	0.9	0.3	Tr	0	0	0	0	45.1	1.8	0	0	Tr	-	0	0	0	0	0	0	0	0	0	0	2.7	穂軸を除いた実（尖帽を除いた種子）のみ

6 野菜類

食品番号	索引番号	食品名	脂肪酸総量100g当たり 飽和	一価不飽和	多価不飽和	n-3系 多価不飽和	n-6系 多価不飽和	飽和 4:0 酪酸	6:0 ヘキサン酸	7:0 ヘプタン酸	8:0 オクタン酸	10:0 デカン酸	12:0 ラウリン酸	13:0 トリデカン酸	14:0 ミリスチン酸	15:0 ペンタデカン酸	15:0 ant ペンタデカン酸	16:0 パルミチン酸	16:0 iso パルミチン酸	17:0 ヘプタデカン酸	17:0 ant ヘプタデカン酸	18:0 ステアリン酸	20:0 アラキジン酸	22:0 ベヘン酸	24:0 リグノセリン酸	一価不飽和 10:1 デセン酸	14:1 ミリストレイン酸
		成分識別子	FASATF	FAMSF	FAPUF	FAPUN3F	FAPUN6F	F4D0F	F6D0F	F7D0F	F8D0F	F10D0F	F12D0F	F13D0F	F14D0F	F15D0F	F15D0AIF	F16D0F	F16D0IF	F17D0F	F17D0AIF	F18D0F	F20D0F	F22D0F	F24D0F	F10D1F	F14D1F
		単位	(g)					(g)																			
06379	668	（とうもろこし類） スイートコーン 未熟種子 カーネル 冷凍 油いため	10.8	55.4	33.8	6.8	26.8	-	-	-	-	0	0	-	Tr	Tr	-	7.6	-	0.1	-	1.9	0.6	0.3	0.2	0	0
06182	672	（トマト類） 赤色トマト 果実 生	30.0	17.3	52.7	6.6	46.1	-	-	-	-	0	Tr	-	0.5	0.1	-	22.7	-	0.3	-	5.2	0.8	0.5	-	-	0
06370	675	（トマト類） ドライトマト	28.9	14.1	57.1	5.8	51.2	-	-	-	-	0	Tr	-	0.3	0.1	-	21.3	-	0.3	-	5.2	0.8	0.5	0.5	0	0
06187	681	トレビス 葉 生	26.5	5.0	68.6	24.6	43.9	-	-	-	-	0	0	-	0.2	0.5	-	18.9	-	0.5	-	2.0	0.8	1.8	1.8	0	0
06188	682	とんぶり ゆで	14.3	19.9	65.8	5.9	60.0	-	-	-	-	0	0	-	0.3	0.1	-	10.4	-	0.1	-	2.1	0.8	0.3	0.1	0	0
06191	685	（なす類） なす 果実 生	80.5	5.8	13.6	2.7	10.9	-	-	-	-	0.1	Tr	-	0.3	0.4	-	49.8	-	1.4	-	23.5	4.0	1.0	-	-	0
06343	688	（なす類） なす 果実 天ぷら	7.8	65.1	27.1	8.2	18.9	-	-	-	-	0	0	-	0.1	Tr	-	4.4	-	0.1	-	2.0	0.6	0.4	0.2	0	0
06212	709	（にんじん類） にんじん 根 皮つき 生	22.6	3.7	73.6	8.2	65.4	-	-	-	-	0	0	-	0.4	0.6	-	18.1	-	0.7	-	1.3	0.7	0.8	-	-	0
06346	714	（にんじん類） にんじん 根 皮なし 素揚げ	8.3	63.2	28.5	8.4	20.1	-	-	-	-	0	0	-	0.1	0.1	-	5.1	-	0.1	-	2.0	0.6	0.3	0.1	0	0
06216	716	（にんじん類） にんじん 根 冷凍	24.8	4.0	71.1	4.5	66.6	-	-	-	-	Tr	Tr	-	0.2	0.5	-	21.0	-	0.1	-	1.1	0.6	0.7	0.5	0	0
06380	717	（にんじん類） にんじん 根 冷凍 ゆで	25.3	3.8	70.9	4.6	66.4	-	-	-	-	Tr	Tr	-	0.2	0.5	-	20.9	-	0.6	-	1.2	0.6	0.7	0.5	0	0
06381	718	（にんじん類） にんじん 根 冷凍 油いため	8.1	60.8	31.2	8.8	22.3	-	-	-	-	0	Tr	-	0.1	0.1	-	4.9	-	0.1	-	1.8	0.7	0.3	0.2	0	0
06348	719	（にんじん類） にんじん グラッセ	65.8	24.8	9.4	0.8	8.6	-	1.6	-	1.1	2.8	3.4	0	11.1	1.2	0.5	31.9	0.3	0.6	0.5	10.4	0.2	0.1	0.1	0	0.9
06218	721	（にんじん類） きんとき 根 皮つき 生	24.1	3.5	72.4	8.6	63.8	-	-	-	-	0.6	0	-	0.2	0.5	-	20.5	-	0.3	-	1.2	0.3	0.5	0	0	0
06219	722	（にんじん類） きんとき 根 皮つき ゆで	23.9	3.5	72.6	8.6	63.9	-	-	-	-	0.4	0	-	0.1	0.5	-	20.5	-	0.3	-	1.2	0.3	0.5	0	0	0
06220	723	（にんじん類） きんとき 根 皮なし 生	23.3	3.6	73.1	8.3	64.7	-	-	-	-	0.7	0	-	0.2	0.6	-	19.8	-	0.3	-	1.1	0.3	0.4	0	0	0
06221	724	（にんじん類） きんとき 根 皮なし ゆで	23.2	3.5	73.3	8.4	64.9	-	-	-	-	0.5	0	-	0.2	0.6	-	19.8	-	0.3	-	1.1	0.3	0.5	0	0	0
06223	726	（にんにく類） にんにく りん茎 生	28.3	6.7	65.0	6.8	58.2	-	-	-	-	Tr	0.1	-	0.1	0.4	-	24.3	-	0.6	-	0.6	0.6	1.4	-	-	0
06226	730	（ねぎ類） 根深ねぎ 葉 軟白 生	46.7	8.6	44.7	4.2	40.6	-	-	-	-	0	0	-	0.3	0.5	-	37.2	-	0.5	-	0.9	0.3	2.9	4.0	0	0
06227	733	（ねぎ類） 葉ねぎ 葉 生	28.7	6.7	64.6	33.5	31.1	-	-	-	-	0	0.1	-	0.8	0.5	-	22.8	-	0.1	-	1.7	0.9	1.8	-	-	0
06233	740	はくさい 結球葉 生	23.4	10.9	65.6	58.1	6.1	-	-	-	-	0	0.1	-	0.3	0.2	-	19.7	-	0.3	-	1.8	0.5	0.5	-	-	0
06245	754	（ピーマン類） 青ピーマン 果実 生	32.4	3.2	64.4	16.1	48.3	-	-	-	-	0	0.1	-	0.4	0.1	-	23.7	-	0.4	-	5.9	1.7	0	-	-	Tr
06393	758	（ピーマン類） オレンジピーマン 果実 生	33.1	4.8	62.1	25.4	36.5	-	-	-	-	Tr	0.5	-	2.8	0.1	-	19.4	-	0.6	-	6.7	1.6	0.9	0.5	0	0
06263	774	ブロッコリー 花序 生	29.0	26.1	44.9	31.1	13.8	-	-	-	-	Tr	0.2	-	0.5	0.5	-	25.6	-	0.5	-	0.1	0.6	0.3	0.7	0	0
06267	782	ほうれんそう 葉 通年平均 生	16.5	8.8	74.7	52.8	16.1	-	-	-	-	0	0	-	0.4	0.2	-	14.0	-	0	-	0.8	0.5	0.6	-	-	0
06269	789	ほうれんそう 葉 冷凍	19.3	7.5	73.2	53.5	13.6	-	-	-	-	0	0.1	0	0.7	0.2	0	15.6	0	0.1	0	1.0	0.2	0.4	0.9	0	1.1
06372	790	ほうれんそう 葉 冷凍 ゆで	18.1	7.1	74.7	54.5	14.3	-	-	-	-	0	Tr	0	0.8	0.2	0	14.8	0	0.1	0	0.8	0.2	0.4	0.8	0	1.0
06373	791	ほうれんそう 葉 冷凍 油いため	8.1	60.4	31.6	12.3	18.7	-	-	-	-	0	Tr	0	0.1	0.1	0	5.0	0	0.1	0	1.7	0.6	0.4	0.2	0	0.1
06271	793	まこも 茎 生	51.2	11.3	37.5	5.1	32.4	-	-	-	-	0	0.1	-	0.5	0.5	-	41.8	-	0.4	-	1.7	1.3	1.7	3.0	0	0
06282	808	むかご 肉芽 生	30.0	12.6	57.5	11.9	45.6	-	-	-	-	0	0.2	-	0.4	1.0	-	25.1	-	0.4	-	1.1	0.5	0.5	0.8	0	0

脂肪酸総量100 g 当たり																													備考
一価不飽和									多価不飽和																			未同定物質	
15:1	16:1	17:1	18:1			20:1	22:1	24:1	16:2	16:3	16:4	18:2	18:3	18:3	18:4	20:2	20:3	20:3	20:4	20:4	20:5	21:5	22:2	22:4	22:5	22:5	22:6		
				n-9	n-7							n-6	n-3	n-6	n-3	n-6	n-3	n-6	n-3	n-6	n-3	n-3		n-6	n-3	n-6	n-3		
ペンタデセン酸	パルミトレイン酸	ヘプタデセン酸	計	オレイン酸	シス−バクセン酸	イコセン酸	ドコセン酸	テトラコセン酸	ヘキサデカジエン酸	ヘキサデカトリエン酸	ヘキサデカテトラエン酸	リノール酸	α−リノレン酸	γ−リノレン酸	オクタデカテトラエン酸	イコサジエン酸	イコサトリエン酸	イコサトリエン酸	イコサテトラエン酸	アラキドン酸	イコサペンタエン酸	ヘンイコサペンタエン酸	ドコサジエン酸	ドコサテトラエン酸	ドコサペンタエン酸	ドコサペンタエン酸	ドコサヘキサエン酸		
F15D1F	F16D1F	F17D1F	F18D1F	F18D1CN9F	F18D1CN7F	F20D1F	F22D1F	F24D1F	F16D2F	F16D3F	F16D4F	F18D2N6F	F18D3N3F	F18D3N6F	F18D4N3F	F20D2N6F	F20D3N3F	F20D3N6F	F20D4N3F	F20D4N6F	F20D5N3F	F21D5N3F	F22D2F	F22D4N6F	F22D5N3F	F22D5N6F	F22D6N3F	FAUNF	
(g)																													
0	0.2	0.1	54.0	51.5	2.5	0.9	Tr	0.1	0	0.1	0	26.7	6.8	0	0	0.1	-	0	0	0	0	0	Tr	0	0	0	0	2.0	穂軸を除いた実（尖帽を除いた種子）のみ 植物油（なたね油）
-	0.5	0	16.0	-	-	0.1	0.7	-	-	0	-	46.1	6.6	-	-	0	-	0	-	0	0	-	-	-	-	-	-	1.1	廃棄部位：へた
0	0.6	Tr	13.1	12.1	1.1	0.1	0.2	0	Tr	0	0	51.1	5.7	0	0	0.1	-	0.1	0	0	0	0.1	0	0	0	0	0	3.2	
0	0.2	0	3.8	-	-	0.4	0.5	0	0	0	0	43.4	24.6	0	0	0.5	-	0	0	0	0	0	0	0	0	0	0	-	別名：トレビッツ、あかめチコリ、レッドチコリ 廃棄部位：しん
0	0.2	0.1	18.5	-	-	0.8	0.2	0.1	0	0	0	59.6	5.9	0	0	0.4	-	0	0	0	0	0	0	0	0	0	0	-	ほうきぎ（ほうきぐさ）の種子 別名：ずぶし、ねんどう
-	0	0	5.3	-	-	0.5	0	-	-	0	-	10.9	2.7	-	-	0	-	0	-	0	0	-	-	-	-	-	-	1.3	廃棄部位：へた
0	0.2	0.2	63.3	60.2	3.1	1.2	0	0.2	0	0	0	18.8	8.2	0	0	0.1	-	0	0	0	0	0	0	0	0	0	0	-	へたを除いたもの 揚げ油：なたね油
-	0.2	0	3.0	-	-	0.5	0	-	-	0	-	65.4	8.2	-	-	0	-	0	-	0	0	-	-	-	-	-	-	0.3	廃棄部位：根端及び葉柄基部
0	0.2	0.2	61.7	58.6	3.1	1.1	0	0.1	0	0	0	20.0	8.4	0	0	0.1	-	0	0	0	0	0	0	0	0	0	0	-	別名：フライドキャロット 根端、葉柄基部及び皮を除いたもの
0	0.1	0.1	3.7	2.9	0.8	0.2	Tr	0	0	0	0	66.4	4.5	0	0	0.2	-	Tr	0	0	0	0	0	0	0	0	0	7.9	
0	0.1	0.1	3.5	2.7	0.8	0.1	Tr	0	0	0	0	66.2	4.6	0	0	0.2	-	Tr	0	0	0	0	0	0	0	0	0	9.0	
0	0.2	0.1	59.1	56.2	2.9	1.2	Tr	0.2	0	0	0	22.3	8.8	0	0	0.1	-	0	0	0	0	0	0	0	0	0	0	2.0	植物油（なたね油）
0	1.4	0.3	22.0	21.2	0.8	0.2	0	0	0	0	0	8.3	0.8	0	0	0	-	0.1	0	0.2	0	0	0	0	0	0	0	-	
0	0.1	0.1	3.2	-	-	0.1	0	0	0	0	0	63.8	8.6	0	0	0	-	0	0	0	0	0	0	0	0	0	0	-	別名：きょうにんじん 廃棄部位：根端及び葉柄基部
0	0.1	0.1	3.2	-	-	0.1	0	0	0	0	0	63.9	8.6	0	0	0	-	0	0	0	0	0	0	0	0	0	0	-	別名：きょうにんじん 根端及び葉柄基部を除いたもの
0	0.1	0.1	3.3	-	-	0.1	0	0	0	0	0	64.7	8.3	0	0	0	-	0	0	0	0	0	0	0	0	0	0	-	別名：きょうにんじん 廃棄部位：根端、葉柄基部及び皮
0	0.1	0.1	3.2	-	-	0	0	0	0	0	0	64.9	8.4	0	0	0	-	0	0	0	0	0	0	0	0	0	0	-	別名：きょうにんじん 根端、葉柄基部及び皮を除いたもの
-	0.7	0.3	5.1	-	-	0.5	0.1	-	-	0	-	58.2	6.8	-	-	0	-	0	-	0	0	-	-	-	-	-	-	0.9	廃棄部位：茎、りん皮及び根盤部
0	0.2	0.1	7.4	6.4	1.0	0.4	0.4	0.2	0	0	0	40.3	4.2	0	0	0.2	-	0.1	0	0	0	0	0	0	0	0	0	-	別名：長ねぎ 廃棄部位：株元及び緑葉部
-	1.6	Tr	4.1	-	-	0.9	0	-	-	0	-	30.8	33.5	-	-	0.3	-	0	-	0	0	-	-	-	-	-	-	0.6	別名：青ねぎ 廃棄部位：株元
-	0.7	0	9.6	-	-	0.3	0.3	-	-	1.4	-	6.1	58.1	-	-	0	-	0	-	0	0	-	-	-	-	-	-	3.5	廃棄部位：株元
-	0.6	0	2.6	-	-	0	0	-	-	0	-	48.1	14.9	-	-	0.1	-	0.1	-	0	1.2	-	-	-	-	-	-	2.8	廃棄部位：へた、しん及び種子
0	1.0	0.1	3.7	1.9	1.7	0.1	0	0	0.2	0	0	36.5	25.4	0	0	0	-	0	0	0	0	0	0	0	0	0	0	9.7	別名：パプリカ 廃棄部位：へた、しん及び種子
0	0.4	0.9	6.3	1.1	5.3	0.1	17.8	0.5	0	0	0	13.8	31.1	0	0	0	-	0	0	0	0	0	0	0	0	0	0	-	廃棄部位：茎葉
-	1.8	0	5.4	-	-	0.7	0.9	-	-	5.8	-	15.4	52.8	-	-	0.7	-	0	-	0	0	-	-	-	-	-	-	2.6	廃棄部位：株元
0	2.4	0	3.8	2.6	1.2	0.3	Tr	0	Tr	6.1	0	13.4	53.5	0	0	0.1	0	Tr	0	0	0	0	0	0	0	0	0	16.6	
0	2.1	0	3.7	2.5	1.2	0.2	Tr	0	Tr	5.9	0	13.7	54.5	0	0	0.1	0	Tr	0	0.5	0	0	0	0	0	0	0	13.2	ゆでた後水冷し、手搾りしたもの
0	0.4	0	58.5	55.8	2.7	1.2	0.1	0.2	0	0.6	0	18.6	12.3	0	Tr	0.1	0	Tr	0	0	0	0	0	0	0	0	0	4.0	植物油（なたね油）
0	0.6	0.1	7.4	-	-	0.7	2.1	0.4	0	0	0	32.1	5.1	0	0	0.3	-	0	0	0	0	0	0	0	0	0	0	-	別名：まこもたけ 廃棄部位：葉鞘及び基部
0	1.1	0.1	11.4	-	-	0	0	0	0	0	0	45.6	11.9	0	0	0	-	0	0	0	0	0	0	0	0	0	0	-	廃棄部位：皮

6 野菜類

食品番号	索引番号	食品名	脂肪酸総量100g当たり																								
								飽和																		一価不飽和	
						n-3系	n-6系	4:0	6:0	7:0	8:0	10:0	12:0	13:0	14:0	15:0	15:0 ant	16:0	16:0 iso	17:0	17:0 ant	18:0	20:0	22:0	24:0	10:1	14:1
			飽和	一価不飽和	多価不飽和	多価不飽和	多価不飽和	酪酸	ヘキサン酸	ヘプタン酸	オクタン酸	デカン酸	ラウリン酸	トリデカン酸	ミリスチン酸	ペンタデカン酸	ペンタデカン酸	パルミチン酸	パルミチン酸	ヘプタデカン酸	ヘプタデカン酸	ステアリン酸	アラキジン酸	ベヘン酸	リグノセリン酸	デセン酸	ミリストレイン酸
		成分識別子	FASATF	FAMSF	FAPUF	FAPUN3F	FAPUN6F	F4D0F	F6D0F	F7D0F	F8D0F	F10D0F	F12D0F	F13D0F	F14D0F	F15D0F	F15D0AIF	F16D0F	F16D0IF	F17D0F	F17D0AIF	F18D0F	F20D0F	F22D0F	F24D0F	F10D1F	F14D1F
		単位	(………g………)					(………g………)																			
06287	813	（もやし類） だいずもやし 生	17.1	16.8	66.1	11.5	54.6	-	-	-	-	0	Tr	-	0.1	Tr	-	12.1	-	0.1	-	3.8	0.4	0.6	-	-	0
06319	838	ルッコラ 葉 生	37.8	7.5	54.7	43.1	11.6	-	-	-	-	0	0	-	0.4	0.1	-	26.1	-	0.3	-	2.8	0.4	1.2	6.4	0	0.3
06312	841	（レタス類） レタス 土耕栽培 結球葉 生	27.9	5.3	66.8	35.5	31.4	-	-	-	-	0	Tr	-	0.7	0.4	-	22.3	-	0.2	-	2.2	0.8	1.3	-	-	0
06313	843	（レタス類） サラダな 葉 生	17.2	4.6	78.2	58.5	19.8	-	-	-	-	0	0.1	-	1.1	0.3	-	12.8	-	0.2	-	1.0	0.5	1.1	-	-	0
06316	847	（レタス類） コスレタス 葉 生	31.2	5.0	63.8	38.6	25.2	-	-	-	-	0.2	Tr	-	0.5	0.4	-	23.0	-	0.3	-	2.3	1.0	1.6	1.9	0	0.2
06317	848	れんこん 根茎 生	29.7	16.1	54.3	7.9	46.3	-	-	-	-	0	Tr	-	0.3	0.6	-	26.5	-	0.3	-	1.3	0.2	0.5	-	-	0

脂肪酸総量100 g 当たり																													備考
一価不飽和									多価不飽和																				
15:1	16:1	17:1	18:1			20:1	22:1	24:1	16:2	16:3	16:4	18:2	18:3	18:3	18:4	20:2	20:3	20:3	20:4	20:4	20:5	21:5	22:2	22:4	22:5	22:5	22:6		
				n-9	n-7							n-6	n-3	n-6	n-3	n-6	n-3	n-6	n-3	n-6	n-3	n-3		n-6	n-3	n-6	n-3		
ペンタデセン酸	パルミトレイン酸	ヘプタデセン酸	計	オレイン酸	シス-バクセン酸	イコセン酸	ドコセン酸	テトラコセン酸	ヘキサデカジエン酸	ヘキサデカトリエン酸	ヘキサデカテトラエン酸	リノール酸	α-リノレン酸	γ-リノレン酸	オクタデカテトラエン酸	イコサジエン酸	イコサトリエン酸	イコサトリエン酸	イコサテトラエン酸	アラキドン酸	イコサペンタエン酸	ヘンイコサペンタエン酸	ドコサジエン酸	ドコサテトラエン酸	ドコサペンタエン酸	ドコサペンタエン酸	ドコサヘキサエン酸	未同定物質	
F15D1F	F16D1F	F17D1F	F18D1F	F18D1CN9F	F18D1CN7F	F20D1F	F22D1F	F24D1F	F16D2F	F16D3F	F16D4F	F18D2N6F	F18D3N3F	F18D3N6F	F18D4N3F	F20D2N6F	F20D3N3F	F20D3N6F	F20D4N3F	F20D4N6F	F20D5N3F	F21D5N3F	F22D2F	F22D4N6F	F22D5N3F	F22D5N6F	F22D6N3F	FAUNF	
(......g......)																													
-	0.1	0	16.5	-	-	0.2	0	-	-	0	-	54.6	11.5	-	-	0	-	0	-	0	0	-	-	-	-	-	-	-	廃棄部位：種皮及び損傷部
0	2.0	0	3.2	-	-	0.6	0.8	0.6	0	0	0	11.6	43.1	0	0	Tr	-	0	0	0	0	0	0	0	0	0	0	-	別名：ロケットサラダ、エルカ、ルコラ 廃棄部位：株元
-	1.4	Tr	2.7	-	-	1.1	0	-	-	0	-	31.3	35.5	-	-	0.1	-	0	-	0	0	-	-	-	-	-	-	0.3	別名：たまちしゃ 廃棄部位：株元
-	2.2	Tr	1.1	-	-	1.1	0.1	-	-	0	-	19.4	58.5	-	-	0.2	-	0	-	0.2	0	-	-	-	-	-	-	0.3	廃棄部位：株元
0	1.0	Tr	1.9	-	-	0	1.1	0.8	0	0	0	25.2	38.6	0	0	0.1	-	0	0	0	0	0	0	0	0	0	0	-	別名：ロメインレタス、たちちしゃ、たちレタス 廃棄部位：株元
-	0.6	0.1	14.7	-	-	0.6	0	-	-	0	-	46.1	7.9	-	-	0.3	-	0	-	0	0	-	-	-	-	-	-	0.6	廃棄部位：節部及び皮

7 果実類

食品番号	索引番号	食品名	飽和	一価不飽和	多価不飽和	n-3系 多価不飽和	n-6系 多価不飽和	4:0 酪酸	6:0 ヘキサン酸	7:0 ヘプタン酸	8:0 オクタン酸	10:0 デカン酸	12:0 ラウリン酸	13:0 トリデカン酸	14:0 ミリスチン酸	15:0 ペンタデカン酸	15:0 ant ペンタデカン酸	16:0 パルミチン酸	16:0 iso パルミチン酸	17:0 ヘプタデカン酸	17:0 ant ヘプタデカン酸	18:0 ステアリン酸	20:0 アラキジン酸	22:0 ベヘン酸	24:0 リグノセリン酸	10:1 デセン酸	14:1 ミリストレイン酸
			脂肪酸総量100g当たり																								
								飽和																		一価不飽和	
		成分識別子	FASATF	FAMSF	FAPUF	FAPUN3F	FAPUN6F	F4D0F	F6D0F	F7D0F	F8D0F	F10D0F	F12D0F	F13D0F	F14D0F	F15D0F	F15D0AIF	F16D0F	F16D0IF	F17D0F	F17D0AIF	F18D0F	F20D0F	F22D0F	F24D0F	F10D1F	F14D1F
		単位	(.................... g				....................)	(................................										g									................................)
07003	866	アセロラ　酸味種　生	35.2	6.9	57.9	8.4	49.5	-	-	-	-	0	0.2	-	2.2	0	-	19.6	-	0	-	11.6	1.1	0.5	0	0	0
07006	870	アボカド　生	20.4	67.1	12.4	0.8	11.6	-	-	-	-	0	0	-	Tr	0	-	19.7	-	Tr	-	0.6	0.1	0	-	-	0
07012	876	いちご　生	12.6	14.6	72.8	31.4	41.4	-	-	-	-	0	0.1	-	0.4	0.1	-	7.4	-	0.1	-	2.0	2.1	0.3	-	-	0
07038	891	オリーブ　塩漬　ブラックオリーブ	18.1	76.1	5.8	0.9	4.9	-	-	-	-	0	0	-	0	0	-	14.7	-	0.2	-	2.8	0.5	0	-	-	0
07049	893	かき　甘がき　生	20.8	49.0	30.2	25.1	5.1	-	-	-	-	0	Tr	-	0.6	0.2	-	17.7	-	0.8	-	0.7	0.1	0.7	-	-	0
07027	899	（かんきつ類）　うんしゅうみかん　じょうのう　普通　生	15.9	54.6	29.4	11.6	17.8	-	-	-	-	0	0.3	-	0.7	0.2	-	12.6	-	0.3	-	1.3	0.6	0	-	-	0
07056	922	（かんきつ類）　きんかん　全果　生	26.8	18.8	54.4	22.4	32.1	-	-	-	-	0.1	0.9	-	1.8	0.2	-	19.2	-	0.6	-	2.5	0.6	0.8	-	-	0.2
07142	948	（かんきつ類）　ゆず　果皮　生	38.4	11.7	49.9	16.3	33.6	-	-	-	-	0.2	1.1	-	2.0	0.6	-	23.1	-	1.3	-	4.2	1.3	2.4	2.0	0	0
07155	951	（かんきつ類）　レモン　全果　生	29.5	10.8	59.7	21.5	38.3	-	-	-	-	0	0.6	-	1.2	0.6	-	22.1	-	0.6	-	3.1	0.9	0.4	-	-	Tr
07054	953	キウイフルーツ　緑肉種　生	10.2	19.2	70.6	55.9	14.7	-	-	-	-	0	0	-	Tr	Tr	-	6.7	-	0.1	-	2.9	0.5	0	-	-	0
07158	964	ココナッツ　ココナッツミルク	93.7	5.4	0.9	0	0.9	-	0.6	-	7.8	6.2	48.7	-	18.6	0	-	8.6	-	0	-	3.2	0.1	0	0	0	0
07182	972	（すぐり類）　カシス　冷凍	16.1	12.4	71.4	15.9	55.5	-	-	-	-	Tr	0.1	-	0.2	0.1	-	11.1	-	0.1	-	1.7	1.0	0.9	1.0	0	0
07087	980	ドリアン　生	44.8	44.6	10.6	4.4	6.2	-	-	-	-	0	0.1	-	1.0	0.1	-	41.8	-	0.1	-	1.5	0.2	0.1	0	0	0
07116	1004	ぶどう　皮なし　生	42.4	14.4	43.3	10.8	32.4	-	-	-	-	Tr	0.2	-	0.9	0.3	-	32.8	-	0.2	-	3.8	1.4	2.7	-	-	0
07178	1005	ぶどう　皮つき　生	38.5	6.9	54.5	10.5	44.0	-	-	-	-	0	0.2	-	0	0.2	-	25.9	-	0.6	-	3.4	2.0	4.5	1.8	0	0
07179	1021	マンゴー　ドライマンゴー	34.5	43.5	22.0	10.4	10.0	-	-	-	-	0	0.1	-	1.5	0.2	-	30.7	-	0.1	-	0.8	0.1	0.2	0.7	0	0
07184	1027	（もも類）　もも　黄肉種　生	44.7	6.5	48.8	12.6	36.2	-	-	-	-	-	-	-	0.5	0.4	-	36.5	-	0.6	-	3.8	1.8	0.6	0.5	-	0
07148	1037	りんご　皮なし　生	30.7	3.7	65.7	4.1	61.6	-	-	-	-	0	0.4	-	0.6	0.1	-	22.5	-	0.7	-	3.2	2.0	1.2	-	-	0

脂肪酸総量100 g 当たり																													備考
一価不飽和									多価不飽和																			未同定物質	
15:1	16:1	17:1	18:1			20:1	22:1	24:1	16:2	16:3	16:4	18:2 n-6	18:3 n-3	18:3 n-6	18:4 n-3	20:2 n-6	20:3 n-3	20:3 n-6	20:4 n-3	20:4 n-6	20:5 n-3	21:5 n-3	22:2	22:4 n-6	22:5 n-3	22:5 n-6	22:6 n-3		
ペンタデセン酸	パルミトレイン酸	ヘプタデセン酸	計	n-9 オレイン酸	n-7 シス-バクセン酸	イコセン酸	ドコセン酸	テトラコセン酸	ヘキサデカジエン酸	ヘキサデカトリエン酸	ヘキサデカテトラエン酸	リノール酸	α-リノレン酸	γ-リノレン酸	オクタデカテトラエン酸	イコサジエン酸	イコサトリエン酸	イコサトリエン酸	イコサテトラエン酸	アラキドン酸	イコサペンタエン酸	ヘンイコサペンタエン酸	ドコサジエン酸	ドコサテトラエン酸	ドコサペンタエン酸	ドコサペンタエン酸	ドコサヘキサエン酸		
F15D1F	F16D1F	F17D1F	F18D1F	F18D1CN9F	F18D1CN7F	F20D1F	F22D1F	F24D1F	F16D2F	F16D3F	F16D4F	F18D2N6F	F18D3N3F	F18D3N6F	F18D4N3F	F20D2N6F	F20D3N3F	F20D3N6F	F20D4N3F	F20D4N6F	F20D5N3F	F21D5N3F	F22D2F	F22D4N6F	F22D5N3F	F22D5N6F	F22D6N3F	FAUNF	
(g)																													
0	0.2	0	6.5	-	-	0.2	0.1	0	0	0	0	49.5	8.4	0	0	0	-	0	0	0	0	0	0	0	0	0	0	-	試料：冷凍品 廃棄部位：果柄及び種子
-	7.8	0.1	59.0	59.0	-	0.2	0	-	-	-	-	11.6	0.8	-	-	0	-	-	-	0	-	-	-	-	-	-	-	0.1	別名：アボガド 廃棄部位：果皮及び種子
-	0.2	0	14.1	-	-	0.3	0	-	-	-	-	41.3	31.4	-	-	0.1	-	Tr	-	Tr	-	-	-	-	-	-	-	0.6	別名：オランダイチゴ 廃棄部位：へた及び果梗
-	1.4	0.3	74.1	-	-	0.3	0	-	-	-	-	4.9	0.9	-	-	0	-	-	-	0	-	-	-	-	-	-	-	-	別名：ライプオリーブ 熟果の塩漬 試料：びん詰 液汁を除いたもの 廃棄部位：種子
-	12.0	0.7	35.1	-	-	1.0	0.2	-	-	-	-	5.1	25.1	-	-	0	-	-	-	0	-	-	-	-	-	-	-	0.9	廃棄部位：果皮、種子及びへた
-	4.8	0.4	48.4	-	-	1.0	0	-	-	-	-	17.8	11.6	-	-	0	-	-	-	0	-	-	-	-	-	-	-	5.9	別名：みかん 廃棄部位：果皮
-	1.5	0.2	15.7	-	-	1.2	0	-	-	-	-	32.1	22.4	-	-	0	-	-	-	0	-	-	-	-	-	-	-	0.6	廃棄部位：種子及びへた
0	0.6	0.2	10.3	7.2	3.0	0.7	0	0	0	0	0	33.6	16.3	0	0	0	-	0	0	0	0	0	0	0	0	0	0	-	全果に対する果皮分：40 %
-	1.0	0	9.6	-	-	0.2	0	-	-	-	-	38.2	21.5	-	-	0.1	-	-	-	0	-	-	-	-	-	-	-	3.5	廃棄部位：種子及びへた
-	0.3	0.1	14.6	14.6	-	4.1	0.1	-	-	-	-	14.3	55.6	-	-	0.3	-	-	0.3	-	-	-	-	-	-	-	-	0.1	別名：キウイ 廃棄部位：果皮及び両端
0	0	0	5.4	-	-	0	0	0	0	0	0	0.9	0	0	0	0	-	0	0	0	0	0	0	0	0	0	0	-	試料：缶詰
0	0.1	Tr	11.2	10.3	1.0	1.0	0	0.1	Tr	0	0	43.0	13.5	12.3	2.4	0.2	-	0	0	0	0	0	0	0	0	0	0	5.4	別名：くろふさすぐり、くろすぐり
0	4.2	0.1	40.2	-	-	0.1	0	0	0	0	0	6.2	4.4	0	0	0	-	0	0	0	0	0	0	0	0	0	0	-	試料：果皮を除いた冷凍品 廃棄部位：種子
-	1.1	0.1	11.4	-	-	1.1	0.7	-	-	-	-	32.3	10.8	-	-	0.2	-	-	-	0	-	-	-	-	-	-	-	1.4	廃棄部位：果皮及び種子
0	0.7	0	6.0	4.9	1.1	0.2	0	0	0	0	0	43.2	10.5	0	0	0.1	-	0.6	0	0	0	0	0	0	0	0	0	12.2	
0	19.3	0.1	24.1	13.9	10.3	0	0	0	1.6	0	0	10.0	10.4	0	0	0	-	0	0	0	0	0	0	0	0	0	0	6.9	
0	0.2	0.1	6.2	3.1	3.0	0.1	0	0	0	0	0	36.1	12.4	0	0	Tr	-	0	0	0	0	0.2	0	0	0	0	0	22.2	廃棄部位：果皮及び核
-	0.2	0	3.1	-	-	0.3	0	-	-	-	-	61.6	4.1	-	-	0	-	-	-	0	-	-	-	-	-	-	-	0.6	廃棄部位：果皮及び果しん部

8 きのこ類

食品番号	索引番号	食品名	飽和	一価不飽和	多価不飽和	n-3系 多価不飽和	n-6系 多価不飽和	4:0 酪酸	6:0 ヘキサン酸	7:0 ヘプタン酸	8:0 オクタン酸	10:0 デカン酸	12:0 ラウリン酸	13:0 トリデカン酸	14:0 ミリスチン酸	15:0 ペンタデカン酸	15:0 ant ペンタデカン酸	16:0 パルミチン酸	16:0 iso パルミチン酸	17:0 ヘプタデカン酸	17:0 ant ヘプタデカン酸	18:0 ステアリン酸	20:0 アラキジン酸	22:0 ベヘン酸	24:0 リグノセリン酸	10:1 デセン酸	14:1 ミリストレイン酸
			脂肪酸総量100g当たり					飽和																		一価不飽和	
		成分識別子	FASATF	FAMSF	FAPUF	FAPUN3F	FAPUN6F	F4D0F	F6D0F	F7D0F	F8D0F	F10D0F	F12D0F	F13D0F	F14D0F	F15D0F	F15D0AIF	F16D0F	F16D0IF	F17D0F	F17D0AIF	F18D0F	F20D0F	F22D0F	F24D0F	F10D1F	F14D1F
		単位	(……g……)					(……g……)																			
08001	1046	えのきたけ　生	16.4	7.7	75.9	24.2	51.7	-	-	-	-	0	0	-	0.9	0	-	12.6	-	0.3	-	2.1	0.1	0.3	0.2	0	0
08054	1050	（きくらげ類）　あらげきくらげ　生	24.1	28.5	47.5	1.6	45.9	-	-	-	-	0	0.1	0	0.8	4.7	0	12.2	0	0.5	0	4.3	0.2	0.5	0.8	0	0
08004	1051	（きくらげ類）　あらげきくらげ　乾	20.7	29.2	50.1	3.3	46.8	-	-	-	-	0	0	-	0.3	3.5	-	8.9	-	0.6	-	5.5	0.2	0.7	1.0	0	0
08006	1054	（きくらげ類）　きくらげ　乾	23.4	26.8	49.8	1.1	48.7	-	-	-	-	0	0	-	0.3	1.2	-	15.2	-	0.2	-	4.5	0.2	0.6	1.1	0	0
08008	1056	（きくらげ類）　しろきくらげ　乾	21.8	47.3	30.9	0.2	30.7	-	-	-	-	0	0	-	0.1	0.5	-	17.0	-	0.4	-	2.1	0.3	0.4	1.0	0	0
08039	1059	しいたけ　生しいたけ　菌床栽培　生	18.5	3.3	78.1	0.1	78.0	-	-	-	-	0	0	-	0.2	0.9	-	16.0	-	0.1	-	0.8	Tr	0.1	0.4	0	0
08057	1062	しいたけ　生しいたけ　菌床栽培　天ぷら	7.2	63.9	29.0	9.0	19.9	-	-	-	-	0	Tr	-	0.1	Tr	-	4.5	-	0.1	-	1.7	0.3	0.3	0.2	0	0
08042	1063	しいたけ　生しいたけ　原木栽培　生	20.7	3.2	76.1	0.1	76.1	-	-	-	-	0	0	-	0.3	1.1	-	17.6	-	0.1	-	1.1	0	0.1	0.4	0	0
08016	1071	（しめじ類）　ぶなしめじ　生	20.7	10.1	69.2	0.2	69.0	-	-	-	-	0	Tr	-	0.2	0.6	-	14.3	-	0.5	-	4.7	0.1	0.1	0.2	0	0
08055	1074	（しめじ類）　ぶなしめじ　素揚げ	7.5	62.3	30.3	8.9	21.2	-	-	-	-	0	Tr	-	0.1	Tr	-	4.3	-	0.1	-	1.9	0.6	0.3	0.1	0	0
08056	1075	（しめじ類）　ぶなしめじ　天ぷら	7.7	62.5	29.7	8.9	20.8	-	-	-	-	0	0	-	0.1	Tr	-	4.6	-	0.1	-	1.9	0.6	0.3	0.1	0	0
08020	1079	なめこ　株採り　生	16.8	18.0	65.2	0.1	65.1	-	-	-	-	0	0	-	0.6	1.1	-	12.6	-	0.2	-	1.8	0.1	0	0.3	0	0
08058	1081	なめこ　カットなめこ　生	18.6	16.3	65.1	0	65.1	-	-	-	-	Tr	0.1	-	0.4	1.8	-	14.1	-	0.2	-	1.2	0.3	0.2	0.4	0	0
08025	1085	（ひらたけ類）　エリンギ　生	20.1	18.5	61.4	0.1	61.3	-	-	-	-	0	0	-	0.7	2.1	-	14.3	-	0.2	-	1.8	0.1	0.3	0.6	0	0
08026	1089	（ひらたけ類）　ひらたけ　生	20.5	8.1	71.4	0.2	71.2	-	-	-	-	0	0	-	0.5	2.5	-	14.6	-	0.4	-	1.6	0	0.4	0.4	0	0
08028	1091	まいたけ　生	22.3	26.9	50.8	0.5	50.3	-	-	-	-	0	Tr	-	0.3	0.7	-	19.1	-	0.4	-	1.1	0.1	0.1	0.4	0	0
08051	1093	まいたけ　油いため	8.6	62.2	29.2	8.1	21.1	-	-	-	-	0	0	-	0.1	0.1	-	5.5	-	0.1	-	1.9	0.5	0.3	0.2	0	0
08031	1095	マッシュルーム　生	23.5	3.1	73.5	0.1	73.4	-	-	-	-	0	0	-	0.6	1.2	-	12.5	-	0.8	-	4.5	1.9	1.3	0.7	0	0
08034	1099	まつたけ　生	28.0	45.6	26.5	0.1	26.4	-	-	-	-	0	0.1	-	0.3	1.7	-	12.1	-	1.0	-	11.2	0	0	1.5	0	0

脂肪酸総量100 g 当たり																													備考
一価不飽和									多価不飽和																			未同定物質	
15:1	16:1	17:1	18:1			20:1	22:1	24:1	16:2	16:3	16:4	18:2	18:3	18:3	18:4	20:2	20:3	20:3	20:4	20:4	20:5	21:5	22:2	22:4	22:5	22:5	22:6		
				n-9	*n*-7							*n*-6	*n*-3	*n*-6	*n*-3	*n*-6	*n*-3	*n*-6	*n*-3	*n*-6	*n*-3	*n*-3		*n*-6	*n*-3	*n*-6	*n*-3		
ペンタデセン酸	パルミトレイン酸	ヘプタデセン酸	計	オレイン酸	シス-バクセン酸	イコセン酸	ドコセン酸	テトラコセン酸	ヘキサデカジエン酸	ヘキサデカトリエン酸	ヘキサデカテトラエン酸	リノール酸	α-リノレン酸	γ-リノレン酸	オクタデカテトラエン酸	イコサジエン酸	イコサトリエン酸	イコサトリエン酸	イコサテトラエン酸	アラキドン酸	イコサペンタエン酸	ヘンイコサペンタエン酸	ドコサジエン酸	ドコサテトラエン酸	ドコサペンタエン酸	ドコサペンタエン酸	ドコサヘキサエン酸		
F15D1F	F16D1F	F17D1F	F18D1F	F18D1CN9F	F18D1CN7F	F20D1F	F22D1F	F24D1F	F16D2F	F16D3F	F16D4F	F18D2N6F	F18D3N3F	F18D3N6F	F18D4N3F	F20D2N6F	F20D3N3F	F20D3N6F	F20D4N3F	F20D4N6F	F20D5N3F	F21D5N3F	F22D2F	F22D4N6F	F22D5N3F	F22D5N6F	F22D6N3F	FAUNF	
(…g…)																													
0	0.8	0	5.3	-	-	0.1	0	1.4	0	0	0	51.7	24.2	0	0	0	-	0	0	0	0	0	0	0	0	0	0	-	試料：栽培品 廃棄部位：柄の基部（いしづき）
0	0.4	0.4	27.2	26.0	1.2	0.2	0.2	0.1	0	0	0	45.7	1.6	0	0	0.1	0	Tr	0	0	0	0	0	0	0	0	0	16.7	別名：裏白きくらげ 試料：栽培品 廃棄部位：柄の基部（いしづき）
0	0.2	0.5	28.3	27.3	1.0	0.1	0.1	0	0	0	0	46.7	3.3	0	0	0.1	-	0	0	0	0	0	0	0	0	0	0	-	別名：裏白きくらげ 試料：栽培品
0	0.5	0.3	25.8	-	-	0.2	0	0.1	0	0	0	48.7	1.1	0	0	0	-	0	0	0	0	0	0	0	0	0	0	-	試料：栽培品
0	0.5	0.2	46.6	44.8	1.8	0.1	0	0	0	0	0	30.6	0.2	0	0	Tr	-	0	0	0	0	0	0	0	0	0	0	-	試料：栽培品
0	0.4	Tr	2.8	2.4	0.4	Tr	0	Tr	0.1	Tr	0	77.9	0.1	0	0	0.1	-	0	0	0	0	0	0	0	0	0	0	5.0	試料：栽培品 廃棄部位：柄全体
0	0.2	0	63.0	60.0	3.0	0.6	Tr	0.1	0	Tr	0	19.8	9.0	0	0	0.1	-	0	0	0	0	0	0	0	0	0	0	1.7	
0	0.3	0	2.8	2.4	0.4	0.1	0	0	0	0	0	75.9	0.1	0	0	0.1	-	0	0	0.1	0	0	0	0	0	0	0	-	試料：栽培品 廃棄部位：柄全体
0	0.2	0	9.3	8.0	1.3	0.1	0	0.5	0	0	0	69.0	0.2	0	0	0	-	0	0	0	0	0	0	0	0	0	0	11.8	試料：栽培品 廃棄部位：柄の基部（いしづき）
0	0.2	0	60.6	57.7	3.0	1.2	Tr	0.2	0	0.1	0	21.2	8.9	0	0	0.1	-	0	0	0	0	0	0	0	0	0	0	1.6	試料：栽培品 柄の基部（いしづき）を除いたもの 植物油（なたね油）
0	0.2	0	60.9	58.0	2.9	1.2	Tr	0.2	0	0.1	0	20.7	8.9	0	0	0.1	-	0	0	0	0	0	0	0	0	0	0	1.7	試料：栽培品 柄の基部（いしづき）を除いたもの 揚げ油：なたね油
0	0.5	0	16.7	-	-	0.3	0	0.5	0	0	0	65.1	0.1	0	0	0	-	0	0	0	0	0	0	0	0	0	0	-	別名：なめたけ 試料：栽培品 廃棄部位：柄の基部（いしづき） （柄の基部を除いた市販品の場合：0 %）
0	0.3	0.1	15.3	13.3	2.1	0.2	0	0.4	0	0	0	65.0	0	0	0	0.1	-	0	0	0	0	0	0	0	0	0	0	18.0	別名：なめたけ 試料：栽培品
0	0.5	0	17.6	-	-	0	0	0.4	0	0	0	61.3	0.1	0	0	0	-	0	0	0	0	0	0	0	0	0	0	-	試料：栽培品 廃棄部位：柄の基部（いしづき）
0	0.8	0	6.4	-	-	0.3	0	0.6	0	0	0	71.2	0.2	0	0	0	-	0	0	0	0	0	0	0	0	0	0	-	別名：かんたけ 試料：栽培品 廃棄部位：柄の基部（いしづき）
0	0.6	0.1	25.8	25.5	0.4	0.3	Tr	0.1	0	0	0	50.2	0.5	0	0	0.1	-	0	0	0	0	0	0	0	0	0	0	-	試料：栽培品 廃棄部位：柄の基部（いしづき）
0	0.2	0.2	60.6	57.8	2.8	1.0	0.1	0.1	0	0	0	21.0	8.1	0	0	0.1	-	0	0	0	0	0	0	0	0	0	0	-	試料：栽培品 柄の基部（いしづき）を除いたもの
0	0.8	0	2.3	-	-	0	0	0	0	0	0	73.4	0.1	0	0	0	-	0	0	0	0	0	0	0	0	0	0	-	試料：栽培品 廃棄部位：柄の基部（いしづき）
0	0.8	0.1	16.6	13.7	2.9	27.8	0.1	0.1	0	0	0	26.3	0.1	0	0	Tr	-	Tr	0	0	0	0	0	0	0	0	0	49.3	試料：天然物 廃棄部位：柄の基部（いしづき）

9 藻類

食品番号	索引番号	食品名	飽和	一価不飽和	多価不飽和	n-3系 多価不飽和	n-6系 多価不飽和	4:0 酪酸	6:0 ヘキサン酸	7:0 ヘプタン酸	8:0 オクタン酸	10:0 デカン酸	12:0 ラウリン酸	13:0 トリデカン酸	14:0 ミリスチン酸	15:0 ペンタデカン酸	15:0 ant ペンタデカン酸	16:0 パルミチン酸	16:0 iso パルミチン酸	17:0 ヘプタデカン酸	17:0 ant ヘプタデカン酸	18:0 ステアリン酸	20:0 アラキジン酸	22:0 ベヘン酸	24:0 リグノセリン酸	10:1 デセン酸	14:1 ミリストレイン酸
			脂肪酸総量100g当たり					飽和																		一価不飽和	
		成分識別子	FASATF	FAMSF	FAPUF	FAPUN3F	FAPUN6F	F4D0F	F6D0F	F7D0F	F8D0F	F10D0F	F12D0F	F13D0F	F14D0F	F15D0F	F15D0AIF	F16D0F	F16D0IF	F17D0F	F17D0AIF	F18D0F	F20D0F	F22D0F	F24D0F	F10D1F	F14D1F
		単位	(..........g..........)					(..........g..........)																			
09001	1101	あおさ　素干し	36.2	14.6	49.2	28.2	7.8	-	-	-	-	0	0	-	0.5	0.2	-	30.1	-	0.1	-	0.6	0.1	1.8	3.0	0	0
09002	1102	あおのり　素干し	31.1	16.1	52.8	46.6	6.1	-	-	-	-	0	0	-	0.5	0.2	-	28.0	-	0.1	-	0.9	0.1	1.2	0.1	0	1.7
09003	1103	あまのり　ほしのり	25.7	9.4	64.9	55.6	9.3	-	-	-	-	1.2	-	-	0.1	0.1	-	23.2	-	-	-	0.7	0.4	-	-	-	-
09004	1104	あまのり　焼きのり	25.7	9.4	64.9	55.6	9.3	-	-	-	-	1.2	-	-	0.1	0.1	-	23.2	-	-	-	0.7	0.4	-	-	-	-
09012	1108	うみぶどう　生	43.1	10.7	46.2	20.3	15.1	-	-	-	-	0	0	-	3.9	0.1	-	35.1	-	0.1	-	0.8	0	0	3.1	0	0.4
09013	1113	（こんぶ類）　えながおにこんぶ　素干し	27.6	18.3	54.1	26.5	27.7	-	-	-	-	0	0	-	8.0	0	-	18.4	-	0	-	0.7	0.4	0	0	0	0
09017	1117	（こんぶ類）　まこんぶ　素干し　乾	36.2	30.7	33.1	11.7	21.4	-	-	-	-	0	0	-	9.6	0.4	-	22.8	-	0.2	-	2.2	0.9	0	0	0	0.1
09056	1118	（こんぶ類）　まこんぶ　素干し　水煮	36.2	29.8	34.0	11.2	22.5	-	-	-	-	0	Tr	-	9.9	0.4	-	22.6	-	0.3	-	2.0	0.9	0	0	0	0.1
09020	1121	（こんぶ類）　刻み昆布	46.7	33.0	20.4	4.7	15.7	-	-	-	-	-	-	-	10.5	0.5	-	31.5	-	Tr	-	3.3	0.8	-	-	-	0.3
09021	1122	（こんぶ類）　削り昆布	46.0	41.0	13.0	2.1	10.9	-	-	-	-	-	-	-	11.9	0.6	-	29.2	-	0.1	-	2.8	1.4	-	-	-	-
09023	1124	（こんぶ類）　つくだ煮	20.1	39.0	41.0	2.4	38.5	-	-	-	-	0	0	-	1.3	0.1	-	12.0	-	0.1	-	5.7	0.7	0.2	0	0	0
09050	1133	ひじき　ほしひじき　ステンレス釜　乾	37.1	23.2	39.8	20.5	19.3	-	-	-	-	-	-	-	4.5	0.5	-	29.9	-	0.5	-	1.1	0.6	-	-	-	-
09033	1140	ひとえぐさ　つくだ煮	46.5	9.8	43.8	38.7	5.0	-	-	-	-	0	0.1	-	3.2	0.7	-	35.4	-	0.7	-	3.6	0.5	2.1	0	0	0
09036	1143	むかでのり　塩蔵　塩抜き	11.1	13.0	75.9	55.4	20.5	-	-	-	-	0	0	-	1.6	0.1	-	8.2	-	0	-	1.3	0	0	0	0	0
09037	1144	（もずく類）　おきなわもずく　塩蔵　塩抜き	46.6	14.2	39.2	20.3	18.9	-	-	-	-	0	0.1	-	4.8	0.4	-	35.7	-	0.3	-	2.6	0.9	1.5	0.1	0	0
09044	1151	わかめ　カットわかめ　乾	15.5	5.3	79.1	54.8	24.3	-	-	-	-	0	0	-	2.5	0.2	-	11.5	-	0.1	-	0.8	0.4	0	0	0	0
09045	1154	わかめ　湯通し塩蔵わかめ　塩抜き　生	18.5	8.5	73.0	47.9	25.0	-	-	-	-	0	0	-	2.4	0.3	-	14.1	-	0.1	-	1.0	0.6	0	Tr	0	0.1
09057	1155	わかめ　湯通し塩蔵わかめ　塩抜き　ゆで	18.7	8.5	72.8	48.6	24.1	-	-	-	-	0	0	-	2.3	0.3	-	14.3	-	0.2	-	1.0	0.5	0	0.1	0	0.1
09047	1158	わかめ　めかぶわかめ　生	45.4	31.8	22.8	5.2	17.6	-	-	-	-	0	0	-	5.0	0.2	-	35.2	-	0.1	-	3.9	1.1	0	0	0	0.1

脂肪酸総量100 g 当たり																													備考
一価不飽和									多価不飽和																			未同定物質	
15:1 ペンタデセン酸	16:1 パルミトレイン酸	17:1 ヘプタデセン酸	18:1 計	18:1 n-9 オレイン酸	18:1 n-7 シス－バクセン酸	20:1 イコセン酸	22:1 ドコセン酸	24:1 テトラコセン酸	16:2 ヘキサデカジエン酸	16:3 ヘキサデカトリエン酸	16:4 ヘキサデカテトラエン酸	18:2 n-6 リノール酸	18:3 n-3 α－リノレン酸	18:3 n-6 γ－リノレン酸	18:4 n-3 オクタデカテトラエン酸	20:2 n-6 イコサジエン酸	20:3 n-3 イコサトリエン酸	20:3 n-6 イコサトリエン酸	20:4 n-3 イコサテトラエン酸	20:4 n-6 アラキドン酸	20:5 n-3 イコサペンタエン酸	21:5 n-3 ヘンイコサペンタエン酸	22:2 ドコサジエン酸	22:4 n-6 ドコサテトラエン酸	22:5 n-3 ドコサペンタエン酸	22:5 n-6 ドコサペンタエン酸	22:6 n-3 ドコサヘキサエン酸		
F15D1F	F16D1F	F17D1F	F18D1F	F18D1CN9F	F18D1CN7F	F20D1F	F22D1F	F24D1F	F16D2F	F16D3F	F16D4F	F18D2N6F	F18D3N3F	F18D3N6F	F18D4N3F	F20D2N6F	F20D3N3F	F20D3N6F	F20D4N3F	F20D4N6F	F20D5N3F	F21D5N3F	F22D2F	F22D4N6F	F22D5N3F	F22D5N6F	F22D6N3F	FAUNF	
(g)																													
0	4.3	0	10.2	0.9	9.3	0.1	Tr	0	0.9	1.6	10.7	5.7	13.4	0.9	13.8	0	-	0.3	0.5	0.8	0.4	0	0	0	0	0	0	-	
0	3.9	2.4	7.8	0.4	7.4	0.2	0.1	0	0.1	0	0	4.2	24.9	0	15.2	0.1	-	0.5	1.2	0.7	1.0	0	0	0.7	4.4	0	0	-	
-	2.5	-	3.1	-	-	2.9	0.7	0.2	-	-	-	1.8	0.2	-	0.2	0.9	-	1.9	0.8	4.6	54.2	-	-	-	0.2	-	-	2.7	すき干ししたもの 別名：のり
-	2.5	-	3.1	-	-	2.9	0.7	0.2	-	-	-	1.8	0.2	-	0.2	0.9	-	1.9	0.8	4.6	54.2	-	-	-	0.2	-	-	2.7	別名：のり
0	4.5	0.3	4.9	-	-	0.4	0.2	0	0	10.8	0	10.2	17.1	0.6	0.6	0.7	-	0.8	0.4	2.7	1.6	0	0	0	0.2	0	0.4	-	別名：くびれずた（和名）、くびれづた
0	3.4	0	14.6	-	-	0.3	0	0	0	0	0	8.5	4.9	2.5	9.8	0.3	-	0.5	0.7	15.9	11.0	0	0	0	0	0	0	-	別名：らうすこんぶ、おにこんぶ（和名）
0	2.8	0.2	27.6	27.4	0.1	0	0	0	0.1	0	0	8.0	2.2	1.8	3.8	0.1	-	0.5	0.5	11.0	5.3	0	0	0	0	0	0	3.8	
0	3.0	0	26.8	26.7	0.1	Tr	0	0	0.3	0	0	8.6	2.2	2.0	3.6	0.2	-	0.5	0.5	11.2	5.0	0	0	0	0	0	0	5.8	
-	4.0	0.1	27.4	-	-	1.0	Tr	0.2	-	-	-	7.5	1.2	0.8	1.3	3.2	-	0.8	0.1	3.4	2.1	-	-	-	-	-	-	0.9	
-	3.8	Tr	36.9	-	-	0.3	-	-	-	-	-	5.5	0.4	0.6	0.5	1.2	-	0.3	0.1	3.2	1.1	-	-	-	-	-	-	0.6	別名：おぼろこんぶ、とろろこんぶ
0	0.6	Tr	37.2	-	-	0.8	0.3	0	Tr	Tr	Tr	35.6	0.6	0.5	0.8	0.2	-	0.1	0.1	2.0	0.9	0	0	0	0	0.1	0.1	-	試料：ごま入り
-	6.1	0.4	10.4	-	-	2.5	3.7	-	-	-	-	5.1	8.0	-	4.5	-	-	0.4	1.0	13.7	7.1	-	-	-	-	-	-	1.2	ステンレス釜で煮熟後乾燥したもの
0	2.4	1.6	4.5	3.4	1.1	1.1	0	0.1	0	0	0	4.0	22.3	0	6.6	0.2	-	0.3	1.1	0.5	2.8	0	0	0	2.9	0	3.1	-	別名：のりのつくだ煮
0	1.5	0.2	11.1	-	-	0.2	0.2	0	0	0	0	2.0	0.3	0.5	0.4	0	-	0.5	0.2	17.5	54.4	0	0	0	0.1	0	0	-	石灰処理したもの
0	1.6	0.1	12.0	11.3	0.7	0.1	0.4	0	0	0	0	8.0	6.7	0	5.2	0.1	-	0.4	0.5	10.3	7.8	0	0	0	0	0	0.2	-	
0	0.4	0	4.9	-	-	0	0	0	0	0	0	7.0	11.6	1.8	29.0	0	-	0.5	0	15.0	14.2	0	0	0	0	0	0	-	
0	2.4	0.2	5.9	5.8	Tr	0	0	0	0.1	0	0	6.5	11.0	1.4	22.4	0.1	-	0.6	0.8	16.3	13.7	0	0	0	0	0	0	9.1	別名：生わかめ
0	2.4	0.1	6.0	6.0	Tr	0	0	0	0.1	0	0	6.4	11.0	1.2	22.6	0.1	-	0.6	0.9	15.7	14.1	0	0	0	0	0	0	11.2	
0	0.7	0	31.0	-	-	0	0	0	Tr	0	0	7.0	0.8	1.1	1.0	0.1	-	0.9	0.1	8.4	3.3	0	0	0	0	0	0	-	試料：冷凍品 別名：めかぶ

10 魚介類

脂肪酸総量100g当たり

食品番号	索引番号	食品名	飽和	一価不飽和	多価不飽和	n-3系 多価不飽和	n-6系 多価不飽和	飽和 4:0 酪酸	6:0 ヘキサン酸	7:0 ヘプタン酸	8:0 オクタン酸	10:0 デカン酸	12:0 ラウリン酸	13:0 トリデカン酸	14:0 ミリスチン酸	15:0 ペンタデカン酸	15:0 ant ペンタデカン酸	16:0 パルミチン酸	16:0 iso パルミチン酸	17:0 ヘプタデカン酸	17:0 ant ヘプタデカン酸	18:0 ステアリン酸	20:0 アラキジン酸	22:0 ベヘン酸	24:0 リグノセリン酸	一価不飽和 10:1 デセン酸	14:1 ミリストレイン酸
		成分識別子	FASATF	FAMSF	FAPUF	FAPUN3F	FAPUN6F	F4D0F	F6D0F	F7D0F	F8D0F	F10D0F	F12D0F	F13D0F	F14D0F	F15D0F	F15D0AIF	F16D0F	F16D0IF	F17D0F	F17D0AIF	F18D0F	F20D0F	F22D0F	F24D0F	F10D1F	F14D1F
		単位	(..........	g			..........)	(..........									g								..........)		
10001	1159	＜魚類＞ あいなめ 生	27.1	37.6	35.4	30.3	4.0	-	-	-	-	0	0.1	-	2.5	0.4	-	19.5	-	0.5	-	3.7	0.2	0.1	0.1	0	0.2
10002	1160	＜魚類＞ あこうだい 生	13.7	70.2	16.1	13.5	2.6	-	-	-	-	-	-	-	2.3	0.1	-	8.4	-	0.6	-	2.2	0.2	-	-	-	0
10003	1161	＜魚類＞ （あじ類） まあじ 皮つき 生	32.7	31.1	36.2	31.1	3.9	-	-	-	-	0	0.1	-	3.5	0.5	-	19.9	-	0.7	-	7.3	0.4	0.2	0.2	0	0.1
10389	1162	＜魚類＞ （あじ類） まあじ 皮なし 生	33.7	31.3	35.0	30.9	3.3	-	-	-	-	0	0	-	3.1	0.5	-	21.7	-	0.9	-	7.0	0.4	0.1	0	0	0
10004	1163	＜魚類＞ （あじ類） まあじ 皮つき 水煮	32.7	32.2	35.2	30.1	3.8	-	-	-	-	0	0.1	-	3.6	0.5	-	20.2	-	0.7	-	6.9	0.4	0.2	0.2	0	0.1
10005	1164	＜魚類＞ （あじ類） まあじ 皮つき 焼き	32.3	31.3	36.4	31.1	4.0	-	-	-	-	0	0.1	-	3.4	0.4	-	19.9	-	0.7	-	7.0	0.4	0.2	0.2	0	0.1
10390	1165	＜魚類＞ （あじ類） まあじ 皮つき フライ	13.9	56.9	29.2	12.6	16.5	-	-	-	-	0	0.1	-	0.8	0.2	-	8.5	-	0.2	-	3.2	0.5	0.3	0.1	0	0
10006	1166	＜魚類＞ （あじ類） まあじ 開き干し 生	36.9	35.1	28.0	25.0	3.0	-	-	-	-	-	-	-	3.7	0.5	-	22.7	-	1.2	-	8.5	0.3	-	-	-	0
10007	1167	＜魚類＞ （あじ類） まあじ 開き干し 焼き	36.7	35.2	28.1	25.1	3.0	-	-	-	-	-	-	-	3.8	0.5	-	22.5	-	1.2	-	8.4	0.4	-	-	-	0
10391	1168	＜魚類＞ （あじ類） まあじ 小型 骨付き 生	32.6	29.5	37.9	33.2	3.5	-	-	-	-	0	0.1	-	4.5	0.6	-	20.2	-	0.8	-	5.8	0.4	0.2	0	0	0
10392	1169	＜魚類＞ （あじ類） まあじ 小型 骨付き から揚げ	14.0	55.5	30.5	16.1	14.1	-	-	-	-	0	0	-	1.3	0.2	-	8.4	-	0.2	-	3.0	0.5	0.3	0.1	0	0
10393	1170	＜魚類＞ （あじ類） まるあじ 生	39.9	24.7	35.4	30.2	4.6	-	-	-	-	0	0.1	-	3.9	0.7	-	24.3	-	1.0	-	8.9	0.5	0.3	0.2	0	0
10394	1171	＜魚類＞ （あじ類） まるあじ 焼き	38.4	27.6	34.0	27.6	5.8	-	-	-	-	0	0.1	-	3.4	0.6	-	24.0	-	0.9	-	8.4	0.6	0.2	0.2	0	0
10008	1172	＜魚類＞ （あじ類） にしまあじ 生	32.2	39.4	28.4	25.7	2.3	-	-	-	-	0	0.1	0	2.8	0.4	0	20.2	0	0.5	0	7.8	0.3	0.1	0.1	0	0.1
10009	1173	＜魚類＞ （あじ類） にしまあじ 水煮	33.3	38.4	28.4	25.6	2.3	-	-	-	-	0	0.1	0	3.1	0.4	0	20.8	0	0.7	0	7.7	0.3	0.2	0.1	0	0.1
10010	1174	＜魚類＞ （あじ類） にしまあじ 焼き	33.3	38.8	27.9	25.4	2.2	-	-	-	-	0	0.1	0	2.8	0.4	0	21.2	0	0.5	0	7.8	0.3	0.1	0.1	0	0.1
10011	1175	＜魚類＞ （あじ類） むろあじ 生	39.2	24.4	36.4	31.8	4.7	-	-	-	-	0	0	-	3.8	1.0	-	24.9	-	1.4	-	7.5	0.5	0	0	0	Tr
10012	1176	＜魚類＞ （あじ類） むろあじ 焼き	40.4	23.7	35.9	31.1	4.8	-	-	-	-	0	0	-	4.1	1.1	-	25.6	-	1.5	-	7.7	0.5	0	0	0	Tr
10013	1177	＜魚類＞ （あじ類） むろあじ 開き干し	35.7	30.3	34.0	29.2	4.5	-	-	-	-	0	Tr	-	4.6	0.9	-	21.4	-	1.2	-	6.8	0.4	0.2	0.2	0	Tr
10014	1178	＜魚類＞ （あじ類） むろあじ くさや	41.3	19.0	39.8	32.8	6.7	-	-	-	-	0	0.1	-	3.4	1.2	-	22.4	-	2.0	-	10.8	0.5	0.4	0.5	0	0.2
10015	1179	＜魚類＞ あなご 生	29.7	48.6	21.7	18.7	2.7	-	-	-	-	Tr	0.9	-	4.3	0.4	-	18.3	-	0.8	-	4.2	0.3	0.4	0.1	0	0.1
10016	1180	＜魚類＞ あなご 蒸し	30.3	50.3	19.5	17.0	2.5	-	-	-	-	0	0.8	-	4.5	0.4	-	19.2	-	0.8	-	4.2	0.3	0	Tr	0	0.2
10017	1181	＜魚類＞ あまご 養殖 生	25.8	38.8	35.4	19.6	15.8	-	-	-	-	0	0	-	2.4	0.3	-	18.2	-	0.3	-	4.5	0.2	0	0	0	0.1
10018	1182	＜魚類＞ あまだい 生	32.9	33.3	33.8	28.0	5.3	-	-	-	-	0	0.2	-	4.4	0.7	-	20.0	-	1.1	-	5.8	0.4	0.3	0	0	0.1
10019	1183	＜魚類＞ あまだい 水煮	32.5	32.3	35.2	29.2	5.6	-	-	-	-	0	0.1	-	4.3	0.7	-	19.8	-	1.1	-	5.7	0.4	0.3	0	0	0.1

脂肪酸総量100 g 当たり

一価不飽和									多価不飽和																				
15:1	16:1	17:1	18:1			20:1	22:1	24:1	16:2	16:3	16:4	18:2 n-6	18:3 n-3	18:3 n-6	18:4 n-3	20:2 n-6	20:3 n-3	20:3 n-6	20:4 n-3	20:4 n-6	20:5 n-3	21:5 n-3	22:2	22:4 n-6	22:5 n-3	22:5 n-6	22:6 n-3		
ペンタデセン酸	パルミトレイン酸	ヘプタデセン酸	計	n-9 オレイン酸	n-7 シス-バクセン酸	イコセン酸	ドコセン酸	テトラコセン酸	ヘキサデカジエン酸	ヘキサデカトリエン酸	ヘキサデカテトラエン酸	リノール酸	α-リノレン酸	γ-リノレン酸	オクタデカテトラエン酸	イコサジエン酸	イコサトリエン酸	イコサトリエン酸	イコサテトラエン酸	アラキドン酸	イコサペンタエン酸	ヘンイコサペンタエン酸	ドコサジエン酸	ドコサテトラエン酸	ドコサペンタエン酸	ドコサペンタエン酸	ドコサヘキサエン酸	未同定物質	備考
F15D1F	F16D1F	F17D1F	F18D1F	F18D1CN9F	F18D1CN7F	F20D1F	F22D1F	F24D1F	F16D2F	F16D3F	F16D4F	F18D2N6F	F18D3N3F	F18D3N6F	F18D4N3F	F20D2N6F	F20D3N3F	F20D3N6F	F20D4N3F	F20D4N6F	F20D5N3F	F21D5N3F	F22D2F	F22D4N6F	F22D5N3F	F22D5N6F	F22D6N3F	FAUNF	
(g)																													
0	10.9	0.5	22.4	-	-	2.3	0.9	0.4	0.4	0.3	0.3	0.8	0.4	0.1	1.0	0.4	-	0.1	0.4	2.3	12.5	0.5	0	0.1	1.9	0.4	13.6	-	別名：あぶらめ、あぶらこ 廃棄部位：頭部、内臓、骨、ひれ等 （三枚下ろし）
-	4.3	0.3	16.1	-	-	20.9	24.5	4.1	-	-	-	0.8	0.1	-	Tr	0.3	-	0.1	0.2	1.4	2.4	-	0	-	1.1	0	9.6	1.4	切り身
0	6.1	0.3	18.8	-	-	2.2	2.5	1.1	0.5	0.3	0.3	0.9	0.5	0.1	0.8	0.2	-	0.2	0.5	1.8	8.8	0.4	0	0.1	3.1	0.6	17.0	-	別名：あじ 廃棄部位：頭部、内臓、骨、ひれ等 （三枚下ろし）
0	6.0	0.4	21.1	17.6	3.4	1.6	1.5	0.7	0.3	0.2	0.2	1.0	0.6	0	0.8	0.3	-	0.1	0.6	1.3	9.0	0.3	0	0.2	3.0	0.5	16.5	-	別名：あじ
0	6.6	0.3	19.3	-	-	2.3	2.6	1.1	0.5	0.4	0.3	0.9	0.5	0.1	0.8	0.2	-	0.1	0.6	1.8	8.9	0.4	0	0.1	3.0	0.5	15.9	-	別名：あじ 内臓等を除き水煮したもの 廃棄部位：頭部、骨、ひれ等
0	6.3	0.3	19.1	-	-	2.2	2.3	1.0	0.5	0.3	0.3	1.0	0.6	0.1	0.8	0.2	-	0.2	0.6	1.8	8.9	0.4	0	0.1	3.0	0.6	16.9	-	別名：あじ 内臓等を除き焼いたもの 廃棄部位：頭部、骨、ひれ等
0	1.4	0.2	53.1	50.5	2.6	1.4	0.5	0.3	0.1	Tr	Tr	15.7	6.8	0	0.1	0.1	-	0.1	0.1	0.4	1.5	0.1	0	0.1	0.5	0.1	3.5	-	別名：あじ 三枚におろしたもの 揚げ油：なたね油 「まあじ皮つき生」等とは別試料
-	7.0	0.9	20.5	-	-	2.2	3.0	1.4	-	-	-	1.0	0.5	-	0.7	0.2	-	0.3	0.4	1.5	6.3	-	0	-	2.1	0	15.0	1.1	別名：あじ 廃棄部位：頭部、骨、ひれ等
-	7.1	0.9	20.6	-	-	2.2	3.0	1.4	-	-	-	1.0	0.5	-	0.7	0.2	-	0.3	0.4	1.5	6.4	-	0	-	2.1	0	15.0	1.1	別名：あじ 廃棄部位：頭部、骨、ひれ等
0	6.6	0.3	15.1	12.1	3.0	2.8	4.0	0.8	0.5	0.4	0.4	1.1	0.6	0	1.0	0.3	-	0.1	0.6	1.3	10.5	0.4	0	0.2	2.9	0.4	17.2	-	別名：あじ 廃棄部位：内臓、うろこ等
0	1.9	0.2	50.2	-	-	1.6	1.1	0.4	0.2	0.1	0.1	13.4	6.6	0	0.3	0.1	-	0	0.2	0.4	3.0	0.1	0	Tr	0.8	0.1	5.1	-	別名：あじ 内臓、うろこ等を除いて、調理したもの 揚げ油：なたね油
0	5.7	0.4	17.4	13.8	3.6	0.6	0.2	0.5	0.3	0.2	0.1	1.0	0.6	0	0.7	0.2	-	0.2	0.4	2.0	8.0	0.3	0	0.3	2.9	0.8	17.4	-	廃棄部位：頭部、内臓、骨、ひれ等 （三枚おろし）
0	5.1	0.4	20.4	17.3	3.1	0.9	0.3	0.4	0.3	0.2	0.1	2.7	0.8	0	0.7	0.3	-	0.2	0.5	1.6	6.5	0.3	0	0.3	2.5	0.8	16.4	-	内臓等を除き焼いたもの 廃棄部位：頭部、骨、ひれ等
0	5.7	0.3	30.9	27.9	3.1	0.9	0.9	0.6	0.2	0.1	0.2	0.7	0.5	0.1	0.9	0.2	0	0.1	0.5	0.7	6.8	0.3	Tr	0.2	2.1	0.3	14.7	5.8	三枚におろしたもの
0	5.7	0.3	29.6	26.5	3.1	1.0	1.0	0.7	0.1	0.1	0.1	0.6	0.5	0.1	0.9	0.2	0	0.1	0.5	0.8	6.7	0.3	Tr	0.2	2.1	0.3	14.6	6.2	廃棄部位：頭部、骨、ひれ等 内臓等を除き水煮したもの
0	5.7	0.3	30.8	27.8	3.1	0.7	0.6	0.6	0.1	0.1	Tr	0.6	0.5	0.1	0.8	0.2	0	0.1	0.5	0.8	6.3	0.2	Tr	0.2	2.0	0.3	15.1	5.9	廃棄部位：頭部、骨、ひれ等 内臓等を除き焼いたもの
0	6.2	0.5	15.0	-	-	1.1	0.6	1.0	0	0	0	1.1	0.9	0	1.0	0.3	-	0.1	0.5	1.8	7.7	0	0	0	1.9	1.3	19.8	-	廃棄部位：頭部、内臓、骨、ひれ等 （三枚下ろし）
0	6.2	0.5	14.0	-	-	1.2	0.6	1.0	0	0	0	1.2	0.9	0	1.0	0.3	-	0.2	0.5	1.8	7.5	0	-	0	1.9	1.3	19.4	-	内臓等を除き焼いたもの 廃棄部位：頭部、骨、ひれ等
0	5.3	0.4	16.5	-	-	2.8	4.2	1.1	0.2	0.1	Tr	1.3	0.9	0.2	1.3	0.3	-	0.1	0.5	1.4	6.8	0.2	0	Tr	1.8	1.1	17.8	-	廃棄部位：頭部、骨、ひれ等
0	3.5	0.6	12.2	-	-	1.1	0.4	1.2	0.2	Tr	Tr	1.4	0.8	0.2	0.7	0.4	-	0.2	0.5	2.2	5.3	0.2	0	0.1	1.7	2.1	23.7	-	廃棄部位：頭部、骨、ひれ等
0	8.5	0.6	36.0	-	-	2.6	0.6	0.1	0	0	0.4	0.7	0.2	Tr	0.5	0.4	-	0.2	0.6	1.1	7.4	0	0	0.1	2.7	0.3	7.3	-	試料：まあなご 廃棄部位：頭部、内臓、骨、ひれ等
0	8.9	0.5	37.7	-	-	2.6	0.3	0.1	0	0	0	0.6	0.2	Tr	0.6	0.3	-	0.2	0.6	1.0	7.7	0	0	0.1	2.8	0.2	5.1	-	試料：まあなご 切り身
0	5.9	0.3	28.1	-	-	2.6	1.4	0.5	0	0	0	13.3	1.2	0	0.4	0.6	-	0.5	0.4	1.0	2.9	0	0	0	1.1	0.3	13.5	-	廃棄部位：頭部、内臓、骨、ひれ等 （三枚下ろし）
0	8.5	0.7	19.3	-	-	2.7	1.2	0.7	0	0	0.4	0.7	0.3	0.1	0.4	0.4	-	0.2	0.5	3.1	7.4	0.4	0.1	0.1	5.5	0.8	13.6	-	試料：あかあまだい 廃棄部位：頭部、内臓、骨、ひれ等 （三枚下ろし）
0	8.4	0.7	18.5	-	-	2.6	1.1	0.7	0	0	0.4	0.7	0.3	0.1	0.4	0.4	-	0.2	0.5	3.3	7.5	0.4	0.1	0.1	5.6	0.8	14.6	-	試料：あかあまだい 切り身

10 魚介類

食品番号	索引番号	食品名	脂肪酸総量100g当たり																								
						n-3系	n-6系	飽和																		一価不飽和	
			飽和	一価不飽和	多価不飽和	多価不飽和	多価不飽和	4:0 酪酸	6:0 ヘキサン酸	7:0 ヘプタン酸	8:0 オクタン酸	10:0 デカン酸	12:0 ラウリン酸	13:0 トリデカン酸	14:0 ミリスチン酸	15:0 ペンタデカン酸	15:0 ant ペンタデカン酸	16:0 パルミチン酸	16:0 iso パルミチン酸	17:0 ヘプタデカン酸	17:0 ant ヘプタデカン酸	18:0 ステアリン酸	20:0 アラキジン酸	22:0 ベヘン酸	24:0 リグノセリン酸	10:1 デセン酸	14:1 ミリストレイン酸
		成分識別子	FASATF	FAMSF	FAPUF	FAPUN3F	FAPUN6F	F4D0F	F6D0F	F7D0F	F8D0F	F10D0F	F12D0F	F13D0F	F14D0F	F15D0F	F15D0AIF	F16D0F	F16D0IF	F17D0F	F17D0AIF	F18D0F	F20D0F	F22D0F	F24D0F	F10D1F	F14D1F
		単位	(g)					(g)																			
10020	1184	<魚類> あまだい 焼き	32.8	28.5	38.7	32.1	6.4	-	-	-	-	0	0.3	-	4.6	0.8	-	18.6	-	1.6	-	6.1	0.5	0.4	0	0	0.1
10021	1185	<魚類> あゆ 天然 生	36.0	33.8	30.2	25.7	4.5	-	-	-	-	-	-	-	4.5	0.5	-	27.4	-	0.8	-	2.3	0.4	-	-	-	0.3
10022	1186	<魚類> あゆ 天然 焼き	34.4	35.4	30.2	25.7	4.5	-	-	-	-	-	-	-	4.2	0.7	-	25.6	-	0.8	-	2.7	0.4	-	-	-	0
10023	1187	<魚類> あゆ 天然 内臓 生	43.7	31.4	25.0	18.8	3.0	-	-	-	-	0	0	-	5.4	0.5	-	33.5	-	1.1	-	3.0	0.1	0.1	0.1	0	0.1
10024	1188	<魚類> あゆ 天然 内臓 焼き	45.7	35.1	19.2	13.4	2.7	-	-	-	-	0	0	-	5.2	0.5	-	35.8	-	0.9	-	3.0	0.1	0.1	0.1	0	0.1
10025	1189	<魚類> あゆ 養殖 生	38.6	39.3	22.2	13.0	9.2	-	-	-	-	-	-	-	4.3	0.1	-	30.8	-	0	-	3.3	0.1	-	-	-	Tr
10026	1190	<魚類> あゆ 養殖 焼き	37.3	41.1	21.5	12.6	8.9	-	-	-	-	-	-	-	4.1	0.1	-	29.8	-	0	-	3.2	0.2	-	-	-	Tr
10027	1191	<魚類> あゆ 養殖 内臓 生	39.0	38.8	22.2	11.6	9.9	-	-	-	-	0	0.1	-	5.0	0.4	-	28.9	-	0.3	-	3.7	0.5	0.1	0.1	0	0.1
10028	1192	<魚類> あゆ 養殖 内臓 焼き	37.6	38.3	24.1	13.3	10.1	-	-	-	-	0	0.1	-	4.8	0.3	-	28.2	-	0.2	-	3.6	0.2	0.1	0.1	0	0.1
10029	1193	<魚類> あゆ うるか	37.6	39.9	22.5	9.0	13.1	-	-	-	-	0	0.1	-	4.7	0.3	-	27.2	-	0.3	-	4.6	0.2	0.1	0	0	0.1
10030	1194	<魚類> アラスカめぬけ 生	19.2	57.6	23.2	20.6	2.6	-	-	-	-	0	0	-	3.7	0.4	-	12.0	-	0.3	-	2.7	0.2	0	0	0	0.1
10031	1195	<魚類> あんこう 生	26.5	25.4	48.1	38.7	8.8	-	-	-	-	0	0	-	0.8	0.2	-	15.3	-	1.2	-	8.6	0.2	0.1	0	0	Tr
10032	1196	<魚類> あんこう きも 生	26.3	40.1	33.6	28.3	4.6	-	-	-	-	0	Tr	0	2.9	0.5	0	18.6	0	0.7	0	3.3	0.2	0.1	Tr	0	0.3
10033	1197	<魚類> いかなご 生	29.9	27.4	42.7	37.3	3.0	-	-	-	-	Tr	0.1	-	4.7	0.5	-	19.9	-	0.6	-	3.7	0.2	0.1	0.2	0	0.1
10034	1198	<魚類> いかなご 煮干し	29.0	19.5	51.6	47.1	2.4	-	-	-	-	Tr	Tr	-	3.4	0.7	-	20.5	-	0.5	-	3.6	0.1	0.1	0.1	0	Tr
10035	1199	<魚類> いかなご つくだ煮	28.4	20.3	51.3	46.7	2.5	-	-	-	-	0.1	0.1	-	4.1	0.6	-	19.4	-	0.4	-	3.3	0.2	0.1	0.1	0	Tr
10036	1200	<魚類> いかなご あめ煮	31.5	22.2	46.4	41.5	2.2	-	-	-	-	0.1	0.1	-	4.5	0.7	-	21.2	-	0.5	-	3.9	0.2	0.1	0.1	0	Tr
10037	1201	<魚類> いさき 生	35.7	28.2	36.2	32.1	3.9	-	-	-	-	0.1	0.5	-	5.2	0.7	-	22.0	-	0.9	-	5.7	0.4	0.2	0	0	0.1
10038	1202	<魚類> いしだい 生	34.8	39.3	25.9	20.7	5.2	-	-	-	-	0	0	-	4.8	0.7	-	21.2	-	0.9	-	6.7	0.5	0	0	0	0.3
10039	1203	<魚類> いとよりだい 生	32.3	18.5	49.2	38.1	10.9	-	-	-	-	Tr	0.1	0	1.9	0.7	0	20.6	0	1.1	0	7.3	0.4	0.2	0	0	0.1
10040	1204	<魚類> いとよりだい すり身	42.2	20.4	37.4	28.6	8.7	-	-	-	-	0	0	-	2.4	1.0	-	25.4	-	1.8	-	11.1	0.5	0	0	0	Tr
10041	1205	<魚類> いぼだい 生	36.5	43.7	19.8	15.6	4.2	-	-	-	-	-	-	-	4.1	1.0	-	24.6	-	0	-	6.0	0.8	-	-	-	0
10042	1206	<魚類> （いわし類） うるめいわし 生	40.0	27.1	32.8	29.9	2.9	-	-	-	-	-	-	-	4.9	0.8	-	25.9	-	1.9	-	6.1	0.3	-	-	-	0
10043	1207	<魚類> （いわし類） うるめいわし 丸干し	41.0	21.7	37.2	31.9	3.9	-	-	-	-	0	0.1	-	6.1	0.8	-	25.6	-	1.0	-	6.5	0.5	0.2	0.1	0	Tr
10044	1208	<魚類> （いわし類） かたくちいわし 生	41.1	28.7	30.2	24.3	3.2	-	-	-	-	0	0.1	-	8.3	0.7	-	22.6	-	0.8	-	5.3	2.7	0.3	0.2	0	Tr
10045	1209	<魚類> （いわし類） かたくちいわし 煮干し	46.8	22.5	30.7	24.5	3.7	-	-	-	-	0	0.2	-	10.0	1.0	-	26.1	-	1.1	-	6.6	0.7	0.4	0.8	0	Tr
10046	1210	<魚類> （いわし類） かたくちいわし 田作り	44.7	17.0	38.2	34.0	3.6	-	-	-	-	0	0.1	-	4.5	0.9	-	27.5	-	1.3	-	8.0	1.0	0.3	1.1	0	0
10047	1211	<魚類> （いわし類） まいわし 生	36.7	26.8	36.5	30.2	4.0	-	-	-	-	0	0.1	-	6.7	0.8	-	22.4	-	0.7	-	5.0	0.7	0.2	0.1	0	Tr
10048	1212	<魚類> （いわし類） まいわし 水煮	36.3	26.7	37.0	30.9	4.1	-	-	-	-	0	0.1	-	6.4	0.8	-	22.1	-	0.7	-	5.1	0.8	0.2	0.1	0	Tr

脂肪酸総量100 g 当たり																													備考
一価不飽和									多価不飽和																			未同定物質	
15:1 ペンタデセン酸	16:1 パルミトレイン酸	17:1 ヘプタデセン酸	18:1 計	18:1 n-9 オレイン酸	18:1 n-7 シス-バクセン酸	20:1 イコセン酸	22:1 ドコセン酸	24:1 テトラコセン酸	16:2 ヘキサデカジエン酸	16:3 ヘキサデカトリエン酸	16:4 ヘキサデカテトラエン酸	18:2 n-6 リノール酸	18:3 n-3 α-リノレン酸	18:3 n-6 γ-リノレン酸	18:4 n-3 オクタデカテトラエン酸	20:2 n-6 イコサジエン酸	20:3 n-3 イコサトリエン酸	20:3 n-6 イコサトリエン酸	20:4 n-3 イコサテトラエン酸	20:4 n-6 アラキドン酸	20:5 n-3 イコサペンタエン酸	21:5 n-3 ヘンイコサペンタエン酸	22:2 ドコサジエン酸	22:4 n-6 ドコサテトラエン酸	22:5 n-3 ドコサペンタエン酸	22:5 n-6 ドコサペンタエン酸	22:6 n-3 ドコサヘキサエン酸		
F15D1F	F16D1F	F17D1F	F18D1F	F18D1CN9F	F18D1CN7F	F20D1F	F22D1F	F24D1F	F16D2F	F16D3F	F16D4F	F18D2N6F	F18D3N3F	F18D3N6F	F18D4N3F	F20D2N6F	F20D3N3F	F20D3N6F	F20D4N3F	F20D4N6F	F20D5N3F	F21D5N3F	F22D2F	F22D4N6F	F22D5N3F	F22D5N6F	F22D6N3F	FAUNF	
(…… g ……)																													
0	7.9	1.2	16.1	-	-	2.5	0.8	0	0	0	0.2	0.8	0.3	0	0.5	0.4	-	0.3	0.5	3.8	8.2	0.5	0	0	6.8	1.0	15.4	-	試料：あかあまだい 切り身
-	14.9	1.6	16.3	-	-	0.3	0.1	0.4	-	-	-	3.4	13.5	-	1.4	0	-	0.3	0.7	0.8	4.9	-	0	-	1.9	0	3.2	2.1	廃棄部位：頭部、内臓、骨、ひれ等 （三枚下ろし）
-	14.0	1.5	19.4	-	-	0.3	0	0.3	-	-	-	3.2	13.5	-	1.6	0	-	0.3	0.7	0.9	4.6	-	0	-	2.4	0	3.0	2.3	廃棄部位：頭部、内臓、骨、ひれ等
0	16.4	0.4	14.0	-	-	0.3	0.1	Tr	1.5	1.1	0.5	2.0	11.0	0.3	1.0	0.1	-	0.2	0.6	0.5	3.4	0.1	0	Tr	0.9	Tr	1.7	-	
0	18.4	0.5	15.6	-	-	0.4	0.1	Tr	1.5	1.0	0.5	1.9	7.9	0.2	0.8	0.1	-	0.1	0.4	0.4	2.3	0.1	0	Tr	1.0	Tr	0.9	-	魚体全体を焼いた後、取り出したもの
-	11.3	0.2	22.2	-	-	3.4	1.6	0.6	-	-	-	8.4	0.9	-	0.6	0.1	-	0.2	0.4	0.4	2.8	-	0	-	1.4	0	6.9	0.3	廃棄部位：頭部、内臓、骨、ひれ等 （三枚下ろし）
-	11.4	0.2	24.1	-	-	3.3	1.5	0.6	-	-	-	8.2	0.9	-	0.6	0.1	-	0.2	0.3	0.4	2.7	-	0	-	1.3	0	6.7	0.3	廃棄部位：頭部、内臓、骨、ひれ等
0	7.9	0.2	22.7	-	-	4.5	2.9	0.4	0.3	0.2	0.3	8.9	1.0	0.1	0.6	0.2	-	0.1	0.4	0.4	3.5	0.2	0	Tr	1.4	0.1	4.5	-	
0	8.0	0.2	22.4	-	-	4.4	2.7	0.4	0.3	0.2	0.3	9.0	1.0	0.1	0.6	0.2	-	0.1	0.5	0.4	4.0	0.2	0	Tr	1.6	0.1	5.3	-	魚体全体を焼いた後、取り出したもの
0	7.9	0.3	26.7	-	-	2.9	1.4	0.6	0.2	0.1	0.1	11.7	1.0	0.1	0.2	0.3	-	0.2	0.3	0.6	1.7	0.1	0	Tr	1.2	0.2	4.6	-	
0	6.3	0.3	17.5	-	-	14.3	17.6	1.5	0	0	0	1.1	0.4	0	1.2	0.3	-	0.1	0.5	0.9	7.8	0	0	0	1.0	0.2	9.8	-	別名：あかうお 切り身
0	3.6	0.5	18.8	-	-	1.7	0.4	0.4	0	0	0.6	0.9	0.2	0	0.1	0.2	-	0.2	0.2	6.2	7.3	0.1	0	0	2.3	1.4	28.5	-	試料：きあんこう 切り身
0	9.0	0.5	21.0	16.2	4.8	5.0	3.6	0.7	0.3	0.2	0.2	1.2	0.6	0.1	1.3	0.3	0.2	0.1	0.6	1.9	8.5	0.4	Tr	0.5	2.3	0.5	14.5	8.9	試料：きあんこう 肝臓
0	7.8	0.2	13.3	-	-	2.1	2.5	1.3	0.8	0.6	0.9	0.9	0.8	0.1	2.1	0.2	-	0.1	0.5	1.3	15.2	0.6	0	0.1	1.0	0.3	17.2	-	別名：こうなご 小型魚全体
0	6.7	0.1	8.9	-	-	1.2	1.7	0.9	0.8	0.6	0.7	1.0	0.7	0.1	2.4	0.2	-	0.1	0.5	0.7	16.2	0.5	0	0.1	1.0	0.2	25.9	-	別名：こうなご
0	7.3	0.2	9.4	-	-	1.1	1.4	0.9	0.8	0.5	0.9	0.9	1.0	0.1	2.6	0.3	-	0.1	0.5	0.7	19.5	0.5	0	0.1	1.1	0.2	21.5	-	別名：こうなご
0	7.8	0.2	8.7	-	-	1.9	2.6	0.9	1.0	0.6	1.0	0.9	0.8	0.1	2.5	0.2	-	0.1	0.6	0.6	15.6	0.5	0	0.1	0.9	0.2	20.7	-	別名：こうなご
0	7.4	0.3	16.0	-	-	2.2	2.1	Tr	0	0	0.2	1.0	0.9	0.2	0.8	0.2	-	0.2	1.0	1.7	7.6	0.4	0	Tr	3.9	0.7	17.6	-	廃棄部位：頭部、内臓、骨、ひれ等 （三枚下ろし）
0	11.9	0.3	22.2	-	-	3.3	0.7	0.6	0	0	0	0.7	0.3	0	0.5	0.5	-	0.3	0.6	3.4	9.2	0	0	0	4.7	0.4	5.4	-	別名：くちぐろ 廃棄部位：頭部、内臓、骨、ひれ等 （三枚下ろし）
0	3.3	0.5	12.0	8.9	3.1	1.7	0.5	0.5	0.1	0.1	0.1	0.8	0.2	0	0.1	0.4	0	0.2	0.3	5.3	4.8	0.3	0	2.4	5.1	1.6	27.2	9.2	別名：いとより 三枚におろしたもの
0	4.1	0.6	14.0	-	-	1.1	0.2	0.4	0	0	0	1.3	0.4	0	0.2	0.4	-	0.2	0.3	4.4	4.4	0	0	0	2.2	2.5	21.0	-	別名：いとより
-	5.2	0.9	29.7	-	-	3.1	2.8	2.0	-	-	-	0.7	0.3	-	0.4	0.2	-	0.4	0.3	2.0	3.6	-	0	-	1.4	1.0	9.7	0.8	別名：えぼだい 廃棄部位：頭部、内臓、骨、ひれ等 （三枚下ろし）
-	6.3	1.1	14.5	-	-	1.2	2.3	1.8	-	-	-	1.0	0.4	-	0.6	0.1	-	0.1	0.4	1.7	8.3	-	0	-	1.0	0	19.1	2.6	廃棄部位：頭部、内臓、骨、ひれ等 （三枚下ろし）
0	6.4	0.3	9.1	-	-	2.0	2.8	1.1	0.6	0.4	0.4	1.1	0.8	0.2	1.3	0.3	-	0.1	0.4	1.7	9.8	0.3	0	0.1	1.2	0.5	18.1	-	廃棄部位：頭部、ひれ等
0	10.3	0.3	17.4	-	-	0.5	0.1	0.1	0.9	1.3	0.4	0.8	0.5	0.2	0.9	0.1	-	0.2	0.5	1.5	12.4	0.4	0	0	1.3	0.4	8.3	-	別名：しこいわし、ひしこ、せぐろ 廃棄部位：頭部、内臓、骨、ひれ等 （三枚下ろし）
0	10.7	0.3	9.7	-	-	0.7	0.3	0.7	0.9	0.9	0.7	1.1	0.7	0.2	0.9	0.2	-	0.1	0.3	1.7	9.5	0.3	0	0	0.9	0.5	11.8	-	別名：しこいわし、ひしこ、せぐろ、いりこ、ちりめん 魚体全体
0	4.8	0.5	10.0	-	-	0.5	0.3	0.9	0.2	0.2	0.2	1.1	0.5	0.1	0.8	0.2	-	0.1	0.2	1.6	8.3	0.1	0	0	0.7	0.5	23.4	-	別名：しこいわし、ひしこ、せぐろ、ごまめ 幼魚の乾燥品（調理前）
0	5.9	0.2	15.1	-	-	3.1	1.8	0.7	0.6	0.7	0.9	1.3	0.9	0.2	1.8	0.2	-	0.2	0.8	1.5	11.2	0.5	0	0.1	2.5	0.4	12.6	-	廃棄部位：頭部、内臓、骨、ひれ等 （三枚下ろし）
0	5.4	0.2	14.9	-	-	3.5	2.1	0.7	0.6	0.6	0.7	1.4	0.8	0.2	1.7	0.2	-	0.2	0.8	1.5	10.7	0.5	0	0.1	2.5	0.4	13.9	-	頭部、内臓等を除き水煮したもの 廃棄部位：骨、ひれ等

10 魚介類

食品番号	索引番号	食品名	脂肪酸総量100g当たり 飽和	一価不飽和	多価不飽和	n-3系 多価不飽和	n-6系 多価不飽和	飽和 4:0 酪酸	6:0 ヘキサン酸	7:0 ヘプタン酸	8:0 オクタン酸	10:0 デカン酸	12:0 ラウリン酸	13:0 トリデカン酸	14:0 ミリスチン酸	15:0 ペンタデカン酸	15:0 ant ペンタデカン酸	16:0 パルミチン酸	16:0 iso パルミチン酸	17:0 ヘプタデカン酸	17:0 ant ヘプタデカン酸	18:0 ステアリン酸	20:0 アラキジン酸	22:0 ベヘン酸	24:0 リグノセリン酸	一価不飽和 10:1 デセン酸	14:1 ミリストレイン酸
		成分識別子	FASATF	FAMSF	FAPUF	FAPUN3F	FAPUN6F	F4D0F	F6D0F	F7D0F	F8D0F	F10D0F	F12D0F	F13D0F	F14D0F	F15D0F	F15D0AIF	F16D0F	F16D0IF	F17D0F	F17D0AIF	F18D0F	F20D0F	F22D0F	F24D0F	F10D1F	F14D1F
		単位	(g)					(g)																			
10049	1213	<魚類>　(いわし類)　まいわし　焼き	36.0	26.0	37.9	31.8	4.1	-	-	-	-	0	0.1	-	6.4	0.8	-	21.9	-	0.7	-	5.0	0.8	0.2	0.2	0	Tr
10395	1214	<魚類>　(いわし類)　まいわし　フライ	14.6	54.7	30.7	14.7	15.5	-	-	-	-	0	Tr	-	1.9	0.2	-	8.8	-	0.2	-	2.5	0.5	0.3	0.1	0	0
10050	1215	<魚類>　(いわし類)　まいわし　塩いわし	35.4	23.9	40.7	34.7	3.3	-	-	-	-	0	0.1	-	6.2	0.6	-	21.5	-	0.7	-	4.5	1.5	0.2	0.1	0	Tr
10051	1216	<魚類>　(いわし類)　まいわし　生干し	39.9	29.0	31.2	24.7	2.9	-	-	-	-	0	0.1	-	8.7	0.6	-	22.8	-	0.6	-	5.3	1.4	0.2	0.2	0	Tr
10052	1217	<魚類>　(いわし類)　まいわし　丸干し	36.2	27.1	36.7	33.3	3.4	-	-	-	-	-	-	-	7.6	0.7	-	21.4	-	1.4	-	4.7	0.3	-	-	-	0.2
10053	1218	<魚類>　(いわし類)　めざし　生	41.0	28.9	30.1	27.0	3.1	-	-	-	-	-	-	-	8.6	0.7	-	24.2	-	1.5	-	5.8	0.3	-	-	-	0
10054	1219	<魚類>　(いわし類)　めざし　焼き	42.3	29.6	28.0	25.1	3.0	-	-	-	-	-	-	-	9.1	0.6	-	25.0	-	1.5	-	5.8	0.3	-	-	-	0
10396	1220	<魚類>　(いわし類)　しらす　生	34.8	11.5	53.7	48.0	5.0	-	-	-	-	0	0.1	-	4.3	0.9	-	21.2	-	1.3	-	6.1	0.3	0.2	0.5	0	0
10055	1222	<魚類>　(いわし類)　しらす干し　微乾燥品	31.5	12.7	55.8	51.3	3.8	-	-	-	-	0	Tr	-	3.4	0.7	-	20.5	-	0.9	-	5.4	0.2	0.2	0.4	0	0
10056	1223	<魚類>　(いわし類)　しらす干し　半乾燥品	31.8	11.6	56.6	52.1	4.0	-	-	-	-	0	Tr	-	3.4	0.8	-	20.7	-	0.9	-	5.1	0.2	0.2	0.5	0	0
10057	1224	<魚類>　(いわし類)　たたみいわし	35.7	32.9	31.4	26.5	4.7	-	-	-	-	0	1.6	-	5.7	0.7	-	20.5	-	1.1	-	5.4	0.3	0.3	0	0	0.1
10058	1225	<魚類>　(いわし類)　みりん干し　かたくちいわし	29.3	28.0	42.6	22.4	19.7	-	-	-	-	0.1	0.8	-	4.8	0.5	-	16.8	-	0.7	-	4.8	0.6	0.2	0	0	Tr
10059	1226	<魚類>　(いわし類)　みりん干し　まいわし	31.5	27.9	40.7	28.9	10.4	-	-	-	-	Tr	0.6	-	6.4	0.5	-	18.1	-	0.6	-	4.3	0.8	0.1	0	0	Tr
10060	1227	<魚類>　(いわし類)　缶詰　水煮	33.4	27.4	39.1	36.1	3.0	-	-	-	-	-	-	-	7.7	0.4	-	19.5	-	1.1	-	3.8	0.9	-	-	-	0
10061	1228	<魚類>　(いわし類)　缶詰　味付け	36.3	26.0	37.7	32.3	4.6	-	-	-	-	0	0.1	-	7.2	0.9	-	20.3	-	1.6	-	4.9	1.0	0.1	0.1	0	Tr
10062	1229	<魚類>　(いわし類)　缶詰　トマト漬	35.9	27.2	36.8	31.4	4.7	-	-	-	-	Tr	0.1	-	7.1	0.9	-	20.5	-	1.6	-	4.6	1.0	0.1	0.1	0	Tr
10063	1230	<魚類>　(いわし類)　缶詰　油漬	25.3	24.5	50.1	8.8	41.1	-	-	-	-	0	0.1	-	2.5	0.3	-	18.6	-	0.5	-	2.9	0.3	0.2	0.1	0	Tr
10064	1231	<魚類>　(いわし類)　缶詰　かば焼	34.5	29.0	36.5	31.7	4.1	-	-	-	-	Tr	0.1	-	7.1	0.9	-	19.8	-	1.5	-	4.2	0.7	0.1	0.1	0	Tr
10397	1232	<魚類>　(いわし類)　缶詰　アンチョビ	18.9	49.2	32.0	13.9	17.8	-	-	-	-	0	0	-	1.0	0.2	-	13.0	-	0.4	-	3.4	0.3	0.4	0.2	0	0
10065	1233	<魚類>　いわな　養殖　生	26.1	39.5	34.4	21.0	13.4	-	-	-	-	0	0	-	3.2	0.3	-	18.2	-	0.3	-	3.9	0.2	0	0	0	0.1
10066	1234	<魚類>　うぐい　生	26.0	35.8	38.3	22.7	15.1	-	-	-	-	0	Tr	-	2.1	0.3	-	18.0	-	0.3	-	4.8	0.3	0.1	Tr	0	0.1
10067	1235	<魚類>　うなぎ　養殖　生	26.7	54.6	18.7	15.7	2.5	-	-	-	-	0	0	-	3.6	0.2	-	18.0	-	0.1	-	4.6	0.2	0	0	0	0.1
10068	1236	<魚類>　うなぎ　きも　生	30.6	45.7	23.7	20.2	3.2	-	-	-	-	0	Tr	-	2.4	0.2	-	20.1	-	0.2	-	7.4	0.1	0.1	0	0	0.1
10069	1237	<魚類>　うなぎ　白焼き	30.5	55.2	14.3	10.5	3.5	-	-	-	-	0	0.1	-	4.6	0.2	-	21.5	-	0.1	-	3.7	0.1	Tr	0	0	0.3
10070	1238	<魚類>　うなぎ　かば焼	28.6	53.1	18.3	15.4	2.8	-	-	-	-	-	-	-	4.6	0.2	-	19.3	-	0.2	-	4.2	0.1	-	-	-	0.1
10071	1239	<魚類>　うまづらはぎ　生	27.8	15.8	56.4	44.7	11.6	-	-	-	-	0	0	-	0.3	0.3	-	18.9	-	0.7	-	7.5	0.2	0	0	0	0
10072	1240	<魚類>　うまづらはぎ　味付け開き干し	33.2	13.8	53.0	44.5	8.4	-	-	-	-	0	Tr	-	0.8	0.6	-	21.2	-	1.1	-	8.9	0.3	0.1	0.2	0	0

15:1 ペンタデセン酸 F15D1F	16:1 パルミトレイン酸 F16D1F	17:1 ヘプタデセン酸 F17D1F	18:1 計 F18D1F	18:1 n-9 オレイン酸 F18D1CN9F	18:1 n-7 シス-バクセン酸 F18D1CN7F	20:1 イコセン酸 F20D1F	22:1 ドコセン酸 F22D1F	24:1 テトラコセン酸 F24D1F	16:2 ヘキサデカジエン酸 F16D2F	16:3 ヘキサデカトリエン酸 F16D3F	16:4 ヘキサデカテトラエン酸 F16D4F	18:2 n-6 リノール酸 F18D2N6F	18:3 n-3 α-リノレン酸 F18D3N3F	18:3 n-6 γ-リノレン酸 F18D3N6F	18:4 n-3 オクタデカテトラエン酸 F18D4N3F	20:2 n-6 イコサジエン酸 F20D2N6F	20:3 n-3 イコサトリエン酸 F20D3N3F	20:3 n-6 イコサトリエン酸 F20D3N6F	20:4 n-3 イコサテトラエン酸 F20D4N3F	20:4 n-6 アラキドン酸 F20D4N6F	20:5 n-3 イコサペンタエン酸 F20D5N3F	21:5 n-3 ヘンイコサペンタエン酸 F21D5N3F	22:2 ドコサジエン酸 F22D2F	22:4 n-6 ドコサテトラエン酸 F22D4N6F	22:5 n-3 ドコサペンタエン酸 F22D5N3F	22:5 n-6 ドコサペンタエン酸 F22D5N6F	22:6 n-3 ドコサヘキサエン酸 F22D6N3F	未同定物質 FAUNF	備考
脂肪酸総量100 g 当たり																													
一価不飽和									多価不飽和																				
(g)																													
0	5.7	0.2	14.5	-	-	3.1	1.9	0.7	0.6	0.7	0.8	1.3	0.8	0.2	1.8	0.2	-	0.2	0.8	1.5	11.3	0.5	0	0.1	2.6	0.4	13.9	-	内臓等を除き焼いたもの 廃棄部位：頭部、骨、ひれ等
0	1.6	0.2	48.7	45.6	3.2	2.5	1.4	0.3	0.2	0.1	0.2	14.6	6.4	0	0.5	0.1	-	0.1	0.2	0.5	3.1	0.1	0	0.1	0.7	0.1	3.5	-	三枚におろしたもの 揚げ油：なたね油 「まいわし生」等とは別試料
0	5.3	0.2	11.2	-	-	3.3	3.3	0.6	0.6	0.7	1.3	1.2	0.6	0.2	2.7	0.2	-	0.1	0.7	1.1	12.1	0.6	0	0.1	1.8	0.4	16.3	-	廃棄部位：頭部、内臓、骨、ひれ等
0	9.5	0.2	14.2	-	-	2.8	1.7	0.4	1.1	1.5	1.0	0.9	0.5	0.2	1.6	0.1	-	0.2	0.5	1.1	11.2	0.4	0	0.1	1.9	0.3	8.5	-	廃棄部位：頭部、内臓、骨、ひれ等
-	7.9	1.5	11.3	-	-	2.8	2.0	1.5	-	-	-	2.0	1.3	-	3.1	0.2	-	0.3	1.1	1.0	13.1	-	0	-	2.2	0	12.5	2.9	廃棄部位：頭部、ひれ等
-	8.7	1.3	11.4	-	-	3.3	2.7	1.5	-	-	-	1.8	0.8	-	2.3	0.2	-	0.1	0.7	1.0	8.8	-	0	-	1.5	0	12.9	2.4	原材料：かたくちいわし、まいわし等 廃棄部位：頭部、ひれ等
-	9.1	1.3	11.9	-	-	3.7	2.2	1.5	-	-	-	1.8	0.8	-	2.4	0.1	-	0.1	0.7	0.9	8.1	-	0	-	1.4	0	11.7	2.0	原材料：かたくちいわし、まいわし等 廃棄部位：頭部、ひれ等
0	3.4	0.3	6.7	4.7	1.9	0.2	Tr	0.8	0.3	0.2	0.1	1.3	1.4	0	2.2	0.3	-	0.1	0.4	1.8	11.4	0.3	0	0.2	1.0	1.3	31.4	-	かたくちいわし、まいわし等の幼魚
0	4.0	0.2	7.2	-	-	0.3	0.1	0.8	0.3	0.2	0.2	1.4	1.1	0.2	2.1	0.2	-	0.1	0.5	1.4	14.1	0.3	0	0.1	1.4	0.4	31.7	-	
0	2.9	0.3	7.2	-	-	0.3	0.1	0.9	0.2	0.1	0.2	1.7	1.7	0.2	3.0	0.2	-	0.1	0.6	1.2	11.9	0.4	0	0.1	1.0	0.5	33.6	-	原材料：かたくちいわし、まいわし等の幼魚 主として関西向け
0	9.5	0.5	19.8	-	-	2.0	0.8	0	0	0	0.2	0.6	0.3	0	0.4	0.4	-	0.3	0.4	2.9	9.0	0.7	0	0	6.0	0.6	9.8	-	原材料：かたくちいわし、まいわし等の幼魚
0	4.2	0.6	19.9	-	-	1.2	2.0	0	0	0	0.5	18.0	0.6	0.1	0.8	0.2	-	0.1	0.3	1.0	7.4	0.3	0	0	0.8	0.4	12.2	-	
0	6.3	0	15.9	-	-	3.2	2.5	0	0	0	1.3	8.6	0.6	0.2	2.0	0.2	-	0.1	0.7	1.0	11.9	0.5	0	0	1.7	0.3	11.5	-	
-	7.7	1.2	11.3	-	-	3.4	2.4	1.5	-	-	-	1.4	0.9	-	2.6	0.1	-	0.3	0.9	1.3	14.3	-	0	-	2.5	0	14.9	2.7	まいわし製品 液汁を除いたもの
0	7.8	1.1	13.1	-	-	2.2	1.5	0.3	0.8	0	0	1.1	0.7	0.3	1.6	0.3	-	0.2	0.9	2.0	14.6	0.5	0	0.3	2.4	0.4	11.7	-	まいわし製品 液汁を除いたもの
0	7.9	1.0	12.8	-	-	3.0	2.3	0.3	0.8	0	0	1.5	0.8	0.3	1.8	0.3	-	0.2	0.8	1.7	13.7	0.5	0	0.3	2.3	0.3	11.5	-	まいわし製品 液汁を除いたもの
0	2.2	0.4	18.5	-	-	1.8	1.4	0.1	0.2	0	0	40.5	1.3	0.1	0.8	0.1	-	0.1	0.2	0.2	3.1	0.2	0	Tr	0.4	0.1	2.9	-	別名：オイルサーディン まいわし製品 液汁を含んだもの
0	8.1	0.9	13.6	-	-	3.5	2.5	0.3	0.7	0	0	1.2	1.0	0.3	2.3	0.3	-	0.2	0.9	1.6	13.8	0.5	0	0.3	2.3	0.3	10.8	-	まいわし製品 液汁を含んだもの
0	1.0	0.1	45.7	43.8	1.9	1.0	1.2	0.2	0.1	0.1	0.1	17.2	0.6	0	0.4	0.1	-	Tr	0.1	0.3	2.4	0.1	0	0	0.3	0.2	10.0	-	かたくちいわし製品 液汁を除いたもの
0	6.6	0.3	25.6	-	-	3.9	2.4	0.7	0	0	0	10.9	1.1	0	0.8	0.5	-	0.4	0.4	1.2	4.1	0	0	0	1.5	0.3	13.1	-	廃棄部位：頭部、内臓、骨、ひれ等 （三枚下ろし）
0	6.1	0.3	24.6	-	-	3.2	1.2	0.3	0.2	0.2	0.1	11.1	1.1	0.1	0.3	1.0	-	0.5	0.6	1.8	4.3	0.1	0	Tr	1.6	0.4	14.8	-	廃棄部位：頭部、内臓、骨、ひれ等 （三枚下ろし）
0	6.3	0.2	38.1	-	-	6.9	2.8	0.2	0.3	0.1	0.1	1.4	0.4	Tr	0.4	0.2	-	0.1	1.0	0.5	3.8	0.3	0	0.1	2.9	0.1	6.9	-	廃棄部位：頭部、内臓、骨、ひれ等
0	4.7	0.2	35.9	-	-	3.5	1.0	0.3	0.1	0.1	0.1	1.3	0.3	Tr	0.1	0.2	-	0.2	0.7	1.3	3.9	0.2	0	0	3.1	0.2	12.0	-	内臓
0	9.2	0.2	41.3	-	-	2.9	1.0	0.3	0.2	0.1	0.1	2.5	0.4	0.1	0.2	0.2	-	0.2	0.6	0.4	2.3	0.1	0	0.1	1.6	0.1	5.2	-	
-	7.3	0.6	35.0	-	-	7.0	2.7	0.5	-	-	-	2.4	0.5	-	0.9	Tr	-	0.1	0.9	0.3	4.0	-	0	-	2.3	0	6.9	0.2	
0	2.8	0.4	11.6	-	-	0.7	0.3	0.1	0.1	0	0	0.7	0.1	0.1	0.1	0.2	-	0.1	0.2	8.5	11.2	0.1	0	0	3.9	2.1	29.0	-	廃棄部位：頭部、内臓、骨、皮、ひれ等（三枚下ろし）
0	2.2	0.4	9.8	-	-	0.6	0.4	0.3	0.1	0.1	Tr	0.8	0.3	0.1	0.2	0.3	-	0.1	0.3	5.1	11.1	0.2	0	Tr	1.5	1.9	31.0	-	廃棄部位：骨、ひれ等

10 魚介類

食品番号	索引番号	食品名	脂肪酸総量100g当たり																								
								飽和																		一価不飽和	
			飽和	一価不飽和	多価不飽和	n-3系 多価不飽和	n-6系 多価不飽和	4:0 酪酸	6:0 ヘキサン酸	7:0 ヘプタン酸	8:0 オクタン酸	10:0 デカン酸	12:0 ラウリン酸	13:0 トリデカン酸	14:0 ミリスチン酸	15:0 ペンタデカン酸	15:0 ant ペンタデカン酸	16:0 パルミチン酸	16:0 iso パルミチン酸	17:0 ヘプタデカン酸	17:0 ant ヘプタデカン酸	18:0 ステアリン酸	20:0 アラキジン酸	22:0 ベヘン酸	24:0 リグノセリン酸	10:1 デセン酸	14:1 ミリストレイン酸
		成分識別子	FASATF	FAMSF	FAPUF	FAPUN3F	FAPUN6F	F4D0F	F6D0F	F7D0F	F8D0F	F10D0F	F12D0F	F13D0F	F14D0F	F15D0F	F15D0AIF	F16D0F	F16D0IF	F17D0F	F17D0AIF	F18D0F	F20D0F	F22D0F	F24D0F	F10D1F	F14D1F
		単位	(………g………)					(………g………)																			
10073	1241	<魚類>　えい　生	36.0	18.3	45.7	31.2	14.2	-	-	-	-	0	0	-	0.6	0.2	-	21.9	-	0.9	-	12.0	0.1	0.2	0.1	0	Tr
10074	1242	<魚類>　えそ　生	35.0	19.2	45.7	39.3	5.9	-	-	-	-	Tr	0.1	0	3.0	0.7	0	22.1	0	1.3	0	7.0	0.4	0.3	0.3	0	Tr
10075	1243	<魚類>　おいかわ　生	26.8	41.9	31.3	21.4	4.3	-	-	-	-	0.6	0.8	-	5.0	0.3	-	17.6	-	0.2	-	2.1	0.1	0.1	Tr	0	0.3
10076	1244	<魚類>　おおさが　生	16.8	70.8	12.5	10.6	1.8	-	-	-	-	0	0	-	4.0	0.3	-	9.8	-	0.1	-	2.3	0.2	0	0	0	0.1
10077	1245	<魚類>　おこぜ　生	31.1	21.5	47.4	36.5	10.8	-	-	-	-	0	0	-	1.2	0.4	-	20.7	-	0.5	-	7.9	0.4	0	0	0	0
10078	1246	<魚類>　おひょう　生	22.6	44.4	33.0	29.7	3.3	-	-	-	-	0	0	-	3.3	0.3	-	14.9	-	0.2	-	3.7	0.1	0	0	0	0.2
10079	1247	<魚類>　かさご　生	30.3	30.5	39.2	32.0	7.0	-	-	-	-	Tr	0.1	0	3.2	0.5	0	20.5	0	0.8	0	4.8	0.3	0.1	0	0	0.2
10080	1248	<魚類>　かじか　生	26.2	38.1	35.6	22.5	12.3	-	-	-	-	0	0.1	-	2.2	0.5	-	18.2	-	0.8	-	4.2	0.2	0.1	0.1	0	0.2
10081	1249	<魚類>　かじか　水煮	26.1	38.8	35.1	22.2	12.1	-	-	-	-	0	0.1	-	2.2	0.4	-	18.7	-	0.6	-	3.9	0.1	Tr	Tr	0	0.1
10082	1250	<魚類>　かじか　つくだ煮	24.5	28.4	47.1	31.7	14.6	-	-	-	-	0	Tr	-	3.0	0.6	-	14.5	-	0.7	-	5.3	0.1	0.1	0.2	0	0.1
10083	1251	<魚類>　（かじき類）　くろかじき　生	34.9	17.7	47.4	36.9	10.5	-	-	-	-	0	0	-	1.9	0.7	-	20.9	-	1.1	-	10.0	0.2	0	0	0	0
10084	1252	<魚類>　（かじき類）　まかじき　生	34.9	26.1	39.0	32.5	6.5	-	-	-	-	0	0	-	4.1	0.9	-	18.6	-	1.3	-	9.6	0.3	0	0	0	0.1
10085	1253	<魚類>　（かじき類）　めかじき　生	25.9	56.4	17.7	14.7	3.0	-	-	-	-	0	0	-	2.1	0.4	-	16.3	-	0.7	-	5.8	0.3	0.2	0.1	0	0
10398	1254	<魚類>　（かじき類）　めかじき　焼き	26.0	56.4	17.6	14.6	3.0	-	-	-	-	0	Tr	-	2.1	0.4	-	16.2	-	0.7	-	6.0	0.3	0.2	0.1	0	0
10086	1255	<魚類>　（かつお類）　かつお　春獲り　生	32.4	16.7	50.9	45.5	5.0	-	-	-	-	0	0.1	0	3.8	0.8	0	20.6	0	1.0	0	5.7	0.3	0.1	0	0	Tr
10087	1256	<魚類>　（かつお類）　かつお　秋獲り　生	32.1	28.5	39.4	33.6	5.1	-	-	-	-	0	0.1	-	4.9	1.0	-	19.8	-	0.9	-	4.8	0.3	0.1	Tr	0	0.1
10088	1257	<魚類>　（かつお類）　そうだがつお　生	35.8	23.5	40.7	35.8	4.9	-	-	-	-	-	-	-	4.7	1.0	-	21.6	-	1.8	-	6.4	0.4	-	-	-	0.1
10089	1258	<魚類>　（かつお類）　加工品　なまり	38.7	21.9	39.4	32.1	7.1	-	-	-	-	0	0.1	-	2.5	1.0	-	23.5	-	1.5	-	9.1	0.4	0.3	0.3	0	0.1
10090	1259	<魚類>　（かつお類）　加工品　なまり節	41.7	24.6	33.8	25.3	8.4	-	-	-	-	0	Tr	-	2.1	0.9	-	26.3	-	1.4	-	10.0	0.3	0.3	0.3	0	Tr
10091	1261	<魚類>　（かつお類）　加工品　かつお節	35.5	18.7	45.9	40.0	5.9	-	-	-	-	-	-	-	2.1	0.9	-	19.9	-	2.5	-	9.7	0.3	-	-	-	Tr
10092	1262	<魚類>　（かつお類）　加工品　削り節	38.2	19.1	42.7	33.9	8.6	-	-	-	-	0	Tr	-	2.4	0.9	-	22.2	-	1.5	-	10.1	0.4	0.3	0.3	0	Tr
10093	1263	<魚類>　（かつお類）　加工品　削り節つくだ煮	24.0	32.4	43.7	12.6	31.0	-	-	-	-	0	Tr	-	0.7	0.3	-	14.4	-	0.6	-	7.1	0.5	0.2	0.2	0	Tr
10094	1264	<魚類>　（かつお類）　加工品　角煮	34.4	27.0	38.6	29.9	8.4	-	-	-	-	0	Tr	-	2.2	0.9	-	20.9	-	1.2	-	8.1	0.5	0.3	0.4	0	Tr
10095	1265	<魚類>　（かつお類）　加工品　塩辛	46.2	19.3	34.5	25.7	8.6	-	-	-	-	0	Tr	-	2.3	1.2	-	27.2	-	1.8	-	12.5	0.5	0.3	0.5	0	Tr
10096	1266	<魚類>　（かつお類）　缶詰　味付け　フレーク	33.9	25.3	40.8	36.0	4.6	-	-	-	-	0	0.1	-	3.8	1.2	-	20.1	-	2.4	-	5.7	0.3	0.2	0.2	0	Tr
10097	1267	<魚類>　（かつお類）　缶詰　油漬　フレーク	15.6	24.4	60.1	8.9	51.2	-	-	-	-	-	-	-	0.2	Tr	-	10.8	-	0.2	-	4.1	0.3	-	-	-	0

脂肪酸総量100 g 当たり																													備考
一価不飽和									多価不飽和																			未同定物質	
15:1 ペンタデセン酸	16:1 パルミトレイン酸	17:1 ヘプタデセン酸	18:1 計	18:1 n-9 オレイン酸	18:1 n-7 シス-バクセン酸	20:1 イコセン酸	22:1 ドコセン酸	24:1 テトラコセン酸	16:2 ヘキサデカジエン酸	16:3 ヘキサデカトリエン酸	16:4 ヘキサデカテトラエン酸	18:2 n-6 リノール酸	18:3 n-3 α-リノレン酸	18:3 n-6 γ-リノレン酸	18:4 n-3 オクタデカテトラエン酸	20:2 n-6 イコサジエン酸	20:3 n-3 イコサトリエン酸	20:3 n-6 イコサトリエン酸	20:4 n-3 イコサテトラエン酸	20:4 n-6 アラキドン酸	20:5 n-3 イコサペンタエン酸	21:5 n-3 ヘンイコサペンタエン酸	22:2 ドコサジエン酸	22:4 n-6 ドコサテトラエン酸	22:5 n-3 ドコサペンタエン酸	22:5 n-6 ドコサペンタエン酸	22:6 n-3 ドコサヘキサエン酸		
F15D1F	F16D1F	F17D1F	F18D1F	F18D1CN9F	F18D1CN7F	F20D1F	F22D1F	F24D1F	F16D2F	F16D3F	F16D4F	F18D2N6F	F18D3N3F	F18D3N6F	F18D4N3F	F20D2N6F	F20D3N3F	F20D3N6F	F20D4N3F	F20D4N6F	F20D5N3F	F21D5N3F	F22D2F	F22D4N6F	F22D5N3F	F22D5N6F	F22D6N3F	FAUNF	
(g)																													
0	2.7	0.5	13.3	-	-	0.9	0.3	0.5	0.2	0.1	0	0.9	0.1	0	0.1	0.3	-	0.5	0.2	11.0	4.8	0.1	0	0	4.1	1.5	21.8	-	別名：かすべ 切り身
0	4.1	0.3	11.5	9.0	2.5	1.5	1.1	0.7	0.2	0.2	0.1	0.9	0.4	0	0.5	0.3	0.2	0.1	0.4	2.9	6.7	0.2	0	0.5	1.9	1.2	29.1	8.6	試料：わにえそ、とかげえそ、まえそ等 三枚におろしたもの
0	21.2	0.4	19.5	-	-	0.4	0.1	0	2.6	2.3	0.8	2.6	5.1	0.4	0.9	0.1	-	0.2	0.6	0.9	8.0	0.1	0	Tr	2.9	Tr	3.8	-	別名：はや、やまべ 廃棄部位：頭部、内臓、骨、ひれ等（三枚下ろし）
0	5.4	0.2	17.5	-	-	20.7	23.5	3.3	0	0	0	0.7	0.3	0	0.4	0.3	-	0.1	0.4	0.6	3.3	0	0	0	1.2	0.2	5.1	-	別名：こうじんめぬけ 切り身
0	4.4	0.5	14.0	-	-	1.6	0.5	0.5	0	0	0	0.9	0.2	0	0.3	0.2	-	0.1	0.2	7.7	8.7	0	0	0	2.0	1.9	25.1	-	試料：おにおこぜ 廃棄部位：頭部、内臓、骨、ひれ等（三枚下ろし）
0	9.5	0.3	21.7	-	-	7.7	4.0	0.8	0	0	0	0.8	0.3	0	0.8	0.4	-	0.1	0.5	1.8	11.8	0	0	0	2.2	0.3	14.2	-	別名：おおひらめ 切り身
0	6.9	0.6	19.5	16.6	2.9	2.0	0.8	0.5	0.1	0.1	Tr	0.7	0.4	0	0.3	0.3	0.2	0.2	0.3	3.7	6.1	0.3	0	1.0	2.9	1.0	21.6	7.6	三枚におろしたもの
0	12.4	0.9	22.9	-	-	1.3	0.2	0.2	0.4	0.3	0.1	5.1	3.5	0.5	1.0	0.6	-	0.4	0.4	4.6	7.4	0.2	0	0.1	3.3	0.9	6.7	-	別名：ごり 魚体全体
0	12.8	0.9	23.6	-	-	1.1	0.2	0.2	0.4	0.3	0.1	4.9	3.3	0.5	0.9	0.5	-	0.4	0.4	4.7	7.0	0.2	0	0.1	3.4	0.9	6.9	-	魚体全体を水煮したもの
0	7.0	0.8	17.5	-	-	1.9	0.7	0.4	0.4	0.3	0.1	4.2	3.5	0.4	2.6	1.0	-	0.3	0.7	7.0	13.1	0.4	0	0.1	3.7	1.6	7.8	-	
0	2.3	0.5	13.2	-	-	0.8	0.2	0.7	0	0	0	1.1	0.2	0	0.2	0.3	-	0.2	0.3	4.9	3.6	0	0	0	1.3	4.1	31.3	-	別名：くろかわ 切り身（皮なし）
0	4.5	0.7	17.9	-	-	2.0	0.3	0.8	0	0	0	1.2	0.4	0	0.5	0.4	-	0.2	0.6	2.9	4.6	0	0	0	3.4	1.8	23.0	-	切り身（皮なし）
0	3.4	0.7	41.3	38.3	3.0	7.8	2.1	1.2	Tr	0	0	0.6	0.3	0	0.1	0.3	-	0.1	0.5	1.0	1.8	0.1	0	0.5	2.2	0.4	9.5	-	別名：めか 切り身（皮なし）
0	3.4	0.7	41.2	37.7	3.4	7.8	2.1	1.2	Tr	0	Tr	0.7	0.2	0	0.1	0.3	-	0.1	0.5	0.9	1.8	0.1	0	0.5	2.2	0.4	9.4	-	切り身（皮なし）
0	3.8	0.4	10.5	8.4	2.0	1.0	0.5	0.4	0.2	0.1	0.1	1.4	0.9	0	1.5	0.3	0.2	0.1	0.4	1.9	10.2	0.3	0	0.1	1.1	1.1	30.9	5.1	別名：ほんがつお、まがつお、初がつお 三枚におろしたもの
0	5.2	0.7	16.5	-	-	2.9	2.6	0.6	0.3	0.1	0.2	1.8	0.9	0.2	1.7	0.3	-	0.1	0.5	1.8	8.5	0.2	0	Tr	1.2	0.9	20.7	-	別名：ほんがつお、まがつお、戻りがつお 廃棄部位：頭部、内臓、骨、ひれ等（三枚下ろし）
-	6.7	1.2	12.7	-	-	0.9	0.9	1.0	-	-	-	1.4	0.8	-	1.2	0.2	-	0.3	0.4	1.9	8.9	-	0	-	1.6	1.2	22.8	1.2	試料：まるそうだ、ひらそうだ 廃棄部位：頭部、内臓、骨、ひれ等（三枚下ろし）
0	3.4	0.7	16.0	-	-	0.7	0.3	0.8	0.2	0	0	1.3	0.4	0.2	0.6	0.3	-	0.1	0.3	2.8	4.5	0.1	0	0	0.8	2.4	25.4	-	
0	3.5	0.7	18.8	-	-	0.7	0.2	0.6	0.1	0	0	1.3	0.3	0.1	0.3	0.4	-	0.2	0.2	3.7	3.4	0.1	0	0	0.6	2.7	20.3	-	
-	3.2	1.0	11.9	-	-	1.0	0.6	0.9	-	-	-	1.3	0.4	-	0.6	0.3	-	0.2	0.4	2.3	5.6	-	0	-	1.2	1.9	31.8	1.1	
0	3.1	0.6	13.5	-	-	1.0	0.3	0.7	0.2	0	Tr	1.3	0.4	0.2	0.4	0.3	-	0.2	0.3	3.4	4.6	0.1	0	Tr	1.0	3.2	27.1	-	試料：包装品
0	1.3	0.2	30.1	-	-	0.4	0.1	0.3	0.1	0	0	28.5	0.3	Tr	0.1	0.1	-	0.1	0.1	1.1	1.5	Tr	0	0	0.3	1.1	10.1	-	
0	3.2	0.5	21.1	-	-	1.0	0.6	0.6	0.2	Tr	Tr	3.8	1.5	0.2	0.6	0.2	-	0.1	0.2	2.2	4.1	0.1	0	0	0.7	2.0	22.7	-	
0	3.0	0.6	13.4	-	-	0.6	0.4	1.2	0.1	0	Tr	2.3	0.4	0.1	0.4	0.2	-	0.1	0.2	3.7	4.0	0.1	0	0	0.8	2.1	19.8	-	別名：酒盗
0	4.7	0.6	14.9	-	-	2.5	2.2	0.3	0.2	0	0	1.7	1.0	0	1.7	0.3	-	0.1	0.5	1.5	7.9	0.2	0	0.2	1.0	0.8	23.6	-	別名：ツナ缶 液汁を含んだもの
-	0.3	0.1	23.6	-	-	0.3	0.1	0	-	-	-	50.7	7.2	-	0.1	Tr	-	0.4	Tr	0.1	0.3	-	0	-	0	0	1.3	0.2	別名：ツナ缶 液汁を含んだもの

10 魚介類

食品番号	索引番号	食品名	飽和	一価不飽和	多価不飽和	n-3系 多価不飽和	n-6系 多価不飽和	4:0 酪酸	6:0 ヘキサン酸	7:0 ヘプタン酸	8:0 オクタン酸	10:0 デカン酸	12:0 ラウリン酸	13:0 トリデカン酸	14:0 ミリスチン酸	15:0 ペンタデカン酸	15:0 ant ペンタデカン酸	16:0 パルミチン酸	16:0 iso パルミチン酸	17:0 ヘプタデカン酸	17:0 ant ヘプタデカン酸	18:0 ステアリン酸	20:0 アラキジン酸	22:0 ベヘン酸	24:0 リグノセリン酸	10:1 デセン酸	14:1 ミリストレイン酸
			脂肪酸総量100g当たり																								
								飽和																		一価不飽和	
		成分識別子	FASATF	FAMSF	FAPUF	FAPUN3F	FAPUN6F	F4D0F	F6D0F	F7D0F	F8D0F	F10D0F	F12D0F	F13D0F	F14D0F	F15D0F	F15D0AIF	F16D0F	F16D0IF	F17D0F	F17D0AIF	F18D0F	F20D0F	F22D0F	F24D0F	F10D1F	F14D1F
		単位	(..........	g	..........)			(..........										g							..........)		
10098	1268	＜魚類＞ かます 生	34.2	36.4	29.5	24.5	4.2	-	-	-	-	0	0.1	-	3.9	0.5	-	22.8	-	0.6	-	5.5	0.3	0.1	0.2	0	0.1
10099	1269	＜魚類＞ かます 焼き	34.8	33.8	31.4	26.3	4.4	-	-	-	-	0	Tr	-	3.5	0.5	-	22.9	-	0.6	-	6.5	0.3	0.2	0.3	0	0.1
10100	1270	＜魚類＞ （かれい類） まがれい 生	24.2	30.4	45.4	37.0	6.0	-	-	-	-	0	0.2	0	4.6	0.6	0	14.6	0	1.2	0	2.6	0.2	0.1	Tr	0	0.1
10101	1271	＜魚類＞ （かれい類） まがれい 水煮	24.7	29.9	45.4	37.5	5.4	-	-	-	-	Tr	0.1	0	5.1	0.6	0	14.6	0	1.2	0	2.7	0.2	0.1	Tr	0	0.1
10102	1272	＜魚類＞ （かれい類） まがれい 焼き	24.6	29.5	45.9	37.7	5.9	-	-	-	-	0	0.2	0	4.8	0.6	0	14.6	0	1.2	0	2.8	0.2	0.1	Tr	0	0.1
10103	1273	＜魚類＞ （かれい類） まこがれい 生	25.5	28.8	45.7	35.1	8.7	-	-	-	-	Tr	0.1	-	4.4	0.7	-	15.5	-	1.2	-	3.0	0.3	0.1	Tr	0	0
10399	1274	＜魚類＞ （かれい類） まこがれい 焼き	25.7	28.4	45.9	35.1	9.0	-	-	-	-	Tr	0.1	-	4.2	0.7	-	15.7	-	1.3	-	3.2	0.3	0.1	Tr	0	0
10104	1275	＜魚類＞ （かれい類） 子持ちがれい 生	24.9	37.8	37.3	33.0	2.9	-	-	-	-	0	0.1	-	4.2	0.5	-	16.1	-	0.4	-	3.5	0.1	0.1	0	0	0.1
10105	1276	＜魚類＞ （かれい類） 子持ちがれい 水煮	26.5	39.0	34.5	30.1	3.0	-	-	-	-	0	0.1	-	4.9	0.5	-	16.7	-	0.4	-	3.7	0.1	0.1	0	0	0.1
10106	1277	＜魚類＞ （かれい類） 干しかれい	30.1	34.9	34.9	30.2	3.8	-	-	-	-	0	0.1	-	4.2	0.7	-	19.4	-	0.7	-	4.5	0.3	0.1	0.1	0	0.1
10107	1278	＜魚類＞ かわはぎ 生	28.7	18.7	52.6	36.2	16.1	-	-	-	-	0	0.2	0	0.8	0.4	0	19.0	0	1.3	0	6.7	0.2	0.1	0.1	0	0
10108	1279	＜魚類＞ かんぱち 三枚おろし 生	33.1	30.4	36.4	31.5	4.4	-	-	-	-	0	Tr	-	2.7	0.5	-	20.8	-	0.8	-	7.6	0.4	0.2	0.2	0	Tr
10424	1280	＜魚類＞ かんぱち 背側 生	34.8	28.7	36.6	30.1	6.3	-	-	-	-	0	Tr	0	1.8	0.6	0	23.0	0	1.0	0	7.7	0.3	0.2	0.2	0	Tr
10109	1281	＜魚類＞ きす 生	31.1	14.2	54.7	46.3	7.8	-	-	-	-	0	0	-	2.0	0.6	-	19.8	-	1.5	-	7.1	0.2	0	0	0	0
10400	1282	＜魚類＞ きす 天ぷら	7.9	64.0	28.1	9.6	18.5	-	-	-	-	0	0	-	0.1	0.1	-	4.6	-	0.1	-	2.0	0.6	0.3	0.2	0	0
10110	1283	＜魚類＞ きちじ 生	21.2	57.4	21.3	18.4	2.6	-	-	-	-	0	0.1	0	3.7	0.3	0	13.4	0	0.6	0	3.0	0.2	0.1	Tr	0	0.2
10111	1284	＜魚類＞ きびなご 生	43.9	24.3	31.9	27.6	3.4	-	-	-	-	Tr	0.1	-	4.0	0.9	-	27.6	-	1.2	-	8.9	0.6	0.2	0.3	0	0
10112	1285	＜魚類＞ きびなご 調味干し	50.2	22.3	27.5	22.6	3.6	-	-	-	-	Tr	0.2	-	8.2	1.3	-	28.7	-	1.6	-	8.5	0.7	0.5	0.6	0	Tr
10113	1286	＜魚類＞ キャビア 塩蔵品	25.4	51.2	23.4	19.0	4.4	-	-	-	-	0	0	-	0.7	0.4	-	21.1	-	0.4	-	2.7	Tr	0	0	0	0
10114	1287	＜魚類＞ キングクリップ 生	25.2	24.2	50.6	42.4	8.1	-	-	-	-	0	Tr	-	1.0	0.3	-	16.5	-	0.4	-	6.9	0.1	0	Tr	0	Tr
10115	1288	＜魚類＞ ぎんだら 生	28.2	61.8	10.0	7.1	1.8	-	-	-	-	0	0.1	-	4.5	0.4	-	18.1	-	1.8	-	3.1	0.2	0.1	Tr	0	0
10401	1289	＜魚類＞ ぎんだら 水煮	28.5	61.4	10.1	7.1	1.9	-	-	-	-	0	0.1	-	4.6	0.4	-	18.3	-	1.9	-	3.1	0.2	0.1	Tr	0	0
10116	1290	＜魚類＞ きんめだい 生	28.5	50.4	21.1	18.2	2.9	-	-	-	-	-	-	-	3.1	0.5	-	17.2	-	1.3	-	6.2	0.2	-	-	-	Tr
10117	1291	＜魚類＞ ぐち 生	32.8	31.0	36.2	30.1	5.1	-	-	-	-	0	0.1	-	2.8	0.4	-	22.3	-	0.5	-	5.9	0.4	0.1	0.2	0	0.1
10118	1292	＜魚類＞ ぐち 焼き	32.7	30.6	36.7	30.5	5.3	-	-	-	-	0	0.1	-	2.6	0.4	-	21.9	-	0.5	-	6.5	0.4	0.1	0.2	0	0.1

脂肪酸総量100 g当たり																													
一価不飽和									多価不飽和																				備考
15:1	16:1	17:1	18:1			20:1	22:1	24:1	16:2	16:3	16:4	18:2	18:3	18:3	18:4	20:2	20:3	20:3	20:4	20:4	20:5	21:5	22:2	22:4	22:5	22:5	22:6		
				n-9	n-7							n-6	n-3	n-6	n-3	n-6	n-3	n-6	n-3	n-6	n-3	n-3		n-6	n-3	n-6	n-3		
ペンタデセン酸	パルミトレイン酸	ヘプタデセン酸	計	オレイン酸	シス-バクセン酸	イコセン酸	ドコセン酸	テトラコセン酸	ヘキサデカジエン酸	ヘキサデカトリエン酸	ヘキサデカテトラエン酸	リノール酸	α-リノレン酸	γ-リノレン酸	オクタデカテトラエン酸	イコサジエン酸	イコサトリエン酸	イコサトリエン酸	イコサテトラエン酸	アラキドン酸	イコサペンタエン酸	ヘンイコサペンタエン酸	ドコサジエン酸	ドコサテトラエン酸	ドコサペンタエン酸	ドコサペンタエン酸	ドコサヘキサエン酸	未同定物質	
F15D1F	F16D1F	F17D1F	F18D1F	F18D1CN9F	F18D1CN7F	F20D1F	F22D1F	F24D1F	F16D2F	F16D3F	F16D4F	F18D2N6F	F18D3N3F	F18D3N6F	F18D4N3F	F20D2N6F	F20D3N3F	F20D3N6F	F20D4N3F	F20D4N6F	F20D5N3F	F21D5N3F	F22D2F	F22D4N6F	F22D5N3F	F22D5N6F	F22D6N3F	FAUNF	
(g)																													
0	8.2	0.4	24.5	-	-	1.4	1.1	0.6	0.3	0.3	0.2	0.9	0.5	0.1	0.7	0.2	-	0.1	0.4	2.1	5.6	0.3	0	0.1	1.7	0.7	15.3	-	試料：あかかます 廃棄部位：頭部、内臓、骨、ひれ等（三枚下ろし）
0	7.2	0.4	23.5	-	-	1.1	0.8	0.7	0.3	0.3	0.1	0.9	0.5	0.1	0.6	0.2	-	0.1	0.3	2.1	4.8	0.2	0	0.1	1.7	0.8	18.2	-	試料：あかかます 内臓等を除き焼いたもの 廃棄部位：頭部、骨、ひれ等
0	8.2	0.4	15.0	10.6	4.4	4.1	2.2	0.4	0.8	0.6	1.0	0.8	0.4	0.1	1.4	0.5	0.2	0.2	0.5	2.9	18.9	0.8	0.1	1.2	4.7	0.4	10.1	14.1	五枚におろしたもの
0	8.3	0.4	14.9	10.0	4.9	4.1	1.7	0.3	0.8	0.6	1.0	0.7	0.3	0.1	1.5	0.5	0.2	0.1	0.6	2.7	19.1	0.8	Tr	1.0	5.1	0.3	10.0	14.0	廃棄部位：頭部、骨、ひれ等 内臓等を除き水煮したもの
0	8.5	0.4	15.2	10.3	4.9	3.7	1.2	0.3	0.7	0.6	1.0	0.6	0.3	0.1	1.2	0.5	0.2	0.2	0.5	3.0	19.1	0.8	Tr	1.2	6.1	0.3	9.5	14.2	廃棄部位：頭部、骨、ひれ等 内臓等を除き焼いたもの
0	8.8	0.5	14.3	9.6	4.7	3.7	1.1	0.4	0.7	0.6	0.5	0.9	0.5	0	1.4	0.6	-	0.3	0.6	4.3	16.4	0.7	0	2.2	6.5	0.5	9.0	-	廃棄部位：頭部、内臓、骨、ひれ等 （五枚下ろし）
0	8.6	0.5	14.3	9.6	4.6	3.7	1.0	0.3	0.7	0.6	0.5	0.9	0.5	0	1.3	0.6	-	0.3	0.6	4.5	16.2	0.7	0	2.2	6.6	0.5	9.3	-	五枚におろしたもの
0	9.9	0.4	20.7	-	-	4.7	1.5	0.4	0.5	0.3	0.6	0.7	0.3	0.1	0.9	0.2	-	0.1	0.4	1.5	17.4	0.6	0	Tr	5.0	0.2	8.4	-	試料：あかがれい及びばばがれい 廃棄部位：頭部、内臓、骨、ひれ等
0	10.2	0.4	20.5	-	-	5.6	1.7	0.5	0.5	0.4	0.6	0.7	0.3	0.1	1.0	0.2	-	0.1	0.4	1.6	15.1	0.6	0	Tr	4.3	0.2	8.3	-	試料：あかがれい及びばばがれい 頭部、内臓等を除き水煮したもの 廃棄部位：骨、ひれ等
0	9.0	0.6	16.4	-	-	5.6	2.7	0.5	0.4	0.2	0.3	0.7	0.3	0.1	0.5	0.6	-	0.1	0.3	2.0	12.8	0.6	0	0	4.0	0.4	11.5	-	試料（原材料）：やなぎむしがれい及びむしがれい（生干しひと塩品） 廃棄部位：頭部、骨、ひれ等
0	2.0	0.6	14.8	12.1	2.7	1.2	Tr	0.1	0.1	0.1	0.1	0.9	0.2	0.1	0.1	0.3	0	0.2	0.2	11.3	12.2	0.2	0	1.5	3.2	1.8	20.2	11.3	別名：はげ 三枚におろしたもの
0	5.0	0.5	21.8	-	-	1.4	0.8	0.8	0.2	0.2	0.1	1.0	0.5	0.1	0.6	0.2	-	0.1	0.4	2.0	5.5	0.3	0	0.1	2.7	0.9	21.6	-	三枚におろしたもの
0	2.9	0.7	23.2	20.7	2.5	1.1	0.2	0.5	0.1	0	0.2	0.7	0.3	Tr	0.1	0.3	0.2	0.2	0.2	2.5	3.0	0.1	0	0.6	2.0	2.0	24.1	5.8	三枚におろした後、腹側を除いたもの
0	4.7	0.3	8.4	5.0	3.4	0.8	0	0	0.2	0.2	0.1	0.9	0.2	0	0.4	0.4	-	0.1	0.4	4.3	14.4	0.3	0	1.1	4.3	1.0	26.3	-	試料：しろぎす 廃棄部位：頭部、内臓、骨、ひれ等 （三枚下ろし）
0	0.4	0.1	62.2	59.1	3.2	1.2	Tr	0.2	0	0	0	18.2	8.0	0	0	0.1	-	0	0	0.2	0.5	0	0	Tr	0.1	Tr	0.9	-	頭部、内臓、骨、ひれ等を除いたもの 廃棄部位：尾 揚げ油：なたね油
0	9.1	0.3	33.8	27.3	6.5	7.6	5.6	0.8	0.2	0.1	0.1	0.8	0.4	0.1	0.5	0.3	0.1	0.1	0.6	1.0	6.9	0.3	Tr	0.2	1.5	0.2	8.1	6.9	別名：きんきん、きんき 三枚におろしたもの
0	5.4	0.2	8.6	-	-	3.1	5.3	1.6	0.4	0.3	0.2	1.2	0.6	0.1	0.8	0.2	-	0.1	0.4	1.4	7.9	0.3	0	0	1.0	0.4	16.7	-	廃棄部位：頭部、内臓、骨、ひれ等 （三枚下ろし）
0	7.5	0.3	10.8	-	-	1.2	1.0	1.4	0.6	0.5	0.2	1.2	1.0	0.3	1.0	0.2	-	0.1	0.3	1.1	7.1	0.3	0	Tr	1.4	0.6	11.6	-	
0	6.8	0.8	42.2	-	-	1.3	0.1	0.1	0	0	0	0.9	0.5	0	0.5	0.2	-	0.1	0.3	2.6	3.8	0	0	0	1.2	0.6	12.8	-	
0	1.9	0.4	16.7	-	-	3.3	0.9	0.9	Tr	Tr	0	0.7	0.1	0	0.1	0.4	-	0.3	0.3	5.6	7.0	0.1	0	0	2.2	1.1	32.7	-	切り身
0	8.9	0.4	38.8	30.6	8.3	7.1	5.6	1.0	0.5	0.3	0.3	1.0	0.4	0	0.9	0.2	-	0.1	0.3	0.5	3.0	0.2	0	0.1	0.5	0.1	1.8	-	切り身
0	9.0	0.4	38.7	30.6	8.1	6.9	5.4	1.0	0.5	0.3	0.3	1.0	0.4	0	0.9	0.2	-	0.1	0.3	0.5	3.1	0.2	0	0.1	0.5	Tr	1.8	-	切り身
-	4.7	1.0	34.8	-	-	5.4	2.8	1.6	-	-	-	1.0	0.6	-	0.3	0.2	-	0.2	0.6	1.5	3.6	-	0	-	1.6	0	11.5	0.9	別名：きんめ 廃棄部位：頭部、内臓、骨、ひれ等 （三枚下ろし）
0	10.1	0.3	15.7	-	-	2.6	1.6	0.6	0.4	0.3	0.3	0.8	0.3	0.1	0.5	0.3	-	0.1	0.4	2.9	7.6	0.2	0	Tr	2.0	0.9	19.1	-	別名：いしもち 試料：しろぐち 廃棄部位：頭部、内臓、骨、ひれ等 （三枚下ろし）
0	9.8	0.3	16.0	-	-	2.6	1.4	0.5	0.3	0.3	0.2	0.7	0.2	0.1	0.4	0.3	-	0.1	0.3	3.2	7.3	0.2	0	Tr	2.0	0.9	20.0	-	別名：いしもち、にべ 試料：しろぐち 内臓等を除き焼いたもの 廃棄部位：頭部、骨、ひれ等

10 魚介類

食品番号	索引番号	食品名	飽和	一価不飽和	多価不飽和	n-3系 多価不飽和	n-6系 多価不飽和	4:0 酪酸	6:0 ヘキサン酸	7:0 ヘプタン酸	8:0 オクタン酸	10:0 デカン酸	12:0 ラウリン酸	13:0 トリデカン酸	14:0 ミリスチン酸	15:0 ペンタデカン酸	15:0 ant ペンタデカン酸	16:0 パルミチン酸	16:0 iso パルミチン酸	17:0 ヘプタデカン酸	17:0 ant ヘプタデカン酸	18:0 ステアリン酸	20:0 アラキジン酸	22:0 ベヘン酸	24:0 リグノセリン酸	10:1 デセン酸	14:1 ミリストレイン酸
			脂肪酸総量100g当たり					飽和																		一価不飽和	
		成分識別子	FASATF	FAMSF	FAPUF	FAPUN3F	FAPUN6F	F4D0F	F6D0F	F7D0F	F8D0F	F10D0F	F12D0F	F13D0F	F14D0F	F15D0F	F15D0AIF	F16D0F	F16D0IF	F17D0F	F17D0AIF	F18D0F	F20D0F	F22D0F	F24D0F	F10D1F	F14D1F
		単位	(g)					(g)																			
10119	1293	<魚類>　こい　養殖　生	23.8	54.7	21.6	12.3	8.7	-	-	-	-	0	Tr	-	2.4	0.3	-	17.4	-	0.2	-	3.3	0.1	Tr	Tr	0	0.2
10120	1294	<魚類>　こい　養殖　水煮	23.6	54.3	22.1	9.2	12.6	-	-	-	-	0	Tr	-	1.8	0.2	-	17.7	-	0.2	-	3.5	0.1	Tr	Tr	0	0.2
10121	1295	<魚類>　こい　養殖　内臓　生	24.2	46.6	29.2	11.0	18.2	-	-	-	-	-	-	-	2.5	0.2	-	17.9	-	0.2	-	3.4	Tr	-	-	-	0
10122	1296	<魚類>　（こち類）　まごち　生	30.4	24.0	45.6	38.0	7.6	-	-	-	-	0	0	-	2.5	0.5	-	20.3	-	0.6	-	6.1	0.3	0	0	0	0.1
10123	1297	<魚類>　（こち類）　めごち　生	30.3	19.3	50.4	40.1	9.9	-	-	-	-	Tr	0.1	0	1.9	0.4	0	19.2	0	1.1	0	6.8	0.3	0.2	0.2	0	0.1
10124	1298	<魚類>　このしろ　生	33.9	37.3	28.9	22.2	1.2	-	-	-	-	-	-	-	8.5	0.3	-	21.9	-	Tr	-	2.6	0.4	-	-	-	0
10125	1299	<魚類>　このしろ　甘酢漬	38.1	35.0	26.9	19.5	2.9	-	-	-	-	0	0.1	-	9.7	0.6	-	23.5	-	0.4	-	2.9	0.6	0.1	0.1	0	0.1
10126	1300	<魚類>　（さけ・ます類）　からふとます　生	25.0	42.9	32.0	28.9	3.1	-	-	-	-	0	0	-	4.7	0.5	-	16.0	-	0.4	-	3.3	0.1	0	0	0	0.1
10127	1301	<魚類>　（さけ・ます類）　からふとます　焼き	24.1	44.2	31.7	28.6	3.1	-	-	-	-	0	0	-	4.5	0.5	-	15.2	-	0.4	-	3.3	0.2	0	0	0	0.1
10128	1302	<魚類>　（さけ・ます類）　からふとます　塩ます	25.7	44.3	29.9	26.0	2.4	-	-	-	-	0	0.1	-	4.7	0.4	-	17.8	-	0.2	-	2.3	0.1	Tr	Tr	0	0.1
10129	1303	<魚類>　（さけ・ます類）　からふとます　水煮缶詰	20.6	50.7	28.7	25.7	2.6	-	-	-	-	0	Tr	-	4.1	0.7	-	12.2	-	1.3	-	2.1	0.1	0.1	Tr	0	0.1
10130	1304	<魚類>　（さけ・ます類）　ぎんざけ　養殖　生	21.1	44.6	34.3	18.6	15.1	-	-	-	-	0	0.1	0	2.3	0.3	0	14.1	0	0.3	0	3.7	0.2	0.1	0	0	Tr
10131	1305	<魚類>　（さけ・ます類）　ぎんざけ　養殖　焼き	21.0	44.9	34.1	18.2	15.3	-	-	-	-	0	0.1	0	2.3	0.3	0	14.0	0	0.3	0	3.7	0.2	0.1	0	0	Tr
10132	1306	<魚類>　（さけ・ます類）　さくらます　生	27.0	40.9	32.1	29.1	2.9	-	-	-	-	0	0	-	4.3	0.5	-	17.5	-	0.5	-	4.2	0.2	0	0	0	0.1
10133	1307	<魚類>　（さけ・ます類）　さくらます　焼き	27.7	41.0	31.3	28.4	2.8	-	-	-	-	0	0	-	4.1	0.5	-	18.4	-	0.4	-	4.1	0.2	0	0	0	0.1
10134	1308	<魚類>　（さけ・ます類）　しろさけ　生	22.9	48.2	28.9	26.1	2.1	-	-	-	-	0	0.3	0	5.6	0.3	0	12.9	0	0.4	0	3.1	0.2	0.1	Tr	0	0.1
10135	1309	<魚類>　（さけ・ます類）　しろさけ　水煮	23.0	49.1	27.8	25.0	2.1	-	-	-	-	0	0.3	0	5.8	0.3	0	12.8	0	0.4	0	3.2	0.2	0.1	Tr	0	0.1
10136	1310	<魚類>　（さけ・ます類）　しろさけ　焼き	22.8	49.0	28.1	25.4	2.1	-	-	-	-	0	0.3	0	5.7	0.3	0	12.7	0	0.4	0	3.1	0.2	0.1	Tr	0	0.1
10137	1311	<魚類>　（さけ・ます類）　しろさけ　新巻き　生	23.0	43.3	33.7	31.8	2.0	-	-	-	-	-	-	-	4.3	0.2	-	13.5	-	0.7	-	4.2	0.1	-	-	-	0
10138	1312	<魚類>　（さけ・ます類）　しろさけ　新巻き　焼き	23.2	43.8	33.0	31.1	1.9	-	-	-	-	-	-	-	4.3	0.2	-	13.6	-	0.7	-	4.3	0.1	-	-	-	0
10139	1313	<魚類>　（さけ・ます類）　しろさけ　塩ざけ	23.4	46.5	30.1	27.4	2.1	-	-	-	-	0	0.3	0	5.2	0.3	0	13.2	0	0.5	0	3.6	0.2	0.1	Tr	0	0.1
10140	1314	<魚類>　（さけ・ます類）　しろさけ　イクラ	21.5	34.1	44.4	41.9	2.5	-	-	-	-	0	0	-	4.5	0.4	-	12.2	-	0.3	-	4.1	0	0	0	0	0.1
10141	1315	<魚類>　（さけ・ます類）　しろさけ　すじこ	21.1	31.1	47.8	45.1	2.7	-	-	-	-	-	-	-	4.4	0.3	-	11.4	-	0.8	-	4.1	Tr	-	-	-	0
10142	1316	<魚類>　（さけ・ます類）　しろさけ　めふん	36.7	27.0	36.3	32.4	3.8	-	-	-	-	0	Tr	-	3.1	0.6	-	25.3	-	0.6	-	6.7	0.1	0.1	0.1	0	0

脂肪酸総量100ｇ当たり																													
一価不飽和									多価不飽和																				備考
15:1 ペンタデセン酸	16:1 パルミトレイン酸	17:1 ヘプタデセン酸	18:1 計	18:1 *n*-9 オレイン酸	18:1 *n*-7 シス-バクセン酸	20:1 イコセン酸	22:1 ドコセン酸	24:1 テトラコセン酸	16:2 ヘキサデカジエン酸	16:3 ヘキサデカトリエン酸	16:4 ヘキサデカテトラエン酸	18:2 *n*-6 リノール酸	18:3 *n*-3 α-リノレン酸	18:3 *n*-6 γ-リノレン酸	18:4 *n*-3 オクタデカテトラエン酸	20:2 *n*-6 イコサジエン酸	20:3 *n*-3 イコサトリエン酸	20:3 *n*-6 イコサトリエン酸	20:4 *n*-3 イコサテトラエン酸	20:4 *n*-6 アラキドン酸	20:5 *n*-3 イコサペンタエン酸	21:5 *n*-3 ヘンイコサペンタエン酸	22:2 ドコサジエン酸	22:4 *n*-6 ドコサテトラエン酸	22:5 *n*-3 ドコサペンタエン酸	22:5 *n*-6 ドコサペンタエン酸	22:6 *n*-3 ドコサヘキサエン酸	未同定物質	
F15D1F	F16D1F	F17D1F	F18D1F	F18D1CN9F	F18D1CN7F	F20D1F	F22D1F	F24D1F	F16D2F	F16D3F	F16D4F	F18D2N6F	F18D3N3F	F18D3N6F	F18D4N3F	F20D2N6F	F20D3N3F	F20D3N6F	F20D4N3F	F20D4N6F	F20D5N3F	F21D5N3F	F22D2F	F22D4N6F	F22D5N3F	F22D5N6F	F22D6N3F	FAUNF	
(……… g ………)																													
0	11.9	0.3	36.2	-	-	4.1	1.8	0.2	0.2	0.1	0.2	7.4	0.9	0.1	0.6	0.3	-	0.2	0.5	0.5	3.1	0.2	0	Tr	1.1	0.2	5.9	-	廃棄部位：頭部、内臓、骨、ひれ等（三枚下ろし）
0	8.6	0.4	40.7	-	-	3.4	0.9	0.1	0.1	0.1	0.1	11.2	0.9	0.1	0.2	0.4	-	0.3	0.3	0.6	1.8	0.1	0	Tr	0.8	0.1	5.1	-	頭部、尾及び内臓等を除き水煮したもの 廃棄部位：骨、ひれ等
-	7.3	0.6	33.3	-	-	3.7	1.4	0.2	-	-	-	17.0	3.3	-	0.4	0.6	-	0.2	0.4	0.5	2.6	-	0	-	0.7	0	3.6	0.5	胆のうを除いたもの
0	6.6	0.5	15.3	-	-	1.0	0.2	0.4	0	0	0	0.9	0.4	0	0.7	0.4	-	0.2	0.4	4.7	9.0	0	0	0	3.8	1.5	23.7	-	別名：こち、がらごち、ぜにごち、ほんごち 廃棄部位：頭部、内臓、骨、ひれ等（三枚下ろし）
0	4.2	0.4	13.1	10.7	2.4	0.9	0.3	0.3	0.1	0.1	0.3	0.9	0.3	0	0.2	0.3	0	0.1	0.2	5.7	5.7	0.1	0	0.8	2.8	1.9	30.7	9.0	関東で流通するめごち（ネズミゴチ）とは別種 三枚におろしたもの
-	11.2	1.9	22.1	-	-	1.1	0.2	0.8	-	2.8	2.6	0.4	0.7	-	2.4	0	-	0.2	0.6	0.7	10.8	-	0	-	1.7	0	6.1	0.4	別名：こはだ（小型魚）、つなし 廃棄部位：頭部、内臓、骨、ひれ等（三枚下ろし）
0	11.9	0.3	21.3	-	-	1.0	0.2	0.2	1.3	2.2	0.9	0.8	0.4	0.3	1.3	0.1	-	0.2	0.5	1.3	10.0	0.5	0	Tr	1.4	0.2	5.4	-	
0	4.9	0.4	18.6	-	-	10.4	7.9	0.7	0	0	0	1.6	1.1	0	1.7	0.4	-	0.2	1.6	0.6	8.2	0	Tr	0	2.3	0.2	14.1	-	別名：あおます 切り身
0	4.5	0.4	17.7	-	-	12.0	8.7	0.8	0	0	0	1.7	1.0	0	1.8	0.5	-	0.1	1.7	0.6	7.7	0	0	0	2.2	0.2	14.2	-	別名：あおます 切り身
0	6.4	0.2	17.1	-	-	8.3	11.0	1.2	0.5	0.3	0.7	1.3	0.8	0.2	2.4	0.2	-	0.1	1.1	0.4	11.2	0.4	0	Tr	1.8	0.1	8.3	-	別名：あおます 廃棄部位：頭部、骨、ひれ等
0	6.0	0.5	14.0	-	-	12.6	16.3	1.2	0.4	0	0	1.3	0.9	0	2.6	0.4	-	0.2	1.2	0.5	10.0	0.5	0.1	0.1	2.0	0.1	8.4	-	別名：あおます 液汁を除いたもの
0	3.7	0.3	35.8	33.2	2.7	2.8	1.7	0.3	0.2	0.2	0.2	13.4	4.4	0	0.7	0.5	0.2	0.3	0.5	0.6	2.8	0.2	0	0.1	1.7	0.3	8.2	3.6	別名：ぎんます 切り身
0	3.7	0.3	36.0	33.4	2.7	2.8	1.7	0.3	0.2	0.2	0.2	13.6	4.4	0	0.7	0.5	0.2	0.2	0.5	0.5	2.8	0.2	0	0.1	1.6	0.2	7.9	3.8	別名：ぎんます 切り身
0	6.5	0.4	22.8	-	-	6.3	4.3	0.6	0	0	0	1.4	1.1	0	1.2	0.3	-	0.1	1.4	0.8	6.5	0	Tr	0	2.7	0.3	16.2	-	別名：ます 切り身
0	6.7	0.3	23.2	-	-	6.1	4.1	0.6	0	0	0	1.3	1.1	0	1.1	0.3	-	0.1	1.3	0.8	6.6	0	0	0	2.7	0.3	15.6	-	別名：ます 切り身
0	5.5	0.2	21.0	18.8	2.2	11.0	9.7	0.7	0.3	0.1	0.2	1.1	0.8	Tr	1.5	0.3	0.1	0.1	1.2	0.3	6.8	0.3	Tr	Tr	2.4	0.2	13.1	7.4	別名：さけ（標準和名）、あきさけ、あきあじ 切り身
0	5.6	0.2	21.3	19.1	2.2	11.0	10.1	0.7	0.3	0.1	0.3	1.1	0.8	Tr	1.4	0.3	0.1	0.1	1.2	0.3	6.6	0.3	Tr	Tr	2.4	0.2	12.1	7.8	別名：さけ（標準和名）、あきさけ、あきあじ 切り身
0	5.6	0.2	21.7	19.4	2.2	10.9	9.9	0.7	0.3	0.1	0.2	1.1	0.8	Tr	1.4	0.3	0.1	0.1	1.2	0.3	6.7	0.3	Tr	Tr	2.4	0.2	12.4	7.2	別名：さけ（標準和名）、あきさけ、あきあじ 切り身
-	6.8	0.8	23.3	-	-	6.1	5.3	1.0	-	-	-	1.0	0.5	-	0.7	0.1	-	0.1	0.9	0.7	8.6	-	0	-	3.7	0	17.3	0.8	別名：さけ（標準和名）、あきさけ、あきあじ 切り身
-	6.9	0.8	23.5	-	-	6.3	5.3	1.0	-	-	-	1.0	0.5	-	0.7	0.1	-	0.1	0.9	0.7	8.4	-	0	-	3.7	0	16.8	0.8	別名：さけ（標準和名）、あきさけ、あきあじ 切り身
0	5.2	0.3	22.3	20.4	1.9	9.1	8.8	0.7	0.2	0.1	0.2	1.1	0.7	Tr	1.4	0.3	0	0.1	1.1	0.3	6.5	0.2	Tr	Tr	2.3	0.2	15.2	7.4	別名：さけ（標準和名）、あきさけ、あきあじ 切り身
0	8.5	0.4	22.9	-	-	1.7	0.5	0.1	0	0	0	1.0	0.7	0	0.8	0.2	-	0.1	2.0	1.0	14.4	0	0	0	6.0	0.2	18.1	-	別名：さけ（標準和名）、あきさけ、あきあじ
-	7.0	0.9	20.6	-	-	1.7	0.5	0.4	-	-	-	1.1	0.9	-	1.5	0.1	-	0.1	2.2	1.4	16.2	-	0	-	5.6	0	18.7	0.4	別名：さけ（標準和名）、あきさけ、あきあじ 卵巣を塩蔵したもの
0	2.1	0.3	17.5	-	-	2.0	1.7	3.3	0.1	0.1	Tr	0.8	0.5	Tr	0.2	0.2	-	0.1	0.7	2.4	11.0	0.1	0	Tr	2.3	0.2	17.5	-	別名：さけ（標準和名）、あきさけ、あきあじ 腎臓を塩辛にしたもの

10 魚介類

食品番号	索引番号	食品名	脂肪酸総量100g当たり																								
								飽和																		一価不飽和	
						n-3系	n-6系	4:0	6:0	7:0	8:0	10:0	12:0	13:0	14:0	15:0	15:0 ant	16:0	16:0 iso	17:0	17:0 ant	18:0	20:0	22:0	24:0	10:1	14:1
			飽和	一価不飽和	多価不飽和	多価不飽和	多価不飽和	酪酸	ヘキサン酸	ヘプタン酸	オクタン酸	デカン酸	ラウリン酸	トリデカン酸	ミリスチン酸	ペンタデカン酸	ペンタデカン酸	パルミチン酸	パルミチン酸	ヘプタデカン酸	ヘプタデカン酸	ステアリン酸	アラキジン酸	ベヘン酸	リグノセリン酸	デセン酸	ミリストレイン酸
		成分識別子	FASATF	FAMSF	FAPUF	FAPUN3F	FAPUN6F	F4D0F	F6D0F	F7D0F	F8D0F	F10D0F	F12D0F	F13D0F	F14D0F	F15D0F	F15D0AIF	F16D0F	F16D0IF	F17D0F	F17D0AIF	F18D0F	F20D0F	F22D0F	F24D0F	F10D1F	F14D1F
		単位	(……g……)					(……g……)																			
10143	1317	<魚類>　（さけ・ます類）　しろさけ　水煮缶詰	25.1	52.7	22.2	19.2	2.7	-	-	-	-	0	0.3	-	5.6	0.5	-	14.5	-	0.8	-	3.1	0.2	Tr	0.1	0	0.1
10144	1319	<魚類>　（さけ・ます類）　たいせいようさけ　養殖　皮つき　生	15.8	52.0	32.2	14.1	17.7	-	-	-	-	Tr	Tr	-	1.8	0.2	-	9.9	-	0.4	-	2.9	0.3	0.2	0.1	0	Tr
10433	1320	<魚類>　（さけ・ます類）　たいせいようさけ　養殖　皮つき　水煮	16.2	52.2	31.6	14.0	17.3	-	-	-	-	0	Tr	-	1.8	0.2	-	10.3	-	0.2	-	3.1	0.3	0.2	0.1	0	Tr
10434	1321	<魚類>　（さけ・ます類）　たいせいようさけ　養殖　皮つき　蒸し	16.5	51.7	31.8	14.9	16.6	-	-	-	-	0	Tr	-	2.1	0.2	-	10.2	-	0.4	-	3.1	0.3	0.1	0.1	0	Tr
10435	1322	<魚類>　（さけ・ます類）　たいせいようさけ　養殖　皮つき　電子レンジ調理	17.0	51.0	32.0	14.7	16.9	-	-	-	-	0	Tr	-	2.1	0.2	-	10.5	-	0.4	-	3.1	0.3	0.2	0.1	0	Tr
10145	1323	<魚類>　（さけ・ます類）　たいせいようさけ　養殖　皮つき　焼き	16.8	51.5	31.7	14.6	16.7	-	-	-	-	0	Tr	-	2.1	0.2	-	10.3	-	0.4	-	3.1	0.3	0.2	0.1	0	Tr
10436	1324	<魚類>　（さけ・ます類）　たいせいようさけ　養殖　皮つき　ソテー	15.1	53.0	31.9	13.7	17.9	-	-	-	-	0	Tr	-	1.6	0.2	-	9.6	-	0.2	-	2.9	0.4	0.2	0.1	0	Tr
10437	1325	<魚類>　（さけ・ます類）　たいせいようさけ　養殖　皮つき　天ぷら	12.4	56.6	31.0	12.3	18.4	-	-	-	-	0	Tr	-	1.2	0.1	-	7.7	-	0.1	-	2.5	0.5	0.2	0.1	0	Tr
10438	1326	<魚類>　（さけ・ます類）　たいせいようさけ　養殖　皮なし　生	15.8	52.2	32.0	14.0	17.5	-	-	-	-	Tr	0.1	-	1.9	0.2	-	9.9	-	0.3	-	2.8	0.3	0.2	0.1	0	Tr
10439	1327	<魚類>　（さけ・ます類）　たいせいようさけ　養殖　皮なし　水煮	16.2	52.1	31.7	14.1	17.3	-	-	-	-	0	Tr	-	1.8	0.2	-	10.3	-	0.2	-	3.1	0.3	0.2	0.1	0	Tr
10440	1328	<魚類>　（さけ・ます類）　たいせいようさけ　養殖　皮なし　蒸し	16.0	52.1	31.8	14.8	16.7	-	-	-	-	0	Tr	-	2.1	0.2	-	10.0	-	0.2	-	3.0	0.3	0.1	0.1	0	Tr
10441	1329	<魚類>　（さけ・ます類）　たいせいようさけ　養殖　皮なし　電子レンジ調理	17.0	51.1	31.9	14.7	16.9	-	-	-	-	0	Tr	-	2.2	0.2	-	10.7	-	0.2	-	3.2	0.3	0.1	0.1	0	Tr
10442	1330	<魚類>　（さけ・ます類）　たいせいようさけ　養殖　皮なし　焼き	16.4	51.9	31.6	14.6	16.6	-	-	-	-	0	Tr	-	2.1	0.2	-	10.3	-	0.2	-	3.1	0.3	0.2	0.1	0	Tr
10443	1331	<魚類>　（さけ・ます類）　たいせいようさけ　養殖　皮なし　ソテー	14.9	53.2	31.9	13.7	18.0	-	-	-	-	0	Tr	-	1.5	0.2	-	9.4	-	0.2	-	2.9	0.4	0.2	0.1	0	Tr
10444	1332	<魚類>　（さけ・ます類）　たいせいようさけ　養殖　皮なし　天ぷら	12.5	56.3	31.2	12.3	18.6	-	-	-	-	0	Tr	-	1.2	0.1	-	7.8	-	0.1	-	2.5	0.5	0.2	0.1	0	Tr
10146	1333	<魚類>　（さけ・ます類）　にじます　海面養殖　皮つき　生	27.6	45.0	27.4	22.8	4.6	-	-	-	-	0	0	-	4.5	0.4	-	17.8	-	0.3	-	4.5	0.1	0	0	0	0.1
10402	1334	<魚類>　（さけ・ます類）　にじます　海面養殖　皮なし　生	17.1	48.5	34.4	17.6	16.3	-	-	-	-	0	0.1	-	2.1	0.2	-	11.2	-	0.2	-	2.9	0.2	0.1	Tr	0	Tr
10147	1335	<魚類>　（さけ・ます類）　にじます　海面養殖　皮つき　焼き	28.2	45.2	26.6	22.1	4.5	-	-	-	-	0	0	-	4.5	0.4	-	18.3	-	0.3	-	4.5	0.1	0	0	0	0.1
10148	1336	<魚類>　（さけ・ます類）　にじます　淡水養殖　皮つき　生	26.3	38.3	35.4	23.7	11.6	-	-	-	-	-	-	-	3.4	0.3	-	18.1	-	0.3	-	4.2	0.1	-	-	-	0
10149	1337	<魚類>　（さけ・ます類）　べにざけ　生	22.6	48.7	28.7	25.7	3.0	-	-	-	-	0	0	-	4.5	0.4	-	14.5	-	0.3	-	2.7	0.2	0	0	0	0.1
10150	1338	<魚類>　（さけ・ます類）　べにざけ　焼き	22.9	49.2	28.0	25.0	2.9	-	-	-	-	0	0	-	4.6	0.4	-	14.7	-	0.3	-	2.7	0.1	0	0	0	0.1

脂肪酸総量100ｇ当たり																													
一価不飽和									多価不飽和																				
15:1	16:1	17:1	18:1			20:1	22:1	24:1	16:2	16:3	16:4	18:2 *n*-6	18:3 *n*-3	18:3 *n*-6	18:4 *n*-3	20:2 *n*-6	20:3 *n*-3	20:3 *n*-6	20:4 *n*-3	20:4 *n*-6	20:5 *n*-3	21:5 *n*-3	22:2	22:4 *n*-6	22:5 *n*-3	22:5 *n*-6	22:6 *n*-3		
ペンタデセン酸	パルミトレイン酸	ヘプタデセン酸	計	*n*-9 オレイン酸	*n*-7 シス-バクセン酸	イコセン酸	ドコセン酸	テトラコセン酸	ヘキサデカジエン酸	ヘキサデカトリエン酸	ヘキサデカテトラエン酸	リノール酸	α-リノレン酸	γ-リノレン酸	オクタデカテトラエン酸	イコサジエン酸	イコサトリエン酸	イコサトリエン酸	イコサテトラエン酸	アラキドン酸	イコサペンタエン酸	ヘンイコサペンタエン酸	ドコサジエン酸	ドコサテトラエン酸	ドコサペンタエン酸	ドコサペンタエン酸	ドコサヘキサエン酸	未同定物質	備考
F15D1F	F16D1F	F17D1F	F18D1F	F18D1CN9F	F18D1CN7F	F20D1F	F22D1F	F24D1F	F16D2F	F16D3F	F16D4F	F18D2N6F	F18D3N3F	F18D3N6F	F18D4N3F	F20D2N6F	F20D3N3F	F20D3N6F	F20D4N3F	F20D4N6F	F20D5N3F	F21D5N3F	F22D2F	F22D4N6F	F22D5N3F	F22D5N6F	F22D6N3F	FAUNF	
(………… g …………)																													
0	6.2	0.6	25.2	-	-	10.3	10.3	Tr	0.3	0	0	1.4	1.0	0	1.4	0.4	-	0.2	1.2	0.3	7.0	0.2	0	0.2	1.2	0.1	7.1	-	別名：さけ（標準和名）、あきさけ、あきあじ 液汁を除いたもの
0	2.5	0.1	44.5	41.5	3.0	2.9	1.6	0.3	0.3	0	0	15.8	5.2	0	0.5	1.1	0.4	0.3	0.6	0.4	2.4	0.1	0.1	0.1	1.1	0.1	3.7	2.9	別名：アトランティックサーモン 切り身
0	2.6	0.1	44.6	41.8	2.9	3.0	1.5	0.3	0.2	0	0	15.2	5.0	0	0.6	1.1	0.4	0.4	0.7	0.4	2.5	0.1	0.1	0.1	1.2	0.1	3.6	3.5	別名：アトランティックサーモン 切り身
0	3.0	0.1	42.0	38.9	3.1	4.0	2.3	0.3	0.2	0	0	14.6	4.5	0	0.7	1.1	0.4	0.3	0.8	0.3	2.7	0.2	0.1	0.1	1.4	0.1	4.2	3.7	別名：アトランティックサーモン 切り身
0	3.1	0.1	41.6	38.6	3.1	3.8	2.1	0.3	0.3	0	0	15.0	4.5	0	0.7	1.1	0.4	0.3	0.8	0.3	2.8	0.2	0.1	0.1	1.4	0.1	4.0	3.8	別名：アトランティックサーモン 切り身
0	2.9	0.1	42.0	39.0	3.0	4.0	2.3	0.3	0.2	0	0	14.8	4.6	0	0.7	1.1	0.4	0.3	0.8	0.3	2.6	0.2	0.1	0.1	1.3	0.1	4.1	3.7	別名：アトランティックサーモン 切り身
0	2.2	0.1	46.4	43.5	2.9	2.7	1.3	0.3	0.2	0	0	16.1	5.5	0	0.5	1.0	0.3	0.3	0.6	0.3	2.2	0.1	0.1	0.1	1.0	0.1	3.5	2.9	別名：アトランティックサーモン 切り身 植物油（なたね油）
0	1.6	0.1	51.1	48.1	3.0	2.4	1.1	0.2	0.1	0	0	17.2	6.6	0	0.4	0.7	0.2	0.2	0.4	0.2	1.5	0.1	0.1	0.1	0.7	0.1	2.5	2.8	別名：アトランティックサーモン 切り身 揚げ油：なたね油
0	2.5	0.1	44.6	41.7	2.9	3.0	1.6	0.3	0.3	0	0	15.6	5.3	0	0.5	1.1	0.4	0.3	0.6	0.4	2.4	0.1	0.1	0.1	1.1	0.1	3.6	2.9	別名：アトランティックサーモン 切り身。刺身と同等
0	2.5	0.1	44.5	41.6	3.0	3.0	1.6	0.3	0.2	0	0	15.3	5.0	0	0.6	1.1	0.4	0.4	0.7	0.4	2.5	0.1	0.1	0.1	1.2	0.1	3.6	3.3	別名：アトランティックサーモン 切り身 廃棄部位：皮、小骨
0	2.8	0.1	42.5	39.4	3.1	4.0	2.3	0.3	0.2	0	0	14.7	4.7	0	0.7	1.1	0.4	0.3	0.8	0.3	2.6	0.2	0.1	0.1	1.3	0.1	4.1	3.6	別名：アトランティックサーモン 切り身 廃棄部位：皮、小骨
0	3.2	0.1	41.5	38.3	3.2	3.8	2.1	0.3	0.3	0	0	14.9	4.4	0	0.7	1.1	0.4	0.3	0.8	0.4	2.9	0.2	0.1	0.1	1.4	0.1	4.0	3.8	別名：アトランティックサーモン 切り身 廃棄部位：皮、小骨
0	2.8	0.1	42.2	39.2	3.1	4.0	2.4	0.3	0.3	0	0	14.7	4.7	0	0.7	1.1	0.4	0.3	0.8	0.3	2.6	0.2	0.1	0.1	1.3	0.1	4.1	3.7	別名：アトランティックサーモン 切り身 廃棄部位：皮、小骨
0	2.2	0.1	46.7	43.8	2.9	2.6	1.3	0.3	0.2	0	0	16.2	5.6	0	0.5	0.9	0.3	0.3	0.6	0.3	2.1	0.1	0.1	0.1	1.0	0.1	3.4	2.9	別名：アトランティックサーモン 切り身 廃棄部位：皮、小骨 植物油（なたね油）
0	1.6	0.1	51.0	48.0	3.0	2.3	1.1	0.2	0.1	0	0	17.4	6.6	0	0.3	0.7	0.2	0.2	0.4	0.2	1.5	0.1	0.1	0.1	0.7	0.1	2.6	2.7	別名：アトランティックサーモン 切り身 廃棄部位：皮、小骨 揚げ油：なたね油
0	7.3	0.3	26.5	-	-	5.9	4.6	0.3	0	0	0	3.2	0.7	0	1.1	0.3	-	0.2	1.2	0.6	5.4	0	Tr	0	2.6	0.2	11.8	-	別名：スチールヘッドトラウト、サーモントラウト 切り身
0	3.2	0.2	39.4	36.6	2.8	3.3	2.2	0.3	0.2	0.1	0.1	14.7	5.9	0	0.7	0.8	-	0.3	0.8	0.4	2.6	0.2	0	Tr	1.2	0.1	6.3	-	別名：スチールヘッドトラウト、サーモントラウト
0	7.5	0.3	26.6	-	-	5.9	4.5	0.3	0	0	0	3.2	0.7	0	1.1	0.3	-	0.1	1.1	0.6	5.2	0	0	0	2.5	0.2	11.5	-	別名：スチールヘッドトラウト、サーモントラウト 切り身
-	5.6	0.6	22.3	-	-	5.8	3.0	1.1	-	-	-	10.0	1.1	-	1.0	0.6	-	0.4	0.7	0.7	3.9	-	0	-	1.5	0	15.6	0.3	廃棄部位：頭部、内臓、骨、ひれ等（三枚下ろし）
0	4.8	0.3	15.8	-	-	15.8	10.8	1.1	0	0	0	1.6	0.7	0	1.0	0.4	-	0.2	1.0	0.5	7.6	0	Tr	0	2.0	0.3	13.4	-	切り身
0	5.0	0.3	16.6	-	-	15.8	10.3	1.1	0	0	0	1.6	0.7	0	0.9	0.4	-	0.2	0.9	0.5	7.6	0	Tr	0	1.9	0.3	12.9	-	切り身

10 魚介類

食品番号	索引番号	食品名	脂肪酸総量100g当たり																								
								飽和																		一価不飽和	
						n-3系	n-6系	4:0	6:0	7:0	8:0	10:0	12:0	13:0	14:0	15:0	15:0 ant	16:0	16:0 iso	17:0	17:0 ant	18:0	20:0	22:0	24:0	10:1	14:1
			飽和	一価不飽和	多価不飽和	多価不飽和	多価不飽和	酪酸	ヘキサン酸	ヘプタン酸	オクタン酸	デカン酸	ラウリン酸	トリデカン酸	ミリスチン酸	ペンタデカン酸	ペンタデカン酸	パルミチン酸	パルミチン酸	ヘプタデカン酸	ヘプタデカン酸	ステアリン酸	アラキジン酸	ベヘン酸	リグノセリン酸	デセン酸	ミリストレイン酸
		成分識別子	FASATF	FAMSF	FAPUF	FAPUN3F	FAPUN6F	F4D0F	F6D0F	F7D0F	F8D0F	F10D0F	F12D0F	F13D0F	F14D0F	F15D0F	F15D0AIF	F16D0F	F16D0IF	F17D0F	F17D0AIF	F18D0F	F20D0F	F22D0F	F24D0F	F10D1F	F14D1F
		単位	(g)					(g)																			
10151	1339	＜魚類＞ （さけ・ます類） べにざけ くん製	22.9	48.1	29.0	25.8	2.9	-	-	-	-	0	Tr	-	4.2	0.5	-	14.8	-	0.3	-	2.8	0.1	Tr	0	0	0.1
10152	1340	＜魚類＞ （さけ・ます類） ますのすけ 生	27.1	51.7	21.3	17.2	4.0	-	-	-	-	0	0	-	4.9	0.4	-	16.9	-	0.3	-	4.4	0.2	0	0	0	0.1
10153	1341	＜魚類＞ （さけ・ます類） ますのすけ 焼き	27.3	52.3	20.4	16.4	4.0	-	-	-	-	0	0	-	4.9	0.4	-	17.1	-	0.3	-	4.5	0.2	0	0	0	0.1
10154	1342	＜魚類＞ （さば類） まさば 生	37.3	41.0	21.7	17.3	3.5	-	-	-	-	0	0.1	-	4.0	0.7	-	24.0	-	0.9	-	6.7	0.6	0.2	0.1	0	Tr
10155	1343	＜魚類＞ （さば類） まさば 水煮	37.0	40.1	22.9	18.4	3.6	-	-	-	-	0	0.1	-	4.6	0.8	-	23.5	-	0.9	-	6.2	0.6	0.3	0.1	0	Tr
10156	1344	＜魚類＞ （さば類） まさば 焼き	35.8	40.7	23.4	18.9	3.7	-	-	-	-	0	Tr	-	4.5	0.8	-	22.5	-	0.9	-	6.2	0.6	0.3	0.1	0	Tr
10403	1345	＜魚類＞ （さば類） まさば フライ	22.3	48.2	29.4	18.8	10.2	-	-	-	-	0	Tr	-	2.9	0.4	-	13.9	-	0.5	-	3.8	0.5	0.2	0.1	0	0
10404	1346	＜魚類＞ （さば類） ごまさば 生	33.8	24.5	41.8	34.1	7.5	-	-	-	-	0	Tr	-	3.3	1.1	-	20.0	-	1.4	-	7.0	0.5	0.2	0.2	0	0
10405	1347	＜魚類＞ （さば類） ごまさば 水煮	34.2	24.7	41.1	33.3	7.6	-	-	-	-	0	0.1	-	3.4	1.1	-	20.2	-	1.3	-	7.1	0.5	0.2	0.1	0	0
10406	1348	＜魚類＞ （さば類） ごまさば 焼き	34.3	24.4	41.3	33.5	7.5	-	-	-	-	0	Tr	-	3.4	1.1	-	20.2	-	1.4	-	7.1	0.5	0.2	0.2	0	0
10157	1349	＜魚類＞ （さば類） ごまさば さば節	38.0	28.5	33.5	27.2	5.9	-	-	-	-	0	0.1	-	4.3	1.1	-	21.5	-	1.3	-	8.6	0.7	0.3	0.3	0	Tr
10158	1350	＜魚類＞ （さば類） たいせいようさば 生	23.1	43.6	33.2	29.2	2.9	-	-	-	-	0	0.1	0	7.4	0.5	0	12.6	0	0.3	0	2.1	0.2	Tr	0	0	0.1
10159	1351	＜魚類＞ （さば類） たいせいようさば 水煮	24.2	45.1	30.7	26.7	2.9	-	-	-	-	Tr	0.1	0	7.8	0.5	0	13.0	0	0.3	0	2.2	0.2	0.1	0	0	0.1
10160	1352	＜魚類＞ （さば類） たいせいようさば 焼き	24.8	46.5	28.7	24.8	2.8	-	-	-	-	Tr	0.1	0	7.9	0.5	0	13.5	0	0.3	0	2.3	0.2	0.1	0	0	0.1
10161	1353	＜魚類＞ （さば類） 加工品 塩さば	24.2	42.3	33.5	29.5	3.1	-	-	-	-	0	Tr	0	5.9	0.5	0	13.9	0	0.6	0	2.9	0.2	0.1	Tr	0	0.1
10162	1354	＜魚類＞ （さば類） 加工品 開き干し	30.2	39.5	30.3	25.6	3.9	-	-	-	-	0	0.1	0	5.2	0.7	0	18.1	0	0.8	0	4.8	0.4	0.2	0.1	0	0.1
10163	1355	＜魚類＞ （さば類） 加工品 しめさば	29.3	41.8	28.8	24.7	3.5	-	-	-	-	0	Tr	0	5.6	0.6	0	17.4	0	0.9	0	4.2	0.3	0.1	0.1	0	0.1
10164	1356	＜魚類＞ （さば類） 缶詰 水煮	27.2	38.9	33.9	30.6	3.3	-	-	-	-	-	-	-	4.8	0.4	-	16.5	-	1.0	-	4.3	0.2	-	-	-	Tr
10165	1357	＜魚類＞ （さば類） 缶詰 みそ煮	30.9	36.8	32.4	27.8	4.3	-	-	-	-	0	0.1	-	4.0	0.9	-	18.3	-	1.8	-	5.2	0.3	0.1	Tr	0	Tr
10166	1358	＜魚類＞ （さば類） 缶詰 味付け	31.2	36.0	32.8	28.6	3.9	-	-	-	-	0	0.1	-	3.9	0.8	-	18.4	-	1.9	-	5.6	0.3	0.1	0.1	0	Tr
10167	1359	＜魚類＞ （さめ類） あぶらつのざめ 生	27.1	45.3	27.7	22.5	4.7	-	-	-	-	0	0	-	1.5	0.3	-	21.1	-	0.4	-	3.6	0.1	Tr	0	0	Tr
10168	1360	＜魚類＞ （さめ類） よしきりざめ 生	31.4	23.1	45.5	33.6	10.5	-	-	-	-	-	-	-	1.0	Tr	-	16.7	-	0	-	13.7	0	-	-	-	0.1
10169	1361	＜魚類＞ （さめ類） ふかひれ	38.2	26.7	35.1	24.4	10.7	-	-	-	-	0	0	-	1.0	0.2	-	21.2	-	0.4	-	15.4	0.1	0	0	0	0
10170	1362	＜魚類＞ さより 生	29.1	23.8	47.1	41.3	5.1	-	-	-	-	0	Tr	-	1.9	0.4	-	20.7	-	0.5	-	5.1	0.2	0.1	0.1	0	0.1
10171	1363	＜魚類＞ さわら 生	31.3	43.0	25.6	21.2	3.9	-	-	-	-	0	Tr	-	3.1	0.5	-	20.5	-	0.6	-	5.6	0.5	0.3	0.3	0	Tr
10172	1364	＜魚類＞ さわら 焼き	31.2	43.6	25.1	20.8	3.8	-	-	-	-	0	Tr	-	3.1	0.4	-	20.5	-	0.6	-	5.5	0.5	0.3	0.3	0	Tr
10173	1365	＜魚類＞ さんま 皮つき 生	22.2	48.6	29.2	25.7	2.5	-	-	-	-	0	Tr	0	7.7	0.5	0	11.6	0	0.3	0	1.8	0.2	0.1	Tr	0	0.1
10407	1366	＜魚類＞ さんま 皮なし 生	22.7	48.1	29.2	25.8	2.5	-	-	-	-	0	Tr	0	7.9	0.5	0	11.9	0	0.3	0	1.8	0.2	0	Tr	0	0.1

	脂肪酸総量100 g 当たり																													
	一価不飽和								多価不飽和																					備考
1	16:1	17:1	18:1			20:1	22:1	24:1	16:2	16:3	16:4	18:2 n-6	18:3 n-3	18:3 n-6	18:4 n-3	20:2 n-6	20:3 n-3	20:3 n-6	20:4 n-3	20:4 n-6	20:5 n-3	21:5 n-3	22:2	22:4 n-6	22:5 n-3	22:5 n-6	22:6 n-3		
	パルミトレイン酸	ヘプタデセン酸	計	n-9 オレイン酸	n-7 シス－バクセン酸	イコセン酸	ドコセン酸	テトラコセン酸	ヘキサデカジエン酸	ヘキサデカトリエン酸	ヘキサデカテトラエン酸	リノール酸	α－リノレン酸	γ－リノレン酸	オクタデカテトラエン酸	イコサジエン酸	イコサトリエン酸	イコサトリエン酸	イコサテトラエン酸	アラキドン酸	イコサペンタエン酸	ヘンイコサペンタエン酸	ドコサジエン酸	ドコサテトラエン酸	ドコサペンタエン酸	ドコサペンタエン酸	ドコサヘキサエン酸	未同定物質	
	F16D1F	F17D1F	F18D1F	F18D1CN9F	F18D1CN7F	F20D1F	F22D1F	F24D1F	F16D2F	F16D3F	F16D4F	F18D2N6F	F18D3N3F	F18D3N6F	F18D4N3F	F20D2N6F	F20D3N3F	F20D3N6F	F20D4N3F	F20D4N6F	F20D5N3F	F21D5N3F	F22D2F	F22D4N6F	F22D5N3F	F22D5N6F	F22D6N3F	FAUNF	
	g																													
0	3.5	0.4	18.0	-	-	13.9	11.4	0.9	0.2	0.1	0.1	1.6	1.0	0.1	1.7	0.4	-	0.1	1.2	0.5	6.8	0.3	0	0.1	1.9	0.2	12.8	-	切り身 皮の割合：10 %
0	6.4	0.4	28.9	-	-	9.0	6.2	0.8	0	0	0	3.0	1.0	0	1.4	0.3	-	0.2	1.0	0.5	4.3	0	Tr	0	1.4	0.1	8.0	-	別名：キングサーモン 切り身
0	6.4	0.4	29.2	-	-	9.1	6.2	0.8	0	0	0	3.0	1.0	0	1.4	0.3	-	0.1	1.0	0.5	4.2	0	Tr	0	1.4	0.1	7.4	-	別名：キングサーモン 切り身
0	5.3	0.5	27.0	-	-	4.0	3.5	0.6	0.4	0.3	0.2	1.1	0.6	0.1	1.1	0.2	-	0.1	0.4	1.5	5.7	0.2	0	0.1	1.3	0.4	7.9	-	別名：さば 廃棄部位：頭部、内臓、骨、ひれ等 （三枚下ろし）
0	5.2	0.5	25.1	-	-	4.2	4.3	0.7	0.4	0.3	0.2	1.2	0.7	0.2	1.4	0.2	-	0.1	0.4	1.4	5.6	0.2	0	0.1	1.3	0.4	8.6	-	別名：さば 切り身
0	5.4	0.5	23.4	-	-	5.1	5.6	0.7	0.3	0.3	0.2	1.2	0.8	0.2	1.4	0.3	-	0.1	0.5	1.4	5.5	0.2	0	0.1	1.4	0.4	9.1	-	別名：さば 切り身
0	2.4	0.3	35.7	32.6	3.1	4.8	4.4	0.5	0.2	0.1	0.1	8.4	3.8	0	1.4	0.2	-	0.1	0.4	0.9	4.3	0.2	0	0.2	1.1	0.3	7.7	-	別名：さば 切り身 揚げ油：なたね油 「まさば生」等とは別試料
0	2.9	0.6	16.7	13.7	3.0	2.1	1.2	0.8	0.1	0.1	0	1.2	0.6	0	0.7	0.4	-	0.2	0.4	3.1	6.6	0.3	0	0.6	2.0	1.9	23.5	-	廃棄部位：頭部、内臓、骨、ひれ等 （三枚おろし）
0	2.9	0.6	16.9	13.8	3.1	2.2	1.3	0.8	0.1	0.1	0	1.2	0.6	0	0.7	0.5	-	0.2	0.4	3.2	6.5	0.3	0	0.6	2.0	1.9	22.8	-	切り身
0	2.9	0.6	16.5	13.5	3.1	2.2	1.3	0.9	0.1	0.1	0	1.2	0.6	0	0.7	0.5	-	0.2	0.4	3.1	6.5	0.3	0	0.6	2.0	1.9	23.1	-	切り身
0	4.4	0.5	16.3	-	-	3.5	2.7	1.1	0.2	0.1	0.1	1.5	0.7	0.1	0.6	0.4	-	0.1	0.4	2.5	5.8	0.2	0	Tr	1.5	1.2	18.0	-	
0	3.9	0.3	10.2	8.3	1.8	11.0	17.0	1.1	0.4	0.2	0.6	1.7	1.6	0	5.1	0.3	0.2	0.1	1.1	0.4	7.9	0.6	0	0.1	1.3	0.2	11.4	8.7	別名：ノルウェーさば 三枚におろしたもの
0	4.1	0.4	10.1	8.3	1.9	11.6	17.8	1.1	0.4	0.2	0.5	1.8	1.6	0	5.0	0.3	0.2	0.1	1.1	0.4	7.1	0.6	0	Tr	1.2	0.2	10.0	9.1	別名：ノルウェーさば 切り身
0	4.2	0.4	11.0	9.0	2.0	11.7	18.1	1.1	0.4	0.2	0.5	1.7	1.5	0	4.5	0.3	0.2	0.1	1.0	0.4	6.7	0.6	0	Tr	1.1	0.2	9.1	9.5	別名：ノルウェーさば 切り身
0	3.4	0.3	12.4	10.0	2.4	12.4	12.7	1.0	0.3	0.2	0.4	1.7	1.2	0	4.2	0.3	0.2	0.1	1.1	0.7	8.3	0.4	Tr	0.1	1.6	0.3	12.5	8.9	切り身
0	3.6	0.4	18.0	15.1	2.9	8.6	8.0	0.9	0.3	0.2	0.2	1.4	0.9	0.2	2.7	0.3	0.2	0.2	0.8	1.2	6.8	0.3	Tr	0.2	1.5	0.5	12.4	8.2	廃棄部位：頭部、骨、ひれ等
0	3.7	0.4	16.7	13.7	3.0	10.2	9.9	1.0	0.3	0.2	0.2	1.5	1.0	0.1	2.8	0.3	0.2	0.2	0.8	0.9	6.8	0.3	Tr	0.1	1.4	0.4	11.5	9.3	
-	5.4	1.0	21.4	-	-	5.3	4.4	1.3	-	-	-	1.6	0.8	-	2.1	0.2	-	0.1	0.8	1.3	10.5	-	0	-	2.0	0	14.5	1.0	液汁を除いたもの
0	4.8	0.6	23.2	-	-	5.0	2.8	0.3	0.3	0	0	1.9	1.1	0	1.9	0.3	-	0.1	0.7	1.4	9.4	0.4	Tr	0.2	1.7	0.3	12.7	-	液汁を含んだもの
0	5.0	0.6	23.6	-	-	4.2	2.3	0.3	0.3	0	0	1.3	0.9	0	1.5	0.2	-	0.1	0.6	1.6	9.8	0.3	0	0.3	1.8	0.4	13.6	-	液汁を除いたもの
0	5.8	0.4	26.4	-	-	7.8	4.5	0.4	0.2	0.1	0.1	1.1	0.4	0.1	0.5	0.4	-	0.1	0.7	2.5	6.7	0.3	0	0.1	3.0	0.4	10.8	-	別名：ふか、あぶらざめ 切り身
-	1.6	0	16.6	-	-	1.5	0	3.3	-	-	-	0.8	0	-	Tr	0.3	-	0.4	0.2	7.6	3.6	-	0	-	6.2	1.3	23.6	2.4	別名：ふか 切り身
0	3.8	0.1	20.1	-	-	1.9	0.4	0.4	0	0	0	0.9	0	0	0	0	-	0.4	0.1	8.4	7.8	0	0	0	4.6	1.1	11.9	-	別名：さめひれ、きんし
0	5.1	0.4	14.6	-	-	2.0	1.3	0.4	0.3	0.2	0.1	1.4	0.5	0.1	0.4	0.2	-	0.1	0.6	2.4	5.9	0.4	0	0.1	7.1	0.8	26.3	-	廃棄部位：頭部、内臓、骨、ひれ等 （三枚下ろし）
0	4.7	0.5	31.7	-	-	3.0	2.1	1.0	0.2	0.2	0.1	1.1	0.6	0.4	0.8	0.2	-	0.1	0.3	1.2	4.2	0.2	0	0.3	1.6	0.6	13.5	-	切り身
0	4.8	0.5	32.2	-	-	3.0	2.1	1.0	0.2	0.2	0.1	1.1	0.6	0.4	0.8	0.2	-	0.1	0.3	1.2	4.1	0.2	0	0.2	1.6	0.6	13.2	-	切り身
0	3.5	0.2	4.6	3.5	1.1	17.8	21.6	0.9	0.3	0.2	0.4	1.4	1.3	0.1	4.6	0.2	0.1	0.1	1.0	0.5	6.7	0.4	Tr	0.1	1.4	0.2	10.2	7.9	別名：さいら 三枚におろしたもの
0	3.6	0.2	4.6	3.6	1.1	17.6	21.1	0.8	0.3	0.2	0.4	1.4	1.3	0.1	4.7	0.3	0.2	0.1	1.0	0.4	6.7	0.4	0	0	1.4	0.2	10.3	7.8	別名：さいら

10 魚介類

食品番号	索引番号	食品名	脂肪酸総量100g当たり																								
						n-3系	n-6系	飽和																		一価不飽和	
								4:0	6:0	7:0	8:0	10:0	12:0	13:0	14:0	15:0	15:0 ant	16:0	16:0 iso	17:0	17:0 ant	18:0	20:0	22:0	24:0	10:1	14:1
		食品名	飽和	一価不飽和	多価不飽和	多価不飽和	多価不飽和	酪酸	ヘキサン酸	ヘプタン酸	オクタン酸	デカン酸	ラウリン酸	トリデカン酸	ミリスチン酸	ペンタデカン酸	ペンタデカン酸	パルミチン酸	パルミチン酸	ヘプタデカン酸	ヘプタデカン酸	ステアリン酸	アラキジン酸	ベヘン酸	リグノセリン酸	デセン酸	ミリストレイン酸
		成分識別子	FASATF	FAMSF	FAPUF	FAPUN3F	FAPUN6F	F4D0F	F6D0F	F7D0F	F8D0F	F10D0F	F12D0F	F13D0F	F14D0F	F15D0F	F15D0AIF	F16D0F	F16D0IF	F17D0F	F17D0AIF	F18D0F	F20D0F	F22D0F	F24D0F	F10D1F	F14D1F
		単位	(g)					(g)																			
10174	1367	<魚類> さんま 皮つき 焼き	22.7	47.6	29.6	26.1	2.5	-	-	-	-	0	Tr	0	7.8	0.5	0	11.9	0	0.3	0	1.8	0.2	0.1	Tr	0	0.1
10175	1368	<魚類> さんま 開き干し	23.1	50.8	26.1	23.4	2.7	-	-	-	-	-	-	-	8.2	0.4	-	11.1	-	1.1	-	2.0	0.4	-	-	-	0
10176	1369	<魚類> さんま みりん干し	23.4	52.7	23.9	20.0	3.2	-	-	-	-	0	Tr	-	7.5	0.7	-	12.1	-	0.4	-	2.1	0.2	0.1	Tr	0	0.1
10177	1370	<魚類> さんま 缶詰 味付け	22.9	48.5	28.6	25.3	3.0	-	-	-	-	0	Tr	-	7.3	1.0	-	11.0	-	1.3	-	2.0	0.2	0.1	Tr	0	0.1
10178	1371	<魚類> さんま 缶詰 かば焼	22.7	50.3	27.0	23.8	3.0	-	-	-	-	0	Tr	-	7.1	1.0	-	10.9	-	1.4	-	2.0	0.2	0.1	Tr	0	0.1
10179	1372	<魚類> しいら 生	36.3	23.8	40.0	34.1	5.1	-	-	-	-	0	0.1	-	4.0	0.8	-	21.5	-	1.0	-	7.9	0.5	0.2	0.3	0	0.1
10180	1373	<魚類> (ししゃも類) ししゃも 生干し 生	24.0	50.4	25.6	21.8	2.2	-	-	-	-	0	0.1	-	6.3	0.3	-	15.2	-	0.2	-	1.8	0.1	Tr	0	0	0.2
10181	1374	<魚類> (ししゃも類) ししゃも 生干し 焼き	24.5	49.5	26.0	22.4	2.2	-	-	-	-	0	0.1	-	6.3	0.3	-	15.6	-	0.2	-	1.8	0.1	Tr	0	0	0.2
10182	1375	<魚類> (ししゃも類) からふとししゃも 生干し 生	20.5	58.1	21.4	18.2	2.0	-	-	-	-	0	0.1	-	6.3	0.3	-	12.4	-	0.1	-	1.3	0.1	Tr	0	0	0.1
10183	1376	<魚類> (ししゃも類) からふとししゃも 生干し 焼き	21.1	57.2	21.7	18.5	2.1	-	-	-	-	0	0.1	-	6.3	0.3	-	12.9	-	0.1	-	1.3	0.1	0.1	0	0	0.1
10184	1377	<魚類> したびらめ 生	30.3	29.4	40.4	33.7	5.8	-	-	-	-	0	0.2	-	4.3	0.9	-	18.3	-	0.8	-	4.9	0.4	0.2	0.1	0	0.2
10185	1378	<魚類> しまあじ 養殖 生	29.9	37.7	32.4	25.9	6.5	-	-	-	-	0	0	-	4.1	0.5	-	19.7	-	0.5	-	4.8	0.3	0	0	0	0.1
10186	1379	<魚類> しらうお 生	25.7	22.7	51.7	46.7	3.5	-	-	-	-	0	Tr	-	2.9	0.4	-	18.5	-	0.3	-	3.2	0.1	0.1	0.1	0	Tr
10187	1380	<魚類> シルバー 生	30.0	46.0	24.1	22.0	2.1	-	-	-	-	-	-	-	5.0	0.9	-	18.0	-	1.8	-	4.3	Tr	-	-	-	0.2
10188	1381	<魚類> すずき 生	31.3	36.2	32.5	26.2	4.0	-	-	-	-	0	0.1	-	5.1	0.5	-	20.4	-	0.5	-	4.1	0.4	0.1	0.1	0	0.2
10189	1382	<魚類> (たい類) きだい 生	36.7	34.7	28.6	23.7	4.3	-	-	-	-	0	0.1	-	3.7	0.6	-	23.1	-	0.8	-	7.5	0.4	0.2	0.1	0	0.1
10190	1383	<魚類> (たい類) くろだい 生	34.3	45.0	20.7	17.3	2.8	-	-	-	-	0	0.1	-	4.1	0.5	-	23.2	-	0.5	-	5.6	0.3	0.1	0.1	0	0.4
10191	1384	<魚類> (たい類) ちだい 生	35.8	32.4	31.8	26.5	4.5	-	-	-	-	0	0.1	0	3.7	0.6	0	22.7	0	0.9	0	7.4	0.3	0.1	0.1	0	0.1
10192	1385	<魚類> (たい類) まだい 天然 生	33.0	35.9	31.1	26.2	3.9	-	-	-	-	0	0.1	-	4.1	0.5	-	20.7	-	0.5	-	6.4	0.4	0.2	0.1	0	0.1
10193	1386	<魚類> (たい類) まだい 養殖 皮つき 生	30.4	36.7	32.9	24.0	7.3	-	-	-	-	0	Tr	-	4.8	0.5	-	18.9	-	0.4	-	5.2	0.3	0.1	0.1	0	0.1
10194	1387	<魚類> (たい類) まだい 養殖 皮つき 水煮	32.3	35.6	32.1	25.1	5.4	-	-	-	-	0	0.1	-	5.1	0.5	-	20.1	-	0.5	-	5.5	0.3	0.1	0.1	0	0.1
10195	1388	<魚類> (たい類) まだい 養殖 皮つき 焼き	32.0	35.3	32.7	24.9	6.2	-	-	-	-	0	0.1	-	5.1	0.5	-	19.9	-	0.5	-	5.4	0.3	0.1	0.1	0	0.1
10408	1389	<魚類> (たい類) まだい 養殖 皮なし 生	28.1	38.8	33.1	21.7	10.7	-	-	-	-	0	0	-	3.2	0.3	-	19.0	-	0.4	-	4.8	0.2	0.1	0	0	0.1
10196	1390	<魚類> たかさご 生	41.5	23.5	35.0	29.9	5.1	-	-	-	-	0	0	-	4.3	1.2	-	26.0	-	1.4	-	8.1	0.5	0	0	0	0.1
10197	1391	<魚類> たかべ 生	38.4	30.9	30.7	24.7	4.9	-	-	-	-	0	0	-	5.8	0.8	-	24.0	-	0.9	-	6.2	0.4	0.2	0.1	0	0.1
10198	1392	<魚類> たちうお 生	34.4	42.8	22.8	18.6	2.5	-	-	-	-	0	0.1	-	7.2	0.6	-	20.2	-	0.6	-	4.8	0.6	0.1	0.1	0	0.1

脂肪酸総量100 g 当たり

一価不飽和									多価不飽和																				
15:1 ペンタデセン酸 F15D1F	16:1 パルミトレイン酸 F16D1F	17:1 ヘプタデセン酸 F17D1F	18:1 計 F18D1F	18:1 n-9 オレイン酸 F18D1CN9F	18:1 n-7 シス-バクセン酸 F18D1CN7F	20:1 イコセン酸 F20D1F	22:1 ドコセン酸 F22D1F	24:1 テトラコセン酸 F24D1F	16:2 ヘキサデカジエン酸 F16D2F	16:3 ヘキサデカトリエン酸 F16D3F	16:4 ヘキサデカテトラエン酸 F16D4F	18:2 n-6 リノール酸 F18D2N6F	18:3 n-3 α-リノレン酸 F18D3N3F	18:3 n-6 γ-リノレン酸 F18D3N6F	18:4 n-3 オクタデカテトラエン酸 F18D4N3F	20:2 n-6 イコサジエン酸 F20D2N6F	20:3 n-3 イコサトリエン酸 F20D3N3F	20:3 n-6 イコサトリエン酸 F20D3N6F	20:4 n-3 イコサテトラエン酸 F20D4N3F	20:4 n-6 アラキドン酸 F20D4N6F	20:5 n-3 イコサペンタエン酸 F20D5N3F	21:5 n-3 ヘンイコサペンタエン酸 F21D5N3F	22:2 ドコサジエン酸 F22D2F	22:4 n-6 ドコサテトラエン酸 F22D4N6F	22:5 n-3 ドコサペンタエン酸 F22D5N3F	22:5 n-6 ドコサペンタエン酸 F22D5N6F	22:6 n-3 ドコサヘキサエン酸 F22D6N3F	未同定物質 FAUNF	備考
(g)																													
0	3.6	0.2	4.8	3.7	1.1	17.3	20.9	0.8	0.3	0.2	0.4	1.4	1.3	0.1	4.8	0.3	0.2	0.1	1.0	0.4	6.7	0.4	0	Tr	1.4	0.2	10.5	8.1	別名：さいら 廃棄部位：頭部、内臓、骨、ひれ等 魚体全体を焼いたもの
-	4.4	0.7	6.5	-	-	17.2	20.1	1.9	-	-	-	1.6	1.1	-	4.1	0.4	-	0.1	1.1	0.6	6.0	-	0	-	1.3	0	9.8	0.4	別名：さいら 廃棄部位：頭部、骨、ひれ等
0	3.6	0.2	6.0	-	-	17.1	24.4	1.2	0.2	0.1	0.3	2.0	1.1	0.1	3.8	0.3	-	0.1	0.8	0.4	5.2	0.3	0	0.1	1.0	0.2	8.0	-	別名：さいら 廃棄部位：骨、ひれ等
0	4.1	0.4	6.2	-	-	17.1	19.9	0.8	0.2	0	0	1.5	1.3	0.2	4.6	0.3	-	0.1	1.1	0.5	6.3	0.4	0.1	0.1	1.3	0.2	10.3	-	別名：さいら 液汁を除いたもの
0	4.0	0.4	6.3	-	-	18.0	20.7	0.8	0.2	0	0	1.5	1.3	0.2	2.8	0.3	-	0.1	1.0	0.5	6.3	0.4	Tr	0.2	1.4	0.2	10.6	-	別名：さいら 液汁を含んだもの
0	5.6	0.4	14.7	-	-	1.4	1.0	0.6	0.3	0.2	0.2	1.1	0.5	0.1	0.8	0.2	-	0.1	0.4	2.3	7.0	0.2	0	0.1	2.1	1.1	23.0	-	別名：まんびき 切り身
0	9.2	0.3	38.6	-	-	1.2	0.5	0.3	0.6	0.4	0.6	0.8	0.3	0.1	0.9	0.2	-	0.1	0.4	1.0	9.9	0.4	0	0	1.7	0.1	8.1	-	試料：ひと塩品 廃棄部位：頭部及び尾
0	8.5	0.4	38.5	-	-	1.2	0.6	0.3	0.5	0.4	0.4	0.7	0.3	0.1	0.9	0.2	-	0.1	0.4	1.0	10.3	0.4	0	0	1.8	0.1	8.4	-	試料：ひと塩品 廃棄部位：頭部及び尾
0	9.4	0.1	14.5	-	-	15.1	18.1	0.7	0.5	0.3	0.5	1.2	0.4	0.1	1.7	0.2	-	0.1	0.4	0.3	7.8	0.3	0	Tr	0.8	0.1	6.9	-	別名：カペリン 試料：ひと塩品 魚体全体
0	9.0	0.1	15.3	-	-	14.5	17.6	0.7	0.4	0.2	0.4	1.3	0.4	0.1	1.8	0.2	-	0.1	0.4	0.3	7.9	0.3	0	Tr	0.7	0.1	7.0	-	別名：カペリン 試料：ひと塩品 魚体全体
0	10.1	0.9	15.7	-	-	1.6	0.7	0.3	0.4	0.3	0.2	1.0	0.5	0.2	0.8	0.4	-	0.1	0.4	3.4	9.8	0.4	0	0.1	6.2	0.7	15.6	-	試料：くろうしのした、あかしたびらめ 廃棄部位：頭部、内臓、骨、ひれ等 （五枚下ろし）
0	6.8	0.4	22.2	-	-	3.9	3.6	0.8	0	0	0	4.5	0.8	0	1.1	0.2	-	0.1	0.6	1.2	6.4	0	0	0	2.7	0.5	14.3	-	廃棄部位：頭部、内臓、骨、ひれ等 （三枚下ろし）
0	5.6	0.4	11.0	-	-	2.0	2.6	1.0	0.6	0.4	0.4	1.6	1.0	0.1	2.2	0.3	-	0.1	1.0	0.9	13.6	0.5	0	0.2	1.4	0.3	27.1	-	
-	5.4	0.7	23.9	-	-	8.6	5.4	1.8	-	-	-	0.6	0.6	-	1.7	0.1	-	0.1	0.9	1.2	6.8	-	0	-	1.9	0	10.0	1.6	別名：銀ひらす、銀ワレフー 切り身
0	11.5	0.4	18.8	-	-	2.8	1.9	0.6	0.9	0.8	0.5	1.4	0.7	0.2	1.3	0.2	-	0.1	0.6	1.7	9.0	0.4	0	Tr	2.2	0.4	11.9	-	切り身
0	6.7	0.4	22.8	-	-	2.8	1.2	0.8	0.2	0.2	0.1	0.8	0.3	0.1	0.3	0.3	-	0.1	0.4	2.3	5.2	0.2	0	Tr	3.4	0.7	13.8	-	別名：れんこだい 廃棄部位：頭部、内臓、骨、ひれ等 （三枚下ろし）
0	11.7	0.4	29.7	-	-	2.0	0.5	0.3	0.3	0.2	0.2	0.6	0.4	0.1	0.6	0.2	-	0.1	0.4	1.4	5.0	0.4	0	Tr	2.6	0.3	7.9	-	別名：ちぬ 廃棄部位：頭部、内臓、骨、ひれ等 （三枚下ろし）
0	6.1	0.3	22.6	19.5	3.0	1.9	1.0	0.4	0.3	0.2	0.2	0.7	0.4	0	0.6	0.4	0.2	0.2	0.6	1.9	7.5	0.4	Tr	0.7	3.2	0.6	13.6	9.0	別名：はなだい 三枚におろしたもの
0	7.7	0.4	21.5	-	-	3.1	2.1	1.0	0.4	0.3	0.3	1.1	0.5	0.1	0.7	0.2	-	0.1	0.7	1.9	6.7	0.3	0	0.1	3.4	0.5	13.8	-	廃棄部位：頭部、内臓、骨、ひれ等 （三枚下ろし）
0	6.6	0.3	21.4	-	-	4.3	3.2	0.8	0.6	0.5	0.5	5.6	1.0	0.1	1.2	0.3	-	0.1	0.9	0.8	7.1	0.4	0	0.1	3.0	0.3	10.5	-	廃棄部位：頭部、内臓、骨、ひれ等 （三枚下ろし）
0	7.0	0.3	22.0	-	-	3.3	2.1	0.8	0.6	0.5	0.6	3.6	0.7	0.1	1.1	0.2	-	0.1	1.0	0.9	7.5	0.4	0	0.1	3.2	0.3	11.2	-	頭部、内臓等を除き水煮したもの 廃棄部位：骨、ひれ等
0	6.8	0.3	22.0	-	-	3.3	2.0	0.8	0.6	0.5	0.5	4.4	0.8	0.1	1.1	0.2	-	0.1	1.0	0.9	7.4	0.4	0	0.1	3.2	0.3	11.0	-	内臓等を除き焼いたもの 廃棄部位：頭部、骨、ひれ等
0	5.3	0.3	24.3	20.8	3.5	4.8	3.3	0.8	0.3	0.2	0.2	9.0	1.0	0	0.8	0.4	-	0.1	0.8	0.7	5.1	0.3	0	0.2	2.7	0.3	10.9	-	
0	4.6	0.4	14.9	-	-	1.1	0.9	1.6	0	0	0	1.2	0.9	0	0.8	0.2	-	0.2	0.8	1.5	4.2	0	0	0	2.1	2.0	21.0	-	別名：ぐるくん 廃棄部位：頭部、内臓、骨、ひれ等 （三枚下ろし）
0	7.2	0.3	17.4	-	-	2.6	2.5	0.8	0.5	0.3	0.3	2.1	0.7	0.1	0.7	0.3	-	0.2	0.7	1.6	6.8	0.3	0	0.1	2.5	0.6	13.0	-	廃棄部位：頭部、内臓、骨、ひれ等 （三枚下ろし）
0	8.4	0.5	29.5	-	-	2.4	1.5	0.4	0.7	0.6	0.4	1.0	0.5	0.1	0.8	0.2	-	0.1	0.8	0.7	5.7	0.3	0	Tr	2.1	0.3	8.4	-	廃棄部位：頭部、内臓、骨、ひれ等 （三枚下ろし）

10 魚介類

食品番号	索引番号	食品名	飽和	一価不飽和	多価不飽和	n-3系 多価不飽和	n-6系 多価不飽和	4:0 酪酸	6:0 ヘキサン酸	7:0 ヘプタン酸	8:0 オクタン酸	10:0 デカン酸	12:0 ラウリン酸	13:0 トリデカン酸	14:0 ミリスチン酸	15:0 ペンタデカン酸	15:0 ant ペンタデカン酸	16:0 パルミチン酸	16:0 iso パルミチン酸	17:0 ヘプタデカン酸	17:0 ant ヘプタデカン酸	18:0 ステアリン酸	20:0 アラキジン酸	22:0 ベヘン酸	24:0 リグノセリン酸	10:1 デセン酸	14:1 ミリストレイン酸
			脂肪酸総量100g当たり					飽和																		一価不飽和	
		成分識別子	FASATF	FAMSF	FAPUF	FAPUN3F	FAPUN6F	F4D0F	F6D0F	F7D0F	F8D0F	F10D0F	F12D0F	F13D0F	F14D0F	F15D0F	F15D0AIF	F16D0F	F16D0IF	F17D0F	F17D0AIF	F18D0F	F20D0F	F22D0F	F24D0F	F10D1F	F14D1F
		単位	(………g………)					(………g………)																			
10199	1393	＜魚類＞ (たら類) すけとうだら 生	24.7	17.0	58.3	53.6	4.6	-	-	-	-	0	Tr	0	0.9	0.3	0	18.9	0	0.6	0	3.5	0.1	0.2	0.1	0	Tr
10409	1394	＜魚類＞ (たら類) すけとうだら フライ	9.2	61.4	29.4	10.5	18.8	-	-	-	-	0	0	-	0.1	0.1	-	5.8	-	0.1	-	2.2	0.6	0.3	0.1	0	0
10200	1395	＜魚類＞ (たら類) すけとうだら すり身	26.5	15.9	57.6	55.0	2.6	-	-	-	-	0	0	-	1.3	0.2	-	21.2	-	0.1	-	3.7	Tr	0	0	0	0
10201	1396	＜魚類＞ (たら類) すけとうだら すきみだら	26.6	20.0	53.4	49.7	3.4	-	-	-	-	0	0	-	1.1	0.2	-	20.7	-	0.1	-	4.3	0.1	0	Tr	0	0
10202	1397	＜魚類＞ (たら類) すけとうだら たらこ 生	25.4	29.0	45.6	42.6	2.5	-	-	-	-	0	0	-	2.3	0.3	-	20.3	-	0.1	-	2.2	Tr	0	Tr	0	Tr
10203	1398	＜魚類＞ (たら類) すけとうだら たらこ 焼き	25.3	29.0	45.7	42.8	2.5	-	-	-	-	0	0	-	2.2	0.3	-	20.3	-	0.1	-	2.2	Tr	0	Tr	0	Tr
10204	1399	＜魚類＞ (たら類) すけとうだら からしめんたいこ	24.4	26.5	49.1	45.5	3.3	-	-	-	-	0	Tr	-	2.4	0.3	-	19.6	-	0.1	-	2.0	Tr	0.1	0.1	0	Tr
10205	1400	＜魚類＞ (たら類) まだら 生	24.4	20.8	54.8	50.7	4.1	-	-	-	-	0	0	-	1.1	0.2	-	18.5	-	0.1	-	4.4	Tr	0	0	0	Tr
10206	1401	＜魚類＞ (たら類) まだら 焼き	24.0	22.0	54.0	49.5	4.5	-	-	-	-	0	0	-	1.1	0.2	-	18.2	-	0.1	-	4.2	Tr	0	0	0	Tr
10207	1402	＜魚類＞ (たら類) まだら しらこ 生	21.6	28.6	49.8	45.4	4.4	-	-	-	-	0	0	-	0.8	0.2	-	16.7	-	0.2	-	3.6	0.1	0	0	0	0
10208	1403	＜魚類＞ (たら類) まだら 塩だら	24.1	20.3	55.6	50.5	4.8	-	-	-	-	0	0	-	1.4	0.2	-	17.8	-	0.2	-	4.5	0	0.1	0	0	0
10209	1404	＜魚類＞ (たら類) まだら 干しだら	29.9	24.8	45.3	40.7	4.3	-	-	-	-	0	Tr	-	1.2	0.2	-	21.9	-	0.2	-	6.1	0.1	0.1	0.1	0	0
10210	1405	＜魚類＞ (たら類) 加工品 でんぶ	26.6	24.0	49.4	45.9	3.2	-	-	-	-	0	0	-	1.7	0.2	-	20.2	-	0.1	-	4.1	Tr	0	0.2	0	0
10448	1406	＜魚類＞ (たら類) 加工品 桜でんぶ	35.4	33.7	30.9	25.6	5.1	-	-	-	-	0.1	0.2	-	2.2	0.5	-	25.0	-	1.2	-	5.7	0.2	0.1	0.1	0	0
10211	1407	＜魚類＞ ちか 生	25.4	21.6	53.0	49.9	3.2	-	-	-	-	0	0	-	2.6	0.4	-	19.4	-	0.3	-	2.7	Tr	0	0	0	0.1
10213	1408	＜魚類＞ どじょう 生	29.6	29.8	40.6	16.5	23.2	-	-	-	-	0	0.1	-	1.0	1.0	-	17.0	-	1.9	-	7.6	0.5	0.4	0.3	0	Tr
10214	1409	＜魚類＞ どじょう 水煮	30.2	27.8	42.0	17.6	23.5	-	-	-	-	0	0.1	-	0.8	1.0	-	17.2	-	1.9	-	8.1	0.5	0.3	0.3	0	Tr
10215	1410	＜魚類＞ とびうお 生	33.0	16.2	50.8	45.2	5.5	-	-	-	-	-	-	-	2.7	1.5	-	20.9	-	0	-	7.4	0.5	-	-	-	0
10421	1411	＜魚類＞ とびうお 煮干し	35.7	13.1	51.2	44.3	6.8	-	-	-	-	0	0	-	2.0	0.8	-	20.0	-	1.3	-	11.3	0.3	0	0	0	0
10422	1412	＜魚類＞ とびうお 焼き干し	40.0	18.6	41.4	35.1	6.0	-	-	-	-	0	0	-	3.5	1.0	-	22.8	-	1.4	-	10.5	0.4	0.1	0.3	0	0
10212	1413	＜魚類＞ ナイルティラピア 生	32.3	43.4	24.4	10.5	13.9	-	-	-	-	-	-	-	3.2	0.2	-	22.1	-	0.3	-	5.9	0.5	-	-	-	0.1
10216	1414	＜魚類＞ なまず 生	25.2	49.8	25.1	13.7	10.8	-	-	-	-	0	0.1	-	2.2	0.4	-	17.5	-	0.4	-	4.2	0.2	0.1	Tr	0	0.1
10217	1415	＜魚類＞ にぎす 生	30.0	27.8	42.1	37.6	4.2	-	-	-	-	0	0.1	-	2.9	0.4	-	22.1	-	0.4	-	4.0	0.2	0.1	0	0	Tr
10218	1416	＜魚類＞ にしん 生	23.7	57.3	19.0	16.9	2.1	-	-	-	-	-	-	-	8.0	0.2	-	14.0	-	0.1	-	1.3	0.1	-	-	-	0
10219	1417	＜魚類＞ にしん 身欠きにしん	24.8	59.6	15.6	12.1	3.4	-	-	-	-	-	-	-	6.2	0.1	-	16.6	-	0	-	1.8	0.1	-	-	-	0
10220	1418	＜魚類＞ にしん 開き干し	23.5	56.1	20.4	16.9	1.6	-	-	-	-	0	0.1	-	6.5	0.4	-	14.8	-	0.1	-	1.3	0.2	0.1	Tr	0	0.1

脂肪酸総量100 g 当たり																													
一価不飽和									多価不飽和																				備考
15:1	16:1	17:1	18:1			20:1	22:1	24:1	16:2	16:3	16:4	18:2 n-6	18:3 n-3	18:3 n-6	18:4 n-3	20:2 n-6	20:3 n-3	20:3 n-6	20:4 n-3	20:4 n-6	20:5 n-3	21:5 n-3	22:2	22:4 n-6	22:5 n-3	22:5 n-6	22:6 n-3		
ペンタデセン酸	パルミトレイン酸	ヘプタデセン酸	計	n-9 オレイン酸	n-7 シス-バクセン酸	イコセン酸	ドコセン酸	テトラコセン酸	ヘキサデカジエン酸	ヘキサデカトリエン酸	ヘキサデカテトラエン酸	リノール酸	α-リノレン酸	γ-リノレン酸	オクタデカテトラエン酸	イコサジエン酸	イコサトリエン酸	イコサトリエン酸	イコサテトラエン酸	アラキドン酸	イコサペンタエン酸	ヘンイコサペンタエン酸	ドコサジエン酸	ドコサテトラエン酸	ドコサペンタエン酸	ドコサペンタエン酸	ドコサヘキサエン酸	未同定物質	
F15D1F	F16D1F	F17D1F	F18D1F	F18D1CN9F	F18D1CN7F	F20D1F	F22D1F	F24D1F	F16D2F	F16D3F	F16D4F	F18D2N6F	F18D3N3F	F18D3N6F	F18D4N3F	F20D2N6F	F20D3N3F	F20D3N6F	F20D4N3F	F20D4N6F	F20D5N3F	F21D5N3F	F22D2F	F22D4N6F	F22D5N3F	F22D5N6F	F22D6N3F	FAUNF	
(g)																													
0	1.1	0.1	13.5	9.6	3.9	1.5	0.5	0.3	0.1	0	0.1	0.8	0.3	0	0.4	0.1	0	0	0.4	3.3	15.2	0.3	0	0	1.4	0.5	35.6	6.2	別名：すけそう、すけそうだら、すけとう 三枚におろしたもの
0	0.3	0.1	59.5	56.1	3.3	1.2	0.1	0.2	0	0	0	18.6	8.0	0	0	0.1	-	0	0	0.2	0.8	Tr	0	0	0.1	Tr	1.6	-	切り身 揚げ油：なたね油 すけとうだら生とは別試料
0	1.7	0.1	10.9	-	-	2.4	0.5	0.3	0	0	0	0.9	0.3	0	0.7	0.1	-	0.1	0.4	1.2	18.9	0	0	0	1.4	0.3	33.3	-	
0	2.2	0.1	15.1	-	-	1.6	0.4	0.6	0.1	0.1	Tr	0.6	0.2	Tr	0.4	0.1	-	0.1	0.3	2.2	16.7	0.3	0	0	1.4	0.3	30.3	-	
0	5.0	0.2	16.3	-	-	4.2	2.2	1.1	0.2	0.1	0.2	0.6	0.2	0.1	0.5	0.1	-	0.1	0.4	1.4	18.1	0.4	0	0	1.4	0.2	21.6	-	別名：もみじこ
0	5.0	0.2	16.4	-	-	4.2	2.1	1.1	0.2	0.1	0.2	0.6	0.2	0.1	0.5	0.1	-	0.1	0.4	1.4	18.2	0.4	0	0	1.5	0.2	21.7	-	別名：もみじこ
0	5.0	0.1	16.6	-	-	2.8	1.0	0.8	0.2	0.1	0.1	1.7	0.3	0.1	0.5	0.2	-	0.1	0.4	1.0	18.9	0.3	0	Tr	1.2	0.2	23.9	-	
0	1.9	0.1	15.4	-	-	2.3	0.6	0.5	0	0	0	0.7	0.3	0	0.4	0.2	-	0.1	0.4	2.9	17.3	0	0	0	1.3	0.3	31.0	-	別名：たら 切り身
0	2.1	0.1	16.2	-	-	2.3	0.6	0.5	0	0	0	0.7	0.3	0	0.5	0.2	-	0.1	0.4	3.2	16.4	0	-	0	1.3	0.4	30.7	-	別名：たら 切り身
0	2.1	0.3	20.7	-	-	4.4	0.7	0.4	0	0	0	0.5	0.1	0	0.2	0.3	-	0.1	0.3	3.1	15.7	0	0	0	1.7	0.4	27.4	-	別名：たら
0	2.5	0.1	14.3	-	-	2.3	0.6	0.5	0.1	0.1	0.1	0.6	0.2	0	0.4	0.2	-	0.1	0.3	3.5	18.5	0.3	0	0	2.0	0.4	28.8	-	別名：たら 切り身
0	2.1	0.1	18.1	-	-	2.9	0.8	0.8	0.1	0.1	Tr	0.6	0.2	Tr	0.3	0	-	0.1	0.4	2.5	13.6	0.3	0	0.8	1.8	0.3	24.3	-	別名：たら 試料：無頭開き干し品 廃棄部位：骨、皮等
0	2.4	0.1	15.5	-	-	3.6	1.6	0.8	0.1	0.1	0.1	0.8	0.2	0.1	0.5	0.2	-	0.1	0.4	1.8	17.4	0.4	0	0	1.3	0.2	25.7	-	別名：たら 別名：茶でんぶ、しょうゆでんぶ 試料：しょうゆ添加品
0	2.9	0.2	20.2	15.0	5.2	5.1	3.9	1.4	0.1	0	0	3.8	0.6	0	0.5	0.2	-	0	0.3	1.2	9.7	0.3	0	0	1.0	0	13.3	8.5	
0	5.1	0.2	13.1	-	-	1.5	1.1	0.6	0	0	0	1.0	0.9	0	1.0	0.2	-	Tr	0.3	1.5	12.5	0	0	0	1.1	0.4	34.0	-	廃棄部位：頭部、内臓、骨、ひれ等（三枚下ろし）
0	8.9	1.2	15.9	-	-	2.8	0.7	0.2	0.5	0.3	0.1	6.4	1.9	0.5	0	1.3	-	0.9	0.3	12.6	4.2	0.2	0	0.1	3.7	1.5	6.1	-	魚体全体
0	8.1	1.2	15.2	-	-	2.4	0.7	0.2	0.5	0.2	0.1	5.5	1.7	0.4	0	1.2	-	0.9	0.3	13.7	4.3	0.2	0	0.1	4.0	1.7	7.1	-	魚体全体
-	3.6	0.8	10.0	-	-	0.9	0.2	0.7	-	-	-	1.3	0.9	-	1.1	0.2	-	0.2	0.5	1.6	5.7	-	0	-	2.3	2.2	34.7	0.6	廃棄部位：頭部、内臓、骨、ひれ等（三枚下ろし）
0	2.0	0.2	8.2	5.6	2.6	1.3	1.1	0.3	0.1	0	0	1.1	0.4	0	0.4	0.3	-	0	0.3	3.3	5.5	0	0	0.3	2.4	1.9	35.4	6.0	別名：あご 頭部等を除いたもの
0	3.3	0.3	10.2	7.5	2.7	2.2	2.1	0.5	0.2	0.1	0	1.3	0.5	0	0.6	0.3	-	0.2	0.3	2.4	4.9	0.1	0	0.3	2.1	1.6	26.5	7.2	別名：あご、焼きあご 頭部等を除いたもの
-	6.6	0.2	32.9	-	-	2.3	0.5	0.7	-	-	-	11.9	0.8	-	0.5	0.4	-	0.5	0.2	1.1	0.7	-	0	-	1.9	0	6.3	0.5	別名：いずみだい、ちかだい、テラピア 切り身
0	8.2	0.4	36.2	-	-	3.4	1.2	0.2	0.3	0.1	0.1	7.6	1.8	0.1	0.3	0.6	-	0.4	0.5	1.7	3.0	0.2	0	Tr	1.7	0.3	6.3	-	試料：なまず（国産）、アメリカなまず 廃棄部位：頭部、内臓、骨、ひれ等（三枚下ろし）
0	3.3	0.3	21.4	-	-	1.4	0.8	0.5	0.2	0.1	0.1	1.0	0.6	Tr	0.5	0.2	-	0.1	0.9	2.2	9.7	0.4	0	0	2.2	0.6	23.2	-	廃棄部位：頭部、内臓、骨、ひれ等（三枚下ろし）
-	6.5	0.8	22.5	-	-	12.1	14.1	1.1	-	-	-	1.3	0.8	-	2.1	0.1	-	Tr	0.3	0.7	7.0	-	0	-	0.6	0	6.2	1.0	別名：かどいわし 廃棄部位：頭部、内臓、骨、ひれ等（三枚下ろし）
-	7.9	0.7	32.5	-	-	9.0	8.7	0.8	-	-	-	2.9	1.1	-	0.9	0.1	-	0.1	0.2	0.3	5.4	-	0	-	0.3	0	4.2	0.9	別名：かどいわし 廃棄部位：頭部、内臓、骨、ひれ等
0	9.5	0.2	18.0	-	-	11.6	15.8	0.8	0.7	0.5	0.8	0.8	0.4	0.1	1.5	0.1	-	0.1	0.3	0.3	8.5	0.3	0	0.1	0.6	0.1	5.3	-	別名：かどいわし 廃棄部位：頭部、骨、ひれ等

10 魚介類

食品番号	索引番号	食品名	飽和	一価不飽和	多価不飽和	n-3系 多価不飽和	n-6系 多価不飽和	4:0 酪酸	6:0 ヘキサン酸	7:0 ヘプタン酸	8:0 オクタン酸	10:0 デカン酸	12:0 ラウリン酸	13:0 トリデカン酸	14:0 ミリスチン酸	15:0 ペンタデカン酸	15:0 ant ペンタデカン酸	16:0 パルミチン酸	16:0 iso パルミチン酸	17:0 ヘプタデカン酸	17:0 ant ヘプタデカン酸	18:0 ステアリン酸	20:0 アラキジン酸	22:0 ベヘン酸	24:0 リグノセリン酸	10:1 デセン酸	14:1 ミリストレイン酸
			脂肪酸総量100g当たり					飽和																		一価不飽和	
		成分識別子	FASATF	FAMSF	FAPUF	FAPUN3F	FAPUN6F	F4D0F	F6D0F	F7D0F	F8D0F	F10D0F	F12D0F	F13D0F	F14D0F	F15D0F	F15D0AIF	F16D0F	F16D0IF	F17D0F	F17D0AIF	F18D0F	F20D0F	F22D0F	F24D0F	F10D1F	F14D1F
		単位	(…g…)					(…g…)																			
10221	1419	＜魚類＞ にしん くん製	23.7	59.9	16.4	13.2	2.0	-	-	-	-	0	0.1	-	7.4	0.4	-	14.2	-	0.1	-	1.2	0.2	0.1	0	0	0.1
10222	1420	＜魚類＞ にしん かずのこ 生	26.2	28.8	45.0	42.4	2.6	-	-	-	-	-	-	-	2.9	0.3	-	20.6	-	Tr	-	2.3	0.1	-	-	-	0
10223	1421	＜魚類＞ にしん かずのこ 乾	29.6	26.0	44.4	42.2	1.7	-	-	-	-	0	0	-	4.4	0.3	-	22.2	-	0.1	-	2.4	Tr	0	0	0	Tr
10224	1422	＜魚類＞ にしん かずのこ 塩蔵 水戻し	34.9	30.3	34.8	32.3	2.2	-	-	-	-	0	Tr	-	3.0	0.4	-	28.4	-	0.2	-	2.8	Tr	0.1	0	0	Tr
10225	1423	＜魚類＞ はぜ 生	29.5	19.9	50.5	38.6	12.0	-	-	-	-	-	-	-	1.1	0.6	-	18.1	-	1.6	-	8.0	0.1	-	-	-	0.2
10226	1424	＜魚類＞ はぜ つくだ煮	34.8	20.7	44.5	30.4	12.8	-	-	-	-	0	0.2	-	3.5	0.8	-	20.0	-	1.5	-	7.6	0.3	0.3	0.5	0	0.3
10227	1425	＜魚類＞ はぜ 甘露煮	37.3	25.1	37.6	27.0	9.8	-	-	-	-	0	0.1	-	3.4	1.0	-	21.0	-	1.4	-	9.2	0.3	0.3	0.6	0	0.1
10228	1426	＜魚類＞ はたはた 生	21.7	46.3	32.0	25.8	5.8	-	-	-	-	0	Tr	0	2.4	0.4	0	15.5	0	0.8	0	2.3	0.1	Tr	Tr	0	0.1
10229	1427	＜魚類＞ はたはた 生干し	22.8	42.8	34.4	29.6	4.2	-	-	-	-	0	Tr	0	3.1	0.4	0	16.3	0	0.6	0	2.0	0.1	Tr	Tr	0	0.1
10230	1428	＜魚類＞ はまふえふき 生	37.4	26.8	35.8	20.8	14.9	-	-	-	-	0	0	-	1.9	0.8	-	24.3	-	1.1	-	9.0	0.4	0	0	0	Tr
10231	1429	＜魚類＞ はも 生	33.3	31.3	35.4	30.4	5.0	-	-	-	-	-	-	-	3.9	0.8	-	20.7	-	1.8	-	5.5	0.5	-	-	-	0.1
10233	1430	＜魚類＞ ひらまさ 生	31.9	33.7	34.4	30.3	4.1	-	-	-	-	0	0	-	3.6	0.6	-	20.0	-	0.8	-	6.6	0.4	0	0	0	Tr
10234	1431	＜魚類＞ ひらめ 天然 生	28.5	31.5	40.0	33.4	5.3	-	-	-	-	0	0.1	-	5.6	0.5	-	17.7	-	0.4	-	3.7	0.3	0.1	0.1	0	0.1
10235	1432	＜魚類＞ ひらめ 養殖 皮つき 生	27.4	32.7	40.0	30.4	8.5	-	-	-	-	0	0.1	-	4.3	0.6	-	18.2	-	0.5	-	3.4	0.2	0.1	0	0	0.1
10410	1433	＜魚類＞ ひらめ 養殖 皮なし 生	27.3	32.0	40.7	30.7	9.0	-	-	-	-	0	0.1	-	4.0	0.6	-	18.3	-	0.6	-	3.5	0.2	0.1	0	0	0.1
10236	1434	＜魚類＞ （ふぐ類） とらふぐ 養殖 生	29.1	19.1	51.8	43.4	8.4	-	-	-	-	0	0	-	0.8	0.3	-	19.3	-	0.5	-	7.9	0.3	0	0	0	Tr
10237	1435	＜魚類＞ （ふぐ類） まふぐ 生	27.6	17.9	54.5	45.5	9.0	-	-	-	-	0	0	-	0.4	0.3	-	17.1	-	0.5	-	9.0	0.2	0	0	0	0.1
10238	1436	＜魚類＞ ふな 生	26.7	37.4	35.8	26.0	6.1	-	-	-	-	Tr	0.1	-	3.6	Tr	-	18.3	-	0.6	-	3.9	0.1	0.1	0	0	0.2
10239	1437	＜魚類＞ ふな 水煮	27.2	39.0	33.7	24.0	6.4	-	-	-	-	Tr	0.1	-	3.4	Tr	-	19.4	-	0.5	-	3.7	0.1	Tr	0	0	0.2
10240	1438	＜魚類＞ ふな 甘露煮	26.1	27.9	46.0	14.2	31.2	-	-	-	-	0	0.1	-	1.8	0.8	-	16.2	-	1.3	-	5.3	0.3	0.2	0.1	0	0.1
10449	1439	＜魚類＞ ふな ふなずし	28.1	35.4	36.5	22.0	13.8	-	-	-	-	0	0.1	-	3.4	0.6	-	18.4	-	0.9	-	4.5	0.2	0.1	0.1	0	0.2
10241	1440	＜魚類＞ ぶり 成魚 生	35.4	34.9	29.8	26.8	3.0	-	-	-	-	-	-	-	5.9	0.6	-	21.0	-	1.6	-	6.0	0.3	-	-	-	0
10242	1441	＜魚類＞ ぶり 成魚 焼き	35.2	34.9	29.9	27.0	3.0	-	-	-	-	-	-	-	5.9	0.6	-	20.8	-	1.6	-	6.0	0.2	-	-	-	0
10243	1442	＜魚類＞ ぶり はまち 養殖 皮つき 生	30.9	45.4	23.8	14.6	8.4	-	-	-	-	0	Tr	-	4.4	0.6	-	19.7	-	0.7	-	4.8	0.4	0.2	0.1	0	0.1
10411	1443	＜魚類＞ ぶり はまち 養殖 皮なし 生	29.6	43.3	27.1	17.4	8.9	-	-	-	-	0	Tr	-	4.2	0.5	-	18.5	-	0.7	-	4.5	0.3	0.1	0.6	0	0.1
10244	1444	＜魚類＞ ほうぼう 生	33.7	36.4	29.9	25.7	4.2	-	-	-	-	-	-	-	3.1	0.5	-	22.0	-	1.2	-	6.7	0.2	-	-	-	Tr
10245	1445	＜魚類＞ ホキ 生	24.9	44.3	30.8	27.5	3.3	-	-	-	-	-	-	-	3.4	0.7	-	17.4	-	0	-	3.3	0.1	-	-	-	0.1
10246	1446	＜魚類＞ ほっけ 生	22.7	39.0	38.3	35.0	3.2	-	-	-	-	-	-	-	3.9	0.2	-	15.1	-	0.3	-	3.0	0.1	-	-	-	0
10247	1447	＜魚類＞ ほっけ 塩ほっけ	26.2	44.8	29.1	24.7	2.8	-	-	-	-	0	0.1	-	6.0	0.4	-	16.5	-	1.0	-	2.0	0.1	0.1	Tr	0	0.2
10248	1448	＜魚類＞ ほっけ 開き干し 生	25.2	43.9	30.9	27.0	2.5	-	-	-	-	0	0.1	-	5.8	0.4	-	16.2	-	0.7	-	1.9	0.1	0	0	0	0.3
10412	1449	＜魚類＞ ほっけ 開き干し 焼き	24.6	44.7	30.7	26.7	2.6	-	-	-	-	0	0.1	-	5.6	0.4	-	15.8	-	0.7	-	1.8	0.1	0	0	0	0.2
10249	1450	＜魚類＞ ぼら 生	28.5	33.9	37.7	33.1	4.6	-	-	-	-	-	-	-	7.1	0.4	-	17.6	-	0.5	-	2.5	0.4	-	-	-	Tr

5:1 ペンタデセン酸	16:1 パルミトレイン酸	17:1 ヘプタデセン酸	18:1 計	18:1 *n*-9 オレイン酸	18:1 *n*-7 シス-バクセン酸	20:1 イコセン酸	22:1 ドコセン酸	24:1 テトラコセン酸	16:2 ヘキサデカジエン酸	16:3 ヘキサデカトリエン酸	16:4 ヘキサデカテトラエン酸	18:2 *n*-6 リノール酸	18:3 *n*-3 α-リノレン酸	18:3 *n*-6 γ-リノレン酸	18:4 *n*-3 オクタデカテトラエン酸	20:2 *n*-6 イコサジエン酸	20:3 *n*-3 イコサトリエン酸	20:3 *n*-6 イコサトリエン酸	20:4 *n*-3 イコサテトラエン酸	20:4 *n*-6 アラキドン酸	20:5 *n*-3 イコサペンタエン酸	21:5 *n*-3 ヘンイコサペンタエン酸	22:2 ドコサジエン酸	22:4 *n*-6 ドコサテトラエン酸	22:5 *n*-3 ドコサペンタエン酸	22:5 *n*-6 ドコサペンタエン酸	22:6 *n*-3 ドコサヘキサエン酸	未同定物質	備考
脂肪酸総量100g当たり: 一価不飽和									多価不飽和																				
F15D1F	F16D1F	F17D1F	F18D1F	F18D1CN9F	F18D1CN7F	F20D1F	F22D1F	F24D1F	F16D2F	F16D3F	F16D4F	F18D2N6F	F18D3N3F	F18D3N6F	F18D4N3F	F20D2N6F	F20D3N3F	F20D3N6F	F20D4N3F	F20D4N6F	F20D5N3F	F21D5N3F	F22D2F	F22D4N6F	F22D5N3F	F22D5N6F	F22D6N3F	FAUNF	
(………														g														………)	
0	6.4	0.2	15.3	-	-	15.5	21.4	1.0	0.5	0.2	0.5	1.0	0.3	0.3	1.5	0.2	-	0.1	0.3	0.3	5.8	0.2	0	Tr	0.5	0.1	4.6	-	別名：かどいわし 廃棄部位：頭部、骨、ひれ等
-	5.9	1.0	19.9	-	-	1.2	0.4	0.2	-	-	-	0.9	0.8	-	0.6	Tr	-	0	0.4	1.7	12.7	-	0	-	1.0	0	26.9	0.2	別名：かどいわし
0	5.5	0.3	16.8	-	-	2.2	0.7	0.6	0.3	0.1	0.1	0.8	0.4	Tr	0.5	0.1	-	Tr	0.6	0.5	16.6	0.2	0	Tr	2.1	0.1	21.8	-	別名：かどいわし
0	5.8	0.4	22.4	-	-	0.8	0.3	0.6	0.2	0.1	0.1	0.9	0.5	Tr	0.6	0.1	-	0.1	0.4	1.0	11.8	0.1	0	0	1.0	0.1	17.9	-	別名：かどいわし
-	4.2	1.1	10.4	-	-	1.2	0.3	2.6	-	-	-	0.7	0.5	-	0.3	0.2	-	0.3	0.5	8.8	18.9	-	0	-	4.4	2.0	14.0	2.6	廃棄部位：頭部、内臓、骨、ひれ等 （三枚下ろし）
0	1.6	0.9	16.2	-	-	0.9	0.3	0.4	0.6	0.5	0.2	4.7	4.3	0.5	0.9	0.6	-	0.5	0.6	5.0	11.3	0.3	0	0.1	3.2	1.4	9.9	-	
0	7.3	0.8	14.6	-	-	1.5	0.6	0.2	0.4	0.3	0.1	3.6	2.8	0.3	1.2	0.5	-	0.3	0.5	4.1	9.7	0.4	0	Tr	3.0	1.0	9.5	-	
0	7.6	0.5	29.9	23.2	6.7	5.4	2.3	0.5	0.2	0.1	0.1	1.5	0.7	0.1	0.8	0.4	0.2	0.1	0.6	3.1	10.1	0.3	Tr	0.1	0.9	0.4	12.3	6.4	三枚におろしたもの
0	8.1	0.5	25.9	20.4	5.5	5.1	2.6	0.4	0.4	0.2	0.1	1.4	1.0	0.1	1.5	0.4	0.3	0.1	0.7	1.8	10.9	0.4	Tr	0.1	0.9	0.3	13.9	5.9	廃棄部位：頭部、骨、ひれ等
0	3.9	0.7	19.5	-	-	1.9	0.3	0.4	0	0	0	1.1	0.3	0	0.2	0.4	-	0.4	0.2	10.9	2.7	0	0	0	3.2	2.1	14.2	-	別名：たまみ 廃棄部位：頭部、内臓、骨、ひれ等 （三枚下ろし）
-	8.1	1.1	17.8	-	-	1.9	0.8	1.4	-	-	-	1.6	1.9	-	1.5	0.2	-	0.4	2.1	2.8	5.3	-	0	-	4.1	0	15.6	1.6	切り身
0	5.9	0.5	21.0	-	-	2.9	2.6	0.9	0	0	0	1.1	0.6	0	0.9	0.2	-	0.1	0.5	1.8	6.3	0	0	0	2.5	0.7	19.5	-	切り身
0	6.8	0.4	15.0	-	-	4.8	3.6	0.8	0.5	0.4	0.4	1.0	0.5	0.2	1.1	0.3	-	0.1	0.5	2.9	8.2	0.4	0	0.1	3.8	0.7	19.0	-	廃棄部位：頭部、内臓、骨、ひれ等 （五枚下ろし）
0	6.0	0.5	20.4	17.4	3.0	3.1	2.1	0.6	0.4	0.4	0.3	5.8	1.1	0	1.1	0.4	-	0.1	0.5	1.4	5.9	0.3	0	0.2	3.5	0.7	18.0	-	廃棄部位：頭部、内臓、骨、ひれ等 （五枚下ろし）
0	5.4	0.4	20.2	17.2	3.0	3.2	2.1	0.5	0.4	0.3	0.3	6.2	1.1	0	1.0	0.4	-	0.1	0.5	1.4	5.6	0.3	0	0.2	3.4	0.7	18.7	-	
0	2.1	0.3	13.5	-	-	1.6	1.0	0.6	0	0	0	1.7	0.3	0	0.2	0.3	-	0.2	0.3	4.8	9.5	0	0	0	5.0	1.4	28.1	-	切り身（皮なし）
0	1.4	0.3	13.1	-	-	1.8	0.6	0.6	0	0	0	1.1	0.2	0	0.1	0.4	-	0.1	0.3	6.2	5.8	0	0	0	5.1	1.2	34.0	-	切り身（皮なし）
0	12.9	0.8	21.1	-	-	1.9	0.4	0.1	1.6	1.7	0.4	2.5	3.8	0.3	2.3	0.3	-	0.3	1.1	2.1	9.7	0.5	0	Tr	3.0	0.6	5.6	-	廃棄部位：頭部、内臓、骨、ひれ等 （三枚下ろし）
0	13.0	0.7	22.8	-	-	1.9	0.4	0.1	1.6	1.5	0.2	2.7	3.8	0.3	1.9	0.3	-	0.3	0.9	2.1	9.0	0.4	0	Tr	2.7	0.6	5.4	-	内臓等を除去後水煮したもの 廃棄部位：頭部、骨、ひれ等
0	4.9	0.9	19.7	-	-	1.9	0.4	0.1	0.3	0.2	0.1	26.2	6.2	0.5	0.9	0.6	-	0.5	0.5	2.6	2.5	0.1	0	Tr	0.9	0.7	3.1	-	
0	10.4	0.7	20.9	15.6	5.3	2.6	0.4	0.2	0.5	0.2	0	5.0	2.7	0	1.0	0.9	-	0.5	0.7	5.2	6.1	0.3	0	0.7	2.7	1.5	8.6	15.3	廃棄部位：頭部、ひれ、尾 試料：魚の表面に付着した飯をヘラ等で軽く拭ったもの
-	7.3	1.0	19.0	-	-	3.8	2.4	1.4	-	-	-	1.5	0.8	-	1.6	0.1	-	0.1	0.7	1.3	7.5	-	0	-	2.5	0	13.8	1.7	切り身
-	7.3	1.0	19.0	-	-	3.8	2.4	1.4	-	-	-	1.5	0.8	-	1.6	0.1	-	0.1	0.7	1.3	7.6	-	0	-	2.6	0	13.7	1.8	切り身
0	5.6	0.5	27.0	23.6	3.4	6.2	5.2	0.7	0.3	0.2	0.2	6.9	0.9	0	0.9	0.3	-	0.1	0.5	0.7	3.5	0.2	0	0.2	1.5	0.3	7.1	-	切り身
0	5.3	0.4	25.8	22.6	3.2	6.0	4.9	0.7	0.3	0.2	0.2	7.2	1.0	0	1.0	0.3	-	0.2	0.5	0.7	4.1	0.2	0	0.2	1.8	0.3	8.7	-	
-	8.7	0.9	24.1	-	-	1.3	0.2	1.2	-	-	-	0.6	0.2	-	0.9	Tr	-	0.2	0.3	2.7	6.5	-	0	-	2.9	0.7	14.8	1.2	廃棄部位：頭部、内臓、骨、ひれ等 （三枚下ろし）
-	5.8	1.2	25.1	-	-	7.1	3.1	1.9	-	-	-	1.5	0.7	-	0.7	0.2	-	0.2	1.0	1.5	6.1	-	0	-	1.4	0	17.6	0.7	切り身
-	7.6	1.1	17.6	-	-	5.8	5.5	1.4	-	-	-	1.2	0.5	-	1.5	0.2	-	0.1	0.5	1.8	14.6	-	0	-	0.9	0	17.1	1.4	廃棄部位：頭部、内臓、骨、ひれ等 （三枚下ろし）
0	9.8	0.3	21.9	-	-	6.2	5.7	0.7	0.7	0.3	0.6	1.3	0.8	0.1	1.7	0.2	-	0.1	0.4	0.9	12.0	0.4	0	0	0.6	0.1	8.8	-	廃棄部位：骨、ひれ、皮等
0	10.0	0.3	20.1	15.7	4.4	6.8	5.9	0.5	0.5	0.3	0.5	1.3	1.0	0	2.9	0.2	-	0.1	0.5	0.8	12.1	0.4	0	0	0.6	0.1	9.4	-	廃棄部位：頭部、骨、ひれ等
0	10.1	0.3	21.4	16.8	4.6	6.6	5.5	0.6	0.6	0.3	0.6	1.3	1.0	0	2.7	0.2	-	0.1	0.5	0.9	11.9	0.4	0	0	0.6	0.1	9.5	-	廃棄部位：頭部、骨、ひれ等
-	13.2	1.7	14.5	-	-	2.4	1.0	1.0	-	-	-	3.2	1.0	-	1.9	Tr	-	0.2	1.0	1.2	9.0	-	0	-	5.9	0	14.3	3.0	廃棄部位：頭部、内臓、骨、ひれ等 （三枚下ろし）

10 魚介類

食品番号	索引番号	食品名	飽和	一価不飽和	多価不飽和	n-3系 多価不飽和	n-6系 多価不飽和	4:0 酪酸	6:0 ヘキサン酸	7:0 ヘプタン酸	8:0 オクタン酸	10:0 デカン酸	12:0 ラウリン酸	13:0 トリデカン酸	14:0 ミリスチン酸	15:0 ペンタデカン酸	15:0 ant ペンタデカン酸	16:0 パルミチン酸	16:0 iso パルミチン酸	17:0 ヘプタデカン酸	17:0 ant ヘプタデカン酸	18:0 ステアリン酸	20:0 アラキジン酸	22:0 ベヘン酸	24:0 リグノセリン酸	10:1 デセン酸	14:1 ミリストレイン酸
								脂肪酸総量100g当たり																			
								飽和																		一価不飽和	
		成分識別子	FASATF	FAMSF	FAPUF	FAPUN3F	FAPUN6F	F4D0F	F6D0F	F7D0F	F8D0F	F10D0F	F12D0F	F13D0F	F14D0F	F15D0F	F15D0AIF	F16D0F	F16D0IF	F17D0F	F17D0AIF	F18D0F	F20D0F	F22D0F	F24D0F	F10D1F	F14D1F
		単位	(g)					(g)																			
10250	1451	<魚類> ぼら からすみ	18.8	40.2	41.0	31.4	7.8	-	-	-	-	0	0	-	1.7	0.7	-	12.0	-	0.5	-	3.5	0.2	0.1	0.1	0	Tr
10251	1452	<魚類> ほんもろこ 生	26.3	39.7	34.0	22.4	11.6	-	-	-	-	0	0	-	4.3	0.7	-	16.5	-	0.6	-	4.0	0.2	0	0	0	0.2
10252	1453	<魚類> (まぐろ類) きはだ 生	36.0	21.1	42.9	35.0	7.2	-	-	-	-	0	0.1	0	2.8	0.8	0	23.1	0	1.1	0	7.1	0.5	0.3	0.2	0	Tr
10253	1454	<魚類> (まぐろ類) くろまぐろ 天然 赤身 生	33.5	40.0	26.5	23.0	3.5	-	-	-	-	-	-	-	2.7	0.4	-	19.2	-	1.6	-	9.4	0.2	-	-	-	0
10254	1455	<魚類> (まぐろ類) くろまぐろ 天然 脂身 生	26.3	45.3	28.4	25.8	2.7	-	-	-	-	-	-	-	4.0	0.4	-	15.5	-	1.2	-	4.9	0.2	-	-	-	0.1
10450	1456	<魚類> (まぐろ類) くろまぐろ 養殖 赤身 生	27.0	39.5	33.5	29.1	4.2	-	-	-	-	0	Tr	-	3.8	0.5	-	15.8	-	0.9	-	5.5	0.3	0.1	0.1	0	Tr
10451	1457	<魚類> (まぐろ類) くろまぐろ 養殖 赤身 水煮	29.5	41.5	29.1	24.8	4.0	-	-	-	-	-	Tr	-	4.0	0.6	-	17.2	-	1.0	-	6.0	0.4	0.2	0.1	0	Tr
10452	1458	<魚類> (まぐろ類) くろまぐろ 養殖 赤身 蒸し	29.7	42.7	27.6	23.4	3.9	-	-	-	-	-	Tr	-	4.1	0.6	-	17.2	-	1.0	-	6.1	0.4	0.2	0.1	0	Tr
10453	1459	<魚類> (まぐろ類) くろまぐろ 養殖 赤身 電子レンジ調理	28.4	41.1	30.6	26.3	4.1	-	-	-	-	-	Tr	-	4.0	0.6	-	16.5	-	0.8	-	5.8	0.4	0.2	0.1	0	Tr
10454	1460	<魚類> (まぐろ類) くろまぐろ 養殖 赤身 焼き	28.3	40.5	31.1	26.8	4.1	-	-	-	-	-	Tr	-	3.9	0.6	-	16.5	-	0.9	-	5.8	0.4	0.1	0.1	0	Tr
10455	1461	<魚類> (まぐろ類) くろまぐろ 養殖 赤身 ソテー	25.0	42.3	32.7	26.3	6.2	-	-	-	-	-	Tr	-	3.2	0.5	-	14.6	-	0.8	-	5.3	0.4	0.2	0.1	0	Tr
10456	1462	<魚類> (まぐろ類) くろまぐろ 養殖 赤身 天ぷら	19.0	50.2	30.7	20.2	10.5	-	-	-	-	-	Tr	-	2.2	0.3	-	11.0	-	0.5	-	4.1	0.5	0.2	0.1	0	Tr
10255	1463	<魚類> (まぐろ類) びんなが 生	26.7	32.8	40.4	35.5	4.6	-	-	-	-	0	Tr	0	3.0	0.6	0	16.3	0	0.8	0	5.6	0.2	0.1	0.1	0	0.1
10256	1464	<魚類> (まぐろ類) みなみまぐろ 赤身 生	28.8	24.4	46.8	39.9	5.6	-	-	-	-	Tr	0.1	0	0.7	0.4	0	18.3	0	0.8	0	7.9	0.2	0.3	0.1	0	0
10257	1465	<魚類> (まぐろ類) みなみまぐろ 脂身 生	24.9	43.6	31.5	27.8	3.4	-	-	-	-	0	Tr	0	2.6	0.6	0	15.2	0	0.7	0	5.5	0.2	0.1	Tr	0	Tr
10258	1466	<魚類> (まぐろ類) めじまぐろ 生	30.0	27.3	42.8	37.5	4.6	-	-	-	-	0	Tr	-	3.7	0.8	-	17.7	-	1.0	-	6.2	0.3	0.2	0.1	0	0.1
10425	1467	<魚類> (まぐろ類) めばち 赤身 生	30.6	33.9	35.5	30.6	4.6	-	-	-	-	0	Tr	0	1.8	0.6	0	20.6	0	0.8	0	6.3	0.3	0.2	0.1	0	0.1
10426	1468	<魚類> (まぐろ類) めばち 脂身 生	27.5	40.6	32.0	27.6	4.2	-	-	-	-	0	Tr	0	2.1	0.5	0	18.6	0	0.7	0	5.0	0.3	0.2	0.1	0	0.1
10260	1469	<魚類> (まぐろ類) 缶詰 水煮 フレーク ライト	37.7	23.9	38.4	31.4	6.9	-	-	-	-	0	Tr	-	2.1	1.0	-	22.9	-	3.0	-	8.0	0.3	0.2	0.2	0	Tr
10261	1470	<魚類> (まぐろ類) 缶詰 水煮 フレーク ホワイト	30.9	34.1	35.0	29.7	5.1	-	-	-	-	Tr	Tr	-	3.2	0.7	-	20.2	-	1.3	-	4.9	0.3	0.2	Tr	0	Tr
10262	1471	<魚類> (まぐろ類) 缶詰 味付け フレーク	33.0	27.9	39.1	32.5	6.4	-	-	-	-	Tr	Tr	-	2.9	0.9	-	20.0	-	2.0	-	6.6	0.3	0.2	0.1	0	Tr
10263	1472	<魚類> (まぐろ類) 缶詰 油漬 フレーク ライト	16.5	23.8	59.6	6.9	52.7	-	-	-	-	0	0	-	0.1	Tr	-	11.2	-	0.1	-	4.3	0.4	0.3	0.1	0	0

脂肪酸総量100 g 当たり																													備考
一価不飽和									多価不飽和																			未同定物質	
15:1	16:1	17:1	18:1			20:1	22:1	24:1	16:2	16:3	16:4	18:2 n-6	18:3 n-3	18:3 n-6	18:4 n-3	20:2 n-6	20:3 n-3	20:3 n-6	20:4 n-3	20:4 n-6	20:5 n-3	21:5 n-3	22:2	22:4 n-6	22:5 n-3	22:5 n-6	22:6 n-3		
ペンタデセン酸	パルミトレイン酸	ヘプタデセン酸	計	n-9 オレイン酸	n-7 シス-バクセン酸	イコセン酸	ドコセン酸	テトラコセン酸	ヘキサデカジエン酸	ヘキサデカトリエン酸	ヘキサデカテトラエン酸	リノール酸	α-リノレン酸	γ-リノレン酸	オクタデカテトラエン酸	イコサジエン酸	イコサトリエン酸	イコサトリエン酸	イコサテトラエン酸	アラキドン酸	イコサペンタエン酸	ヘンイコサペンタエン酸	ドコサジエン酸	ドコサテトラエン酸	ドコサペンタエン酸	ドコサペンタエン酸	ドコサヘキサエン酸		
F15D1F	F16D1F	F17D1F	F18D1F	F18D1CN9F	F18D1CN7F	F20D1F	F22D1F	F24D1F	F16D2F	F16D3F	F16D4F	F18D2N6F	F18D3N3F	F18D3N6F	F18D4N3F	F20D2N6F	F20D3N3F	F20D3N6F	F20D4N3F	F20D4N6F	F20D5N3F	F21D5N3F	F22D2F	F22D4N6F	F22D5N3F	F22D5N6F	F22D6N3F	FAUNF	
(g)																													
0	21.3	1.8	16.5	-	-	0.3	0.2	0.1	1.0	0.3	0.6	2.2	1.1	0.9	1.3	0.2	-	0.5	1.6	3.3	7.4	0.5	0	0.1	6.0	0.5	13.6	-	
0	13.1	0.8	24.3	-	-	1.1	0.1	0.1	0	0	0	4.4	4.5	0	1.1	0.6	-	0.6	2.4	5.2	6.4	0	0	0	2.4	0.8	5.5	-	別名：もろこ 魚体全体
0	3.5	0.5	14.8	12.5	2.3	1.1	0.7	0.6	0.2	0.2	0.3	1.1	0.5	0.1	0.5	0.2	0	0.1	0.4	3.0	5.4	0.2	0	0.4	1.5	2.3	26.4	8.1	別名：きはだまぐろ、きわだ 切り身（皮なし）
-	3.6	0.9	25.4	-	-	4.4	4.4	1.3	-	-	-	1.1	0.4	-	0.8	0.2	-	0.1	0.6	2.2	3.6	-	0	-	1.5	0	16.0	6.8	別名：まぐろ、ほんまぐろ、しび 切り身（皮なし）
-	4.4	0.9	20.7	-	-	7.9	9.8	1.5	-	-	-	1.5	1.0	-	2.1	0.3	-	0.1	0.7	0.8	6.4	-	0	-	1.4	0	14.2	0.6	別名：まぐろ、ほんまぐろ、しび、とろ 切り身（皮なし）
0	3.1	0.4	17.5	14.7	2.8	9.3	8.3	0.9	0.2	Tr	0	1.5	1.0	0.1	2.3	0.3	-	0.1	0.7	1.3	6.6	0.3	0	0.3	2.0	0.6	16.2	8.0	別名：まぐろ、ほんまぐろ、しび 蓄養を含む 切り身
0	3.3	0.4	19.0	16.0	3.0	9.3	8.3	1.0	0.2	0.1	0	1.4	1.0	0.1	2.0	0.3	-	0.1	0.7	1.3	5.6	0.3	0	0.2	1.8	0.6	13.4	8.3	別名：まぐろ、ほんまぐろ、しび 蓄養を含む 切り身
0	3.4	0.4	19.1	16.1	3.0	9.9	8.9	1.0	0.2	0.1	0	1.5	1.0	0.1	2.0	0.3	-	0.1	0.6	1.2	5.4	0.3	0	0.2	1.7	0.6	12.5	8.2	別名：まぐろ、ほんまぐろ、しび 蓄養を含む 切り身
0	3.2	0.4	18.4	15.5	2.9	9.5	8.5	1.0	0.2	Tr	0	1.5	1.0	0.1	2.1	0.3	-	0.1	0.7	1.3	6.0	0.3	0	0.3	1.9	0.6	14.4	8.0	別名：まぐろ、ほんまぐろ、しび 蓄養を含む 切り身
0	3.3	0.4	18.7	15.8	2.9	9.1	8.1	0.9	0.2	0.1	0	1.5	1.0	0.1	2.1	0.3	-	0.1	0.7	1.3	6.1	0.3	0	0.3	1.9	0.6	14.6	7.7	別名：まぐろ、ほんまぐろ、しび 蓄養を含む 切り身
0	2.8	0.4	24.4	21.5	2.9	7.5	6.4	0.8	0.2	0.1	0	3.6	2.0	0.1	1.8	0.2	-	0.1	0.6	1.3	5.7	0.3	0	0.2	1.8	0.6	14.1	6.5	別名：まぐろ、ほんまぐろ、しび 蓄養を含む 切り身 植物油（なたね油）
0	1.9	0.3	37.1	34.2	2.9	5.7	4.6	0.6	0	0.1	0	8.8	4.5	0.1	1.2	0.2	-	0.1	0.4	0.8	3.7	0.2	0	0.2	1.1	0.4	9.1	4.8	別名：まぐろ、ほんまぐろ、しび 蓄養を含む 切り身 植物油（なたね油）
0	2.9	0.5	16.5	14.1	2.4	6.5	5.5	0.9	0.1	0.1	0.1	1.2	0.5	0.2	1.3	0.3	0.2	0.1	0.7	1.6	7.5	0.3	Tr	0.2	1.6	0.8	23.5	7.8	別名：びんちょう、とんぼ、びんながまぐろ 切り身（皮なし）
0	1.3	0.2	17.6	15.8	1.8	2.7	1.9	0.7	0.1	0	1.3	1.0	0.2	0	0.2	0.2	0	0.1	0.4	3.1	5.0	0.1	0	0.2	1.3	1.0	32.7	11.4	別名：インドまぐろ 切り身（皮なし）
0	3.9	0.5	27.6	24.3	3.3	6.7	3.9	0.9	0.1	0.1	0.1	1.2	0.4	0.1	0.9	0.3	0.2	0.2	1.0	1.0	6.6	0.3	Tr	0.3	1.7	0.4	16.6	7.9	別名：インドまぐろ、とろ 切り身（皮なし）
0	4.0	0.4	14.7	-	-	3.9	3.2	0.9	0.3	0.2	0.2	1.4	0.9	0.2	1.6	0.3	-	0.1	0.6	1.7	8.6	0.4	Tr	0.1	1.9	0.7	23.4	-	くろまぐろの幼魚 別名：まめじ 切り身（皮なし）
0	3.8	0.6	25.2	22.4	2.7	2.4	0.9	1.0	0.1	Tr	0.1	0.8	0.3	0	0.3	0.2	0.2	0.1	0.4	2.1	5.0	0.1	Tr	0.3	1.4	1.1	22.9	6.7	別名：ばちまぐろ、めばちまぐろ 切り身（皮なし）
0	4.5	0.7	29.8	26.8	3.0	3.3	1.3	0.9	0.1	Tr	Tr	0.7	0.3	0	0.3	0.3	0.2	0.1	0.4	1.8	5.0	0.1	Tr	0.3	1.6	0.9	19.8	6.0	別名：ばちまぐろ、めばちまぐろ、とろ 切り身（皮なし）
0	3.9	0.7	17.6	-	-	1.2	0.3	0.3	0.1	0	0	1.0	0.3	0	0.5	0.3	-	0.2	0.4	2.7	4.1	0.1	0	0.4	1.2	2.3	24.8	-	別名：ツナ缶 原材料：きはだ 液汁を含んだもの
0	4.1	0.6	20.2	-	-	4.7	4.4	Tr	0.2	0	0	2.0	0.6	0	1.0	0.3	-	0.1	0.5	1.4	5.4	0.2	0	0.5	1.0	0.8	21.0	-	別名：ツナ缶 材料：びんなが 液汁を含んだもの
0	4.2	0.7	16.9	-	-	3.5	2.4	0.2	0.1	0	0	2.5	0.8	0	1.3	0.3	-	0.1	0.6	1.9	5.8	0.2	0	0.3	1.2	1.3	22.7	-	別名：ツナ缶 液汁を含んだもの
0	0.2	0.1	23.1	-	-	0.4	0.1	0	Tr	0	0	52.6	6.4	0	0.1	0.1	-	0	0	0.1	0.1	0	0	0	Tr	Tr	0.3	-	別名：ツナ缶 原材料：きはだ 液汁を含んだもの

食品番号	索引番号	食品名	脂肪酸総量100g当たり																								
			飽和	一価不飽和	多価不飽和	n-3系 多価不飽和	n-6系 多価不飽和	飽和																		一価不飽和	
								4:0 酪酸	6:0 ヘキサン酸	7:0 ヘプタン酸	8:0 オクタン酸	10:0 デカン酸	12:0 ラウリン酸	13:0 トリデカン酸	14:0 ミリスチン酸	15:0 ペンタデカン酸	15:0 ant ペンタデカン酸	16:0 パルミチン酸	16:0 iso パルミチン酸	17:0 ヘプタデカン酸	17:0 ant ヘプタデカン酸	18:0 ステアリン酸	20:0 アラキジン酸	22:0 ベヘン酸	24:0 リグノセリン酸	10:1 デセン酸	14:1 ミリストレイン酸
		成分識別子	FASATF	FAMSF	FAPUF	FAPUN3F	FAPUN6F	F4D0F	F6D0F	F7D0F	F8D0F	F10D0F	F12D0F	F13D0F	F14D0F	F15D0F	F15D0AIF	F16D0F	F16D0IF	F17D0F	F17D0AIF	F18D0F	F20D0F	F22D0F	F24D0F	F10D1F	F14D1F
		単位	(g)					(g)																			
10264	1473	＜魚類＞ （まぐろ類） 缶詰 油漬 フレーク ホワイト	23.3	20.4	56.4	2.6	53.7	-	-	-	-	-	-	-	0.8	Tr	-	19.6	-	0.2	-	2.7	0	-	-	-	0
10265	1474	＜魚類＞ マジェランあいなめ 生	22.1	70.9	7.0	5.3	1.6	-	-	-	-	0	0	-	4.3	0.3	-	13.1	-	0.2	-	4.1	0.2	0	0	0	0.2
10266	1475	＜魚類＞ まながつお 生	40.8	42.8	16.3	13.2	3.0	-	-	-	-	0	0.1	-	5.4	0.6	-	27.7	-	0.7	-	5.6	0.5	0.2	0.1	0	0.1
10232	1476	＜魚類＞ みなみくろたち 生	30.2	28.0	41.8	38.3	3.5	-	-	-	-	-	-	-	5.7	0.8	-	19.1	-	0.9	-	3.4	0.2	-	-	-	0.5
10267	1477	＜魚類＞ みなみだら 生	25.4	17.6	56.9	51.9	4.9	-	-	-	-	0	0	-	1.1	0.3	-	20.3	-	0.2	-	3.5	Tr	0	Tr	0	0
10268	1478	＜魚類＞ むつ 生	15.3	77.4	7.3	5.7	1.4	-	-	-	-	0	Tr	-	2.4	0.2	-	8.8	-	0.7	-	2.7	0.3	0.1	0.1	0	0.1
10269	1479	＜魚類＞ むつ 水煮	15.5	76.9	7.6	5.9	1.5	-	-	-	-	0	Tr	-	2.4	0.2	-	9.0	-	0.7	-	2.7	0.3	0.1	0.1	0	0.1
10270	1480	＜魚類＞ めじな 生	35.8	33.3	30.8	25.8	5.1	-	-	-	-	0	0	-	4.7	0.8	-	23.5	-	0.8	-	5.4	0.6	0	0	0	0.1
10271	1481	＜魚類＞ めばる 生	29.8	34.5	35.7	32.8	2.9	-	-	-	-	-	-	-	4.9	0.5	-	19.7	-	0.1	-	4.4	0.2	-	-	-	0.1
10272	1482	＜魚類＞ メルルーサ 生	24.1	34.1	41.8	38.5	3.3	-	-	-	-	-	-	-	2.4	0.3	-	17.1	-	0.4	-	3.7	0.1	-	-	-	Tr
10273	1483	＜魚類＞ やつめうなぎ 生	20.9	53.2	25.9	21.1	4.1	-	-	-	-	0	0.2	-	3.7	0.4	-	14.2	-	0.2	-	2.1	Tr	0	0	0	0.1
10274	1484	＜魚類＞ やつめうなぎ 干しやつめ	28.3	39.4	32.3	28.7	3.6	-	-	-	-	-	-	-	7.5	0.4	-	17.3	-	0.7	-	2.2	0.1	-	-	-	0
10275	1485	＜魚類＞ やまめ 養殖 生	26.1	39.7	34.2	20.9	12.7	-	-	-	-	0	Tr	-	3.1	0.3	-	17.8	-	0.2	-	4.4	0.1	0.1	0.1	0	0.1
10276	1486	＜魚類＞ わかさぎ 生	24.9	27.2	48.0	39.0	7.8	-	-	-	-	0	0.1	-	3.3	0.5	-	17.0	-	0.4	-	3.1	0.1	0.1	0.1	0	0.1
10277	1487	＜魚類＞ わかさぎ つくだ煮	29.6	24.3	46.0	31.5	13.8	-	-	-	-	Tr	0.1	-	3.9	0.6	-	19.0	-	1.0	-	4.5	0.2	0.2	0.2	0	0.1
10278	1488	＜魚類＞ わかさぎ あめ煮	32.6	18.8	48.6	33.8	14.1	-	-	-	-	0	0	-	4.3	0.6	-	21.2	-	0.9	-	5.0	0.2	0.2	0.2	0	0.1
10279	1489	＜貝類＞ あかがい 生	34.9	17.3	47.8	39.5	7.8	-	-	-	-	Tr	0	-	1.6	0.4	-	19.6	-	2.2	-	10.1	0.4	0.2	0.2	0	0.2
10280	1490	＜貝類＞ あげまき 生	31.8	23.2	45.0	39.5	5.5	-	-	-	-	0	0	-	3.7	1.0	-	20.1	-	1.1	-	5.7	0.2	0	0	0	0
10281	1491	＜貝類＞ あさり 生	30.0	19.2	50.8	38.6	12.2	-	-	-	-	0	0	-	0.9	0.6	-	14.8	-	1.9	-	11.4	0.3	0	0	0	0
10282	1492	＜貝類＞ あさり つくだ煮	31.8	21.3	46.9	38.0	6.9	-	-	-	-	0	Tr	-	3.2	0.6	-	19.7	-	1.1	-	6.4	0.3	0.1	0.1	0	Tr
10283	1493	＜貝類＞ あさり 缶詰 水煮	39.4	24.2	36.4	26.9	9.5	-	-	-	-	-	-	-	4.0	1.7	-	22.1	-	2.5	-	8.6	0.5	-	-	-	0
10284	1494	＜貝類＞ あさり 缶詰 味付け	28.0	27.5	44.5	34.6	7.0	-	-	-	-	0	Tr	-	2.3	0.7	-	17.2	-	1.8	-	5.6	0.3	0.1	0.1	0	Tr
10427	1495	＜貝類＞ あわび くろあわび 生	36.8	22.2	40.9	18.9	22.1	-	-	-	-	0	0.1	0	5.7	1.4	0	21.7	0	0.9	0	6.3	0.8	0	0	0	0
10428	1496	＜貝類＞ あわび まだかあわび 生	35.0	24.2	40.8	25.6	15.2	-	-	-	-	0	Tr	-	3.7	1.3	-	21.3	-	1.9	-	6.7	0.1	0	0	0	Tr
10429	1497	＜貝類＞ あわび めがいあわび 生	35.8	24.2	40.0	20.2	19.7	-	-	-	-	0	Tr	-	5.6	0.9	-	21.4	-	1.0	-	6.6	0.2	0	0	0	Tr
10286	1498	＜貝類＞ あわび 干し	37.7	23.1	39.2	21.5	17.1	-	-	-	-	0	Tr	-	5.6	1.1	-	22.7	-	1.1	-	6.9	0.1	0.1	0	0	0
10287	1499	＜貝類＞ あわび 塩辛	36.9	35.9	27.3	14.1	13.1	-	-	-	-	0	0.2	-	8.0	0.8	-	23.6	-	0.5	-	3.7	0.2	0	0	0	0.4
10288	1500	＜貝類＞ あわび 水煮缶詰	27.2	24.8	47.9	22.3	11.8	-	-	-	-	0	0	-	3.1	0.7	-	14.1	-	1.0	-	6.8	1.6	0	0	0	0
10289	1501	＜貝類＞ いがい 生	32.3	15.8	51.9	42.4	8.9	-	-	-	-	0	0.1	0	3.4	0.9	0	21.5	0	1.7	0	4.6	0.2	0	0	0	0.1
10290	1502	＜貝類＞ いたやがい 養殖 生	32.3	17.0	50.7	44.2	6.5	-	-	-	-	0	0	-	4.0	0.7	-	18.0	-	1.3	-	7.5	0.7	0	0	0	0
10291	1503	＜貝類＞ エスカルゴ 水煮缶詰	20.9	17.9	61.2	9.4	50.9	-	-	-	-	0	0	-	0.3	0.4	-	6.3	-	1.3	-	11.9	0.4	0	0.3	0	0

脂肪酸総量100g当たり																													備考
	一価不飽和								多価不飽和																				
1	16:1	17:1	18:1			20:1	22:1	24:1	16:2	16:3	16:4	18:2 n-6	18:3 n-3	18:3 n-6	18:4 n-3	20:2 n-6	20:3 n-3	20:3 n-6	20:4 n-3	20:4 n-6	20:5 n-3	21:5 n-3	22:2	22:4 n-6	22:5 n-3	22:5 n-6	22:6 n-3		
	パルミトレイン酸	ヘプタデセン酸	計	n-9 オレイン酸	n-7 シス-バクセン酸	イコセン酸	ドコセン酸	テトラコセン酸	ヘキサデカジエン酸	ヘキサデカトリエン酸	ヘキサデカテトラエン酸	リノール酸	α-リノレン酸	γ-リノレン酸	オクタデカテトラエン酸	イコサジエン酸	イコサトリエン酸	イコサトリエン酸	イコサテトラエン酸	アラキドン酸	イコサペンタエン酸	ヘンイコサペンタエン酸	ドコサジエン酸	ドコサテトラエン酸	ドコサペンタエン酸	ドコサペンタエン酸	ドコサヘキサエン酸	未同定物質	
	F16D1F	F17D1F	F18D1F	F18D1CN9F	F18D1CN7F	F20D1F	F22D1F	F24D1F	F16D2F	F16D3F	F16D4F	F18D2N6F	F18D3N3F	F18D3N6F	F18D4N3F	F20D2N6F	F20D3N3F	F20D3N6F	F20D4N3F	F20D4N6F	F20D5N3F	F21D5N3F	F22D2F	F22D4N6F	F22D5N3F	F22D5N6F	F22D6N3F	FAUNF	
………g………)																													
-	0.8	Tr	19.4	-	-	0.1	0	0	-	-	-	53.7	0.4	-	0.1	0	-	0	0	0	0.4	-	0	-	0	0	1.8	0.7	別名：ツナ缶 原材料：びんなが 液汁を含んだもの
0	8.3	0.4	42.8	-	-	10.8	6.7	1.7	0	0	0	1.0	0.3	0	0.6	0.2	-	0.1	0.4	0.3	1.8	0	Tr	0	0.3	0	1.9	-	別名：メロ、おおくち、マゼランあいなめ 切り身
0	5.4	0.4	32.3	-	-	2.7	1.3	0.7	0.1	Tr	Tr	0.4	0.3	0.1	0.1	0.2	-	0.1	0.3	1.5	2.6	0.1	0	Tr	2.7	0.8	7.0	-	廃棄部位：頭部、内臓、骨、ひれ等 （三枚下ろし）
-	4.6	1.5	18.9	-	-	1.0	0.5	0.9	-	-	-	2.3	1.3	-	3.6	0.1	-	0.1	1.3	0.9	12.7	-	0	-	2.7	0	16.7	0.6	別名：バラクータ、みなみおおすみやき、おおしびかます 切り身
0	1.6	0.2	12.2	-	-	2.2	0.7	0.7	0.1	Tr	Tr	1.7	0.6	0.1	0.9	0.2	-	0.1	0.7	2.4	13.0	0.3	0	0	1.6	0.5	34.8	-	切り身
0	4.2	0.3	25.6	-	-	19.9	24.9	2.5	0.1	0.1	Tr	0.6	0.2	Tr	0.2	0.1	-	0.1	0.4	0.4	1.2	0.1	0	Tr	0.7	0.1	2.9	-	切り身
0	4.1	0.3	25.8	-	-	19.6	24.6	2.4	0.1	0.1	Tr	0.6	0.2	Tr	0.2	0.1	-	0.1	0.4	0.5	1.2	0.1	0	Tr	0.7	0.1	3.1	-	切り身
0	8.1	0.5	21.5	-	-	1.7	0.9	0.7	0	0	0	0.7	0.5	0	0.4	0.3	-	0.2	0.6	2.6	6.1	0	0	0	4.5	1.3	13.7	-	別名：ぐれ 切り身
-	10.6	0.9	18.6	-	-	2.1	1.0	1.3	-	-	-	1.0	0.3	-	1.0	0.2	-	0.1	0.6	1.6	14.0	-	0	-	2.0	0	14.8	0.9	廃棄部位：頭部、内臓、骨、ひれ等 （三枚下ろし）
-	5.7	1.0	19.2	-	-	4.9	1.7	1.6	-	-	-	1.4	0.6	-	1.1	0.2	-	0.1	0.7	1.7	10.4	-	0	-	1.9	0	23.8	0.7	別名：ヘイク 切り身 廃棄部位：皮
0	9.1	0.7	37.3	-	-	4.8	1.1	0.1	0.3	0.2	0.2	1.6	0.9	0.1	1.1	0.2	-	0.1	0.6	1.8	8.6	0.4	0	Tr	1.3	0.1	8.3	-	試料：かわやつめ 廃棄部位：頭部、内臓、骨、ひれ等
-	11.2	1.3	22.9	-	-	3.0	0.5	0.5	-	-	-	2.5	1.0	-	2.5	0	-	0.1	1.1	1.0	9.5	-	0	-	2.4	0	12.2	1.0	試料：かわやつめ 内臓を含んだもの 廃棄部位：頭部、皮等
0	6.4	0.3	27.2	-	-	3.3	2.0	0.5	0.2	0.1	0.2	10.7	1.0	0.1	0.5	0.5	-	0.3	0.6	0.8	3.6	0.3	0	Tr	1.6	0.2	13.3	-	別名：やまべ 廃棄部位：頭部、内臓、骨、ひれ等 （三枚下ろし）
0	8.2	0.5	16.4	-	-	0.8	0.5	0.7	0.5	0.3	0.4	2.6	2.1	0.2	1.5	0.3	-	0.1	0.6	3.5	11.5	0.3	0	0.1	2.2	1.0	20.9	-	
0	6.7	0.6	15.6	-	-	0.4	0.1	0.7	0.5	0.2	0.1	4.8	4.0	0.2	1.4	0.4	-	0.2	0.8	5.2	9.0	0.3	0	0	2.6	2.9	13.3	-	
0	5.2	0.5	11.5	-	-	0.6	0.1	0.8	0.3	0.2	0.1	5.2	3.5	0.2	1.6	0.5	-	0.2	0.7	4.6	9.6	0.4	0	Tr	2.4	3.5	15.7	-	
0	2.9	0.4	6.1	-	-	6.9	0.8	0.1	0.3	0	0.2	1.3	0.4	0.1	0.8	0.2	-	0.3	0.3	5.1	16.4	1.3	0	0	2.3	0.8	18.1	-	廃棄部位：貝殻及び内臓
0	10.7	0.4	8.3	-	-	3.1	0.3	0.3	0	0	0	1.1	1.2	0	2.6	1.0	-	0.4	1.2	2.4	22.2	0	0	0	1.8	0.7	10.5	-	廃棄部位：貝殻
0	2.8	0.3	7.8	-	-	8.4	0	0	0	0	0	1.0	0.7	0	0.9	2.6	-	0.3	0.6	5.9	7.9	0.6	0	0	4.3	2.3	23.7	-	廃棄部位：貝殻
0	8.4	0.2	8.6	-	-	3.5	0.4	0.1	0.7	0.8	0.4	1.1	0.8	0.2	2.0	1.6	-	0.4	0.9	2.9	17.5	1.6	0	0	1.9	0.7	13.4	-	
-	7.2	1.3	8.0	-	-	5.1	Tr	2.6	-	-	-	1.0	0.7	-	1.4	2.2	-	0.5	4.1	4.4	9.2	-	0	-	1.5	1.5	9.9	3.3	液汁を除いたもの
0	10.6	0.8	9.5	-	-	6.2	0.3	0	0.8	0	0	1.7	1.1	0.2	2.5	1.8	-	0.5	1.0	1.7	16.3	1.5	2.1	0.5	1.4	0.6	10.9	-	液汁を除いたもの
0	1.2	0.2	14.8	6.4	8.4	5.9	0.1	0	0	0	0	1.1	1.7	0	0.5	0.3	0	0.2	0.2	16.0	6.8	0	0	4.5	9.7	0	0.1	18.1	廃棄部位：貝殻及び内蔵
0	2.0	0.7	18.8	-	-	2.2	0.4	0	Tr	0	0	1.1	1.3	0.1	0.5	0.3	-	0.2	0.2	13.4	9.3	0	0	0	13.9	0	0.4	-	廃棄部位：貝殻及び内蔵
0	1.6	0.4	16.2	-	-	5.2	0.8	0	Tr	0	0	1.5	1.6	0.1	0.9	0.3	-	0.2	0.3	17.7	7.3	0	0	0	9.5	0	0.6	-	廃棄部位：貝殻及び内蔵
0	1.2	0.3	15.4	-	-	5.9	0.3	0	Tr	0.1	0	2.3	1.6	0.2	0.4	0.4	-	0.3	0.2	13.9	8.7	0.5	0.4	0.1	9.9	Tr	0.2	-	
0	5.3	0.3	22.4	-	-	7.2	0.3	0	0.1	Tr	0	3.1	2.0	0.4	1.0	0.7	-	0.5	0.5	8.4	6.8	0	0	0	3.7	0	0.2	-	
0	2.1	0.5	11.8	-	-	3.4	7.1	0	0	0	10.8	0.9	1.0	0	0.4	0.5	-	0.3	0.2	10.0	7.0	0.7	3.1	0	11.3	0	1.7	-	液汁を除いたもの
0	6.1	0.1	4.8	2.2	2.6	4.7	0	0	0.4	0.1	0.2	2.5	1.7	0.3	1.8	0.7	0	0.2	0.4	3.8	16.9	0.5	0	0.4	1.4	1.0	19.7	23.4	別名：ムール貝 廃棄部位：貝殻、足糸等
0	7.6	0.1	7.4	-	-	1.7	0.2	0.1	0	0	0	1.9	1.9	0	4.4	0.7	-	0.5	0.8	2.7	17.7	0	0	0	1.0	0.8	18.3	-	別名：しゃくしがい 廃棄部位：貝殻
0	0.1	0.2	14.7	-	-	2.7	0.2	0	0.9	0	0	18.5	3.9	0	0	14.3	-	1.5	0.2	16.7	3.8	0	0	0	1.5	0	0	-	液汁を除いたもの

食品番号	索引番号	食品名	脂肪酸総量100g当たり 飽和	一価不飽和	多価不飽和	n-3系 多価不飽和	n-6系 多価不飽和	飽和 4:0 酪酸	6:0 ヘキサン酸	7:0 ヘプタン酸	8:0 オクタン酸	10:0 デカン酸	12:0 ラウリン酸	13:0 トリデカン酸	14:0 ミリスチン酸	15:0 ペンタデカン酸	15:0 ant ペンタデカン酸	16:0 パルミチン酸	16:0 iso パルミチン酸	17:0 ヘプタデカン酸	17:0 ant ヘプタデカン酸	18:0 ステアリン酸	20:0 アラキジン酸	22:0 ベヘン酸	24:0 リグノセリン酸	一価不飽和 10:1 デセン酸	14:1 ミリストレイン酸
		成分識別子	FASATF	FAMSF	FAPUF	FAPUN3F	FAPUN6F	F4D0F	F6D0F	F7D0F	F8D0F	F10D0F	F12D0F	F13D0F	F14D0F	F15D0F	F15D0AIF	F16D0F	F16D0IF	F17D0F	F17D0AIF	F18D0F	F20D0F	F22D0F	F24D0F	F10D1F	F14D1F
		単位	(………… g …………)					(………… g …………)																			
10292	1504	＜貝類＞ かき 養殖 生	33.4	17.1	49.6	43.1	5.7	-	-	-	-	0	Tr	0	4.0	0.9	0	21.5	0	1.8	0	4.3	0.5	0.2	0.2	0	0.1
10293	1505	＜貝類＞ かき 養殖 水煮	30.4	16.1	53.5	46.9	5.9	-	-	-	-	0	Tr	0	3.6	0.8	0	19.7	0	1.7	0	4.0	0.4	0.1	0.1	0	0.1
10430	1506	＜貝類＞ かき 養殖 フライ	10.6	57.1	32.3	14.1	18.1	-	-	-	-	0	Tr	0	0.5	0.1	0	6.5	0	0.2	0	2.2	0.6	0.3	0.1	0	0
10294	1507	＜貝類＞ かき くん製油漬缶詰	29.7	18.9	51.3	5.3	45.8	-	-	-	-	0	0.1	-	2.4	0.3	-	24.3	-	0.2	-	2.2	0.1	Tr	0.1	0	Tr
10295	1508	＜貝類＞ さざえ 生	40.0	15.6	44.4	19.7	24.2	-	-	-	-	0	0	-	3.6	2.4	-	26.0	-	2.3	-	5.6	0.1	0	0	0	0
10296	1509	＜貝類＞ さざえ 焼き	39.7	15.4	45.0	19.7	24.8	-	-	-	-	0	0	-	3.6	2.4	-	25.9	-	2.3	-	5.5	0.1	0	0	0	0
10318	1510	＜貝類＞ さるぼう 味付け缶詰	29.3	25.2	45.5	37.4	4.8	-	-	-	-	0	0.1	-	5.0	0.4	-	15.9	-	2.2	-	5.2	0.2	0.2	0.1	0	0.1
10297	1511	＜貝類＞ しじみ 生	42.3	24.8	32.9	24.4	6.5	-	-	-	-	0	0.1	-	4.1	0.9	-	28.0	-	2.2	-	6.5	0.3	0.1	0.1	0	0
10413	1512	＜貝類＞ しじみ 水煮	37.7	23.3	39.1	30.0	7.2	-	-	-	-	0	Tr	-	3.6	0.8	-	25.3	-	1.5	-	5.8	0.3	0.1	0.1	0	0
10298	1513	＜貝類＞ たいらがい 貝柱 生	28.6	11.1	60.3	50.9	8.6	-	-	-	-	0	0	-	0.9	0.7	-	19.0	-	1.9	-	6.1	0	0	0	0	0
10299	1514	＜貝類＞ たにし 生	25.1	31.5	43.4	14.3	29.1	-	-	-	-	0	0	-	1.9	2.2	-	12.4	-	2.5	-	5.8	0.2	0.1	0	0	0
10300	1515	＜貝類＞ つぶ 生	23.9	18.2	58.0	47.4	10.5	-	-	-	-	0	0	-	2.3	0.3	-	8.6	-	0.8	-	11.8	0	0	0	0	0
10301	1516	＜貝類＞ とこぶし 生	35.4	26.0	38.6	15.6	15.5	-	-	-	-	-	-	-	3.7	1.1	-	20.9	-	1.9	-	7.7	0.2	-	-	-	0
10303	1517	＜貝類＞ とりがい 斧足 生	51.9	25.0	23.1	18.6	4.0	-	-	-	-	0	0	-	7.3	1.1	-	24.1	-	2.2	-	16.6	0.3	0.2	0	0	0
10304	1518	＜貝類＞ ばい 生	23.5	15.6	60.9	47.1	13.9	-	-	-	-	0	0	-	3.1	0.3	-	8.5	-	1.0	-	10.6	0	0	0	0	0
10305	1519	＜貝類＞ ばかがい 生	35.3	20.6	44.1	33.4	10.2	-	-	-	-	0	0	-	2.8	0.8	-	19.7	-	1.5	-	10.2	0.3	0	0	0	0
10306	1520	＜貝類＞ （はまぐり類） はまぐり 生	33.7	19.1	47.2	37.2	9.2	-	-	-	-	0	0	-	2.7	0.6	-	22.1	-	1.9	-	5.8	0.3	0.2	0.1	0	0.1
10307	1521	＜貝類＞ （はまぐり類） はまぐり 水煮	32.5	18.1	49.3	39.1	9.5	-	-	-	-	0	0	-	2.4	0.5	-	21.2	-	1.8	-	6.0	0.3	0.2	0.1	0	Tr
10308	1522	＜貝類＞ （はまぐり類） はまぐり 焼き	33.7	18.6	47.7	37.6	9.4	-	-	-	-	0	0	-	2.5	0.6	-	21.9	-	1.9	-	6.2	0.3	0.3	0.1	0	Tr
10309	1523	＜貝類＞ （はまぐり類） はまぐり つくだ煮	33.9	23.1	42.9	34.6	7.4	-	-	-	-	Tr	Tr	-	3.1	0.6	-	22.5	-	1.4	-	5.9	0.2	0.1	0.1	0	0.2
10310	1524	＜貝類＞ （はまぐり類） ちょうせんはまぐり 生	35.7	18.7	45.6	36.7	8.2	-	-	-	-	Tr	0.1	0	3.7	0.6	0	24.0	0	1.3	0	5.6	0.2	0.1	0.1	0	0.1
10311	1525	＜貝類＞ ほたてがい 生	42.4	21.9	35.7	29.4	2.5	-	-	-	-	0	0.1	-	9.7	0.5	-	24.9	-	0.9	-	6.1	0.1	0.2	0	0	0.2
10312	1526	＜貝類＞ ほたてがい 水煮	37.5	21.0	41.5	34.8	2.5	-	-	-	-	0	0.1	-	8.0	0.5	-	21.9	-	0.7	-	6.0	0.1	0.2	0	0	0.1
10313	1527	＜貝類＞ ほたてがい 貝柱 生	26.6	13.3	60.1	51.5	6.9	-	-	-	-	0	Tr	-	2.1	1.0	-	16.2	-	0.8	-	6.5	Tr	0	0	0	0
10414	1528	＜貝類＞ ほたてがい 貝柱 焼き	27.3	13.0	59.7	51.3	6.6	-	-	-	-	0	Tr	-	2.2	1.0	-	17.2	-	0.8	-	6.1	Tr	0	0	0	0
10314	1529	＜貝類＞ ほたてがい 貝柱 煮干し	30.2	12.1	57.7	51.5	5.9	-	-	-	-	0	0	-	2.9	0.8	-	18.3	-	0.8	-	7.3	0.1	0	Tr	0	0
10315	1530	＜貝類＞ ほたてがい 貝柱 水煮缶詰	30.9	15.3	53.8	46.3	6.6	-	-	-	-	0	Tr	-	2.5	0.8	-	17.4	-	1.7	-	8.0	0.2	0.1	0.1	0	0
10316	1531	＜貝類＞ ほっきがい 生	33.2	34.8	32.0	26.3	5.7	-	-	-	-	-	-	-	2.9	1.1	-	16.8	-	1.3	-	10.9	0.3	-	-	-	0
10317	1532	＜貝類＞ みるがい 水管 生	37.6	17.6	44.8	35.4	9.4	-	-	-	-	0	0	-	4.1	1.2	-	23.4	-	Tr	-	8.4	0.5	0	0	0	0

脂肪酸総量100 g 当たり																													
一価不飽和									多価不飽和																				備考
15:1	16:1	17:1	18:1			20:1	22:1	24:1	16:2	16:3	16:4	18:2	18:3	18:3	18:4	20:2	20:3	20:3	20:4	20:4	20:5	21:5	22:2	22:4	22:5	22:5	22:6		
				n-9	n-7							n-6	n-3	n-6	n-3	n-6	n-3	n-6	n-3	n-6	n-3	n-3		n-6	n-3	n-6	n-3		
ペンタデセン酸	パルミトレイン酸	ヘプタデセン酸	計	オレイン酸	シス－バクセン酸	イコセン酸	ドコセン酸	テトラコセン酸	ヘキサデカジエン酸	ヘキサデカトリエン酸	ヘキサデカテトラエン酸	リノール酸	α－リノレン酸	γ－リノレン酸	オクタデカテトラエン酸	イコサジエン酸	イコサトリエン酸	イコサトリエン酸	イコサテトラエン酸	アラキドン酸	イコサペンタエン酸	ヘンイコサペンタエン酸	ドコサジエン酸	ドコサテトラエン酸	ドコサペンタエン酸	ドコサペンタエン酸	ドコサヘキサエン酸	未同定物質	
F15D1F	F16D1F	F17D1F	F18D1F	F18D1CN9F	F18D1CN7F	F20D1F	F22D1F	F24D1F	F16D2F	F16D3F	F16D4F	F18D2N6F	F18D3N3F	F18D3N6F	F18D4N3F	F20D2N6F	F20D3N3F	F20D3N6F	F20D4N3F	F20D4N6F	F20D5N3F	F21D5N3F	F22D2F	F22D4N6F	F22D5N3F	F22D5N6F	F22D6N3F	FAUNF	
(……g……)																													
0	3.4	0.3	10.7	4.1	6.6	2.5	0.1	0.1	0.4	0.2	0.1	1.8	2.1	0.3	4.2	0.3	0	0.2	0.7	2.3	18.9	1.1	0	0.2	1.1	0.6	14.9	20.7	試料：まがき 廃棄部位：貝殻
0	3.2	0.3	9.9	4.0	5.9	2.4	0.2	0.1	0.4	0.2	0.1	1.8	2.1	0.2	4.3	0.3	0	0.2	0.8	2.5	20.9	1.2	0	0.2	1.1	0.6	16.5	19.7	試料：まがき むき身
0	0.6	0.1	54.9	51.7	3.1	1.3	Tr	0.2	0.1	0.1	Tr	17.5	8.3	0	0.6	0.1	0	Tr	0.1	0.3	2.7	0.2	0	Tr	0.1	0.1	2.1	3.6	試料：まがき むき身
0	2.0	0.2	16.0	-	-	0.6	0.1	0	0	0	0.3	45.6	1.2	0	0.6	0	-	0	Tr	0.2	2.6	0	0	0	0	0	0.9	-	試料：まがき 液汁を含んだもの
0	0.9	0.6	10.4	-	-	3.3	0.4	0	0	0.4	0	4.9	1.6	0.2	0.5	0.2	-	0.4	0.3	17.9	4.2	0.9	0	0.1	11.7	0.5	0.5	-	廃棄部位：貝殻及び内臓
0	0.9	0.5	10.2	-	-	3.4	0.4	0	0	0.4	0	5.1	1.5	0.2	0.5	0.1	-	0.4	0.3	18.7	4.2	0.9	0	0.1	11.9	0.1	0.3	-	廃棄部位：貝殻及び内臓
0	11.4	2.0	6.5	-	-	4.8	0.3	Tr	0.7	0	0	2.0	2.0	0.3	5.3	0.1	-	0	0.5	1.8	19.4	1.0	2.6	0.1	0.7	0.4	8.6	-	別名：もがい、赤貝（さるぼう）味付け缶詰 液汁を除いたもの
0	9.0	0.3	9.0	4.0	5.0	6.4	0.1	0	0.4	0.2	Tr	1.9	2.7	0	2.0	1.0	-	0.3	0.5	1.8	7.1	0.6	1.3	0.6	2.3	0.9	9.2	-	廃棄部位：貝殻
0	8.5	0.3	8.3	3.6	4.7	6.0	0.1	0	0.4	0.2	0.1	1.9	2.8	0	2.3	1.0	-	0.3	0.6	2.1	8.9	0.7	1.2	0.7	2.8	1.1	11.7	-	廃棄部位：貝殻
0	1.0	0.3	5.0	-	-	4.7	0.1	0	0	0.8	0	1.2	0.6	0.1	0.8	1.2	-	0.2	0.5	4.5	18.6	2.9	0	0	2.4	1.5	25.2	-	別名：たいらぎ（標準和名）
0	3.8	2.2	11.6	-	-	12.9	1.0	0	0	0	0	8.7	7.3	0.4	0.3	4.7	-	0.6	0.5	13.0	3.7	0	0	0	0.9	1.8	1.5	-	試料：まるたにし、ひめたにし 廃棄部位：貝殻
0	0.7	0.2	9.7	-	-	6.9	0.7	0	0	0	0	2.0	0.7	0	0.2	4.8	-	0	0.7	3.7	26.2	0.8	0	0	10.2	0	8.6	-	別名：ばい 試料：えぞぼら、ひめえぞぼら、えぞばい むき身
-	1.5	0.3	13.8	-	-	4.4	0	6.0	-	-	-	1.2	0.5	-	0.5	0.5	-	0.3	0	13.6	5.6	-	7.5	-	8.9	0	0.2	1.9	廃棄部位：貝殻及び内臓
0	8.1	0.4	8.8	-	-	7.3	0.5	0	0.2	0.3	0	0.4	0.3	0	0.6	1.7	-	0.2	0.8	1.1	8.9	1.3	0	0	1.7	0.5	5.0	-	
0	0.5	0.2	7.9	-	-	6.4	0.5	0	0	0	0	1.9	0.3	0	Tr	5.2	-	0	0.3	6.7	29.0	0	0	0	8.5	0	8.9	-	別名：つぶ 試料：ちじみえぞぼら、おおえっちゅうばい等 廃棄部位：貝殻及び内臓
0	4.2	0.4	7.3	-	-	8.4	0.4	0	0.1	0.4	0	0.8	0.2	0.2	0.5	3.1	-	0.8	0.4	3.9	9.8	1.0	0	0	3.7	1.5	17.7	-	別名：あおやぎ 廃棄部位：貝殻及び内臓
0	6.9	0.3	7.4	-	-	3.8	0.6	0	0.2	0.4	0.1	1.1	1.7	0.2	2.2	2.1	-	0.5	0.9	4.3	11.6	2.1	0	Tr	2.5	1.1	16.2	-	廃棄部位：貝殻
0	6.1	0.3	7.0	-	-	4.2	0.5	0	0.2	0.4	0.1	0.9	1.3	0.1	2.0	2.1	-	0.5	0.8	4.6	12.2	2.2	0	Tr	2.8	1.2	17.7	-	廃棄部位：貝殻
0	6.3	0.3	7.2	-	-	4.2	0.6	0	0.2	0.4	0.1	1.0	1.4	0.2	2.0	2.0	-	0.5	0.8	4.5	12.1	2.1	0	Tr	2.7	1.1	16.5	-	液汁を含んだもの 廃棄部位：貝殻
0	11.2	0.3	7.3	-	-	3.9	0.2	0	0.4	0.3	0.2	1.0	1.1	0.2	1.7	1.6	-	0.5	0.9	3.3	15.3	1.2	0	Tr	2.2	0.8	12.2	-	
0	7.7	0.2	7.8	2.9	4.9	2.8	0.1	0	0.4	0.2	0.2	0.7	0.7	0	1.6	1.4	0.2	0.5	0.7	3.6	15.6	1.4	0	1.3	2.4	0.7	14.1	22.7	廃棄部位：貝殻
0	9.7	0.3	8.8	-	-	2.4	0.5	0	0.8	1.0	1.8	0.6	0.8	0.1	2.3	0.3	-	0.2	0.5	0.9	19.6	0.9	0	0	0.3	0.5	5.1	-	廃棄部位：貝殻
0	8.8	0.3	8.6	-	-	2.5	0.6	0	0.9	1.2	2.2	0.6	0.3	0.2	2.8	0.3	-	0.1	0.6	1.1	23.6	1.1	0	0	0.4	0.2	6.2	-	廃棄部位：貝殻
0	1.7	0.3	6.0	2.6	3.5	5.2	0.1	0	Tr	0	1.6	0.6	0.3	0	0.6	0.5	-	0.2	0.2	4.5	24.8	0.9	0	0.3	1.2	0.7	23.5	-	
0	1.4	0.1	5.8	2.2	3.7	5.7	0.1	0	Tr	0	1.7	0.6	0.3	0	0.6	0.5	-	0.2	0.2	4.3	24.0	0.9	0	0.3	1.2	0.7	24.2	-	
0	2.3	0.1	6.4	-	-	3.0	0.3	Tr	0.1	0.2	0.1	0.8	0.2	0.1	0.7	0.5	-	0.1	0.2	3.9	25.1	1.0	0	0	1.0	0.5	23.1	-	
0	2.6	0.6	6.1	-	-	5.3	0.6	0	0.1	0	0	1.0	0.4	0.1	1.1	0.6	-	0.2	0.3	3.6	22.7	1.0	0.9	0.6	0.9	0.5	20.0	-	液汁を除いたもの
-	4.3	0.2	6.1	-	-	19.3	0.1	4.7	-	-	-	0.1	0.3	-	1.4	1.3	-	0.3	0.8	4.0	12.4	-	0	-	3.5	0	7.8	2.2	別名：うばがい（標準和名） 廃棄部位：貝殻
0	2.0	0.3	7.2	-	-	7.6	0.5	0	0	0	0	0.7	0.3	0.1	0.7	2.7	-	0.6	0.4	3.9	7.1	1.9	0	0	6.0	1.4	19.0	-	別名：みるくい（標準和名） 廃棄部位：貝殻及び内臓

10 魚介類

食品番号	索引番号	食品名	脂肪酸総量100g当たり																								
								飽和																		一価不飽和	
						n-3系	n-6系	4:0	6:0	7:0	8:0	10:0	12:0	13:0	14:0	15:0	15:0 ant	16:0	16:0 iso	17:0	17:0 ant	18:0	20:0	22:0	24:0	10:1	14:1
			飽和	一価不飽和	多価不飽和	多価不飽和	多価不飽和	酪酸	ヘキサン酸	ヘプタン酸	オクタン酸	デカン酸	ラウリン酸	トリデカン酸	ミリスチン酸	ペンタデカン酸	ペンタデカン酸	パルミチン酸	パルミチン酸	ヘプタデカン酸	ヘプタデカン酸	ステアリン酸	アラキジン酸	ベヘン酸	リグノセリン酸	デセン酸	ミリストレイン酸
		成分識別子	FASATF	FAMSF	FAPUF	FAPUN3F	FAPUN6F	F4D0F	F6D0F	F7D0F	F8D0F	F10D0F	F12D0F	F13D0F	F14D0F	F15D0F	F15D0AIF	F16D0F	F16D0IF	F17D0F	F17D0AIF	F18D0F	F20D0F	F22D0F	F24D0F	F10D1F	F14D1F
		単位	(g)					(g)																			
10319	1533	＜えび・かに類＞ (えび類) あまえび 生	23.4	29.3	47.3	41.6	5.4	-	-	-	-	Tr	0.2	0	1.6	0.5	0	18.2	0	0.6	0	2.2	0.1	0.1	0	0	Tr
10320	1534	＜えび・かに類＞ (えび類) いせえび 生	24.5	22.8	52.7	37.8	14.9	-	-	-	-	-	-	-	0.8	0.4	-	12.3	-	1.9	-	9.0	0.2	-	-	-	0
10321	1535	＜えび・かに類＞ (えび類) くるまえび 養殖 生	30.0	21.6	48.4	33.2	15.1	-	-	-	-	0	Tr	-	0.8	0.5	-	18.6	-	1.3	-	7.9	0.2	0.2	0.4	0	0
10322	1536	＜えび・かに類＞ (えび類) くるまえび 養殖 ゆで	29.7	21.3	49.0	33.7	15.2	-	-	-	-	0	Tr	-	0.7	0.5	-	18.0	-	1.4	-	8.6	0.2	0.2	0.1	0	0
10323	1537	＜えび・かに類＞ (えび類) くるまえび 養殖 焼き	30.7	21.7	47.5	32.5	15.0	-	-	-	-	0	0	-	0.7	0.5	-	18.1	-	1.4	-	9.2	0.3	0.3	0.2	0	0
10431	1538	＜えび・かに類＞ (えび類) さくらえび 生	30.6	29.2	40.2	33.4	6.5	-	-	-	-	Tr	Tr	0	1.8	0.7	0	20.2	0	1.3	0	5.4	0.5	0.5	0.2	0	0
10324	1539	＜えび・かに類＞ (えび類) さくらえび ゆで	28.9	33.7	37.5	31.6	5.9	-	-	-	-	-	-	-	2.0	0.6	-	19.2	-	1.2	-	5.6	0.3	-	-	-	0.1
10325	1540	＜えび・かに類＞ (えび類) さくらえび 素干し	30.1	31.8	38.1	30.8	7.1	-	-	-	-	0	0	-	2.1	0.7	-	19.5	-	1.0	-	5.5	0.3	0.7	0.3	0	0
10326	1541	＜えび・かに類＞ (えび類) さくらえび 煮干し	33.0	31.5	35.5	29.6	5.7	-	-	-	-	0	0	-	1.9	0.8	-	22.3	-	1.3	-	5.5	0.4	0.6	0.3	0	0
10327	1542	＜えび・かに類＞ (えび類) 大正えび 生	29.7	28.9	41.4	31.1	10.2	-	-	-	-	0	Tr	-	1.2	0.9	-	16.7	-	1.8	-	8.4	0.2	0.4	0.1	0	Tr
10328	1543	＜えび・かに類＞ (えび類) しばえび 生	33.9	21.5	44.6	36.8	7.5	-	-	-	-	0	Tr	-	1.6	0.9	-	19.5	-	1.7	-	9.4	0.4	0.3	0.1	0	0
10415	1544	＜えび・かに類＞ (えび類) バナメイえび 養殖 生	32.8	18.1	49.1	27.0	22.1	-	-	-	-	0	0	-	0.5	0.5	-	19.3	-	1.4	-	10.5	0.3	0.2	0.1	0	0
10416	1545	＜えび・かに類＞ (えび類) バナメイえび 養殖 天ぷら	8.6	63.9	27.5	8.7	18.7	-	-	-	-	0	0	-	0.1	0.1	-	4.9	-	0.1	-	2.4	0.6	0.3	0.2	0	0
10329	1546	＜えび・かに類＞ (えび類) ブラックタイガー 養殖 生	31.7	20.4	47.9	30.5	17.5	-	-	-	-	0	0	-	0.4	0.3	-	19.8	-	1.1	-	9.7	0.3	0	0	0	0
10330	1547	＜えび・かに類＞ (えび類) 加工品 干しえび	38.0	28.1	33.9	24.5	9.1	-	-	-	-	0	0.1	-	2.3	1.3	-	20.5	-	2.2	-	10.1	0.6	0.7	0.3	0	Tr
10331	1548	＜えび・かに類＞ (えび類) 加工品 つくだ煮	30.2	29.2	40.6	23.1	16.8	-	-	-	-	0	0	-	2.6	0.8	-	18.6	-	1.2	-	6.1	0.4	0.3	0.2	0	0.1
10332	1549	＜えび・かに類＞ (かに類) がざみ 生	27.9	35.2	36.9	28.5	8.3	-	-	-	-	-	-	-	3.0	1.6	-	14.7	-	1.6	-	6.8	0.2	-	-	-	0
10333	1550	＜えび・かに類＞ (かに類) 毛がに 生	19.1	22.6	58.3	53.2	5.0	-	-	-	-	0	Tr	-	0.4	0.4	-	13.7	-	0.6	-	3.8	0.1	0.1	0	0	Tr
10334	1551	＜えび・かに類＞ (かに類) 毛がに ゆで	18.7	22.5	58.7	54.6	4.1	-	-	-	-	0	Tr	-	0.3	0.3	-	14.0	-	0.5	-	3.4	0.1	0.1	0	0	Tr
10335	1552	＜えび・かに類＞ (かに類) ずわいがに 生	15.0	26.6	58.4	49.3	8.9	-	-	-	-	0	Tr	-	0.2	0.2	-	11.0	-	0.8	-	2.7	0.1	Tr	0	0	Tr
10336	1553	＜えび・かに類＞ (かに類) ずわいがに ゆで	15.6	27.7	56.6	47.7	8.8	-	-	-	-	0	Tr	-	0.2	0.2	-	11.7	-	0.7	-	2.8	0.1	Tr	0	0	Tr
10337	1554	＜えび・かに類＞ (かに類) ずわいがに 水煮缶詰	20.9	27.1	52.0	42.7	8.3	-	-	-	-	0	Tr	-	0.3	0.2	-	14.0	-	1.6	-	4.3	0.1	0.3	Tr	0	0
10338	1555	＜えび・かに類＞ (かに類) たらばがに 生	18.8	26.2	55.0	46.7	7.9	-	-	-	-	Tr	0.1	0	0.9	0.6	0	12.5	0	0.7	0	3.8	0.1	Tr	0	0	0
10339	1556	＜えび・かに類＞ (かに類) たらばがに ゆで	18.1	28.4	53.5	46.8	6.0	-	-	-	-	Tr	Tr	0	1.0	0.5	0	11.4	0	0.6	0	4.2	0.2	0.1	0	0	0
10340	1557	＜えび・かに類＞ (かに類) たらばがに 水煮缶詰	19.9	28.5	51.5	45.1	6.2	-	-	-	-	Tr	Tr	-	0.9	0.5	-	12.9	-	1.2	-	4.1	0.1	0.1	0.1	0	Tr
10341	1558	＜えび・かに類＞ (かに類) 加工品 がん漬	33.2	23.2	43.6	18.5	24.2	-	-	-	-	0	0	-	2.7	1.8	-	18.8	-	4.4	-	4.9	0.2	0.2	0.2	0	0

脂肪酸総量100 g当たり																													
一価不飽和									多価不飽和																				
15:1	16:1	17:1	18:1			20:1	22:1	24:1	16:2	16:3	16:4	18:2	18:3	18:3	18:4	20:2	20:3	20:3	20:4	20:4	20:5	21:5	22:2	22:4	22:5	22:5	22:6		
				n-9	*n*-7							*n*-6	*n*-3	*n*-6	*n*-3	*n*-6	*n*-3	*n*-6	*n*-3	*n*-6	*n*-3	*n*-3		*n*-6	*n*-3	*n*-6	*n*-3		
ペンタデセン酸	パルミトレイン酸	ヘプタデセン酸	計	オレイン酸	シス-バクセン酸	イコセン酸	ドコセン酸	テトラコセン酸	ヘキサデカジエン酸	ヘキサデカトリエン酸	ヘキサデカテトラエン酸	リノール酸	α-リノレン酸	γ-リノレン酸	オクタデカテトラエン酸	イコサジエン酸	イコサトリエン酸	イコサトリエン酸	イコサテトラエン酸	アラキドン酸	イコサペンタエン酸	ヘンイコサペンタエン酸	ドコサジエン酸	ドコサテトラエン酸	ドコサペンタエン酸	ドコサペンタエン酸	ドコサヘキサエン酸	未同定物質	備考
F15D1F	F16D1F	F17D1F	F18D1F	F18D1CN9F	F18D1CN7F	F20D1F	F22D1F	F24D1F	F16D2F	F16D3F	F16D4F	F18D2N6F	F18D3N3F	F18D3N6F	F18D4N3F	F20D2N6F	F20D3N3F	F20D3N6F	F20D4N3F	F20D4N6F	F20D5N3F	F21D5N3F	F22D2F	F22D4N6F	F22D5N3F	F22D5N6F	F22D6N3F	FAUNF	
(………g………)																													
0	6.1	0.6	20.4	13.3	7.1	1.3	0.6	0.3	0.1	0	0.1	1.1	0.5	0.1	0.2	0.2	0	0.1	0.2	3.4	21.2	0.2	0	0.2	0.8	0.3	18.5	8.0	別名：ほっこくあかえび（標準和名） 廃棄部位：頭部、殻、内臓、尾部等
-	4.4	0.3	15.7	-	-	1.4	0.2	0.8	-	-	-	1.7	0.3	-	0.3	1.0	-	0.1	0.3	12.2	21.9	-	0	-	1.2	0	13.7	1.9	廃棄部位：頭部、殻、内臓、尾部等
0	2.7	0.4	16.0	-	-	1.7	0.5	0.3	Tr	Tr	0	10.6	1.0	Tr	0.2	0.6	-	0.1	0.2	3.4	13.6	0.2	0	0	0.6	0.4	17.4	-	廃棄部位：頭部、殻、内臓、尾部等
0	2.5	0.4	15.7	-	-	1.8	0.5	0.3	0.1	Tr	0	10.5	0.9	Tr	0.2	0.7	-	0.1	0.2	3.5	13.3	0.2	0	0	0.8	0.4	18.1	-	廃棄部位：頭部、殻、内臓、尾部等
0	2.6	0.4	15.9	-	-	1.8	0.6	0.4	Tr	Tr	0	10.3	0.9	0	0.2	0.7	-	0.1	0.2	3.6	13.3	0.2	0	0	0.8	0.3	16.9	-	廃棄部位：頭部、殻、内臓、尾部等
0	6.7	0.8	18.1	15.5	2.6	2.1	0.7	0.9	0.2	Tr	Tr	1.7	1.2	0	0.7	0.6	0.2	0.2	0.4	3.3	12.6	0.3	0	0.1	0.7	0.7	17.3	8.3	殻付き
-	8.2	2.2	18.5	-	-	2.1	0.9	1.6	-	-	-	1.7	0.9	-	0.4	0.5	-	0.4	0.4	3.3	13.5	-	0	-	0.8	0	15.5	1.3	殻つき
0	8.6	0.7	18.7	-	-	2.6	0.5	0.7	0.2	0.1	0	1.6	1.1	0.2	0.6	0.5	-	0.2	0.5	3.7	12.0	0.2	0	0	0.6	0.9	15.7	-	殻つき
0	6.9	0.9	19.3	-	-	2.7	0.9	0.9	0.2	0	0.1	1.8	1.4	0.1	0.7	0.5	-	0.1	0.4	2.7	12.0	0.2	0	0	0.5	0.5	14.3	-	殻つき
0	9.7	1.5	15.8	-	-	1.5	0.2	0.1	0.1	0	0.1	1.1	0.4	0.1	0.2	0.7	-	0.2	0.2	7.1	15.3	0.3	0	0	1.6	1.0	13.1	-	別名：こうらいえび（標準和名） 廃棄部位：頭部、殻、内臓、尾部等
0	6.6	0.7	12.5	-	-	1.2	0.2	0.3	0.2	0.1	Tr	1.3	0.9	0.1	0.8	0.7	-	0.1	0.4	4.9	17.0	0.3	0	0	1.2	0.4	16.2	-	廃棄部位：頭部、殻、内臓、尾部等
0	1.2	0.2	16.0	13.6	2.4	0.5	0	0.1	0	0	0.1	15.5	0.9	0	Tr	1.5	-	0.1	0.1	4.4	11.9	0.1	0	Tr	0.6	0.5	13.4	-	廃棄部位：頭部、殻、内臓、尾部等
0	0.3	0	62.4	59.3	3.1	1.2	0	0.2	0	0	0	18.3	7.3	0	0	0.1	-	0	0	0.3	0.7	0	0	0	Tr	0	0.8	-	頭部、殻、内臓等除いたもの 廃棄部位：殻及び尾部 揚げ油：なたね油
0	1.2	0.3	16.5	-	-	1.8	0.3	0.2	0	0	0	12.7	0.6	0	0.1	0.8	-	0.1	0.2	3.6	12.8	0	0	0	0.6	0.3	16.2	-	別名：うしえび（標準和名） 無頭、殻つき 廃棄部位：殻及び尾部
0	6.4	1.1	17.4	-	-	2.2	0.4	0.4	0.2	0.1	0	1.0	0.4	0.1	0.2	1.0	-	0.3	0.3	6.0	9.9	0.3	0	0	1.5	0.8	11.9	-	試料（原材料）：さるえび
0	8.1	0.8	18.8	-	-	1.0	0.3	0.2	0.4	0.2	0.1	11.4	1.8	0.2	0.3	0.6	-	0.2	0.2	3.9	12.5	0.2	0	0	1.0	0.6	7.2	-	
-	10.9	2.3	17.5	-	-	2.4	0.2	1.9	-	-	-	1.2	0.5	-	0.4	0.9	-	0.3	0.5	5.9	14.6	-	0	-	1.3	0	11.3	2.6	別名：わたりがに 廃棄部位：殻、内臓等
0	2.9	0.4	18.1	-	-	1.0	0.2	0	0.1	0.1	0	1.0	0.2	0.1	0.3	0.7	-	Tr	0.2	3.1	39.4	0.5	0	0	0.8	0.1	11.8	-	廃棄部位：殻、内臓等
0	2.3	0.4	18.6	-	-	1.0	0.2	0	0.1	Tr	0	0.8	0.2	0.1	0.3	0.6	-	Tr	0.2	2.4	39.7	0.5	0	0	0.8	0.1	12.8	-	殻つきでゆでたもの 廃棄部位：殻、内臓等
0	3.2	0.6	21.4	-	-	1.0	0.4	Tr	0.1	Tr	Tr	0.9	0.1	0.1	0.2	0.6	-	0.1	0.1	6.6	31.4	0.3	0	0	1.8	0.6	15.3	-	別名：まつばがに 廃棄部位：殻、内臓等
0	3.1	0.5	22.6	-	-	1.1	0.4	Tr	0.1	Tr	Tr	1.0	0.2	0.1	0.2	0.6	-	0.1	0.1	6.6	30.2	0.3	0	0	1.6	0.5	15.0	-	別名：まつばがに 殻つきでゆでたもの 廃棄部位：殻、内臓等
0	2.2	0.3	21.3	-	-	2.8	0.5	0	Tr	0	0	0.8	0.3	0	0.2	1.1	-	Tr	0.2	5.3	23.8	0.5	1.0	0.6	1.1	0.4	16.7	-	別名：まつばがに 液汁を除いたもの
0	3.8	0.3	20.0	11.0	9.0	1.9	0.3	Tr	0.1	0.1	0.2	0.7	0.1	0	0.3	0.6	0	0.1	0.2	6.1	30.1	0.8	0	0.1	1.1	0.3	14.3	14.3	廃棄部位：殻、内臓等
0	5.2	0.3	19.9	10.3	9.6	2.4	0.5	0.1	0.2	0.2	0.4	0.6	Tr	0	0.4	0.6	0	0.1	0.2	4.1	30.7	1.1	0	0.2	1.4	0.3	13.0	16.6	廃棄部位：殻、内臓等 殻つきでゆでたもの
0	4.7	0.4	20.1	-	-	3.0	0.2	0.1	0.1	0	0	1.2	0.3	0	0.4	0.4	-	0.1	0.3	4.0	29.8	0.9	0.1	0.2	1.0	0.3	12.5	-	液汁を除いたもの
0	10.9	3.4	8.1	-	-	0.6	0.2	0	1.0	0	0	19.0	1.9	0.2	0.1	0.3	-	0.2	0.2	4.2	10.8	0	0	0.3	0.2	0.2	5.3	-	しおまねきの塩辛

10 魚介類

食品番号	索引番号	食品名	脂肪酸総量100g当たり 飽和	一価不飽和	多価不飽和	n-3系 多価不飽和	n-6系 多価不飽和	飽和 4:0 酪酸	6:0 ヘキサン酸	7:0 ヘプタン酸	8:0 オクタン酸	10:0 デカン酸	12:0 ラウリン酸	13:0 トリデカン酸	14:0 ミリスチン酸	15:0 ペンタデカン酸	15:0 ant ペンタデカン酸	16:0 パルミチン酸	16:0 iso パルミチン酸	17:0 ヘプタデカン酸	17:0 ant ヘプタデカン酸	18:0 ステアリン酸	20:0 アラキジン酸	22:0 ベヘン酸	24:0 リグノセリン酸	一価不飽和 10:1 デセン酸	14:1 ミリストレイン酸
		成分識別子	FASATF	FAMSF	FAPUF	FAPUN3F	FAPUN6F	F4D0F	F6D0F	F7D0F	F8D0F	F10D0F	F12D0F	F13D0F	F14D0F	F15D0F	F15D0AIF	F16D0F	F16D0IF	F17D0F	F17D0AIF	F18D0F	F20D0F	F22D0F	F24D0F	F10D1F	F14D1F
		単位	(g)					(g)																			
10342	1559	<いか・たこ類> (いか類) あかいか 生	29.4	9.3	61.2	59.4	1.7	-	-	-	-	0	Tr	0	0.8	0.4	0	20.6	0	0.8	0	6.8	0.1	Tr	0	0	0
10343	1560	<いか・たこ類> (いか類) けんさきいか 生	38.9	8.9	52.2	46.0	6.2	-	-	-	-	0	Tr	-	2.7	0.7	-	26.7	-	1.1	-	7.2	0.1	0.1	0.1	0	0.1
10344	1561	<いか・たこ類> (いか類) こういか 生	32.7	9.0	58.2	49.2	8.9	-	-	-	-	0	Tr	0	2.3	0.7	0	20.0	0	1.4	0	8.0	0.2	Tr	0	0	Tr
10345	1562	<いか・たこ類> (いか類) するめいか 生	32.9	9.4	57.7	54.2	3.5	-	-	-	-	0	0	-	1.2	0.5	-	24.9	-	0.8	-	5.4	0.1	0	0	0	0
10346	1563	<いか・たこ類> (いか類) するめいか 水煮	31.6	9.8	58.5	54.7	3.8	-	-	-	-	0	0	-	1.2	0.5	-	23.2	-	0.9	-	5.7	0.1	0	0	0	0
10347	1564	<いか・たこ類> (いか類) するめいか 焼き	31.7	9.5	58.8	55.4	3.4	-	-	-	-	0	0	-	1.2	0.5	-	23.7	-	0.8	-	5.4	0.1	0	0	0	0
10417	1565	<いか・たこ類> (いか類) するめいか 胴 皮つき 生	28.2	7.6	64.2	61.3	3.0	-	-	-	-	0	0	-	1.4	0.5	-	22.3	-	0.9	-	3.2	0	0	0	0	0
10418	1566	<いか・たこ類> (いか類) するめいか 胴 皮なし 生	30.8	7.3	61.9	58.9	2.8	-	-	-	-	0	0	-	1.4	0.5	-	23.5	-	0.7	-	4.6	Tr	0	0	0	0
10419	1567	<いか・たこ類> (いか類) するめいか 胴 皮なし 天ぷら	8.7	62.5	28.8	11.3	17.5	-	-	-	-	0	0	-	0.1	0.1	-	5.4	-	0.1	-	2.1	0.6	0.3	0.1	0	0
10420	1568	<いか・たこ類> (いか類) するめいか 耳・足 生	28.6	7.3	64.1	61.0	3.1	-	-	-	-	0	0	-	1.1	0.4	-	22.3	-	0.7	-	3.9	Tr	0	0	0	0
10348	1569	<いか・たこ類> (いか類) ほたるいか 生	26.2	31.2	42.6	37.7	4.7	-	-	-	-	0	0	-	4.6	0.4	-	17.3	-	0.5	-	3.1	0.2	0.1	Tr	0	0.1
10349	1570	<いか・たこ類> (いか類) ほたるいか ゆで	25.6	21.9	52.5	47.5	4.8	-	-	-	-	0	0	-	3.2	0.4	-	17.6	-	0.6	-	3.6	0.2	0.1	Tr	0	0.1
10350	1571	<いか・たこ類> (いか類) ほたるいか くん製	35.3	39.4	25.3	20.9	4.0	-	-	-	-	0	0.1	-	7.0	0.6	-	23.3	-	0.6	-	3.6	0.2	Tr	0.1	0	0.1
10351	1572	<いか・たこ類> (いか類) ほたるいか つくだ煮	28.4	35.8	35.8	31.3	4.2	-	-	-	-	0	Tr	-	5.5	0.5	-	18.6	-	0.5	-	3.0	0.1	0.1	Tr	0	0.1
10352	1573	<いか・たこ類> (いか類) やりいか 生	36.1	10.3	53.6	50.7	2.9	-	-	-	-	0	Tr	-	3.5	0.7	-	27.1	-	0.8	-	3.8	0.1	0.1	0.1	0	0.2
10353	1574	<いか・たこ類> (いか類) 加工品 するめ	37.2	7.4	55.4	49.5	5.9	-	-	-	-	-	-	-	1.8	0.7	-	25.9	-	1.3	-	7.3	0.1	-	-	-	0
10354	1575	<いか・たこ類> (いか類) 加工品 さきいか	32.9	10.1	57.0	54.7	2.4	-	-	-	-	-	-	-	0.8	0.3	-	24.9	-	0.7	-	6.2	0	-	-	-	0
10355	1576	<いか・たこ類> (いか類) 加工品 くん製	34.0	9.4	56.6	55.3	1.3	-	-	-	-	0	0	-	1.2	0.4	-	25.8	-	0.7	-	5.5	0.1	Tr	0.4	0	0
10356	1577	<いか・たこ類> (いか類) 加工品 切りいかあめ煮	24.0	26.3	49.7	23.1	26.6	-	-	-	-	0	0	-	0.4	0.2	-	16.2	-	0.4	-	6.2	0.4	0.1	0.1	0	Tr
10357	1578	<いか・たこ類> (いか類) 加工品 いかあられ	28.9	12.0	59.1	41.1	18.0	-	-	-	-	0	0	-	1.3	0.3	-	22.0	-	0.5	-	4.5	0.1	Tr	0.1	0	0
10358	1579	<いか・たこ類> (いか類) 加工品 塩辛	29.2	22.3	48.6	45.2	3.3	-	-	-	-	-	-	-	3.8	0.6	-	20.3	-	1.0	-	3.2	0.2	-	-	-	0.2
10359	1580	<いか・たこ類> (いか類) 加工品 味付け缶詰	36.3	10.2	53.6	50.6	2.5	-	-	-	-	0	Tr	-	2.1	0.7	-	27.7	-	1.2	-	4.5	0.1	Tr	Tr	0	0.1
10360	1581	<いか・たこ類> (たこ類) いいだこ 生	30.0	15.3	54.7	46.4	7.8	-	-	-	-	0	0.1	-	2.5	0.5	-	18.1	-	1.2	-	7.1	0.2	0.1	Tr	0	0.1
10361	1582	<いか・たこ類> (たこ類) まだこ 生	28.7	11.9	59.4	49.8	9.6	-	-	-	-	-	-	-	1.1	0.3	-	15.9	-	1.6	-	9.9	0	-	-	-	0.1
10362	1583	<いか・たこ類> (たこ類) まだこ ゆで	29.7	9.6	60.7	52.4	8.3	-	-	-	-	-	-	-	1.1	0.3	-	16.1	-	1.6	-	10.6	0	-	-	-	0
10432	1584	<いか・たこ類> (たこ類) みずだこ 生	24.6	10.2	65.3	53.7	11.4	-	-	-	-	0	Tr	0	1.3	0.3	0	16.5	0	1.3	0	5.0	0.1	Tr	0	0	0.1
10363	1585	<その他> あみ つくだ煮	27.8	22.1	50.1	42.3	5.3	-	-	-	-	0	0.1	-	3.4	0.5	-	20.4	-	0.5	-	2.3	0.1	0.1	0.3	0	0.1
10364	1586	<その他> あみ 塩辛	31.6	24.9	43.6	36.5	6.6	-	-	-	-	0	0	-	2.0	0.5	-	20.8	-	0.9	-	5.6	0.7	0.9	0.3	0	Tr

脂肪酸総量100 g 当たり																													
一価不飽和									多価不飽和																			未同定物質	備考
15:1	16:1	17:1	18:1			20:1	22:1	24:1	16:2	16:3	16:4	18:2	18:3	18:3	18:4	20:2	20:3	20:3	20:4	20:4	20:5	21:5	22:2	22:4	22:5	22:5	22:6		
				n-9	n-7							n-6	n-3	n-6	n-3	n-6	n-3	n-6	n-3	n-6	n-3	n-3		n-6	n-3	n-6	n-3		
ペンタデセン酸	パルミトレイン酸	ヘプタデセン酸	計	オレイン酸	シス-バクセン酸	イコセン酸	ドコセン酸	テトラコセン酸	ヘキサデカジエン酸	ヘキサデカトリエン酸	ヘキサデカテトラエン酸	リノール酸	α-リノレン酸	γ-リノレン酸	オクタデカテトラエン酸	イコサジエン酸	イコサトリエン酸	イコサトリエン酸	イコサテトラエン酸	アラキドン酸	イコサペンタエン酸	ヘンイコサペンタエン酸	ドコサジエン酸	ドコサテトラエン酸	ドコサペンタエン酸	ドコサペンタエン酸	ドコサヘキサエン酸		
F15D1F	F16D1F	F17D1F	F18D1F	F18D1CN9F	F18D1CN7F	F20D1F	F22D1F	F24D1F	F16D2F	F16D3F	F16D4F	F18D2N6F	F18D3N3F	F18D3N6F	F18D4N3F	F20D2N6F	F20D3N3F	F20D3N6F	F20D4N3F	F20D4N6F	F20D5N3F	F21D5N3F	F22D2F	F22D4N6F	F22D5N3F	F22D5N6F	F22D6N3F	FAUNF	
(……g……)																													
0	0.1	Tr	2.3	1.6	0.7	6.4	0.2	0.2	0.1	Tr	0.1	0.1	Tr	0	Tr	0.3	0.4	0	0.1	1.0	13.3	0.1	0	Tr	0.4	0.3	45.1	3.5	別名：ばかいか、むらさきいか 廃棄部位：内臓等
0	0.9	0.1	4.5	-	-	3.0	0.2	0.2	0	0	0	0.2	0.1	0.1	Tr	0.3	-	Tr	0.1	4.4	12.3	0.1	0	0	0.8	1.3	32.5	-	廃棄部位：内臓等
0	0.6	0.2	5.3	3.5	1.7	2.9	0.1	0	Tr	Tr	0.2	0.4	0.1	0	Tr	0.4	0	Tr	0.1	5.9	13.5	0.3	0	0.9	2.8	1.3	32.4	8.2	別名：すみいか 廃棄部位：内臓等
0	0.5	0.1	3.2	-	-	5.0	0.4	0.2	0	0	0	0.3	0.1	0	0.1	0.3	-	0	0.1	2.3	12.9	0.2	0	0	0.6	0.5	40.2	-	廃棄部位：内臓等 胴 55.9 %、足・耳 44.1 %
0	0.5	0.1	3.5	-	-	5.1	0.5	0.2	0	0	0	0.2	0.1	0	0.1	0.3	-	0	0.1	2.6	13.0	0.3	0	0	0.7	0.7	40.5	-	内臓等を除き水煮したもの
0	0.5	0.1	3.3	-	-	4.9	0.5	0.2	0	0	0	0.2	0.1	0	0.1	0.3	-	0	0.1	2.3	13.0	0.2	0	0	0.7	0.6	41.1	-	内臓等を除き焼いたもの
0	0.6	0.1	2.7	1.5	1.2	4.0	0.2	0	0	0	0	0.1	0.1	0	0.1	0.2	-	0	0.1	2.2	14.2	0.2	0	0.1	0.5	0.5	46.1	-	するめいか生等と別試料
0	0.3	Tr	2.4	1.3	1.1	4.4	0.2	Tr	Tr	Tr	0.1	0.1	Tr	0	0.1	0.2	-	0	0.1	2.0	13.1	0.2	0	Tr	0.4	0.5	45.0	-	するめいか生等と別試料
0	0.2	0.1	60.6	57.7	2.9	1.4	0	0.2	0	0	0	17.2	7.0	0	0	0.1	-	0	0	0.1	1.0	0	0	0	0	0	3.4	-	揚げ油：なたね油 するめいか生等と別試料
0	0.4	0.1	2.5	1.3	1.2	4.1	0.3	0	0	0	0	0.2	0.1	0	0.1	0.3	-	0	0.1	2.2	13.9	0.2	0	0.1	0.7	0.4	45.9	-	するめいか生等と別試料
0	3.4	0.3	17.1	-	-	7.1	2.4	0.8	0.2	0.1	0	1.0	0.6	0.1	0.6	0.6	-	0.1	0.6	2.6	14.2	0.4	0	0.1	0.7	0.2	20.5	-	内臓等を含んだもの
0	1.9	0.2	11.2	-	-	6.7	1.3	0.4	0.1	Tr	0	0.7	0.4	0.1	0.3	0.6	-	0.1	0.3	3.2	17.2	0.3	0	0	0.6	0.3	28.3	-	内臓等を含んだもの
0	4.9	0.4	21.3	-	-	8.3	3.6	0.8	0.3	0.1	0.1	1.2	0.6	Tr	0.5	0.6	-	0.1	0.3	1.9	8.9	0.3	0	0	0.4	0.1	9.9	-	
0	3.6	0.3	16.1	-	-	9.8	5.1	0.8	0.2	0.1	0.1	1.3	0.7	0.1	0.8	0.5	-	0.1	0.4	1.9	12.3	0.3	0	Tr	0.5	0.2	16.2	-	
0	1.1	0.1	4.8	-	-	3.5	0.3	0.2	Tr	Tr	Tr	0.3	0.1	Tr	0.1	0.2	-	Tr	0.1	1.8	15.2	0.2	0	0	0.6	0.5	34.3	-	廃棄部位：内臓等
-	0.9	0	3.8	-	-	2.4	Tr	0.3	-	-	-	0.2	0.1	-	Tr	0.2	-	0	0.1	5.5	9.7	-	0	-	0.7	0	38.8	1.8	
-	0.3	0	4.6	-	-	5.1	0.1	0	-	-	-	1.2	0.5	-	0	0.1	-	0	0	1.1	12.1	-	0	-	0.4	0	41.7	1.2	
0	0.4	0.1	3.1	-	-	5.2	0.4	0.2	0	0	0	0.1	0.1	0	0.1	0.2	-	0	0.1	0.7	13.2	0.2	0	0	0.4	0.3	41.2	-	
0	0.2	0.1	23.9	-	-	1.9	0.2	0.1	0	0	0	25.7	0.2	0	Tr	0.1	-	0	Tr	0.6	5.5	0.1	0	0	0.2	0.1	17.0	-	
0	0.4	Tr	8.6	-	-	2.6	0.3	0.1	0	0	0	16.7	0.9	0	0.1	0.1	-	0	0.1	0.9	10.2	0.2	0	0	0.3	0.2	29.4	-	
-	3.5	0.8	10.5	-	-	4.4	1.7	1.2	-	-	-	1.4	1.1	-	2.5	0.3	-	0.1	0.6	1.5	12.9	-	0	-	1.0	0	27.2	0.7	試料：赤作り
0	1.0	0.1	4.5	-	-	4.0	0.4	Tr	0	0	0	0.3	0.1	0	0.2	0.4	-	0	0.2	1.3	13.8	0.4	0.4	0.1	0.5	0.3	35.4	-	液汁を除いたもの
0	3.1	0.2	7.5	-	-	3.6	0.6	0.2	0.2	0.2	0.2	0.4	0.2	Tr	0.3	0.5	-	0.1	0.3	6.0	21.0	0.5	0	0.1	1.7	0.6	22.3	-	内臓等を含んだもの
-	1.2	0	4.7	-	-	4.2	0.1	1.6	-	-	-	0.4	0.1	-	0.1	0.3	-	0	0.2	8.9	17.4	-	0	-	2.4	0	29.5	4.9	廃棄部位：内臓等
-	0.7	0	3.9	-	-	4.2	0.1	0.7	-	-	-	0.2	0.1	-	0.1	0.4	-	0	0.2	7.7	17.6	-	0	-	2.6	0	31.9	3.6	内臓等を除きゆでたもの
0	0.5	0.1	4.0	1.5	2.6	5.2	0.2	0.2	Tr	Tr	0.1	0.5	Tr	0	0.1	0.7	0.7	Tr	0.1	8.4	19.2	0.7	Tr	1.0	2.9	0.6	30.0	13.1	廃棄部位：頭部、内臓
0	6.4	0.3	13.9	-	-	0.8	0.4	0.3	1.0	0.5	1.0	2.0	1.6	0.1	2.3	0.4	-	0.1	0.4	2.1	23.2	0.8	0	0	0.5	0.6	13.5	-	別名：にほんいさざあみ（標準和名）
0	8.6	0.6	13.6	-	-	1.2	0.3	0.6	0.2	0.1	0.1	1.7	0.8	0.2	0.7	0.6	-	0.2	0.4	3.3	17.8	0.4	0	0	0.6	0.7	15.7	-	別名：にほんいさざあみ（標準和名）

食品番号	索引番号	食品名	脂肪酸総量100g当たり					飽和																		一価不飽和	
			飽和	一価不飽和	多価不飽和	n-3系 多価不飽和	n-6系 多価不飽和	4:0 酪酸	6:0 ヘキサン酸	7:0 ヘプタン酸	8:0 オクタン酸	10:0 デカン酸	12:0 ラウリン酸	13:0 トリデカン酸	14:0 ミリスチン酸	15:0 ペンタデカン酸	15:0 ant ペンタデカン酸	16:0 パルミチン酸	16:0 iso パルミチン酸	17:0 ヘプタデカン酸	17:0 ant ヘプタデカン酸	18:0 ステアリン酸	20:0 アラキジン酸	22:0 ベヘン酸	24:0 リグノセリン酸	10:1 デセン酸	14:1 ミリストレイン酸
		成分識別子	FASATF	FAMSF	FAPUF	FAPUN3F	FAPUN6F	F4D0F	F6D0F	F7D0F	F8D0F	F10D0F	F12D0F	F13D0F	F14D0F	F15D0F	F15D0AIF	F16D0F	F16D0IF	F17D0F	F17D0AIF	F18D0F	F20D0F	F22D0F	F24D0F	F10D1F	F14D1F
		単位	(………g………)					(………g………)																			
10365	1587	<その他> うに 生うに	26.1	31.7	42.2	30.0	12.1	-	-	-	-	-	-	-	6.1	0.7	-	14.8	-	0.5	-	3.2	0.8	-	-	-	0.2
10366	1588	<その他> うに 粒うに	42.2	31.1	26.7	14.7	11.8	-	-	-	-	0	0.2	-	13.9	1.6	-	21.7	-	0.3	-	4.1	0.4	0	0	0	Tr
10367	1589	<その他> うに 練りうに	48.1	32.4	19.5	8.6	10.5	-	-	-	-	0	0.2	-	21.1	0.9	-	22.1	-	0.2	-	3.3	0.2	0	0	0	1.8
10368	1590	<その他> おきあみ 生	34.1	31.9	33.9	31.4	2.5	-	-	-	-	-	-	-	11.4	0.2	-	20.8	-	0	-	1.6	0.2	-	-	-	0
10369	1591	<その他> おきあみ ゆで	34.8	25.1	40.1	35.2	2.9	-	-	-	-	0	0.3	-	11.3	0.5	-	21.4	-	0	-	1.2	0.1	0.1	Tr	0	0.2
10370	1592	<その他> くらげ 塩蔵 塩抜き	78.8	20.6	0.7	0.1	0.6	-	-	-	-	0	0.4	-	14.1	2.5	-	44.2	-	2.7	-	13.0	0.9	0	1.0	0	0
10371	1593	<その他> しゃこ ゆで	31.1	29.0	39.9	32.3	7.6	-	-	-	-	-	-	-	5.4	1.5	-	16.6	-	1.4	-	5.6	0.4	-	-	-	Tr
10372	1594	<その他> なまこ 生	29.0	34.1	36.9	20.0	15.4	-	-	-	-	0	0.1	-	3.7	0.5	-	12.8	-	1.3	-	7.9	1.5	1.0	0.2	0	0.5
10373	1595	<その他> なまこ このわた	16.0	29.6	54.4	35.0	15.3	-	-	-	-	0	0	-	1.2	0.1	-	3.1	-	0.7	-	6.6	2.1	1.7	0.5	0	1.3
10374	1596	<その他> ほや 生	28.7	23.1	48.2	44.2	3.1	-	-	-	-	0	Tr	-	10.6	1.1	-	13.6	-	0.3	-	2.7	0.2	0.1	0.1	0	Tr
10375	1597	<その他> ほや 塩辛	26.6	26.2	47.2	40.3	5.5	-	-	-	-	0	0.2	-	10.1	1.2	-	11.0	-	0.3	-	3.3	0.3	0.1	0.1	0	0.1
10376	1598	<水産練り製品> かに風味かまぼこ	30.2	26.5	43.3	30.2	12.5	-	-	-	-	0.8	0.1	-	3.7	0.3	-	17.1	-	0.4	-	7.2	0.3	0.2	0.1	0	Tr
10423	1599	<水産練り製品> 黒はんぺん	35.9	36.4	27.7	21.9	4.1	-	-	-	-	0	0.1	-	6.5	0.5	-	21.5	-	0.7	-	5.9	0.5	0.1	0.1	0	Tr
10377	1600	<水産練り製品> 昆布巻きかまぼこ	67.4	12.9	19.8	14.9	4.9	-	-	-	-	0	0.1	-	5.5	0.5	-	29.8	-	1.1	-	29.8	0.5	0.1	0	0	0
10378	1601	<水産練り製品> す巻きかまぼこ	39.9	19.5	40.6	18.3	22.2	-	-	-	-	0	Tr	-	Tr	0.3	-	19.6	-	0.7	-	18.6	0.4	0.3	0.1	0	0
10379	1602	<水産練り製品> 蒸しかまぼこ	29.4	20.9	49.8	46.9	2.9	-	-	-	-	-	-	-	1.9	0.2	-	19.8	-	0.3	-	7.1	0.2	-	-	-	0
10380	1603	<水産練り製品> 焼き抜きかまぼこ	49.7	24.0	26.3	21.6	4.4	-	-	-	-	0	0.1	-	2.7	0.5	-	26.4	-	1.0	-	18.3	0.4	0.2	0.1	0	0.1
10381	1604	<水産練り製品> 焼き竹輪	29.0	27.7	43.3	12.0	31.3	-	-	-	-	0	0.2	-	3.8	0.2	-	15.3	-	0.3	-	8.3	0.4	0.2	0.3	0	0
10382	1605	<水産練り製品> だて巻	29.7	49.3	21.0	3.9	17.1	-	-	-	-	0	0	-	1.5	0	-	19.4	-	0.2	-	8.2	0.2	0.1	0.1	0	Tr
10383	1606	<水産練り製品> つみれ	35.3	29.6	35.1	28.2	5.3	-	-	-	-	0.1	0.1	-	6.0	0.6	-	20.7	-	0.7	-	6.6	0.4	0	0.1	0	0.1
10384	1607	<水産練り製品> なると	57.9	12.1	30.1	25.2	4.6	-	-	-	-	Tr	0.1	-	2.3	0.3	-	25.4	-	0.9	-	28.2	0.5	0.2	0.1	0	0
10385	1608	<水産練り製品> はんぺん	21.9	23.7	54.4	9.8	44.7	-	-	-	-	0	Tr	-	0.3	0.1	-	12.8	-	0.2	-	7.5	0.4	0.4	0.2	0	Tr
10386	1609	<水産練り製品> さつま揚げ	17.9	29.9	52.3	10.4	41.9	-	-	-	-	-	-	-	0.3	Tr	-	11.8	-	0.1	-	5.3	0.3	-	-	-	0
10387	1610	<水産練り製品> 魚肉ハム	38.0	44.9	17.1	3.6	13.5	-	-	-	-	0.1	0.1	-	1.6	0.1	-	23.1	-	0.5	-	12.2	0.2	Tr	Tr	0	0.1
10388	1611	<水産練り製品> 魚肉ソーセージ	40.7	44.7	14.6	1.6	13.1	-	-	-	-	-	-	-	1.6	0.1	-	24.2	-	0.5	-	13.7	0.6	-	-	-	0.1

脂肪酸総量100 g 当たり																													備考
一価不飽和									多価不飽和																				
15:1	16:1	17:1	18:1			20:1	22:1	24:1	16:2	16:3	16:4	18:2 n-6	18:3 n-3	18:3 n-6	18:4 n-3	20:2 n-6	20:3 n-3	20:3 n-6	20:4 n-3	20:4 n-6	20:5 n-3	21:5 n-3	22:2	22:4 n-6	22:5 n-3	22:5 n-6	22:6 n-3		
			計	n-9	n-7																								
ペンタデセン酸	パルミトレイン酸	ヘプタデセン酸	計	オレイン酸	シス－バクセン酸	イコセン酸	ドコセン酸	テトラコセン酸	ヘキサデカジエン酸	ヘキサデカトリエン酸	ヘキサデカテトラエン酸	リノール酸	α－リノレン酸	γ－リノレン酸	オクタデカテトラエン酸	イコサジエン酸	イコサトリエン酸	イコサトリエン酸	イコサテトラエン酸	アラキドン酸	イコサペンタエン酸	ヘンイコサペンタエン酸	ドコサジエン酸	ドコサテトラエン酸	ドコサペンタエン酸	ドコサペンタエン酸	ドコサヘキサエン酸	未同定物質	
F15D1F	F16D1F	F17D1F	F18D1F	F18D1CN9F	F18D1CN7F	F20D1F	F22D1F	F24D1F	F16D2F	F16D3F	F16D4F	F18D2N6F	F18D3N3F	F18D3N6F	F18D4N3F	F20D2N6F	F20D3N3F	F20D3N6F	F20D4N3F	F20D4N6F	F20D5N3F	F21D5N3F	F22D2F	F22D4N6F	F22D5N3F	F22D5N6F	F22D6N3F	FAUNF	
(………g………)																													
-	10.1	1.3	7.5	-	-	8.8	0.7	3.1	-	-	-	2.3	1.6	-	7.9	1.9	-	0.7	2.4	7.3	16.5	-	0	-	0.6	0	1.0	4.6	試料：むらさきうに、ばふんうに生殖巣のみ
0	7.8	0.3	16.7	-	-	5.5	0.8	0	0	0	0.2	4.6	1.5	0	3.4	0.9	-	0.5	1.1	5.5	7.8	Tr	0	0.2	0.2	0.1	0.7	-	
0	8.7	0.2	17.1	-	-	4.2	0.4	0	0.1	0	0.3	5.5	1.1	0	2.1	0.9	-	0.6	0.6	3.5	4.3	0	0	Tr	0.1	0	0.5	-	
-	8.4	1.0	19.3	-	-	1.5	1.0	0.7	-	-	-	1.9	0.8	-	3.1	0	-	0.2	0.3	0.4	17.1	-	0	-	0.4	0	9.6	1.3	試料：なんきょくおきあみ、冷凍品（殻つき）
0	5.7	0.3	17.6	-	-	0.7	0.6	0.1	0.6	0.2	1.1	2.0	2.0	0.2	5.5	0.1	-	0.1	0.5	0.4	16.0	0.5	0	Tr	0.5	0.1	10.3	-	試料：なんきょくおきあみ 海水でゆでた後冷凍したもの
0	11.0	0	7.7	-	-	0.7	0.1	1.1	0	0	0	0.5	0.1	0	0	0	-	0	0	0.1	0	0	0	0	0	0	0	-	
-	9.4	1.2	12.6	-	-	3.0	1.1	1.8	-	-	-	1.2	0.2	-	0.7	0.8	-	0.5	0.9	4.2	13.5	-	0	-	2.1	0.9	14.9	0.8	ゆでしゃこ（むきみ）
0	15.8	0.2	9.6	-	-	5.3	1.1	1.6	0.9	0.4	0.2	1.6	0.7	0.4	0.6	0.9	-	0.3	0.2	11.2	12.4	0.5	0	0	0.7	0.9	4.8	-	廃棄部位：内臓等
0	5.7	0.2	9.0	-	-	6.7	1.9	4.9	0.6	0.4	3.1	0.8	0.1	0.3	0.6	1.8	-	0.3	0.4	10.7	25.1	1.0	0	0	1.1	1.4	6.7	-	内臓を塩辛にしたもの
0	6.9	0.1	13.8	-	-	1.8	0.3	0.1	0.5	0.2	0.2	1.5	0.8	0	2.1	0.2	-	0.2	0.4	1.0	27.0	1.5	0	0.1	0.6	0.2	11.7	-	試料：まぼや、あかぼや 廃棄部位：外皮及び内臓
0	7.3	0.2	15.5	-	-	2.5	0.5	0.2	0.9	0.3	0.2	2.5	0.7	0.2	2.5	0.3	-	0.2	0.4	2.1	23.5	1.4	0	Tr	0.8	0.2	11.0	-	
0	2.6	0.2	20.8	-	-	1.8	0.8	0.4	0.2	0.1	0.1	10.0	1.6	0.1	0.6	0.2	-	0.1	0.3	1.6	9.1	0.2	0	0	1.0	0.6	17.4	-	別名：かにかま
0	5.4	0.3	16.8	13.8	3.0	6.9	6.1	0.9	0.5	0.4	0.7	2.4	1.2	0	1.7	0.2	-	0.2	0.6	1.0	7.8	0.3	0	0.1	1.7	0.3	8.7	5.7	
0	2.6	Tr	8.5	-	-	1.2	0.3	0.2	0	0	0	2.3	0.5	0.3	0.8	0.2	-	0.1	0.2	2.0	5.4	0.1	0	0	0.4	0.1	7.5	-	昆布 10 %を使用したもの
0	0.9	0.1	16.6	-	-	1.1	0.6	0.1	0	0	0	20.7	2.3	Tr	0.3	0.2	-	Tr	0.2	0.9	5.0	0.1	0	0	0.5	0.3	9.9	-	
-	2.2	0	12.3	-	-	4.0	1.7	0.7	-	-	-	1.5	0.2	-	0.6	0.1	-	0.2	0.4	1.1	16.5	-	0	-	1.6	0	27.6	0.9	蒸し焼きかまぼこを含む
0	8.2	0.3	13.5	-	-	1.2	0.3	0.3	0.1	0.1	Tr	1.1	0.2	0.1	0.2	0.2	-	0.1	0.3	2.2	5.1	0.1	0	0	1.2	0.7	14.5	-	
0	1.5	0.1	24.4	-	-	1.1	0.7	0	0	0	0	30.3	2.6	0	0.3	0	-	0.1	0.1	0.7	3.2	0	0	0	0.5	0.3	5.2	-	
0	1.8	Tr	46.6	-	-	0.6	0.1	0.1	0	0	0	15.4	2.1	0.1	Tr	0.1	-	0.2	0	1.2	0.3	0	0	0	0.1	0.3	1.4	-	
0	6.1	0.2	13.8	-	-	4.2	4.4	0.7	0.5	0.4	0.6	3.2	1.0	0.2	1.7	0.2	-	0.1	0.6	1.2	9.8	0.3	0	0.1	1.6	0.4	13.1	-	
0	1.5	0.1	8.7	-	-	1.2	0.4	0.2	0.1	0.1	0.1	2.7	0.3	Tr	0.3	0.1	-	0.1	0.2	1.3	8.7	0.2	0	0	0.9	0.5	14.6	-	
0	0.3	0.1	22.7	-	-	0.5	0.1	Tr	0	0	0	44.1	5.1	0	0	0.1	-	Tr	Tr	0.4	1.3	Tr	0	0	0.4	0.1	2.9	-	
-	0.5	0	28.3	-	-	0.7	0.2	0.1	-	-	-	41.4	6.0	-	0.2	0.1	-	0.4	Tr	0.1	1.7	-	0	-	0.1	0	2.4	0.1	別名：あげはん
0	2.4	0.4	40.5	-	-	1.2	0.3	0.1	Tr	0	Tr	12.5	0.5	0.1	0.5	0.4	-	0.1	0.1	0.4	0.8	Tr	0	0	0.2	0.1	1.5	-	別名：フィッシュハム
-	3.1	0.4	40.7	-	-	0.4	0	0	-	-	-	12.6	0.4	-	Tr	0.3	-	Tr	0	0.1	0.3	-	0	-	0.1	0	0.8	0.8	別名：フィッシュソーセージ

11 肉類

食品番号	索引番号	食品名	脂肪酸総量100g当たり																								
								飽和																		一価不飽和	
						n-3系	n-6系	4:0	6:0	7:0	8:0	10:0	12:0	13:0	14:0	15:0	15:0 ant	16:0	16:0 iso	17:0	17:0 ant	18:0	20:0	22:0	24:0	10:1	14:1
		食品名	飽和	一価不飽和	多価不飽和	多価不飽和	多価不飽和	酪酸	ヘキサン酸	ヘプタン酸	オクタン酸	デカン酸	ラウリン酸	トリデカン酸	ミリスチン酸	ペンタデカン酸	ペンタデカン酸	パルミチン酸	パルミチン酸	ヘプタデカン酸	ヘプタデカン酸	ステアリン酸	アラキジン酸	ベヘン酸	リグノセリン酸	デセン酸	ミリストレイン酸
		成分識別子	FASATF	FAMSF	FAPUF	FAPUN3F	FAPUN6F	F4D0F	F6D0F	F7D0F	F8D0F	F10D0F	F12D0F	F13D0F	F14D0F	F15D0F	F15D0AIF	F16D0F	F16D0IF	F17D0F	F17D0AIF	F18D0F	F20D0F	F22D0F	F24D0F	F10D1F	F14D1F
		単位	(………g………)					(………g………)																			
11001	1612	＜畜肉類＞ いのしし 肉 脂身つき 生	32.8	52.8	14.3	0.3	14.1	-	-	-	-	0	0	-	1.0	0.1	-	22.1	-	0.2	-	9.2	0.4	0	0	0	0
11002	1613	＜畜肉類＞ いのぶた 肉 脂身つき 生	41.6	45.7	12.7	1.3	11.3	-	-	-	-	0.1	0.1	-	1.4	0.1	-	25.5	-	0.3	-	14.0	0.2	0	0	0	0
11003	1614	＜畜肉類＞ うさぎ 肉 赤肉 生	42.7	28.6	28.7	2.8	25.9	-	-	-	-	Tr	0.1	-	3.6	0.6	-	28.7	-	0.7	-	8.9	0.1	-	-	-	0.3
11004	1615	＜畜肉類＞ うし ［和牛肉］ かた 脂身つき 生	36.1	60.5	3.4	0.1	3.2	-	-	-	-	Tr	0.1	-	2.7	0.3	-	23.6	-	0.7	-	8.6	0.1	0	Tr	0	1.7
11005	1616	＜畜肉類＞ うし ［和牛肉］ かた 皮下脂肪なし 生	36.4	60.2	3.5	0.1	3.4	-	-	-	-	Tr	0.1	-	2.6	0.3	-	23.7	-	0.7	-	8.8	Tr	0	Tr	0	1.6
11006	1617	＜畜肉類＞ うし ［和牛肉］ かた 赤肉 生	37.6	58.3	4.1	0.1	4.0	-	-	-	-	Tr	0.1	-	2.4	0.3	-	24.4	-	0.7	-	9.5	Tr	0	0.1	0	1.1
11007	1618	＜畜肉類＞ うし ［和牛肉］ かた 脂身 生	34.9	62.4	2.7	0.1	2.6	-	-	-	-	0	0.1	-	2.9	0.4	-	22.9	-	0.7	-	7.9	0.1	0	0	0	2.2
11010	1621	＜畜肉類＞ うし ［和牛肉］ かたロース 赤肉 生	35.6	60.9	3.6	0.1	3.4	-	-	-	-	0	Tr	-	2.3	0.4	-	22.8	-	0.9	-	9.1	Tr	0	0	0	0.9
11011	1622	＜畜肉類＞ うし ［和牛肉］ リブロース 脂身つき 生	38.8	58.4	2.7	0.1	2.6	-	-	-	-	Tr	0.1	-	2.4	0.3	-	24.3	-	0.8	-	10.9	0.1	0	0	0	1.0
11249	1623	＜畜肉類＞ うし ［和牛肉］ リブロース 脂身つき ゆで	38.8	58.5	2.7	0.1	2.5	-	-	-	-	Tr	Tr	-	2.4	0.3	-	24.3	-	0.8	-	10.8	0.1	0	0	0	1.0
11248	1624	＜畜肉類＞ うし ［和牛肉］ リブロース 脂身つき 焼き	39.2	58.3	2.6	0.1	2.4	-	-	-	-	Tr	0.1	-	2.4	0.3	-	24.5	-	0.8	-	10.9	0.1	0	0	0	1.0
11012	1625	＜畜肉類＞ うし ［和牛肉］ リブロース 皮下脂肪なし 生	39.0	58.3	2.7	0.1	2.6	-	-	-	-	Tr	0.1	-	2.4	0.3	-	24.4	-	0.8	-	10.9	0.1	0	0	0	1.0
11013	1626	＜畜肉類＞ うし ［和牛肉］ リブロース 赤肉 生	40.1	57.2	2.6	0.1	2.5	-	-	-	-	Tr	0.1	-	2.5	0.3	-	25.5	-	0.8	-	10.8	0.1	0	0	0	1.0
11014	1627	＜畜肉類＞ うし ［和牛肉］ リブロース 脂身 生	38.0	59.3	2.8	0.1	2.6	-	-	-	-	0	Tr	-	2.3	0.4	-	23.4	-	0.8	-	11.0	0.1	0	0	0	1.0
11017	1630	＜畜肉類＞ うし ［和牛肉］ サーロイン 赤肉 生	39.7	57.7	2.7	0.1	2.6	-	-	-	-	0	0.1	-	2.8	0.3	-	25.5	-	0.8	-	10.1	0.1	0	0	0	1.2
11018	1631	＜畜肉類＞ うし ［和牛肉］ ばら 脂身つき 生	35.7	61.8	2.6	0.1	2.5	-	-	-	-	Tr	0.1	-	2.9	0.3	-	22.9	-	0.7	-	8.8	0.1	0	0	0	1.7
11019	1632	＜畜肉類＞ うし ［和牛肉］ もも 脂身つき 生	37.4	59.2	3.3	0.1	3.2	-	-	-	-	0	0.1	-	2.8	0.4	-	24.4	-	0.8	-	8.9	Tr	0	0	0	1.5
11020	1633	＜畜肉類＞ うし ［和牛肉］ もも 皮下脂肪なし 生	40.3	56.6	3.1	0.1	2.9	-	-	-	-	Tr	0.1	-	2.3	0.5	-	26.1	-	1.2	-	10.0	0.1	Tr	0	0	0.8
11251	1634	＜畜肉類＞ うし ［和牛肉］ もも 皮下脂肪なし ゆで	39.6	56.9	3.4	0.1	3.3	-	-	-	-	Tr	0.1	-	2.3	0.5	-	25.4	-	1.2	-	10.1	0.1	0	0	0	0.8
11250	1635	＜畜肉類＞ うし ［和牛肉］ もも 皮下脂肪なし 焼き	39.0	57.6	3.4	0.1	3.3	-	-	-	-	Tr	Tr	-	2.3	0.5	-	25.6	-	1.2	-	9.3	Tr	0	0	0	0.9
11021	1636	＜畜肉類＞ うし ［和牛肉］ もも 赤肉 生	38.2	57.5	4.3	0.1	4.1	-	-	-	-	0	0.1	-	2.6	0.4	-	25.0	-	0.9	-	9.2	Tr	0	Tr	0	1.2
11022	1637	＜畜肉類＞ うし ［和牛肉］ もも 脂身 生	36.6	61.0	2.4	0.1	2.3	-	-	-	-	0	0.1	-	3.1	0.4	-	23.7	-	0.8	-	8.7	0	0	0	0	1.9
11025	1640	＜畜肉類＞ うし ［和牛肉］ そともも 赤肉 生	35.3	60.8	3.9	0.1	3.8	-	-	-	-	0	0.1	-	2.7	0.3	-	24.4	-	0.6	-	7.2	0	0	0.1	0	1.7
11028	1643	＜畜肉類＞ うし ［和牛肉］ ランプ 赤肉 生	37.7	58.4	3.9	0.1	3.8	-	-	-	-	Tr	0.1	-	2.4	0.3	-	24.1	-	0.8	-	10.0	Tr	0	Tr	0	1.0
11029	1644	＜畜肉類＞ うし ［和牛肉］ ヒレ 赤肉 生	43.9	52.4	3.7	0.1	3.6	-	-	-	-	Tr	0.1	-	2.7	0.3	-	27.4	-	0.9	-	12.5	0.1	0	0	0	0.7

脂肪酸総量100 g 当たり																													
一価不飽和									多価不飽和																				
15:1	16:1	17:1	18:1	18:1 n-9	18:1 n-7	20:1	22:1	24:1	16:2	16:3	16:4	18:2 n-6	18:3 n-3	18:3 n-6	18:4 n-3	20:2 n-6	20:3 n-3	20:3 n-6	20:4 n-3	20:4 n-6	20:5 n-3	21:5 n-3	22:2	22:4 n-6	22:5 n-3	22:5 n-6	22:6 n-3		
ペンタデセン酸	パルミトレイン酸	ヘプタデセン酸	計	オレイン酸	シス-バクセン酸	イコセン酸	ドコセン酸	テトラコセン酸	ヘキサデカジエン酸	ヘキサデカトリエン酸	ヘキサデカテトラエン酸	リノール酸	α-リノレン酸	γ-リノレン酸	オクタデカテトラエン酸	イコサジエン酸	イコサトリエン酸	イコサトリエン酸	イコサテトラエン酸	アラキドン酸	イコサペンタエン酸	ヘンイコサペンタエン酸	ドコサジエン酸	ドコサテトラエン酸	ドコサペンタエン酸	ドコサペンタエン酸	ドコサヘキサエン酸	未同定物質	備考
F15D1F	F16D1F	F17D1F	F18D1F	F18D1CN9F	F18D1CN7F	F20D1F	F22D1F	F24D1F	F16D2F	F16D3F	F16D4F	F18D2N6F	F18D3N3F	F18D3N6F	F18D4N3F	F20D2N6F	F20D3N3F	F20D3N6F	F20D4N3F	F20D4N6F	F20D5N3F	F21D5N3F	F22D2F	F22D4N6F	F22D5N3F	F22D5N6F	F22D6N3F	FAUNF	
(……g……)																													
0	3.3	0.2	47.7	-	-	1.6	0	0	0	0	0	12.8	0.3	0	0	0.8	-	0.1	0	0.3	0	0	0	0	0	0	0	-	別名：ぼたん肉
0	2.3	0.3	42.1	-	-	1.1	0	0	0.1	0	0	10.5	0.6	0	0	0.5	-	0.1	0	0.2	0.1	0	0	0	0.3	0	0.3	-	
0	4.3	0.3	23.5	-	-	0.3	0	0	-	-	-	22.3	2.8	-	0	0.1	-	0.2	0	3.2	0	-	-	-	0	0	0	0.7	試料：家うさぎ
0	6.2	1.0	51.2	-	-	0.4	0	0	0	0	0	2.9	0.1	0	0	Tr	-	0.1	0	0.2	0	0	0	Tr	0	0	0	-	試料：黒毛和種（去勢） 皮下脂肪：4.3 %、筋間脂肪：11.0 % 赤肉と脂身から計算
0	6.0	0.9	51.2	-	-	0.4	0	0	0	0	0	2.9	0.1	0	0	Tr	-	0.1	0	0.2	0	0	0	Tr	0	0	0	-	試料：黒毛和種（去勢） 筋間脂肪：11.5 % 赤肉と脂身から計算
0	5.0	0.9	51.0	-	-	0.4	0	0	0	0	0	3.3	0.1	0	0	0.1	-	0.2	0	0.4	0	0	0	0.1	0	0	0	-	試料：黒毛和種（去勢） 皮下脂肪及び筋間脂肪を除いたもの
0	7.2	1.0	51.4	-	-	0.5	0	0	0	0	0	2.5	0.1	0	0	0	-	0.1	0	0	0	0	0	0	0	0	0	-	試料：黒毛和種（去勢） 皮下脂肪及び筋間脂肪
0	4.7	1.3	53.5	-	-	0.5	0	0	0	0	0	3.0	0.1	0	0	0.2	-	0.1	0	0.1	0	0	0	Tr	0	0	0	-	試料：黒毛和種（去勢） 皮下脂肪及び筋間脂肪を除いたもの
0	4.3	0.9	51.8	49.6	2.2	0.5	0	0	0	0	0	2.4	0.1	0	0	Tr	-	0.1	0	0.1	0	0	0	0	0	0	0	-	試料：黒毛和種（去勢） 皮下脂肪：8.8 %、筋間脂肪：34.6 %
0	4.2	0.8	51.9	49.8	2.2	0.5	0	0	0	0	0	2.4	0.1	0	0	Tr	-	0.1	0	0.1	0	0	0	0	0	0	0	-	試料：黒毛和種（去勢）
0	4.2	0.8	51.7	49.4	2.3	0.6	0	0	0	0	0	2.3	0.1	0	0	0	-	0.1	0	Tr	0	0	0	0	0	0	0	-	試料：黒毛和種（去勢）
0	4.2	0.8	51.7	49.5	2.2	0.5	0	0	0	0	0	2.4	0.1	0	0	Tr	-	0.1	0	0.1	0	0	0	0	0	0	0	-	試料：黒毛和種（去勢） 筋間脂肪：37.9 % 赤肉と脂身から計算
0	4.2	0.8	50.8	48.8	2.0	0.5	0	0	0	0	0	2.3	0.1	0	0	Tr	-	0.1	0	0.1	0	0	0	0	0	0	0	-	試料：黒毛和種（去勢） 皮下脂肪及び筋間脂肪を除いたもの
0	4.3	0.9	52.5	50.2	2.3	0.6	0	0	0	0	0	2.4	0.1	0	0	Tr	-	0.1	0	Tr	0	0	0	0	0	0	0	-	試料：黒毛和種（去勢） 皮下脂肪及び筋間脂肪
0	4.8	0.8	50.5	-	-	0.4	0	0	0	0	0	2.4	0.1	0	0	0	-	0.1	0	0.1	0	0	0	0	0	0	0	-	試料：黒毛和種（去勢） 皮下脂肪及び筋間脂肪を除いたもの
0	6.4	1.0	52.2	-	-	0.5	0	0	0	0	0	2.3	0.1	0	0	Tr	-	0.1	0	Tr	0	0	0	0	0	0	0	-	別名：カルビ 試料：黒毛和種（去勢）
0	5.7	1.0	50.6	-	-	0.4	0	0	0	0	0	2.9	0.1	0	0	0	-	0.1	0	0.2	0	0	0	Tr	0	0	0	-	試料：黒毛和種（去勢） 皮下脂肪：5.6 %、筋間脂肪：6.8 % 赤肉と脂身から計算
0	3.8	1.3	50.4	-	-	0.4	0	0	0	0	0	2.6	0.1	0	0	0	-	0.1	0	0.1	0	0	0	Tr	0	0	0	-	試料：黒毛和種（去勢） 筋間脂肪：7.2 % 「もも脂身つき」等と別試料
0	3.8	1.2	50.7	-	-	0.3	0	0	0	0	0	2.9	0.1	0	0	Tr	-	0.1	0	0.3	0	0	0	Tr	0	0	0	-	試料：黒毛和種（去勢） 「もも脂身つき」等と別試料
0	4.2	1.3	50.9	48.5	2.4	0.4	0	0	0	0	0	2.8	0.1	0	0	Tr	-	0.1	0	0.2	0	0	0	0.1	Tr	0	0	-	試料：黒毛和種（去勢） 「もも脂身つき」等と別試料
0	4.6	1.1	50.3	-	-	0.4	0	0	0	0	0	3.6	0.1	0	0	Tr	-	0.2	0	0.3	0	0	0	Tr	0	0	0	-	試料：黒毛和種（去勢） 皮下脂肪及び筋間脂肪を除いたもの
0	6.7	1.0	51.0	-	-	0.4	0	0	0	0	0	2.2	0.1	0	0	0	-	0.1	0	0	0	0	0	0	0	0	0	-	試料：黒毛和種（去勢） 皮下脂肪及び筋間脂肪
0	7.2	1.0	50.6	-	-	0.3	0	0	0	0	0	3.0	0.1	0	0	Tr	-	0.2	0	0.5	0	0	0	0.1	0	0	0	-	試料：黒毛和種（去勢） 皮下脂肪及び筋間脂肪を除いたもの
0	4.7	0.9	51.5	-	-	0.3	0	0	0	0	0	3.2	0.1	0	0	Tr	-	0.2	0	0.3	0	0	0	0.1	0	0	0	-	試料：黒毛和種（去勢） 皮下脂肪及び筋間脂肪を除いたもの
0	3.4	0.7	47.3	-	-	0.3	0	0	0	0	0	3.1	0.1	0	0	Tr	-	0.1	0	0.3	0	0	0	0.1	0	0	0	-	試料：黒毛和種（去勢）

11 肉類

			脂肪酸総量100g当たり																								
								飽和																		一価不飽和	
食品番号	索引番号	食品名	飽和	一価不飽和	多価不飽和	n-3系 多価不飽和	n-6系 多価不飽和	4:0 酪酸	6:0 ヘキサン酸	7:0 ヘプタン酸	8:0 オクタン酸	10:0 デカン酸	12:0 ラウリン酸	13:0 トリデカン酸	14:0 ミリスチン酸	15:0 ペンタデカン酸	15:0 ant ペンタデカン酸	16:0 パルミチン酸	16:0 iso パルミチン酸	17:0 ヘプタデカン酸	17:0 ant ヘプタデカン酸	18:0 ステアリン酸	20:0 アラキジン酸	22:0 ベヘン酸	24:0 リグノセリン酸	10:1 デセン酸	14:1 ミリストレイン酸
		成分識別子	FASATF	FAMSF	FAPUF	FAPUN3F	FAPUN6F	F4D0F	F6D0F	F7D0F	F8D0F	F10D0F	F12D0F	F13D0F	F14D0F	F15D0F	F15D0AIF	F16D0F	F16D0IF	F17D0F	F17D0AIF	F18D0F	F20D0F	F22D0F	F24D0F	F10D1F	F14D1F
		単位	(g)					(g)																			
11030	1645	<畜肉類> うし ［乳用肥育牛肉］ かた 脂身つき 生	42.1	53.0	4.8	0.2	4.6	-	-	-	-	Tr	0.1	-	3.3	0.5	-	24.5	-	1.2	-	12.5	0.1	0	Tr	0	1.2
11031	1648	<畜肉類> うし ［乳用肥育牛肉］ かた 皮下脂肪なし 生	42.0	52.8	5.2	0.2	5.0	-	-	-	-	Tr	0.1	-	3.2	0.5	-	24.6	-	1.2	-	12.3	0.1	0	Tr	0	1.2
11032	1649	<畜肉類> うし ［乳用肥育牛肉］ かた 赤肉 生	40.0	52.9	7.1	0.3	6.8	-	-	-	-	Tr	0.1	-	2.5	0.4	-	24.6	-	1.0	-	11.2	0.1	0	0.1	0	0.8
11301	1650	<畜肉類> うし ［乳用肥育牛肉］ かた 赤肉 ゆで	37.3	56.1	6.6	0.3	6.3	-	-	-	-	0.1	0.1	-	2.1	0.3	-	24.3	-	0.8	-	9.6	0.1	0	0	0	0.8
11302	1651	<畜肉類> うし ［乳用肥育牛肉］ かた 赤肉 焼き	38.9	54.1	7.0	0.3	6.7	-	-	-	-	Tr	0.1	-	2.5	0.4	-	24.5	-	1.0	-	10.4	0.1	Tr	0	0	0.9
11033	1652	<畜肉類> うし ［乳用肥育牛肉］ かた 脂身 生	42.5	53.5	4.0	0.2	3.8	-	-	-	-	Tr	0.1	-	3.5	0.5	-	24.4	-	1.2	-	12.7	0.1	0	0	0	1.3
11036	1655	<畜肉類> うし ［乳用肥育牛肉］ かたロース 赤肉 生	42.1	53.0	4.9	0.5	4.4	-	-	-	-	0.1	0.1	-	2.6	0.5	-	24.6	-	1.1	-	13.1	0.1	0	Tr	0	0.8
11037	1656	<畜肉類> うし ［乳用肥育牛肉］ リブロース 脂身つき 生	45.2	50.8	4.0	0.2	3.8	-	-	-	-	Tr	0.1	-	3.6	0.5	-	26.5	-	1.1	-	13.2	0.1	0	0	0	1.1
11039	1657	<畜肉類> うし ［乳用肥育牛肉］ リブロース 脂身つき ゆで	44.7	51.3	4.0	0.2	3.8	-	-	-	-	Tr	0.1	-	3.6	0.5	-	26.4	-	1.1	-	12.8	0.1	0	0	0	1.2
11038	1658	<畜肉類> うし ［乳用肥育牛肉］ リブロース 脂身つき 焼き	45.1	50.8	4.2	0.2	4.0	-	-	-	-	Tr	0.1	-	3.5	0.5	-	26.2	-	1.1	-	13.5	0.1	0	0	0	1.1
11040	1659	<畜肉類> うし ［乳用肥育牛肉］ リブロース 皮下脂肪なし 生	45.3	50.7	4.0	0.2	3.8	-	-	-	-	Tr	0.1	-	3.6	0.5	-	26.7	-	1.1	-	13.2	0.1	0	0	0	1.1
11041	1660	<畜肉類> うし ［乳用肥育牛肉］ リブロース 赤肉 生	46.4	49.3	4.3	0.3	4.0	-	-	-	-	0.1	0.1	-	3.4	0.4	-	28.3	-	0.9	-	13.0	0.1	0	Tr	0	0.8
11042	1661	<畜肉類> うし ［乳用肥育牛肉］ リブロース 脂身 生	44.6	51.6	3.8	0.2	3.6	-	-	-	-	Tr	0.1	-	3.7	0.6	-	25.6	-	1.2	-	13.3	0.1	0	0	0	1.3
11045	1664	<畜肉類> うし ［乳用肥育牛肉］ サーロイン 赤肉 生	44.5	51.0	4.6	0.2	4.4	-	-	-	-	0	0.1	-	3.2	0.5	-	27.5	-	1.2	-	12.0	0.1	0	0	0	0.9
11046	1665	<畜肉類> うし ［乳用肥育牛肉］ ばら 脂身つき 生	35.9	61.4	2.8	0.1	2.7	-	-	-	-	0.1	0.1	-	2.9	0.3	-	22.1	-	0.7	-	9.6	0.1	0	0	0	1.6
11252	1666	<畜肉類> うし ［乳用肥育牛肉］ ばら 脂身つき 焼き	36.5	60.6	2.9	0.1	2.8	-	-	-	-	Tr	0.1	-	2.9	0.4	-	22.4	-	0.8	-	9.9	0.1	0	0	0	1.6
11047	1667	<畜肉類> うし ［乳用肥育牛肉］ もも 脂身つき 生	42.3	53.0	4.7	0.2	4.5	-	-	-	-	0	0.1	-	3.1	0.5	-	24.8	-	1.2	-	12.6	0.1	0	0	0	1.0
11048	1668	<畜肉類> うし ［乳用肥育牛肉］ もも 皮下脂肪なし 生	41.8	53.1	5.1	0.2	4.9	-	-	-	-	0	0.1	-	3.0	0.5	-	24.6	-	1.1	-	12.4	0.1	0	Tr	0	1.0
11050	1669	<畜肉類> うし ［乳用肥育牛肉］ もも 皮下脂肪なし ゆで	41.5	53.9	4.6	0.2	4.4	-	-	-	-	0	0.1	-	3.0	0.5	-	24.9	-	1.1	-	11.9	0	0	Tr	0	1.0

脂肪酸総量100 g 当たり

一価不飽和 15:1 ペンタデセン酸 F15D1F	16:1 パルミトレイン酸 F16D1F	17:1 ヘプタデセン酸 F17D1F	18:1 計 F18D1F	18:1 n-9 オレイン酸 F18D1CN9F	18:1 n-7 シス-バクセン酸 F18D1CN7F	20:1 イコセン酸 F20D1F	22:1 ドコセン酸 F22D1F	24:1 テトラコセン酸 F24D1F	多価不飽和 16:2 ヘキサデカジエン酸 F16D2F	16:3 ヘキサデカトリエン酸 F16D3F	16:4 ヘキサデカテトラエン酸 F16D4F	18:2 n-6 リノール酸 F18D2N6F	18:3 n-3 α-リノレン酸 F18D3N3F	18:3 n-6 γ-リノレン酸 F18D3N6F	18:4 n-3 オクタデカテトラエン酸 F18D4N3F	20:2 n-6 イコサジエン酸 F20D2N6F	20:3 n-3 イコサトリエン酸 F20D3N3F	20:3 n-6 イコサトリエン酸 F20D3N6F	20:4 n-3 イコサテトラエン酸 F20D4N3F	20:4 n-6 アラキドン酸 F20D4N6F	20:5 n-3 イコサペンタエン酸 F20D5N3F	21:5 n-3 ヘンイコサペンタエン酸 F21D5N3F	22:2 ドコサジエン酸 F22D2F	22:4 n-6 ドコサテトラエン酸 F22D4N6F	22:5 n-3 ドコサペンタエン酸 F22D5N3F	22:5 n-6 ドコサペンタエン酸 F22D5N6F	22:6 n-3 ドコサヘキサエン酸 F22D6N3F	未同定物質 FAUNF	備考
(g)																													
0	4.4	1.0	46.1	-	-	0.3	0	Tr	0	0	Tr	4.1	0.2	0	0	Tr	-	0.2	0	0.3	0	0	0	0.1	0	0	0	-	試料：ホルスタイン種（去勢、肥育牛） 皮下脂肪：7.9 %、筋間脂肪：12.2 %] 赤肉と脂身から計算
0	4.3	1.0	46.0	-	-	0.3	0	Tr	0	0	Tr	4.4	0.2	0	0	Tr	-	0.2	0	0.3	0	0	0	0.1	0	0	0	-	試料：ホルスタイン種（去勢、肥育牛） 筋間脂肪：13.1 % 赤肉と脂身から計算
0	3.9	1.0	46.8	45.9	1.9	0.3	0.1	Tr	0	0	Tr	5.4	0.2	0	0	0.1	-	0.3	Tr	0.8	Tr	0	0	0.2	0.1	Tr	0	5.8	試料：ホルスタイン種（去勢、肥育牛） 皮下脂肪及び筋間脂肪を除いたもの
0	4.3	0.9	49.7	47.5	2.2	0.3	0.1	0	0	0	0	5.0	0.2	0	0	0.1	-	0.3	Tr	0.7	0	0	0	0.2	0.1	Tr	0	6.1	試料：ホルスタイン種（去勢、肥育牛） 皮下脂肪及び筋間脂肪を除いたもの
0	4.2	1.0	47.4	45.3	2.1	0.4	0.2	0	0	0	0	5.2	0.2	0	0	0.1	-	0.4	Tr	0.9	Tr	0	0	0.2	0.1	Tr	0	6.0	試料：ホルスタイン種（去勢、肥育牛） 皮下脂肪及び筋間脂肪を除いたもの
0	4.5	1.0	46.3	-	-	0.3	0	Tr	0	0	0	3.6	0.2	0	0	0	-	0.1	0	Tr	0	0	0	Tr	0	0	0	-	試料：ホルスタイン種（去勢、肥育牛） 皮下脂肪及び筋間脂肪
0	3.8	1.0	47.0	-	-	0.3	0	Tr	0	0	0	3.8	0.3	0	0	0.1	-	0.2	Tr	0.3	Tr	0	0	0.1	0.1	0	0	-	試料：ホルスタイン種（去勢、肥育牛） 皮下脂肪及び筋間脂肪を除いたもの
0	4.0	0.9	44.5	-	-	0.3	0	0	0	0	0	3.5	0.2	0	0	Tr	-	0.1	0	0.1	0	0	0	Tr	0	0	0	-	試料：ホルスタイン種（去勢、肥育牛） 皮下脂肪：7.7 %、筋間脂肪：23.1 % 赤肉と脂身から計算
0	4.3	0.9	44.7	-	-	0.3	0	0	0	0	0	3.5	0.2	0	0	Tr	-	0.1	0	0.1	0	0	0	Tr	0	0	0	-	試料：ホルスタイン種（去勢、肥育牛）
0	3.9	0.8	44.7	-	-	0.3	0	0	0	0	0	3.7	0.2	0	0	Tr	-	0.1	0	0.1	0	0	0	Tr	Tr	0	0	-	試料：ホルスタイン種（去勢、肥育牛）
0	4.0	0.8	44.4	-	-	0.3	0	0	0	0	0	3.5	0.2	0	0	Tr	-	0.1	0	0.1	0	0	0	Tr	Tr	0	0	-	試料：ホルスタイン種（去勢、肥育牛） 筋間脂肪：24.9 % 赤肉と脂身から計算
0	3.8	0.7	43.6	-	-	0.3	0	Tr	0	0	0	3.5	0.2	0	0	0.1	-	0.2	0	0.2	0	0	0	0.1	Tr	0	0	-	試料：ホルスタイン種（去勢、肥育牛） 皮下脂肪及び筋間脂肪を除いたもの
0	4.1	0.9	45.0	-	-	0.3	0	0	0	0	0	3.5	0.2	0	0	0	-	0.1	0	Tr	0	0	0	0	0	0	0	-	試料：ホルスタイン種（去勢、肥育牛） 皮下脂肪及び筋間脂肪
0	3.9	0.9	45.0	-	-	0.2	0	0	0	0	0	4.0	0.2	0	0	0	-	0.2	0	0.3	0	0	0	0	0	0	0	-	試料：ホルスタイン種（去勢、肥育牛） 皮下脂肪及び筋間脂肪を除いたもの
0	5.9	1.0	52.4	49.8	2.6	0.5	0	0	0	0	0	2.4	0.1	0	0	Tr	-	0.1	0	0.1	0	0	0	0	0	0	0	-	別名：カルビ 試料：ホルスタイン種（去勢、肥育牛）
0	5.7	1.0	52.1	49.4	2.6	0.2	0	0	0	0	0	2.5	0.1	0	0	0.1	-	0.1	0	0.1	0	0	0	0.1	0	0	0	-	別名：カルビ 試料：ホルスタイン種（去勢、肥育牛）
0	4.0	1.0	46.8	-	-	0.2	0	0	0	0	0	4.0	0.2	0	0	Tr	-	0.2	0	0.3	0	0	0	Tr	Tr	0	0	-	試料：ホルスタイン種（去勢、肥育牛） 皮下脂肪：6.2 %、筋間脂肪：8.0 % 赤肉と脂身から計算
0	3.9	1.0	47.0	-	-	0.3	0	0	0	0	0	4.2	0.2	0	0	Tr	-	0.2	0	0.4	0	0	0	0.1	Tr	0	0	-	試料：ホルスタイン種（去勢、肥育牛） 筋間脂肪：8.5 % 赤肉と脂身から計算
0	4.1	1.0	47.5	-	-	0.3	0	0	0	0	0	3.9	0.2	0	0	Tr	-	0.2	0	0.2	0	0	0	Tr	Tr	0	0	-	試料：ホルスタイン種（去勢、肥育牛）

11 肉類

食品番号	索引番号	食品名	脂肪酸総量100g当たり 飽和	一価不飽和	多価不飽和	n-3系 多価不飽和	n-6系 多価不飽和	飽和 4:0 酪酸	6:0 ヘキサン酸	7:0 ヘプタン酸	8:0 オクタン酸	10:0 デカン酸	12:0 ラウリン酸	13:0 トリデカン酸	14:0 ミリスチン酸	15:0 ペンタデカン酸	15:0 ant ペンタデカン酸	16:0 パルミチン酸	16:0 iso パルミチン酸	17:0 ヘプタデカン酸	17:0 ant ヘプタデカン酸	18:0 ステアリン酸	20:0 アラキジン酸	22:0 ベヘン酸	24:0 リグノセリン酸	一価不飽和 10:1 デセン酸	14:1 ミリストレイン酸
		成分識別子	FASATF	FAMSF	FAPUF	FAPUN3F	FAPUN6F	F4D0F	F6D0F	F7D0F	F8D0F	F10D0F	F12D0F	F13D0F	F14D0F	F15D0F	F15D0AIF	F16D0F	F16D0IF	F17D0F	F17D0AIF	F18D0F	F20D0F	F22D0F	F24D0F	F10D1F	F14D1F
		単位	(………	g	………)			(………										g									………)
11049	1670	<畜肉類>　うし　［乳用肥育牛肉］　もも　皮下脂肪なし　焼き	42.2	53.7	4.1	0.2	3.9	-	-	-	-	0	0.1	-	3.0	0.5	-	25.1	-	1.1	-	12.3	0.1	0	Tr	0	1.0
11051	1671	<畜肉類>　うし　［乳用肥育牛肉］　もも　赤肉　生	39.3	53.5	7.2	0.2	6.9	-	-	-	-	Tr	0.1	-	2.2	0.4	-	24.0	-	1.0	-	11.6	0.1	0	Tr	0	0.7
11052	1672	<畜肉類>　うし　［乳用肥育牛肉］　もも　脂身　生	43.5	52.8	3.7	0.2	3.5	-	-	-	-	0	0.1	-	3.5	0.5	-	25.1	-	1.2	-	13.1	0.1	0	0	0	1.2
11055	1675	<畜肉類>　うし　［乳用肥育牛肉］　そともも　赤肉　生	38.9	54.6	6.6	0.2	6.4	-	-	-	-	0	0.1	-	2.6	0.5	-	24.7	-	1.0	-	9.8	0.1	0	0.1	0	1.1
11058	1678	<畜肉類>　うし　［乳用肥育牛肉］　ランプ　赤肉　生	41.8	51.0	7.2	0.2	7.0	-	-	-	-	Tr	0.1	-	2.5	0.5	-	24.9	-	1.2	-	12.5	0.1	0	0.1	0	0.7
11059	1679	<畜肉類>　うし　［乳用肥育牛肉］　ヒレ　赤肉　生	45.1	49.7	5.2	0.2	5.0	-	-	-	-	0.1	0.1	-	3.1	0.4	-	26.6	-	1.1	-	13.7	0.1	0	0	0	0.6
11253	1680	<畜肉類>　うし　［乳用肥育牛肉］　ヒレ　赤肉　焼き	44.2	51.6	4.2	0.1	4.0	-	-	-	-	0.1	0.1	-	3.0	0.4	-	25.9	-	1.0	-	13.7	0.1	0	0	0	0.7
11254	1681	<畜肉類>　うし　［交雑牛肉］　リブロース　脂身つき　生	38.3	58.5	3.3	0.2	3.1	-	-	-	-	Tr	0.1	-	2.7	0.4	-	23.8	-	0.9	-	10.4	0.1	0	0	0	0.9
11256	1682	<畜肉類>　うし　［交雑牛肉］　リブロース　脂身つき　ゆで	38.1	58.9	3.0	0.1	2.9	-	-	-	-	Tr	0.1	-	2.5	0.4	-	23.4	-	0.8	-	10.4	0.5	0	0	0	0.8
11255	1683	<畜肉類>　うし　［交雑牛肉］　リブロース　脂身つき　焼き	38.0	59.0	3.1	0.2	2.9	-	-	-	-	Tr	0.1	-	2.5	0.4	-	23.5	-	0.9	-	10.5	0.1	0	0	0	0.8
11257	1684	<畜肉類>　うし　［交雑牛肉］　リブロース　皮下脂肪なし　生	38.6	58.1	3.3	0.1	3.1	-	-	-	-	Tr	0.1	-	2.7	0.4	-	24.0	-	0.9	-	10.6	0.1	0	0	0	0.9
11258	1685	<畜肉類>　うし　［交雑牛肉］　リブロース　赤肉　生	39.7	57.0	3.3	0.1	3.2	-	-	-	-	Tr	0.1	-	2.6	0.4	-	24.6	-	0.9	-	11.1	0.1	0	0	0	0.7
11259	1686	<畜肉類>　うし　［交雑牛肉］　リブロース　脂身　生	37.3	59.4	3.2	0.2	3.1	-	-	-	-	0	0.1	-	2.7	0.4	-	23.2	-	0.8	-	10.0	0.1	0	0	0	1.0
11260	1687	<畜肉類>　うし　［交雑牛肉］　ばら　脂身つき　生	34.7	62.2	3.1	0.2	2.9	-	-	-	-	Tr	0.1	-	2.4	0.4	-	21.7	-	0.8	-	9.4	0.1	0	0	0	0.9
11261	1688	<畜肉類>　うし　［交雑牛肉］　もも　脂身つき　生	36.0	60.5	3.6	0.1	3.4	-	-	-	-	Tr	0.1	-	2.3	0.3	-	22.0	-	0.9	-	10.3	0.1	0	0	0	0.8
11262	1689	<畜肉類>　うし　［交雑牛肉］　もも　皮下脂肪なし　生	35.5	60.6	3.9	0.1	3.7	-	-	-	-	Tr	0.1	-	2.3	0.4	-	22.6	-	0.9	-	9.2	0.1	0	0	0	0.7
11264	1690	<畜肉類>　うし　［交雑牛肉］　もも　皮下脂肪なし　ゆで	35.4	61.7	2.9	0.1	2.8	-	-	-	-	Tr	0.1	-	2.2	0.4	-	23.0	-	0.8	-	8.8	Tr	0	0	0	0.8
11263	1691	<畜肉類>　うし　［交雑牛肉］　もも　皮下脂肪なし　焼き	36.7	60.5	2.8	0.1	2.7	-	-	-	-	Tr	0.1	-	2.3	0.4	-	23.7	-	0.9	-	9.4	Tr	0	0	0	0.8
11265	1692	<畜肉類>　うし　［交雑牛肉］　もも　赤肉　生	35.5	60.5	4.0	0.1	3.8	-	-	-	-	Tr	0.1	-	2.1	0.3	-	22.1	-	0.9	-	10.0	0.1	0	0	0	0.6
11266	1693	<畜肉類>　うし　［交雑牛肉］　もも　脂身　生	36.4	60.4	3.2	0.2	3.0	-	-	-	-	Tr	0.1	-	2.5	0.3	-	21.9	-	0.9	-	10.5	0.1	0	0	0	1.0
11267	1694	<畜肉類>　うし　［交雑牛肉］　ヒレ　赤肉　生	42.0	54.0	4.0	0.1	3.9	-	-	-	-	Tr	0.1	-	2.6	0.4	-	25.0	-	1.0	-	12.8	0.1	0	0	0	0.6
11060	1695	<畜肉類>　うし　［輸入牛肉］　かた　脂身つき　生	49.1	47.5	3.4	1.3	2.0	-	-	-	-	0.1	0.1	-	3.0	0.6	-	26.2	-	1.3	-	17.8	0.1	Tr	0	0	0.8
11061	1696	<畜肉類>　うし　［輸入牛肉］　かた　皮下脂肪なし　生	48.4	47.6	4.0	1.6	2.4	-	-	-	-	0.1	0.1	-	2.9	0.5	-	25.9	-	1.3	-	17.5	0.1	Tr	0	0	0.7
11062	1697	<畜肉類>　うし　［輸入牛肉］　かた　赤肉　生	46.3	47.8	5.8	2.2	3.6	-	-	-	-	0.1	0.1	-	2.5	0.5	-	25.2	-	1.2	-	16.6	0.1	0	0	0	0.5
11063	1698	<畜肉類>　うし　［輸入牛肉］　かた　脂身　生	50.6	47.3	2.0	0.8	1.2	-	-	-	-	Tr	0.1	-	3.3	0.6	-	26.7	-	1.3	-	18.5	0.2	Tr	0	0	0.9
11066	1701	<畜肉類>　うし　［輸入牛肉］　かたロース　赤肉　生	45.3	50.1	4.6	0.7	3.9	-	-	-	-	0.1	0.1	-	2.9	0.5	-	25.7	-	1.5	-	14.4	0.1	0	0	0	0.7

脂肪酸総量100 g 当たり																													備考
一価不飽和									多価不飽和																			未同定物質	
15:1 ペンタデセン酸	16:1 パルミトレイン酸	17:1 ヘプタデセン酸	18:1 計	18:1 n-9 オレイン酸	18:1 n-7 シス-バクセン酸	20:1 イコセン酸	22:1 ドコセン酸	24:1 テトラコセン酸	16:2 ヘキサデカジエン酸	16:3 ヘキサデカトリエン酸	16:4 ヘキサデカテトラエン酸	18:2 n-6 リノール酸	18:3 n-3 α-リノレン酸	18:3 n-6 γ-リノレン酸	18:4 n-3 オクタデカテトラエン酸	20:2 n-6 イコサジエン酸	20:3 n-3 イコサトリエン酸	20:3 n-6 イコサトリエン酸	20:4 n-3 イコサテトラエン酸	20:4 n-6 アラキドン酸	20:5 n-3 イコサペンタエン酸	21:5 n-3 ヘンイコサペンタエン酸	22:2 ドコサジエン酸	22:4 n-6 ドコサテトラエン酸	22:5 n-3 ドコサペンタエン酸	22:5 n-6 ドコサペンタエン酸	22:6 n-3 ドコサヘキサエン酸	未同定物質	
F15D1F	F16D1F	F17D1F	F18D1F	F18D1CN9F	F18D1CN7F	F20D1F	F22D1F	F24D1F	F16D2F	F16D3F	F16D4F	F18D2N6F	F18D3N3F	F18D3N6F	F18D4N3F	F20D2N6F	F20D3N3F	F20D3N6F	F20D4N3F	F20D4N6F	F20D5N3F	F21D5N3F	F22D2F	F22D4N6F	F22D5N3F	F22D5N6F	F22D6N3F	FAUNF	
(………… g …………)																													
0	4.0	1.0	47.4	-	-	0.3	0	0	0	0	0	3.6	0.1	0	0	0	-	0.1	0	0.2	0	0	0	0	Tr	0	0	-	試料：ホルスタイン種（去勢、肥育牛）
0	3.6	1.0	48.0	-	-	0.3	0	0	0	0	Tr	5.4	0.2	0	0	0.1	-	0.4	0	0.9	0	0	0	0.1	0.1	0	0	-	試料：ホルスタイン種（去勢、肥育牛） 皮下脂肪及び筋間脂肪を除いたもの
0	4.1	1.0	46.3	-	-	0.2	0	0	0	0	0	3.4	0.2	0	0	0	-	0.1	0	0	0	0	0	0	0	0	0	-	試料：ホルスタイン種（去勢、肥育牛） 皮下脂肪及び筋間脂肪
0	4.9	1.2	47.1	-	-	0.2	0	0	0	0	Tr	5.1	0.2	0	0	0.1	-	0.3	0	0.7	0	0	0	0.1	0	0	0	-	試料：ホルスタイン種（去勢、肥育牛） 皮下脂肪及び筋間脂肪を除いたもの
0	3.4	1.0	45.6	-	-	0.2	0	0	0	0	0	5.7	0.2	0	0	0.1	-	0.3	0	0.8	0	0	0	0.2	0	0	0	-	試料：ホルスタイン種（去勢、肥育牛） 皮下脂肪及び筋間脂肪を除いたもの
0	3.2	0.8	44.8	-	-	0.3	0	0	0	0	0	4.0	0.1	0	0	0.1	-	0.3	0	0.5	0	0	0	0.2	0.1	0	0	-	試料：ホルスタイン種（去勢、肥育牛）
0	3.4	0.8	46.4	44.7	1.8	0.3	0	0	0	0	0	3.4	0.1	0	0	0.1	-	0.2	0	0.2	0	0	0	0.1	0	0	0	-	試料：ホルスタイン種（去勢、肥育牛）
0	4.8	1.0	51.3	-	-	0.5	0	0	0	0	0	2.8	0.2	0	0	Tr	-	0.1	0	0.1	0	0	0	Tr	0	0	0	-	皮下脂肪：15.8 %、筋間脂肪：20.0 %
0	4.6	1.0	51.9	-	-	0.5	0	0	0	0	0	2.6	0.1	0	0	Tr	-	0.1	0	0.1	0	0	0	Tr	0	0	0	-	
0	4.6	1.0	52.0	-	-	0.5	0	0	0	0	0	2.6	0.1	0	0	0.1	-	0.1	0	0.1	0	0	0	Tr	Tr	0	0	-	
0	4.7	1.0	51.1	-	-	0.5	0	0	0	0	0	2.8	0.1	0	0	Tr	-	0.1	0	0.1	0	0	0	0.1	0	0	0	-	筋間脂肪：23.7 %
0	4.2	0.9	50.8	-	-	0.4	0	0	0	0	0	2.8	0.1	0	0	Tr	-	0.1	0	0.1	0	0	0	0.1	0	0	0	-	皮下脂肪及び筋間脂肪を除いたもの
0	5.3	1.0	51.6	-	-	0.5	0	0	0	0	0	2.8	0.2	0	0	Tr	-	0.1	0	0.1	0	0	0	Tr	0	0	0	-	皮下脂肪及び筋間脂肪
0	5.3	1.1	54.3	51.4	2.9	0.5	0	0	0	0	0	2.7	0.2	0	0	Tr	-	0.1	0	0.1	0	0	0	0.1	Tr	0	0	-	
0	4.7	1.0	53.5	-	-	0.4	0	0	0	0	0	3.0	0.1	0	0	Tr	-	0.1	0	0.2	0	0	0	0.1	0	0	0	-	皮下脂肪：13.5 %、筋間脂肪：6.0 %
0	4.6	1.2	53.7	-	-	0.4	0	0	0	0	0	3.2	0.1	0	0	Tr	-	0.2	0	0.3	0	0	0	0.1	0	0	0	-	筋間脂肪：7.0 %
0	5.0	1.2	54.3	-	-	0.4	0	0	0	0	0	2.5	0.1	0	0	Tr	-	0.1	0	0.1	0	0	0	0	0	0	0	-	
0	4.9	1.1	53.3	-	-	0.4	0	0	0	0	0	2.5	0.1	0	0	Tr	-	0.1	0	0.1	0	0	0	0	0	0	0	-	
0	4.3	1.0	54.1	51.4	2.7	0.4	0	0	0	0	0	3.3	0.1	0	0	Tr	-	0.2	0	0.3	0	0	0	0.1	0	0	0	-	皮下脂肪及び筋間脂肪を除いたもの
0	5.1	1.0	53.0	-	-	0.4	0	0	0	0	0	2.8	0.2	0	0	Tr	-	0.1	0	0.1	0	0	0	0.1	0	0	0	-	皮下脂肪及び筋間脂肪
0	3.6	0.9	48.6	46.4	2.2	0.3	0	0	0	0	0	3.4	0.1	0	0	0.1	-	0.1	0	0.2	0	0	0	0.1	0	0	0	-	
0	3.6	0.9	42.0	-	-	0.3	0	0	0	0	0	1.6	0.8	0	0	Tr	-	0.1	0.1	0.3	0.1	0	0	Tr	0.3	0	Tr	-	皮下脂肪：5.3 %、筋間脂肪：5.4 % 赤肉と脂身から計算
0	3.5	0.9	42.2	-	-	0.3	0	0	0	0	0	1.9	0.8	0	0	0.1	-	0.1	0.1	0.4	0.2	0	0	Tr	0.4	0	Tr	-	筋間脂肪：5.7 % 赤肉と脂身から計算
0	3.2	0.9	42.8	-	-	0.3	0	0	0	0	0	2.5	1.0	0	0	0.1	-	0.2	0.1	0.7	0.3	0	0	0.1	0.7	0	0.1	-	皮下脂肪及び筋間脂肪を除いたもの
0	3.7	0.8	41.5	-	-	0.3	0	0	0	0	0	1.1	0.6	0	0	0	-	Tr	0.1	Tr	0	0	0	0	0.1	0	0	-	皮下脂肪及び筋間脂肪
0	3.4	1.1	44.7	-	-	0.3	0	0	0	0	0	3.3	0.4	0	0	0.1	-	0.1	Tr	0.3	0.1	0	0	Tr	0.2	0	0	-	皮下脂肪及び筋間脂肪を除いたもの

食品番号	索引番号	食品名	飽和	一価不飽和	多価不飽和	n-3系 多価不飽和	n-6系 多価不飽和	4:0 酪酸	6:0 ヘキサン酸	7:0 ヘプタン酸	8:0 オクタン酸	10:0 デカン酸	12:0 ラウリン酸	13:0 トリデカン酸	14:0 ミリスチン酸	15:0 ペンタデカン酸	15:0 ant ペンタデカン酸	16:0 パルミチン酸	16:0 iso パルミチン酸	17:0 ヘプタデカン酸	17:0 ant ヘプタデカン酸	18:0 ステアリン酸	20:0 アラキジン酸	22:0 ベヘン酸	24:0 リグノセリン酸	10:1 デセン酸	14:1 ミリストレイン酸
			脂肪酸総量100g当たり					飽和																		一価不飽和	
		成分識別子	FASATF	FAMSF	FAPUF	FAPUN3F	FAPUN6F	F4D0F	F6D0F	F7D0F	F8D0F	F10D0F	F12D0F	F13D0F	F14D0F	F15D0F	F15D0AIF	F16D0F	F16D0IF	F17D0F	F17D0AIF	F18D0F	F20D0F	F22D0F	F24D0F	F10D1F	F14D1F
		単位	(g)					(g)																			
11067	1702	<畜肉類> うし [輸入牛肉] リブロース 脂身つき 生	52.8	44.3	2.8	0.5	2.3	-	-	-	-	0.1	0.1	-	3.6	0.7	-	25.9	-	2.0	-	20.3	0.2	0	0	0	0.4
11269	1703	<畜肉類> うし [輸入牛肉] リブロース 脂身つき ゆで	52.8	44.5	2.7	0.4	2.3	-	-	-	-	0.1	0.1	-	3.7	0.8	-	26.1	-	1.9	-	19.8	0.2	Tr	0	0	0.5
11268	1704	<畜肉類> うし [輸入牛肉] リブロース 脂身つき 焼き	52.9	44.5	2.7	0.5	2.2	-	-	-	-	0.1	0.1	-	3.7	0.8	-	26.3	-	2.0	-	19.8	0.1	0	0	0	0.5
11068	1705	<畜肉類> うし [輸入牛肉] リブロース 皮下脂肪なし 生	51.1	45.9	3.0	0.7	2.3	-	-	-	-	0.1	0.1	-	3.1	0.6	-	26.7	-	1.4	-	18.9	0.2	Tr	0	0	0.5
11069	1706	<畜肉類> うし [輸入牛肉] リブロース 赤肉 生	48.6	47.4	4.1	0.6	3.4	-	-	-	-	0.1	0.1	-	3.2	0.5	-	27.0	-	1.4	-	16.3	0.1	0	0	0	0.6
11070	1707	<畜肉類> うし [輸入牛肉] リブロース 脂身 生	54.0	44.2	1.9	0.7	1.1	-	-	-	-	0.1	0.1	-	3.1	0.7	-	26.4	-	1.5	-	21.9	0.2	Tr	0	0	0.5
11073	1710	<畜肉類> うし [輸入牛肉] サーロイン 赤肉 生	45.3	51.0	3.7	1.4	2.3	-	-	-	-	Tr	0.1	-	2.6	0.4	-	27.5	-	1.0	-	13.6	0.1	0	0	0	0.7
11074	1711	<畜肉類> うし [輸入牛肉] ばら 脂身つき 生	44.0	54.1	1.8	0.7	1.1	-	-	-	-	Tr	0.1	-	3.2	0.5	-	25.5	-	1.1	-	13.5	0.1	0	0	0	1.3
11075	1712	<畜肉類> うし [輸入牛肉] もも 脂身つき 生	44.9	51.5	3.6	0.8	2.8	-	-	-	-	Tr	0.1	-	3.1	0.5	-	25.9	-	1.2	-	13.9	0.1	0	0	0	1.1
11076	1713	<畜肉類> うし [輸入牛肉] もも 皮下脂肪なし 生	44.6	49.0	6.4	1.8	4.6	-	-	-	-	0.1	0.1	-	2.6	0.6	-	24.6	-	1.4	-	15.1	0.2	0	0	0	0.6
11271	1714	<畜肉類> うし [輸入牛肉] もも 皮下脂肪なし ゆで	44.7	49.0	6.3	1.5	4.8	-	-	-	-	0.1	0.1	-	2.6	0.6	-	24.4	-	1.5	-	15.4	0.1	0	0	0	0.5
11270	1715	<畜肉類> うし [輸入牛肉] もも 皮下脂肪なし 焼き	47.1	47.4	5.5	1.4	4.1	-	-	-	-	0.1	0.1	-	3.0	0.6	-	24.9	-	1.5	-	16.8	0.2	0	0	0	0.6
11077	1716	<畜肉類> うし [輸入牛肉] もも 赤肉 生	43.6	50.7	5.7	0.9	4.8	-	-	-	-	Tr	0.1	-	2.9	0.5	-	26.2	-	1.1	-	12.8	0.1	0	0	0	0.9
11078	1717	<畜肉類> うし [輸入牛肉] もも 脂身 生	45.8	52.2	2.0	0.7	1.3	-	-	-	-	Tr	0.1	-	3.3	0.6	-	25.7	-	1.2	-	14.8	0.2	0	0	0	1.2
11081	1720	<畜肉類> うし [輸入牛肉] そともも 赤肉 生	43.9	52.0	4.2	1.6	2.5	-	-	-	-	Tr	0.1	-	2.4	0.5	-	25.4	-	1.1	-	14.2	0.1	0	0	0	0.8
11084	1723	<畜肉類> うし [輸入牛肉] ランプ 赤肉 生	47.6	45.2	7.2	2.7	4.4	-	-	-	-	0	0.1	-	2.3	0.5	-	24.8	-	1.3	-	18.5	0.1	0	0	0	0.5
11085	1724	<畜肉類> うし [輸入牛肉] ヒレ 赤肉 生	49.8	44.8	5.4	2.0	3.5	-	-	-	-	Tr	0.1	-	2.5	0.6	-	25.7	-	1.5	-	19.3	0.1	0	0	0	0.5
11086	1725	<畜肉類> うし [子牛肉] リブロース 皮下脂肪なし 生	38.4	34.0	27.5	1.2	26.3	-	-	-	-	0	0	-	1.1	0.3	-	17.8	-	1.1	-	18.0	0.2	0	0	0	0.1
11087	1726	<畜肉類> うし [子牛肉] ばら 皮下脂肪なし 生	46.7	44.6	8.8	0.4	8.4	-	-	-	-	0	0.1	-	1.8	0.5	-	19.3	-	1.5	-	23.3	0.2	0	0	0	0.2
11088	1727	<畜肉類> うし [子牛肉] もも 皮下脂肪なし 生	45.1	44.4	10.5	0.6	9.9	-	-	-	-	0	0.1	-	2.0	0.5	-	19.9	-	1.7	-	20.7	0.2	0	0	0	0.3
11089	1728	<畜肉類> うし [ひき肉] 生	38.3	58.4	3.3	1.3	2.1	-	-	-	-	Tr	0.1	-	2.3	0.5	-	24.2	-	1.1	-	10.0	0.1	0	0	0	1.1
11272	1729	<畜肉類> うし [ひき肉] 焼き	36.8	60.3	2.9	0.5	2.4	-	-	-	-	0	0.1	-	2.2	0.4	-	23.8	-	0.9	-	9.3	0.1	0	0	0	1.1
11090	1730	<畜肉類> うし [副生物] 舌 生	39.4	56.2	4.4	0.2	4.2	-	-	-	-	Tr	0.1	-	2.4	0.4	-	24.5	-	1.0	-	11.0	0.1	0	0	0	0.7
11273	1731	<畜肉類> うし [副生物] 舌 焼き	38.7	57.1	4.3	0.2	4.0	-	-	-	-	Tr	0.1	-	2.2	0.4	-	24.1	-	0.9	-	10.8	0.1	0	0	0	0.7
11091	1732	<畜肉類> うし [副生物] 心臓 生	52.5	42.0	5.5	Tr	5.5	-	-	-	-	Tr	Tr	-	3.0	0.5	-	23.7	-	1.8	-	23.3	0.1	-	-	-	0.2
11092	1733	<畜肉類> うし [副生物] 肝臓 生	45.5	23.3	31.3	3.4	27.9	-	-	-	-	0	0	-	1.2	1.0	-	16.1	-	1.2	-	25.6	0.3	-	-	-	0
11093	1734	<畜肉類> うし [副生物] じん臓 生	53.8	36.9	9.3	0.6	8.7	-	-	-	-	0	0	-	2.2	1.0	-	24.4	-	1.4	-	24.5	0.3	-	-	-	0.5

脂肪酸総量100 g 当たり																													
一価不飽和									多価不飽和																				備考
15:1	16:1	17:1	18:1			20:1	22:1	24:1	16:2	16:3	16:4	18:2 n-6	18:3 n-3	18:3 n-6	18:4 n-3	20:2 n-6	20:3 n-3	20:3 n-6	20:4 n-3	20:4 n-6	20:5 n-3	21:5 n-3	22:2	22:4 n-6	22:5 n-3	22:5 n-6	22:6 n-3		
ペンタデセン酸	パルミトレイン酸	ヘプタデセン酸	計	n-9 オレイン酸	n-7 シス-バクセン酸	イコセン酸	ドコセン酸	テトラコセン酸	ヘキサデカジエン酸	ヘキサデカトリエン酸	ヘキサデカテトラエン酸	リノール酸	α-リノレン酸	γ-リノレン酸	オクタデカテトラエン酸	イコサジエン酸	イコサトリエン酸	イコサトリエン酸	イコサテトラエン酸	アラキドン酸	イコサペンタエン酸	ヘンイコサペンタエン酸	ドコサジエン酸	ドコサテトラエン酸	ドコサペンタエン酸	ドコサペンタエン酸	ドコサヘキサエン酸	未同定物質	
F15D1F	F16D1F	F17D1F	F18D1F	F18D1CN9F	F18D1CN7F	F20D1F	F22D1F	F24D1F	F16D2F	F16D3F	F16D4F	F18D2N6F	F18D3N3F	F18D3N6F	F18D4N3F	F20D2N6F	F20D3N3F	F20D3N6F	F20D4N3F	F20D4N6F	F20D5N3F	F21D5N3F	F22D2F	F22D4N6F	F22D5N3F	F22D5N6F	F22D6N3F	FAUNF	
(g)																													
0	2.2	0.8	40.6	-	-	0.3	0	0	0	0	0	2.1	0.3	0	0	0	-	0.1	0	0.2	Tr	0	0	0	0.1	0	0	-	皮下脂肪：1.8 %、筋間脂肪：8.2 % 「リブロース皮下脂肪なし」等と別試料
0	2.2	0.9	40.6	-	-	0.3	0	0	0	0	0	2.0	0.3	0	0	0	-	0.1	0	0.1	Tr	0	0	Tr	0.1	0	0	-	「リブロース皮下脂肪なし」等と別試料
0	2.2	0.9	40.7	39.4	1.3	0.3	0	0	0	0	0	2.0	0.3	0	0	0	-	0.1	0	0.1	0	0	0	0	0.1	0	0	-	「リブロース皮下脂肪なし」等と別試料
0	2.9	0.8	41.3	-	-	0.3	0	0	0	0	0	2.1	0.5	0	0	Tr	-	0.1	Tr	0.1	Tr	0	0	0	0.2	0	0	-	筋間脂肪：8.3 % 赤肉と脂身から計算
0	3.1	0.9	42.6	-	-	0.2	0	0	0	0	0	3.0	0.4	0	0	Tr	-	0.1	Tr	0.3	Tr	0	0	Tr	0.2	0	0	-	皮下脂肪及び筋間脂肪を除いたもの
0	2.7	0.8	39.9	-	-	0.3	0	0	0	0	0	1.1	0.5	0	0	0	-	Tr	0.1	0	0	0	0	0	0.1	0	0	-	皮下脂肪及び筋間脂肪
0	3.8	0.9	45.3	-	-	0.3	0	0	0	0	0.1	1.7	0.7	0	0	0.1	-	0.1	0.1	0.4	0.2	0	0	0	0.4	0	0.1	-	皮下脂肪及び筋間脂肪を除いたもの
0	5.0	1.1	46.4	-	-	0.4	0	0	0	0	0	1.1	0.5	0	0	0	-	Tr	0.1	Tr	0	0	0	0	0.1	0	0	-	別名：カルビ
0	4.2	1.0	45.0	-	-	0.3	0	0	0	0	0	2.3	0.5	0	0	Tr	-	0.1	0.1	0.3	0.1	0	0	Tr	0.2	0	0	-	皮下脂肪：3.4 %、筋間脂肪：4.0 % 赤肉と脂身から計算
0	3.2	1.1	43.8	42.3	1.5	0.3	0	0	0	0	0	3.3	0.7	0	0	0.1	-	0.3	0.1	0.8	0.4	0	0	0.1	0.6	0	0.1	-	筋間脂肪：4.2 % 「もも脂身つき」等と別試料
0	3.1	1.1	43.9	42.3	1.6	0.3	0	0	0	0	0	3.6	0.7	0	0	0.1	-	0.2	0.1	0.7	0.3	0	0	0.1	0.5	0	0	-	「もも脂身つき」等と別試料
0	2.9	1.0	42.6	41.2	1.4	0.3	0	0	0	0	0	3.1	0.6	0	0	0.1	-	0.2	0.1	0.6	0.3	0	0	0.1	0.4	0	0	-	「もも脂身つき」等と別試料
0	3.9	1.0	44.7	-	-	0.3	0	0	0	0	0	3.6	0.4	0	0	0.1	-	0.3	Tr	0.7	0.1	0	0	0.1	0.3	0	Tr	-	皮下脂肪及び筋間脂肪を除いたもの
0	4.4	1.0	45.2	-	-	0.3	0	0	0	0	0	1.3	0.5	0	0	0	-	0	0.1	0	0	0	0	0	0.1	0	0	-	皮下脂肪及び筋間脂肪
0	4.4	1.1	45.5	-	-	0.3	0	0	0	0	0.1	1.9	0.9	0	0	0.1	-	0.2	0.1	0.3	0.2	0	0	0	0.4	0	0	-	皮下脂肪及び筋間脂肪を除いたもの
0	2.6	0.9	40.9	-	-	0.3	0	0	0	0	0.1	3.2	1.3	0	0	0.1	-	0.3	0.2	0.8	0.5	0	0	0	0.7	0	0	-	皮下脂肪及び筋間脂肪を除いたもの
0	2.4	0.8	40.9	-	-	0.3	0	0	0	0	0	2.6	1.0	0	0	0.1	-	0.2	0.1	0.5	0.3	0	0	0	0.4	0	0.1	-	
0	1.5	0.6	31.7	-	-	0.1	0	0	0	0	0	17.3	0.3	0	0	0.3	-	1.3	0	6.6	0.2	0	0	0.8	0.7	0	0	-	
0	1.7	0.6	41.7	-	-	0.3	0	0	0	0	0	6.6	0.2	0	0	0.1	-	0.3	0	1.2	0	0	0	0.2	0.2	0	0	-	
0	1.8	0.6	41.5	-	-	0.2	0	0	0	0	0	7.7	0.3	0	0	0.1	-	0.3	0	1.5	0	0	0	0.2	0.2	0	0	-	
0	5.2	1.3	50.3	47.6	2.7	0.6	0	0	0	0	0	1.7	0.4	0	0	0.1	-	0.1	0.1	0.1	0.2	0	0	0.1	0.1	0	0.5	-	
0	5.1	1.2	52.3	49.4	2.9	0.5	0	0	0	0	0	2.1	0.3	0	0	0	-	0.1	Tr	0.2	0	0	0	0	0.1	0	0	-	
0	3.3	0.9	50.9	48.8	2.1	0.4	0	0	0	0	0	3.6	0.2	0	0	0.1	-	0.2	0	0.2	0	0	0	0.1	0.1	0	0	-	別名：たん
0	3.3	0.9	51.6	49.4	2.2	0.5	0	0	0	0	0	3.5	0.2	0	0	0	-	0.2	0	0.2	0	0	0	0.1	0.1	0	0	-	別名：たん焼き
0	1.8	0.7	39.0	-	-	0.3	0	0	-	-	-	4.9	Tr	-	0	0	-	0.2	0	0.3	0	-	-	-	0	0	0	2.0	別名：はつ
0	2.3	0.7	19.8	-	-	0.4	0	0	-	-	-	9.9	0.3	-	0.5	0	-	6.2	0	8.1	0.5	-	-	3.6	1.7	0	0.4	1.7	別名：レバー 試料：和牛
0	2.7	0.5	32.7	-	-	0.5	0	0	-	-	-	4.7	0.2	-	0.1	0.1	-	0.6	0	3.1	0.1	-	-	0.2	0.2	0	0	0.7	別名：まめ

11 肉類

食品番号	索引番号	食品名	飽和	一価不飽和	多価不飽和	n-3系 多価不飽和	n-6系 多価不飽和	4:0 酪酸	6:0 ヘキサン酸	7:0 ヘプタン酸	8:0 オクタン酸	10:0 デカン酸	12:0 ラウリン酸	13:0 トリデカン酸	14:0 ミリスチン酸	15:0 ペンタデカン酸	15:0 ant ペンタデカン酸	16:0 パルミチン酸	16:0 iso パルミチン酸	17:0 ヘプタデカン酸	17:0 ant ヘプタデカン酸	18:0 ステアリン酸	20:0 アラキジン酸	22:0 ベヘン酸	24:0 リグノセリン酸	10:1 デセン酸	14:1 ミリストレイン酸
			脂肪酸総量100g当たり					飽和																		一価不飽和	
		成分識別子	FASATF	FAMSF	FAPUF	FAPUN3F	FAPUN6F	F4D0F	F6D0F	F7D0F	F8D0F	F10D0F	F12D0F	F13D0F	F14D0F	F15D0F	F15D0AIF	F16D0F	F16D0IF	F17D0F	F17D0AIF	F18D0F	F20D0F	F22D0F	F24D0F	F10D1F	F14D1F
		単位	(g)					(g)																			
11094	1735	<畜肉類>　うし　［副生物］　第一胃　ゆで	41.4	50.8	7.8	1.1	5.9	-	-	-	-	0	Tr	-	1.8	0.4	-	19.9	-	1.5	-	17.7	0.2	0	0	0	0.4
11095	1736	<畜肉類>　うし　［副生物］　第二胃　ゆで	40.5	55.7	3.8	0.3	2.8	-	-	-	-	0	0	-	1.6	0.4	-	20.6	-	1.6	-	16.2	0.1	0	0	0	0.3
11096	1737	<畜肉類>　うし　［副生物］　第三胃　生	42.4	46.3	11.3	0.6	10.0	-	-	-	-	0	Tr	-	1.7	0.5	-	22.6	-	1.5	-	15.8	0.2	0.1	0	0	0.3
11097	1738	<畜肉類>　うし　［副生物］　第四胃　ゆで	46.7	50.1	3.2	0.3	2.5	-	-	-	-	0	Tr	-	2.1	0.3	-	24.2	-	1.1	-	18.8	0.1	0	0	0	0.3
11098	1739	<畜肉類>　うし　［副生物］　小腸　生	50.0	47.5	2.4	0.3	1.3	-	-	-	-	Tr	0.1	-	2.9	0.3	-	24.4	-	1.1	-	21.1	0.2	0	0	0	0.3
11099	1740	<畜肉類>　うし　［副生物］　大腸　生	33.6	62.4	4.0	0.4	3.0	-	-	-	-	Tr	Tr	-	1.3	0.2	-	17.2	-	1.0	-	13.7	0.1	0	0	0	0.3
11100	1741	<畜肉類>　うし　［副生物］　直腸　生	35.0	60.9	4.1	0.2	3.3	-	-	-	-	0	0.1	-	1.9	0.3	-	20.6	-	1.1	-	11.0	0.1	0	0	0	0.6
11101	1742	<畜肉類>　うし　［副生物］　腱　ゆで	22.8	74.8	2.3	0.1	1.9	-	-	-	-	0	0	-	1.1	0.1	-	17.3	-	0.3	-	3.9	0	0	0	0	0.9
11102	1743	<畜肉類>　うし　［副生物］　子宮　ゆで	43.0	50.2	6.9	0.5	5.7	-	-	-	-	0	0	-	2.3	0.3	-	24.1	-	0.8	-	15.3	0.2	0	0	0	0.6
11103	1744	<畜肉類>　うし　［副生物］　尾　生	31.6	65.3	3.1	0	3.1	-	-	-	-	Tr	Tr	-	2.5	0.4	-	22.0	-	0.9	-	5.8	0	-	-	-	1.9
11274	1745	<畜肉類>　うし　［副生物］　横隔膜　生	40.2	55.9	3.9	0.2	3.7	-	-	-	-	Tr	Tr	-	1.8	0.2	-	21.3	0.1	0.9	0.7	15.0	0.1	0	0	0	0.4
11296	1746	<畜肉類>　うし　［副生物］　横隔膜　ゆで	39.6	56.6	3.8	0.2	3.6	-	-	-	-	Tr	Tr	-	1.8	0.2	-	21.3	-	0.8	0.7	14.6	0.1	0	0	0	0.4
11297	1747	<畜肉類>　うし　［副生物］　横隔膜　焼き	39.7	56.4	3.9	0.2	3.7	-	-	-	-	Tr	Tr	-	1.8	0.2	-	21.1	0.1	0.9	0.7	14.7	0.1	0	0	0	0.4
11104	1748	<畜肉類>　うし　［加工品］　ローストビーフ	42.0	54.1	3.9	0.6	3.3	-	-	-	-	Tr	0.1	-	3.4	0.6	-	26.7	-	1.1	-	10.0	0.1	0	0	0	1.2
11105	1749	<畜肉類>　うし　［加工品］　コンビーフ缶詰	52.6	44.7	2.7	0.6	2.1	-	-	-	-	0.1	0.1	-	2.7	0.8	-	23.8	-	2.3	-	22.7	0.2	Tr	0	0	0.4
11106	1750	<畜肉類>　うし　［加工品］　味付け缶詰	46.5	49.6	4.0	1.2	2.8	-	-	-	-	0.1	0.1	-	2.8	1.1	-	25.4	-	2.5	-	14.4	0.1	Tr	0	0	0.9
11107	1751	<畜肉類>　うし　［加工品］　ビーフジャーキー	38.4	49.0	12.6	2.9	9.0	-	-	-	-	0	0.1	-	1.8	0.4	-	22.2	-	0.9	-	12.9	0.1	0	0	0	0.8
11108	1752	<畜肉類>　うし　［加工品］　スモークタン	44.6	50.7	4.7	0.7	3.4	-	-	-	-	Tr	0.1	-	3.5	0.6	-	24.8	-	1.7	-	13.9	0.1	0	0	0	0.9
11109	1753	<畜肉類>　うま　肉　赤肉　生	38.4	47.8	13.8	4.4	9.4	-	-	-	-	0.1	0.2	-	4.7	0.2	-	29.4	-	0.2	-	3.7	0	-	-	-	0.7
11110	1754	<畜肉類>　くじら　肉　赤肉　生	30.7	43.9	25.4	18.1	6.9	-	-	-	-	Tr	0.1	-	7.0	0.4	-	16.1	-	0.2	-	6.4	0.2	0.2	0.1	0	0.3
11111	1755	<畜肉類>　くじら　うねす　生	23.4	49.7	26.9	21.6	4.5	-	-	-	-	0	0.1	-	9.4	0.4	-	11.2	-	0.2	-	1.9	0.1	0.1	0.1	0	1.9
11112	1756	<畜肉類>　くじら　本皮　生	24.9	47.6	27.4	22.4	4.3	-	-	-	-	0	0.1	-	9.2	0.4	-	12.5	-	0.2	-	2.3	0.1	0.1	Tr	0	1.4
11113	1757	<畜肉類>　くじら　さらしくじら	14.5	66.9	18.6	14.6	3.6	-	-	-	-	0	0.2	-	6.0	0.3	-	6.3	-	0.7	-	1.1	0	0	0	0	3.9
11114	1758	<畜肉類>　しか　あかしか　赤肉　生	48.7	29.3	21.9	9.8	11.8	-	-	-	-	0	0.2	-	3.4	0.8	-	23.1	-	0.7	-	20.4	0.1	0	0	0	1.4
11294	1760	<畜肉類>　しか　にほんじか　えぞしか　赤肉　生	48.9	43.1	8.1	2.8	5.2	-	-	-	-	0	0.1	-	2.2	0.6	0.4	33.5	0.5	0.6	0.3	10.6	0.1	0	0	0	0.7
11295	1761	<畜肉類>　しか　にほんじか　ほんしゅうじか・きゅうしゅうじか　赤肉　生	43.9	35.4	20.7	5.4	15.3	-	-	-	-	Tr	0.1	0	2.0	0.5	0.2	25.6	4.1	0.6	0.3	10.4	0.1	Tr	0	0	0.7
11275	1759	<畜肉類>　しか　にほんじか　赤肉　生	48.9	36.6	14.5	4.2	10.3	-	-	-	-	Tr	0.1	0	2.2	0.6	0.3	31.3	2.2	0.6	0.3	11.0	0.1	0	0	0	0.8
11115	1762	<畜肉類>　ぶた　［大型種肉］　かた　脂身つき　生	39.2	48.5	12.3	0.7	11.6	-	-	-	-	0.1	0.1	-	1.3	Tr	-	23.8	-	0.4	-	13.2	0.2	0	0	0	0

5:1 ペンタデセン酸 F15D1F	16:1 パルミトレイン酸 F16D1F	17:1 ヘプタデセン酸 F17D1F	18:1 計 F18D1F	18:1 n-9 オレイン酸 F18D1CN9F	18:1 n-7 シス-バクセン酸 F18D1CN7F	20:1 イコセン酸 F20D1F	22:1 ドコセン酸 F22D1F	24:1 テトラコセン酸 F24D1F	16:2 ヘキサデカジエン酸 F16D2F	16:3 ヘキサデカトリエン酸 F16D3F	16:4 ヘキサデカテトラエン酸 F16D4F	18:2 n-6 リノール酸 F18D2N6F	18:3 n-3 α-リノレン酸 F18D3N3F	18:3 n-6 γ-リノレン酸 F18D3N6F	18:4 n-3 オクタデカテトラエン酸 F18D4N3F	20:2 n-6 イコサジエン酸 F20D2N6F	20:3 n-3 イコサトリエン酸 F20D3N3F	20:3 n-6 イコサトリエン酸 F20D3N6F	20:4 n-3 イコサテトラエン酸 F20D4N3F	20:4 n-6 アラキドン酸 F20D4N6F	20:5 n-3 イコサペンタエン酸 F20D5N3F	21:5 n-3 ヘンイコサペンタエン酸 F21D5N3F	22:2 ドコサジエン酸 F22D2F	22:4 n-6 ドコサテトラエン酸 F22D4N6F	22:5 n-3 ドコサペンタエン酸 F22D5N3F	22:5 n-6 ドコサペンタエン酸 F22D5N6F	22:6 n-3 ドコサヘキサエン酸 F22D6N3F	未同定物質 FAUNF	備考
脂肪酸総量100 g 当たり（g）																													
一価不飽和									多価不飽和																				
0	2.4	1.2	46.2	-	-	0.6	0	0	0.7	0	0	3.6	0.4	0	0	0	-	0.4	0	1.9	0	0	0	0	0.8	0	0	-	別名：みの、がつ
0	2.0	1.2	51.6	-	-	0.6	0	0	0.6	0	0	2.2	0.2	0	0	0	-	0.1	0	0.5	0	0	0	0	0.1	0	0	-	別名：はちのす
0	1.9	1.0	42.6	-	-	0.5	0	0	0.7	0	0	6.3	0.2	0	0	0.1	-	0.8	0	2.8	0	0	0	0	0.3	0	0	-	別名：せんまい
0	2.0	0.7	46.7	-	-	0.4	0	0	0.5	0	0	2.1	0.2	0	0	0	-	0.1	0	0.3	0	0	0	0	Tr	0	0	-	別名：あかせんまい、ギアラ、あぼみ
0	2.4	0.7	44.1	-	-	0	0	0	0.8	0	0	0.9	0.3	0	0	0	-	0.1	0	0.2	0	0	0	0	Tr	0	0	-	別名：ひも
0	2.5	1.1	57.8	-	-	0.6	0	0	0.6	0	0	2.5	0.4	0	0	0	-	0.1	0	0.4	0	0	0	0	0.1	0	0	-	別名：しまちょう、てっちゃん
0	3.5	1.3	54.9	-	-	0.5	0	0	0.5	0	0	2.5	0.1	0	0	0	-	0.1	0	0.7	0	0	0	0	0.1	0	0	-	別名：てっぽう
0	6.7	0.9	65.6	-	-	0.7	0	0	0.3	0	0	1.4	0.1	0	0	0	-	0.1	0	0.4	0	0	0	0	0	0	0	-	別名：すじ
0	3.0	0.6	45.5	-	-	0.4	0	0	0.6	0	0	3.3	0.3	0	0	0.1	-	0.3	0	2.0	0	0	0	0	0.3	0	0	-	別名：こぶくろ
0	8.3	1.7	53.0	-	-	0.4	0	0	-	-	-	3.0	0	-	0	0	-	0.1	0	0.1	0	-	-	-	0	0	0	1.6	別名：テール 皮を除いたもの 廃棄部位：骨
0	2.4	0.7	51.8	49.7	2.1	0.7	0	0	0	0	0	3.2	0.2	0	0	0.1	-	0.1	0	0.3	0	0	0	0.1	Tr	0	0	3.4	別名：はらみ、さがり
0	2.4	0.7	52.3	50.2	2.2	0.7	0	0	0	0	0	3.1	0.2	0	0	0.1	-	0.1	0	0.2	0	0	0	0.1	Tr	0	0	3.9	別名：はらみ、さがり
0	2.4	0.7	52.2	49.9	2.2	0.8	0	0	0	0	0	3.2	0.2	0	0	0.1	-	0.1	0	0.2	0	0	0	0.1	Tr	0	0	3.9	別名：はらみ、さがり
0	5.0	1.2	46.4	-	-	0.3	0	0	0	0	0	3.0	0.4	0	0	0	-	0.1	0	0.2	0.1	0	0	0	0.1	0	0	-	
0	2.4	0.6	40.7	-	-	0.5	0	0	0	0	0	1.8	0.4	0	0	0.1	-	0.1	Tr	0.1	0.1	0	Tr	Tr	0.1	0	0	-	
0	4.1	1.1	43.1	-	-	0.5	0	0	0	0	0	2.1	0.7	0	0	Tr	-	0.1	0.1	0.3	0.1	0	Tr	0.1	0.3	0	Tr	-	試料：大和煮缶詰 液汁を含んだもの（液汁36％）
0	3.3	1.0	43.6	-	-	0.3	0	0	0.6	0	0	7.1	1.5	0	0	Tr	-	0.5	0.2	1.4	0.4	0	0	0	0.8	0	0	-	
0	3.7	1.3	44.6	-	-	0.3	0	0	0.6	0	0	3.0	0.6	0	0	0	-	0.1	0	0.3	0	0	0	0	0.1	0	0	-	
0	10.6	0.4	35.5	-	-	0.5	0	0	-	-	-	8.7	4.4	-	0	0.2	-	0.1	0	0.6	0	-	-	-	0	0	0	0.3	別名：さくら肉 皮下脂肪及び筋間脂肪を除いたもの
0	5.9	0.3	35.5	-	-	1.1	0.6	0.3	0.3	0.1	0.1	2.7	0.3	0.1	0.4	0.1	-	0.4	0.4	3.4	10.0	0.2	0	Tr	1.9	0.1	4.8	-	試料：ミンククじら 皮下脂肪及び筋間脂肪を除いたもの
0	14.9	0.4	30.5	-	-	1.4	0.6	0.1	0.4	Tr	0.3	2.8	0.6	0.2	1.0	0.2	-	0.4	1.1	0.8	8.2	0.3	0	0.1	3.9	0.1	6.5	-	試料：ミンククじら
0	13.6	0.4	30.2	-	-	1.3	0.5	0.2	0.4	Tr	0.3	2.7	0.6	0.2	0.9	0.1	-	0.4	1.1	0.7	8.5	0.3	0	0.1	4.1	0.1	6.8	-	試料：ミンククじら
0	22.6	0.5	37.5	-	-	1.9	0.5	0.1	0.3	0	0.1	2.6	0.7	0	0.8	0.1	-	0.2	0.9	0.6	4.9	0.2	0	0.1	2.4	0.1	4.6	-	試料：ミンククじら
0	4.6	0.7	22.6	-	-	0.1	0	0	0.4	0	0	8.9	4.6	0	0	Tr	-	0.4	0.1	2.4	2.3	0	0	0	2.3	0	0.5	-	試料：冷凍品、ニュージーランド産
0	11.5	0.3	30.1	-	-	0.4	0	0	0	0	0	4.1	1.6	0	0.2	0.1	0.1	0.2	Tr	0.8	0.3	0	0	Tr	0.5	0	0.1	-	試料：えぞしか
0	8.6	0.3	25.5	15.8	9.7	0.4	0	0	0	Tr	0	10.6	2.1	0	0	0	0.2	0.6	0.1	4.0	1.1	0	0	0.2	1.6	Tr	0.3	7.8	試料：ほんしゅうじか・きゅうしゅうじか
0	10.7	0.3	24.5	15.2	9.3	0.4	0	0	0	0	0	7.4	1.9	0	0.1	Tr	0.1	0.4	0.1	2.4	0.7	0	0	0.1	1.1	0	0.2	9.1	試料：えぞしか、ほんしゅうじか・きゅうしゅうじか
0	2.3	0.3	45.1	-	-	0.8	0	0	0	0	0	10.4	0.5	0	0	0.5	-	0.1	0	0.4	0	0	0	0.1	0.1	0	0.1	-	皮下脂肪：8.2％、筋間脂肪：7.5％

11 肉類

食品番号	索引番号	食品名	飽和	一価不飽和	多価不飽和	n-3系 多価不飽和	n-6系 多価不飽和	4:0 酪酸	6:0 ヘキサン酸	7:0 ヘプタン酸	8:0 オクタン酸	10:0 デカン酸	12:0 ラウリン酸	13:0 トリデカン酸	14:0 ミリスチン酸	15:0 ペンタデカン酸	15:0 ant ペンタデカン酸	16:0 パルミチン酸	16:0 iso パルミチン酸	17:0 ヘプタデカン酸	17:0 ant ヘプタデカン酸	18:0 ステアリン酸	20:0 アラキジン酸	22:0 ベヘン酸	24:0 リグノセリン酸	10:1 デセン酸	14:1 ミリストレイン酸
			脂肪酸総量100g当たり					飽和																		一価不飽和	
		成分識別子	FASATF	FAMSF	FAPUF	FAPUN3F	FAPUN6F	F4D0F	F6D0F	F7D0F	F8D0F	F10D0F	F12D0F	F13D0F	F14D0F	F15D0F	F15D0AIF	F16D0F	F16D0IF	F17D0F	F17D0AIF	F18D0F	F20D0F	F22D0F	F24D0F	F10D1F	F14D1F
		単位	(g)					(g)																			
11116	1763	<畜肉類> ぶた ［大型種肉］ かた 皮下脂肪なし 生	38.8	48.9	12.4	0.7	11.6	-	-	-	-	0.1	0.1	-	1.3	Tr	-	23.6	-	0.4	-	13.0	0.2	0	0	0	0
11117	1764	<畜肉類> ぶた ［大型種肉］ かた 赤肉 生	36.9	50.5	12.6	0.7	11.9	-	-	-	-	0.1	0.1	-	1.2	0	-	22.9	-	0.3	-	12.2	0.2	0	0	0	0
11118	1765	<畜肉類> ぶた ［大型種肉］ かた 脂身 生	39.8	48.0	12.2	0.7	11.5	-	-	-	-	0.1	0.1	-	1.4	0.1	-	24.0	-	0.4	-	13.5	0.3	0	0	0	0
11119	1766	<畜肉類> ぶた ［大型種肉］ かたロース 脂身つき 生	41.4	46.6	12.0	0.7	11.3	-	-	-	-	0.1	0.1	-	1.4	Tr	-	24.6	-	0.4	-	14.6	0.2	0	0	0	0
11120	1767	<畜肉類> ぶた ［大型種肉］ かたロース 皮下脂肪なし 生	41.3	47.0	11.7	0.6	11.1	-	-	-	-	0.1	0.1	-	1.4	Tr	-	24.5	-	0.4	-	14.6	0.2	0	0	0	0
11121	1768	<畜肉類> ぶた ［大型種肉］ かたロース 赤肉 生	40.7	49.5	9.8	0.5	9.3	-	-	-	-	0.1	0.1	-	1.3	0	-	24.5	-	0.3	-	14.1	0.2	0	0	0	0
11122	1769	<畜肉類> ぶた ［大型種肉］ かたロース 脂身 生	41.7	45.2	13.0	0.8	12.3	-	-	-	-	0.1	0.1	-	1.4	0.1	-	24.6	-	0.5	-	14.8	0.2	0	0	0	0
11123	1770	<畜肉類> ぶた ［大型種肉］ ロース 脂身つき 生	44.2	43.3	12.5	0.6	11.8	-	-	-	-	0.1	0.1	-	1.6	0.1	-	25.6	-	0.4	-	16.2	0.2	0	0	0	0
11125	1771	<畜肉類> ぶた ［大型種肉］ ロース 脂身つき ゆで	44.2	43.4	12.4	0.6	11.8	-	-	-	-	0.1	0.1	-	1.6	0.1	-	25.5	-	0.4	-	16.1	0.2	0	0	0	0
11124	1772	<畜肉類> ぶた ［大型種肉］ ロース 脂身つき 焼き	44.0	44.0	12.0	0.6	11.4	-	-	-	-	0.1	0.2	-	1.6	Tr	-	25.4	-	0.4	-	16.1	0.2	0	0	0	0
11276	1773	<畜肉類> ぶた ［大型種肉］ ロース 脂身つき とんかつ	26.5	55.5	18.0	4.2	13.8	-	-	-	-	Tr	0.1	-	0.7	0.1	-	15.4	-	0.2	-	9.3	0.4	0.2	0.1	0	0
11126	1774	<畜肉類> ぶた ［大型種肉］ ロース 皮下脂肪なし 生	43.8	44.4	11.8	0.6	11.2	-	-	-	-	0.1	0.1	-	1.5	Tr	-	25.5	-	0.4	-	15.8	0.2	0	0	0	0
11127	1775	<畜肉類> ぶた ［大型種肉］ ロース 赤肉 生	42.4	47.9	9.7	0.5	9.3	-	-	-	-	0.1	0.1	-	1.5	Tr	-	25.2	-	0.4	-	14.8	0.2	0	0	0	Tr
11128	1776	<畜肉類> ぶた ［大型種肉］ ロース 脂身 生	44.7	42.0	13.2	0.7	12.6	-	-	-	-	0.1	0.2	-	1.6	0.1	-	25.7	-	0.4	-	16.5	0.2	0	0	0	0
11129	1777	<畜肉類> ぶた ［大型種肉］ ばら 脂身つき 生	43.8	45.7	10.5	0.5	9.9	-	-	-	-	0.1	0.4	-	2.1	0.1	-	26.0	-	0.3	-	14.5	0.2	0	0	0	0
11277	1778	<畜肉類> ぶた ［大型種肉］ ばら 脂身つき 焼き	43.9	46.4	9.7	0.5	9.2	-	-	-	-	0.1	0.3	-	2.2	0.1	-	26.4	-	0.3	-	14.3	0.2	0	0	0	Tr
11130	1779	<畜肉類> ぶた ［大型種肉］ もも 脂身つき 生	39.5	46.8	13.7	0.7	13.1	-	-	-	-	0.1	0.2	-	1.6	0.1	-	24.2	-	0.3	-	12.9	0.2	0	0	0	0
11131	1780	<畜肉類> ぶた ［大型種肉］ もも 皮下脂肪なし 生	38.8	47.9	13.3	0.7	12.6	-	-	-	-	0.1	0.1	-	1.5	0.1	-	24.0	-	0.3	-	12.5	0.2	0	0	0	0
11133	1781	<畜肉類> ぶた ［大型種肉］ もも 皮下脂肪なし ゆで	39.3	48.0	12.7	0.6	12.1	-	-	-	-	0.1	0.1	-	1.5	0.1	-	24.3	-	0.3	-	12.7	0.2	0	0	0	0
11132	1782	<畜肉類> ぶた ［大型種肉］ もも 皮下脂肪なし 焼き	39.5	48.3	12.3	0.6	11.7	-	-	-	-	0.1	0.1	-	1.5	0.1	-	24.4	-	0.3	-	12.8	0.2	0	0	0	0
11134	1783	<畜肉類> ぶた ［大型種肉］ もも 赤肉 生	37.6	49.9	12.5	0.7	11.8	-	-	-	-	0.1	0.1	-	1.3	0.1	-	23.7	-	0.3	-	11.8	0.2	0	0	0	0
11135	1784	<畜肉類> ぶた ［大型種肉］ もも 脂身 生	40.3	45.4	14.2	0.7	13.6	-	-	-	-	0.1	0.2	-	1.7	0.1	-	24.4	-	0.4	-	13.3	0.2	0	0	0	0
11136	1785	<畜肉類> ぶた ［大型種肉］ そともも 脂身つき 生	38.2	48.7	13.1	0.6	12.5	-	-	-	-	0.1	0.2	-	1.6	0.1	-	23.7	-	0.3	-	12.0	0.2	0	0	0	0
11137	1786	<畜肉類> ぶた ［大型種肉］ そともも 皮下脂肪なし 生	38.1	49.5	12.4	0.6	11.8	-	-	-	-	0.1	0.2	-	1.5	0.1	-	23.7	-	0.3	-	12.0	0.2	0	0	0	0
11138	1787	<畜肉類> ぶた ［大型種肉］ そともも 赤肉 生	37.7	51.9	10.4	0.5	9.9	-	-	-	-	0.1	0.1	-	1.4	Tr	-	23.7	-	0.2	-	12.0	0.2	0	0	0	0
11139	1788	<畜肉類> ぶた ［大型種肉］ そともも 脂身 生	38.4	47.6	14.1	0.7	13.4	-	-	-	-	0.1	0.2	-	1.7	0.1	-	23.7	-	0.3	-	12.0	0.2	0	0	0	0
11140	1789	<畜肉類> ぶた ［大型種肉］ ヒレ 赤肉 生	41.4	44.1	14.5	0.9	13.6	-	-	-	-	0.1	0.1	-	1.4	0.1	-	24.9	-	0.3	-	14.3	0.2	0	0	0	Tr
11278	1790	<畜肉類> ぶた ［大型種肉］ ヒレ 赤肉 焼き	43.4	45.4	11.2	0.5	10.6	-	-	-	-	0.1	0.1	-	1.5	0.1	-	26.2	-	0.3	-	14.9	0.2	0	0	0	0

16:1 パルミトレイン酸	17:1 ヘプタデセン酸	18:1 計	18:1 n-9 オレイン酸	18:1 n-7 シス-バクセン酸	20:1 イコセン酸	22:1 ドコセン酸	24:1 テトラコセン酸	16:2 ヘキサデカジエン酸	16:3 ヘキサデカトリエン酸	16:4 ヘキサデカテトラエン酸	18:2 n-6 リノール酸	18:3 n-3 α-リノレン酸	18:3 n-6 γ-リノレン酸	18:4 n-3 オクタデカテトラエン酸	20:2 n-6 イコサジエン酸	20:3 n-3 イコサトリエン酸	20:3 n-6 イコサトリエン酸	20:4 n-3 イコサテトラエン酸	20:4 n-6 アラキドン酸	20:5 n-3 イコサペンタエン酸	21:5 n-3 ヘンイコサペンタエン酸	22:2 ドコサジエン酸	22:4 n-6 ドコサテトラエン酸	22:5 n-3 ドコサペンタエン酸	22:5 n-6 ドコサペンタエン酸	22:6 n-3 ドコサヘキサエン酸	未同定物質	備考
F16D1F	F17D1F	F18D1F	F18D1CN9F	F18D1CN7F	F20D1F	F22D1F	F24D1F	F16D2F	F16D3F	F16D4F	F18D2N6F	F18D3N3F	F18D3N6F	F18D4N3F	F20D2N6F	F20D3N3F	F20D3N6F	F20D4N3F	F20D4N6F	F20D5N3F	F21D5N3F	F22D2F	F22D4N6F	F22D5N3F	F22D5N6F	F22D6N3F	FAUNF	
(脂肪酸総量100 g 当たり … g …)																												
2.4	0.3	45.4	-	-	0.8	0	0	0	0	0	10.3	0.5	0	0	0.5	-	0.1	0	0.6	0	0	0	0.1	0.2	0	0.1	-	筋間脂肪： 8.0 %
3.0	0.2	46.5	-	-	0.8	0	0	0	0	0	9.6	0.3	0	0	0.5	-	0.3	0	1.5	0	0	0	0.2	0.2	0	0.1	-	皮下脂肪及び筋間脂肪を除いたもの
2.2	0.3	44.7	-	-	0.8	0	0	0	0	0	10.6	0.5	0	0	0.5	-	0.1	0	0.2	0	0	0	0.1	0.1	0	0.1	-	皮下脂肪及び筋間脂肪
2.2	0.3	43.3	-	-	0.8	0	0	0	0	0	10.3	0.5	0	0	0.5	-	0.1	0	0.4	0	0	0	0.1	0.1	0	0.1	-	皮下脂肪： 5.7 %、筋間脂肪： 12.4 %
2.3	0.3	43.6	-	-	0.8	0	0	0	0	0	10.0	0.5	0	0	0.5	-	0.1	0	0.4	0	0	0	0.1	0.1	0	0.1	-	筋間脂肪： 13.1 %
2.7	0.2	45.8	-	-	0.8	0	0	0	0	0	8.0	0.3	0	0	0.4	-	0.1	0	0.7	0	0	0	0.1	0.1	0	0	-	皮下脂肪及び筋間脂肪を除いたもの
2.0	0.3	42.1	-	-	0.8	0	0	0	0	0	11.4	0.5	0	0	0.5	-	0.1	0	0.2	0	0	0	0.1	0.1	0	0.1	-	皮下脂肪及び筋間脂肪
1.9	0.2	40.3	-	-	0.8	0	0	0	0	0	10.8	0.5	0	0	0.5	-	0.1	0	0.3	0	0	0	0.1	0.1	0	0.1	-	皮下脂肪： 11.4 %、筋間脂肪： 7.9 %
2.0	0.2	40.4	-	-	0.8	0	0	0	0	0	10.8	0.5	0	0	0.5	-	0.1	0	0.3	0	0	0	0.1	0.1	0	0.1	-	
2.0	0.2	41.0	-	-	0.8	0	0	0	0	0	10.5	0.4	0	0	0.5	-	0.1	0	0.3	0	0	0	0	0.1	0	Tr	-	
1.2	0.2	52.9	50.1	2.9	1.1	Tr	0.1	0	0	0	13.3	4.0	0	0	0.2	-	0.1	0	0.2	Tr	0	0	0.1	Tr	0	Tr	-	揚げ油： なたね油
2.1	0.2	41.3	-	-	0.8	0	0	0	0	0	10.1	0.4	0	0	0.5	-	0.1	0	0.4	0	0	0	0.1	0.1	0	0.1	-	筋間脂肪： 8.9 % 赤肉と脂身から計算
2.7	0.2	44.3	-	-	0.7	0	0	0	0	0	7.8	0.3	0	0	0.4	-	0.2	0	0.8	0	0	0	0.1	0.1	0	0.1	-	皮下脂肪及び筋間脂肪を除いたもの
1.7	0.3	39.2	-	-	0.8	0	0	0	0	0	11.7	0.5	0	0	0.5	-	0.1	0	0.2	0	0	0	0.1	0.1	0	0.1	-	皮下脂肪及び筋間脂肪
2.6	0.3	42.1	39.1	3.0	0.8	0	0	0	0	0	9.1	0.5	0	0	0.4	-	0.1	0	0.2	0	0	0	0.1	0.1	0	0	-	
2.7	0.3	42.6	39.5	3.0	0.8	0	0	0	0	0	8.5	0.4	0	0	0.3	-	0.1	0	0.2	0	0	0	0.1	0.1	0	0	-	
2.6	0.3	43.2	-	-	0.7	0	0	0	0	0	11.7	0.5	0	0	0.5	-	0.1	0	0.6	0	0	0	0.1	0.1	0	Tr	-	皮下脂肪： 6.9 %、筋間脂肪： 3.4 % 赤肉と脂身から計算
2.8	0.3	44.1	-	-	0.7	0	0	0	0	0	10.8	0.4	0	0	0.5	-	0.2	0	1.0	Tr	0	0	0.1	0.2	0	0.1	-	筋間脂肪： 3.7 % 赤肉と脂身から計算
2.8	0.3	44.2	-	-	0.7	0	0	0	0	0	10.7	0.4	0	0	0.5	-	0.2	0	0.7	Tr	0	0	0.1	0.1	0	0.1	-	
2.8	0.3	44.5	-	-	0.7	0	0	0	0	0	10.3	0.4	0	0	0.5	-	0.1	0	0.7	Tr	0	0	0.1	0.1	0	0.1	-	
3.3	0.2	45.7	-	-	0.7	0	0	0	0	0	9.2	0.3	0	0	0.4	-	0.3	0	1.6	Tr	0	0	0.3	0.2	0	0.1	-	皮下脂肪及び筋間脂肪を除いたもの
2.2	0.3	42.1	-	-	0.8	0	0	0	0	0	12.7	0.6	0	0	0.6	-	0.1	0	0.2	0	0	0	0	0.1	0	0	-	皮下脂肪及び筋間脂肪
2.7	0.3	44.9	-	-	0.8	0	0	0	0	0	11.5	0.5	0	0	0.5	-	0.1	0	0.4	0	0	0	Tr	0.1	0	Tr	-	皮下脂肪： 10.2 %、筋間脂肪： 7.4 % 赤肉と脂身から計算
2.9	0.3	45.6	-	-	0.8	0	0	0	0	0	10.6	0.4	0	0	0.5	-	0.1	0	0.5	0	0	0	0.1	0.1	0	Tr	-	筋間脂肪： 8.3 % 赤肉と脂身から計算
3.4	0.2	47.5	-	-	0.7	0	0	0	0	0	8.3	0.3	0	0	0.4	-	0.2	0	0.9	0	0	0	0.2	0.1	0	0.1	-	皮下脂肪及び筋間脂肪を除いたもの
2.5	0.3	44.0	-	-	0.8	0	0	0	0	0	12.6	0.6	0	0	0.6	-	0.1	0	0.2	0	0	0	0	0.1	0	0	-	皮下脂肪及び筋間脂肪
2.4	0.2	40.7	37.4	3.3	0.8	0	0	0	0	0	11.3	0.4	0	0	0.5	-	0.3	0	1.3	0.1	0	0	0.3	0.2	Tr	0.2	-	
2.5	0.2	41.9	38.6	3.3	0.8	0	0	0	0	0	9.2	0.3	0	0	0.4	-	0.2	0	0.8	Tr	0	0	0.2	0.1	0	0.1	-	

11 肉類

食品番号	索引番号	食品名	飽和	一価不飽和	多価不飽和	n-3系 多価不飽和	n-6系 多価不飽和	4:0 酪酸	6:0 ヘキサン酸	7:0 ヘプタン酸	8:0 オクタン酸	10:0 デカン酸	12:0 ラウリン酸	13:0 トリデカン酸	14:0 ミリスチン酸	15:0 ペンタデカン酸	15:0 ant ペンタデカン酸	16:0 パルミチン酸	16:0 iso パルミチン酸	17:0 ヘプタデカン酸	17:0 ant ヘプタデカン酸	18:0 ステアリン酸	20:0 アラキジン酸	22:0 ベヘン酸	24:0 リグノセリン酸	10:1 デセン酸	14:1 ミリストレイン酸
			脂肪酸総量100g当たり					飽和																		一価不飽和	
		成分識別子	FASATF	FAMSF	FAPUF	FAPUN3F	FAPUN6F	F4D0F	F6D0F	F7D0F	F8D0F	F10D0F	F12D0F	F13D0F	F14D0F	F15D0F	F15D0AIF	F16D0F	F16D0IF	F17D0F	F17D0AIF	F18D0F	F20D0F	F22D0F	F24D0F	F10D1F	F14D1F
		単位	(..... g .....)					(..... g .....)																			
11279	1791	<畜肉類> ぶた [大型種肉] ヒレ 赤肉 とんかつ	11.8	62.9	25.3	7.1	18.2	-	-	-	-	0	0	-	0.2	0.1	-	7.0	-	0.1	-	3.4	0.6	0.3	0.1	0	0
11141	1792	<畜肉類> ぶた [中型種肉] かた 脂身つき 生	38.9	50.2	10.9	0.7	10.2	-	-	-	-	0.1	0.1	-	1.5	0.1	-	25.2	-	0.3	-	11.5	0.2	0	0	0	0
11142	1793	<畜肉類> ぶた [中型種肉] かた 皮下脂肪なし 生	38.6	50.2	11.2	0.7	10.5	-	-	-	-	0.1	0.1	-	1.4	0.1	-	25.0	-	0.3	-	11.4	0.2	0	0	0	0
11143	1794	<畜肉類> ぶた [中型種肉] かた 赤肉 生	36.2	50.6	13.2	0.8	12.5	-	-	-	-	0.1	0.1	-	1.3	0.1	-	23.4	-	0.3	-	10.8	0.1	0	0	0	0
11144	1795	<畜肉類> ぶた [中型種肉] かた 脂身 生	39.4	50.1	10.5	0.7	9.9	-	-	-	-	0.1	0.1	-	1.5	0.1	-	25.5	-	0.4	-	11.6	0.2	0	0	0	0
11145	1796	<畜肉類> ぶた [中型種肉] かたロース 脂身つき 生	41.4	47.4	11.3	0.7	10.6	-	-	-	-	0.1	0.1	-	1.5	0.1	-	25.8	-	0.4	-	13.2	0.2	0	0	0	0
11146	1797	<畜肉類> ぶた [中型種肉] かたロース 皮下脂肪なし 生	41.2	47.6	11.2	0.6	10.5	-	-	-	-	0.1	0.1	-	1.5	0.1	-	25.8	-	0.4	-	13.1	0.2	0	0	0	0
11147	1798	<畜肉類> ぶた [中型種肉] かたロース 赤肉 生	39.7	49.7	10.6	0.6	10.0	-	-	-	-	0.1	0.1	-	1.4	0.1	-	25.2	-	0.3	-	12.4	0.1	0	0	0	0
11148	1799	<畜肉類> ぶた [中型種肉] かたロース 脂身 生	42.0	46.5	11.5	0.7	10.8	-	-	-	-	0.1	0.1	-	1.5	0.1	-	26.1	-	0.4	-	13.5	0.2	0	0	0	0
11149	1800	<畜肉類> ぶた [中型種肉] ロース 脂身つき 生	42.6	46.8	10.7	0.6	10.1	-	-	-	-	0.1	0.1	-	1.5	0.1	-	26.5	-	0.4	-	13.8	0.2	0	0	0	0
11150	1801	<畜肉類> ぶた [中型種肉] ロース 皮下脂肪なし 生	42.1	47.3	10.6	0.6	9.9	-	-	-	-	0.1	0.1	-	1.4	Tr	-	26.3	-	0.3	-	13.6	0.2	0	0	0	0
11151	1802	<畜肉類> ぶた [中型種肉] ロース 赤肉 生	39.6	50.5	9.9	0.5	9.4	-	-	-	-	0.1	0.1	-	1.4	0	-	25.5	-	0.2	-	12.1	0.2	0	0	0	0
11152	1803	<畜肉類> ぶた [中型種肉] ロース 脂身 生	43.1	46.1	10.8	0.6	10.2	-	-	-	-	0.1	0.1	-	1.5	0.1	-	26.7	-	0.4	-	14.1	0.2	0	0	0	0
11153	1804	<畜肉類> ぶた [中型種肉] ばら 脂身つき 生	41.2	49.4	9.4	0.5	8.9	-	-	-	-	0.1	0.1	-	1.6	0	-	26.5	-	0.3	-	12.5	0.2	0	0	0	0
11154	1805	<畜肉類> ぶた [中型種肉] もも 脂身つき 生	39.9	49.0	11.1	0.7	10.4	-	-	-	-	0.1	0.1	-	1.4	0.1	-	25.6	-	0.4	-	12.1	0.1	0	0	0	0
11155	1806	<畜肉類> ぶた [中型種肉] もも 皮下脂肪なし 生	39.5	49.5	11.0	0.6	10.3	-	-	-	-	0.1	0.1	-	1.4	Tr	-	25.5	-	0.3	-	11.9	0.1	0	0	0	Tr
11156	1807	<畜肉類> ぶた [中型種肉] もも 赤肉 生	39.1	50.0	10.9	0.6	10.3	-	-	-	-	0.1	0.1	-	1.4	Tr	-	25.4	-	0.3	-	11.7	0.1	0	0	0	Tr
11157	1808	<畜肉類> ぶた [中型種肉] もも 脂身 生	40.2	48.6	11.2	0.7	10.5	-	-	-	-	0.1	0.1	-	1.5	0.1	-	25.6	-	0.4	-	12.3	0.2	0	0	0	0
11158	1809	<畜肉類> ぶた [中型種肉] そともも 脂身つき 生	37.7	51.9	10.4	0.6	9.8	-	-	-	-	0.1	0.1	-	1.5	0.1	-	24.8	-	0.3	-	10.7	0.2	0	0	0	0

脂肪酸総量100 g 当たり																													備考
一価不飽和									多価不飽和																			未同定物質	
15:1	16:1	17:1	18:1			20:1	22:1	24:1	16:2	16:3	16:4	18:2 n-6	18:3 n-3	18:3 n-6	18:4 n-3	20:2 n-6	20:3 n-3	20:3 n-6	20:4 n-3	20:4 n-6	20:5 n-3	21:5 n-3	22:2	22:4 n-6	22:5 n-3	22:5 n-6	22:6 n-3		
				n-9	n-7																								
ペンタデセン酸	パルミトレイン酸	ヘプタデセン酸	計	オレイン酸	シス-バクセン酸	イコセン酸	ドコセン酸	テトラコセン酸	ヘキサデカジエン酸	ヘキサデカトリエン酸	ヘキサデカテトラエン酸	リノール酸	α-リノレン酸	γ-リノレン酸	オクタデカテトラエン酸	イコサジエン酸	イコサトリエン酸	イコサトリエン酸	イコサテトラエン酸	アラキドン酸	イコサペンタエン酸	ヘンイコサペンタエン酸	ドコサジエン酸	ドコサテトラエン酸	ドコサペンタエン酸	ドコサペンタエン酸	ドコサヘキサエン酸		
F15D1F	F16D1F	F17D1F	F18D1F	F18D1CN9F	F18D1CN7F	F20D1F	F22D1F	F24D1F	F16D2F	F16D3F	F16D4F	F18D2N6F	F18D3N3F	F18D3N6F	F18D4N3F	F20D2N6F	F20D3N3F	F20D3N6F	F20D4N3F	F20D4N6F	F20D5N3F	F21D5N3F	F22D2F	F22D4N6F	F22D5N3F	F22D5N6F	F22D6N3F	FAUNF	
(……g……)																													
0	0.5	0.2	60.9	57.6	3.3	1.2	0	0.2	0	0	0	17.9	7.1	0	0	0.1	-	Tr	0	0.2	0	0	0	0	0	0	0	-	揚げ油：なたね油
0	3.1	0.3	46.0	-	-	0.7	0	0	0	0	0	9.1	0.4	0	0	0.4	-	0.1	0	0.4	0	0	0	0.1	0.1	0	0.1	-	別名：黒豚 試料：バークシャー種 皮下脂肪：9.9 %、筋間脂肪：9.1 % 赤肉と脂身から計算
0	3.2	0.3	46.0	-	-	0.7	0	0	0	0	0	9.2	0.4	0	0	0.4	-	0.1	0	0.6	Tr	0	0	0.2	0.2	0	0.1	-	別名：黒豚 試料：バークシャー種 筋間脂肪：10.1 % 赤肉と脂身から計算
0	3.7	0.3	45.9	-	-	0.6	0	0	0	0	0	9.6	0.3	0	0	0.4	-	0.3	0	1.9	0.1	0	0	0.3	0.3	0	0.1	-	別名：黒豚 試料：バークシャー種 皮下脂肪及び筋間脂肪を除いたもの
0	3.0	0.3	46.0	-	-	0.8	0	0	0	0	0	9.1	0.5	0	0	0.4	-	0.1	0	0.2	0	0	0	0.1	0.1	0	0.1	-	別名：黒豚 試料：バークシャー種 皮下脂肪及び筋間脂肪
0	2.8	0.3	43.6	-	-	0.7	0	0	0	0	0	9.5	0.4	0	0	0.4	-	0.1	0	0.4	0	0	0	0.1	0.1	0	0.1	-	別名：黒豚 試料：バークシャー種 皮下脂肪：6.6 %、筋間脂肪：12.6 % 赤肉と脂身から計算
0	2.8	0.3	43.8	-	-	0.7	0	0	0	0	0	9.3	0.4	0	0	0.4	-	0.1	0	0.5	0	0	0	0.1	0.1	0	0.1	-	別名：黒豚 試料：バークシャー種 筋間脂肪：13.6 % 赤肉と脂身から計算
0	3.4	0.2	45.4	-	-	0.7	0	0	0	0	0	8.2	0.3	0	0	0.4	-	0.2	0	1.0	0	0	0	0.2	0.2	0	0.1	-	別名：黒豚 試料：バークシャー種 皮下脂肪及び筋間脂肪を除いたもの
0	2.5	0.3	42.9	-	-	0.8	0	0	0	0	0	10.0	0.5	0	0	0.5	-	0.1	0	0.2	0	0	0	0.1	0.1	0	0.1	-	別名：黒豚 試料：バークシャー種 皮下脂肪及び筋間脂肪
0	2.6	0.3	43.1	-	-	0.8	0	0	0	0	0	9.1	0.5	0	0	0.4	-	0.1	0	0.3	0	0	0	0.1	0.1	0	0.1	-	別名：黒豚 試料：バークシャー種 皮下脂肪：13.8 %、筋間脂肪：10.6 % 赤肉と脂身から計算
0	2.7	0.3	43.6	-	-	0.7	0	0	0	0	0	8.9	0.4	0	0	0.4	-	0.1	0	0.4	0	0	0	0.1	0.1	0	0.1	-	別名：黒豚 試料：バークシャー種 筋間脂肪：12.2 % 赤肉と脂身から計算
0	3.6	0.2	46.0	-	-	0.7	0	0	0	0	0	7.6	0.3	0	0	0.3	-	0.2	0	1.1	0	0	0	0.2	0.2	0	0.1	-	別名：黒豚 試料：バークシャー種 皮下脂肪及び筋間脂肪を除いたもの
0	2.4	0.3	42.6	-	-	0.8	0	0	0	0	0	9.4	0.5	0	0	0.4	-	0.1	0	0.2	0	0	0	0.1	0.1	0	0.1	-	別名：黒豚 試料：バークシャー種 皮下脂肪及び筋間脂肪
0	3.2	0.3	45.1	-	-	0.7	0	0	0	0	0	8.2	0.4	0	0	0.4	-	0.1	0	0.2	0	0	0	0	0.1	0	0	-	別名：黒豚 試料：バークシャー種
0	3.0	0.3	44.9	-	-	0.7	0	0	0	0	0	9.2	0.4	0	0	0.4	-	0.1	0	0.5	Tr	0	0	0.1	0.1	0	0.1	-	別名：黒豚 試料：バークシャー種 皮下脂肪：11.1 %、筋間脂肪：3.2 % 赤肉と脂身から計算
0	3.4	0.3	45.1	-	-	0.7	0	0	0	0	0	8.7	0.3	0	0	0.4	-	0.2	0	1.0	Tr	0	0	0.2	0.2	0	0.1	-	別名：黒豚 試料：バークシャー種 筋間脂肪：3.6 % 赤肉と脂身から計算
0	3.8	0.2	45.3	-	-	0.6	0	0	0	0	0	8.1	0.3	0	0	0.3	-	0.2	0	1.4	Tr	0	0	0.2	0.2	0	0.1	-	別名：黒豚 試料：バークシャー種 皮下脂肪及び筋間脂肪を除いたもの
0	2.7	0.3	44.8	-	-	0.8	0	0	0	0	0	9.7	0.5	0	0	0.4	-	0.1	0	0.2	0	0	0	0.1	0.1	0	0.1	-	別名：黒豚 試料：バークシャー種 皮下脂肪及び筋間脂肪
0	3.4	0.3	47.5	-	-	0.8	0	0	0	0	0	8.7	0.4	0	0	0.4	-	0.1	0	0.4	0	0	0	0.1	0.1	0	0.1	-	別名：黒豚 試料：バークシャー種 皮下脂肪：18.4 %、筋間脂肪：4.5 % 赤肉と脂身から計算

11 肉類

食品番号	索引番号	食品名	脂肪酸総量100g当たり																								
								飽和																		一価不飽和	
						n-3系	n-6系	4:0	6:0	7:0	8:0	10:0	12:0	13:0	14:0	15:0	15:0 ant	16:0	16:0 iso	17:0	17:0 ant	18:0	20:0	22:0	24:0	10:1	14:1
			飽和	一価不飽和	多価不飽和	多価不飽和	多価不飽和	酪酸	ヘキサン酸	ヘプタン酸	オクタン酸	デカン酸	ラウリン酸	トリデカン酸	ミリスチン酸	ペンタデカン酸	ペンタデカン酸	パルミチン酸	パルミチン酸	ヘプタデカン酸	ヘプタデカン酸	ステアリン酸	アラキジン酸	ベヘン酸	リグノセリン酸	デセン酸	ミリストレイン酸
		成分識別子	FASATF	FAMSF	FAPUF	FAPUN3F	FAPUN6F	F4D0F	F6D0F	F7D0F	F8D0F	F10D0F	F12D0F	F13D0F	F14D0F	F15D0F	F15D0AIF	F16D0F	F16D0IF	F17D0F	F17D0AIF	F18D0F	F20D0F	F22D0F	F24D0F	F10D1F	F14D1F
		単位	(g)					(g)																			
11159	1810	<畜肉類> ぶた ［中型種肉］ そともも 皮下脂肪なし 生	37.2	52.4	10.4	0.6	9.8	-	-	-	-	0.1	0.1	-	1.4	0.1	-	24.5	-	0.3	-	10.7	0.1	0	0	0	0
11160	1811	<畜肉類> ぶた ［中型種肉］ そともも 赤肉 生	36.5	53.0	10.5	0.6	9.9	-	-	-	-	0.1	0.1	-	1.3	Tr	-	23.9	-	0.3	-	10.6	0.1	0	0	0	0
11161	1812	<畜肉類> ぶた ［中型種肉］ そともも 脂身 生	37.9	51.7	10.4	0.6	9.7	-	-	-	-	0.1	0.1	-	1.5	0.1	-	25.0	-	0.3	-	10.7	0.2	0	0	0	0
11162	1813	<畜肉類> ぶた ［中型種肉］ ヒレ 赤肉 生	37.7	43.5	18.8	1.0	17.8	-	-	-	-	0.1	0.1	-	1.2	0.1	-	23.8	-	0.4	-	11.8	0.1	0	0	0	0.1
11163	1814	<畜肉類> ぶた ［ひき肉］ 生	40.5	49.0	10.5	0.6	9.9	-	-	-	-	0.1	0.1	-	1.5	0.1	-	24.9	-	0.3	-	13.2	0.2	0	0	0	0
11280	1815	<畜肉類> ぶた ［ひき肉］ 焼き	40.1	50.4	9.6	0.4	9.1	-	-	-	-	0.1	0.1	-	1.5	0.1	-	25.0	-	0.3	-	12.8	0.2	0	0	0	0
11164	1816	<畜肉類> ぶた ［副生物］ 舌 生	39.9	50.6	9.5	0.3	9.2	-	-	-	-	0.1	0.1	-	1.6	0.1	-	24.8	-	0.3	-	12.8	0.2	-	-	-	0
11165	1817	<畜肉類> ぶた ［副生物］ 心臓 生	43.6	36.0	20.3	0.6	19.7	-	-	-	-	0.1	0.1	-	3.6	0.2	-	22.3	-	0.4	-	16.8	0.2	-	-	-	0
11166	1818	<畜肉類> ぶた ［副生物］ 肝臓 生	43.9	13.5	42.6	8.5	34.1	-	-	-	-	0	0	-	0.2	0.6	-	15.5	-	2.6	-	24.8	0.1	-	-	-	0
11167	1819	<畜肉類> ぶた ［副生物］ じん臓 生	41.1	27.4	31.5	3.5	28.0	-	-	-	-	0	0	-	0.7	0.1	-	22.5	-	0.5	-	16.9	0.2	0.1	0.1	0	0.4
11168	1820	<畜肉類> ぶた ［副生物］ 胃 ゆで	51.4	37.6	11.0	1.0	9.9	-	-	-	-	0.1	0.1	-	1.4	0.1	-	26.3	-	0.7	-	22.2	0.3	0.1	0.1	0	0.1
11169	1821	<畜肉類> ぶた ［副生物］ 小腸 ゆで	55.7	36.4	7.9	0.7	7.2	-	-	-	-	0.1	0.2	-	2.0	Tr	-	29.6	-	0.3	-	23.2	0.2	0	0	0	0
11170	1822	<畜肉類> ぶた ［副生物］ 大腸 ゆで	54.2	35.9	9.9	1.0	8.9	-	-	-	-	0.1	0.1	-	1.4	0	-	27.7	-	0.9	-	23.8	0.2	0	0	0	0
11171	1823	<畜肉類> ぶた ［副生物］ 子宮 生	41.4	34.1	24.4	2.5	21.7	-	-	-	-	0	0	-	0.8	0.1	-	20.8	-	0.6	-	18.6	0.3	0.2	0	0	0
11172	1824	<畜肉類> ぶた ［副生物］ 豚足 ゆで	32.1	59.2	8.7	0.9	7.8	-	-	-	-	0.1	0.1	-	1.3	0.1	-	21.7	-	0.2	-	8.5	0.2	0	0	0	0
11173	1825	<畜肉類> ぶた ［副生物］ 軟骨 ゆで	43.1	44.3	12.6	1.0	11.6	-	-	-	-	0.1	0.1	-	1.2	0.1	-	23.9	-	0.5	-	17.0	0.2	0	0	0	0
11174	1826	<畜肉類> ぶた ［ハム類］ 骨付きハム	37.5	50.2	12.3	0.9	11.4	-	-	-	-	0.1	0.1	-	1.4	0.1	-	23.2	-	0.3	-	12.1	0.2	Tr	Tr	0	Tr
11175	1827	<畜肉類> ぶた ［ハム類］ ボンレスハム	36.5	46.1	17.4	1.8	15.6	-	-	-	-	0.2	0.3	-	1.6	0.1	-	22.8	-	0.3	-	11.0	0.2	Tr	0	0	Tr
11176	1828	<畜肉類> ぶた ［ハム類］ ロースハム ロースハム	41.5	46.1	12.5	0.8	11.7	-	-	-	-	0.1	0.1	-	1.4	0.1	-	25.3	-	0.3	-	14.0	0.2	0	0	0	Tr
11303	1829	<畜肉類> ぶた ［ハム類］ ロースハム ゆで	41.2	48.6	10.1	0.6	9.5	-	-	-	-	0.1	0.1	-	1.3	0.1	-	25.0	-	0.2	-	14.2	0.2	0	0	0	Tr
11304	1830	<畜肉類> ぶた ［ハム類］ ロースハム 焼き	40.8	48.1	11.1	0.7	10.4	-	-	-	-	0.1	0.1	-	1.3	0.1	-	24.5	-	0.2	-	14.2	0.2	0	0	0	Tr
11305	1831	<畜肉類> ぶた ［ハム類］ ロースハム フライ	13.1	61.2	25.7	7.6	18.1	-	-	-	-	Tr	Tr	-	0.3	Tr	-	7.8	-	0.1	-	3.8	0.6	0.3	0.1	0	0
11177	1832	<畜肉類> ぶた ［ハム類］ ショルダーハム	38.1	47.7	14.2	1.1	13.2	-	-	-	-	0.1	0.1	-	1.4	0.1	-	23.4	-	0.3	-	12.5	0.2	Tr	Tr	0	Tr
11181	1833	<畜肉類> ぶた ［ハム類］ 生ハム 促成	42.3	45.2	12.5	0.8	11.7	-	-	-	-	0.1	0.1	-	1.5	0.1	-	25.1	-	0.4	-	14.9	0.2	0	0	0	0
11182	1834	<畜肉類> ぶた ［ハム類］ 生ハム 長期熟成	37.9	51.9	10.2	0.6	9.5	-	-	-	-	0.1	0.1	-	1.1	0.1	-	23.6	-	0.4	-	12.5	0.2	0	0	0	Tr
11178	1835	<畜肉類> ぶた ［プレスハム類］ プレスハム	43.0	44.4	12.6	2.4	10.2	-	-	-	-	0.1	0.1	-	1.9	0.3	-	23.1	-	0.9	-	16.2	0.2	0.1	0.1	0	0.1

脂肪酸総量100 g 当たり																													備考
一価不飽和									多価不飽和																				
15:1	16:1	17:1	18:1			20:1	22:1	24:1	16:2	16:3	16:4	18:2	18:3	18:3	18:4	20:2	20:3	20:3	20:4	20:4	20:5	21:5	22:2	22:4	22:5	22:5	22:6		
				n-9	n-7							n-6	n-3	n-6	n-3	n-6	n-3	n-6	n-3	n-6	n-3	n-3		n-6	n-3	n-6	n-3		
ペンタデセン酸	パルミトレイン酸	ヘプタデセン酸	計	オレイン酸	シス－バクセン酸	イコセン酸	ドコセン酸	テトラコセン酸	ヘキサデカジエン酸	ヘキサデカトリエン酸	ヘキサデカテトラエン酸	リノール酸	α－リノレン酸	γ－リノレン酸	オクタデカテトラエン酸	イコサジエン酸	イコサトリエン酸	イコサトリエン酸	イコサテトラエン酸	アラキドン酸	イコサペンタエン酸	ヘンイコサペンタエン酸	ドコサジエン酸	ドコサテトラエン酸	ドコサペンタエン酸	ドコサペンタエン酸	ドコサヘキサエン酸	未同定物質	
F15D1F	F16D1F	F17D1F	F18D1F	F18D1CN9F	F18D1CN7F	F20D1F	F22D1F	F24D1F	F16D2F	F16D3F	F16D4F	F18D2N6F	F18D3N3F	F18D3N6F	F18D4N3F	F20D2N6F	F20D3N3F	F20D3N6F	F20D4N3F	F20D4N6F	F20D5N3F	F21D5N3F	F22D2F	F22D4N6F	F22D5N3F	F22D5N6F	F22D6N3F	FAUNF	
(………… g …………)																													
0	3.6	0.3	47.7	-	-	0.7	0	0	0	0	0	8.3	0.4	0	0	0.4	-	0.1	0	0.8	0	0	0	0.2	0.2	0	0.1	-	別名：黒豚 試料：バークシャー種 筋間脂肪：5.5 % 赤肉と脂身から計算
0	4.0	0.2	48.1	-	-	0.7	0	0	0	0	0	7.7	0.3	0	0	0.3	-	0.2	0	1.4	0	0	0	0.2	0.2	0	0.1	-	別名：黒豚 試料：バークシャー種 皮下脂肪及び筋間脂肪を除いたもの
0	3.3	0.3	47.3	-	-	0.8	0	0	0	0	0	8.9	0.5	0	0	0.4	-	0.1	0	0.2	0	0	0	0.1	0.1	0	0.1	-	別名：黒豚 試料：バークシャー種 皮下脂肪及び筋間脂肪
0	3.2	0.2	39.3	-	-	0.7	0	0	0	0	0	13.3	0.3	0	0	0.5	-	0.4	0	3.2	0.1	0	0	0.5	0.4	0	0.2	-	別名：黒豚 試料：バークシャー種
0	2.6	0.3	45.3	42.1	3.2	0.8	0	0	0	0	0	8.9	0.5	0	0	0.4	-	0.1	0	0.4	0	0	0	0.1	0.1	0	0.1	-	
0	2.6	0.3	46.5	43.2	3.4	0.8	0.1	0	0	0	0	8.3	0.4	0	0	0.4	-	0.1	0	0.2	0	0	0	0.1	0.1	0	0	-	
0	3.6	0.4	45.4	-	-	1.3	0	0	-	-	-	8.0	0.3	-	0	0.5	-	0.1	0	0.6	0	-	-	-	0	0	0	0.2	別名：たん
0	2.3	0.1	33.0	-	-	0.7	0	0	-	-	-	15.5	0.6	-	0	0.5	-	0.4	0	3.4	0	-	-	-	0	0	0	0.2	別名：はつ
0	0.8	0.5	12.1	-	-	0.2	0	0	-	-	-	15.3	0.3	-	0	0.5	-	1.2	0	17.1	0.8	-	-	-	2.8	0	4.6	2.2	別名：レバー
0	0.7	0.2	25.3	-	-	0.6	0	0.1	0.1	0	0	14.6	0.4	0	0	0.8	-	0.8	0	11.7	0.8	0	0	0.1	0.6	0	1.6	-	別名：まめ
0	1.5	0.3	34.9	-	-	0.7	Tr	Tr	0.1	0	0	7.4	0.4	0	0	0.4	-	0.2	0	1.8	0.1	Tr	0	Tr	0.2	0	0.3	-	別名：がつ、ぶたみの
0	1.9	0.2	33.8	-	-	0.6	0	0	0.1	0	0	6.3	0.4	0	0	Tr	-	0.1	0	0.7	Tr	0	0	0	0.1	0	0.1	-	別名：ひも
0	1.2	0.3	33.6	-	-	0.8	0	0	0.1	0	0	7.7	0.6	0	0	0.4	-	0.1	0	0.6	0	0	0	0	0.2	0	0.2	-	別名：しろ、しろころ
0	1.1	0.3	32.2	-	-	0.6	0	0	0.2	0	0	8.8	0.3	0	0	0.6	-	1.1	0	11.0	0	0	0	0	1.1	0	1.1	-	別名：こぶくろ
0	3.5	0.3	54.2	-	-	1.2	0	0	Tr	0	0	6.9	0.5	0	0	0.4	-	0.1	0	0.3	0	0	0	0	0.2	0	0.2	-	皮付きのもの 廃棄部位：骨
0	1.8	0.3	41.2	-	-	1.0	0	0	0.1	0	0	10.3	0.7	0	0	0.6	-	0.1	0	0.5	0	0	0	0	0.1	0	0.2	-	別名：ふえがらみ
0	2.7	0.3	46.1	-	-	1.0	0.1	Tr	0	0	0	10.4	0.5	Tr	Tr	0.5	-	0.1	Tr	0.4	Tr	0	0	Tr	0.1	Tr	0.2	-	廃棄部位：皮及び骨
0	3.1	0.3	41.9	-	-	0.8	0.1	0	0	0	0	13.1	0.6	Tr	0	0.6	-	0.3	0	1.6	0.3	0	0	0	0.4	Tr	0.5	-	
0	2.4	0.2	42.5	39.5	3.0	0.9	Tr	0	0	0	0	10.5	0.6	Tr	0	0.4	-	0.1	0	0.4	Tr	0	Tr	0.1	0.1	Tr	Tr	1.7	
0	2.4	0.2	45.2	42.3	3.0	0.8	Tr	0	0	0	0	8.5	0.5	Tr	0	0.4	-	0.1	0	0.4	Tr	0	Tr	0.1	0.1	0	Tr	1.5	
0	2.3	0.2	44.7	41.8	2.9	0.8	Tr	0	0	Tr	0	9.3	0.5	Tr	0	0.4	-	0.1	0	0.5	Tr	0	Tr	0.1	0.1	Tr	Tr	1.7	
0	0.6	0.1	59.2	56.2	3.0	1.1	0.1	0.1	0	0	0	17.9	7.6	0	0	0.1	-	Tr	0	0.1	0	0	0	Tr	Tr	0	0	1.2	植物油（なたね油）
0	2.7	0.3	43.9	-	-	0.8	Tr	Tr	0	0	0	11.8	0.6	Tr	0	0.5	-	0.2	Tr	0.7	0.1	0	0	0	0.2	0	0.2	-	
0	2.2	0.3	41.9	-	-	0.8	0	0	0.1	0	0	10.8	0.6	0	0	0.4	-	0.1	0	0.4	0	0	0	0	0.1	0	0.1	-	ラックスハムを含む
0	2.5	0.4	48.1	-	-	0.9	0	0	Tr	0	0	8.4	0.5	0	0	0.4	-	0.1	0	0.5	0	0	0	0	0.1	0	0.1	-	プロシュートを含む
0	2.0	0.6	41.3	-	-	0.4	0.1	Tr	0	0	0	8.8	1.4	Tr	0	0.2	-	0.2	Tr	0.9	0.3	0	0	0	0.5	0	0.2	-	

11 肉類

食品番号	索引番号	食品名	飽和	一価不飽和	多価不飽和	n-3系 多価不飽和	n-6系 多価不飽和	4:0 酪酸	6:0 ヘキサン酸	7:0 ヘプタン酸	8:0 オクタン酸	10:0 デカン酸	12:0 ラウリン酸	13:0 トリデカン酸	14:0 ミリスチン酸	15:0 ペンタデカン酸	15:0 ant ペンタデカン酸	16:0 パルミチン酸	16:0 iso パルミチン酸	17:0 ヘプタデカン酸	17:0 ant ヘプタデカン酸	18:0 ステアリン酸	20:0 アラキジン酸	22:0 ベヘン酸	24:0 リグノセリン酸	10:1 デセン酸	14:1 ミリストレイン酸
			脂肪酸総量100g当たり																								
								飽和																		一価不飽和	
		成分識別子	FASATF	FAMSF	FAPUF	FAPUN3F	FAPUN6F	F4D0F	F6D0F	F7D0F	F8D0F	F10D0F	F12D0F	F13D0F	F14D0F	F15D0F	F15D0AIF	F16D0F	F16D0IF	F17D0F	F17D0AIF	F18D0F	F20D0F	F22D0F	F24D0F	F10D1F	F14D1F
		単位	(………g………)					(………g………)																			
11180	1836	<畜肉類> ぶた [プレスハム類] チョップドハム	32.8	44.8	22.4	1.9	20.5	-	-	-	-	0.2	0.1	-	1.1	0.1	-	20.3	-	0.3	-	10.3	0.2	0.1	0.1	0	Tr
11183	1837	<畜肉類> ぶた [ベーコン類] ばらベーコン	40.7	49.5	9.8	0.8	9.0	-	-	-	-	0.1	0.1	-	1.6	0.1	-	24.8	-	0.3	-	13.5	0.2	-	-	-	Tr
11184	1838	<畜肉類> ぶた [ベーコン類] ロースベーコン	40.2	41.8	18.0	1.6	16.4	-	-	-	-	0.1	0.1	-	1.5	0.1	-	23.7	-	0.4	-	14.0	0.2	Tr	Tr	0	Tr
11185	1839	<畜肉類> ぶた [ベーコン類] ショルダーベーコン	38.7	49.0	12.2	1.0	11.2	-	-	-	-	0.1	0.1	-	1.5	0.1	-	24.2	-	0.3	-	12.1	0.2	Tr	Tr	0	Tr
11186	1840	<畜肉類> ぶた [ソーセージ類] ウインナーソーセージ ウインナーソーセージ	39.2	47.9	12.8	0.9	12.0	-	-	-	-	0.1	0.1	-	1.4	0.1	-	24.1	-	0.3	-	12.8	0.2	Tr	0	0	Tr
11306	1841	<畜肉類> ぶた [ソーセージ類] ウインナーソーセージ ゆで	39.4	47.9	12.7	0.9	11.8	-	-	-	-	0.1	0.1	-	1.4	0.1	-	24.2	-	0.3	-	12.9	0.2	Tr	0	0	Tr
11307	1842	<畜肉類> ぶた [ソーセージ類] ウインナーソーセージ 焼き	39.3	47.8	12.9	0.9	12.1	-	-	-	-	0.1	0.1	-	1.4	0.1	-	24.1	-	0.4	-	12.8	0.2	Tr	0	0	Tr
11308	1843	<畜肉類> ぶた [ソーセージ類] ウインナーソーセージ フライ	34.3	50.2	15.5	2.1	13.4	-	-	-	-	0.1	0.1	-	1.2	0.1	-	21.1	-	0.3	-	11.1	0.3	0.1	Tr	0	Tr
11187	1844	<畜肉類> ぶた [ソーセージ類] セミドライソーセージ	40.4	46.8	12.8	1.5	11.1	-	-	-	-	0.1	0.1	-	1.6	0.2	-	23.5	-	0.6	-	14.3	0.2	0	0	0	Tr
11188	1845	<畜肉類> ぶた [ソーセージ類] ドライソーセージ	41.0	47.2	11.8	1.5	10.1	-	-	-	-	0.1	0.1	-	1.7	0.2	-	24.0	-	0.6	-	14.2	0.2	0	0	0	0.1
11189	1846	<畜肉類> ぶた [ソーセージ類] フランクフルトソーセージ	38.0	48.7	13.3	1.0	12.2	-	-	-	-	0.1	0.1	-	1.4	0.1	-	23.4	-	0.4	-	12.3	0.2	0	0	0	Tr
11190	1847	<畜肉類> ぶた [ソーセージ類] ボロニアソーセージ	39.3	48.5	12.2	1.1	11.0	-	-	-	-	0.1	0.1	-	1.4	0.1	-	23.8	-	0.4	-	13.2	0.2	0	0	0	Tr
11191	1848	<畜肉類> ぶた [ソーセージ類] リオナソーセージ	38.5	46.0	15.5	1.6	13.9	-	-	-	-	0.1	0.2	-	1.4	0.1	-	23.4	-	0.4	-	12.8	0.2	0	0	0	Tr
11192	1849	<畜肉類> ぶた [ソーセージ類] レバーソーセージ	39.9	46.1	14.0	1.0	13.0	-	-	-	-	0.1	0.1	-	1.3	0.1	-	23.3	-	0.4	-	14.3	0.2	Tr	Tr	0	Tr
11193	1850	<畜肉類> ぶた [ソーセージ類] 混合ソーセージ	42.5	45.6	11.9	2.1	9.7	-	-	-	-	0.1	0.1	-	1.7	0.3	-	22.7	-	0.9	-	16.2	0.2	0.2	Tr	0	0.1
11194	1851	<畜肉類> ぶた [ソーセージ類] 生ソーセージ	38.8	48.7	12.4	1.0	11.4	-	-	-	-	0.1	0.1	-	1.4	0.1	-	23.7	-	0.5	-	12.8	0.2	0	0	0	Tr
11195	1852	<畜肉類> ぶた [その他] 焼き豚	36.7	48.4	14.9	1.2	13.7	-	-	-	-	0.1	0.1	-	1.4	0.1	-	22.9	-	0.3	-	11.5	0.2	Tr	Tr	0	Tr
11196	1853	<畜肉類> ぶた [その他] レバーペースト	40.8	45.2	14.0	1.4	12.5	-	-	-	-	0.1	0.1	-	1.4	0.1	-	24.0	-	0.5	-	14.4	0.3	0	0	0	Tr
11197	1854	<畜肉類> ぶた [その他] スモークレバー	43.2	18.5	38.3	6.1	32.2	-	-	-	-	0	0	-	0.4	0.1	-	16.3	-	1.2	-	25.1	0	0	0	0	0
11199	1856	<畜肉類> めんよう [マトン] ロース 脂身つき 生	53.1	43.1	3.9	1.3	2.6	-	-	-	-	0.1	0.1	-	2.6	0.5	-	26.1	-	1.5	-	21.9	0.2	0	0	0	0.1
11281	1857	<畜肉類> めんよう [マトン] ロース 脂身つき 焼き	52.9	42.5	4.6	1.3	3.2	-	-	-	-	0.1	0.1	-	2.5	0.6	-	26.2	-	1.4	-	21.8	0.1	Tr	0	0	0.1
11245	1858	<畜肉類> めんよう [マトン] ロース 皮下脂肪なし 生	51.4	43.3	5.3	2.2	3.1	-	-	-	-	0.2	0.1	-	2.7	0.5	-	28.4	-	1.2	-	18.1	0.2	0	0	0	0.1
11200	1859	<畜肉類> めんよう [マトン] もも 脂身つき 生	53.0	42.6	4.4	1.5	2.9	-	-	-	-	0.1	0.1	-	2.1	0.7	-	24.7	-	1.8	-	23.3	0.2	0	0	0	0.2
11201	1860	<畜肉類> めんよう [ラム] かた 脂身つき 生	52.3	43.6	4.2	1.3	2.8	-	-	-	-	0.1	0.2	-	3.8	0.7	-	24.1	-	1.6	-	21.5	0.2	0	0	0	0.1
11202	1861	<畜肉類> めんよう [ラム] ロース 脂身つき 生	53.0	43.0	3.9	1.4	2.5	-	-	-	-	0.2	0.3	-	3.9	0.7	-	22.1	-	1.9	-	23.6	0.2	0	0	0	0.2

脂肪酸総量100g当たり																													
一価不飽和									多価不飽和																				備考
15:1	16:1	17:1	18:1			20:1	22:1	24:1	16:2	16:3	16:4	18:2	18:3	18:3	18:4	20:2	20:3	20:3	20:4	20:4	20:5	21:5	22:2	22:4	22:5	22:5	22:6		
				n-9	*n*-7							*n*-6	*n*-3	*n*-6	*n*-3	*n*-6	*n*-3	*n*-6	*n*-3	*n*-6	*n*-3	*n*-3		*n*-6	*n*-3	*n*-6	*n*-3		
ペンタデセン酸	パルミトレイン酸	ヘプタデセン酸	計	オレイン酸	シス－バクセン酸	イコセン酸	ドコセン酸	テトラコセン酸	ヘキサデカジエン酸	ヘキサデカトリエン酸	ヘキサデカテトラエン酸	リノール酸	α－リノレン酸	γ－リノレン酸	オクタデカテトラエン酸	イコサジエン酸	イコサトリエン酸	イコサトリエン酸	イコサテトラエン酸	アラキドン酸	イコサペンタエン酸	ヘンイコサペンタエン酸	ドコサジエン酸	ドコサテトラエン酸	ドコサペンタエン酸	ドコサペンタエン酸	ドコサヘキサエン酸	未同定物質	
F15D1F	F16D1F	F17D1F	F18D1F	F18D1CN9F	F18D1CN7F	F20D1F	F22D1F	F24D1F	F16D2F	F16D3F	F16D4F	F18D2N6F	F18D3N3F	F18D3N6F	F18D4N3F	F20D2N6F	F20D3N3F	F20D3N6F	F20D4N3F	F20D4N6F	F20D5N3F	F21D5N3F	F22D2F	F22D4N6F	F22D5N3F	F22D5N6F	F22D6N3F	FAUNF	
(.....														g														.....)	
0	2.3	0.3	41.2	-	-	0.8	0.2	Tr	0	0	0	19.3	1.6	Tr	0	0.4	-	0.1	Tr	0.6	Tr	0	0	Tr	0.1	Tr	0.1	-	
0	3.1	0.4	44.9	-	-	1.0	0	0	-	-	-	8.4	0.8	-	0	0.3	-	0	0	0.3	0	-	-	-	0	0	0	0.2	別名：ベーコン
0	2.0	0.2	38.5	-	-	0.9	0.1	Tr	0	0	0	15.2	0.7	Tr	0.1	0.6	-	0.1	0.1	0.4	0.1	Tr	0	Tr	0.3	Tr	0.3	-	
0	2.7	0.3	44.9	-	-	1.0	0.1	Tr	0	0	0	10.2	0.6	Tr	0	0.5	-	0.1	Tr	0.4	0.1	0	0	0	0.2	0	0.2	-	
0	2.4	0.3	44.3	41.4	2.9	0.9	Tr	0	0	0	0	11.0	0.7	0	0	0.5	-	0.1	0	0.3	Tr	0	0	0.1	0.1	0	Tr	1.6	
0	2.4	0.3	44.3	41.4	2.9	0.9	Tr	0	0	0	0	10.9	0.7	0	0	0.5	-	0.1	0	0.3	Tr	0	Tr	0.1	0.1	Tr	Tr	1.6	
0	2.4	0.3	44.2	41.2	2.9	0.9	Tr	0	0	0	0	11.1	0.7	0	0	0.5	-	0.1	0	0.3	Tr	0	Tr	0.1	0.1	Tr	Tr	1.7	
0	2.0	0.3	46.9	44.0	2.9	0.9	Tr	0	0	0	0	12.5	1.9	0	0	0.4	-	0.1	0	0.2	Tr	0	Tr	0.1	0.1	Tr	Tr	1.6	植物油（なたね油）
0	2.2	0.4	43.2	-	-	0.8	0	0	0.2	0	0	10.3	1.1	0	0	0.5	-	0.1	0	0.3	0.1	0	0	0	0.2	0	0.2	-	ソフトサラミを含む
0	2.4	0.5	43.4	-	-	0.8	0	0	0.2	0	0	9.3	1.2	0	0	0.4	-	0.1	0	0.3	Tr	0	0	0	0.2	0	0.1	-	サラミを含む
0	2.6	0.4	44.9	-	-	0.8	0	0	0.1	0	0	11.2	0.8	0	0	0.5	-	0.1	0	0.3	Tr	0	0	0	0.1	0	0.1	-	
0	2.5	0.4	44.8	-	-	0.9	0	0	0.1	0	0	10.1	0.8	0	0	0.5	-	0.1	0	0.3	Tr	0	0	0	0.1	0	0.2	-	
0	2.3	0.3	42.4	-	-	0.8	0	0	0.1	0	0	12.8	1.0	0	0	0.5	-	0.1	Tr	0.4	0.1	0	0	0	0.2	0	0.3	-	
0	2.0	0.4	42.8	-	-	1.0	0	0	0	0	Tr	11.7	0.6	Tr	0	0.6	-	0.1	0	0.6	Tr	0	0	0	0.1	0	0.2	-	
0	2.1	0.6	42.2	-	-	0.7	Tr	0	0	0	0	8.8	1.3	0.1	0	0.3	-	0.1	0	0.4	0.3	0	0	0	0.3	0	0.2	-	
0	2.5	0.4	45.0	-	-	0.9	0	0	0.1	0	0	10.5	0.7	0	0	0.5	-	0.1	0	0.3	0	0	0	0	0.2	0	0.2	-	別名：フレッシュソーセージ
0	2.6	0.3	44.4	-	-	0.9	0.1	Tr	0	0	0	12.6	0.7	Tr	0	0.5	-	0.1	Tr	0.3	0.1	0	0	Tr	0.2	Tr	0.2	-	試料：蒸し焼きしたもの
0	2.1	0.4	41.8	-	-	0.9	0	0	0.1	0	0	11.3	0.8	0	0	0.5	-	0.1	0	0.6	0.1	0	0	0	0.2	0	0.3	-	
0	0.7	0.3	17.3	-	-	0.2	0	0	Tr	0	0	15.2	0.5	0	0	0.4	-	0.9	0	15.5	0.6	0	0	0.2	2.0	0	3.0	-	
0	1.3	0.6	40.9	-	-	0.2	0	0	0	0	0	2.4	1.0	0	0	0.1	-	0	0	0.2	0.1	0	0	0	0.2	0	0	-	別名：ひつじ 試料：ニュージーランド及びオーストラリア産
0	1.4	0.6	40.3	-	-	0.1	0	0	0	0	0	2.9	1.0	0	0	0	-	Tr	0	0.2	0.1	0	0	0	0.2	0	0.1	-	別名：ひつじ 試料：ニュージーランド及びオーストラリア産
0	1.7	0.5	40.9	39.8	1.0	0.1	0	0	Tr	0	0	2.5	1.5	0	0	Tr	-	0.1	Tr	0.5	0.3	0	0	Tr	0.4	0	0.1	8.3	別名：ひつじ 試料：オーストラリア産
0	1.2	0.6	40.4	-	-	0.2	0	0	0	0	0	2.6	1.1	0	0	0.1	-	0	0	0.3	0.1	0	0	0	0.2	0	0	-	別名：ひつじ 試料：ニュージーランド及びオーストラリア産
0	1.6	0.7	40.9	-	-	0.2	0	0	0	0	0	2.4	0.9	0	0	0.1	-	0	0	0.3	0.1	0	0	0	0.3	0	0	-	別名：ひつじ 試料：ニュージーランド及びオーストラリア産
0	1.4	0.7	40.4	-	-	0.3	0	0	0	0	0	2.3	1.1	0	0	Tr	-	Tr	0	0.1	0.1	0	0	0	0.2	0	0.1	-	別名：ひつじ 試料：ニュージーランド及びオーストラリア産

食品番号	索引番号	食品名	飽和	一価不飽和	多価不飽和	n-3系 多価不飽和	n-6系 多価不飽和	4:0 酪酸	6:0 ヘキサン酸	7:0 ヘプタン酸	8:0 オクタン酸	10:0 デカン酸	12:0 ラウリン酸	13:0 トリデカン酸	14:0 ミリスチン酸	15:0 ペンタデカン酸	15:0 ant ペンタデカン酸	16:0 パルミチン酸	16:0 iso パルミチン酸	17:0 ヘプタデカン酸	17:0 ant ヘプタデカン酸	18:0 ステアリン酸	20:0 アラキジン酸	22:0 ベヘン酸	24:0 リグノセリン酸	10:1 デセン酸	14:1 ミリストレイン酸
			脂肪酸総量100g当たり					飽和																		一価不飽和	
		成分識別子	FASATF	FAMSF	FAPUF	FAPUN3F	FAPUN6F	F4D0F	F6D0F	F7D0F	F8D0F	F10D0F	F12D0F	F13D0F	F14D0F	F15D0F	F15D0AIF	F16D0F	F16D0IF	F17D0F	F17D0AIF	F18D0F	F20D0F	F22D0F	F24D0F	F10D1F	F14D1F
		単位	(g)					(g)																			
11282	1862	＜畜肉類＞ めんよう ［ラム］ ロース 脂身つき 焼き	54.9	40.5	4.5	1.7	2.8	-	-	-	-	0.3	0.4	-	4.9	0.8	-	23.8	-	1.6	-	22.9	0.2	0	0	0	0.2
11246	1863	＜畜肉類＞ めんよう ［ラム］ ロース 皮下脂肪なし 生	49.5	43.6	6.9	2.3	4.6	-	-	-	-	0.1	0.2	-	2.8	0.6	-	23.4	-	1.4	-	20.7	0.3	Tr	Tr	0	0.1
11203	1864	＜畜肉類＞ めんよう ［ラム］ もも 脂身つき 生	50.0	44.7	5.3	1.8	3.5	-	-	-	-	0.2	0.4	-	4.4	0.7	-	23.4	-	1.5	-	19.3	0.1	0	0	0	0.2
11283	1865	＜畜肉類＞ めんよう ［ラム］ もも 脂身つき 焼き	52.3	42.3	5.4	2.1	3.3	-	-	-	-	0.2	0.3	-	4.2	0.8	-	22.9	-	1.5	-	22.2	0.2	0	0	0	0.2
11179	1866	＜畜肉類＞ めんよう 混合プレスハム	40.1	42.1	17.8	4.1	13.7	-	-	-	-	0.1	0.1	-	1.7	0.4	-	20.5	-	1.0	-	15.8	0.2	0.2	0.1	0	0.1
11204	1867	＜畜肉類＞ やぎ 肉 赤肉 生	41.5	38.4	20.1	5.1	15.1	-	-	-	-	0.1	0.2	-	2.3	0.6	-	18.7	-	1.3	-	18.0	0.3	0.1	0	0	1.0
11207	1868	＜鳥肉類＞ うずら 肉 皮つき 生	25.7	33.9	40.4	2.1	38.3	-	-	-	-	0	0	-	0.7	0.1	-	17.9	-	0.2	-	6.6	0.2	0	0	0	0.2
11239	1869	＜鳥肉類＞ がちょう フォアグラ ゆで	39.5	59.2	1.3	0	1.3	-	-	-	-	0	0	-	0.6	0	-	23.6	-	0	-	15.2	0.1	0	0	0	0
11208	1870	＜鳥肉類＞ かも まがも 肉 皮なし 生	33.2	40.6	26.1	1.4	24.7	-	-	-	-	0	0	-	0.5	0.1	-	21.9	-	0.1	-	10.6	0.1	0	0	0	0.6
11205	1871	＜鳥肉類＞ かも あいがも 肉 皮つき 生	29.7	49.3	21.0	1.2	19.8	-	-	-	-	0	0	-	0.5	0.1	-	22.8	-	0.1	-	6.1	0.1	0	0	0	0.1
11206	1872	＜鳥肉類＞ かも あひる 肉 皮つき 生	28.4	44.8	26.8	1.7	25.1	-	-	-	-	0	0	-	0.6	0.1	-	22.5	-	0.1	-	5.0	0.1	0	0	0	0.1
11247	1873	＜鳥肉類＞ かも あひる 肉 皮なし 生	32.8	35.7	31.5	1.9	29.6	-	-	-	-	0	Tr	-	0.4	0.2	-	21.8	-	0.2	-	9.9	0.2	0.1	0	0	Tr
11284	1874	＜鳥肉類＞ かも あひる 皮 生	28.2	45.3	26.6	1.7	24.8	-	-	-	-	0	0	-	0.6	0.1	-	22.5	-	0.1	-	4.7	0.1	0	0	0	0.1
11209	1875	＜鳥肉類＞ きじ 肉 皮なし 生	37.2	34.1	28.8	3.9	24.9	-	-	-	-	0	0	-	0.6	0.1	-	21.8	-	0.2	-	14.3	0.1	0	0	0	0.6
11210	1876	＜鳥肉類＞ しちめんちょう 肉 皮なし 生	34.7	30.2	35.1	8.4	26.7	-	-	-	-	0	0	-	0.8	0.2	-	21.0	-	0.3	-	12.5	0	0	0	0	1.0
11211	1877	＜鳥肉類＞ すずめ 肉 骨・皮つき 生	42.1	34.9	23.0	4.5	18.5	-	-	-	-	0.3	0.3	-	1.0	0.1	-	28.7	-	0.1	-	11.2	0.3	0.1	0	0	0.2
11212	1878	＜鳥肉類＞ にわとり ［親・主品目］ 手羽 皮つき 生	22.4	52.1	25.4	1.0	24.4	-	-	-	-	0	Tr	-	0.8	0.1	-	16.9	-	0.2	-	4.3	0.1	0	0	0	0.2
11213	1879	＜鳥肉類＞ にわとり ［親・主品目］ むね 皮つき 生	32.9	52.0	15.1	0.7	14.4	-	-	-	-	0	0	-	0.9	0.1	-	25.4	-	0.2	-	6.3	0.1	0	0	0	0.2
11214	1880	＜鳥肉類＞ にわとり ［親・主品目］ むね 皮なし 生	27.6	43.2	29.1	1.5	27.5	-	-	-	-	0	Tr	-	0.7	0.1	-	19.1	-	0.2	-	7.4	0.1	0	0	0	0.5
11215	1881	＜鳥肉類＞ にわとり ［親・主品目］ もも 皮つき 生	32.5	51.6	15.9	0.7	15.3	-	-	-	-	0	0	-	0.8	0.1	-	24.8	-	0.2	-	6.5	0.1	0	0	0	0.2
11216	1882	＜鳥肉類＞ にわとり ［親・主品目］ もも 皮なし 生	24.9	46.7	28.4	1.0	27.4	-	-	-	-	0	Tr	-	0.7	0.1	-	17.1	-	0.2	-	6.7	0.1	0	0	0	0.2
11217	1883	＜鳥肉類＞ にわとり ［親・副品目］ ささみ 生	31.5	37.8	30.7	2.0	28.7	-	-	-	-	0	0	-	0.7	0.1	-	21.2	-	0.3	-	9.2	0.1	0	0	0	0.8
11218	1884	＜鳥肉類＞ にわとり ［若どり・主品目］ 手羽 皮つき 生	30.4	54.4	15.2	1.2	14.0	-	-	-	-	0	0.1	-	0.8	0.1	-	23.5	-	0.1	-	5.8	0.1	0	0	0	0.2
11285	1885	＜鳥肉類＞ にわとり ［若どり・主品目］ 手羽さき 皮つき 生	29.3	55.3	15.5	1.2	14.2	-	-	-	-	0	0.1	-	0.8	0.1	-	22.8	-	0.1	-	5.4	0.1	0	0	0	0.2

脂肪酸総量100 g 当たり																													
一価不飽和									多価不飽和																				備考
15:1	16:1	17:1	18:1			20:1	22:1	24:1	16:2	16:3	16:4	18:2	18:3	18:3	18:4	20:2	20:3	20:3	20:4	20:4	20:5	21:5	22:2	22:4	22:5	22:5	22:6		
				n-9	n-7							n-6	n-3	n-6	n-3	n-6	n-3	n-6	n-3	n-6	n-3	n-3		n-6	n-3	n-6	n-3		
ペンタデセン酸	パルミトレイン酸	ヘプタデセン酸	計	オレイン酸	シス-バクセン酸	イコセン酸	ドコセン酸	テトラコセン酸	ヘキサデカジエン酸	ヘキサデカトリエン酸	ヘキサデカテトラエン酸	リノール酸	α-リノレン酸	γ-リノレン酸	オクタデカテトラエン酸	イコサジエン酸	イコサトリエン酸	イコサトリエン酸	イコサテトラエン酸	アラキドン酸	イコサペンタエン酸	ヘンイコサペンタエン酸	ドコサジエン酸	ドコサテトラエン酸	ドコサペンタエン酸	ドコサペンタエン酸	ドコサヘキサエン酸	未同定物質	
F15D1F	F16D1F	F17D1F	F18D1F	F18D1CN9F	F18D1CN7F	F20D1F	F22D1F	F24D1F	F16D2F	F16D3F	F16D4F	F18D2N6F	F18D3N3F	F18D3N6F	F18D4N3F	F20D2N6F	F20D3N3F	F20D3N6F	F20D4N3F	F20D4N6F	F20D5N3F	F21D5N3F	F22D2F	F22D4N6F	F22D5N3F	F22D5N6F	F22D6N3F	FAUNF	
(g)																													
0	1.5	0.6	37.9	37.0	1.0	0.3	0	0	0	0	0	2.7	1.4	0	0	0	-	0	0	0.1	0.1	0	0	0	0.2	0	0	-	別名：ひつじ 試料：ニュージーランド及びオーストラリア産
0	1.5	0.6	41.2	40.2	1.1	0.1	Tr	Tr	0	0	0	3.6	1.4	0	0	Tr	-	0.1	Tr	0.8	0.3	0	0	0.1	0.4	Tr	0.1	10.1	別名：ひつじ 試料：ニュージーランド及びオーストラリア産 筋間脂肪：6.4 %
0	1.6	0.7	41.8	40.8	1.0	0.4	0	0	0	0	0	2.9	1.4	0	0	0.1	-	0.1	0	0.4	0.2	0	0	0	0.3	0.1	0	-	別名：ひつじ 試料：ニュージーランド及びオーストラリア産
0	1.4	0.6	39.8	38.8	1.0	0.4	0	0	0	0	0	3.0	1.5	0	0	0	-	0.1	0	0.3	0.2	0	0	0	0.3	0	0.1	-	別名：ひつじ 試料：ニュージーランド及びオーストラリア産
0	1.6	0.5	39.3	-	-	0.5	Tr	0.1	0	0	0	12.9	2.3	Tr	0	0.1	-	0.1	0.1	0.5	0.4	0	0	0	0.4	0.1	0.9	-	マトンに、つなぎとして魚肉を混合したもの
0	1.6	0.9	34.7	-	-	0.2	0	0	0	0	0	10.2	1.9	0	0	0.4	-	0.4	0	3.8	1.2	0	0	0.2	1.8	0	0.2	-	
0	3.2	0.1	30.2	-	-	0.2	0	0	0	0	0	36.8	1.7	0	0	0.2	-	0.1	0	1.1	0	0	0	0.1	0.2	0	0.3	-	
0	2.2	0	56.5	-	-	0.4	0	0	0	0	0	0.9	0	0	0	0	-	0	0	0.5	0	0	0	0	0	0	0	-	試料：調味料無添加品
0	2.1	0	37.6	-	-	0.4	0	0	0	0	0	14.6	0.4	0	0	0.4	-	0.2	0	8.0	0.1	0	0	1.4	0.5	0	0.4	-	試料：冷凍品 皮下脂肪を除いたもの
0	3.2	0.1	45.5	-	-	0.4	0	0	0	0	0	19.1	1.1	0	0	0.1	-	0.1	0	0.5	0	0	0	0	0.1	0	0	-	試料：冷凍品
0	2.5	0.1	41.6	40.5	1.1	0.5	0.1	0	0	0	0	23.6	1.6	0	0	0.3	-	0.2	0	0.7	0	0	0	0.3	0.1	Tr	Tr	-	皮及び皮下脂肪：40.4 %
0	1.9	Tr	33.2	31.6	1.6	0.5	0.1	0	0	0	0	21.3	1.1	0	0	0.7	-	0.5	0	5.3	0.1	0	0	1.2	0.5	0.6	0.2	-	皮下脂肪を除いたもの
0	2.5	0.1	42.0	41.0	1.0	0.5	0.1	0	0	0	0	23.7	1.6	0	0	0.3	-	0.2	0	0.5	0	0	0	0.3	0.1	0	0	-	皮下脂肪を含んだもの
0	3.1	0	30.0	-	-	0.3	0	0	0	0	0	17.0	0.5	0	0	0.3	-	0.3	0	6.6	0.2	0	0	0.7	0.8	0	2.4	-	試料：冷凍品 皮下脂肪を除いたもの
0	1.8	0.1	26.8	-	-	0.5	0	0	0	0	0	20.1	1.3	0	0	0.7	-	0.7	0	4.5	1.1	0	0	0.7	1.6	0	4.4	-	皮下脂肪を除いたもの
0	3.5	0	30.8	-	-	0.4	0	0	0	0	0	15.3	0.6	0	0	0.1	-	0.1	0	2.6	0	0	0	0.4	0.2	0	3.7	-	試料：冷凍品 くちばし、内臓及び足先を除いたもの
0	3.7	0.2	47.8	-	-	0.4	0	0	0	0	0	23.4	0.8	0	0	0.1	-	0.1	0	0.7	0	0	0	0.1	Tr	0	0.2	-	廃棄部位：骨
0	6.3	0.2	44.9	-	-	0.5	0	0	0	0	0	13.6	0.6	0	0	0.2	-	0.1	0	0.4	0	0	0	Tr	Tr	0	Tr	-	皮及び皮下脂肪：32.8 % 皮なし肉と皮から計算
0	2.1	0.1	40.2	-	-	0.4	0	0	0	0	0.1	23.3	0.7	0	0	0.2	-	0.2	0	3.4	0	0	0	0.4	0.2	0	0.6	-	皮下脂肪を除いたもの
0	5.9	0.1	44.8	-	-	0.4	0	0	0	0	0	14.5	0.6	0	0	0.2	-	0.1	0	0.5	0	0	0	Tr	Tr	0	Tr	-	皮及び皮下脂肪：30.6 % 皮なし肉と皮から計算
0	2.7	0.1	43.2	-	-	0.5	0	0	0	0	0	25.1	0.7	0	0	0.2	-	0.1	0	1.7	0	0	0	0.2	0.1	0	0.2	-	皮下脂肪を除いたもの
0	1.4	0.1	35.2	-	-	0.3	0	0	0	0	0.1	21.8	0.6	0	0	0.3	-	0.4	0	5.4	0	0	0	0.8	0.3	0	1.1	-	廃棄部位：すじ
0	6.4	0.2	47.2	-	-	0.5	0	0	0	0	0	12.9	0.9	0	Tr	0.2	-	0.2	0	0.5	Tr	Tr	0	0.1	0.1	Tr	0.1	-	別名：ブロイラー 廃棄部位：骨 手羽先：44.5 %、手羽元：55.5 % 手羽先と手羽元から計算
0	6.9	0.2	47.5	45.2	2.3	0.5	0	0	0	0	0	13.1	1.0	0	Tr	0.2	-	0.2	0	0.5	Tr	0	0	0.1	0.1	Tr	0.1		別名：ブロイラー 廃棄部位：骨

11 肉類

食品番号	索引番号	食品名	飽和	一価不飽和	多価不飽和	n-3系 多価不飽和	n-6系 多価不飽和	4:0 酪酸	6:0 ヘキサン酸	7:0 ヘプタン酸	8:0 オクタン酸	10:0 デカン酸	12:0 ラウリン酸	13:0 トリデカン酸	14:0 ミリスチン酸	15:0 ペンタデカン酸	15:0 ant ペンタデカン酸	16:0 パルミチン酸	16:0 iso パルミチン酸	17:0 ヘプタデカン酸	17:0 ant ヘプタデカン酸	18:0 ステアリン酸	20:0 アラキジン酸	22:0 ベヘン酸	24:0 リグノセリン酸	10:1 デセン酸	14:1 ミリストレイン酸
								脂肪酸総量100g当たり																			
								飽和																		一価不飽和	
		成分識別子	FASATF	FAMSF	FAPUF	FAPUN3F	FAPUN6F	F4D0F	F6D0F	F7D0F	F8D0F	F10D0F	F12D0F	F13D0F	F14D0F	F15D0F	F15D0AIF	F16D0F	F16D0IF	F17D0F	F17D0AIF	F18D0F	F20D0F	F22D0F	F24D0F	F10D1F	F14D1F
		単位	(……g……)					(……g……)																			
11286	1886	<鳥肉類> にわとり ［若どり・主品目］ 手羽もと 皮つき 生	31.5	53.5	15.0	1.2	13.8	-	-	-	-	0	0.1	-	0.8	0.1	-	24.2	-	0.1	-	6.2	0.1	0	0	0	0.2
11219	1887	<鳥肉類> にわとり ［若どり・主品目］ むね 皮つき 生	29.3	51.0	19.7	2.1	17.6	-	-	-	-	0	0.1	-	0.8	0.1	-	22.0	-	0.2	-	6.0	0.1	0	0	0	0.2
11287	1888	<鳥肉類> にわとり ［若どり・主品目］ むね 皮つき 焼き	29.2	49.7	21.1	2.3	18.8	-	-	-	-	0	0.1	-	0.8	0.1	-	21.5	-	0.3	-	6.3	0.1	0	0	0	0.2
11220	1889	<鳥肉類> にわとり ［若どり・主品目］ むね 皮なし 生	29.1	47.4	23.5	3.0	20.5	-	-	-	-	0	0.1	-	0.7	0.1	-	21.2	-	0.2	-	6.8	0.1	0	0	0	0.1
11288	1890	<鳥肉類> にわとり ［若どり・主品目］ むね 皮なし 焼き	29.5	46.1	24.4	3.2	21.2	-	-	-	-	0	0.1	-	0.7	0.1	-	21.1	-	0.2	-	7.3	0.1	0	0	0	0.1
11221	1891	<鳥肉類> にわとり ［若どり・主品目］ もも 皮つき 生	33.8	51.9	14.3	0.7	13.6	-	-	-	-	0	0	-	0.9	0.1	-	25.9	-	0.2	-	6.7	0.1	0	0	0	0.2
11223	1892	<鳥肉類> にわとり ［若どり・主品目］ もも 皮つき ゆで	32.7	53.4	14.0	0.7	13.3	-	-	-	-	0	0	-	0.8	0.1	-	25.6	-	0.2	-	5.9	0.1	0	0	0	0.2
11222	1893	<鳥肉類> にわとり ［若どり・主品目］ もも 皮つき 焼き	33.1	52.7	14.3	0.7	13.6	-	-	-	-	0	0	-	0.8	0.1	-	25.8	-	0.2	-	6.2	0.1	0	0	0	0.2
11289	1894	<鳥肉類> にわとり ［若どり・主品目］ もも 皮つき から揚げ	19.8	57.9	22.3	4.3	18.0	-	-	-	-	0	Tr	-	0.4	0.1	-	14.2	-	0.1	-	4.4	0.3	0.2	0.1	0	0.1
11224	1895	<鳥肉類> にわとり ［若どり・主品目］ もも 皮なし 生	33.3	49.6	17.1	1.0	16.1	-	-	-	-	0	Tr	-	0.8	0.1	-	24.3	-	0.2	-	7.8	0.1	0	0	0	0.2
11226	1896	<鳥肉類> にわとり ［若どり・主品目］ もも 皮なし ゆで	33.7	49.2	17.0	1.0	16.0	-	-	-	-	0	Tr	-	0.8	0.1	-	24.4	-	0.2	-	8.2	0.1	0	0	0	0.2
11225	1897	<鳥肉類> にわとり ［若どり・主品目］ もも 皮なし 焼き	32.7	49.7	17.5	0.9	16.6	-	-	-	-	0	Tr	-	0.8	0.1	-	23.3	-	0.2	-	8.2	0.1	0	0	0	0.2
11290	1898	<鳥肉類> にわとり ［若どり・主品目］ もも 皮なし から揚げ	16.0	58.4	25.6	5.8	19.7	-	-	-	-	0	Tr	-	0.3	0.1	-	10.9	-	0.1	-	4.0	0.4	0.2	0.1	0	0.1
11227	1899	<鳥肉類> にわとり ［若どり・副品目］ ささみ 生	32.9	42.1	25.0	3.3	21.7	-	-	-	-	Tr	0.1	-	0.7	0.1	-	23.1	-	0.2	-	8.6	0.1	Tr	0	0	0.1
11229	1900	<鳥肉類> にわとり ［若どり・副品目］ ささみ ゆで	34.9	44.2	20.8	2.4	18.5	-	-	-	-	0	0	-	0.7	0.2	-	24.9	-	0.2	-	8.8	0.1	0	0	0	0.1
11228	1901	<鳥肉類> にわとり ［若どり・副品目］ ささみ 焼き	34.5	43.6	21.9	2.5	19.3	-	-	-	-	0	0	-	0.7	0.2	-	24.7	-	0.2	-	8.7	0.1	0	0	0	0.1
11298	1902	<鳥肉類> にわとり ［若どり・副品目］ ささみ ソテー	13.2	59.3	27.6	6.9	20.6	-	-	-	-	0	Tr	-	0.2	0.1	-	8.4	-	0.1	-	3.5	0.5	0.3	0.2	0	Tr
11300	1903	<鳥肉類> にわとり ［若どり・副品目］ ささみ フライ	8.9	62.7	28.4	8.5	19.9	-	-	-	-	Tr	Tr	-	0.1	Tr	-	5.5	-	0.1	-	2.1	0.6	0.3	0.1	0	0
11299	1904	<鳥肉類> にわとり ［若どり・副品目］ ささみ 天ぷら	9.8	61.8	28.4	8.3	20.1	-	-	-	-	0	Tr	-	0.1	Tr	-	6.1	-	0.1	-	2.4	0.6	0.3	0.1	0	Tr
11230	1905	<鳥肉類> にわとり ［二次品目］ ひき肉 生	31.3	50.6	18.1	1.2	16.9	-	-	-	-	0	0.1	-	0.8	0.1	-	23.2	-	0.2	-	6.8	0.1	0	0	0	0.2
11291	1906	<鳥肉類> にわとり ［二次品目］ ひき肉 焼き	31.8	50.7	17.5	1.2	16.3	-	-	-	-	0	0.1	-	0.8	0.1	-	23.5	-	0.2	-	7.0	0.1	0	0	0	0.2
11231	1907	<鳥肉類> にわとり ［副品目］ 心臓 生	30.7	51.3	18.0	1.5	16.5	-	-	-	-	0	0	-	0.8	Tr	-	22.9	-	0	-	6.8	0.2	-	-	-	0.2
11232	1908	<鳥肉類> にわとり ［副品目］ 肝臓 生	40.4	24.7	34.9	13.8	21.1	-	-	-	-	0	0	-	0.3	0	-	22.0	-	0.2	-	17.7	0.1	-	-	-	0
11233	1909	<鳥肉類> にわとり ［副品目］ すなぎも 生	35.7	43.1	21.2	3.3	17.9	-	-	-	-	0	0	-	0.8	Tr	-	24.7	-	Tr	-	10.0	0.2	-	-	-	0.1

脂肪酸総量100 g 当たり																													
一価不飽和									多価不飽和																				備考
15:1	16:1	17:1	18:1			20:1	22:1	24:1	16:2	16:3	16:4	18:2 n-6	18:3 n-3	18:3 n-6	18:4 n-3	20:2 n-6	20:3 n-3	20:3 n-6	20:4 n-3	20:4 n-6	20:5 n-3	21:5 n-3	22:2	22:4 n-6	22:5 n-3	22:5 n-6	22:6 n-3		
ペンタデセン酸	パルミトレイン酸	ヘプタデセン酸	計	n-9 オレイン酸	n-7 シス-バクセン酸	イコセン酸	ドコセン酸	テトラコセン酸	ヘキサデカジエン酸	ヘキサデカトリエン酸	ヘキサデカテトラエン酸	リノール酸	α-リノレン酸	γ-リノレン酸	オクタデカテトラエン酸	イコサジエン酸	イコサトリエン酸	イコサトリエン酸	イコサテトラエン酸	アラキドン酸	イコサペンタエン酸	ヘンイコサペンタエン酸	ドコサジエン酸	ドコサテトラエン酸	ドコサペンタエン酸	ドコサペンタエン酸	ドコサヘキサエン酸	未同定物質	
F15D1F	F16D1F	F17D1F	F18D1F	F18D1CN9F	F18D1CN7F	F20D1F	F22D1F	F24D1F	F16D2F	F16D3F	F16D4F	F18D2N6F	F18D3N3F	F18D3N6F	F18D4N3F	F20D2N6F	F20D3N3F	F20D3N6F	F20D4N3F	F20D4N6F	F20D5N3F	F21D5N3F	F22D2F	F22D4N6F	F22D5N3F	F22D5N6F	F22D6N3F	FAUNF	
(														g														)	
0	5.8	0.2	46.9	-	-	0.5	0	0	0	0	0	12.7	0.9	0	0	0.2	-	0.2	0	0.5	Tr	Tr	0	0.1	0.1	Tr	0.1	-	別名：ブロイラー 廃棄部位：骨
0	4.6	0.2	45.4	43.2	2.3	0.5	Tr	0	0	0	0	16.3	1.5	0	0.1	0.2	-	0.2	0	0.7	0.1	0	0	0.2	0.2	0.1	0.3	-	別名：ブロイラー 皮及び皮下脂肪：9.0 %
0	4.3	0.2	44.6	42.2	2.3	0.5	Tr	0	0	0	0	17.2	1.5	0	0	0.3	-	0.3	0	0.9	0.1	0	0	0.2	0.2	0.1	0.4	-	別名：ブロイラー
0	3.9	0.1	42.8	40.3	2.5	0.5	0	0	0	0	0	17.4	1.5	0	Tr	0.4	-	0.4	0	1.7	0.2	0	0	0.4	0.5	0.1	0.8	-	別名：ブロイラー 皮下脂肪を除いたもの
0	3.7	0.2	41.6	39.1	2.5	0.5	0	0	0	0	0	17.4	1.5	0	0	0.4	-	0.5	0	2.2	0.2	0	0	0.5	0.6	0.1	0.9	-	別名：ブロイラー 皮下脂肪を除いたもの
0	6.5	0.1	44.6	-	-	0.5	0	0	0	0	0	12.5	0.6	0	0	0.2	-	0.2	0	0.6	Tr	0	0	0.1	Tr	Tr	0.1	-	別名：ブロイラー 皮及び皮下脂肪：21.2 %
0	7.4	0.1	45.2	-	-	0.4	0	0	0	0	0	12.3	0.5	0	0	0.2	-	0.2	0	0.5	Tr	0	0	0.1	Tr	Tr	Tr	-	別名：ブロイラー
0	7.3	0.1	44.6	-	-	0.4	0	0	0	0	0	12.5	0.6	0	0	0.2	-	0.2	0	0.6	Tr	0	0	0.1	Tr	Tr	0.1	-	別名：ブロイラー
0	2.7	0.1	54.1	51.5	2.6	0.8	0	0.1	0	0	0	17.1	4.1	0	0	0.2	-	0.1	0	0.5	0	0	0	0.1	0.1	0	0.1	-	別名：ブロイラー 揚げ油：なたね油 皮なし生等とは別試料
0	6.1	0.1	42.7	-	-	0.5	0	0	0	0	0	12.6	0.4	0	0	0.4	-	0.3	0	2.1	0.1	0	0	0.5	0.2	0.1	0.3	-	別名：ブロイラー 皮下脂肪を除いたもの
0	5.7	0.1	42.7	-	-	0.5	0	0	0	0	0	12.9	0.4	0	0	0.4	-	0.3	0	1.9	0.1	0	0	0.4	0.2	0.1	0.2	-	別名：ブロイラー 皮下脂肪を除いたもの
0	5.6	0.2	43.2	-	-	0.5	0	0	0	0	0	13.3	0.4	0	0	0.4	-	0.3	0	2.0	Tr	0	0	0.5	0.2	0.1	0.3	-	別名：ブロイラー 皮下脂肪を除いたもの
0	1.8	0.1	55.3	-	-	0.9	Tr	0.1	0	0	0	18.3	5.6	0	0	0.2	-	0.2	0	0.8	Tr	0	0	0.2	0.1	0.1	0.1	-	別名：ブロイラー 皮下脂肪を除いたもの 揚げ油：なたね油
0	3.4	Tr	37.8	34.7	3.2	0.5	0.1	Tr	0	0	0	14.6	0.7	0.1	Tr	0.5	-	0.8	Tr	4.2	0.3	0	0	1.2	1.0	0.3	1.2	8.5	別名：ブロイラー 廃棄部位：すじ
0	3.8	Tr	39.8	-	-	0.5	0	0	0	0	0	13.2	0.6	0	0	0.5	-	0.7	0	3.0	0.2	0	0	0.9	0.7	0.2	0.8	-	別名：ブロイラー すじを除いたもの
0	3.8	Tr	39.2	-	-	0.5	0	0	0	0	0	13.7	0.7	0	0	0.5	-	0.7	0	3.3	0.2	0	0	1.0	0.8	0.3	0.9	-	別名：ブロイラー すじを除いたもの
0	0.9	0	57.0	53.9	3.2	1.1	0.1	0.2	0	0	0	18.7	6.2	0	0	0.2	-	0.2	0	1.1	0.1	0	0.1	0.3	0.3	0.1	0.3	3.1	別名：ブロイラー すじを除いたもの 植物油（なたね油）：4.2 g
0	0.4	0	60.9	58.0	2.9	1.2	0.1	0.2	0	0	0	19.4	8.3	0	0	0.1	-	0.1	0	0.3	Tr	0	0	0.1	0.1	Tr	0.1	2.0	別名：ブロイラー すじを除いたもの 揚げ油：なたね油
0	0.5	0	59.9	56.9	2.9	1.2	Tr	0.2	0	0	0	19.3	8.0	0	0	0.1	-	0.1	0	0.4	Tr	0	0.1	0.1	0.1	Tr	0.1	2.2	別名：ブロイラー すじを除いたもの 揚げ油：なたね油
0	5.1	0.1	44.7	42.4	2.4	0.5	0	0	0	0	0	15.5	1.0	0	0	0.2	-	0.2	0	0.8	0	0	0	0.2	0.1	0	0.1	-	
0	5.1	0.2	44.8	42.4	2.4	0.5	Tr	0	0	0	0	14.9	0.9	0	0	0.2	-	0.2	0	0.7	Tr	0	0	0.2	0.1	Tr	0.1	-	
0	6.8	0.1	43.3	-	-	0.9	Tr	0	-	-	-	15.0	0.7	-	0.1	0.2	-	0.2	Tr	1.2	0.3	-	-	-	0.1	0	0.2	0.5	別名：はつ
0	1.9	0	21.9	-	-	0.5	0	0.5	-	-	-	13.4	0.2	-	0.1	0.2	-	1.0	0	6.5	2.1	-	-	-	1.2	0	10.1	1.0	別名：レバー
0	5.0	0.1	36.5	-	-	0.7	0	0.7	-	-	-	14.3	0.5	-	0.1	0.4	-	0.6	0	2.6	0.5	-	-	-	0.7	0	1.6	1.7	別名：砂ぎも

11 肉類

食品番号	索引番号	食品名	脂肪酸総量100g当たり																								
								飽和																		一価不飽和	
						n-3系	n-6系	4:0	6:0	7:0	8:0	10:0	12:0	13:0	14:0	15:0	15:0 ant	16:0	16:0 iso	17:0	17:0 ant	18:0	20:0	22:0	24:0	10:1	14:1
			飽和	一価不飽和	多価不飽和	多価不飽和	多価不飽和	酪酸	ヘキサン酸	ヘプタン酸	オクタン酸	デカン酸	ラウリン酸	トリデカン酸	ミリスチン酸	ペンタデカン酸	ペンタデカン酸	パルミチン酸	パルミチン酸	ヘプタデカン酸	ヘプタデカン酸	ステアリン酸	アラキジン酸	ベヘン酸	リグノセリン酸	デセン酸	ミリストレイン酸
		成分識別子	FASATF	FAMSF	FAPUF	FAPUN3F	FAPUN6F	F4D0F	F6D0F	F7D0F	F8D0F	F10D0F	F12D0F	F13D0F	F14D0F	F15D0F	F15D0AIF	F16D0F	F16D0IF	F17D0F	F17D0AIF	F18D0F	F20D0F	F22D0F	F24D0F	F10D1F	F14D1F
		単位	(……g……)					(……g……)																			
11234	1910	＜鳥肉類＞　にわとり　［副品目］　皮　むね　生	33.2	52.6	14.1	0.6	13.5	-	-	-	-	0	0	-	0.9	0.1	-	25.8	-	0.2	-	6.2	0.1	0	0	0	0.2
11235	1911	＜鳥肉類＞　にわとり　［副品目］　皮　もも　生	33.9	52.5	13.6	0.6	13.0	-	-	-	-	0	0	-	0.9	0.1	-	26.3	-	0.2	-	6.4	0.1	0	0	0	0.2
11236	1912	＜鳥肉類＞　にわとり　［副品目］　なんこつ（胸肉）　生	36.9	49.1	14.0	0.5	13.4	-	-	-	-	0	0	-	1.1	0.1	-	25.0	-	0.3	-	10.4	0.1	0	0	0	0.1
11237	1913	＜鳥肉類＞　にわとり　［その他］　焼き鳥缶詰	28.7	47.8	23.5	1.3	22.2	-	-	-	-	Tr	Tr	-	0.8	0.2	-	21.5	-	0.5	-	5.6	0.1	Tr	0	0	0.2
11292	1914	＜鳥肉類＞　にわとり　［その他］　チキンナゲット	27.9	52.8	19.2	3.1	16.2	-	-	-	-	0	0.1	-	0.6	0.1	-	21.1	-	0.2	-	5.3	0.3	0.1	0.1	0	0.1
11293	1915	＜鳥肉類＞　にわとり　［その他］　つくね	28.2	50.5	21.3	2.0	19.2	-	-	-	-	0	0.1	-	0.7	0.1	-	20.8	-	0.2	-	6.2	0.1	Tr	0	0	0.1
11238	1916	＜鳥肉類＞　はと　肉　皮なし　生	29.2	45.0	25.8	1.2	24.6	-	-	-	-	0	0	-	0.3	0.1	-	18.6	-	0.1	-	10.0	0.1	0	0	0	0.3
11240	1917	＜鳥肉類＞　ほろほろちょう　肉　皮なし　生	32.4	28.1	39.5	3.5	36.0	-	-	-	-	0	0	-	0.5	0.1	-	17.5	-	0.3	-	13.8	0.1	0	0	0	0.8
11241	1918	＜その他＞　いなご　つくだ煮	20.3	21.7	58.0	43.9	14.1	-	-	-	-	0	0.1	-	0.4	0.2	-	8.0	-	1.0	-	10.1	0.2	0.1	0.2	0	0
11242	1919	＜その他＞　かえる　肉　生	30.2	26.2	43.6	29.7	13.8	-	-	-	-	0	0	-	0.5	0.2	-	21.1	-	0.4	-	8.0	0	0	0	0	0.5
11243	1920	＜その他＞　すっぽん　肉　生	23.2	47.4	29.4	20.3	8.9	-	-	-	-	0	0	-	2.2	0.2	-	15.5	-	0.6	-	4.6	0.2	0	0	0	0.1
11244	1921	＜その他＞　はち　はちの子缶詰	38.0	40.4	21.6	7.9	13.7	-	-	-	-	0.1	1.8	-	3.8	0.1	-	25.3	-	0.3	-	6.2	0.3	0.1	0	0	0.1

脂肪酸総量100 g 当たり																													備考
一価不飽和									多価不飽和																			未同定物質	
15:1	16:1	17:1	18:1			20:1	22:1	24:1	16:2	16:3	16:4	18:2 n-6	18:3 n-3	18:3 n-6	18:4 n-3	20:2 n-6	20:3 n-3	20:3 n-6	20:4 n-3	20:4 n-6	20:5 n-3	21:5 n-3	22:2	22:4 n-6	22:5 n-3	22:5 n-6	22:6 n-3		
ペンタデセン酸	パルミトレイン酸	ヘプタデセン酸	計	n-9 オレイン酸	n-7 シス-バクセン酸	イコセン酸	ドコセン酸	テトラコセン酸	ヘキサデカジエン酸	ヘキサデカトリエン酸	ヘキサデカテトラエン酸	リノール酸	α-リノレン酸	γ-リノレン酸	オクタデカテトラエン酸	イコサジエン酸	イコサトリエン酸	イコサトリエン酸	イコサテトラエン酸	アラキドン酸	イコサペンタエン酸	ヘンイコサペンタエン酸	ドコサジエン酸	ドコサテトラエン酸	ドコサペンタエン酸	ドコサペンタエン酸	ドコサヘキサエン酸	未同定物質	
F15D1F	F16D1F	F17D1F	F18D1F	F18D1CN9F	F18D1CN7F	F20D1F	F22D1F	F24D1F	F16D2F	F16D3F	F16D4F	F18D2N6F	F18D3N3F	F18D3N6F	F18D4N3F	F20D2N6F	F20D3N3F	F20D3N6F	F20D4N3F	F20D4N6F	F20D5N3F	F21D5N3F	F22D2F	F22D4N6F	F22D5N3F	F22D5N6F	F22D6N3F	FAUNF	
(………g………)																													
0	6.5	0.2	45.2	-	-	0.5	0	0	0	0	0	13.0	0.6	0	0	0.2	-	0.1	0	0.2	0	0	0	0	0	0	0	-	皮下脂肪を含んだもの
0	6.6	0.1	45.1	-	-	0.4	0	0	0	0	0	12.5	0.6	0	0	0.2	-	0.1	0	0.2	0	0	0	0	0	0	0	-	皮下脂肪を含んだもの
0	5.1	Tr	43.2	-	-	0.7	0	0	0	Tr	0	8.9	0.4	0	0	2.3	-	0.4	0	1.4	0	0	0	0.4	0.1	0	0.1	-	別名：やげん
0	5.9	0.1	41.1	-	-	0.4	Tr	0	0	0	0	21.0	0.9	0.3	0	0.1	-	0.1	0	0.6	0.1	0	Tr	0.1	0.1	Tr	0.2	-	液汁を含んだもの（液汁 33 %）
0	1.9	0.1	50.1	47.9	2.2	0.6	0	0	0	0	0	15.6	3.1	0	0	0.1	-	0.1	0	0.3	0	0	0	0.1	0	0	0	-	
0	3.8	0.1	46.0	43.7	2.3	0.5	0	0	0	0	0	18.3	1.8	0	0	0.2	-	0.1	0	0.5	Tr	0	0	0.1	0.1	Tr	0.1	-	
0	7.2	0	37.4	-	-	0.2	0	0	0	0	0	19.0	0.2	0	0	0.4	-	0.2	0	4.3	0.1	0	0	0.6	0.6	0	0.3	-	試料：冷凍品
0	1.5	0.1	25.4	-	-	0.3	0	0	0	0	0	26.2	0.8	0	0	0.6	-	0.4	0	7.6	0.2	0	0	1.2	0.8	0	1.7	-	試料：冷凍品 皮下脂肪を除いたもの
0	0.9	0.4	19.9	-	-	0.4	0	0	0	0	0	14.1	43.9	0	0	0	-	0	0	0	0	0	0	0	0	0	0	-	
0	2.9	0.3	21.5	-	-	1.0	0	0	0	0	0	9.6	0.5	0	0	0.7	-	0.8	0.5	2.6	7.9	0	0	0	3.9	0	17.0	-	試料：うしがえる、冷凍品
0	6.3	0.2	31.3	-	-	5.3	3.9	0.3	0.2	0	0	7.9	4.8	0	0.6	0.2	-	0	0.4	0.8	5.5	0.3	0	0	1.2	0	7.5	-	甲殻、頭部、脚、内臓、皮等を除いたもの
0	3.3	0.2	36.5	-	-	0.3	0.1	0	0	0	0	13.5	7.7	0	0	Tr	-	0	0	0.1	0.2	0	0	0	0	0	0	-	原材料：主として地ばち（くろすずめばち）の幼虫

12 卵類

食品番号	索引番号	食品名	脂肪酸総量100g当たり																							
								飽和																	一価不飽和	
						n-3系	n-6系	4:0	6:0	7:0	8:0	10:0	12:0	13:0	14:0	15:0	15:0 ant	16:0	16:0 iso	17:0	17:0 ant	18:0	20:0	22:0	24:0	10:1	14:1
			飽和	一価不飽和	多価不飽和	多価不飽和	多価不飽和	酪酸	ヘキサン酸	ヘプタン酸	オクタン酸	デカン酸	ラウリン酸	トリデカン酸	ミリスチン酸	ペンタデカン酸	ペンタデカン酸	パルミチン酸	パルミチン酸	ヘプタデカン酸	ヘプタデカン酸	ステアリン酸	アラキジン酸	ベヘン酸	リグノセリン酸	デセン酸	ミリストレイン酸
		成分識別子	FASATF	FAMSF	FAPUF	FAPUN3F	FAPUN6F	F4D0F	F6D0F	F7D0F	F8D0F	F10D0F	F12D0F	F13D0F	F14D0F	F15D0F	F15D0AIF	F16D0F	F16D0IF	F17D0F	F17D0AIF	F18D0F	F20D0F	F22D0F	F24D0F	F10D1F	F14D1F
		単位	(………g………)					(………g………)																			
12020	1922	あひる卵　ピータン	23.7	63.6	12.7	1.9	10.8	-	-	-	-	0	0.1	-	0.5	Tr	-	17.8	-	0.1	-	5.2	0	0	0	0	0.1
12001	1923	うこっけい卵　全卵　生	35.8	45.1	19.1	2.1	17.0	-	-	-	-	0	0	-	0.4	0.1	-	25.9	-	0.3	-	9.2	0	0	0	0	0.1
12002	1924	うずら卵　全卵　生	37.9	46.3	15.7	3.3	12.5	-	-	-	-	-	-	-	0.5	0.1	-	26.8	-	0.3	-	10.1	0.1	-	-	-	0.1
12003	1925	うずら卵　水煮缶詰	37.2	47.1	15.7	3.0	12.7	-	-	-	-	0	Tr	-	0.5	0.1	-	25.8	-	0.4	-	10.3	Tr	0	0	0	0.1
12004	1926	鶏卵　全卵　生	35.2	48.7	16.1	1.2	14.9	-	-	-	-	0	Tr	-	0.4	0.1	-	25.7	-	0.2	-	8.8	Tr	0	0	0	0.1
12005	1927	鶏卵　全卵　ゆで	35.4	48.4	16.3	1.2	15.0	-	-	-	-	0	Tr	-	0.4	0.1	-	25.9	-	0.2	-	8.7	Tr	0	0	0	0.1
12006	1928	鶏卵　全卵　ポーチドエッグ	34.7	45.1	20.1	2.0	18.1	-	-	-	-	0	0	-	0.4	0.1	-	25.2	-	0.3	-	8.8	0	0	0	0	0.1
12021	1929	鶏卵　全卵　目玉焼き	25.8	53.4	20.8	3.9	16.9	-	-	-	-	0	Tr	-	0.3	0.1	-	18.2	-	0.1	-	6.7	0.2	0.1	Tr	0	Tr
12022	1930	鶏卵　全卵　いり	24.9	54.0	21.1	4.1	17.0	-	-	-	-	0	Tr	-	0.3	0.1	-	17.9	-	0.1	-	6.1	0.2	0.1	Tr	0	Tr
12023	1931	鶏卵　全卵　素揚げ	16.5	59.4	24.1	6.2	17.9	-	-	-	-	0	Tr	-	0.2	Tr	-	11.5	-	0.1	-	4.1	0.4	0.2	0.1	0	Tr
12007	1932	鶏卵　全卵　水煮缶詰	34.1	46.6	19.3	2.1	17.2	-	-	-	-	0	0	-	0.3	0.1	-	24.1	-	0.4	-	9.1	Tr	0	0	0	0.1
12008	1933	鶏卵　全卵　加糖全卵	34.7	48.9	16.4	1.1	15.3	-	-	-	-	0	0	-	0.4	0.1	-	24.6	-	0.3	-	9.3	Tr	0	0	0	0.1
12010	1935	鶏卵　卵黄　生	34.9	48.3	16.9	1.3	15.6	-	-	-	-	0	Tr	-	0.4	0.1	-	25.2	-	0.2	-	9.0	Tr	0	0	0	0.1
12011	1936	鶏卵　卵黄　ゆで	34.8	48.4	16.9	1.2	15.6	-	-	-	-	0	0	-	0.4	0.1	-	25.1	-	0.2	-	8.9	Tr	0	0	0	0.1
12012	1937	鶏卵　卵黄　加糖卵黄	34.1	46.9	19.0	1.5	17.5	-	-	-	-	0	Tr	-	0.5	0.1	-	24.2	-	0.3	-	9.1	Tr	Tr	0	0	0.1
12013	1938	鶏卵　卵黄　乾燥卵黄	36.4	45.4	18.2	0.9	17.3	-	-	-	-	0	0	-	0.4	0.1	-	26.7	-	0.2	-	9.0	Tr	Tr	0	0	0.1
12014	1939	鶏卵　卵白　生	57.3	20.1	22.6	2.1	20.5	-	-	-	-	0	1.2	-	1.5	1.1	-	42.4	-	0.7	-	9.0	0.6	0.8	0	0	0
12015	1940	鶏卵　卵白　ゆで	27.4	57.5	15.1	0.7	14.5	-	-	-	-	0	0.1	-	0.4	0.1	-	19.7	-	0.2	-	6.5	0.2	0.1	0.1	0	0.1
12016	1941	鶏卵　卵白　乾燥卵白	33.5	48.9	17.7	1.5	16.1	-	-	-	-	0	0.1	-	0.4	0.1	-	23.8	-	0.3	-	8.8	Tr	0	0	0	0.1

15:1 ペンタデセン酸 F15D1F	16:1 パルミトレイン酸 F16D1F	17:1 ヘプタデセン酸 F17D1F	18:1 計 F18D1F	18:1 n-9 オレイン酸 F18D1CN9F	18:1 n-7 シス-バクセン酸 F18D1CN7F	20:1 イコセン酸 F20D1F	22:1 ドコセン酸 F22D1F	24:1 テトラコセン酸 F24D1F	16:2 ヘキサデカジエン酸 F16D2F	16:3 ヘキサデカトリエン酸 F16D3F	16:4 ヘキサデカテトラエン酸 F16D4F	18:2 n-6 リノール酸 F18D2N6F	18:3 n-3 α-リノレン酸 F18D3N3F	18:3 n-6 γ-リノレン酸 F18D3N6F	18:4 n-3 オクタデカテトラエン酸 F18D4N3F	20:2 n-6 イコサジエン酸 F20D2N6F	20:3 n-3 イコサトリエン酸 F20D3N3F	20:3 n-6 イコサトリエン酸 F20D3N6F	20:4 n-3 イコサテトラエン酸 F20D4N3F	20:4 n-6 アラキドン酸 F20D4N6F	20:5 n-3 イコサペンタエン酸 F20D5N3F	21:5 n-3 ヘンイコサペンタエン酸 F21D5N3F	22:2 ドコサジエン酸 F22D2F	22:4 n-6 ドコサテトラエン酸 F22D4N6F	22:5 n-3 ドコサペンタエン酸 F22D5N3F	22:5 n-6 ドコサペンタエン酸 F22D5N6F	22:6 n-3 ドコサヘキサエン酸 F22D6N3F	未同定物質 FAUNF	備考
脂肪酸総量100 g当たり（g） 一価不飽和									多価不飽和																				
0	3.3	0.2	59.5	-	-	0.5	0	0	0	0	0	7.5	0.7	0.1	0.2	0.5	-	0.3	0	2.0	0.1	0	0	0	0.3	0.4	0.6	-	廃棄部位：泥状物及び卵殻（卵殻：15 %）
0	2.4	0.2	42.2	-	-	0.2	0	0	Tr	0	0	14.0	0.3	0	0	0.1	-	0.2	0	2.0	0	0	0	0.6	0.1	0	1.6	-	廃棄部位：付着卵白を含む卵殻（卵殻：13 %） 卵黄：卵白＝38：62
-	4.8	0.1	41.1	-	-	0.3	-	0	-	-	-	11.1	0.3	-	0	0	-	0.1	-	1.3	0.3	-	-	-	0.2	-	2.4	Tr	廃棄部位：付着卵白を含む卵殻（卵殻：12 %） 卵黄：卵白＝38：62
0	4.7	0.2	41.8	-	-	0.3	0	0	0	0	0	10.8	0.3	0.3	0	Tr	-	0.1	0	1.4	0.2	0	0	Tr	0.2	Tr	2.3	-	液汁を除いたもの
0	2.7	0.1	45.5	43.5	2.0	0.3	0	0	0	0	0	12.0	0.3	0	0	0.1	-	0.2	0	1.9	Tr	0	0	0.1	0.1	0.5	0.8	1.8	廃棄部位：卵殻（付着卵白を含まない） 卵黄：卵白=32：68 廃棄部位：卵殻付着卵白を含まない 試料：通常の鶏卵（栄養成分が増減されていないもの）
0	2.7	0.1	45.2	43.2	2.0	0.3	0	0	0	0	0	12.1	0.3	0	0	0.1	-	0.2	0	1.9	Tr	0	0	0.1	0.1	0.5	0.8	1.9	廃棄部位：卵殻 卵黄：卵白=31：69 廃棄部位：卵殻 試料：通常の鶏卵（栄養成分が増減されていないもの）
0	2.3	0.2	42.4	-	-	0.2	0	0	0	0	0	15.8	0.5	0	0	0.2	-	0.2	0	1.8	0	0	0	0.1	0.1	0	1.4	-	
0	1.9	0.1	50.7	48.5	2.2	0.6	Tr	0.1	0	0	0	15.0	3.3	0	0	0.1	-	0.1	0	1.3	0	0	0	0.1	Tr	0.4	0.5	1.7	植物油（なたね油） 試料：通常の鶏卵（栄養成分が増減されていないもの）、栄養強化卵
0	1.9	0.1	51.3	49.0	2.3	0.6	0	0.1	0	0	0	15.1	3.4	0	0	0.1	-	0.1	0	1.3	0	0	0	0.1	0.1	0.3	0.6	1.6	別名：スクランブルエッグ 植物油（なたね油） 試料：通常の鶏卵（栄養成分が増減されていないもの）、栄養強化卵
0	1.1	0.1	57.3	54.7	2.5	0.8	Tr	0.1	0	0	0	16.9	5.9	0	0	0.1	-	0.1	0	0.7	0	0	0	Tr	Tr	0.2	0.3	1.5	植物油（なたね油） 試料：通常の鶏卵（栄養成分が増減されていないもの）、栄養強化卵
0	2.8	0.2	43.3	-	-	0.3	0	0	0	0	0	14.4	0.4	0	0	0.1	-	0.2	0	2.1	0.1	0	0	0.1	0.1	0.3	1.5	-	
0	2.5	0.2	45.8	-	-	0.3	0	0	0	0	0	12.4	0.3	0.1	Tr	0.1	-	0.2	0	2.0	0	0	0	0	0.1	0.5	0.7	-	試料：冷凍品
0	2.9	0.2	44.9	42.7	2.0	0.3	0	0	0	0	0	12.6	0.4	0	0	0.1	-	0.2	0	1.9	Tr	0	0	0.1	0.1	0.5	0.8	1.9	試料：通常の鶏卵（栄養成分が増減されていないもの）
0	2.7	0.2	45.1	43.2	2.0	0.3	0	0	0	0	0	12.7	0.3	0	0	0.1	-	0.2	0	1.9	0	0	0	0.1	0.1	0.5	0.8	1.8	試料：通常の鶏卵（栄養成分が増減されていないもの）
0	2.3	0.2	44.0	-	-	0.3	0	0	0	0	0	14.6	0.3	0.1	Tr	0.2	-	0.2	0	2.0	Tr	0	0	0	0.1	0.4	1.0	-	試料：冷凍品
0	3.2	0.2	41.7	-	-	0.3	0	0	0	0	0	14.1	0.3	0.1	Tr	0.2	-	0.2	0	2.1	0	0	0	0	0.1	0.6	0.5	-	
0	1.3	0	16.6	15.2	1.4	0.7	1.5	0	0	0	0	11.7	0	0.3	0	0.6	-	0.5	0	5.4	0	0	0	1.0	0.4	0.9	1.7	12.1	試料：通常の鶏卵（栄養成分が増減されていないもの）
0	2.5	0	54.3	52.1	2.2	0.2	0.3	0	0	0	0	12.5	0.2	0.1	0	0.2	-	0.1	0	1.1	0	0	0	0.2	0.1	0.2	0.3	3.3	試料：通常の鶏卵（栄養成分が増減されていないもの）
0	2.8	0.2	45.3	-	-	0.5	0	0	0	0	0	13.2	0.4	0.1	0	0.2	-	0.2	0	2.2	Tr	0	0	0	0.1	0.2	1.0	-	

13 乳類

食品番号	索引番号	食品名	脂肪酸総量100g当たり																								
								飽和																		一価不飽和	
			飽和	一価不飽和	多価不飽和	n-3系 多価不飽和	n-6系 多価不飽和	4:0 酪酸	6:0 ヘキサン酸	7:0 ヘプタン酸	8:0 オクタン酸	10:0 デカン酸	12:0 ラウリン酸	13:0 トリデカン酸	14:0 ミリスチン酸	15:0 ペンタデカン酸	15:0 ant ペンタデカン酸	16:0 パルミチン酸	16:0 iso パルミチン酸	17:0 ヘプタデカン酸	17:0 ant ヘプタデカン酸	18:0 ステアリン酸	20:0 アラキジン酸	22:0 ベヘン酸	24:0 リグノセリン酸	10:1 デセン酸	14:1 ミリストレイン酸
		成分識別子	FASATF	FAMSF	FAPUF	FAPUN3F	FAPUN6F	F4D0F	F6D0F	F7D0F	F8D0F	F10D0F	F12D0F	F13D0F	F14D0F	F15D0F	F15D0AIF	F16D0F	F16D0IF	F17D0F	F17D0AIF	F18D0F	F20D0F	F22D0F	F24D0F	F10D1F	F14D1F
		単位	(………g………)					(………g………)																			
13001	1945	<牛乳及び乳製品>　（液状乳類）　生乳　ジャージー種	72.8	23.3	3.9	0.4	3.4	3.6	2.3	-	1.4	3.2	3.5	-	10.9	1.0	0	30.7	0	0.6	0	15.3	0.2	0	0	0.2	0.6
13002	1946	<牛乳及び乳製品>　（液状乳類）　生乳　ホルスタイン種	66.1	29.7	4.2	0.5	3.7	2.0	1.3	-	0.8	1.7	2.1	-	9.1	1.1	0.5	32.6	0.2	0.7	0.5	13.2	0.2	Tr	Tr	0.2	0.7
13003	1947	<牛乳及び乳製品>　（液状乳類）　普通牛乳	70.2	26.3	3.5	0.5	3.0	3.7	2.4	Tr	1.4	3.0	3.3	0.1	10.9	1.1	0.5	30.0	0.3	0.6	0.5	12.0	0.2	0.1	0.1	0.3	0.9
13006	1948	<牛乳及び乳製品>　（液状乳類）　脱脂乳	69.1	26.2	4.7	0.4	4.2	1.8	1.2	-	0.7	2.2	3.0	-	10.9	1.2	0.5	33.9	0.3	0.7	0.5	11.8	0.2	0.1	0	2.0	0.8
13004	1949	<牛乳及び乳製品>　（液状乳類）　加工乳　濃厚	68.3	28.3	3.4	0.4	3.0	2.3	1.5	-	0.8	2.5	3.0	-	10.2	1.1	0.4	31.7	0.2	0.7	0.5	12.9	0.2	0.1	0.1	0.2	0.8
13005	1950	<牛乳及び乳製品>　（液状乳類）　加工乳　低脂肪	72.2	24.4	3.4	0.5	3.0	2.9	1.9	-	1.1	3.0	3.7	-	11.8	1.2	0.5	33.0	0.3	0.7	0.5	11.5	0.2	0.1	0	0.3	1.0
13007	1952	<牛乳及び乳製品>　（液状乳類）　乳飲料　コーヒー	69.1	27.6	3.2	0.9	2.4	2.4	1.5	-	0.9	2.0	3.3	-	10.5	1.1	0.5	32.1	0.3	0.8	0.5	12.9	0.2	0.1	0.1	0.2	0.8
13008	1953	<牛乳及び乳製品>　（液状乳類）　乳飲料　フルーツ	72.1	24.3	3.6	0.5	3.1	4.0	2.5	-	1.5	3.1	3.7	-	11.4	1.1	0.5	31.4	0.2	0.7	0.5	11.4	0.1	Tr	0	0.2	1.0
13009	1954	<牛乳及び乳製品>　（粉乳類）全粉乳	67.4	29.7	3.0	0.2	2.7	3.9	2.5	-	1.5	3.0	3.4	-	10.5	1.1	0.6	28.1	0.3	0.6	0.5	11.4	0.1	-	-	0.3	1.2
13010	1955	<牛乳及び乳製品>　（粉乳類）脱脂粉乳	67.1	28.0	4.9	0.6	4.3	3.1	2.0	-	1.2	2.7	3.2	-	10.9	1.2	0.6	29.1	0.3	0.6	0.5	11.5	0.2	-	-	0.3	1.1
13011	1956	<牛乳及び乳製品>　（粉乳類）乳児用調製粉乳	45.5	34.0	20.5	1.5	18.9	0.4	0.3	-	1.4	1.3	10.2	-	5.0	0.1	0.1	19.8	Tr	0.2	0	6.3	0.3	-	-	Tr	0.2
13012	1957	<牛乳及び乳製品>　（練乳類）無糖練乳	68.7	29.5	1.8	0.3	1.4	3.7	2.4	-	1.4	3.1	3.6	-	11.4	1.3	0.7	28.9	0.3	0.6	0.5	10.5	0.2	-	-	0.4	1.4
13013	1958	<牛乳及び乳製品>　（練乳類）加糖練乳	69.8	27.0	3.2	0.5	2.7	2.8	1.8	-	1.1	2.4	2.6	-	9.4	1.0	0.4	32.1	0.2	0.8	0.5	14.2	0.2	0.1	0.1	0.2	0.7
13014	1959	<牛乳及び乳製品>　（クリーム類）　クリーム　乳脂肪	70.0	26.3	3.6	0.6	3.1	3.7	2.6	0	1.4	2.9	3.5	0.1	11.3	1.1	0.5	31.4	0.2	0.6	0.5	9.9	0.2	Tr	Tr	0.3	1.0
13016	1961	<牛乳及び乳製品>　（クリーム類）　クリーム　植物性脂肪	74.5	20.7	4.8	0.3	4.6	0	0.3	0	4.0	2.7	25.0	Tr	9.4	Tr	0	15.0	0	Tr	0	11.2	1.2	5.4	0.2	0	0
13020	1965	<牛乳及び乳製品>　（クリーム類）　コーヒーホワイトナー　液状　乳脂肪	68.5	28.0	3.4	0.4	3.0	3.2	2.1	-	1.2	2.6	2.9	-	10.1	1.1	0	30.7	0	0.7	0	13.8	0.2	0	0	0.2	0.8
13022	1967	<牛乳及び乳製品>　（クリーム類）　コーヒーホワイトナー　液状　植物性脂肪	24.3	73.1	2.6	0.6	2.0	0	0	-	0.7	0.6	8.1	-	2.9	0	0	6.2	0	0	0	5.8	0	0	0	0	0
13023	1968	<牛乳及び乳製品>　（クリーム類）　コーヒーホワイトナー　粉末状　乳脂肪	71.1	26.2	2.7	0.5	2.2	4.1	1.8	-	1.2	2.8	3.5	-	11.6	1.2	0.6	31.6	0.3	0.8	0.5	10.9	0.2	0.1	0	0.3	1.0
13024	1969	<牛乳及び乳製品>　（クリーム類）　コーヒーホワイトナー　粉末状　植物性脂肪	100	0	0	0	0	0	0.4	-	4.8	4.1	42.7	-	15.9	Tr	0	13.3	0	Tr	0	18.5	0.2	Tr	Tr	0	0
13025	1970	<牛乳及び乳製品>　（発酵乳・乳酸菌飲料）　ヨーグルト　全脂無糖	69.5	26.8	3.8	0.6	3.2	3.8	2.3	Tr	1.4	2.9	3.2	0.1	10.9	1.1	0.6	29.5	0.3	0.6	0.5	11.9	0.2	0.1	0.1	0.3	0.9
13053	1971	<牛乳及び乳製品>　（発酵乳・乳酸菌飲料）　ヨーグルト　低脂肪無糖	70.2	26.8	3.0	0.6	2.4	4.0	2.4	0	1.4	2.7	3.1	0	11.4	1.2	0.5	30.6	0.3	0.7	0.5	11.2	0.2	0.1	0.1	0.3	1.0
13054	1972	<牛乳及び乳製品>　（発酵乳・乳酸菌飲料）　ヨーグルト　無脂肪無糖	70.9	26.0	3.1	0.4	2.7	1.8	2.1	0	1.4	2.7	3.4	0	11.7	1.1	0.5	32.7	0.3	1.2	0.5	11.2	0.2	0.1	0.1	0.3	0.9
13026	1973	<牛乳及び乳製品>　（発酵乳・乳酸菌飲料）　ヨーグルト　脱脂加糖	66.1	29.3	4.6	0.3	4.3	2.5	1.6	-	1.0	1.9	2.0	-	8.3	1.0	0.5	31.3	0.3	0.8	0.6	13.9	0.2	0.1	Tr	0.2	0.6
13027	1974	<牛乳及び乳製品>　（発酵乳・乳酸菌飲料）　ヨーグルト　ドリンクタイプ　加糖	72.2	24.5	3.3	0.4	3.0	4.0	2.5	-	1.5	3.5	3.5	-	11.3	1.0	0	31.5	0	0.7	0	12.6	0.2	0	0	0.3	0.8

脂肪酸総量100 g 当たり																													
一価不飽和									多価不飽和																				
15:1	16:1	17:1	18:1			20:1	22:1	24:1	16:2	16:3	16:4	18:2	18:3	18:3	18:4	20:2	20:3	20:3	20:4	20:4	20:5	21:5	22:2	22:4	22:5	22:5	22:6		
				n-9	n-7							n-6	n-3	n-6	n-3	n-6	n-3	n-6	n-3	n-6	n-3	n-3		n-6	n-3	n-6	n-3		
ペンタデセン酸	パルミトレイン酸	ヘプタデセン酸	計	オレイン酸	シス-バクセン酸	イコセン酸	ドコセン酸	テトラコセン酸	ヘキサデカジエン酸	ヘキサデカトリエン酸	ヘキサデカテトラエン酸	リノール酸	α-リノレン酸	γ-リノレン酸	オクタデカテトラエン酸	イコサジエン酸	イコサトリエン酸	イコサトリエン酸	イコサテトラエン酸	アラキドン酸	イコサペンタエン酸	ヘンイコサペンタエン酸	ドコサジエン酸	ドコサテトラエン酸	ドコサペンタエン酸	ドコサペンタエン酸	ドコサヘキサエン酸	未同定物質	備考
F15D1F	F16D1F	F17D1F	F18D1F	F18D1CN9F	F18D1CN7F	F20D1F	F22D1F	F24D1F	F16D2F	F16D3F	F16D4F	F18D2N6F	F18D3N3F	F18D3N6F	F18D4N3F	F20D2N6F	F20D3N3F	F20D3N6F	F20D4N3F	F20D4N6F	F20D5N3F	F21D5N3F	F22D2F	F22D4N6F	F22D5N3F	F22D5N6F	F22D6N3F	FAUNF	
(g)																													
0	1.1	0	21.4	-	-	0.1	0	0	-	0	-	3.4	0.4	0	0	0	-	0	0	0	0	-	0	-	0	0	0	-	未殺菌のもの
0	1.6	0.3	26.7	-	-	0.2	0	0	-	0	-	3.2	0.4	0.1	0	Tr	-	0.2	0	0.2	Tr	-	0	-	0.1	0	0	-	未殺菌のもの
0	1.5	0.3	23.0	-	-	0.2	Tr	0	0	0	0	2.7	0.4	0	Tr	Tr	-	0.1	Tr	0.2	Tr	0	0	0	0.1	0	0	-	
0	1.4	0.3	21.6	-	-	0.1	0	0	-	0	-	3.6	0.4	0.1	0	0	-	0.2	0	0.3	0	-	0	-	0	0	0	-	
0	1.6	0.3	25.1	-	-	0.3	0	0	-	0	-	2.5	0.4	0.1	0	0	-	0.1	0	0.2	0	-	0	-	0	0	0	-	
0	1.5	0.3	21.2	-	-	0.2	0	0	-	0	-	2.5	0.4	0.2	0	0	-	0.1	0	0.2	Tr	-	0	-	Tr	0	0	-	
0	1.7	0.4	24.3	-	-	0.3	Tr	Tr	-	0	-	2.0	0.6	0.1	0	Tr	-	0.1	0	0.1	0.1	-	0	-	0.1	0	0	-	
0	1.3	0.2	21.5	-	-	0.1	0	0	-	0	-	2.8	0.5	0.1	0	Tr	-	0.1	0	0.1	0	-	0	-	0	0	0	-	
-	1.7	0.4	25.8	-	-	0.2	-	-	-	-	-	2.5	0.2	-	0	0	-	0.1	-	0.1	-	-	-	-	-	-	-	1.4	
-	1.7	0.4	24.2	-	-	0.3	-	-	-	-	-	3.6	0.6	-	0	0	-	0.3	-	0.3	-	-	-	-	-	-	-	2.3	別名：スキムミルク
-	0.8	0.1	32.4	-	-	0.4	-	-	-	-	-	18.9	1.5	-	0	0	-	Tr	-	0	-	-	-	-	-	-	-	0.2	別名：育児用粉ミルク 育児用栄養強化品
-	1.9	0.6	25.1	-	-	0.3	-	-	-	-	-	1.4	0.3	-	0	0	-	0	-	0.1	-	-	-	-	-	-	-	1.7	別名：エバミルク
0	1.4	0.3	24.3	-	-	0.1	0	0	-	0	-	2.3	0.4	0.1	0	0	-	0.1	0	0.2	Tr	-	0	-	0	0	0	-	別名：コンデンスミルク
0	1.6	0.2	23.0	22.1	0.9	0.2	Tr	Tr	0	0	0	2.7	0.4	0	0	Tr	-	0.1	Tr	0.2	Tr	0	0	Tr	0.1	Tr	0	4.6	別名：生クリーム，フレッシュクリーム
0	0.1	Tr	20.4	20.1	0.4	0.1	Tr	0	0	0	0	4.6	0.3	0	0	0	-	0	0	0	0	0	0	0	0	0	0	0.3	別名；植物性生クリーム
0	1.5	0	25.4	-	-	0.2	0	0	-	0	-	3.0	0.4	0	0	0	-	0	0	0	0	-	0	-	0	0	0	-	別名：コーヒー用ミルク、コーヒー用クリーム
0	0.2	0	72.9	-	-	0	0	0	-	0	-	2.0	0.6	0	0	0	-	0	0	0	0	-	0	-	0	0	0	-	別名：コーヒー用ミルク、コーヒー用クリーム
0	1.5	0.4	22.8	-	-	0.2	0	0	-	0	-	2.0	0.5	0	0	0	-	0.1	0	0.1	0	-	0	-	0	0	0	-	
0	0	0	0	-	-	0	0	0	-	0	-	0	0	0	0	0	-	0	0	0	0	-	0	-	0	0	0	-	
0	1.5	0.3	23.5	-	-	0.2	Tr	0	0	0	0	2.9	0.4	0	Tr	Tr	-	0.1	Tr	0.2	Tr	0	0	0	0.1	0	Tr	-	別名：プレーンヨーグルト
0	1.5	0.3	23.5	22.8	0.7	0.3	0	0	0	0	0	2.2	0.4	0	0	0	-	0.1	0	0.1	0.1	0	0	0	0.1	0	0	-	
0	1.4	0.3	22.9	-	-	0.2	0	0	0	0	0	2.5	0.4	0	0	0	-	0	0	0.2	0	0	0	0	0	0	0	-	
0	1.5	0.4	26.1	-	-	0.5	Tr	0	-	0	-	3.2	0.2	0.6	0	0.1	-	0.2	0	0.3	Tr	-	0	-	Tr	0	0	-	別名：普通ヨーグルト
0	1.3	0	22.0	-	-	0.1	0	0	-	0	-	3.0	0.4	0	0	0	-	0	0	0	0	-	0	-	0	0	0	-	

13 乳類

食品番号	索引番号	食品名	脂肪酸総量100g当たり																								
								飽和																		一価不飽和	
			飽和	一価不飽和	多価不飽和	n-3系 多価不飽和	n-6系 多価不飽和	4:0 酪酸	6:0 ヘキサン酸	7:0 ヘプタン酸	8:0 オクタン酸	10:0 デカン酸	12:0 ラウリン酸	13:0 トリデカン酸	14:0 ミリスチン酸	15:0 ペンタデカン酸	15:0 ant ペンタデカン酸	16:0 パルミチン酸	16:0 iso パルミチン酸	17:0 ヘプタデカン酸	17:0 ant ヘプタデカン酸	18:0 ステアリン酸	20:0 アラキジン酸	22:0 ベヘン酸	24:0 リグノセリン酸	10:1 デセン酸	14:1 ミリストレイン酸
		成分識別子	FASATF	FAMSF	FAPUF	FAPUN3F	FAPUN6F	F4D0F	F6D0F	F7D0F	F8D0F	F10D0F	F12D0F	F13D0F	F14D0F	F15D0F	F15D0AIF	F16D0F	F16D0IF	F17D0F	F17D0AIF	F18D0F	F20D0F	F22D0F	F24D0F	F10D1F	F14D1F
		単位	(.......... g ....)					(.......... g ....)																			
13028	1975	＜牛乳及び乳製品＞　(発酵乳・乳酸菌飲料)　乳酸菌飲料　乳製品	65.5	30.9	3.7	0.9	2.7	3.4	2.0	-	1.2	2.4	2.9	-	10.1	1.2	0.6	28.0	0.3	0.7	0.4	12.0	0.3	-	-	0.2	1.1
13029	1976	＜牛乳及び乳製品＞　(発酵乳・乳酸菌飲料)　乳酸菌飲料　殺菌乳製品	68.5	24.7	6.8	1.4	5.3	1.2	0.8	-	0.5	1.8	3.2	-	11.2	1.3	0.5	33.0	0.3	0.8	0.5	13.2	0.2	Tr	0	0.1	1.0
13030	1977	＜牛乳及び乳製品＞　(発酵乳・乳酸菌飲料)　乳酸菌飲料　非乳製品	42.0	24.7	33.3	4.5	28.8	0.7	1.0	0	0.6	1.3	1.7	0	5.7	0.6	0.3	21.8	0.2	0.4	0.3	6.9	0.3	0.3	0.1	0.1	0.5
13031	1978	＜牛乳及び乳製品＞　(チーズ類)　ナチュラルチーズ　エダム	74.5	23.1	2.5	0.7	1.7	3.8	2.5	Tr	1.5	3.3	4.7	0.1	12.5	1.2	0.5	33.5	0.2	0.5	0.5	9.4	0.2	0.1	0.1	0.4	1.2
13032	1979	＜牛乳及び乳製品＞　(チーズ類)　ナチュラルチーズ　エメンタール	67.9	29.0	3.1	1.3	1.8	4.0	2.4	Tr	1.3	2.7	3.0	0.1	10.9	1.3	0.5	29.1	0.3	0.7	0.5	10.7	0.2	0.1	0.1	0.3	1.0
13033	1980	＜牛乳及び乳製品＞　(チーズ類)　ナチュラルチーズ　カテージ	70.8	25.9	3.3	0.6	2.7	3.8	2.4	Tr	1.4	3.0	3.3	0.1	11.3	1.2	0.6	30.5	0.3	0.6	0.5	11.6	0.2	0.1	Tr	0.3	1.0
13034	1981	＜牛乳及び乳製品＞　(チーズ類)　ナチュラルチーズ　カマンベール	69.9	26.8	3.3	0.8	2.5	3.7	2.3	Tr	1.4	2.9	3.3	0.1	11.0	1.2	0.5	30.8	0.3	0.6	0.5	10.9	0.2	0.1	Tr	0.3	1.0
13035	1982	＜牛乳及び乳製品＞　(チーズ類)　ナチュラルチーズ　クリーム	71.0	25.9	3.1	0.9	2.2	3.9	2.5	Tr	1.4	3.0	3.4	0.1	11.4	1.2	0.6	30.6	0.3	0.6	0.5	11.2	0.2	0.1	0.1	0.3	1.1
13036	1983	＜牛乳及び乳製品＞　(チーズ類)　ナチュラルチーズ　ゴーダ	71.5	25.8	2.7	0.8	1.9	3.9	2.5	Tr	1.5	3.1	4.0	0.1	11.7	1.1	0.5	30.7	0.2	0.5	0.5	10.9	0.1	0.1	0.1	0.3	1.1
13037	1984	＜牛乳及び乳製品＞　(チーズ類)　ナチュラルチーズ　チェダー	67.5	29.9	2.7	0.9	1.8	3.7	2.4	-	1.4	3.0	3.5	-	10.8	1.3	0.6	27.6	0.2	0.6	0.5	11.6	0.2	-	-	0.3	1.3
13038	1985	＜牛乳及び乳製品＞　(チーズ類)　ナチュラルチーズ　パルメザン	69.3	27.1	3.6	1.1	2.5	2.8	2.2	Tr	1.4	3.0	3.4	0.1	11.4	1.2	0.5	30.2	0.3	0.6	0.5	11.5	0.2	0.1	0.1	0.3	1.1
13039	1986	＜牛乳及び乳製品＞　(チーズ類)　ナチュラルチーズ　ブルー	69.4	27.3	3.2	0.5	2.7	3.1	2.6	Tr	1.2	2.8	3.3	0.1	10.8	1.0	0.5	30.5	0.3	0.6	0.5	11.8	0.2	0.1	Tr	0.3	1.0
13055	1987	＜牛乳及び乳製品＞　(チーズ類)　ナチュラルチーズ　マスカルポーネ	69.9	26.7	3.4	0.5	2.9	3.5	2.3	0	1.3	2.8	3.4	0	11.5	1.2	0.5	30.6	0.3	0.7	0.5	11.2	0.2	0.1	0	0.3	0.9
13057	1989	＜牛乳及び乳製品＞　(チーズ類)　ナチュラルチーズ　やぎ	70.4	25.7	3.9	0.7	3.2	3.8	3.5	0	3.3	8.1	4.1	0	9.6	0.8	0.3	24.8	0.2	0.6	0.4	10.6	0.2	0.1	Tr	0.2	0.1
13040	1991	＜牛乳及び乳製品＞　(チーズ類)　プロセスチーズ	68.4	29.2	2.4	0.7	1.7	3.8	2.4	-	1.4	3.0	3.4	-	11.1	1.3	0.6	28.4	0.2	0.6	0.6	11.4	0.2	-	-	0.3	1.3
13041	1992	＜牛乳及び乳製品＞　(チーズ類)　チーズスプレッド	71.9	25.2	2.9	0.8	2.0	3.8	2.4	Tr	1.5	3.2	3.6	0.1	11.6	1.2	0.6	30.9	0.3	0.7	0.5	11.3	0.2	0.1	Tr	0.3	1.0
13042	1993	＜牛乳及び乳製品＞　(アイスクリーム類)　アイスクリーム　高脂肪	69.5	27.2	3.3	0.6	2.8	3.1	2.1	0	1.2	2.7	3.3	0	11.2	1.1	0.5	31.2	0.2	0.7	0.5	11.3	0.2	0.1	Tr	0.3	0.9
13043	1994	＜牛乳及び乳製品＞　(アイスクリーム類)　アイスクリーム　普通脂肪	63.4	31.7	4.9	0.8	4.2	3.4	2.2	-	1.3	3.1	3.4	-	10.8	1.0	0.5	26.3	0.3	0.7	0.6	9.6	0.3	0.1	Tr	0.3	0.9
13044	1995	＜牛乳及び乳製品＞　(アイスクリーム類)　アイスミルク	75.4	22.0	2.6	0.4	2.2	5.9	3.8	-	2.2	2.6	10.0	-	9.8	0.7	0.3	25.9	0.2	0.6	0.4	12.8	0.2	0.1	0.1	0.1	0.5
13045	1996	＜牛乳及び乳製品＞　(アイスクリーム類)　ラクトアイス　普通脂肪	68.0	27.4	4.6	0.1	4.5	0	0.2	-	3.3	2.3	17.5	-	8.2	0.1	Tr	28.9	0	0.1	0	7.1	0.3	0.1	0.1	Tr	Tr
13046	1997	＜牛乳及び乳製品＞　(アイスクリーム類)　ラクトアイス　低脂肪	73.0	24.3	2.7	0.3	2.5	Tr	0.4	-	3.3	2.7	17.3	-	8.0	0.3	0.1	25.2	0.1	0.3	0.2	14.6	0.3	0.1	0.1	0.1	0.2
13047	1998	＜牛乳及び乳製品＞　(アイスクリーム類)　ソフトクリーム	68.8	27.6	3.6	0.5	3.1	0.2	0.9	-	1.7	2.3	6.8	-	9.0	0.7	0.3	32.1	0.2	0.6	0.4	13.1	0.3	0.1	0.1	0.1	0.6
13048	1999	＜牛乳及び乳製品＞　(その他)　カゼイン	74.8	21.8	3.4	1.0	2.4	0.5	1.0	-	1.3	2.9	3.8	-	12.6	1.3	0.5	35.1	0.2	0.9	0.5	13.8	0.2	0.1	0	0.3	1.0

脂肪酸総量100 g 当たり																													備 考
一 価 不 飽 和									多 価 不 飽 和																			未同定物質	
15:1	16:1	17:1	18:1			20:1	22:1	24:1	16:2	16:3	16:4	18:2	18:3	18:3	18:4	20:2	20:3	20:3	20:4	20:4	20:5	21:5	22:2	22:4	22:5	22:5	22:6		
				n-9	n-7							n-6	n-3	n-6	n-3	n-6	n-3	n-6	n-3	n-6	n-3	n-3		n-6	n-3	n-6	n-3		
ペンタデセン酸	パルミトレイン酸	ヘプタデセン酸	計	オレイン酸	シス-バクセン酸	イコセン酸	ドコセン酸	テトラコセン酸	ヘキサデカジエン酸	ヘキサデカトリエン酸	ヘキサデカテトラエン酸	リノール酸	α-リノレン酸	γ-リノレン酸	オクタデカテトラエン酸	イコサジエン酸	イコサトリエン酸	イコサトリエン酸	イコサテトラエン酸	アラキドン酸	イコサペンタエン酸	ヘンイコサペンタエン酸	ドコサジエン酸	ドコサテトラエン酸	ドコサペンタエン酸	ドコサペンタエン酸	ドコサヘキサエン酸		
F15D1F	F16D1F	F17D1F	F18D1F	F18D1CN9F	F18D1CN7F	F20D1F	F22D1F	F24D1F	F16D2F	F16D3F	F16D4F	F18D2N6F	F18D3N3F	F18D3N6F	F18D4N3F	F20D2N6F	F20D3N3F	F20D3N6F	F20D4N3F	F20D4N6F	F20D5N3F	F21D5N3F	F22D2F	F22D4N6F	F22D5N3F	F22D5N6F	F22D6N3F	FAUNF	
(g)																													
-	1.8	0.2	27.2	-	-	0.3	-	-	-	-	-	2.6	0.9	-	0	0	-	0.1	-	0.1	-	-	-	-	-	-	-	4.7	無脂乳固形分3.0 %以上
0	2.5	0.3	20.7	-	-	0.1	0	0	-	0	-	4.6	1.3	0.2	0	0	-	0.2	0	0.4	Tr	-	0	-	Tr	0	0	-	無脂乳固形分3.0 %以上 希釈後飲用
0	0.8	0.2	22.8	21.7	1.1	0.2	0.1	0	0	0	0	28.6	4.4	0	0	0.1	0	0.1	0	0.1	Tr	0	0	0	0.1	0	0	3.5	無脂乳固形分3.0 %未満
0	1.8	0.2	19.2	-	-	0.2	0	0	0	0	0	1.6	0.5	0	Tr	Tr	-	0.1	Tr	0.1	0.1	0	0	0	0.1	0	0	-	
0	1.7	0.3	25.3	-	-	0.3	Tr	0	0	0	0	1.7	0.9	0	Tr	Tr	-	0.1	0.1	0.1	0.1	0	0	0	0.1	0	Tr	-	
0	1.6	0.3	22.5	-	-	0.3	0	0	0	0	0	2.4	0.4	0	Tr	Tr	-	0.1	Tr	0.2	Tr	0	0	0	0.1	0	0	-	クリーム入りを含む
0	1.7	0.3	23.2	-	-	0.3	0	0	0	0	0	2.3	0.6	0	Tr	Tr	-	0.1	Tr	0.2	0.1	0	0	0	0.1	0	0	-	
0	1.6	0.3	22.4	-	-	0.2	0	0	0	0	0	2.0	0.6	0	Tr	Tr	-	0.1	Tr	0.1	0.1	0	0	0	0.1	0	Tr	-	
0	1.7	0.3	22.2	-	-	0.2	0	0	0	0	0	1.7	0.5	0	Tr	Tr	-	0.1	Tr	0.1	0.1	0	0	0	0.1	0	Tr	-	
-	1.9	0.8	25.3	-	-	0.3	-	-	-	-	-	1.8	0.9	-	0	0	-	0	-	0	-	-	-	-	-	-	-	2.5	
0	1.6	0.3	23.6	-	-	0.2	0	0	0	0	0	2.3	0.8	0	Tr	Tr	-	0.1	Tr	0.1	0.1	0	0	0	0.1	0	0	-	粉末状
0	1.6	0.3	23.9	-	-	0.3	Tr	0	0	0	0	2.4	0.4	0	Tr	Tr	-	0.1	Tr	0.2	Tr	0	0	0	0.1	0	0	-	
0	1.4	0.3	23.6	22.8	0.8	0.2	0	0	0	0	0	2.5	0.4	0.1	0	0	-	0.1	0	0.2	Tr	0	0	0	0.1	0	0	-	
0	0.6	0.3	24.3	23.8	0.5	0.1	0	0	0	0	0	2.9	0.7	0	0	Tr	-	0.1	0	0.2	Tr	0	0	0	0	0	0	-	別名： シェーブルチーズ
-	1.8	0.7	24.7	-	-	0.3	-	-	-	-	-	1.7	0.7	-	0	0	-	0	-	0	-	-	-	-	-	-	-	2.1	
0	1.6	0.3	21.7	-	-	0.3	Tr	0	0	0	0	1.8	0.6	Tr	Tr	Tr	-	0.1	Tr	0.1	0.1	0	0	0	0.1	0	0	-	
0	1.4	0.2	24.3	23.5	0.8	0.1	0	0	0	0	0	2.5	0.5	0	0	0	0	0.1	Tr	0.1	0	0	0	0	0.1	0	0	6.9	乳固形分15.0 %以上、乳脂肪分12.0 %以上 試料： バニラアイスクリーム
0	1.7	0.5	28.1	-	-	0.1	Tr	0	-	0	-	3.2	0.7	0.3	0	0.2	-	0.2	0	0.3	0.1	-	0	-	0	0	0	-	乳固形分15.0 %以上、乳脂肪分8.0 % 試料： バニラアイスクリーム
0	1.0	0.3	19.9	-	-	0.1	0	0	-	0	-	1.9	0.3	0.1	0	Tr	-	0.1	0	0.1	Tr	-	0	-	Tr	0	0	-	乳固形分10.0 %以上、乳脂肪分3.0 %以上、植物性脂肪を含む
0	0.1	Tr	27.1	-	-	0.1	0	0	-	0	-	4.5	0.1	0	0	0	-	0	0	Tr	0	-	0	-	0	0	0	-	乳固形分3.0 %以上、主な脂質： 植物性脂肪
0	0.6	0.2	23.2	-	-	0.1	0	0	-	0	-	2.3	0.2	0.1	0	0	-	0	0	0.1	Tr	-	0	-	0	0	0	-	乳固形分3.0 %以上、主な脂質： 植物性脂肪
0	1.1	0.3	25.3	-	-	0.2	0	0	-	0	-	2.8	0.5	0.1	0	0	-	0.1	0	0.1	0.1	-	0	-	0	0	0	-	主な脂質： 乳脂肪 コーンカップを除いたもの
0	1.4	0.3	18.6	-	-	0.3	0	0	-	0	-	1.8	0.9	0.2	0	0	-	0.3	0	0.1	0.1	-	0	-	0	0	0	-	試料： 酸カゼイン

13 乳類

食品番号	索引番号	食品名	飽和	一価不飽和	多価不飽和	n-3系 多価不飽和	n-6系 多価不飽和	4:0 酪酸	6:0 ヘキサン酸	7:0 ヘプタン酸	8:0 オクタン酸	10:0 デカン酸	12:0 ラウリン酸	13:0 トリデカン酸	14:0 ミリスチン酸	15:0 ペンタデカン酸	15:0 ant ペンタデカン酸	16:0 パルミチン酸	16:0 iso パルミチン酸	17:0 ヘプタデカン酸	17:0 ant ヘプタデカン酸	18:0 ステアリン酸	20:0 アラキジン酸	22:0 ベヘン酸	24:0 リグノセリン酸	10:1 デセン酸	14:1 ミリストレイン酸
			脂肪酸総量100g当たり					飽和																		一価不飽和	
		成分識別子	FASATF	FAMSF	FAPUF	FAPUN3F	FAPUN6F	F4D0F	F6D0F	F7D0F	F8D0F	F10D0F	F12D0F	F13D0F	F14D0F	F15D0F	F15D0AIF	F16D0F	F16D0IF	F17D0F	F17D0AIF	F18D0F	F20D0F	F22D0F	F24D0F	F10D1F	F14D1F
		単位	(………g………)					(………g………)																			
13049	2000	<牛乳及び乳製品> (その他) シャーベット	77.7	18.3	4.0	0.4	3.5	Tr	0.2	-	3.5	3.2	28.5	-	14.0	0.1	Tr	21.1	Tr	0.1	Tr	6.6	0.2	0.1	Tr	Tr	0.1
13050	2001	<牛乳及び乳製品> (その他) チーズホエーパウダー	67.4	28.6	4.0	0.6	3.3	0.5	1.2	-	1.3	3.2	3.5	-	11.5	1.1	0	30.9	0	0.7	0	13.4	0.2	0	0	0.3	0.8
13051	2002	<その他> 人乳	38.2	44.1	17.8	2.7	15.1	0	0	-	0.1	1.1	4.8	-	5.2	0	0	21.2	0	0	0	5.4	0.2	0.1	0.1	0	0.1
13052	2003	<その他> やぎ乳	71.8	25.1	3.0	0.9	2.2	2.5	2.4	Tr	2.5	8.4	3.9	0.1	11.4	1.2	0.5	26.9	0.4	0.8	0.6	10.1	0.3	0.1	Tr	0.2	0.2

脂肪酸総量100 g 当たり																													備 考
一 価 不 飽 和									多 価 不 飽 和																				
15:1	16:1	17:1	18:1			20:1	22:1	24:1	16:2	16:3	16:4	18:2	18:3	18:3	18:4	20:2	20:3	20:3	20:4	20:4	20:5	21:5	22:2	22:4	22:5	22:5	22:6		
				n-9	n-7							n-6	n-3	n-6	n-3	n-6	n-3	n-6	n-3	n-6	n-3	n-3		n-6	n-3	n-6	n-3		
ペンタデセン酸	パルミトレイン酸	ヘプタデセン酸	計	オレイン酸	シス－バクセン酸	イコセン酸	ドコセン酸	テトラコセン酸	ヘキサデカジエン酸	ヘキサデカトリエン酸	ヘキサデカテトラエン酸	リノール酸	α－リノレン酸	γ－リノレン酸	オクタデカテトラエン酸	イコサジエン酸	イコサトリエン酸	イコサトリエン酸	イコサテトラエン酸	アラキドン酸	イコサペンタエン酸	ヘンイコサペンタエン酸	ドコサジエン酸	ドコサテトラエン酸	ドコサペンタエン酸	ドコサペンタエン酸	ドコサヘキサエン酸	未同定物質	
F15D1F	F16D1F	F17D1F	F18D1F	F18D1CN9F	F18D1CN7F	F20D1F	F22D1F	F24D1F	F16D2F	F16D3F	F16D4F	F18D2N6F	F18D3N3F	F18D3N6F	F18D4N3F	F20D2N6F	F20D3N3F	F20D3N6F	F20D4N3F	F20D4N6F	F20D5N3F	F21D5N3F	F22D2F	F22D4N6F	F22D5N3F	F22D5N6F	F22D6N3F	FAUNF	
(…… g ……)																													
0	0.2	Tr	17.9	-	-	0.1	Tr	0	-	0	-	3.5	0.4	Tr	0	0	-	0	0	0	0	-	0	-	0	0	0	-	試料：乳成分入り氷菓
0	1.5	0	25.8	-	-	0.2	0	0	-	0	-	3.3	0.6	0	0	0	-	0	0	0	0	-	0	-	0	0	0	-	
0	2.3	0	40.9	-	-	0.5	0.1	0.1	-	0	-	14.1	1.4	0.1	0	0.3	-	0.3	0	0.4	0.2	-	0	-	0.2	0	0.9	-	試料：成熟乳
0	0.9	0.4	23.3	-	-	0.1	0	0	0	0	0	2.0	0.6	0	Tr	Tr	-	Tr	0	0.1	0.1	0	0	0	0.1	0	Tr	-	

14 油脂類

食品番号	索引番号	食品名	脂肪酸総量100g当たり																								
								飽和																		一価不飽和	
						n-3系	n-6系	4:0	6:0	7:0	8:0	10:0	12:0	13:0	14:0	15:0	15:0 ant	16:0	16:0 iso	17:0	17:0 ant	18:0	20:0	22:0	24:0	10:1	14:1
			飽和	一価不飽和	多価不飽和	多価不飽和	多価不飽和	酪酸	ヘキサン酸	ヘプタン酸	オクタン酸	デカン酸	ラウリン酸	トリデカン酸	ミリスチン酸	ペンタデカン酸	ペンタデカン酸	パルミチン酸	パルミチン酸	ヘプタデカン酸	ヘプタデカン酸	ステアリン酸	アラキジン酸	ベヘン酸	リグノセリン酸	デセン酸	ミリストレイン酸
		成分識別子	FASATF	FAMSF	FAPUF	FAPUN3F	FAPUN6F	F4D0F	F6D0F	F7D0F	F8D0F	F10D0F	F12D0F	F13D0F	F14D0F	F15D0F	F15D0AIF	F16D0F	F16D0IF	F17D0F	F17D0AIF	F18D0F	F20D0F	F22D0F	F24D0F	F10D1F	F14D1F
		単位	(……g……)					(……g……)																			
14023	2004	(植物油脂類) あまに油	8.5	16.7	74.8	59.5	15.2	0	0	0	0	0	0	0	Tr	0	0	4.8	0	0.1	0	3.3	0.1	0.1	0.1	0	0
14024	2005	(植物油脂類) えごま油	8.0	17.8	74.2	61.3	12.9	0	0	0	0	0	0	0	0	0	0	5.9	0	0	0	2.0	0.1	0	0	0	0
14001	2006	(植物油脂類) オリーブ油	14.1	78.3	7.7	0.6	7.0	-	-	-	-	0	0	-	0	0	-	10.4	-	0	-	3.1	0.4	0.1	0	0	0
14002	2007	(植物油脂類) ごま油	16.0	40.1	43.9	0.3	43.6	-	-	-	-	0	0	-	0	0	-	9.4	-	0	-	5.8	0.6	0.1	0.1	0	0
14003	2008	(植物油脂類) 米ぬか油	20.5	43.3	36.2	1.3	35.0	-	-	-	-	0	0	-	0.3	0.1	-	16.9	-	0	-	1.9	0.7	0.2	0.3	0	0
14004	2009	(植物油脂類) サフラワー油 ハイオレイック	7.8	77.7	14.5	0.2	14.2	-	-	-	-	0	0	-	0.1	Tr	-	4.7	-	0	-	2.0	0.4	0.3	0.2	0	0
14025	2010	(植物油脂類) サフラワー油 ハイリノール	10.0	14.0	76.0	0.2	75.7	-	-	-	-	0	0	-	0.1	Tr	-	6.8	-	0	-	2.4	0.3	0.2	0.1	0	0
14005	2011	(植物油脂類) 大豆油	16.0	23.8	60.1	6.6	53.5	-	-	-	-	0	0	-	0.1	Tr	-	10.6	-	0	-	4.3	0.4	0.4	0.1	0	0
14006	2012	(植物油脂類) 調合油	11.8	44.2	44.0	7.3	36.7	-	-	-	-	0	Tr	-	0.1	Tr	-	7.5	-	0	-	3.2	0.5	0.4	0.2	0	0
14007	2013	(植物油脂類) とうもろこし油	14.1	30.2	55.7	0.8	54.9	-	-	-	-	0	0	-	0	0	-	11.3	-	0	-	2.0	0.4	0.1	0.2	0	0
14008	2014	(植物油脂類) なたね油	7.6	64.4	28.0	8.1	19.9	-	-	-	-	0	0.1	-	0.1	0	-	4.3	-	0	-	2.0	0.6	0.3	0.2	0	0
14009	2015	(植物油脂類) パーム油	50.7	39.5	9.9	0.2	9.7	-	-	-	-	0	0.5	-	1.1	0.1	-	44.0	-	0	-	4.4	0.4	0.1	0.1	0	0
14010	2016	(植物油脂類) パーム核油	82.0	15.4	2.6	0	2.6	0	0.2	-	4.1	3.6	48.0	-	15.4	0	0	8.2	0	0	0	2.4	0.1	0	0	0	0
14011	2017	(植物油脂類) ひまわり油 ハイリノール	10.7	28.6	60.6	0.4	60.2	-	-	-	-	0	0	-	Tr	0	-	6.0	-	0	-	4.3	0.2	0.2	Tr	-	0
14026	2018	(植物油脂類) ひまわり油 ミッドオレイック	9.4	60.8	29.8	0.2	29.6	-	-	-	-	0	0	-	0.1	Tr	-	4.3	-	0	-	3.6	0.3	0.8	0.3	0	0
14027	2019	(植物油脂類) ひまわり油 ハイオレイック	9.2	83.7	7.1	0.2	6.9	-	-	-	-	0	0	-	0	0	-	3.6	-	0	-	3.9	0.4	1.0	0.3	0	0
14028	2020	(植物油脂類) ぶどう油	11.8	19.3	68.9	0.5	68.4	0	0	0	0	0	0	0	0.1	0	0	7.1	0.1	0.1	0	4.1	0.2	0.2	0.1	0	0
14012	2021	(植物油脂類) 綿実油	22.8	18.9	58.3	0.4	57.9	-	-	-	-	0	0	-	0.6	Tr	-	19.2	-	0	-	2.4	0.3	0.1	0.1	0	0
14013	2022	(植物油脂類) やし油	91.2	7.2	1.7	0	1.7	0	0.6	-	8.3	6.1	46.8	-	17.3	Tr	0	9.3	0	0	0	2.9	0.1	0	0	0	0
14014	2023	(植物油脂類) 落花生油	21.6	47.0	31.4	0.2	31.2	-	-	-	-	0	0	-	Tr	0	-	11.7	-	0	-	3.3	1.5	3.4	1.7	0	0
14015	2024	(動物油脂類) 牛脂	45.8	50.2	4.0	0.2	3.8	0	0	-	0	0	0.1	-	2.5	0.3	0	26.1	0	0.9	0	15.7	0.1	0	0	0	0.7
14032	2025	(動物油脂類) たらのあぶら	18.9	51.7	29.4	26.1	2.6	0	0	0	0	0	Tr	0	3.8	0.3	0	11.8	0	0.6	0	2.3	0.1	Tr	0	0	0.1
14016	2026	(動物油脂類) ラード	42.4	47.0	10.6	0.5	10.1	-	-	-	-	0.1	0.2	-	1.7	0.1	-	25.1	-	0.6	-	14.4	0.2	0	0	0	0.2
14017	2027	(バター類) 無発酵バター 有塩バター	71.5	25.5	3.0	0.4	2.6	3.8	2.4	-	1.4	3.0	3.6	-	11.7	1.2	0.5	31.8	0.3	0.5	0.5	10.8	0.2	0.1	0.1	0.3	1.0
14018	2028	(バター類) 無発酵バター 食塩不使用バター	71.8	25.4	2.8	0.5	2.4	3.7	2.3	-	1.4	2.9	3.6	-	11.9	1.2	0.5	32.8	0.3	0.5	0.5	10.0	0.2	0.1	0.1	0.3	1.1
14019	2029	(バター類) 発酵バター 有塩バター	71.5	25.4	3.0	0.4	2.6	4.1	2.5	-	1.4	2.9	3.5	-	11.6	1.2	0.5	31.6	0.3	0.4	0.5	10.7	0.2	0.1	0.1	0.3	1.0
14020	2030	(マーガリン類) マーガリン 家庭用 有塩	30.6	52.2	17.2	1.6	15.7	0	0.1	0	0.5	0.5	4.8	0	2.3	0.1	0	15.1	0	0.1	0	6.4	0.4	0.3	0.1	0	Tr
14029	2032	(マーガリン類) マーガリン 業務用 有塩	50.9	37.7	11.5	0.8	10.6	0	0.1	0	0.5	0.5	4.7	0	2.7	0.1	0	35.1	0	0.1	0	6.0	0.5	0.4	0.1	0	Tr
14021	2034	(マーガリン類) ファットスプレッド	33.4	33.9	32.7	2.8	29.9	0	0	0	0.6	0.6	7.9	0	2.8	Tr	0	13.3	0	0.1	0	7.3	0.4	0.2	0.1	0	0
14022	2035	(その他) ショートニング 家庭用	49.5	38.1	12.4	1.1	11.3	0	0	0	0.3	0.3	3.7	0	2.1	0.1	0	32.8	0	0.1	0	8.8	0.5	0.6	0.1	0	0

脂肪酸総量100 g 当たり																													
一価不飽和									多価不飽和																				
15:1	16:1	17:1	18:1			20:1	22:1	24:1	16:2	16:3	16:4	18:2	18:3	18:3	18:4	20:2	20:3	20:3	20:4	20:4	20:5	21:5	22:2	22:4	22:5	22:5	22:6		
				n-9	n-7							n-6	n-3	n-6	n-3	n-6	n-3	n-6	n-3	n-6	n-3	n-3		n-6	n-3	n-6	n-3		
ペンタデセン酸	パルミトレイン酸	ヘプタデセン酸	計	オレイン酸	シス－バクセン酸	イコセン酸	ドコセン酸	テトラコセン酸	ヘキサデカジエン酸	ヘキサデカトリエン酸	ヘキサデカテトラエン酸	リノール酸	α－リノレン酸	γ－リノレン酸	オクタデカテトラエン酸	イコサジエン酸	イコサトリエン酸	イコサトリエン酸	イコサテトラエン酸	アラキドン酸	イコサペンタエン酸	ヘンイコサペンタエン酸	ドコサジエン酸	ドコサテトラエン酸	ドコサペンタエン酸	ドコサペンタエン酸	ドコサヘキサエン酸	未同定物質	備考
F15D1F	F16D1F	F17D1F	F18D1F	F18D1CN9F	F18D1CN7F	F20D1F	F22D1F	F24D1F	F16D2F	F16D3F	F16D4F	F18D2N6F	F18D3N3F	F18D3N6F	F18D4N3F	F20D2N6F	F20D3N3F	F20D3N6F	F20D4N3F	F20D4N6F	F20D5N3F	F21D5N3F	F22D2F	F22D4N6F	F22D5N3F	F22D5N6F	F22D6N3F	FAUNF	
(………g………)																													
0	0.1	0	16.5	15.9	0.6	0.2	0	0	0	0	0	15.2	59.5	0	0	0	-	0	0	0	0	0	0	0	0	0	0	-	試料： 食用油
0	0.1	0	17.6	16.8	0.8	0.1	0	0	0	0	0	12.9	61.3	0	0	0	-	0	0	0	0	0	0	0	0	0	0	-	試料： 食用油
0	0.7	0	77.3	-	-	0.3	0	0	0	0	0	7.0	0.6	0	0	0	-	0	0	0	0	0	0	0	0	0	0	-	別名： オリーブオイル 試料： エキストラバージンオイル
0	0.1	0	39.8	-	-	0.2	0	0	0	0	0	43.6	0.3	0	0	0	-	0	0	0	0	0	0	0	0	0	0	-	試料： 精製油
0	0.2	0	42.6	-	-	0.6	0	0	0	0	0	35.0	1.3	0	0	0	-	0	0	0	0	0	0	0	0	0	0	-	別名： 米油 試料： 精製油
0	0.1	0	77.1	-	-	0.3	0	0.2	0	0	0	14.2	0.2	0	0	0	-	0	0	0	0	0	0	0	0	0	0	-	別名： べにばな油、サフラワーオイル、試料： 精製油
0	0.1	0	13.5	-	-	0.2	0	0.2	0	0	0	75.7	0.2	0	0	0	-	0	0	0	0	0	0	0	0	0	0	-	別名： べにばな油、サフラワーオイル 試料： 精製油
0	0.1	0	23.5	-	-	0.2	0	0	0	0	0	53.5	6.6	0	0	0	-	0	0	0	0	0	0	0	0	0	0	-	試料： 精製油及びサラダ油
0	0.2	0	43.2	-	-	0.7	0.1	0.1	0	0	0	36.7	7.3	0	0	0	-	0	0	0	0	0	0	0	0	0	0	-	試料： 精製油及びサラダ油 配合割合： なたね油1、大豆油1
0	0.1	0	29.8	-	-	0.3	0	0	0	0	0	54.9	0.8	0	0	0	-	0	0	0	0	0	0	0	0	0	0	-	別名： コーンオイル、コーン油 試料： 精製油
0	0.2	0	62.7	-	-	1.2	0.1	0.2	0	0	0	19.9	8.1	0	0	0	-	0	0	0	0	0	0	0	0	0	0	-	試料： 低エルカ酸の精製油及びサラダ油 別名： キャノーラ油、カノーラ油
0	0.2	0	39.2	-	-	0.1	0	0	0	0	0	9.7	0.2	0	0	0	-	0	0	0	0	0	0	0	0	0	0	-	試料： 精製油
0	0	0	15.3	-	-	0.1	0	0	-	0	-	2.6	0	0	0	0	-	0	0	0	0	-	0	-	0	0	0	-	試料： 精製油
0	0.1	0	28.5	-	-	0.1	0	-	-	-	-	60.2	0.4	-	-	0	-	0	-	0	-	-	-	-	-	-	-	0.2	試料： 精製油
0	0.1	0	60.5	-	-	0.2	0	0	0	0	0	29.6	0.2	0	0	0	-	0	0	0	0	0	0	0	0	0	0	-	試料： 精製油
0	0.1	0	83.4	-	-	0.3	0	0	0	0	0	6.9	0.2	0	0	0	-	0	0	0	0	0	0	0	0	0	0	-	試料： 精製油
0	0	0	19.1	18.4	0.7	0.2	0	0	0	0	0	68.4	0.5	0	0	0	-	0	0	0	0	0	0	0	0	0	0	-	別名： グレープシードオイル、ぶどう種子油
0	0.5	0	18.2	-	-	0.1	0	0.1	0	0	0	57.9	0.4	0	0	0	-	0	0	0	0	0	0	0	0	0	0	-	試料： 精製油
0	0	0	7.1	-	-	Tr	0	0	-	0	-	1.7	0	0	0	0	-	0	0	0	0	-	0	-	0	0	0	-	別名： ココナッツオイル 試料： 精製油
0	0.1	0	45.5	-	-	1.3	0.1	0	0	0	0	31.2	0.2	0	0	0	-	0	0	0	0	0	0	0	0	0	0	-	別名： ピーナッツオイル、ピーナッツ油 試料： 精製油
0	3.0	0.7	45.5	-	-	0.4	0	0	0	0	0	3.7	0.2	0	0	0.1	-	0.1	0	0	0	0	0	0	0	0	0	-	別名： ヘット 試料： いり取りしたもの
0	7.9	0	19.6	13.7	5.9	11.3	12.0	0.8	0.7	0	0	0.8	0.5	0.1	1.8	0.2	-	0.1	0.6	0.3	15.1	0.8	Tr	Tr	0.1	1.1	7.1	9.9	
0	2.5	0.4	43.2	-	-	0.7	0	0	0	0	0	9.6	0.5	0	0	0.4	-	0	0	0.1	0	0	0	0	0	0	0	-	別名： 豚脂。試料： 精製品
0	1.6	0.3	22.2	-	-	0.2	0	0	0	0	0	2.4	0.4	0	0	0	-	0.1	0	0.2	0	0	0	0	0	0	0	-	
0	1.7	0.3	21.8	-	-	0.2	0	0	0	0	0	2.1	0.5	0	0	0	-	0.1	0	0.1	0	0	0	0	0	0	0	-	別名： 無塩バター
0	1.5	0.3	22.2	-	-	0.2	0	0	0	0	0	2.4	0.4	0	0	0	-	0.1	0	0.2	0	0	0	0	0	0	0	-	
0	0.1	Tr	51.6	50.6	1.0	0.3	0	0.1	0	0	0	15.7	1.6	0	0	0	-	0	0	0	0	0	0	0	0	0	0	-	
0	0.2	Tr	37.2	36.3	0.8	0.2	0	0	0	0	0	10.6	0.8	0	0	0	-	0	0	0	0	0	0	0	0	0	0	-	
0	0.1	0.1	33.3	32.1	1.2	0.4	0	0	0	0	0	29.9	2.8	0	0	0	-	0	0	0	0	0	0	0	0	0	0	-	
0	0.2	Tr	37.6	36.7	0.9	0.3	0	0	0	0	0	11.3	1.1	0	0	0	-	0	0	0	0	0	0	0	0	0	0	-	

14 油脂類

食品番号	索引番号	食品名	脂肪酸総量100g当たり																								
								飽和																		一価不飽和	
						n-3系	n-6系	4:0	6:0	7:0	8:0	10:0	12:0	13:0	14:0	15:0	15:0 ant	16:0	16:0 iso	17:0	17:0 ant	18:0	20:0	22:0	24:0	10:1	14:1
			飽和	一価不飽和	多価不飽和	多価不飽和	多価不飽和	酪酸	ヘキサン酸	ヘプタン酸	オクタン酸	デカン酸	ラウリン酸	トリデカン酸	ミリスチン酸	ペンタデカン酸	ペンタデカン酸	パルミチン酸	パルミチン酸	ヘプタデカン酸	ヘプタデカン酸	ステアリン酸	アラキジン酸	ベヘン酸	リグノセリン酸	デセン酸	ミリストレイン酸
		成分識別子	FASATF	FAMSF	FAPUF	FAPUN3F	FAPUN6F	F4D0F	F6D0F	F7D0F	F8D0F	F10D0F	F12D0F	F13D0F	F14D0F	F15D0F	F15D0AIF	F16D0F	F16D0IF	F17D0F	F17D0AIF	F18D0F	F20D0F	F22D0F	F24D0F	F10D1F	F14D1F
		単位	(……g……)					(……g……)																			
14030	2036	(その他) ショートニング 業務用 製菓	55.7	35.5	8.9	0.3	8.5	0	Tr	0	0.7	0.6	7.2	0	3.3	0.1	0	36.2	0	0.1	0	6.7	0.4	0.2	0.1	0	0
14031	2037	(その他) ショートニング 業務用 フライ	44.5	41.3	14.2	0.8	13.4	0	0	0	Tr	Tr	0.3	0	0.9	0.1	0	36.5	0	0.1	0	5.7	0.5	0.3	0.1	0	0

脂肪酸総量100 g 当たり																													備考
一価不飽和									多価不飽和																			未同定物質	
15:1	16:1	17:1	18:1			20:1	22:1	24:1	16:2	16:3	16:4	18:2	18:3	18:3	18:4	20:2	20:3	20:3	20:4	20:4	20:5	21:5	22:2	22:4	22:5	22:5	22:6		
				n-9	n-7							n-6	n-3	n-6	n-3	n-6	n-3	n-6	n-3	n-6	n-3	n-3		n-6	n-3	n-6	n-3		
ペンタデセン酸	パルミトレイン酸	ヘプタデセン酸	計	オレイン酸	シス-バクセン酸	イコセン酸	ドコセン酸	テトラコセン酸	ヘキサデカジエン酸	ヘキサデカトリエン酸	ヘキサデカテトラエン酸	リノール酸	α-リノレン酸	γ-リノレン酸	オクタデカテトラエン酸	イコサジエン酸	イコサトリエン酸	イコサトリエン酸	イコサテトラエン酸	アラキドン酸	イコサペンタエン酸	ヘンイコサペンタエン酸	ドコサジエン酸	ドコサテトラエン酸	ドコサペンタエン酸	ドコサペンタエン酸	ドコサヘキサエン酸		
F15D1F	F16D1F	F17D1F	F18D1F	F18D1CN9F	F18D1CN7F	F20D1F	F22D1F	F24D1F	F16D2F	F16D3F	F16D4F	F18D2N6F	F18D3N3F	F18D3N6F	F18D4N3F	F20D2N6F	F20D3N3F	F20D3N6F	F20D4N3F	F20D4N6F	F20D5N3F	F21D5N3F	F22D2F	F22D4N6F	F22D5N3F	F22D5N6F	F22D6N3F	FAUNF	
(……g……)																													
0	0.1	Tr	34.4	33.8	0.6	0.2	0.6	0	0	0	0	8.5	0.3	0	0	0	-	0	0	0	0	0	0	0	0	0	0	-	
0	0.2	Tr	40.8	39.9	0.9	0.3	0	0	0	0	0	13.4	0.8	0	0	0	-	0	0	0	0	0	0	0	0	0	0	-	

15 菓子類

食品番号	索引番号	食品名	脂肪酸総量100g当たり 飽和	一価不飽和	多価不飽和	n-3系 多価不飽和	n-6系 多価不飽和	飽和 4:0 酪酸	6:0 ヘキサン酸	7:0 ヘプタン酸	8:0 オクタン酸	10:0 デカン酸	12:0 ラウリン酸	13:0 トリデカン酸	14:0 ミリスチン酸	15:0 ペンタデカン酸	15:0 ant ペンタデカン酸	16:0 パルミチン酸	16:0 iso パルミチン酸	17:0 ヘプタデカン酸	17:0 ant ヘプタデカン酸	18:0 ステアリン酸	20:0 アラキジン酸	22:0 ベヘン酸	24:0 リグノセリン酸	一価不飽和 10:1 デセン酸	14:1 ミリストレイン酸
		成分識別子	FASATF	FAMSF	FAPUF	FAPUN3F	FAPUN6F	F4D0F	F6D0F	F7D0F	F8D0F	F10D0F	F12D0F	F13D0F	F14D0F	F15D0F	F15D0AIF	F16D0F	F16D0IF	F17D0F	F17D0AIF	F18D0F	F20D0F	F22D0F	F24D0F	F10D1F	F14D1F
		単位	(g)					(g)																			
15009	2050	<和生菓子・和半生菓子類> カステラ	36.2	42.0	21.8	1.9	19.9	0	0	-	0.1	0.2	0.2	-	1.0	0.1	0	25.5	0	0.3	0	8.7	Tr	0	0	0	0.1
15125	2134	<菓子パン類> 揚げパン	19.7	53.2	27.1	5.0	22.2	0	0	0	0.1	0.1	0.8	0	0.6	0.1	0	14.3	0	0.1	0	2.8	0.6	0.3	0.2	0	0
15127	2139	<菓子パン類> カレーパン 皮及び具	42.5	42.9	14.6	1.3	13.2	0	Tr	0	0.1	0.1	0.6	0	1.3	0.1	Tr	32.5	Tr	0.2	Tr	6.8	0.4	0.2	0.1	0	0.1
15128	2140	<菓子パン類> カレーパン 皮のみ	42.1	42.4	15.4	1.5	13.9	0	Tr	0	0.1	0.1	0.6	0	1.2	0.1	0	33.3	0	0.1	0	5.7	0.4	0.2	0.1	0	Tr
15129	2141	<菓子パン類> カレーパン 具のみ	44.6	45.9	9.5	0.5	9.1	0	0	0	Tr	0.1	0.2	0	2.0	0.3	0.1	27.3	0.1	0.7	0.3	13.1	0.2	0.1	0.1	0	0.3
15132	2147	<菓子パン類> メロンパン	50.9	35.6	13.5	1.3	12.2	0.9	0.6	0	0.9	0.9	3.7	0	3.9	0.3	0.1	31.3	0.1	0.2	0.1	7.1	0.3	0.3	0.2	0.1	0.2
15074	2150	<ケーキ・ペストリー類> スポンジケーキ	34.3	45.1	20.6	1.6	19.0	0	0	-	0	0	0	-	0.4	0.1	0	24.4	0	0.3	0	9.2	Tr	Tr	0	0	0.1
15079	2172	<ケーキ・ペストリー類> パイ パイ皮	23.6	44.7	31.7	2.7	29.0	0	0	-	0	0	0	-	0.2	Tr	0	13.4	0	0.1	0	9.0	0.3	0.3	0.1	0	0
15086	2179	<デザート菓子類> カスタードプリン	49.2	37.5	13.3	1.3	12.0	1.6	1.0	-	0.4	1.0	1.3	-	4.7	0.5	0.2	26.8	0.1	0.5	0.2	10.6	0.1	0	0	0.1	0.4
15092	2187	<ビスケット類> ウエハース	52.1	40.1	7.8	0.5	7.3	0	0	-	1.1	1.2	9.9	-	5.1	0.2	0	22.4	0	0.2	0	11.1	0.5	0.2	0.1	0	0.2
15093	2189	<ビスケット類> クラッカー オイルスプレークラッカー	44.9	41.4	13.7	0.9	12.8	0	0	-	0.5	0.5	3.5	-	2.2	0.1	0	30.6	0	0.2	0	6.7	0.4	0.1	0.1	0	0.1
15094	2190	<ビスケット類> クラッカー ソーダクラッカー	41.3	48.0	10.7	0.7	10.0	0	0	-	0.8	0.8	5.7	-	3.2	0.1	0	24.2	0	0.1	0	5.5	0.3	0.4	0.1	0	Tr
15097	2193	<ビスケット類> ビスケット ハードビスケット	46.7	40.1	13.2	0.8	12.4	0.6	0.4	-	0.5	0.6	2.9	-	3.4	0.2	0.1	28.9	Tr	0.4	0.1	8.0	0.4	0.2	0.1	0	0.2
15098	2194	<ビスケット類> ビスケット ソフトビスケット	54.5	38.6	6.9	0.8	6.1	1.9	0.6	-	0.6	1.3	2.3	-	6.1	0.6	0.2	28.2	0.1	0.6	0.3	10.5	0.5	0.3	0.2	0.1	0.3
15099	2195	<ビスケット類> プレッツェル	31.6	60.0	8.4	0.4	8.0	0	0	-	0.6	0.3	1.3	-	1.3	0.1	0	20.2	0	0.2	0	6.6	0.6	0.2	0.1	0	Tr
15102	2199	<スナック類> コーンスナック	41.0	39.8	19.1	0.5	18.7	0	0	-	0.2	0.2	1.0	-	1.3	0.1	0	33.4	0	0.1	0	4.1	0.4	0.1	0.1	0	0
15104	2201	<スナック類> ポテトチップス 成形ポテトチップス	47.1	44.7	8.2	0.2	8.0	0	0	-	0.1	0	0.3	-	1.1	0.1	0	38.5	0	0.1	0	6.4	0.4	0.1	0.1	0	0
15105	2203	<キャンデー類> キャラメル	75.6	20.9	3.6	0.4	3.2	1.5	0.7	-	3.2	3.1	21.5	-	11.8	0.4	0.2	21.8	0.1	0.3	0.2	10.4	0.2	0.1	0.1	0.1	0.3
15115	2213	<チョコレート類> ホワイトチョコレート	63.3	33.0	3.7	0.4	3.3	0.4	0.1	-	0.1	0.4	0.5	-	1.7	0.2	0.1	27.4	Tr	0.3	0.1	30.7	1.0	0.2	0.1	Tr	0.1
15116	2214	<チョコレート類> ミルクチョコレート	63.4	33.1	3.4	0.3	3.2	0.4	0.2	-	0.2	0.4	0.5	-	1.6	0.2	0.1	25.7	0	0.3	0.1	32.7	0.9	0.2	0.1	0	0.1

脂肪酸総量100 g 当たり

一価不飽和 15:1 ペンタデセン酸	16:1 パルミトレイン酸	17:1 ヘプタデセン酸	18:1 計	18:1 n-9 オレイン酸	18:1 n-7 シス-バクセン酸	20:1 イコセン酸	22:1 ドコセン酸	24:1 テトラコセン酸	多価不飽和 16:2 ヘキサデカジエン酸	16:3 ヘキサデカトリエン酸	16:4 ヘキサデカテトラエン酸	18:2 n-6 リノール酸	18:3 n-3 α-リノレン酸	18:3 n-6 γ-リノレン酸	18:4 n-3 オクタデカテトラエン酸	20:2 n-6 イコサジエン酸	20:3 n-3 イコサトリエン酸	20:3 n-6 イコサトリエン酸	20:4 n-3 イコサテトラエン酸	20:4 n-6 アラキドン酸	20:5 n-3 イコサペンタエン酸	21:5 n-3 ヘンイコサペンタエン酸	22:2 ドコサジエン酸	22:4 n-6 ドコサテトラエン酸	22:5 n-3 ドコサペンタエン酸	22:5 n-6 ドコサペンタエン酸	22:6 n-3 ドコサヘキサエン酸	未同定物質	備考
F15D1F	F16D1F	F17D1F	F18D1F	F18D1CN9F	F18D1CN7F	F20D1F	F22D1F	F24D1F	F16D2F	F16D3F	F16D4F	F18D2N6F	F18D3N3F	F18D3N6F	F18D4N3F	F20D2N6F	F20D3N3F	F20D3N6F	F20D4N3F	F20D4N6F	F20D5N3F	F21D5N3F	F22D2F	F22D4N6F	F22D5N3F	F22D5N6F	F22D6N3F	FAUNF	
(g)																													
0	2.1	0.2	39.3	-	-	0.3	0	0	0	0	0	17.5	0.6	0	0	0.2	-	0.2	0	1.6	0	0	0	0.1	0.1	0.3	1.1	-	試料：長崎カステラ
0	0.2	0.1	51.9	-	-	0.8	Tr	0.1	0	0	0	22.1	5.0	0	0	Tr	-	0	0	0	0	0	0	0	0	0	0	-	揚げパン部分のみ
0	0.6	0.1	41.8	40.5	1.3	0.3	0	0	0	0	0	13.2	1.3	0	0	Tr	-	0	0	0	0	0	0	0	0	0	0	-	製品全体 部分割合：パン 69、具 31
0	0.3	0.1	41.7	40.5	1.2	0.3	0	0	0	0	0	13.9	1.5	0	0	0	-	0	0	0	0	0	0	0	0	0	0	-	
0	2.0	0.4	42.7	40.9	1.8	0.5	0	0	0	0	0	8.8	0.5	0	0	0.2	-	Tr	0	0.1	0	0	0	0	0	0	0	-	
0	0.7	0.1	34.2	33.1	1.1	0.3	0	0	0	0	0	12.0	1.3	0	0	0	-	Tr	0	0.2	0	0	0	0	0	0	0	-	
0	2.0	0.2	42.5	-	-	0.3	0	0	0	0	0	16.6	0.5	0.1	0.1	0.2	-	0.2	0	1.6	Tr	0	0	0	0.1	0.3	0.9	-	
0	0.2	0.1	44.2	-	-	0.2	0	0	0	0	0	29.0	2.6	0	0.1	0	-	0	0	0	0	0	0	0	0	0	0	-	
0	1.7	0.1	34.9	-	-	0.2	0	0	0	0	0	10.4	0.5	0	0	0.1	-	0.2	0	1.1	0	0	0	0.1	0.1	0.2	0.6	-	別名：プリン、カスタードプディング プリン部分のみ
0	0.3	0.1	39.3	-	-	0.3	0	0	0	0	0	7.3	0.5	0	0	0	-	0	0	0	0	0	0	0	0	0	0	-	
0	0.5	0.1	40.5	-	-	0.3	0	0	0	0	0	12.8	0.9	0	0	Tr	-	0	0	0	0	0	0	0	0	0	0	-	別名：スナッククラッカー
0	0.3	0.1	47.3	-	-	0.3	0	0	0	0	0	10.0	0.7	0	0	0	-	0	0	0	0	0	0	0	0	0	0	-	
0	1.0	0.1	38.0	-	-	0.6	0.3	0	0	0	0	12.4	0.8	0	0	0	-	0	0	0	0	0	0	0	0	0	0	-	
0	1.2	0.2	35.6	-	-	0.7	0.4	0.1	0	0	0	6.0	0.8	0	0	0	-	0	0	0.1	0	0	0	0	0	0	0	-	クッキーを含む
0	0.3	0.1	58.7	-	-	0.7	0.1	0.1	0	0	0	8.0	0.4	0	0	0	-	0	0	0	0	0	0	0	0	0	0	-	
0	0.2	Tr	39.4	-	-	0.2	0	0	0	0	0	18.7	0.5	0	0	0	-	0	0	0	0	0	0	0	0	0	0	-	
0	0.2	0	44.3	-	-	0.2	0	0	0	0	0	8.0	0.2	0	0	0	-	0	0	0	0	0	0	0	0	0	0	-	別名：ポテトチップ
0	0.5	0.1	19.7	-	-	0.1	0	0	0	0	0	3.2	0.4	0	0	0	-	0	0	0	0	0	0	0	0	0	0	-	試料：ハードタイプ
0	0.4	Tr	32.3	-	-	0.1	0	0	0	0	0	3.3	0.3	0	0.1	0	-	0	0	0	0	0	0	0	0	0	0	-	
0	0.4	Tr	32.5	-	-	Tr	0	0	0	0	0	3.2	0.3	0	0	0	-	0	0	0	0	0	0	0	0	0	0	-	

16 し好飲料類

食品番号	索引番号	食品名	脂肪酸総量100g当たり																								
								飽和																		一価不飽和	
						n-3系	n-6系	4:0	6:0	7:0	8:0	10:0	12:0	13:0	14:0	15:0	15:0 ant	16:0	16:0 iso	17:0	17:0 ant	18:0	20:0	22:0	24:0	10:1	14:1
			飽和	一価不飽和	多価不飽和	多価不飽和	多価不飽和	酪酸	ヘキサン酸	ヘプタン酸	オクタン酸	デカン酸	ラウリン酸	トリデカン酸	ミリスチン酸	ペンタデカン酸	ペンタデカン酸	パルミチン酸	パルミチン酸	ヘプタデカン酸	ヘプタデカン酸	ステアリン酸	アラキジン酸	ベヘン酸	リグノセリン酸	デセン酸	ミリストレイン酸
		成分識別子	FASATF	FAMSF	FAPUF	FAPUN3F	FAPUN6F	F4D0F	F6D0F	F7D0F	F8D0F	F10D0F	F12D0F	F13D0F	F14D0F	F15D0F	F15D0AIF	F16D0F	F16D0IF	F17D0F	F17D0AIF	F18D0F	F20D0F	F22D0F	F24D0F	F10D1F	F14D1F
		単位	(………… g …………)					(………………………………………… g …………………………………………)																			
16001	2223	<アルコール飲料類> (醸造酒類) 清酒 普通酒	0	0	0	0	0	0	0	0	0	0	0	0	0	0	0	0	0	0	0	0	0	0	0	0	0
16002	2224	<アルコール飲料類> (醸造酒類) 清酒 純米酒	0	0	0	0	0	0	0	0	0	0	0	0	0	0	0	0	0	0	0	0	0	0	0	0	0
16003	2225	<アルコール飲料類> (醸造酒類) 清酒 本醸造酒	0	0	0	0	0	0	0	0	0	0	0	0	0	0	0	0	0	0	0	0	0	0	0	0	0
16004	2226	<アルコール飲料類> (醸造酒類) 清酒 吟醸酒	0	0	0	0	0	0	0	0	0	0	0	0	0	0	0	0	0	0	0	0	0	0	0	0	0
16005	2227	<アルコール飲料類> (醸造酒類) 清酒 純米吟醸酒	0	0	0	0	0	0	0	0	0	0	0	0	0	0	0	0	0	0	0	0	0	0	0	0	0
16006	2228	<アルコール飲料類> (醸造酒類) ビール 淡色	0	0	0	0	0	0	0	0	0	0	0	0	0	0	0	0	0	0	0	0	0	0	0	0	0
16007	2229	<アルコール飲料類> (醸造酒類) ビール 黒	0	0	0	0	0	0	0	0	0	0	0	0	0	0	0	0	0	0	0	0	0	0	0	0	0
16008	2230	<アルコール飲料類> (醸造酒類) ビール スタウト	0	0	0	0	0	0	0	0	0	0	0	0	0	0	0	0	0	0	0	0	0	0	0	0	0
16009	2231	<アルコール飲料類> (醸造酒類) 発泡酒	0	0	0	0	0	0	0	0	0	0	0	0	0	0	0	0	0	0	0	0	0	0	0	0	0
16012	2234	<アルコール飲料類> (醸造酒類) ぶどう酒 ロゼ	0	0	0	0	0	0	0	0	0	0	0	0	0	0	0	0	0	0	0	0	0	0	0	0	0
16035	2259	<茶類> (緑茶類) 抹茶 茶	21.5	10.8	67.8	42.2	25.6	-	-	-	-	0	0	-	0.1	0	-	19.4	-	0	-	2.0	0	0	-	0	0
16036	2260	<茶類> (緑茶類) せん茶 茶	21.9	9.0	69.1	48.0	21.0	-	-	-	-	0	0	-	0	0	-	20.4	-	0	-	1.5	0	0	-	0	0
16046	2270	<コーヒー・ココア類> コーヒー インスタントコーヒー	44.6	9.8	45.6	1.3	44.3	-	-	-	-	0	0.3	-	0.1	Tr	-	33.0	-	0.1	-	7.6	2.8	0.7	-	0	0
16047	2271	<コーヒー・ココア類> コーヒー コーヒー飲料 乳成分入り加糖	71.5	25.1	3.4	0.5	2.9	2.8	1.5	-	1.0	3.4	3.2	-	10.0	1.1	0.8	31.4	0.2	0.7	0.5	14.5	0.2	0.1	0	0.4	0.9
16048	2272	<コーヒー・ココア類> ココア ピュアココア	62.1	34.5	3.5	0.2	3.3	-	-	-	-	0	0	-	0.1	Tr	-	25.4	-	0.3	-	35.0	1.0	0.2	-	0	0
16049	2273	<コーヒー・ココア類> ココア ミルクココア	63.5	32.7	3.8	0.3	3.6	1.5	1.0	-	0.6	1.5	1.5	-	3.6	0.4	0.2	29.3	0.1	0.3	0.3	22.4	0.6	0.1	0	0.2	0.3
16056	2274	<その他> 青汁 ケール	20.1	3.6	76.3	47.2	19.0	-	-	-	-	Tr	0.1	-	0.3	0.3	-	15.4	-	0.3	-	1.8	0.3	0.2	1.4	0	0

脂肪酸総量100g当たり																													備考
一価不飽和									多価不飽和																			未同定物質	
15:1	16:1	17:1	18:1			20:1	22:1	24:1	16:2	16:3	16:4	18:2	18:3	18:3	18:4	20:2	20:3	20:3	20:4	20:4	20:5	21:5	22:2	22:4	22:5	22:5	22:6		
				n-9	*n*-7							*n*-6	*n*-3	*n*-6	*n*-3	*n*-6	*n*-3	*n*-6	*n*-3	*n*-6	*n*-3	*n*-3		*n*-6	*n*-3	*n*-6	*n*-3		
ペンタデセン酸	パルミトレイン酸	ヘプタデセン酸	計	オレイン酸	シス-バクセン酸	イコセン酸	ドコセン酸	テトラコセン酸	ヘキサデカジエン酸	ヘキサデカトリエン酸	ヘキサデカテトラエン酸	リノール酸	α-リノレン酸	γ-リノレン酸	オクタデカテトラエン酸	イコサジエン酸	イコサトリエン酸	イコサトリエン酸	イコサテトラエン酸	アラキドン酸	イコサペンタエン酸	ヘンイコサペンタエン酸	ドコサジエン酸	ドコサテトラエン酸	ドコサペンタエン酸	ドコサペンタエン酸	ドコサヘキサエン酸		
F15D1F	F16D1F	F17D1F	F18D1F	F18D1CN9F	F18D1CN7F	F20D1F	F22D1F	F24D1F	F16D2F	F16D3F	F16D4F	F18D2N6F	F18D3N3F	F18D3N6F	F18D4N3F	F20D2N6F	F20D3N3F	F20D3N6F	F20D4N3F	F20D4N6F	F20D5N3F	F21D5N3F	F22D2F	F22D4N6F	F22D5N3F	F22D5N6F	F22D6N3F	FAUNF	
(g)																													
0	0	0	0	0	0	0	0	0	0	0	0	0	0	0	0	0	0	0	0	0	0	0	0	0	0	0	0	-	別名：日本酒
0	0	0	0	0	0	0	0	0	0	0	0	0	0	0	0	0	0	0	0	0	0	0	0	0	0	0	0	-	別名：日本酒
0	0	0	0	0	0	0	0	0	0	0	0	0	0	0	0	0	0	0	0	0	0	0	0	0	0	0	0	-	別名：日本酒
0	0	0	0	0	0	0	0	0	0	0	0	0	0	0	0	0	0	0	0	0	0	0	0	0	0	0	0	-	別名：日本酒
0	0	0	0	0	0	0	0	0	0	0	0	0	0	0	0	0	0	0	0	0	0	0	0	0	0	0	0	-	別名：日本酒
0	0	0	0	0	0	0	0	0	0	0	0	0	0	0	0	0	0	0	0	0	0	0	0	0	0	0	0	-	生ビールを含む
0	0	0	0	0	0	0	0	0	0	0	0	0	0	0	0	0	0	0	0	0	0	0	0	0	0	0	0	-	生ビールを含む
0	0	0	0	0	0	0	0	0	0	0	0	0	0	0	0	0	0	0	0	0	0	0	0	0	0	0	0	-	
0	0	0	0	0	0	0	0	0	0	0	0	0	0	0	0	0	0	0	0	0	0	0	0	0	0	0	0	-	
0	0	0	0	0	0	0	0	0	0	0	0	0	0	0	0	0	0	0	0	0	0	0	0	0	0	0	0	-	別名：ロゼワイン
-	0.4	0	10.4	-	-	0	-	-	-	-	-	25.6	42.2	-	0	0	-	0	-	0	-	-	-	-	-	-	-	-	粉末製品
-	1.0	0	8.0	-	-	0	-	-	-	-	-	21.0	48.0	-	0	0	-	0	-	0	-	-	-	-	-	-	-	-	
-	0	0	9.5	-	-	0.3	-	-	-	-	-	44.3	1.3	-	0	0	-	0	-	0	-	-	-	-	-	-	-	0.1	顆粒製品
0	1.5	0.3	21.9	-	-	0	0	0	0	0	0	2.8	0.5	0	0	0	-	0	0	0.2	0	0	0	0	0	0	0	-	別名：缶コーヒー 試料：缶製品
-	0.3	0	34.2	-	-	0	-	-	-	-	-	3.3	0.2	-	0	0	-	0	-	0	-	-	-	-	-	-	-	-	別名：純ココア 粉末製品
0	0.6	0.1	31.4	-	-	0.1	0	0	0	0	0	3.4	0.3	0	0	0	-	0.1	0	Tr	0	0	0	0	0	0	0	-	別名：インスタントココア、調整ココア 粉末製品
0	0.9	0	2.5	1.3	1.3	0.1	0	0	1.5	8.2	0.3	19.0	47.2	0	0	0	-	0	0	0	0	0	0	0	0	0	0	-	粉末製品

17 調味料及び香辛料類

食品番号	索引番号	食品名	飽和	一価不飽和	多価不飽和	n-3系 多価不飽和	n-6系 多価不飽和	4:0 酪酸	6:0 ヘキサン酸	7:0 ヘプタン酸	8:0 オクタン酸	10:0 デカン酸	12:0 ラウリン酸	13:0 トリデカン酸	14:0 ミリスチン酸	15:0 ペンタデカン酸	15:0 ant ペンタデカン酸	16:0 パルミチン酸	16:0 iso パルミチン酸	17:0 ヘプタデカン酸	17:0 ant ヘプタデカン酸	18:0 ステアリン酸	20:0 アラキジン酸	22:0 ベヘン酸	24:0 リグノセリン酸	10:1 デセン酸	14:1 ミリストレイン酸
			脂肪酸総量100g当たり					飽和																		一価不飽和	
		成分識別子	FASATF	FAMSF	FAPUF	FAPUN3F	FAPUN6F	F4D0F	F6D0F	F7D0F	F8D0F	F10D0F	F12D0F	F13D0F	F14D0F	F15D0F	F15D0AIF	F16D0F	F16D0IF	F17D0F	F17D0AIF	F18D0F	F20D0F	F22D0F	F24D0F	F10D1F	F14D1F
		単位	(g)					(g)																			
17001	2284	<調味料類> （ウスターソース類） ウスターソース	48.7	32.5	18.8	2.7	16.2	-	-	-	-	4.7	1.1	0	16.2	0.5	0	18.5	0	0.5	0	5.9	0.5	0.4	0.4	0	0.2
17002	2285	<調味料類> （ウスターソース類） 中濃ソース	43.7	18.3	38.0	6.4	31.6	-	-	-	-	2.3	2.7	0	8.3	0.4	0	23.3	0	0.4	0	4.6	0.6	0.6	0.5	0	0.1
17085	2287	<調味料類> （ウスターソース類） お好み焼きソース	45.6	20.0	34.5	9.4	25.0	-	-	-	-	0.2	0.4	0	7.9	0.6	0	26.4	0	1.2	0	7.3	0.6	0.4	0.6	0	0.1
17004	2288	<調味料類> （辛味調味料類） トウバンジャン	19.2	16.8	64.0	5.8	58.3	-	-	-	-	0	0.2	-	0.9	Tr	-	13.5	-	0.1	-	3.3	0.4	0.4	0.2	0	0
17024	2321	<調味料類> （だし類） 鶏がらだし	29.6	51.5	18.9	1.8	17.1	-	-	-	-	Tr	0.1	0	0.7	0.1	0	22.2	0	0.2	0	6.2	0.1	0	Tr	0	0.2
17027	2324	<調味料類> （だし類） 固形ブイヨン	54.6	44.6	0.8	0.1	0.7	-	-	-	-	0	0.3	-	1.0	0.1	-	36.5	-	0.1	-	16.1	0.4	0.1	0.1	0	0
17093	2326	<調味料類> （だし類） 顆粒中華だし	39.7	48.3	12.0	1.0	11.1	-	-	-	-	0.1	0.1	-	1.3	0.1	-	24.7	-	0.4	-	12.8	0.2	0	0	0	0.1
17028	2327	<調味料類> （だし類） 顆粒和風だし	39.8	18.3	42.0	35.2	6.4	-	-	-	-	0	0	-	3.7	1.3	-	23.3	-	2.0	-	8.6	0.5	0.4	0	0	0.1
17031	2336	<調味料類> （調味ソース類） オイスターソース	30.7	17.7	51.6	25.6	26.0	-	-	-	-	0	0.1	-	3.4	0.7	-	20.6	-	1.1	-	4.4	0.4	0	0	0	Tr
17133	2338	<調味料類> （調味ソース類） 魚醤油 いかなごしょうゆ	-	-	-	-	-	-	-	-	-	-	-	-	-	-	-	-	-	-	-	-	-	-	-	-	-
17134	2339	<調味料類> （調味ソース類） 魚醤油 いしる （いしり）	-	-	-	-	-	-	-	-	-	-	-	-	-	-	-	-	-	-	-	-	-	-	-	-	-
17135	2340	<調味料類> （調味ソース類） 魚醤油 しょっつる	-	-	-	-	-	-	-	-	-	-	-	-	-	-	-	-	-	-	-	-	-	-	-	-	-
17107	2341	<調味料類> （調味ソース類） 魚醤油 ナンプラー	44.0	52.8	3.2	0.2	2.9	-	-	-	-	0	0.7	-	2.7	0.5	-	23.1	-	0.8	-	15.4	0.2	0.2	0.3	0	0.4
17108	2352	<調味料類> （調味ソース類） 冷やし中華のたれ	14.8	41.9	43.3	0.3	43.0	-	-	-	-	0	0	0	Tr	Tr	0	8.8	0	Tr	0	5.1	0.6	0.2	0.1	0	0
17144	2359	<調味料類> （調味ソース類） 焼きそば粉末ソース	18.5	51.6	30.0	5.5	24.4	-	-	-	-	Tr	0.2	-	3.5	0.1	-	10.5	-	0.1	-	3.0	0.6	0.3	0.2	0	0
17036	2366	<調味料類> （トマト加工品類） トマトケチャップ	31.7	7.0	61.3	14.6	46.7	-	-	-	-	0	0.1	-	0.8	0.1	-	25.2	-	0.4	-	3.5	0.8	0.7	-	-	0
17042	2369	<調味料類> （ドレッシング類） 半固形状ドレッシング マヨネーズ 全卵型	8.7	57.4	33.9	7.9	26.0	-	-	-	-	0	0	0	0.1	Tr	0	5.6	0	0.1	0	2.0	0.5	0.3	0.1	0	0
17043	2370	<調味料類> （ドレッシング類） 半固形状ドレッシング マヨネーズ 卵黄型	14.9	39.8	45.3	7.1	38.2	-	-	-	-	0	Tr	0	0.1	Tr	0	10.2	0	0.1	0	3.6	0.4	0.3	0.1	0	0
17118	2371	<調味料類> （ドレッシング類） 半固形状ドレッシング マヨネーズタイプ調味料 低カロリータイプ	12.0	49.4	38.6	7.0	31.6	-	-	-	-	0	0	-	0.1	Tr	-	8.2	-	0.1	-	2.7	0.5	0.3	0.2	0	0
17044	2378	<調味料類> （みそ類） 米みそ 甘みそ	17.1	18.2	64.7	10.4	54.3	-	-	-	-	0	0	-	0.2	0	-	12.5	-	0.2	-	3.6	0.2	0.3	-	-	0
17045	2379	<調味料類> （みそ類） 米みそ 淡色辛みそ	17.0	19.6	63.4	10.3	53.2	-	-	-	-	0	0	-	0.1	0	-	12.0	-	0.1	-	4.0	0.3	0.4	-	-	0
17046	2380	<調味料類> （みそ類） 米みそ 赤色辛みそ	17.1	20.7	62.3	10.6	51.7	-	-	-	-	0	0	-	0.1	0	-	12.3	-	0.1	-	3.8	0.4	0.4	-	-	0
17145	2382	<調味料類> （みそ類） 米みそ だし入りみそ 減塩	17.6	25.2	57.2	6.6	50.5	-	-	-	-	0	Tr	-	0.2	0.1	-	12.1	-	0.1	-	4.2	0.3	0.4	0.2	0	0
17047	2383	<調味料類> （みそ類） 麦みそ	18.5	18.4	63.1	9.5	53.6	-	-	-	-	0	0	-	0.1	0	-	13.6	-	0.2	-	3.9	0.4	0.4	-	-	0
17048	2384	<調味料類> （みそ類） 豆みそ	16.5	19.2	64.3	10.1	54.2	-	-	-	-	0	0	-	0.1	0	-	11.4	-	0.1	-	4.1	0.3	0.4	-	-	0

脂肪酸総量100 g 当たり																													
一 価 不 飽 和									多 価 不 飽 和																			未同定物質	備 考
5:1	16:1	17:1	18:1			20:1	22:1	24:1	16:2	16:3	16:4	18:2	18:3	18:3	18:4	20:2	20:3	20:3	20:4	20:4	20:5	21:5	22:2	22:4	22:5	22:5	22:6		
			計	n-9	n-7							n-6	n-3	n-6	n-3	n-6	n-3	n-6	n-3	n-6	n-3	n-3		n-6	n-3	n-6	n-3		
ペンタデセン酸	パルミトレイン酸	ヘプタデセン酸		オレイン酸	シス-バクセン酸	イコセン酸	ドコセン酸	テトラコセン酸	ヘキサデカジエン酸	ヘキサデカトリエン酸	ヘキサデカテトラエン酸	リノール酸	α-リノレン酸	γ-リノレン酸	オクタデカテトラエン酸	イコサジエン酸	イコサトリエン酸	イコサトリエン酸	イコサテトラエン酸	アラキドン酸	イコサペンタエン酸	ヘンイコサペンタエン酸	ドコサジエン酸	ドコサテトラエン酸	ドコサペンタエン酸	ドコサペンタエン酸	ドコサヘキサエン酸		
F15D1F	F16D1F	F17D1F	F18D1F	F18D1CN9F	F18D1CN7F	F20D1F	F22D1F	F24D1F	F16D2F	F16D3F	F16D4F	F18D2N6F	F18D3N3F	F18D3N6F	F18D4N3F	F20D2N6F	F20D3N3F	F20D3N6F	F20D4N3F	F20D4N6F	F20D5N3F	F21D5N3F	F22D2F	F22D4N6F	F22D5N3F	F22D5N6F	F22D6N3F	FAUNF	
(……														g													……)		
0	0.5	0.1	31.0	30.2	0.8	0.3	0.4	0	0	0	0	16.2	2.5	0	0	0	0	0	0	0	0	0	0	0	0	0	0.2	11.7	
0	0.5	0.1	16.7	15.8	0.9	0	0.9	0	0	0	0	31.4	6.1	0	0	0.1	0	0.1	0	0	0	0.1	0	0	0	0	0.2	8.8	
0	1.0	0.1	17.6	16.2	1.4	0.3	0.7	0.2	0	0.1	0	24.0	4.5	0	0.1	Tr	0	0.1	0	0.5	0.8	0	0	0	0.1	0.4	3.9	4.3	
0	0.4	Tr	15.3	-	-	0.3	0.7	Tr	0	0	0	58.2	5.8	0	0	0.1	-	0	0	0	0	0	0	0	0	0	0	-	
0	4.8	0.1	45.8	43.7	2.1	0.5	Tr	0	0	0	0	16.0	1.5	0.2	0.1	0.2	0	0.2	Tr	0.4	0.1	0	0	0.1	0.1	Tr	0.1	2.8	別名：鶏ガラスープ 試料：調理した液状だし
0	0.1	0	44.4	-	-	0.1	0	0	0	0	0	0.7	0.1	0	0	0	-	0	0	0	0	0	0	0	0	0	0	-	別名：固形コンソメ 顆粒状の製品を含む 固形だし
0	2.9	0.3	44.2	-	-	0.7	Tr	0	0	0	0	10.4	0.7	0	0.1	0.3	-	0.1	0	0.2	Tr	0	0	0.1	0.1	0	0.1	-	粉末製品を含む 顆粒だし
0	4.0	0.7	12.5	-	-	0.3	0	0.7	0.3	0	0	1.2	0.3	0	0.8	0.2	-	0.1	0.2	2.2	4.5	0.4	0	0.2	1.2	2.5	27.8	-	別名：顆粒風味調味料 粉末製品を含む 顆粒だし
0	4.1	0.3	12.0	-	-	1.2	0	0.1	0	0	0	12.5	2.4	0	3.5	0.1	-	0.1	0.9	1.9	18.4	0	0	11.1	0.5	0.3	0	-	別名：かき油
-	-	-	-	-	-	-	-	-	-	-	-	-	-	-	-	-	-	-	-	-	-	-	-	-	-	-	-	-	C4：0 iso 0 mg
-	-	-	-	-	-	-	-	-	-	-	-	-	-	-	-	-	-	-	-	-	-	-	-	-	-	-	-	-	別名：原材料がいかの場合はいしり、いわし等の場合はいしる又はよしる等
-	-	-	-	-	-	-	-	-	-	-	-	-	-	-	-	-	-	-	-	-	-	-	-	-	-	-	-	-	C4：0 iso 0mg
0	2.6	0.5	48.2	46.4	1.8	0.7	0.3	0	0	0	0.1	2.9	0.2	0	0	0	-	0	0	0	0	0	0	0	0	0	0	-	別名：魚醤
0	0.1	Tr	41.5	40.7	0.8	0.2	Tr	0	0	0	0	43.0	0.3	0	0	0	0	0	0	0	0	0	0	0	0	0	0	1.0	別名：冷やし中華用スープ
0	0.4	0	49.9	47.6	2.3	0.9	0.2	0.1	0	0	0	24.2	5.5	0	0	0.1	-	0	0	Tr	0	0	Tr	0	0	0	0	1.9	
-	1.0	0	5.8	-	-	0.2	0	-	-	-	-	46.4	14.6	-	-	0.1	-	0.1	0	-	-	-	-	-	-	-	0	0.2	
0	0.2	0.1	55.9	53.1	2.8	1.0	0	0.1	0	0	0	26.0	7.9	0	0	0	0	0	0	0	0	0	0	0	0	0	0	1.0	使用油：なたね油 、とうもろこし油、大豆油
0	0.2	0.1	38.9	36.9	2.0	0.6	0	0	0	0	0	38.1	7.0	0	0	Tr	0	0	0	0.1	0	0	0	0	0	0	Tr	1.2	使用油：なたね油 、大豆油、 とうもろこし油
0	0.3	0.1	48.2	45.8	2.3	0.7	0	0.1	0	0	0	31.5	7.0	0	0	0	-	0	0	0.1	0	0	0	0	0	0	0	-	別名：低カロリーマヨネーズ 使用油：なたね油、大豆油、とうもろこし油
-	0.1	0	18.0	-	-	0.2	0	-	-	-	-	54.3	10.4	-	-	0	-	0	0	-	-	-	-	-	-	-	0	-	別名：西京みそ、関西白みそ等
-	0.1	0	19.3	-	-	0.2	0	-	-	-	-	53.2	10.3	-	-	0	-	0	0	-	-	-	-	-	-	-	0	-	別名：信州みそ等
-	0.1	0	20.4	-	-	0.2	0	-	-	-	-	51.7	10.6	-	-	0	-	0	0	-	-	-	-	-	-	-	0	-	
0	0.1	0.1	24.8	23.5	1.3	0.2	Tr	Tr	Tr	0	0	50.5	6.4	0	0	Tr	-	0	0	Tr	Tr	0	0	0	0	Tr	0.2	0.8	
-	0.1	0	18.0	-	-	0.3	0	-	-	-	-	53.6	9.5	-	-	0	-	0	0	-	-	-	-	-	-	-	0	-	別名：田舎みそ
-	0.1	0	18.9	-	-	0.2	0	-	-	-	-	54.2	10.1	-	-	0	-	0	0	-	-	-	-	-	-	-	0	-	別名：東海豆みそ、名古屋みそ、八丁みそ

17 調味料及び香辛料類

食品番号	索引番号	食品名	脂肪酸総量100g当たり																								
						n-3系	n-6系	飽和																		一価不飽和	
								4:0	6:0	7:0	8:0	10:0	12:0	13:0	14:0	15:0	15:0 ant	16:0	16:0 iso	17:0	17:0 ant	18:0	20:0	22:0	24:0	10:1	14:1
			飽和	一価不飽和	多価不飽和	多価不飽和	多価不飽和	酪酸	ヘキサン酸	ヘプタン酸	オクタン酸	デカン酸	ラウリン酸	トリデカン酸	ミリスチン酸	ペンタデカン酸	ペンタデカン酸	パルミチン酸	パルミチン酸	ヘプタデカン酸	ヘプタデカン酸	ステアリン酸	アラキジン酸	ベヘン酸	リグノセリン酸	デセン酸	ミリストレイン酸
		成分識別子	FASATF	FAMSF	FAPUF	FAPUN3F	FAPUN6F	F4D0F	F6D0F	F7D0F	F8D0F	F10D0F	F12D0F	F13D0F	F14D0F	F15D0F	F15D0AIF	F16D0F	F16D0IF	F17D0F	F17D0AIF	F18D0F	F20D0F	F22D0F	F24D0F	F10D1F	F14D1F
		単位	(…g…)					(…g…)																			
17049	2386	<調味料類> (みそ類) 即席みそ 粉末タイプ	17.3	19.2	63.5	10.3	53.2	-	-	-	-	0	0	-	0.1	Tr	-	12.0	-	0.1	-	4.2	0.4	0.4	0	0	0
17050	2387	<調味料類> (みそ類) 即席みそ ペーストタイプ	17.1	23.3	59.6	7.5	52.2	-	-	-	-	0	0	-	0.1	Tr	-	11.8	-	0.1	-	4.3	0.4	0.4	0	0	0
17051	2392	<調味料類> (ルウ類) カレールウ	47.3	47.4	5.3	0.3	4.9	-	-	-	-	0.1	0.3	-	2.2	0.2	-	25.2	-	0.7	-	18.1	0.3	0.1	-	-	0.5
17052	2393	<調味料類> (ルウ類) ハヤシルウ	51.2	45.9	2.9	0.2	2.7	-	-	-	-	0.1	0.1	-	2.5	0.3	-	25.1	-	1.0	-	21.7	0.3	0.1	0	0	0.3
17136	2395	<調味料類> (その他) キムチの素	24.9	17.4	57.6	11.3	46.2	-	-	-	-	Tr	0.6	-	3.2	0.2	-	16.8	-	0.4	-	2.7	0.4	0.3	0.2	0	Tr
17061	2407	<香辛料類> カレー粉	11.5	57.9	30.6	2.2	28.4	-	-	-	-	1.5	0.1	-	1.6	0.1	-	6.7	-	0.1	-	1.2	0.2	0	0	0	0
17075	2421	<香辛料類> にんにく ガーリックパウダー 食塩無添加	28.0	11.6	60.3	5.7	54.6	-	-	-	-	Tr	Tr	-	0.2	0.2	-	22.0	-	0.3	-	3.0	0.5	1.3	0.5	0	0
17082	2429	<その他> 酵母 パン酵母 圧搾	18.1	80.6	1.3	0.2	1.1	-	-	-	-	0.4	0.1	-	0.3	0.4	-	10.4	-	1.1	-	5.4	0	0	0	0	0.1
17083	2430	<その他> 酵母 パン酵母 乾燥	17.3	81.8	0.9	0.2	0.7	-	-	-	-	0	0	-	0.3	0.2	-	10.5	-	0.3	-	6.0	0	0	0	0	0

脂肪酸総量100 g 当たり																													
一価不飽和									多価不飽和																				備考
15:1	16:1	17:1	18:1			20:1	22:1	24:1	16:2	16:3	16:4	18:2 n-6	18:3 n-3	18:3 n-6	18:4 n-3	20:2 n-6	20:3 n-3	20:3 n-6	20:4 n-3	20:4 n-6	20:5 n-3	21:5 n-3	22:2	22:4 n-6	22:5 n-3	22:5 n-6	22:6 n-3		
ペンタデセン酸	パルミトレイン酸	ヘプタデセン酸	計	n-9 オレイン酸	n-7 シス-バクセン酸	イコセン酸	ドコセン酸	テトラコセン酸	ヘキサデカジエン酸	ヘキサデカトリエン酸	ヘキサデカテトラエン酸	リノール酸	α-リノレン酸	γ-リノレン酸	オクタデカテトラエン酸	イコサジエン酸	イコサトリエン酸	イコサトリエン酸	イコサテトラエン酸	アラキドン酸	イコサペンタエン酸	ヘンイコサペンタエン酸	ドコサジエン酸	ドコサテトラエン酸	ドコサペンタエン酸	ドコサペンタエン酸	ドコサヘキサエン酸	未同定物質	
F15D1F	F16D1F	F17D1F	F18D1F	F18D1CN9F	F18D1CN7F	F20D1F	F22D1F	F24D1F	F16D2F	F16D3F	F16D4F	F18D2N6F	F18D3N3F	F18D3N6F	F18D4N3F	F20D2N6F	F20D3N3F	F20D3N6F	F20D4N3F	F20D4N6F	F20D5N3F	F21D5N3F	F22D2F	F22D4N6F	F22D5N3F	F22D5N6F	F22D6N3F	FAUNF	
(……														g														……)	
0	0	0	18.9	-	-	0.2	0.1	0	0	0	0	53.1	10.3	0	Tr	0.1	-	0	0	0	0	0	0	0	0	0	0	-	別名：インスタントみそ汁
0	0	0	23.0	-	-	0.3	0.1	0	0	0	0	52.1	7.4	0	Tr	0.1	-	0	0	0	0	0	0	0	0	0	0	-	別名：インスタントみそ汁
-	2.3	0.4	43.4	-	-	0.7	0	-	-	-	-	4.9	0.3	-	-	0	-	0	0	-	-	-	-	-	-	-	0	0.7	
0	2.7	0.6	41.6	-	-	0.6	0.1	0	0	0	0	2.7	0.2	0	0	0	-	0	0	0	0	0	0	0	0	0	0	-	
0	1.4	0.1	14.1	12.0	2.0	1.1	0.6	0.1	0.1	0	0.1	45.6	4.5	0	0.7	0.1	-	0.1	0.1	0.3	2.6	0.1	0	0	0.2	0	3.1	1.7	
0	0.3	0.1	57.0	-	-	0.3	0.2	0	0	0	0	28.4	2.2	0	0	0	-	0	0	0	0	0	0	0	0	0	0	-	
0	0.2	0.1	10.3	-	-	0.3	0.8	0	0	Tr	Tr	54.4	5.6	0	0	0.2	-	0	0	0	0.1	0	0	0	0	0	0	-	
0	39.3	2.1	39.0	-	-	0.2	0	0	0	0	0	1.1	0.2	0	0	0	-	0	0	0	0	0	0	0	0	0	0	-	別名：イースト
0	37.4	0.8	43.5	-	-	0.1	0	0	0	0	0	0.7	0.2	0	0	0	-	0	0	0	0	0	0	0	0	0	0	-	別名：ドライイースト

18 調理済み流通食品類

食品番号	索引番号	食品名	脂肪酸総量100g当たり 飽和	一価不飽和	多価不飽和	n-3系 多価不飽和	n-6系 多価不飽和	飽和 4:0 酪酸	6:0 ヘキサン酸	7:0 ヘプタン酸	8:0 オクタン酸	10:0 デカン酸	12:0 ラウリン酸	13:0 トリデカン酸	14:0 ミリスチン酸	15:0 ペンタデカン酸	15:0 ant ペンタデカン酸	16:0 パルミチン酸	16:0 iso パルミチン酸	17:0 ヘプタデカン酸	17:0 ant ヘプタデカン酸	18:0 ステアリン酸	20:0 アラキジン酸	22:0 ベヘン酸	24:0 リグノセリン酸	一価不飽和 10:1 デセン酸	14:1 ミリストレイン酸
		成分識別子	FASATF	FAMSF	FAPUF	FAPUN3F	FAPUN6F	F4D0F	F6D0F	F7D0F	F8D0F	F10D0F	F12D0F	F13D0F	F14D0F	F15D0F	F15D0AIF	F16D0F	F16D0IF	F17D0F	F17D0AIF	F18D0F	F20D0F	F22D0F	F24D0F	F10D1F	F14D1F
		単位	(……g……)					(……g……)																			
18023	2447	和風料理　その他　松前漬け　しょうゆ漬	32.8	13.2	54.0	51.0	3.0	-	-	-	-	0	Tr	-	2.1	0.4	-	24.1	-	0.7	-	5.3	0.2	0.1	0	0	0
18015	2456	洋風料理　素揚げ類　ミートボール	29.6	48.9	21.5	2.7	18.8	-	-	-	-	Tr	0.1	-	1.1	0.1	-	19.5	-	0.3	-	8.3	0.2	Tr	-	-	0.1
18007	2470	洋風料理　フライ用冷凍食品　コロッケ　ポテトコロッケ　冷凍	28.1	36.4	35.5	5.0	30.5	-	-	-	-	Tr	0.1	-	2.1	0.2	-	17.7	-	0.5	-	7.1	0.4	-	-	-	0.1
18002	2475	中国料理　点心類　ぎょうざ	32.4	46.5	21.0	1.0	20.1	-	-	-	-	Tr	0.1	-	1.1	0.1	-	20.9	-	0.3	-	9.7	0.3	-	-	-	0.1
18012	2476	中国料理　点心類　しゅうまい	34.5	48.8	16.7	1.1	15.6	-	-	-	-	Tr	0.1	-	1.3	0.1	-	22.2	-	0.4	-	10.2	0.2	-	-	-	0.1

脂肪酸総量100 g 当たり																													
一価不飽和									多価不飽和																			未同定物質	備考
15:1	16:1	17:1	18:1			20:1	22:1	24:1	16:2	16:3	16:4	18:2 n-6	18:3 n-3	18:3 n-6	18:4 n-3	20:2 n-6	20:3 n-3	20:3 n-6	20:4 n-3	20:4 n-6	20:5 n-3	21:5 n-3	22:2	22:4 n-6	22:5 n-3	22:5 n-6	22:6 n-3		
				n-9	n-7																								
ペンタデセン酸	パルミトレイン酸	ヘプタデセン酸	計	オレイン酸	シス-バクセン酸	イコセン酸	ドコセン酸	テトラコセン酸	ヘキサデカジエン酸	ヘキサデカトリエン酸	ヘキサデカテトラエン酸	リノール酸	α-リノレン酸	γ-リノレン酸	オクタデカテトラエン酸	イコサジエン酸	イコサトリエン酸	イコサトリエン酸	イコサテトラエン酸	アラキドン酸	イコサペンタエン酸	ヘンイコサペンタエン酸	ドコサジエン酸	ドコサテトラエン酸	ドコサペンタエン酸	ドコサペンタエン酸	ドコサヘキサエン酸		
F15D1F	F16D1F	F17D1F	F18D1F	F18D1CN9F	F18D1CN7F	F20D1F	F22D1F	F24D1F	F16D2F	F16D3F	F16D4F	F18D2N6F	F18D3N3F	F18D3N6F	F18D4N3F	F20D2N6F	F20D3N3F	F20D3N6F	F20D4N3F	F20D4N6F	F20D5N3F	F21D5N3F	F22D2F	F22D4N6F	F22D5N3F	F22D5N6F	F22D6N3F	FAUNF	
(g)																													
0	1.4	0.1	6.6	4.3	2.3	3.8	0.8	0.5	0	0	0	0.8	0.3	0	0.4	0.1	-	0	0.2	1.8	13.6	0.2	0	0	0.6	0.3	35.7	3.4	液汁を除いたもの するめ、昆布、かずのこ等を含む
-	3.5	0.2	44.2	-	-	0.9	Tr	-	-	-	-	18.3	2.7	-	-	0.2	-	Tr	-	0.2	-	-	-	-	-	-	-	0.6	別名：肉団子
-	2.5	0.1	29.4	-	-	2.8	1.4	-	-	-	-	29.8	5.0	-	-	0.5	-	0.1	-	-	-	-	-	-	-	-	-	2.1	フライ前の食品を冷凍したもの
-	2.9	0.1	42.6	-	-	0.8	-	-	-	-	-	19.6	1.0	-	-	0.3	-	0	-	0.2	-	-	-	-	-	-	-	0.6	
-	3.5	0.3	43.9	-	-	1.0	-	-	-	-	-	14.8	1.1	-	-	0.4	-	0.1	-	0.3	-	-	-	-	-	-	-	0.6	

付　記　1

○ 科学技術・学術審議会　資源調査分科会　委員名簿（肩書は任命当時）

第 8 期（平成 27 年 2 月～平成 28 年 4 月）

分科会長	羽入 佐和子	国立研究開発法人理化学研究所理事
分科会長代理	宮浦　千里	東京農工大学副学長
臨時委員	安井　明美	国立研究開発法人農業・食品産業技術総合研究機構食品総合研究所アドバイザー
〃	渡邊　智子	千葉県立保健医療大学健康科学部栄養学科教授

第 8 期（平成 28 年 4 月～平成 29 年 2 月）

分科会長	宮浦　千里	東京農工大学副学長
分科会長代理	小長谷 有紀	大学共同利用機関法人人間文化研究機構理事
臨時委員	安井　明美	国立研究開発法人農業・食品産業技術総合研究機構食品総合研究所アドバイザー
〃	渡邊　智子	千葉県立保健医療大学健康科学部栄養学科教授

第 9 期（平成 29 年 2 月～平成 31 年 2 月）

分科会長	宮浦　千里	東京農工大学副学長
分科会長代理	小長谷 有紀	大学共同利用機関法人人間文化研究機構理事
委員	白波瀬 佐和子	東京大学副学長・同大学院人文社会系研究科文学部社会学研究室教授
臨時委員	石見　佳子	国立研究開発法人医薬基盤・健康・栄養研究所国立健康・栄養研究所シニアアドバイザー
〃	安井　明美	国立研究開発法人農業・食品産業技術総合研究機構食品研究部門アドバイザー
〃	渡邊　智子	千葉県立保健医療大学健康科学部栄養学科教授

第 10 期（平成 31 年 4 月～）

分科会長	宮浦　千里	東京農工大学副学長
分科会長代理	小長谷 有紀	国立民族学博物館超域・フィールド科学研究部教授
委員	白波瀬 佐和子	東京大学大学院人文社会系研究科教授・副学長
臨時委員	石見　佳子	東京農業大学総合研究所教授
〃	安井　明美	国立研究開発法人農業・食品産業技術総合研究機構食品研究部門アドバイザー
〃	渡邊　智子	淑徳大学看護栄養学部栄養学科教授

○ 科学技術・学術審議会　資源調査分科会　審議の過程（食品成分表関連）

第37回　資源調査分科会　平成27年3月18日
・食品成分委員会の設置について

第39回　資源調査分科会　平成28年12月13日
・平成28年度公表（日本食品標準成分表2015年版（七訂）追補2016年）について

第40回　資源調査分科会　平成29年3月22日
・食品成分委員会の設置について

第41回　資源調査分科会　平成29年11月24日
・平成29年度公表（日本食品標準成分表2015年版（七訂）追補2017年）について

第42回　資源調査分科会　平成30年11月29日
・平成30年度公表（日本食品標準成分表2015年版（七訂）追補2018年）について

第43回　資源調査分科会　平成31年4月18日
・食品成分委員会の設置について

第44回　資源調査分科会　令和元年12月3日
・「日本食品標準成分表2020年版（八訂）」（仮称）に向けた主要論点について

第45回　資源調査分科会　令和2年12月22日
・日本食品標準成分表の改訂について

○　食品成分委員会について（第45回資源調査分科会（平成31年4月18日）改訂）

1　目的

日本食品標準成分表（以下「成分表」という。）は、昭和25年に取りまとめられて以降、60余年にわたって改訂・拡充が重ねられ、現在では、一般家庭や各種の給食・調理現場等での栄養管理・指導面、国民健康・栄養調査や食料需給表策定等の行政面、更に栄養学や医学等の教育・研究面において、幅広く活用されている。

特に近年、食生活の改善を通した生活習慣病の予防の重要性が一層高まるとともに、単身世帯や共働き世帯の増加に伴い、加工食品や中食・外食ニーズが増大し、こうした現代型食生活に対応した食品成分の情報取得の要請が高まる中、食品成分に関する唯一の公的データである成分表の重要性は、一層高まってきているところである。

こうした食品成分に対するニーズに迅速に応える観点から、2015年版（七訂）策定以降は、2016年からの各年において、その時点で成分表への収載を決定した食品成分を公表する追補を公表してきたところである。

成分表の更なる充実に向け、第10期においては、これまでの追補等による蓄積を踏まえた全面改訂を行う。具体的には、

①　2015年版（七訂）策定時の2,191食品に係る新規取得データに基づく見直しに加え、

各年に追補又は検討を了した新規食品（2019 年度末までに約 200 食品を見込む。）を新たに収載し、収載食品全体の整序を図る。

② 2015 年版（七訂）策定以降において取扱いを変更した成分（ナイアシン当量及び低分子量の食物繊維等の成分の追加、アミノ酸成分値に係る補正係数の導入）を改訂版に反映させるとともに、食物繊維の変更等に伴う炭水化物組成の取扱いについて検討し成案を得る。

③ 成分変化率、成分値に係るデータ来歴等の関係資料の充実、冊子版及びデータ版に関するユーザビリティの向上を図る。

これらの課題の検討を進めるため、資源調査分科会は、食品成分委員会を設置し、成分表に関する諸課題に取り組むこととする。

2 調査審議事項

・「日本食品標準成分表 2020 年版（八訂）」（仮称）の策定について

・アミノ酸、脂肪酸及び炭水化物に関する成分表の策定について

・その他成分表の改訂に関連する事項について

3 調査審議方法

資源調査分科会の下に、分科会長が指名する委員、臨時委員及び専門委員をもって構成される食品成分委員会を設置する。

食品成分委員会は、2 の事項に関して調査審議を行い、資源調査分科会に報告を行うものとする。

○ 科学技術・学術審議会　資源調査分科会　食品成分委員会　委員名簿

（五十音順、肩書は任命当時）

臨時委員	齋藤　洋昭	石川県立大学生物資源環境学部食品科学科教授（第 6,7,8,9,期専門委員、第 10 期臨時委員）
〃	佐々木　敏	東京大学大学院医学系研究科教授（第 6,7,8,9 期専門委員、第 10 期臨時委員）
〃	◎安井　明美	国立研究開発法人農業・食品産業技術総合研究機構食品研究部門アドバイザー（第 6 期専門委員、第 7,8,9,10 期臨時委員、第 6,7,8,9,10 期主査）
〃	安井　健	（元）独立行政法人農業・食品産業技術総合研究機構近畿中国四国農業研究センター上席研究員（第 6,7,8,9 期専門委員、第 10 期臨時委員）
〃	○渡邊　智子	千葉県立保健医療大学健康科学部栄養学科教授（第 6,7 期専門委員、第 8,9,10 期臨時委員、第 7,8,9,10 期主査代理）
専門委員	東　敬子	独立行政法人農業・食品産業技術総合研究機構野菜茶業研究所野菜病害虫・品質研究領域　野菜品質・機能性研究グループ主任研究員（第 6,7,8 期）

〃　生駒　吉識　国立研究開発法人農業・食品産業技術総合研究機構果樹研究所企画管理部業務推進室長（第 6,7,8 期）

〃　石原　賢司　国立研究開発法人水産研究・教育機構中央水産研究所水産物応用開発研究センター主任研究員（第 10 期）

〃　石見　佳子　独立行政法人国立健康・栄養研究所食品保健機能研究部長（第 6,7,8 期）

〃　上田　浩史　国立研究開発法人農業・食品産業技術総合研究機構野菜花き研究部門野菜病害虫・機能解析研究領域品質機能ユニット長（第 9,10 期）

〃　大坪　研一　新潟大学大学院自然科学研究科教授（第 6,7,8 期）

〃　小河原 雅子　一般財団法人日本食品分析センター多摩研究所栄養科学部ビタミン分析一課課長（第 6,7,8 期）

〃　久保田 紀久枝　東京農業大学総合研究所教授（第 6,7,8,9 期）

〃　小竹　英一　国立研究開発法人農業・食品産業技術総合研究機構食品研究部門食品分析研究領域成分特性解析ユニット上級研究員（第 9,10 期）

〃　小林　美穂　国立研究開発法人農業・食品産業技術総合研究機構畜産研究部門畜産物研究領域上級研究員（第 8,9,10 期）

〃　佐々木 啓介　国立研究開発法人農業・食品産業技術総合研究機構畜産研究部門畜産物研究領域食肉品質ユニット長（第 7,8,9,10 期）

〃　鈴木 亜夕帆　株式会社レオック安全･衛生管理本部栄養･衛生マネージャー（第 9,10 期）

〃　関谷　　敦　国立研究開発法人森林研究・整備機構森林総合研究所九州支所チーム長（特用林産担当）（第 6,7,8,9 期）

〃　高橋　文人　一般財団法人日本食品分析センター多摩研究所栄養科学部ビタミン分析一課課長（第 8,9,10 期）

〃　瀧本　秀美　国立研究開発法人医薬基盤・健康・栄養研究所国立健康・栄養研究所栄養疫学・食育研究部長（第 8,9,10 期）

〃　竹林　純　国立研究開発法人医薬基盤・健康・栄養研究所国立健康・栄養研究所食品保健機能研究部食品分析研究室長（第 9,10 期）

〃　立木　美保　国立研究開発法人農業・食品産業技術総合研究機構果樹茶業研究部門上級研究員（第 10 期）

〃　内藤　成弘　国立研究開発法人農業・食品産業技術総合研究機構食品研究部門食品分析研究領域長（第 9,10 期）

〃　長尾　昭彦　独立行政法人農業・食品産業技術総合研究機構食品総合研究所食品素材科学研究領域上席研究員（第 6,7,8 期）

〃　中村　ゆり　国立研究開発法人農業・食品産業技術総合研究機構果樹茶業研究部門生産・流通研究領域長（第 8,9 期）

〃　野村　　将　国立研究開発法人農業・食品産業技術総合研究機構畜産草地研

究所畜産物研究領域上席研究員（第6,7,8期）

〃　平出　政和　国立研究開発法人森林研究・整備機構森林総合研究所きのこ・森林微生物研究領域領域チーム長（第10期）

〃　本田　佳子　女子栄養大学大学院医療栄養学研究室教授（第8,9,10期）

〃　村田　昌一　長崎大学大学院 水産・環境科学総合研究科教授（第6,7,8,9期）

〃　門間 美千子　国立研究開発法人農業・食品産業技術総合研究機構食品研究部門加工流通研究領域長（第8,9,10期）

（◎は主査、○は主査代理）

○ 科学技術・学術審議会　資源調査分科会　食品成分委員会　調査審議の過程

第11回　食品成分委員会　平成28年2月12日

・今後の課題と対応方向について

・平成28年度分析食品について

・有機酸の分析について

第12回　食品成分委員会　平成28年11月25日

・平成28年度公表（日本食品標準成分表2015年版（七訂）追補2016年）について

・平成29年度食品分析について

・今後の課題と対応の進捗について

第13回　食品成分委員会　平成29年4月28日

・平成29年スケジュール等について

・今後の課題と対応の進捗について

第14回　食品成分委員会　平成29年11月7日

・平成29年度公表（日本食品標準成分表2015年版（七訂）追補2017年）について）

・平成30年度食品分析について

・今後の課題と対応の進捗について

第15回　食品成分委員会　平成30年3月1日

・平成30年の検討食品について

・平成30年度作業スケジュール等について

・追補2018年 構成イメージ

・今後の課題と対応方向について

・収載依頼食品の受け入れについて

第16回　食品成分委員会　平成30年10月30日

・日本食品標準成分表2015年版（七訂）追補2018年）について

・平成31年度食品分析について

・今後の課題と対応の進捗について

・（七訂）分析マニュアルの補遺の公表について

・収載値の根拠データの取扱いと収載値を計算する方法について

・食物繊維の収載方針について

第17回　食品成分委員会　令和元年5月27日

・運営規則の確認等について
・第 10 期食品成分委員会の課題について
・令和元年度の作業計画について

第 18 回　食品成分委員会　令和元年 11 月 26 日

(1) 令和元年度の検討結果について
・本年度検討食品の成分値（案）等について
・本年度検討結果の報告・公表について

(2) 「日本食品標準成分表 2020 年版（八訂）」（仮称）に向けた論点について
・エネルギー値の算出方法の変更と成分表頭項目について
・調理済み食品の取扱いについて

(3) 令和 2 年度分析食品について

第 19 回　食品成分委員会　令和 2 年 11 月 26 日

(1) 「日本食品標準成分表 2020 年版（八訂）」（案）について
・本年度検討食品の成分値（案）等について
・「日本食品標準成分表 2020 年版（八訂）」（案）について
・「日本食品標準成分表 2020 年版（八訂）」（案）の報告・公表について

(2) 今後の課題と対応の進捗について
・令和 3 年度分析食品について

○ 文部科学省 科学技術・学術政策局政策課資源室（事務局）

松本　万里　資源室長
松本　信二　資源室室長補佐
佐藤　正也　資源室係長
古川　絶不　資源室専門職
犬塚　華代　資源室
太田　孝弘　前 資源室長
伊藤　香里　前 資源室室長補佐
猪股　英史　前 資源室室長補佐
宮原　有香　前 資源室専門官
中村　俊吾　前 資源室専門官
榎本　洋子　前 資源室専門職
滑川　美朝　前 資源室
山口　弘子　前 資源室

日本食品標準成分表 2020 年版（八訂）の作成に当たって多くの関係者に御協力頂いた。ここに、深く謝意を表する次第である。

付　記　2

○ 成分表の電子版について

本成分表の電子ファイルは、文部科学省のホームページで公表する。収載している各表の項目は次頁以降のとおり。

［電子版で公開する各表］

日本食品標準成分表 2020 年版（八訂）

本表

日本食品標準成分表 2020 年版（八訂）　アミノ酸成分表　編

第 1 表 可食部 100 g 当たりのアミノ酸成分表

第 2 表 基準窒素 1 g 当たりのアミノ酸成分表

第 3 表 アミノ酸組成によるたんぱく質 1 g 当たりのアミノ酸成分表（ホームページで公開）

第 4 表 （基準窒素による）たんぱく質 1 g 当たりのアミノ酸成分表（ホームページで公開）

日本食品標準成分表 2020 年版（八訂）　脂肪酸成分表　編

第 1 表 可食部 100 g 当たりの脂肪酸成分表

第 2 表 脂肪酸総量 100 g 当たりの脂肪酸成分表

第 3 表 脂質 1 g 当たりの脂肪酸成分表（ホームページで公開）

日本食品標準成分表 2020 年版（八訂）　炭水化物成分表　編

本表 可食部 100 g 当たりの炭水化物成分表（利用可能炭水化物及び糖アルコール）

別表 1 可食部 100 g 当たりの食物繊維成分表

別表 2 可食部 100 g 当たりの有機酸成分表

○ 文部科学省ホームページ（日本食品標準成分表・資源に関する取組）
(https://www.mext.go.jp/a_menu/syokuhinseibun/)

【文部科学省のホームページの QR コード】

なお、各成分を食品ごとに検索可能なデータベースを以下で公表している。

○ 食品成分データベース
(https://fooddb.mext.go.jp/)

【食品成分データベースの QR コード】

食品名別索引

『日本食品標準成分表2020年版（八訂）』の記載食品等を索引にした。本編では記載のない食品等もある。

＊別名。成分表では備考欄に記載。

食品名		食品番号	索引番号
生	野菜類	06233	740
		06237	744
		06238	745
		06239	746
		06240	747
		06392	748
		06241	749
		06353	751
		06243	752
		06245	754
		06247	756
		06393	758
		06249	760
		06251	762
		06252	763
		06254	765
		06256	767
		06258	769
		06260	771
		06261	772
		06263	774
		06354	779
		06265	780
		06267	782
		06355	785
		06356	787
		06270	792
		06271	793
		06272	794
		06072	796
		06274	799
		06276	801
		06278	803
		06360	805
		06280	806
		06281	807
		06282	808
		06283	809
		06285	811
		06286	812
		06287	813
		06289	815
		06291	818
		06293	820
		06401	822
		06296	824
		06298	826
		06300	828
		06301	829
		06303	831
		06305	833
		06307	835
		06308	836
		06319	838
		06310	839
		06312	841
		06361	842
		06313	843
		06314	844
		06315	845
		06362	846
		06316	847
		06317	848
		06320	851
		06322	853
		06324	855
	果実類	07001	863
		07002	864
		07003	866
		07159	867
		07005	869
		07006	870
		07007	871
		07012	876
		07015	880
		07019	883
		07049	893
		07050	894
		07053	896
		07018	897
		07026	898
		07027	899
		07028	900
		07029	901
		07040	909
		07041	910
		07161	917
		07048	918

食品名		食品番号	索引番号
生	果実類	07052	919
		07162	920
		07163	921
		07056	922
		07062	923
		07164	924
		07074	930
		07075	931
		07165	933
		07078	934
		07079	935
		07166	936
		07085	937
		07083	938
		07093	939
		07105	941
		07167	942
		07112	943
		07113	944
		07126	945
		07129	947
		07142	948
		07143	949
		07145	950
		07155	951
		07156	952
		07054	953
		07168	954
		07055	956
		07057	957
		07169	958
		07061	962
		07070	966
		07071	967
		07073	969
		07077	970
		07171	971
		07060	973
		07069	974
		07080	975
		07081	976
		07086	978
		07111	979
		07087	980
		07088	981
		07090	983
		07091	984
		07097	988
		07104	996
		07106	997
		07107	998
		07109	1000
		07110	1001
		07114	1002
		07116	1004
		07178	1005
		07124	1013
		07128	1016
		07130	1017
		07173	1018
		07131	1019
		07132	1020
		07133	1022
		07134	1023
		07135	1024
		07174	1025
		07136	1026
		07184	1027
		07140	1032
		07141	1033
		07144	1034
		07146	1035
		07148	1037
		07176	1038
	きのこ類	08001	1046
		08054	1050
		08010	1058
		08039	1059
		08042	1063
		08015	1069
		08016	1071
		08018	1076
		08019	1078
		08020	1079
		08058	1081
		08023	1083
		08024	1084
		08025	1085

食品名		食品番号	索引番号
生	きのこ類	08026	1089
		08028	1091
		08031	1095
		08034	1099
		08036	1100
	藻類	09012	1108
		09039	1146
		09045	1154
		09047	1158
	魚介類〈魚類〉	10001	1159
		10002	1160
		10003	1161
		10389	1162
		10006	1166
		10391	1168
		10393	1170
		10008	1172
		10011	1175
		10015	1179
		10017	1181
		10018	1182
		10021	1185
		10023	1187
		10025	1189
		10027	1191
		10030	1194
		10031	1195
		10032	1196
		10033	1197
		10037	1201
		10038	1202
		10039	1203
		10041	1205
		10042	1206
		10044	1208
		10047	1211
		10053	1218
		10396	1220
		10065	1233
		10066	1234
		10067	1235
		10068	1236
		10071	1239
		10073	1241
		10074	1242
		10075	1243
		10076	1244
		10077	1245
		10078	1246
		10079	1247
		10080	1248
		10083	1251
		10084	1252
		10085	1253
		10086	1255
		10087	1256
		10088	1257
		10098	1268
		10100	1270
		10103	1273
		10104	1275
		10107	1278
		10108	1279
		10424	1280
		10109	1281
		10110	1283
		10111	1284
		10114	1287
		10115	1288
		10116	1290
		10117	1291
		10119	1293
		10121	1295
		10122	1296
		10123	1297
		10124	1298
		10126	1300
		10130	1304
		10132	1306
		10134	1308
		10137	1311
		10144	1319
		10438	1326
		10146	1333
		10402	1334
		10148	1336
		10149	1337
		10152	1340

食品名		食品番号	索引番号
生	魚介類〈魚類〉	10154	1342
		10404	1346
		10158	1350
		10167	1359
		10168	1360
		10170	1362
		10171	1363
		10173	1365
		10407	1366
		10179	1372
		10180	1373
		10182	1375
		10184	1377
		10185	1378
		10186	1379
		10187	1380
		10188	1381
		10189	1382
		10190	1383
		10191	1384
		10192	1385
		10193	1386
		10408	1389
		10196	1390
		10197	1391
		10198	1392
		10199	1393
		10202	1397
		10205	1400
		10207	1402
		10211	1407
		10213	1408
		10215	1410
		10212	1413
		10216	1414
		10217	1415
		10218	1416
		10222	1420
		10225	1423
		10228	1426
		10230	1428
		10231	1429
		10233	1430
		10234	1431
		10235	1432
		10410	1433
		10236	1434
		10237	1435
		10238	1436
		10241	1440
		10243	1442
		10411	1443
		10244	1444
		10245	1445
		10246	1446
		10248	1448
		10249	1450
		10251	1452
		10252	1453
		10253	1454
		10254	1455
		10450	1456
		10255	1463
		10256	1464
		10257	1465
		10258	1466
		10425	1467
		10426	1468
		10265	1474
		10266	1475
		10232	1476
		10267	1477
		10268	1478
		10270	1480
		10271	1481
		10272	1482
		10273	1483
		10275	1485
		10276	1486
		10279	1489
		10280	1490
		10281	1491
		10427	1495
		10428	1496
		10429	1497
	〈貝類〉	10289	1501
		10290	1502
		10292	1504

本書は、文部科学省ウェブサイト（https://www.mext.go.jp/a_menu/syokuhinseibun/）から「日本食品標準成分表2020年版（八訂）」（令和2年12月、文部科学省科学技術・学術審議会資源調査分科会報告）の引用又は出典によるものです

日本食品標準成分表2020年版（八訂）
脂肪酸成分表編

令和３年２月１日　第１刷発行　　定価は表紙に表示してあります。

編　集　文部科学省　科学技術・学術審議会
資源調査分科会

発　行　蔦友印刷株式会社
印　刷　〒381-8511
長野県長野市平林１－34－43
お問い合わせ先
電　話　03（3811）5343
http://www.tsutatomo.co.jp/

発　売　全国官報販売協同組合
〒114-0012
東京都北区田端新町１－１－14
販売部
電　話　03（6737）1500

落丁・乱丁本はおとりかえします。

ISBN978-4-904225-30-1

政府刊行物販売所一覧

政府刊行物のお求めは、下記の政府刊行物サービス・ステーション（官報販売所）
または、政府刊行物センターをご利用ください。

◎政府刊行物サービス・ステーション（官報販売所）

	〈名　称〉	〈電話番号〉	〈FAX番号〉
札幌	北海道官報販売所 （北海道官書普及）	011-231-0975	271-0904
青森	青森県官報販売所 （成田本店）	017-723-2431	723-2438
盛岡	岩手県官報販売所	019-622-2984	622-2990
仙台	宮城県官報販売所 （仙台政府刊行物センター内）	022-261-8320	261-8321
秋田	秋田県官報販売所 （石川書店）	018-862-2129	862-2178
山形	山形県官報販売所 （八文字屋）	023-642-8887	624-2719
福島	福島県官報販売所 （西沢書店）	024-522-0161	522-4139
水戸	茨城県官報販売所	029-291-5676	302-3885
宇都宮	栃木県官報販売所 （亀田書店）	028-651-0050	651-0051
前橋	群馬県官報販売所 （煥乎堂）	027-235-8111	235-9119
さいたま	埼玉県官報販売所 （須原屋）	048-822-5321	822-5328
千葉	千葉県官報販売所	043-222-7635	222-6045
横浜	神奈川県官報販売所 （横浜日経社）	045-681-2661	664-6736
東京	東京都官報販売所 （東京官書普及）	03-3292-3701	3292-1604
新潟	新潟県官報販売所 （北越書館）	025-271-2188	271-1990
富山	富山県官報販売所 （Booksなかだ本店）	076-492-1192	492-1195
金沢	石川県官報販売所 （うつのみや）	076-234-8111	234-8131
福井	福井県官報販売所 （勝木書店）	0776-27-4678	27-3133
甲府	山梨県官報販売所 （柳正堂書店）	055-268-2213	268-2214
長野	長野県官報販売所 （長野西沢書店）	026-233-3187	233-3186
岐阜	岐阜県官報販売所 （郁文堂書店）	058-262-9897	262-9895
静岡	静岡県官報販売所	054-253-2661	255-6311
名古屋	愛知県第一官報販売所	052-961-9011	961-9022
豊橋	・豊川堂内	0532-54-6688	54-6691

	〈名　称〉	〈電話番号〉	〈FAX番号〉
名古屋駅前	愛知県第二官報販売所 （共同新聞販売）	052-561-3578	571-7450
津	三重県官報販売所 （別所書店）	059-226-0200	253-4478
大津	滋賀県官報販売所 （澤五車堂）	077-524-2683	525-3789
京都	京都府官報販売所 （大垣書店）	075-746-2211	746-2288
大阪	大阪府官報販売所 （かんぽう）	06-6443-2171	6443-2175
神戸	兵庫県官報販売所	078-341-0637	382-1275
奈良	奈良県官報販売所 （啓林堂書店）	0742-20-8001	20-8002
和歌山	和歌山県官報販売所 （宮井平安堂内）	073-431-1331	431-793
鳥取	鳥取県官報販売所 （鳥取今井書店）	0857-23-1213	53-439
松江	島根県官報販売所 （今井書店）	0852-24-2230	27-819
岡山	岡山県官報販売所 （有文堂）	086-222-2646	225-770
広島	広島県官報販売所	082-962-3590	511-159
山口	山口県官報販売所 （文栄堂）	083-922-5611	922-565
徳島	徳島県官報販売所 （小山助学館）	088-654-2135	623-374
高松	香川県官報販売所	087-851-6055	851-605
松山	愛媛県官報販売所	089-941-7879	941-396
高知	高知県官報販売所	088-872-5866	872-681
福岡	福岡県官報販売所	092-721-4846	751-038
	・福岡県庁内	092-641-7838	641-783
	・福岡市役所内	092-722-4861	722-486
佐賀	佐賀県官報販売所	0952-23-3722	23-373
長崎	長崎県官報販売所	095-822-1413	822-174
熊本	熊本県官報販売所 （金龍堂内）	096-354-5963	352-566
大分	大分県官報販売所	097-532-4308	536-341
宮崎	宮崎県官報販売所 （田中書店）	0985-24-0386	22-905
鹿児島	鹿児島県官報販売所	099-285-0015	285-001
那覇	沖縄県官報販売所 （リウボウ）	098-867-1726	869-483

◎政府刊行物センター（全国官報販売協同組合）

	〈電話番号〉	〈FAX番号〉
霞が関	03-3504-3885	3504-3889
仙台	022-261-8320	261-8321

各販売所の所在地は、コチラから→ https://www.gov-book.or.jp/portal/shop/